Spezielle pathologische Anatomie

Ein Lehr- und Nachschlagewerk

Begründet von Wilhelm Doerr und Erwin Uehlinger

Band 21

Herausgegeben von

Professor Dr. Dres. h. c. Wilhelm Doerr, Heidelberg
Professor Dr. Gerhard Seifert, Hamburg

Pathologie des männlichen Genitale

Hoden · Prostata · Samenblasen

Von

C. E. Hedinger und G. Dhom

Mit 257 zum Teil farbigen Abbildungen in 600 Einzeldarstellungen

Springer-Verlag Berlin Heidelberg New York
London Paris Tokyo Hong Kong Barcelona

ISBN 978-3-642-51159-2 ISBN 978-3-642-51158-5 (eBook)
DOI 10.1007/978-3-642-51158-5

CIP-Titelaufnahme der Deutschen Bibliothek
Spezielle pathologische Anatomie : ein Lehr- und Nachschlagewerk /
begr. von Wilhelm Doerr und Erwin Uehlinger.
Hrsg. von Wilhelm Doerr ; Gerhard Seifert. – Berlin ; Heidelberg ; New York ; London ; Paris ; Tokyo ; Hong Kong ; Barcelona : Springer. Teilw. mit der Angabe: Begr. von Erwin Uehlinger und Wilhelm Doerr.
NE: Uehlinger, Erwin [Begr.]; Doerr, Wilhelm [Hrsg.]
Bd. 21. Pathologie des männlichen Genitale. – 1991
Pathologie des männlichen Genitale : Hoden, Prostata, Samenblasen / von C. E. Hedinger und G. Dhom.
– Berlin ; Heidelberg ; New York ; London ; Paris ; Tokyo ; Hong Kong ; Barcelona : Springer, 1991
(Spezielle pathologische Anatomie ; Bd. 21) ISBN 978-3-642-51159-2
NE: Hedinger, Christoph E.; Dhom, Georg

Reproduktion der Abbildungen: Gebr. Czech&Partner, München

22/3130-543210 – Gedruckt auf säurefreiem Papier

Anschriften der Herausgeber und Autoren

HERAUSGEBER

Doerr, W., Prof. Dr. Dres. h. c.	Pathologisches Institut der Universität Im Neuenheimer Feld 220/221 6900 Heidelberg 1 Bundesrepublik Deutschland
Seifert, G., Prof. Dr.	Institut für Pathologie der Universität Martinistraße 52 2000 Hamburg 20 Bundesrepublik Deutschland

AUTOREN

Hedinger, C. E., Prof. Dr. Dres. h. c.	em. Direktor des Institutes für Pathologie der Universität Zürich Attenhoferstraße 16 CH-8032 Zürich
Dhom, G., Prof. Dr.	em. Direktor des pathologischen Institutes der Universität des Saarlandes, Homburg Am Webersberg 20 6650 Homburg/Saar Bundesrepublik Deutschland

Vorwort der Herausgeber

Das Erscheinen dieses Bandes gibt uns Gelegenheit, einen Blick in die Entstehungsgeschichte unseres Buches zu tun: Im Jahre 1954 hatte Herr Dr. FERDINAND SPRINGER den einen von uns (WD), damals in Berlin, gebeten, nach Zürich zu reisen, um mit Professor ERWIN UEHLINGER über ein „richtiges" Pathologiebuch zu sprechen. Der Kontakt wurde durch Herrn Dr. HEINZ GÖTZE hergestellt. Die „stimulierten" Pathologen (WD und EUe) waren über das Grundsätzliche, über das Wünschbare, aber auch Realisierbare, schnell einig. Im Sommer 1955, im Anschluß an die 37. Tagung der Deutschen Gesellschaft für Pathologie, die in Zürich stattgefunden hatte, fand eine erste Generaldebatte zwischen Verleger, Herausgebern und einem Kreis von Fachgelehrten, die als Autoren gewonnen worden waren, statt. Zu *diesen*, und das ist der Kern dessen, was uns zu sagen am Herzen liegt, also den Autoren „der ersten Stunde", gehörte CHRISTOPH HEDINGER. Wenn trotzdem über 30 Jahre vergangen sind, bis das damals erörterte Vorhaben hatte verwirklicht werden können, so hängt dies an einer Reihe von Gründen: Der akademische Weg HEDINGERS – Zürich, Winterthur, Lausanne und wiederum Zürich –, die Pathomorphose, d.h. der Wandel der prävalierenden Krankheitsbilder der männlichen Gonade, die Notwendigkeit, eine grundsätzliche Bestandsaufnahme der bioptisch-diagnostischen Möglichkeiten und Erfahrungen zu erarbeiten, vor allem aber die diagnostische Auseinandersetzung mit der Taxonomie der „streitigen Geschlechtsverhältnisse", – dies alles und manches andere waren Ursache der Verzögerung. Gerade aber diese beinhaltete eine kritische Reifung, so daß das jetzt vorliegende Werk HEDINGERS die Summe lebenslanger Erfahrungen repräsentiert.

Auch der Entstehungsweg des zweiten Hauptteils, der pathologischen Anatomie vor allem der Prostata, durch GEORG DHOM, war reich an Details, an unwegsamen Wanderungen, Reifungskrisen, aber auch klärenden Erkenntnissen und Durchbrüchen.

Wir – WD und GS – sind unendlich glücklich, daß es uns gelungen ist, die beiden souveränen Kenner der Materie zusammenzuführen, um diesen Band entstehen zu lassen, der für die europäische Pathologie des männlichen Genitale repräsentativ ist. Unser Buch bringt den Erfahrungsschatz der mitteleuropäischen pathologischen Anatomie eines Organsystems, das zwar schon immer beachtet wurde, aber keine wirklich kompetente Darstellung gefunden hatte.

Wir danken den Autoren von Herzen, wir danken dem Springer-Verlag für Geduld und Hilfe, und wir wünschen, daß auch dieses Buch eine weltweite Beachtung finden möge.

Heidelberg und Hamburg

WILHELM DOERR
GERHARD SEIFERT

Inhaltsverzeichnis

Pathologie des Hodens

Von C. E. HEDINGER

3. Kapitel: Kreislaufstörungen, traumatische Hodenschädigungen

4. Kapitel: Entzündungen von Hoden, Nebenhoden, Samenstrang und Hodenhüllen

5. Kapitel: Störungen der Hodenfunktion

6. Kapitel: Hodengeschwülste

7. Kapitel: Epididymis und Ductus deferens

Prostata

Von G. Dhom unter Mitarbeit von N. Wernert

Samenblasen

Von G. Dhom

Pathologie des Hodens

C. E. HEDINGER

Mit 257 Abbildungen und 18 Tabellen

Vorbemerkung

Nach den Bemerkungen der Herausgeber im Vorwort des ersten, 1966 erschienenen Buches sollen sich die Ausführungen in diesem vielbändigen Werke nicht nur an Fachkollegen, sondern an alle wissenschaftlich und klinisch tätigen Ärzte richten, wobei sie allerdings in erster Linie dem Pathologen zu dienen haben, da das Leben „des mitteleuropäischen Pathologen stärker durch Tagesaufgaben aller Art belastet ist, als man dies andernorts finden mag". Eine gewisse Zwitterstellung der Bände dieser Reihe, einerseits Hilfsmittel für die diagnostische Tätigkeit des Pathologen, anderseits Orientierungsmöglichkeit für den klinisch tätigen Arzt zu sein, ist somit von vornherein eingeplant. Damit ergeben sich aber, gerade was die Probleme der Hodenpathologie betrifft, nicht unerhebliche Schwierigkeiten, beiden Aufgaben gerecht zu werden.

Nicht nur im deutschsprachigen Raume hat sich seit Einführung der Hodenbiopsie zur Abklärung der Ursachen männlicher Sterilität die Tradition entwickelt, daß der mit der Untersuchung des Patienten beauftragte Arzt, sei er Dermatologe oder spezialisierter Androloge, die von ihm vorgenommenen Hodenbiopsien selbst beurteilt. Die für derartige Abklärungen notwendige Information über bioptisch erfaßbare Hodenveränderungen bei Sterilität sucht er dabei nicht in den Lehrbüchern der Pathologie, sondern in den Fachbüchern der Andrologie. Umgekehrt stützt sich der Pathologe, der, was die Hodenpathologie betrifft, vor allem mit Problemen der Hodentumoren konfrontiert wird, auf die Fachbücher der Pathologie. In derartigen Werken werden Fragen der Hodenbiopsien, die bei Hodentumoren ja kontraindiziert sind, in der Regel kaum berührt. So sind in den letzten Jahren zwar mehrere ausgezeichnete pathologisch-anatomisch orientierte Monographien über Hodenerkrankungen erschienen, die aber abgesehen von wenigen Ausnahmen fast ausschließlich Problemen der Hodentumoren gewidmet sind. Der Pathologe muß sich bei seiner diagnostischen Tätigkeit im Rahmen einer histopathologischen Untersuchungsstation jedoch auch mit der Beurteilung von Hodenbiopsien befassen. Umgekehrt wird der Androloge im Rahmen seiner Kontrolle von Hodenbiopsien bei Sterilitätsabklärungen immer mehr mit Tumorproblemen konfrontiert. Es sei nur an die zunehmende diagnostische und therapeutische Bedeutung des Nachweises der in Hodenbiopsien nicht selten vorkommenden atypischen Keimzellen, des sog. Carcinoma-in-situ, erinnert. Ich habe deshalb versucht, beiden Bedürfnissen gerecht zu werden. Die nachfolgenden Ausführungen über die Pathologie von Hoden und Nebenhoden wenden sich allerdings in erster Linie an den praktisch tätigen Pathologen.

Herrn Prof. W. Doerr in Heidelberg möchte ich auch an dieser Stelle für den Auftrag zur Abfassung dieser Abhandlung vielmals danken. Dank schulde ich ferner meinen ehemaligen Mitarbeitern, den Herren Drs. F. Bannwart, A. von Hochstetter, Chr. Sigg und H. Walt, die mir bei Bearbeitung verschiedener Probleme der Hodenpathologie zahlreiche Anregungen vermittelt haben. Besonderer Dank gebührt meinen ehemaligen technischen Mitarbeitern des Institutes für Pathologie der Universität Zürich, den Laboranten und Laborantinnen Herrn P. Brügger, Frau M. Häberlin-Jakob und Frau P. Saremaslani, ferner den Photographen des Institutes, den Herren Ch. Häberlin und H. Nef. Den verschiedenen Autoren, die mir Abbildungen oder Tabellen zur Verfügung gestellt haben, möchte ich auch an dieser Stelle für ihr Entgegenkommen vielmals danken. Ein ganz spezieller Dank gehört aber meiner Frau, ohne deren tatkräftige technische und redaktionelle Hilfe dieses Werk niemals hätte abgeschlossen werden können.

1. Kapitel: Entwicklung, Anatomie und Histologie, Physiologie

Für das Verständnis zahlreicher Hodenerkrankungen, vor allem der nicht seltenen Entwicklungsstörungen, ist die Kenntnis der Normalentwicklung von Hoden und ableitenden Samenwegen unentbehrlich. Das gleiche gilt für Anatomie, Histologie und Physiologie des Hodens, Grundlagen, deren Überblick wesentliche Voraussetzung darstellt für die korrekte Interpretation zahlreicher pathologischer Prozesse dieses Organes, insbesondere auch der Befunde an Hodenbiopsien. Die Ausführungen in diesem 1. Kapitel sollen dem Pathologen deshalb in einer gedrängten Übersicht die wichtigsten Grundkenntnisse über die Normalverhältnisse in Erinnerung rufen. Für detaillierte Darstellungen sei jedoch auf die entsprechende Fachliteratur verwiesen. Einzelheiten der Normalanatomie, -histologie und -physiologie, die bei Beantwortung besonderer pathologischer Probleme von Bedeutung sind, werden bei den entsprechenden Krankheiten diskutiert werden.

Einen ausgezeichneten Überblick der morphologischen Gegebenheiten vermitteln die Übersichten von Wartenberg (1985) und Holstein (1985). Weitere neuere Übersichten der Entwicklung des Hodens finden sich bei Gondos (1977) und Wartenberg (1981), und was vor allem die frühkindlichen Stadien anbelangt bei Gisel (1969b) und Städtler (1973). Für zusammenfassende Darstellungen der Entwicklung, der Normalanatomie und der Normalhistologie des Hodens und des Nebenhodens sei auch auf die Übersichten bei Hayek (1969), Gisel (1969a), Ferner u. Zaki (1969) und de Kretser et al. (1982) hingewiesen. Eine ganz kurze, speziell an Pathologen gerichtete Übersicht der Histologie des normalen Hodens ist kürzlich von Trainer (1987) veröffentlicht worden. Besonders informativ und optisch ein Genuß sind die beiden Atlanten von Holstein u. Roosen-Runge (1981) und Holstein et al. (1988) über die normale und pathologische Spermatogenese beim Menschen, Atlanten, in denen vor allem auch die Ultrastruktur berücksichtigt wird. Neuere Übersichten der Endokrinologie des Hodens und der Hodenkrankheiten finden sich in den Sammelwerken über endokrine Erkrankungen von Wilson u. Forster (1985), Labhart (1986), DeGroot (1989).

A. Hodenentwicklung

I. Hodenentwicklung bis zur Geburt

Das Urogenitalsystem entwickelt sich aus dem intermediären Mesoderm, den sog. Ursegment- oder Somitenstielen, die das segmentierte Somitenmaterial mit den unsegmentierten Seitenplatten verbinden. Dieses intermediäre Mesoderm bildet den nephrogenen Strang, aus dem kranial die Vornieren und kaudal anschließend die Urnieren (Mesonephros) und die Nachnieren (Metanephros) hervorgehen. Lateral dieses Stranges entwickelt sich der Wolff-Gang. Medial, im kranialen Anteil der Urniere, in Nähe der Wurzel des dorsalen Mesenterium, tritt die Gonadenanlage in Erscheinung, die aus Zellen des Zölomepithels und der Urniere aufgebaut wird. In diese Gonadenanlage wandern aus dem Hinterdarm die ursprünglich aus dem Dottersackstiel stammenden primordialen Keimzellen ein. Tubulusreste kranialer Teile der Urniere werden ferner zur Bildung der Ductuli efferentes des Nebenhodens beigezogen.

In der 7. Schwangerschaftswoche setzt die Ausdifferenzierung des Hodens ein. In der Hodenanlage bilden sich Zellstränge, Anlagen der späteren Samenkanälchen, in die die Keimzellen eingeschlossen werden. Diese Stränge werden durch die sich entwickelnde Tunica albuginea von der Oberfläche der Hodenanlage abgedrängt. Die Stränge bilden Schleifen, deren Kuppen in Nähe der Tunica albuginea liegen. Die peripheren Abschnitte der Stränge werden damit später zu Samenkanälchen, die proximalen dagegen zu Tubuli recti und Rete testis. Im Zwischengewebe entwickeln sich die Leydig-Zellen, die in der 12. Woche ihre maximale Zahl erreichen und annähernd die Hälfte des Hodenvolumens ausmachen, dann aber an Zahl abnehmen und in den ersten postnatalen Monaten weitgehend verschwinden.

Die Hodenstränge werden gewunden und nehmen an Umfang zu, indem sich die Stützzellen, die späteren Sertoli-Zellen, und die primordialen Keimzellen, die Gonozyten, vermehren. Vor allem aus den an der Strangperipherie liegenden primordialen Keimzellen entwickeln sich die fetalen Spermatogonien, nach FUKUDA et al. (1975) über ein Intermediärstadium. Nach der 22. Woche enthalten die Stränge fast nur noch derartige fetale Spermatogonien, die vor allem durch ihre Größe auffallen. Die zentral liegenden Gonozyten dagegen degenerieren. Auch die im Oberflächenepithel der Hodenanlage wie im Ovar noch relativ lange Zeit erhaltenen Keimzellen verschwinden. Eine Weiterentwicklung der fetalen Spermatogonien erfolgt erst nach der Geburt.

Der Hoden wird kaudal durch das Gubernaculum testis fixiert und dadurch im Rahmen des allgemeinen Körperwachstums nach kaudal verlagert, bis er vor den Eingang des Inguinalkanals zu liegen kommt. Ab dem 7. Schwangerschaftsmonat deszendiert der Hoden entlang dem Processus vaginalis in den Skrotalsack. Mit der Geburt schließt sich in der Regel der Processus vaginalis. Sein distaler Teil wird zum Cavum serosum testis. Bei 3–5% der zum Termin geborenen Neugeborenen liegt ein ein- oder doppelseitiger Kryptorchismus vor, bei Frühgeburten in bis 10%. Ein Jahr nach Termingeburt beträgt der Anteil der Kinder mit Kryptorchismus aber weniger als 1%. Der Kryptorchismus korrigiert sich also bei zahlreichen Säuglingen noch spontan im Laufe des 1. Lebensjahres. Nach Ablauf dieses Jahres kann dagegen kaum mit einem Spontandeszensus gerechnet werden.

Das ableitende Kanalsystem geht unter dem Einfluß des sich entwickelnden Hodens vor allem aus dem Wolff-Gang hervor, der mit seinem proximalen Abschnitt den Ductus epididymidis und mit seinem distalen Teil den Ductus deferens bildet. Reste der kranialen Urnierenkanälchen stellen wie bereits geschildert Ausgangspunkt der Ductuli efferentes des Nebenhodens dar. Ab der 20. Schwangerschaftswoche wird durch das sich entwickelnde Rete testis die Verbindung zwischen den zukünftigen Samenkanälchen und dem Nebenhodenkopf hergestellt. Der Müller-Gang, auch beim männlichen Embryo angelegt, bildet sich unter dem Einfluß eines Anti-Müller-Hormons ab der 12. Woche zurück.

Die Hodendifferenzierung ist an die Anwesenheit eines Y-Chromosoms gebunden, die Differenzierung der männlichen Geschlechtsorgane an die Produktion von Androgenen.

II. Hodenentwicklung nach der Geburt

Unmittelbar nach der Geburt macht der Hoden, wie bereits betont, noch weitere regressive Veränderungen durch, indem die vorher deutlich vorhandenen Leydig-Zellen weitgehend verschwinden, d. h. histologisch nicht mehr erkannt werden können. Die Gesamtzahl der Keimzellen steigt dagegen postnatal vorübergehend an mit einem Maximum zwischen dem 50. und 150. Tag nach der Geburt, entsprechend dem vorübergehenden Anstieg des FSH und des Testosterons im Serum (Müller u. Skakkebaek 1984). Die bei der Geburt nicht seltenen Ödeme und Blutungen bilden sich zurück. Vorübergehend ist damit wie bei anderen endokrinen Organen mit einem leichten Gewichtsrückgang zu rechnen, eine Annahme, die von Städtler (1973) abgelehnt wird. Genauere Angaben liegen aber leider nicht vor.

Ivemark (1974) unterscheidet 3 Phasen der weiteren Hodenentwicklung, nämlich eine statische Phase zwischen 0–4 Jahren, eine Phase der Größenzunahme zwischen 4–10 Jahren und eine Entwicklungsphase zwischen 10–12 Jahren. In dieser letzten Phase nimmt die Schlängelung der Samenkanälchen zu, neben Spermatogonien treten auch Spermatozyten und einzelne Spermatiden auf, die Sertoli-Zellen beginnen sich zu differenzieren, und die Leydig-Zellen werden langsam wieder erkennbar. Der eigentliche Reifungsschub setzt allerdings erst mit 12–16 Jahren, mit Beginn der Pubertät ein.

Bis zur Pubertät bleiben die Hoden somit klein, ihr Volumen beträgt 0,5–2 ml (Prader 1972; Müller u. Skakkebaek 1983), was den Gewichtsangaben von Rössle u. Roulet (1932) von 0,5–1,5 g für das Alter von 1–10 Jahren entspricht. Erst mit der Pubertät nehmen Hodengröße und Gewicht entscheidend zu, wobei sich 2 Gipfel der Wachstumsgeschwindigkeit zwischen dem 13. und 14. sowie dem 16. und 17. Altersjahr abgrenzen lassen (Zachmann et al. 1974). Beim Erwachsenen beträgt das Volumen 20–25 ml. Mit Nebenhoden zusammen werden Gewichte von 20–30 g gefunden, wobei die Schwankungen aber recht ausgeprägt sein können (Tonutti et al. 1960).

Genauere Angaben über die Entwicklung des präpuberalen Hodengewichtes ab dem 1. Altersjahr verdanken wir vor allem Städtler (1973). Bei 51 akut verstorbenen Kindern mit normaler Körperentwicklung fand er folgende Durchschnittswerte:

1 0/12–2	0/12 J.	0,64 g,
2 1/12–4	0/12 J.	0,79 g,
4 1/12–6	0/12 J.	0,93 g,
6 1/12–10	0/12 J.	1,09 g

Die Einzelgewichte in Altersabhängigkeit sind aus Abb. 1.1 ersichtlich. Durchschnittlich verdoppeln sich die Hodengewichte im Laufe der ersten 10 Lebensjahre (Abb. 1.1).

Mit fortschreitendem Alter nimmt der Tubulusdurchmesser der Kanälchen zu (Abb. 1.2). Gleichzeitig erhöht sich auch die Spermatogonienzahl pro Tubulusquerschnitt (Abb. 1.3). In eigenen Kontrollen von normalen Vergleichshoden bei Untersuchungen über die Auswirkung des Kryptorchismus haben wir ganz ähnliche Resultate erhalten (HEDINGER 1982). Um das 7.–8. Altersjahr gehen in unserem Untersuchungsgut von plötzlich verstorbenen Kindern mit normal deszendierten Hoden die Spermatogonienzahlen pro Tubulusquerschnitt jedoch vorübergehend deutlich zurück (s. Abb. 2.1). Wir haben vorerst an einen durch die relativ kleine Zahl untersuchter Hoden bedingten Fehler gedacht. Aber auch MANCINI et al. (1965) haben eine ähnliche vorübergehende Reduktion der Spermatogoniendichte gefunden. Betrachtet man die Zahlen von STÄDTLER (1973), in seiner Abb. 2 kurvenmäßig dargestellt (Abb. 1.3), so erkennt man zwar keinen derartigen Abfall, aber doch eine gewisse Stagnation der Spermatogonienzahlen,

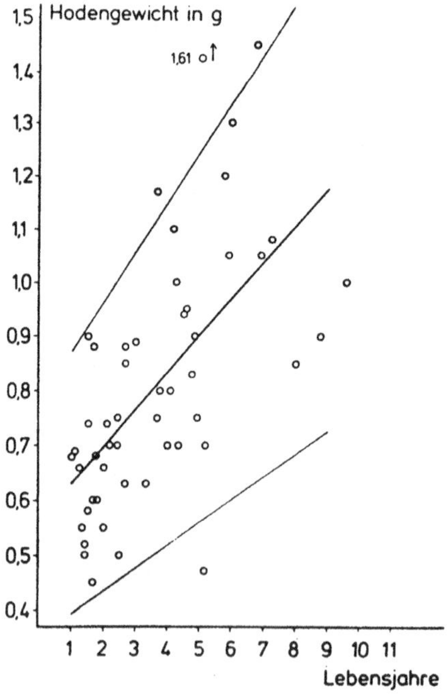

Abb. 1.1. Hodengewichte zwischen dem vollendeten 1. und 10. Lebensjahr mit Standardabweichung bei einem Normalkollektiv. (Aus STAEDTLER 1973)

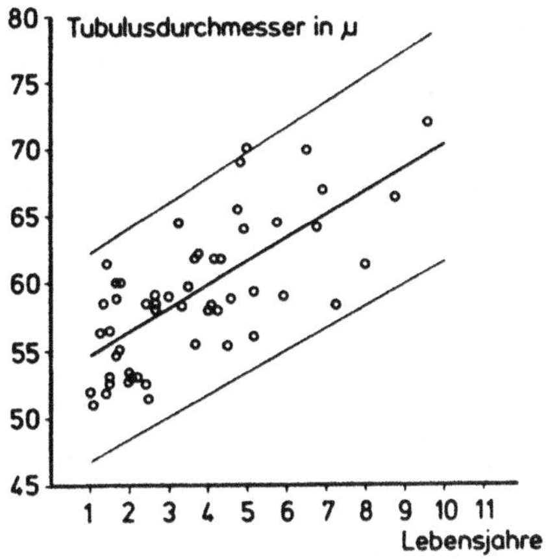

Abb. 1.2. Durchmesser der Samenkanälchen vom vollendeten 1. bis zum 10. Lebensjahr. (Aus STAEDTLER 1973)

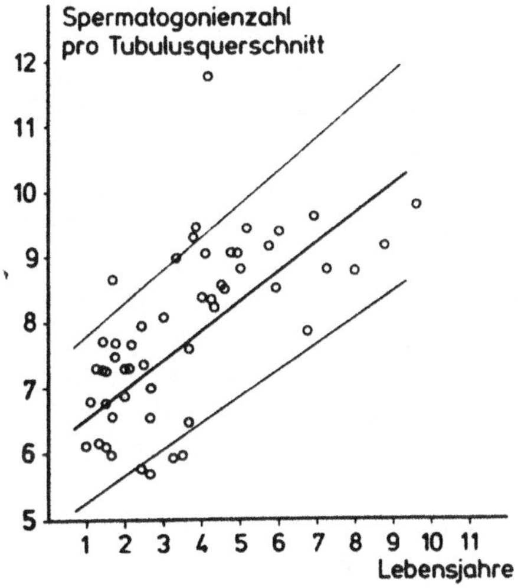

Abb. 1.3. Mittlere Spermatogonienzahl pro Tubulusquerschnitt mit Standardabweichung bei einem Normalkollektiv. (Aus STAEDTLER 1973)

indem ab dem 7. Lebensjahr alle die von ihm gefundenen Einzelwerte unter seinen theoretisch linear ansteigenden Mittelwerten liegen. Die von MÜLLER u. SKAKKEBAEK (1983) bestimmten Zahlen weisen eine ähnliche Tendenz auf. Die Analyse der Wachstumsgeschwindigkeit von Kindern zeigt in dieser Altersphase nach einem leichten, mit der Adrenarche zusammenfallenden Wachstumsschub, einen vorübergehenden Abfall der Wachstumsgeschwindigkeit, bevor der puberale durch die Gonadarche ausgelöste Wachstumsspurt einsetzt (MOLINARI et al. 1980). Nach dem vorübergehenden Rückgang der Spermatogonienwerte nehmen auch in unserem Untersuchungsgut die Zellen wieder rasch zu. Ab dem 11.–12. Altersjahr sind genauere Angaben fast nicht mehr zu machen, da mit einsetzender Spermatogenese Auszählungen der einzelnen Vorstufen der Spermatogenese außerordentlich aufwendig werden und an dem häufig nicht ideal konservierten Autopsiematerial auch gar nicht zuverlässig gemacht werden können.

Es ist bemerkenswert, daß in unreifen Hoden gelegentlich einzelne Kanälchen anzutreffen sind, die bereits eine gegenüber dem übrigen Hodengewebe weit fortgeschrittene Reifung durchgemacht haben. Umgekehrt sieht man in ausgereiften Hoden junger Erwachsener immer wieder Gruppen von unvollständig ausgereiften Kanälchen (s. Kap. 2: B I).

B. Hoden des Erwachsenen

I. Anatomie und Physiologie

Das *Normalgewicht* eines Hodens ohne Nebenhoden liegt beim Erwachsenen meist zwischen 20 und 25 g. Entsprechend dem Gewicht liegt auch das *Hodenvolumen* zwischen 20 und 25 ml. Es kommen aber auch bei normalen Hoden erhebliche Gewichtsabweichungen vor. Die ganz wesentlich höheren Durchschnittswerte der Hodengewichte von RÖSSLE u. ROULET (1932) betreffen gemeinsam Hoden und Nebenhoden. Der Hoden wird von der Tunica albuginea umgeben, die ihrerseits vom Epiorchium, dem viszeralen Blatt der Tunica vaginalis bedeckt wird, das auch den Nebenhoden weitgehend überzieht und an der Abgangsstelle des Samenstranges in das Periorchium übergeht.

Das Hodenparenchym wird durch über 300 bindegewebige Septen in pyramidenförmige Lobuli testis unterteilt, deren Spitzen gegen das Rete testis an der Hodenrückseite gerichtet sind. Sie enthalten die schleifenförmigen Samenkanälchen, die Tubuli seminiferi, die in das Rete testis münden. Im Gewebe um diese Samenkanälchen liegen die Leydig-Zwischenzellen, Blutgefäße, Lymphgefäße und Nerven.

Die *arterielle Blutversorgung* des Hodens erfolgt vor allem durch die Arteria testicularis, die unmittelbar unter den Nierenarterien aus der Aorta entspringt. Daneben sind aber auch die A. ductus deferentis und Äste der A. spermatica externa an der Blutversorgung des Hodens beteiligt. Die A. ductus deferentis stammt aus der A. umbilicalis, einem Ast der A. iliaca interna. Die A. spermatica externa geht von der A. epigastrica inferior aus, versorgt in erster Linie die Hodenhüllen, steht aber über Anastomosen auch mit dem System der A. testicularis in Verbindung. Die A. testicularis teilt sich in 3 bis 4 große Äste auf, die zum Nebenhodenkopf und über den Hilus zur Tunica albuginea am unteren Pol des Hodens führen, diese durchbohren und in ihrer inneren Schicht, der Tunica vasculosa kranialwärts verlaufen. Ihre Äste ziehen in den Septula testis, die das Hodenparenchym unterteilen, hiluswärts und versorgen erst rückläufig unter Schleifenbildung die Lobuli testis (s. Abb. 3.18). Neben den vorwiegend horizontal, d.h. äquatorial angeordneten Schleifen sollen auch in der Längsachse ausgerichtete Schleifen vorkommen.

Der *venöse Abfluß* erfolgt vor allem über die Septula testis, aber auch über die Tunica albuginea hiluswärts in den Plexus pampiniformis, aus dem über dem Inguinalkanal die Vena testicularis hervorgeht, die rechts in die V. cava inferior, links in die V. renalis mündet. Entsprechend der arteriellen Versorgung sind auch die Venen des Ductus deferens und der Hodenhüllen am venösen Abfluß beteiligt.

Wegen der speziellen Situation lymphogener Metastasen von Hodengeschwülsten ist die Kenntnis des *Lymphabflusses* von besonderer Bedeutung: Die Lymphgefäße des Hodens selbst ziehen vom Hodenparenchym über Geflechte in der Tunica albuginea oder im Rete testis zum Hodenhilus, laufen im Samenstrang zum Inguinalkanal und gehen der V. und A. testicularis entlang direkt zu den paraaortalen und paracavalen Lymphknoten auf Höhe des Nierenhilus. Der Lymphabfluß der äußeren Hodenhüllen und des Skrotums erfolgt dagegen über die Lymphgefäße und Lymphknoten der Inguinalgegend. Erste lymphogene Metastasen von Geschwülsten des Hodens selbst betreffen daher die retroperitonealen paraaortalen und paracavalen Lymphknoten auf Höhe der Nieren. Tumoren der äußeren Hodenhüllen, wie z. B. des Skrotum, metastasieren dagegen zuerst in Lymphknoten der Inguinalgegend (Einzelheiten s. Kap. 6: A III).

Die *Innervation* des Hodens erfolgt entsprechend der Gefäßversorgung durch den Plexus testicularis, ein Nervengeflecht, das die A. testicularis umgibt und vom Ganglion spermaticum im Retroperitonealraum auf Höhe der Abgangstelle der A. testicularis ausgeht. Vegetative Fasern stammen zudem vom Plexus coeliacus und Plexus intermesentericus. Die efferenten Fasern des Hodens sollen auf Höhe des 10. Thorakalsegmentes im Rückenmark enden.

Histologisch wird das Hodenbild durch aufgeknäuelten und dicht liegenden *Samenkanälchen,* die *Tubuli seminiferi* geprägt. Sie bilden Schlingen, die nach Roosen-Runge u. Holstein (1978) mit etwa 1500 Öffnungen in das Rete testis münden. Die Schlingen weisen z. T. blind endende Verzweigungen auf (s. Abb. 2.7 und 2.26). Pro Lobulus rechnet man mit einer bis mehreren derartigen Schlingen, deren Gesamtlänge eines Hoden nach v. Lanz u. Neuhäuser (1963) 300–350 m betragen soll, nach Lennox et al. (1970) sogar ungefähr 540 m. Die Samenkanälchen des Erwachsenen haben in histologischen Präparaten einen Durchmesser, von Basalmembran zu Basalmembran gemessen, von 180–280 µm, wobei selbstverständlich Schrumpfungsvorgänge bei der Fixation zu berücksichtigen sind. Die Hülle der Samenkanälchen, die Tunica propria, hat eine Dicke von 7–10 µm.

Das *Keimepithel* selbst ist 60–80 µm hoch und setzt sich aus Keimzellen und Sertoli-Zellen zusammen. Die Keimzellen durchlaufen verschiedene Entwicklungsstadien und werden schließlich zu Samenzellen, zu Spermien. Die Sertoli-Zellen, etwas vereinfachend auch als Stützzellen bezeichnet, sind für die Ausreifung der Samenzellen von großer Bedeutung, spielen aber auch als Phagozyten und endokrine Elemente eine Rolle.

Die verschiedenen Phasen der *Keimzellentwicklung* werden im Atlas von Holstein u. Roosen-Runge (1981) besonders instruktiv demonstriert. Kurz zusammengefaßt und bei Holstein u. Schirren (1977) schematisch dargestellt ergeben sich die folgenden, in ihren frühen Entwicklungsphasen vor allem auch elektronenoptisch gut differenzierbaren Reifungsstufen:

Ursprungszellen der Spermatogenese sind die Gonozyten (Abb. 1.4). Beim Erwachsenen geht die Spermatogenese von den der Basalmembran des Samenkanälchens breit anliegenden *Spermatogonien des Typus A pale* aus (Abb. 1.5). Diese besitzen ein transparentes Zytoplasma und einen runden Kern mit einem homogenen fein granulierten Karyoplasma. Der grobmaschige Nukleolus liegt

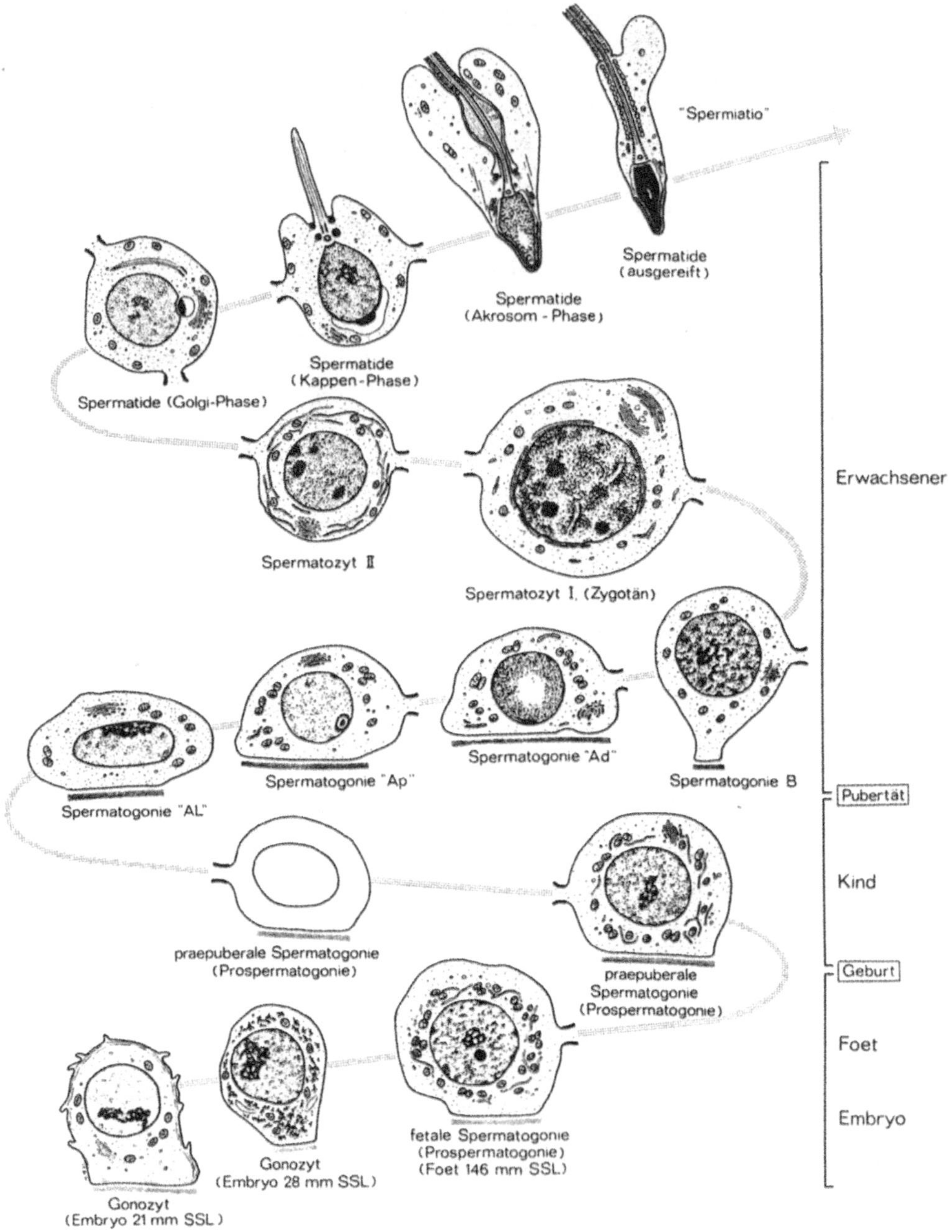

Abb. 1.4. Schematische Übersicht der einzelnen Keimzelltypen in verschiedenen Lebensaltern. (Aus HOLSTEIN u. SCHIRREN 1977)

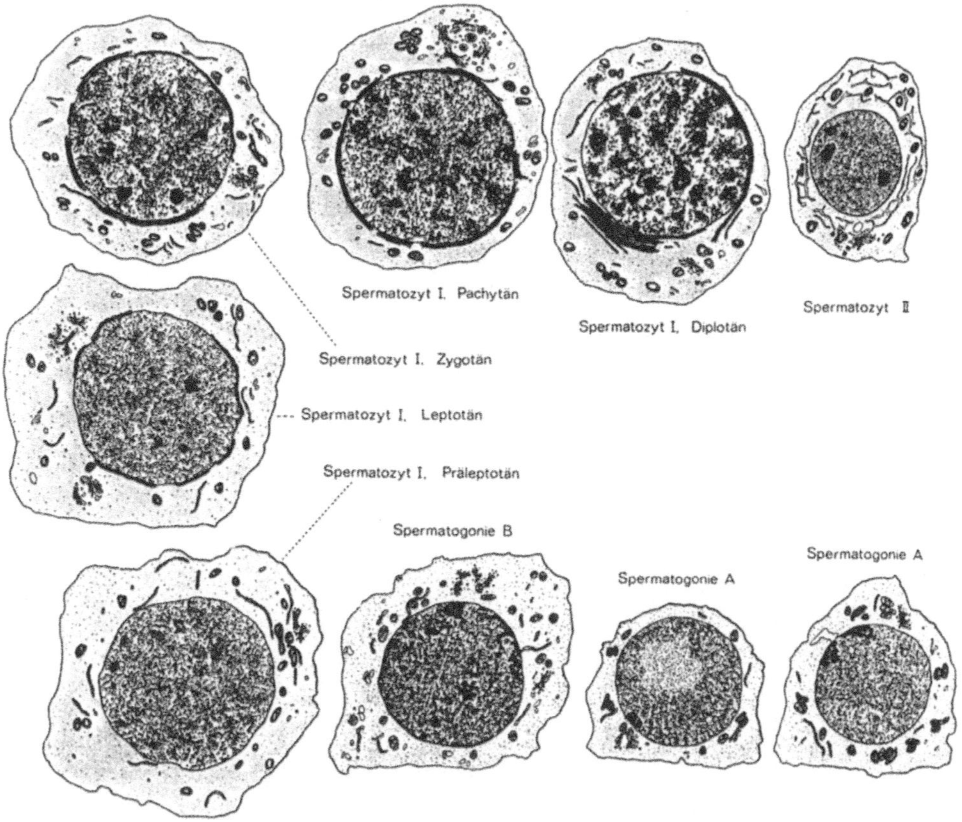

Abb. 1.5. Schematische Darstellung der elektronenoptischen Erscheinungsformen der Keimzellen beim Erwachsenen. (Aus HOLSTEIN u. SCHIRREN 1977)

der Kernmembran an. Das Zytoplasma enthält spärliche, z. T. mit intermitochondrialem Zement verbundene Mitochondrien. Die Spermatogonien dieses Typs vermehren sich oder entwickeln sich zu 2 *Spermatogonien des Typus A dark* (Abb. 1.6). Auch die Spermatogonien des Typus A dark liegen wie diejenigen des Typus A pale breit der Basalmembran der Samenkanälchen an. Auffällig sind vor allem zentrale Aufhellungen des Karyoplasma und massivere Glykogeneinlagerungen im Zytoplasma. Auch die Zellen der nächsten Entwicklungsstufe, die *Spermatogonien des Typus B* haben noch eine Berührungsfläche mit der Basalmembran der Samenkanälchen, die Kerne sind z. T. aber bereits etwas gegen das Zentrum der Kanälchenquerschnitte verschoben. Die Kerne der Spermatogonien des Typus B sind durch mehrere Nukleolen charakterisiert, das Karyoplasma ist elektronenmikroskopisch grobkörniger, die Mitochondrien sind nicht durch intermitochondriales Zement verbunden. Alle Spermatogonien weisen Interzellularbrücken auf.

Aus den Spermatogonien des Typus B gehen durch weitere Teilung die *primären Spermatozyten* hervor, mit denen die Meiose einsetzt. Diese Spermatozyten I sind an ihren besonders großen Kernen und vor allem an den Kernveränderungen

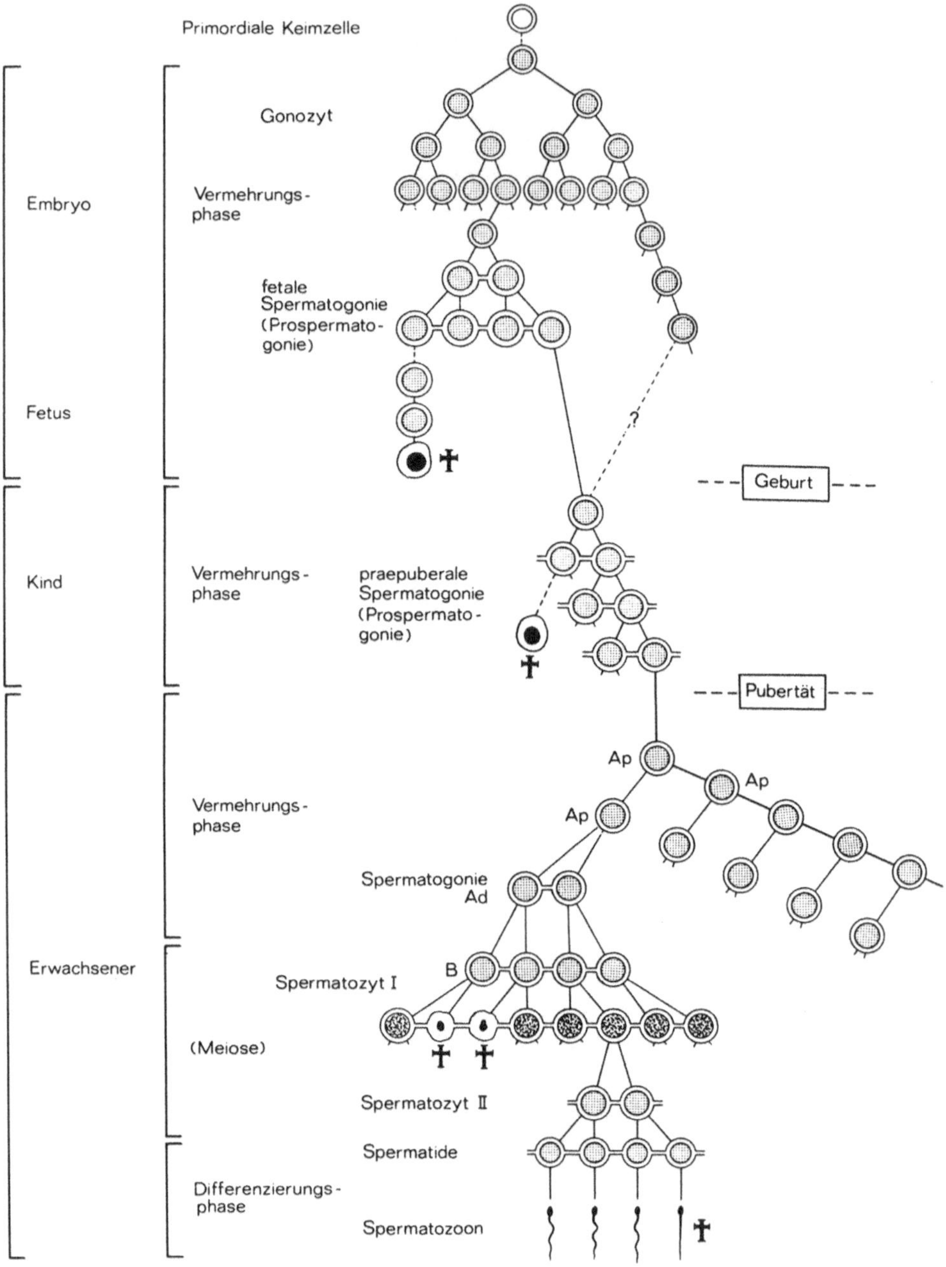

Abb. 1.6. Übersicht des Ablaufes der Spermatogenese von der Embryonal- und Fetalzeit bis zum Erwachsenen. (Aus HOLSTEIN u. SCHIRREN 1977)

Abb. 1.7. Schematische Darstellung der Spermatidenentwicklung beim Erwachsenen (Aus HOLSTEIN u. ROOSEN-RUNGE 1981). *1* Frühe Spermatide mit rundlichem Kern *(N)*, Akrosomenbläschen *(A)*, Geißelanlage *(Fs)*, Zentriol *(C)*, Mitochondrien *(M)*. Im Verlau-

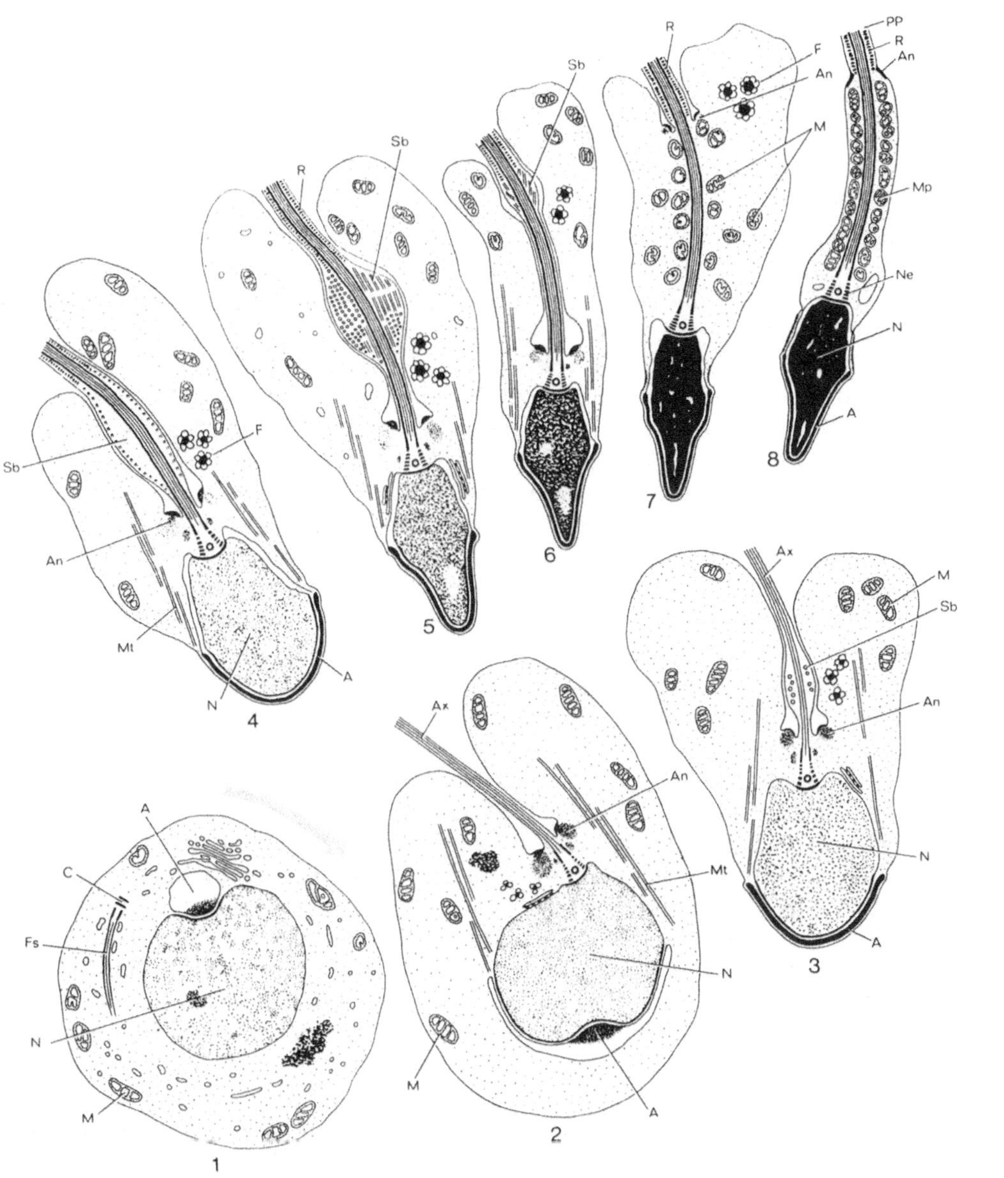

fe der Entwicklung rotieren Kern und Akrosomenbläschen, so daß sich die Geißelanlage am entgegengesetzten Kernpol implantiert. *2* Die Akrosomenblase hat sich über dem Kern ausgebreitet. Mikrotubuli *(Mt)* gehen von ihrem Rand aus. Die Schwanzanlage ist implantiert. Ein Streifenkörper nimmt beide Zentriolen auf. Ein Annulus *(An)* umgibt das Tubulusbündel (= Axonema) *(Ax)* der Geißel. *3* Akrosomenblase mit akrosomaler Substanz gefüllt. Spindelförmiger Körper *(Sb)* sichtbar. *4* Spindelförmiger Körper vergrößert mit Ringfasern *(R)* am Ende, die Axonem umgeben. Bläschenförmige Zytoplasmastrukturen *(F)*. *5* Karyoplasma des Spermatidenkerns grobgranuliert. Der spindelförmige Körper enthält Mikrotubuli. *6* Karyoplasma verdichtet, spindelförmiger Körper verkleinert. *7* Karyoplasma des Spermatidenkerns stark verdichtet mit einzelnen Vakuolen. Anulus am Axonema bis zum Beginn der Ringfasern gewandert, markiert den Beginn des Hauptstückes der Geißel. Mitochondrien gruppieren sich um das Axonema und bilden die Mitochondrienscheide des Mittelstückes. *8* Reife Spermatide mit kappenförmigem Akrosom, konischem Kern (Seitenansicht), Halsstück *(Ne)*, Mittelstück *(Mp)* und Hauptstück *(PP)*

in den verschiedenen Stadien der Prophase gut identifizierbar, die ungefähr 24 Tage dauert. Die durch Teilung aus ihnen entstehenden *Spermatozyten II* sind kleiner und haben auch kleinere Kerne mit feingranulärem Karyoplasma und mehreren Nukleolen. Sie treten nach kurzer Zeit in die 2. Teilung der Meiose ein und werden dadurch zu Spermatiden.

Mit den *Spermatiden* ist die Vermehrungsphase der Spermatogenese abgeschlossen. Es folgt nun die Phase der Spermiogenese, d.h. der Ausbildung der Spermien. Die Spermatiden liegen in den innersten Bezirken des Keimepithels. Sie sind vorerst abgerundet und besitzen auch runde Kerne. Ihre Weiterentwicklung ist vor allem durch die Kernkondensation, die Akrosomenbildung und die Geißeldifferenzierung charakterisiert. Was die Einzelheiten dieser Phasen anbelangt, sei auf Abb. 1.7 und 1.8, Schemata aus HOLSTEIN u. ROOSEN-RUNGE (1981), verwiesen. Durch die Kernkondensation wird das Karyoplasma auf ungefähr 1/10 seines früheren Volumens konzentriert. Das den Kopf bedeckende Akrosom ist mit seinem Ferment, dem Akrosin für das Eindringen der Spermien in die Eizelle, für die Proteolyse der Zona pellucida von Bedeutung. Die Geißeln schließlich ermöglichen die Beweglichkeit der Samenzelle. Die Spermiogenese spielt sich in enger Verbindung mit den Sertoli-Zellen ab, die die Zytoplasmareste der Spermatiden abbauen. Die Geißeln der noch in den Sertoli-Zellen fixierten Spätformen der Spermatidenentwicklung ragen in die Tubuluslichtung hinein und führen wellenförmige Bewegungen aus, die wahrscheinlich neben den Kontraktionen der in der Tunica propria liegenden Fibromyozyten dem Transport der abgelösten aber noch unbeweglichen, jetzt als Spermatozoen bezeichneten Entwicklungsformen der Spermatiden dienen (WALT et al. 1982).

Die *Sertoli-Zellen* sitzen der Basalmembran auf, reichen mit ihren Zellfortsätzen aber bis zur Kanälchenlichtung. Ihre Kerne sind gelappt und besitzen einen sehr deutlichen Nukleolus. SCHULZE (1974) unterscheidet vor allem auf Grund der infranukleären Zytoplasmaeinschlüsse 5 verschiedene Typen (Abb. 1.9). Im Zytoplasma des infranukleären Bereiches liegen auch die Charcot-Boettcher-Kristalloide. Benachbarte Sertoli-Zellen sind in ihren unteren Abschnitten durch besonders dichte Kontaktstellen, die Zonulae occludentes, dicht verbunden und trennen damit ein basales von einem adluminalen Kompartiment ab. Im basalen Teil liegen die Spermatogonien aller Arten und die Spermatozyten I vor Einsetzen ihrer Teilungsvorbereitung, im adluminalen Fach die Spermatozyten I von der Prophase an, die Spermatozyten II und die Spermatiden. Die durch die Sertolizellverbindung bedingte Trennung eines basalen und adluminalen Teiles des Samenkanälchens stellt das morphologische Korrelat der vor allem immunologisch wichtigen Blut-Hoden-Schranke dar.

Die *Spermatogenese* verläuft nicht ungeordnet, sondern gruppenweise, was zu typischen Zellkonstellationen führt, beim Menschen nach CLERMONT (1963, 1972) zu 6 typischen Kombinationen. Abb. 1.10 aus SCHULZE u. REHDER (1984) demonstriert schematisch die Entstehung derartiger Kombinationen. Die 6 Stadien der Zellteilung mit Bildung der Spermatiden aus Spermatogonien A, als Zyklus der Spermatogenese bezeichnet, benötigen insgesamt 16 Tage. Bis zur Bildung reifer Spermatiden aus Stammspermatogonien, d. h. für Spermatogenese und Spermiogenese vergehen aber 74 Tage. Für den Weitertransport durch den Nebenhoden werden weitere 8–17 Tage benötigt. Es braucht also mindestens 82 Tage, bis aus

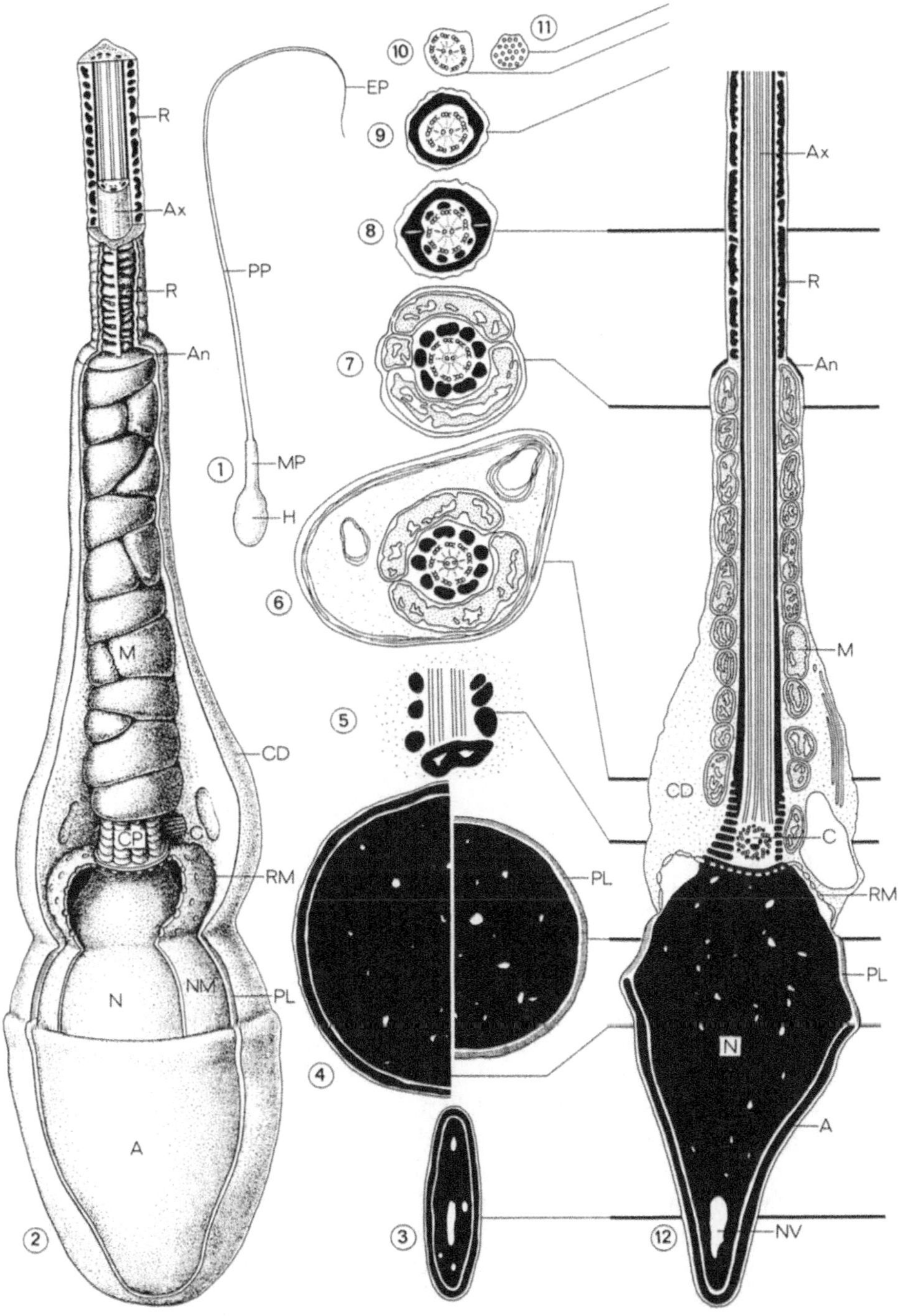

Abb. 1.8. Schematische Darstellung einer menschlichen Spermatozoe. (Aus HOLSTEIN u. ROOSEN-RUNGE 1981). Endstück *(EP)*, Kernmembran *(NM)*, Kernvakuole *(NV)*, Postakrosomale Scheide *(PL)*, Zytoplasmatropfen *(CD)* (weitere Bezeichnungen siehe Abb. 1.7)

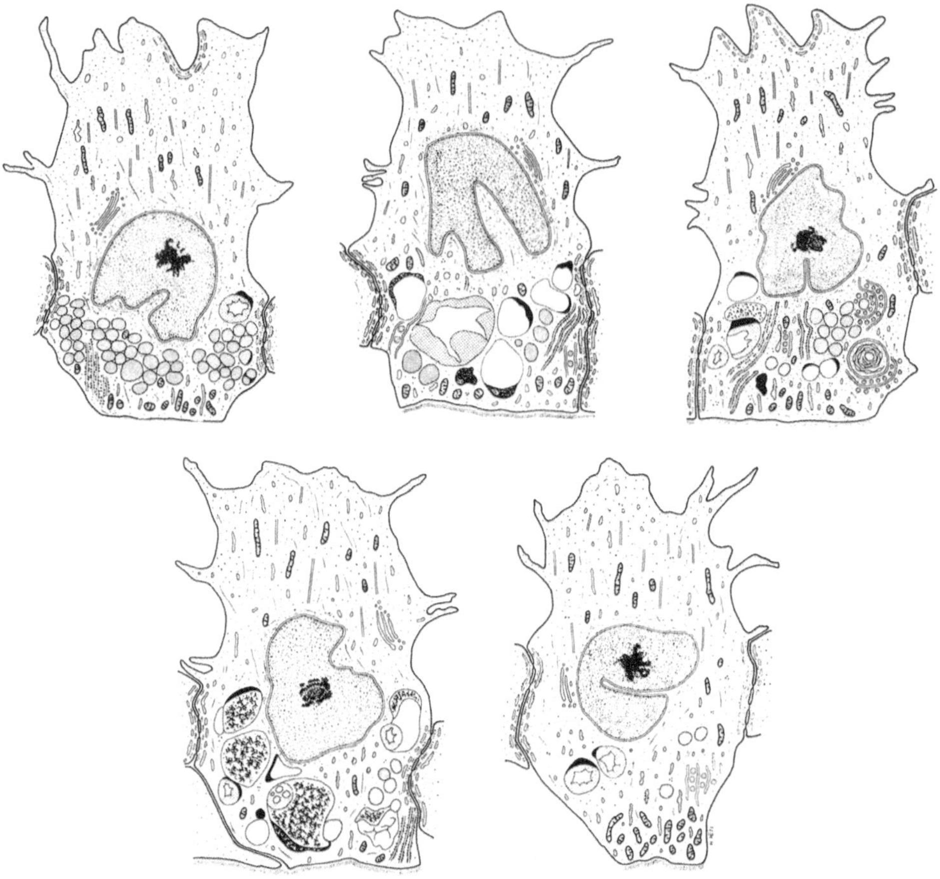

Abb. 1.9. Schematische Darstellung der verschiedenen Erscheinungsformen von Sertolizellen, die sich v. a. an den unterschiedlichen Zytoplasmaeinlagerungen im infranukleären Bereich unterscheiden lassen. (Aus SCHULZE 1974)

einer Teilung von Stammspermatogonien hervorgehende Spermatozoen im Ejakulat erscheinen (HELLER u. CLERMONT 1964). Was die Zusammensetzung des Ejakulates und die Spermatozoenzahlen anbelangt, sei auf die Ausführungen im Kap. 5: C über Störungen der Hodenfunktion verwiesen.

Das zwischen den Samenkanälchen liegende *interstitielle Hodengewebe* schließt neben Gefäßen und Nerven vor allem die *Leydig-Zellen* ein, die meist in kleinen Gruppen um Blutgefäße angeordnet sind. Die Leydig-Zellen besitzen deutliche Zytoplasmasäume, in denen häufig Reinke-Kristalle nachgewiesen werden können. Sie enthalten ferner in wechselnder Menge Lipofuszin. Ihre Kerne sind rund, die Nukleolen relativ groß. Elektronenoptisch fällt das stark entwickelte glatte endoplasmatische Retikulum auf. Die Reinke-Kristalle treten elektronenoptisch besonders deutlich in Erscheinung. Leydig-Zellen sind nicht nur auf das Interstitium des Hodens selbst beschränkt, sondern sind häufig auch in der Tunica albuginea und im Samenstrang zu sehen, nicht selten in Verbindung mit Nervenfasern. Vor allem unter pathologischen Bedingungen durchsetzen sie auch die Tunica

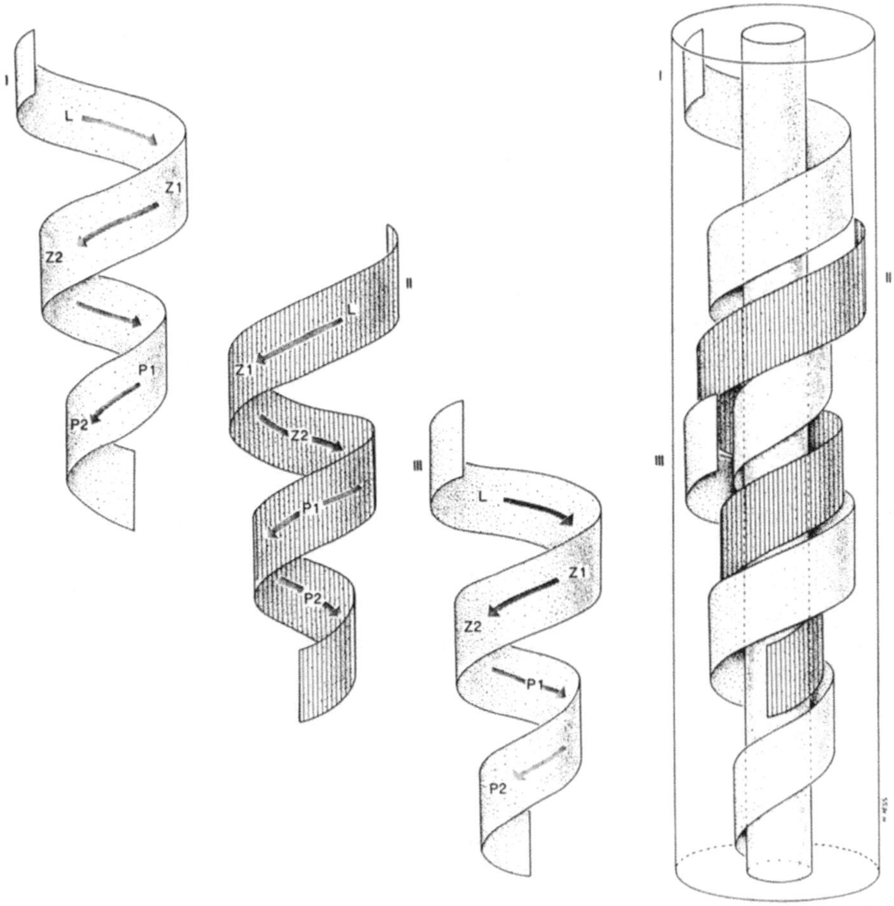

Abb. 1.10. Schematische Darstellung des Organisationsprinzipes des menschlichen Keimepithels am Beispiel der Verteilung der Spermatozyten I. Aufeinanderfolgende Entwicklungsstadien der Spermatozyten I (*L* Leptotän, *Z1* frühes Zygotän, *Z2* spätes Zygotän, *P1* frühes Pachytän, *P2* spätes Pachytän) liegen auf einer gegen die Lichtung des Kanälchens enger werdenden Spirale, wobei im Längsverlauf des Kanälchens immer wieder neue Spiralen (I, II, III) auftreten. Das schematisch dargestellte Kanälchen der rechten Seite der Abbildung demonstriert das Ineinandergreifen der sich folgenden Spiralen. (Aus Schulze u. Rehder 1984)

propria der Samenkanälchen und wachsen sogar in diese ein. Die Abgrenzung der Leydig-Zellen von dystopem Nebennierenrindengewebe kann unter pathologischen Bedingungen erhebliche Schwierigkeiten machen (s. „Hoden bei adrenogenitalem Syndrom" im Kap. 2: C.II.4). Im Hodenzwischengewebe kommen schließlich Histiozyten und vor allem relativ zahlreiche Mastzellen vor. Lymphozyten und Plasmazellen treten unter Normalbedingungen dagegen kaum in Erscheinung.

Der Hoden braucht im Gegensatz zum Ovar keine *Altersveränderungen* durchzumachen. So haben wir autoptisch auch bei mehr als 90jährigen noch weitgehend intakte Hoden sehen können (Bürgi u. Hedinger 1959). In der Regel kommt es allerdings im höheren Alter zu einer Reduktion der Spermatogenese

(HOLSTEIN 1983). Ferner findet man häufig herdförmige Tubulusausfälle mit total hyalinisierten Tubulusresten als Folge durchgemachter fokaler Hodenschädigungen. Die Leydig-Zellen sind relativ eher vermehrt. Sie sind häufig stärker pigmentiert und sollen vermehrt Reinke-Kristalle enthalten (HOLSTEIN 1985). Die Gefäße sind altersentsprechend verändert. Besonders auffällig sind arterioläre Hyalinosen, Einlagerung homogener PAS-positiver Massen in den Arteriolenwänden, Veränderungen, die an eine Arteriolosklerose erinnern, aber unabhängig von entsprechenden Arteriolenveränderungen im übrigen Körper auftreten. Derartige arterioläre Hyalinosen können auch bei verschiedenen Hodenerkrankungen gefunden werden. Ursache und Bedeutung sind noch unklar (s. Kap. 3: A.III.3).

Die geschilderten Hodenbefunde können nur an *einwandfrei und den verschiedenen Untersuchungstechniken angepaßt fixiertem Gewebe* erhoben werden. Einfache wäßrige Formalinlösungen eignen sich nicht für Hodengewebe. Die Schrumpfungs- und Auswaschphänomene machen eine zuverlässige histologische Beurteilung unmöglich. Für gewöhnliche Paraffineinbettung können sublimathaltige Fixierlösungen, wie z.B. die Stieve-Lösung verwendet werden. Auch Bouin-Lösung erlaubt, verwertbare Paraffinschnitte herzustellen. Für Detailuntersuchungen, insbesondere für genaue Kontrollen des Keimepithels, genügen Paraffinschnitte aber nicht. Die Hamburger Gruppe um HOLSTEIN (s. Kap. 5: C.I.4) empfiehlt deshalb Fixation für die Elektronenmikroskopie und Beurteilung der Strukturen am Semidünnschnitt oder mit dem Elektronenmikroskop. Der an farbige Präparate gewöhnte Pathologe vermißt die mangelnde Färbbarkeit der für die Elektronenmikroskopie eingebetteten Gewebsproben. Im Sinne eines Kompromisses hat sich uns eine modifizierte Karnovsky-Lösung, eine wäßrige gepufferte Formaldehyd-Glutaraldehyd-Lösung bewährt, die nach Glykolmetakrylateinbettung Anwendung verschiedenster Färbemethoden an den 2 µm dicken Schnitten erlaubt, Schnitte, die einem Semidünnschnitt entsprechen. Für technische Einzelheiten sei auf die Ausführungen über die technische Verarbeitung von Hodenbiopsien in Kap. 5: C.I.4 verwiesen. Angaben über besondere morphologische Untersuchungstechniken bei gewissen Hodenerkrankungen sind in den entsprechenden Abschnitten zu finden.

II. Endokrinologie

Für die endokrine Aktivität des Hodens sind vor allem die Leydig- und Sertoli-Zellen von Bedeutung. Die Leydig-Zellen produzieren Androgene und Östrogene, die Sertoli-Zellen Inhibin, ein Peptidhormon, und in geringer Menge auch Steroidhormone. Testosteron ist das wesentlichste zirkulierende Androgen, das in den wichtigen Zielorganen wie Prostata, Samenblasen und Haut enzymatisch in Dihydrotestosteron reduziert wird. In anderen Organen wie dem Hypothalamus spielen möglicherweise aber auch andere Testosteronmetaboliten eine Rolle. Wesentlichste Östrogene sind Östradiol und Östrogen, wobei das im Blut zirkulierende Östradiol vor allem durch periphere Konversion von Testosteron und Östron entsteht. Wie bei den Androgenen stammt ein Teil der Östrogene auch aus der Nebennierenrinde. Testosteron und Dihydrotestosteron zirkulieren im Blut fast vollständig fixiert an ein geschlechtshormonbindendes Globulin.

Die endokrine Aktivität des Hodens wird durch Hormone des Hypothalamus und des Hypophysenvorderlappens gesteuert. Rhythmische Freisetzung des hypothalamischen Gonadotropin-Releasing-Hormons (GnRH) führt zu einer stoßweisen Freisetzung des Luteinisierungshormons (LH) und des Follikelstimulierenden Hormons (FSH) des Hypophysenvorderlappens. LH stimuliert vor allem die endokrine Aktivität der Leydig-Zellen, während FSH die Sertoli-Zellen beeinflußt. Umgekehrt hemmen Androgene die LH-Sekretion und das vor allem in den Sertoli-Zellen gebildete Inhibin die FSH-Sekretion. Die FSH-Sekretion ist ein empfindlicher Indikator für die Aktivität des Keimepithels, dessen Störungen oder Ausfälle mit einer FSH-Erhöhung einhergehen. Unter dem Einfluß des FSH bilden die Sertoli-Zellen neben dem Inhibin auch ein androgenbindendes Protein (ABP), das dem Transport der Androgene in die Samenkanälchen des Hodens und die ableitenden Samenwege dient. Schließlich beeinflußt auch das Prolaktin des Hypophysenvorderlappens die endokrine Hodenaktivität. Hyperprolaktämie, wie man sie besonders bei Prolaktin-produzierenden Tumoren des Hypophysenvorderlappens beobachten kann, führt zur Abnahme von Libido und zu sexueller Impotenz.

Literatur

Alken CE, Dix VW, Goodwin WE, Wildbolz E (1969) Handbuch der Urologie, Bd 1. Anatomie und Embryologie. Springer, Berlin Heidelberg New York

Bürgi H, Hedinger CE (1959) Histologische Hodenveränderungen im hohen Alter. Schweiz Med Wochenschr 89: 1236–1239

Clermont Y (1963) The cycle of the seminiferous epithelium in man. Am J Anat 112: 35–51

Clermont Y (1972) Kinetics of spermatogenesis in mammals: Seminiferous epithelium cycle and spermatogonial renewal. Physiol Rev 52: 198–236

DeGroot LJ (1989) Endocrinology, vol 3, 2nd ed. Saunders, Philadelphia London Toronto Montreal Sydney Tokyo

Ferner H, Zaki C (1969) Mikroskopische Anatomie des Hodens und der ableitenden Samenwege. In: Alken CE et al (ed) Handbuch der Urologie, Bd 1. Springer, Berlin Heidelberg New York, S 411–475

Fukuda T, Hedinger CE (1975) Ultrastructure of developing germ cells in the fetal human testis. Cell Tissue Res 161: 55–70

Gisel A (1969a) Hoden, Testis, Nebenhoden, Epididymis. In: Alken CE et al (ed) Handbuch der Urologie, Bd 1. Springer, Berlin Heidelberg New York, S 389–410

Gisel A (1969b) Hoden, Nebenhoden, Samenstrang und Hodensack des Kindes. In: Alken CE et al (ed) Handbuch der Urologie, Bd 1. Springer, Berlin Heidelberg New York, S 476–478

Gondos B (1977) Testicular development. In: Johnson AD, Gomes WR (eds) The Testis, vol 4. Academic Press, New York San Francisco London

Hayek H von (1969) Die Entwicklung der Harn- und Geschlechtsorgane. In: Alken CE et al (ed) Handbuch der Urologie, Bd 1. Springer, Berlin Heidelberg New York, S 1–52

Hedinger CE (1982) Histopathology of undescended testes. Eur J Pediatr 139: 266–271

Hedinger CE, Weber E (1973) Zur Struktur des Tubulussystems in menschlichen Hoden. Z Anat Entwickl-Gesch 139: 217–226

Heller CG, Clermont Y (1964) Kinetics of the germinal epithelium in man. Recent Prog Horm Res 20: 545–575

Holstein AF (1969) Morphologische Studien am Nebenhoden des Menschen. Thieme, Stuttgart

Holstein AF (1985) Die männlichen Geschlechtsorgane. In: Fleischhauer K, Staubesand J, Zenker W (eds) Makroskopische und Mikroskopische Anatomie des Menschen, 2 Bd

Kreislauf und Eingeweide, Ed 14. Urban & Schwarzenberg, München Wien Baltimore, S 460–514
Holstein AF, Roosen-Runge EC (1981) Atlas of human spermatogenesis. Grosse, Berlin
Holstein AF, Schirren C (1977) Die Morphologie menschlicher Samenkanälchen bei normaler und gestörter Spermatogenese. Urologe 17: 1–14
Holstein AF, Roosen-Runge EC, Schirren C (1988) Illustrated pathology of human spermatogenesis. Grosse, Berlin
Ivemark B (1973) Kinderpathologie. Springer, Berlin Heidelberg New York
Kretser de DM, Temple-Smith PD, Kerr JB (1982) Anatomical and functional aspects of the male reproductive organs. In: Bandhauer K, Frick J (eds) Handbuch der Urologie, Bd 16. Disturbances in male fertility. Springer, Berlin Heidelberg New York, pp 1–131
Labhart A (1986) Clinical endocrinology, 2nd ed. Springer, Berlin Heidelberg New York
Lanz T von, Neuhäuser G (1963) Metrische Untersuchungen an den Tubuli contorti des menschlichen Hodens. Z Anat Entwickl-Gesch 123: 462–489
Lennox B, Ahmad KN, Mack WS (1970) A method for determining the relative total length of the tubules in the testis. J Pathol 102: 229–238
Mancini RE, Rosemberg E, Cullen M, Lavieri JC, Vilar O, Bergada C, Andrada JA (1965) Cryptorchid and scrotal human testes. I. Cytological, cytochemical and quantitative studies. J Clin Endocrinol 25: 927–942
Molinari L, Largo RH, Prader A (1980) Analysis of the growth spurt at age seven (mid-growth spurt). Helv Paediatr Acta 35: 325–334
Müller J, Skakkebaek NE (1983) Quantification of germ cells and seminiferous tubules by stereological examination of testicles from 50 boys who suffered from sudden death. Int J Androl 6: 143–156
Müller J, Skakkebaek NE (1984) Fluctuations in the number of germ cells during the late foetal and early postnatal periods in boys. Acta Endocrinol (Copenh) 105: 271–274
Prader A (1972) Pathologie des Wachstums und der endokrinen Drüsen. In: Fanconi G, Wallgren A (eds) Lehrbuch der Pädiatrie, Ed 9. Schwabe, Basel Stuttgart, S 354–413
Rössle R, Roulet F (1932) Maß und Zahl in der Pathologie. Springer, Berlin Wien
Roosen-Runge EC, Holstein AF (1978) The human rete testis. Cell Tissue Res 189: 409–433
Schulze C (1974) On the morphology of the human Sertoli cell. Cell Tissue Res 153: 339–355
Schulze W, Rehder U (1984) Organization and morphogenesis of the human seminiferous epithelium. Cell Tissue Res 237: 395–407
Städtler F (1973) Die normale und gestörte praepuberale Hodenentwicklung des Menschen. Fischer, Stuttgart
Tonutti E, Weller O, Schuchardt E, Heinke E (1960) Die männliche Keimdrüse. Thieme, Stuttgart
Trainer TD (1987) Histology of the normal testis. Am J Surg Pathol 11: 797–809
Walt H (1980) Motility of human and rat spermatid flagella in vitro as related to sperm transport. Eur J Cell Biol 22: 559
Walt H, Hedinger CE (1983) Motile components in spermatids as related to transport of spermatids and spermatozoa. Andrologia 15: 34–39
Walt H, Saremaslani P, Heizmann CW, Hedinger CE (1982) Myosin in early spermatids of the rat. Virchows Arch [B] 38: 307–310
Wartenberg H (1981) Differentiation and development of the testis. In: Burger H, Kretser de D (eds) The testis. Raven, New York
Wartenberg H (1985) Die Entwicklung der Harn- und Geschlechtsorgane. In: Fleischhauer K, Staubesand J, Zenker W (eds) Makroskopische und mikroskopische Anatomie des Menschen, 2. Bd Kreislauf und Eingeweide, Ed 14. Urban & Schwarzenberg, München Wien Baltimore, S 389–413
Wilson JD, Foster DW (1985) Textbook of endocrinology, 7th ed. Saunders, Philadelphia London Toronto
Zachmann M, Prader A, Kind HP, Häfliger H, Budliger H (1974) Testicular volume during adolescence. Cross-sectional and longitudinal studies. Helv Paediatr Acta 29: 61–72

2. Kapitel: Mißbildungen, Entwicklungsstörungen

Mißbildungen und Entwicklungsstörungen betreffen häufig den ganzen Hoden. Nicht selten sind aber auch nur umschriebene malformative Prozesse oder abnorme, Einzelteile oder einzelne Abschnitte des Hodens berührende Fehlentwicklungen nachweisbar. In einem ersten Abschnitt dieses Kapitels werden vorwiegend den ganzen Hoden betreffende Mißbildungen und Entwicklungsstörungen besprochen, die nicht nur für den Pathologen, sondern wegen ihrer Auswirkungen auf den Gesamtorganismus auch für den Kliniker von Interesse sind. In einem zweiten Abschnitt werden die umschriebenen, meist nur mikroskopisch faßbaren kleinen Fehlbildungen oder Fehlentwicklungen des Hodens behandelt, die in erster Linie den diagnostisch tätigen Pathologen interessieren, der ihnen vor allem bei Beurteilung von Hodenbiopsien begegnet.

A. Mißbildungen, Entwicklungsstörungen, die den ganzen Hoden betreffen

Häufigste, den ganzen Hoden betreffende Fehlentwicklung ist ohne Zweifel die Hodenfehllagerung, vor allem der gestörte Hodendeszensus, d. h. der Maldeszensus oder Hodenhochstand. Er äußert sich häufig in einem Kryptorchismus. Zu einem scheinbaren Kryptorchismus führt jedoch auch die Monorchie oder Anorchie, d. h. das Fehlen eines oder beider Hoden. Monorchie und Anorchie werden häufig erst im Rahmen einer Kryptorchismusabklärung, ja sogar erst anläßlich eines operativen Eingriffes bei Korrekturversuch eines scheinbar banalen Kryptorchismus erfaßt. Monorchie und die spätfötale Form der Anorchie sowie ihr Gegenteil, die Polyorchie, werden deshalb im Anschluß an die Ausführungen über den Hodenhochstand behandelt (s. Kap. 2: A.II und III). Am Ende dieser Ausführungen über die den ganzen Hoden betreffenden Mißbildungen und Fehlentwicklungen werden die bei Störungen der Geschlechtsentwicklung auftretenden Gonadenveränderungen erörtert, sofern es sich bei diesen Gonaden nicht um eindeutige Ovarien handelt.

I. Hodenhochstand (Maldescensus testis, Hodenretention, Kryptorchismus, Hodenektopie)

Der nicht korrekt deszendierte Hoden, d. h. der hochstehende, retinierte Hoden braucht nicht verborgen, d. h. kryptorch zu sein, kann er doch je nach Form der Rentention trotz seiner Fehllagerung palpierbar bleiben. So ist z. B. der „Testis reflexus“, der subkutan inguinal liegende Hoden, wohl abnorm hochstehend, aber nicht kryptorch, indem er als Vorwölbung in der Inguinalgegend gesehen und getastet werden kann. Er ist aber auch nicht eigentlich ektop, d. h. wesentlich außerhalb des Weges des normalen Deszensus liegend, wie man das auf Grund seiner Bezeichnung vermuten könnte. Der Hodenhochstand braucht ferner keinem Dauerzustande zu entsprechen, kann doch z. B. ein Gleithoden vorübergehend in das Skrotum verlagert werden. Auch hier ist die Bezeichnung Kryptorchismus nicht ganz korrekt. Trotzdem werden häufig verschiedenste Formen des Hodenhochstandes und der Hodenfehllagerung unter dem Oberbegriff eines Kryptorchismus zusammengefaßt.

1. Formen des Hodenhochstandes

Zur klaren Abgrenzung der verschiedenen Formen des gestörten Hodendeszensus empfiehlt deshalb SCHOORL (1982) folgende Unterteilung:

a) Retraktile Hoden: SCHOORL (1982) subsumiert unter diesem Begriff die in deutscher Sprache als Pendelhoden und Gleithoden bezeichneten Lageanomalien, die nach heute üblicher Auffassung aber nicht einfach gleichgesetzt werden dürfen. Nach den von ihm gegebenen Erläuterungen möchte er seinen Begriff des retraktilen Hodens eigentlich auf den Pendelhoden beschränken, den „testicule ascenseur“ der Franzosen, der wegen eines ausgesprochenen Cremasterreflexes bei der Skrotalpalpation in eine Inguinalstellung hochgezogen wird, nach kurzer Zeit jedoch spontan wieder in das Skrotum zurückgleitet, was der Gleithoden nicht tut.

b) Subkutan liegender Hoden: Der Hoden liegt subkutan in der Inguinalgegend und ist leicht palpierbar, läßt sich aber nicht ins Skrotum verlagern.

c) Kryptorcher Hoden: Der Hoden ist palpatorisch entweder gar nicht nachweisbar, z. B. bei abdominaler Lage, oder er ist bei Retention im Inguinalkanal nur fraglich palpierbar.

d) Ektoper Hoden: Ektope Hoden liegen perineal, dorsal des Skrotum oder an der Innenseite des Oberschenkels, ausnahmsweise auch auf der Dorsalseite des Penis.

HADZISELIMOVIC (1983) empfiehlt eine ähnliche Unterteilung, grenzt aber den retraktilen Hoden, den Pendelhoden klarer vom Gleithoden ab.

a) Retraktiler Hoden: Der Hoden wird von der überaktiven Kremastermuskulatur vorübergehend kranialwärts verlagert, läßt sich aber leicht ins Skrotum zurückschieben. Ungefähr 50% der wegen eines fraglichen Maldeszensus der chirurgischen Poliklinik der Universitätskinderklinik in Basel zugewiesenen Patienten sollen nur derart retraktile, histologisch normale Hoden aufweisen. Die Patienten leiden später auch nicht unter Fertilitätsstörungen.

b) Echter Kryptorchismus.

α) Abdominalhoden,

β) Inguinalhoden,

γ) supraskrotal lokalisierte Hoden,

δ) Gleithoden: Hoden, die vor dem äußeren Leistenring liegen, die nach Repositionsversuchen im Gegensatz zum retraktilen Hoden aber sofort wieder in ihre oberflächlich inguinale Ursprungslage zurückgleiten;

c) Ektope Hoden: Das von HERZOG (1980) gegebene Lokalisationsschema retinierter Hoden entspricht einer Vereinfachung der von HADZISELIMOVIC (1983) vorgeschlagenen Einteilung. Die genaue Festlegung der Lokalisation eines nicht korrekt deszendierten Hodens ist für die Beurteilung der später zu erwartenden Fertilität von Bedeutung, da das Ausmaß der Hodenalteration vom Grade der Hodenretention abhängt. Je höher die Retention, um so ausgeprägter ist in der Regel die Hodenschädigung.

2. Häufigkeit des Hodenhochstandes

Kryptorchismus allein wird nach SCORER u. FARRINGTON (1971) bei 3,4% der am Termin geborenen Säuglinge gefunden, verschwindet aber häufig im Laufe des ersten Lebensjahres, so daß der Anteil von Kleinkindern mit Kryptorchismus ab dem 1. Lebensjahr nur noch ungefähr 0,8% beträgt. Bei Frühgeburten ist Kryptorchismus dagegen wesentlich häufiger. Nach SCORER u. FARRINGTON (1971) besteht bei 30% der Frühgeburten ein Kryptorchismus. Störungen der Genitalentwicklung gehen ganz besonders häufig mit einem Kryptorchismus einher (s. Kap. 2: C). Nach CHILVERS et al. (1984) soll sich die Häufigkeit des Kryptorchismus in England und Wales in den letzten 20 Jahren mehr als verdoppelt haben. Nach JACKSON et al. (1986) beträgt die Zunahme jedoch nur 65%. Auf eine signifikante Zunahme der Häufigkeit ist auch schon früher von DOEPFMER (1966) hingewiesen worden. Wie erwähnt korrigiert sich der scheinbare Kryptorchismus im 1. Lebensjahr häufig spontan. Der umgekehrte Vorgang, ein Spätkryptorchismus bei vorher normal gelagerten Hoden, ist dagegen selten (s. ROBERTSON et al. 1988).

Bei ungefähr einem Drittel der Kinder mit Kryptorchismus sind beide Seiten betroffen. Bei einseitigem Kryptorchismus beträgt das Verhältnis zwischen rechtsseitigem und linksseitigem Befall nach einer Sammelstatistik von KLEINTEICH et al. (1979) ungefähr 4:3, wobei es sich, was die Lage des kryptorchen Hodens anbelangt, in ungefähr 8% um Abdominalhoden, in ungefähr 60% um Inguinalhoden und in etwas über 20% um präskrotal liegende Hoden handeln soll. Den Rest machen Ektopien oder Anorchien aus. Nach Untersuchungen an einer viel kleineren, aber selbst kontrollierten Gruppe von SCORER u. FARRINGTON (1971) liegt in 9% der Fälle ein Intraabdominalhoden oder eine Anorchie vor, in 20% ein Inguinalhoden und in 26% ein oberflächlich vor dem Inguinalkanal lokalisierter Hoden, ein sog. Testis reflexus. In 44% handelt es sich um einen hoch skrotal liegenden Hoden und nur in 1% um einen eindeutig ektopen Hoden. Bei Bilateralität verschiebt sich das Verhältnis zugunsten des Testis reflexus.

3. Pathomorphologie des kryptorchen Hodens

Kryptorche Hoden des Erwachsenen, die nicht frühzeitig im Laufe der Entwicklung in das Skrotum verlagert worden sind, machen in der Regel schwere Schädigungen durch. Sie sind verkleinert, die Kanälchen sind atrophisch und weisen einen meist fast totalen Verlust des eigentlichen Keimepithels auf. Die Leydig-Zellen sind dagegen relativ vermehrt, ihr Zytoplasma ist vakuolisiert und enthält reichlich Lipoide. Weitere Kennzeichen adulter kryptorcher Hoden sind sog. hypoplastische Zonen, Bezirke mit unentwickelten Kanälchen und häufig ringartigen Formationen. Beim Kinde vor der Pubertät sind die Hodenveränderungen dagegen wenig ausgeprägt. Sie manifestieren sich histologisch vor allem in einer Reduktion der Zahl oder sogar in einem vollständigen Fehlen der Keimzellen, in einer Verbreitung des Zwischengewebes und in einer ausgesprocheneren, über das nach Geburt physiologische Maß hinausgehenden Leydigzellatrophie. Die Frage, inwieweit es sich bei den geschilderten Veränderungen um angeborene Störungen oder Sekundärfolgen des Kryptorchismus handelt, steht immer noch zur Diskussion.

a) Kryptorche Hoden beim Kind

Die Veränderungen kryptorcher Hoden beim Kind äußern sich vor allem mikroskopisch. Makroskopisch macht sich die mangelnde Hodenentwicklung erst beim älteren Knaben mit Einsetzen der Pubertät bemerkbar. Histologisch sind die

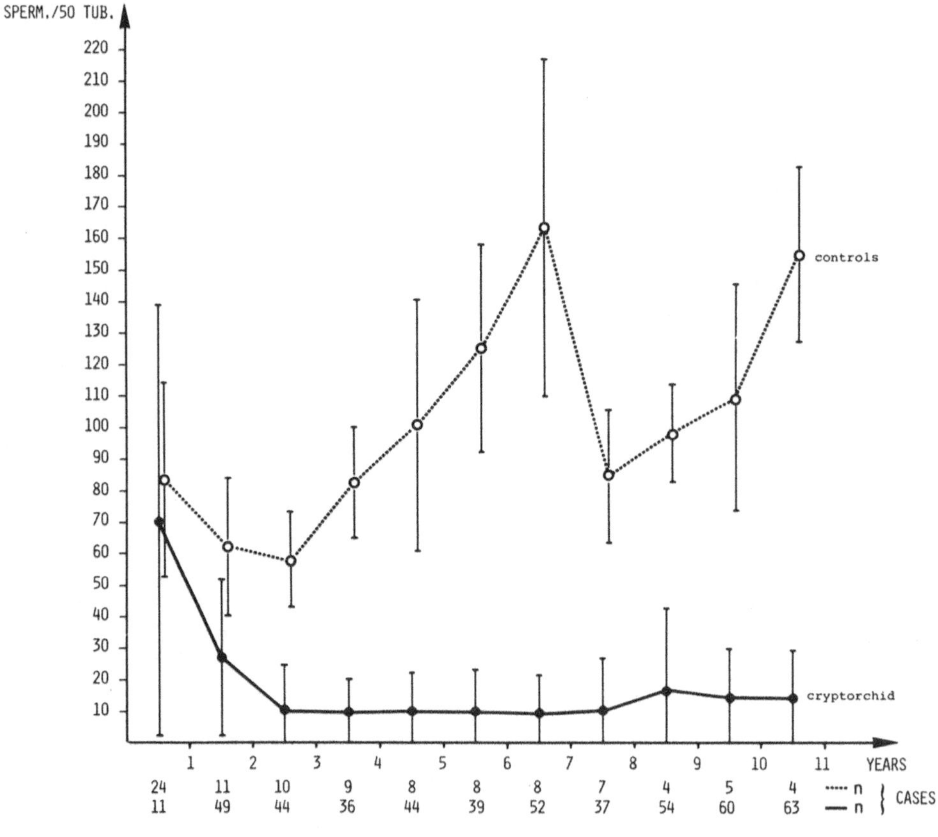

Abb. 2.1. Keimzellzahlen in kryptorchen Hoden pro 50 Tubulusquerschnitte mit Standardabweichung *(Sperm./50 Tub.)* von Knaben bis zum Alter von 10 Jahren *(ausgezogene Linie). Punktiert:* Keimzellzahlen von Knaben gleichen Alters mit normal deszendierten Hoden. (Aus HEDINGER 1982)

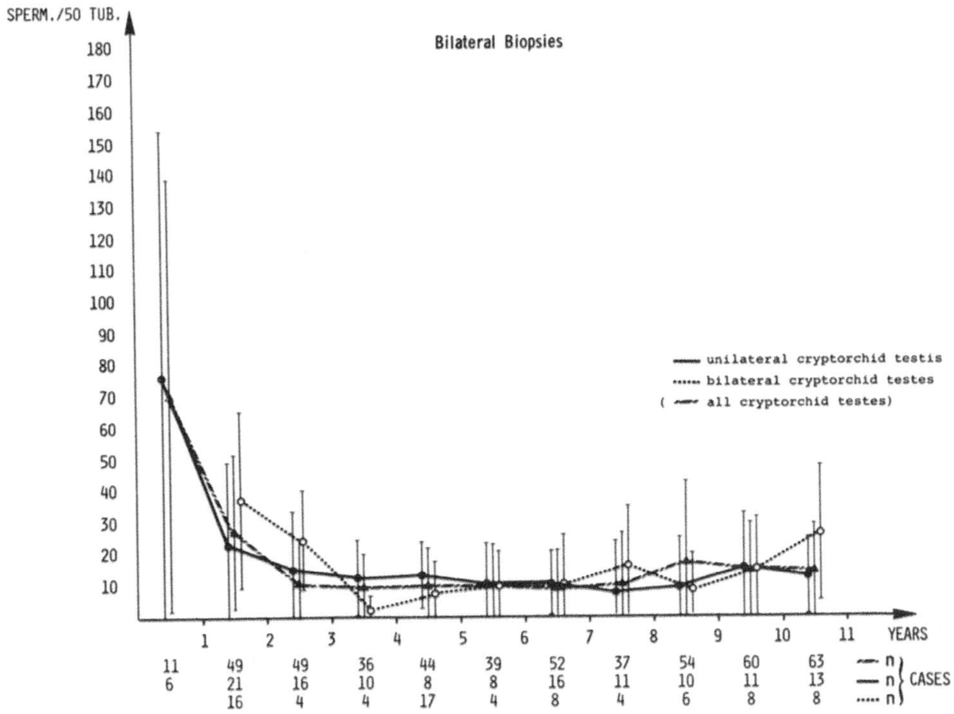

Abb. 2.2. Keimzellzahlen bei ein- oder beidseitigem Kryptorchismus und allen Kryptorchismusfällen zusammen. (Aus HEDINGER 1982)

tubulären Veränderungen besonders leicht faßbar. Sie äußern sich besonders in einer Verminderung der Keimzellzahl. Abb. 2.1 orientiert über die von uns gefundenen Werte an meist beidseitigen Hodenbiopsien einer großen Zahl von Kindern mit ein- oder beidseitigem Kryptorchismus. Die Keimzellzahlen aller gezeigten Kurven beziehen sich auf 50 quergeschnittene Tubuli entsprechend den Untersuchungen von MANCINI et al. (1965). Andere Untersucher wie MACK et al. (1961) beschränken sich auf die Angabe des prozentualen Anteiles keimzellhaltiger Kanälchen. In Abb. 2.1 wird ferner zum Vergleich die von uns an allerdings viel weniger zahlreichen normal gelagerten Hoden gefundenen Keimzellzahlen kurvenmäßig dargestellt. Die Werte dieser Normalhoden stammen von Autopsien bei plötzlichem Kindstod oder Unfall. Der in dieser Normalkurve nachweisbare Abfall der Keimzellzahl um das 7. und 8. Altersjahr dürfte wie bereits in Kap. 1: A ausgeführt weitgehend der Realität entsprechen und nicht einfach Folge eines Fehlers infolge der relativ kleinen Zahl untersuchter Hoden sein.

Wie Abb. 2.1, 2.2 und 2.3 zeigen, entspricht die Keimzellzahl kryptorcher Hoden im 1. Lebensjahr noch den Normalwerten, die Standardabweichung ist jedoch ungewöhnlich groß. Bereits im 2. Lebensjahr macht sich aber ein deutlicher Unterschied bemerkbar. In kryptorchen Hoden ist die Keimzellzahl gegenüber Normalhoden vermindert, eine Reduktion, die auch in späteren Jahren annähernd konstant bleibt. Die in diesen Kurven demonstrierten Zahlen entsprechen einer

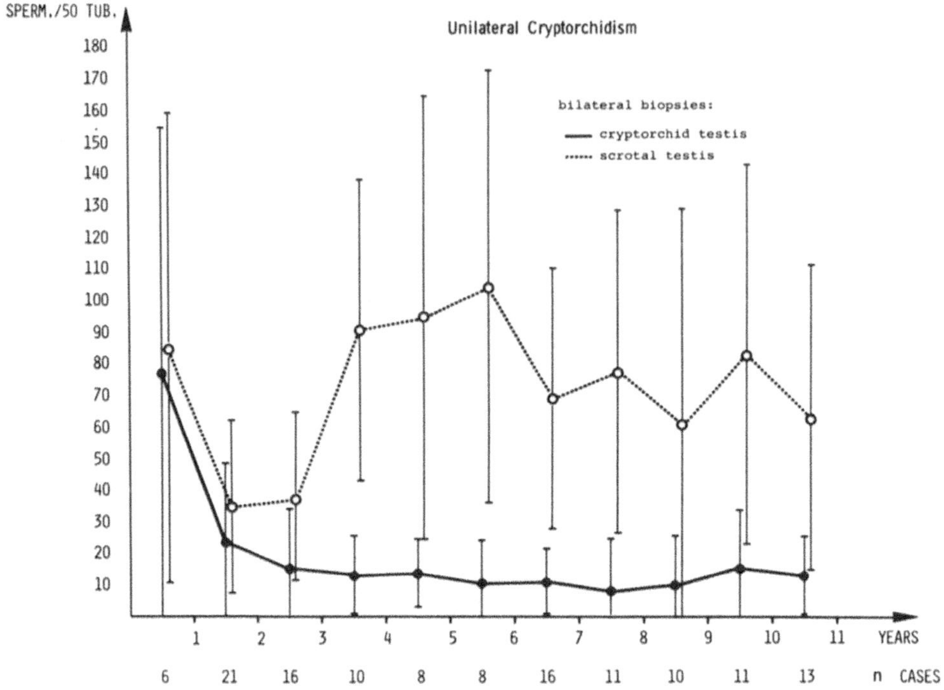

Abb. 2.3. Keimzellzahlen bei einseitigem Kryptorchismus, verglichen mit den Keimzellzahlen in den deszendierten Hodenpartnern. (Aus HEDINGER 1982)

Zusammenstellung aller eigenen, bereits früher veröffentlichten Untersuchungsserien (SALLE et al. 1968; HEDINGER 1971, 1977, 1979b, c, 1982). Ähnliche Resultate sind von zahlreichen anderen Untersuchern an größeren Serien gefunden worden, wie z. B. von MANCINI et al. (1965), GOTHIE et al. (1966), SCORER u. FARRINGTON (1971), MENGEL et al. (1972), JENDRICKE et al. (1973), STAEDTLER (1973), CANLORBE et al. (1974), MENGEL et al. (1974), MENGEL u. MORITZ (1974), KOCH et al. (1975), REISERT et al. (1977), KLEINTEICH (1979b), WAALER (1979), WILLNOW u. BENNEK (1980), HADZISELIMOVIC et al. (1987), HUFF et al. (1987), SCHINDLER et al. (1987), SAITO u. KUMAMOTO (1989) u. a. (Übersichten bei HEDINGER 1982; HADZISELIMOVIC 1983; HADZISELIMOVIC et al. 1987; SCHINDLER et al. 1987; HADZISELIMOVIC u. HERZOG 1990.)

Bei beidseitigem Kryptorchismus (Abb. 2.4) weisen in der Mehrzahl der Beobachtungen beide Hoden annähernd gleich stark reduzierte Keimzellzahlen auf. Bemerkenswert ist die Beobachtung eines 7jährigen Knaben mit relativ ausgeprägter Differenz der Keimzellzahlen zwischen rechtem und linkem Hoden trotz Bilateralität des Kryptorchismus. Bei diesem Knaben war der eine Hoden schon kurz nach der Geburt anläßlich der Korrektur einer gleichseitigen Inguinalhernie operativ in das Skrotum verlagert worden. Bei einseitigem Kryptorchismus (Abb. 2.3) liegen bei ungefähr 40% der Kinder die Keimzellzahlen des deszendierten Partners ebenfalls unter der Norm und überschreiten häufig kaum die

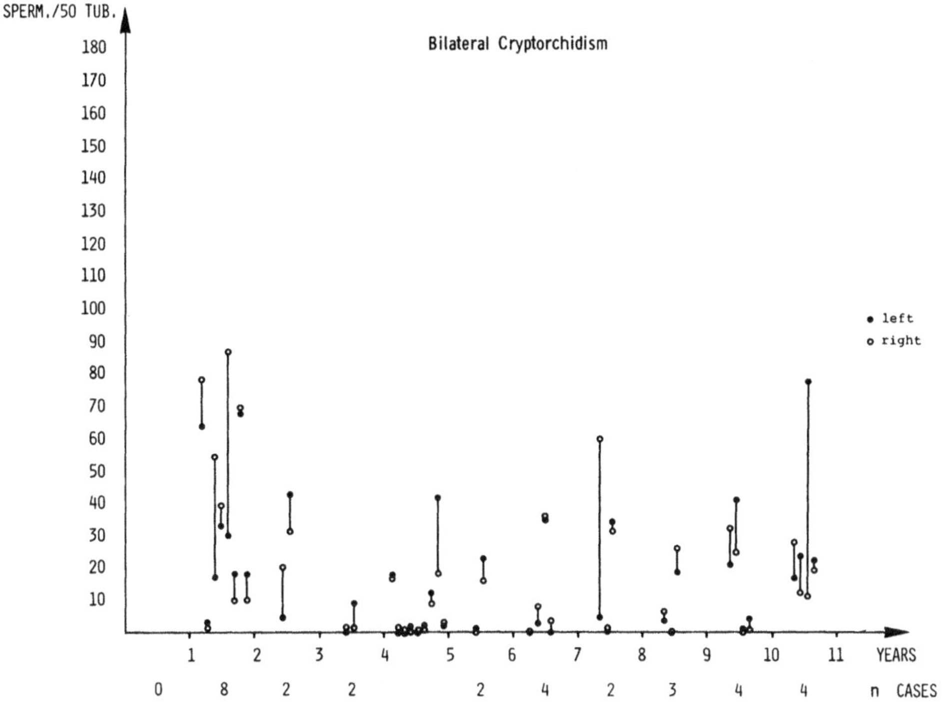

Abb. 2.4. Keimzellzahlen bei Knaben mit bilateralen Hodenbiopsien bei beidseitigem Kryptorchismus. Vergleich der mit Strichen verbundenen Werte der beiden Hodenpartner. (Aus Hedinger 1982)

Werte bei beidseitigem Kryptorchismus. Bei mehr als der Hälfte der Fälle sind die Unterschiede zwischen kryptorchem und deszendiertem Hoden allerdings ausgeprägt, wobei die Werte des deszendierten Partners bei jüngeren Patienten meist im Normalbereich liegen.

Die Keimzellzahlen stehen in einer gewissen Beziehung zum Ausprägungsgrad des Kryptorchismus. Bei Abdominalhoden liegen die Keimzellzahlen eher etwas tiefer als bei Inguinalhoden (Salle et al. 1968). Hadziselimovic et al. (1987) konnten bei Säuglingen mit Abdominalhoden in den 6 ersten Lebensmonaten keine Unterschiede der Spermatogonienzahlen zwischen normal deszendierten Hoden und Abdominalhoden nachweisen. Nach dem 6. Lebensmonat erfolgte in Abdominalhoden aber ein ausgeprägter Abfall der Spermatogonienzahlen. Ab dem 3. Lebensjahr waren in 64% der Hodenbiopsien überhaupt keine Spermatogonien mehr nachweisbar. Bei Gleithoden machte sich die Verminderung der Spermatogonienzahl erst zwischen 4 und 7 Jahren, besonders aber nach dem 7. Lebensjahr bemerkbar, bei retraktilen Hoden zwischen dem 8. und 13. Lebensjahr. Auch Saito u. Kumamoto (1989) fanden in retraktilen Hoden von Kindern verminderte Spermatogonienzahlen. Nach Scorer u. Farrington (1971) beträgt der Fertilitätsindex, der prozentuale Anteil von Samenkanälchen mit nachweisbaren Keimzellen, bei Abdominalhoden nur 4,8%, bei Hoden im Inguinalkanal 19,1%, bei Hoden unmittelbar vor und über dem äußeren Leistenring, beim „Testis reflexus", 31,5 % und bei hoher skrotaler Lage des Hodens 42,4 %, bei einem Normalwert von 73,6 %. Nach diesen Zahlen scheint der Grad der Hodenretention sogar einen wesentlichen Einfluß auf die Keimzellzahl zu haben. Die Standardabweichungen der von SCORER u. FARRINGTON (1971) errechneten Mittelwerte sind allerdings sehr groß.

Bemerkenswert sind die fast normalen Keimzellzahlen kryptorcher Hoden im 1. Lebensjahr (Abb. 2.1). Erst im 2. Lebensjahr erfolgt in kryptorchen Hoden ein stärkerer Abfall als in Normalhoden. Es liegt nahe, die hohen Keimzellzahlen kryptorcher Hoden im 1. Lebensjahr als Zeichen einer noch nicht stattgefundenen Hodenschädigung zu werten und damit bei erfolgloser Hormontherapie als Aufforderung zur Frühoperation eines kryptorchen Hodens aufzufassen. Tatsächlich wird von zahlreichen Autoren die Frühoperation empfohlen, die allerdings nur von einem erfahrenen Kinderchirurgen vorgenommen werden sollte (HOESLI 1971 a, b; LUDWIG u. POTEMPA 1975; KLEINTEICH 1979 a; HERZOG 1980; HADZISELIMOVIC 1983; KING 1984; HADZISELIMOVIC et al. 1985; KOGAN 1987). STEENO et al. 1988) warnen anderseits vor viel zu häufig und nicht indiziert vorgenommenen Orchipexien bei Kleinkindern.

Auffällig bleibt, wie bereits betont, die große Streubreite der im 1. Lebensjahr in kryptorchen Hoden gefundenen Keimzellzahlen. Die Vermutung von KOCH et al. (1975), daß es sich bei dieser Untersuchungsgruppe um ein uneinheitliches Kollektiv handeln könnte, ist daher nicht ganz unberechtigt. KOCH et al. (1975) nehmen an, daß diese Gruppe von maximal einjährigen Säuglingen Kinder einschließe, bei denen unbehandelt noch ein Spontandeszensus hätte erfolgen können, wie das im 1. Lebensjahr ja häufig der Fall ist, daß also eine bereits angeborene Reduktion der Keimzellzahl wirklich kryptorcher Hoden durch die Normalzahlen verspätet deszendierender Hoden verwischt werde. HADZISELIMOVIC (1983) lehnt eine derartige Annahme ab. Tatsächlich zeigen aber auch die von ihm gefundenen Keimzellzahlen in kryptorchen Hoden der ersten 6 Lebensmonate eine recht große Streuung. Der in Abb. 2.1 deutlich erkennbare Gipfel der Keimzellzahlen normaler und kryptorcher Hoden im 1. Lebensjahr mit einem bei Normalhoden allerdings weniger ausgesprochenen Abfall im 2. Jahr entspricht, wie das MUELLER u. SKAKKEBAEK (1984) gezeigt haben, der Normalentwicklung. Die vorübergehende Erhöhung der Keimzellzahl von Säuglingen geht der ebenfalls vorübergehenden, in den ersten 6 Lebensmonaten nachweisbaren Erhöhung der Serumwerte für FSH, LH und Testosteron parallel.

Abgesehen von der reduzierten Keimzellzahl ist das histologische Bild kryptorcher Hoden des Kleinkindes durch die auffällig unregelmäßige Verteilung der Keimzellen charakterisiert (Abb. 2.5). Neben Tubulusabschnitten mit reichlich Keimzellen findet man ganze Gruppen von Tubulusquerschnitten, die keimzellfrei erscheinen (Abb. 2.6). Zur Erfassung dieser Unregelmäßigkeiten geben deshalb SCORER u. FARRINGTON (1971) der Bestimmung des Fertilitätsindexes von MACK et al. (1961) den Vorzug gegenüber der Auszählung der Keimzellen pro Tubulusquerschnitte nach MANCINI et al. (1965). KNECHT (1976) hat die Verteilung der Keimzellen in Serienschnitte auf längeren Tubulusstrecken verfolgt. Bei kryptorchen Hoden ist die Verteilung der Keimzellen im gleichen Kanälchen viel unregelmäßiger als bei normal deszendierten Hoden. Zudem sind bei Kryptorchismus immer wieder längere, vollkommen keimepithelfreie Kanälchenstrecken

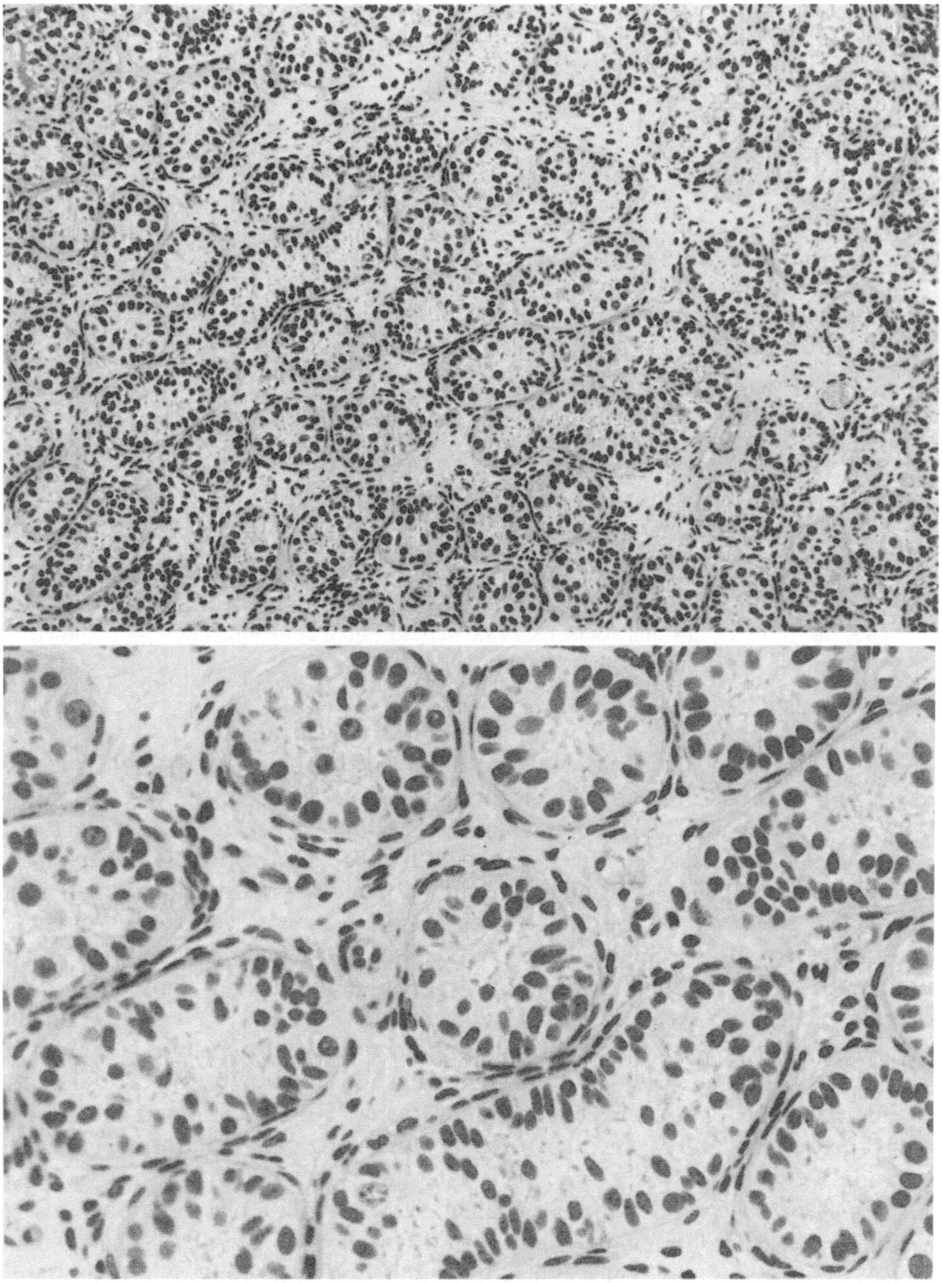

a

b

Abb. 2.5. Kryptorchismus links: Spärliche und unregelmäßig verteilte Keimzellen. 2jähriger Knabe. (HE, **a** ×140, **b** ×360)

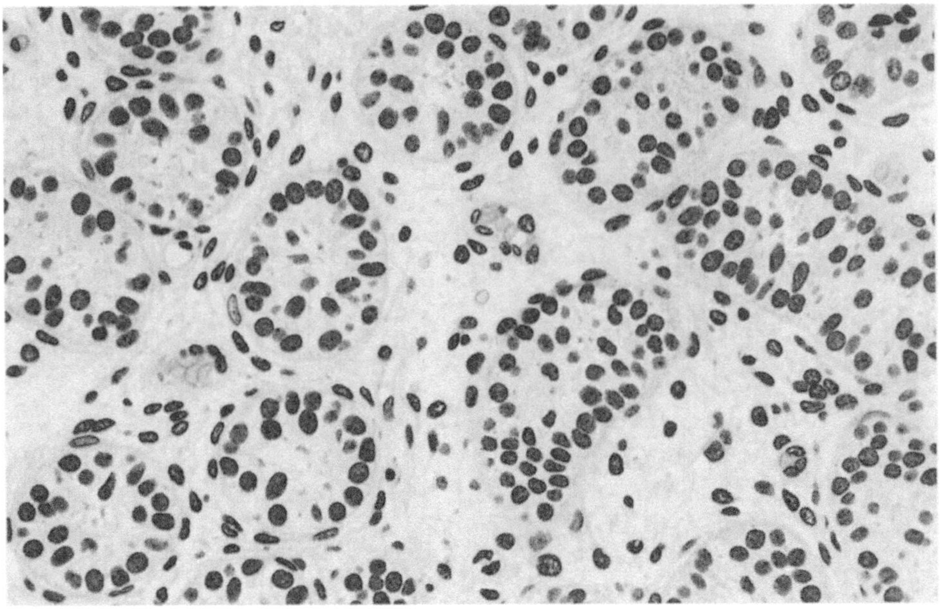

Abb. 2.6. Kryptorchismus beidseits: Praktisches Fehlen der Keimzellen. 4 8/12jähriger Knabe. (HE ×360)

nachweisbar. Gleichzeitig sind in kryptorchen Hoden auch häufiger Tubulusverzweigungen zu sehen (Abb. 2.7). Recht typisch sind ferner sogenannte „Ringtubuli“ (Abb. 2.8), Kanälchen, die in den histologischen Präparaten ein zentral liegendes schalenartig aufgebautes kugeliges Konkrement ringartig einschließen, räumlich tatsächlich aber kugeligen Auftreibungen der Kanälchen entsprechen (HUBER et al. 1968a, b). Derartige Konkremente sind von VON HORNSTEIN u. HEDINGER (1965) als Schalenköper, als Leposphären bezeichnet worden im Gegensatz zu den viel häufigeren kleineren homogenen kugeligen Einschlüssen, den Hyalosphären (s. Abschnitt B.I.1 dieses Kapitels). NISTAL et al. (1979) sprechen bei diesen sog. Ringtubuli im Zusammenhang mit Kryptorchismus von einer Mikrolithiasis. SCHEIBLI (1968) konnte an einer großen Serie autoptisch untersuchter Hoden und Hodenbiopsien zeigen, daß derartige Ringtubuli in annähernd 17% kryptorcher Hoden vorkommen, dagegen nur in ungefähr 3% normal gelagerter Hoden.

Der Durchmesser der Samenkanälchen kryptorcher Hoden ist kleiner als derjenige von Normalhoden gleichaltriger Patienten (SALLE et al. 1968; STAEDTLER 1973). Entsprechend ist auch der morphometrisch bestimmbare Volumenanteil der Hodentubuli bei Kryptorchismus kleiner als bei Normalen (KLEINTEICH 1979b). Nach Formol-Sublimat-Fixierung fanden wir wie STAEDTLER (1973) bei Kindern bis zu 10 Jahren Normalwerte der Tubulusdurchmesser von ungefähr 50–70 μ an kreisrunden Querschnitten von Basalmembran zu Basalmembran gemessen. Bei Kryptorchismus liegen diese Werte wie auch die morphometrisch bestimmten Anteile der Samenkanälchen deutlich tiefer. Die Größe der Quer-

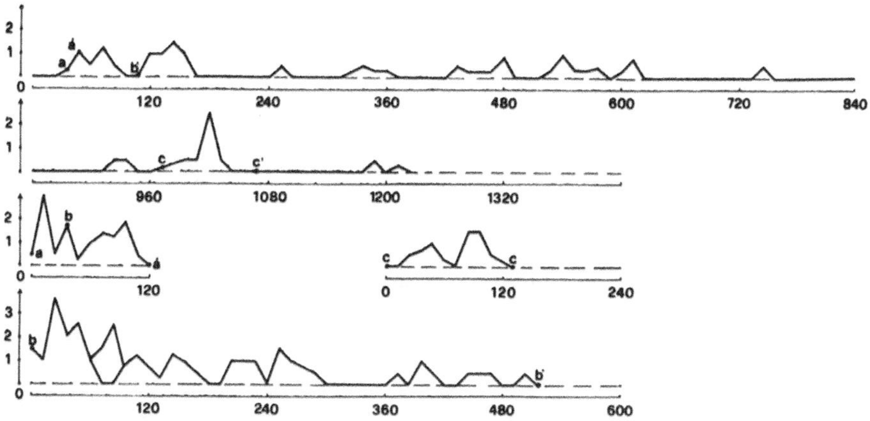

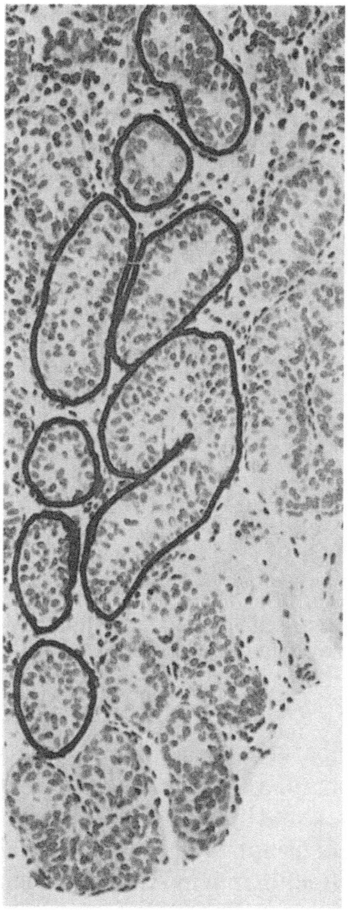

a

Abb. 2.7 a, b. Keimzellzahlen in einem längeren Tubulusabschnitt von kryptorchen und normal deszendierten Hoden bei Säuglingen. *Abszisse:* fortlaufende Numerierung der untersuchten Schnittebenen eines Kanälchens, kontrolliert an 6 μ dicken Schnitten. *Ordinate:* Zahl der Keimzellen pro Tubulusquerschnitt; **a** Kryptorcher Hoden eines 6 Monate alten Säuglings mit zahlreichen keimzellfreien Abschnitten. Bei *a–c* Kanälchenverzweigungen;

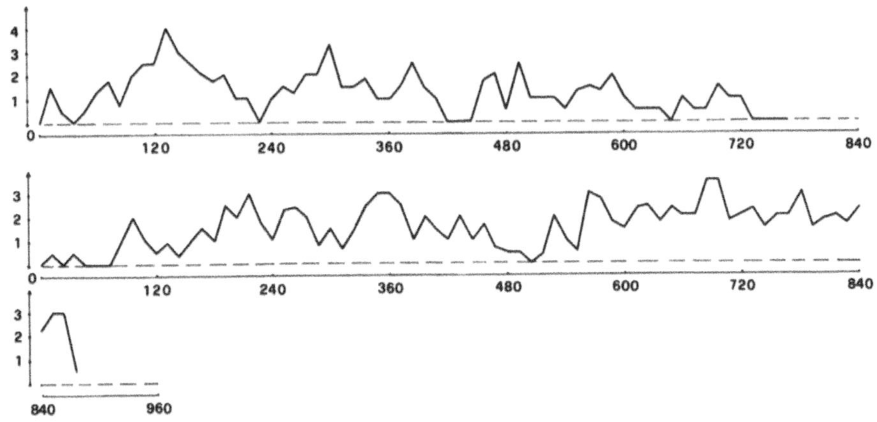

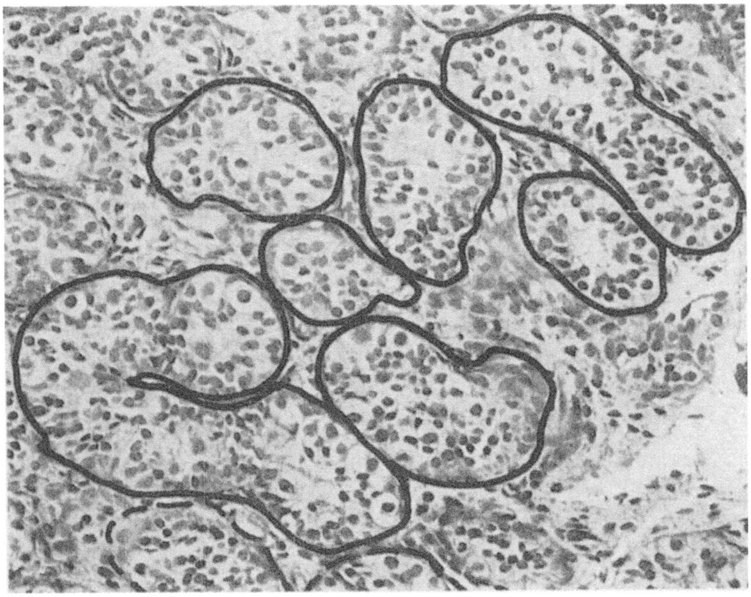

Abb. 2.7 b. Deszendierter Vergleichshoden eines 4 Monate alten Säuglings mit viel weniger keimzellfreien Querschnitten. Keine Kanälchenverzweigungen. (Aus KNECHT 1976)

schnitte von Samenkanälchen in histologischen Präparaten ist jedoch ausgesprochen fixationsabhängig und eignet sich daher wenig für vergleichende Untersuchungen. Spermatogonienzahlen und Fertilitätsindex sind besser vergleichbar.

Elektronenmikroskopisch lassen sich im 1. Lebensjahr in den Samenkanälchen vorwiegend fötale Spermatogonien und mit zunehmendem Alter vor allem auch degenerative Form von Spermatogonien nachweisen. Spermatozyten treten dagegen nicht in Erscheinung. In erster Linie enthalten die Kanälchen aber Sertoli-Zellen des Typus S a und S b. Fötale Sertoli-Zellen sind dagegen schon wenige Wochen nach Geburt nicht mehr nachweisbar (HADZISELIMOVIC 1983). Was das

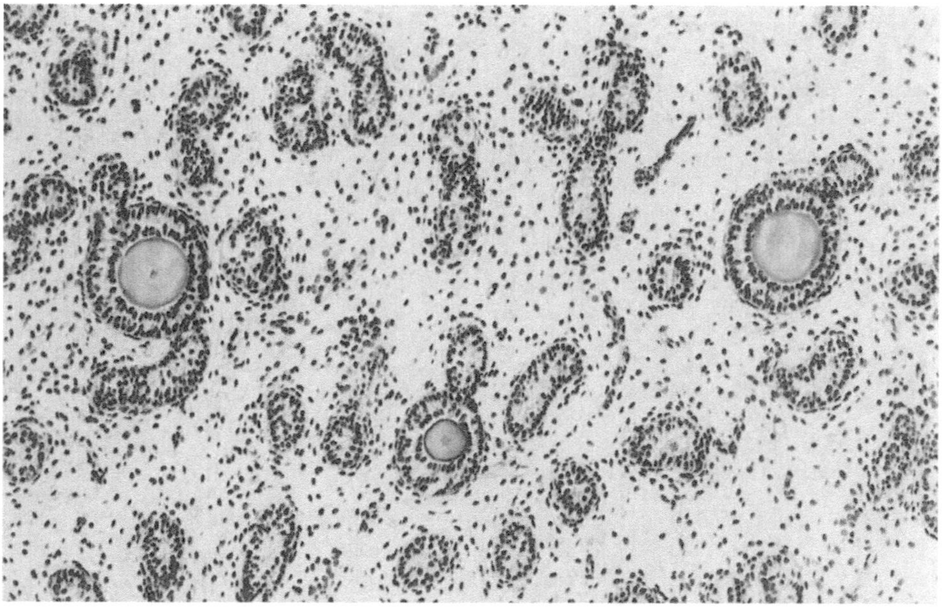

Abb. 2.8. Kryptorchismus beidseits. Zahlreiche sog. Ringtubuli und starke Verbreiterung des Zwischengewebes. 3jähriger Knabe. (HE ×140)

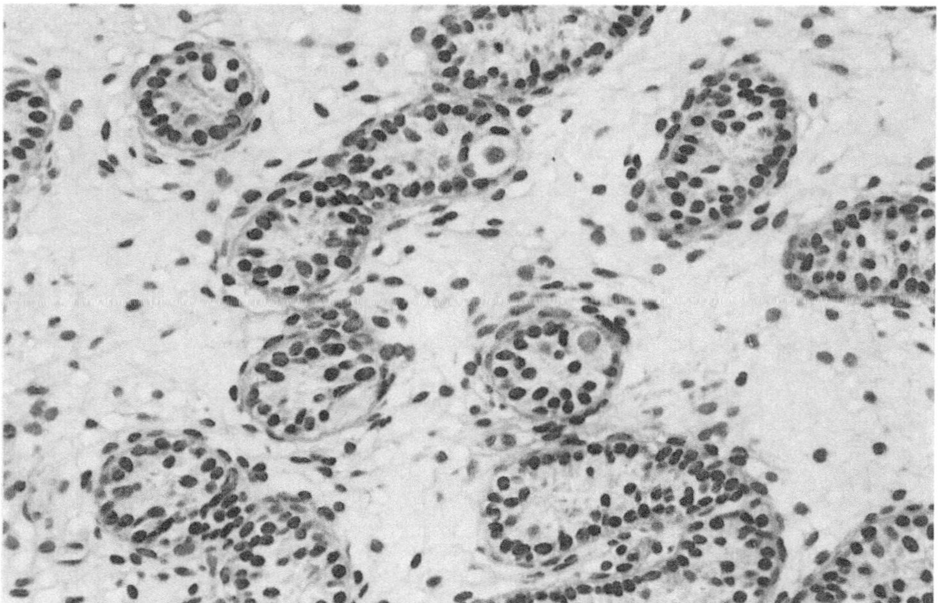

Abb. 2.9. Rechtsseitiger Kryptorchismus nach erfolgloser Hormonbehandlung. Nur vereinzelte Keimzellen, deutliche Verbreiterung des Zwischengewebes. 3jähriger Knabe. (HE ×360)

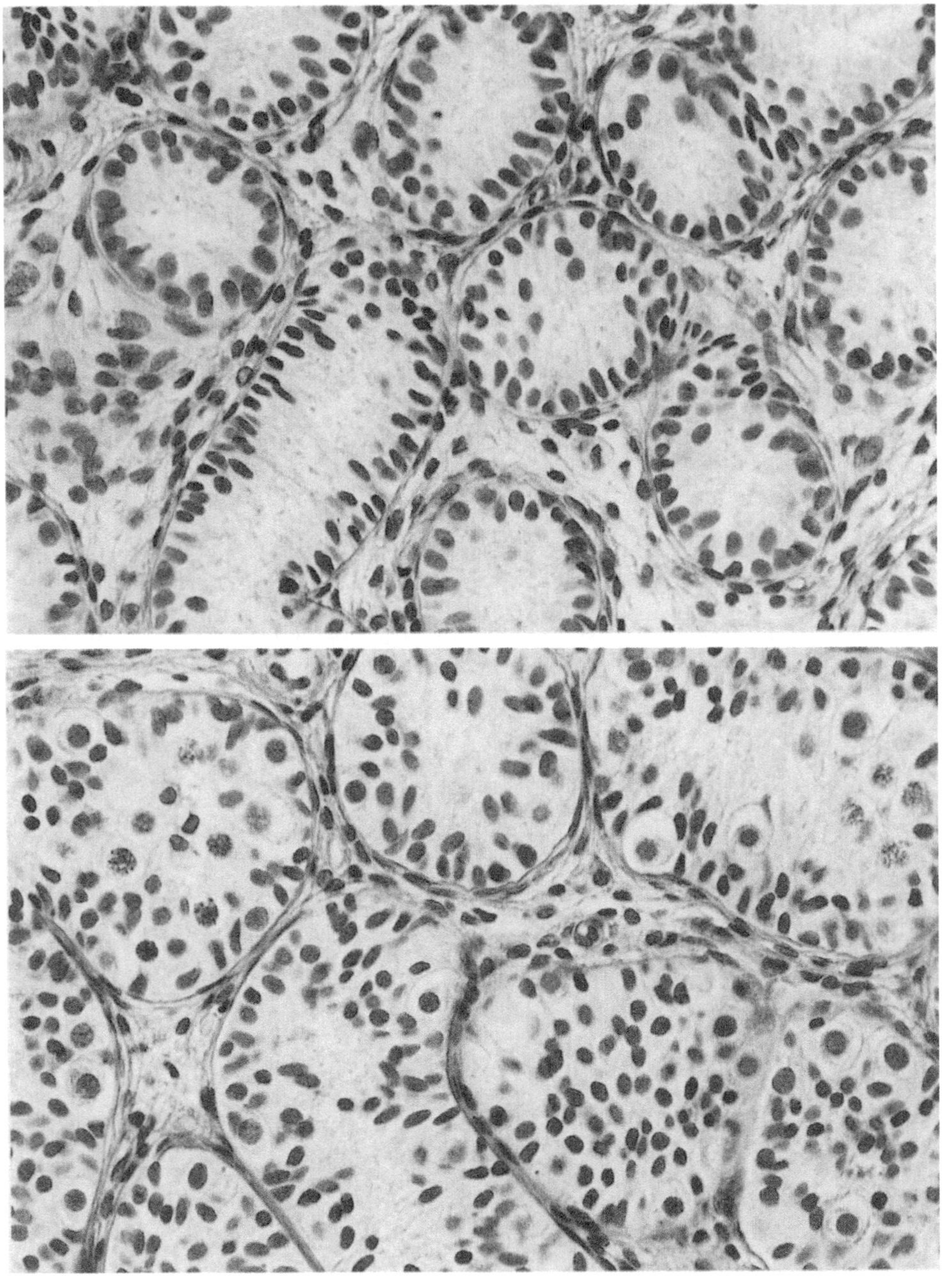

a

b

Abb. 2.10 a, b. Einseitiger Kryptorchismus links. Beidseitige Hodenbiopsie nach HCG-Behandlung. 5jähriger Knabe (HE × 360); **a** linker, kryptorcher Hoden mit 6/50 Keimzellen; **b** rechter, deszendierter, deutlich besser entwickelter Hoden mit 180/50 Keimzellen

Auftreten atypischer Keimzellen anbelangt, sei auf den nachfolgenden Abschnitt 4 betreffend Kryptorchismus und Hodentumoren verwiesen.

Abgesehen von den Samenkanälchen weist auch das Hodenzwischengewebe bereits bei Kleinkindern gewisse Veränderungen auf. Es ist im allgemeinen verbreitert, häufig herdförmig betont (Abb. 2.8, 2.9). Die Zunahme des Zwischengewebes ist morphometrisch belegbar (KLEINTEICH et al. 1977). Elektronenoptisch ist schon im 2. Lebensjahr eine Vermehrung der Kollagenfasern in den inneren Schichten der Tunica propria der Kanälchen zu sehen, im 3. Lebensjahr kommt es auch zu einer Kollagenisierung des intertubulären Zwischengewebes (HADZISELIMOVIC u. SEGUCHI 1973; SLOWIKOWSKI et al. 1977; COTELLI et al. 1979; WRONECKI u. CZERNIK 1980; MININBERG et al. 1982; HADZISELIMOVIC 1983). Die Leydig-Zellen machen nach HADZISELIMOVIC (1983) eine ausgesprochenere Regression durch als Leydig-Zellen in normal gelagerten Hoden, in denen sie allerdings bis zur Pubertätsentwicklung ebenfalls kaum nachgewiesen werden können.

Unter der früher üblichen Behandlung des Kryptorchismus mit HCG treten in den kindlichen Hoden erste Zeichen einer angedeuteten Reifung auf. Diese betrifft bei einseitigem Kryptorchismus vor allem den deszendierten Hoden, in dessen Samenkanälchen, deren Durchmesser deutlich zunimmt, neben Spermatogonien auch Spermatozyten auftreten können. Die Unterschiede zwischen retiniertem und deszendiertem Hoden sind bei einer kurz vor der Biopsie durchgeführten Hormonbehandlung mit HCG in der Regel derart ausgesprochen, daß den histologischen Präparaten sofort angesehen werden kann, welche Biopsie aus dem deszendierten, welche aus dem retinierten Hoden stammt. Nach Absetzen der Behandlung werden die Unterschiede nach kurzer Zeit wieder weniger deutlich (Abb. 2.10). Gonadotropin-releasing-Hormon soll in der üblichen Dosierung keine derartige die Tubulusreifung stimulierende Wirkung haben (HADZISELIMOVIC 1983).

Mit der Pubertät gehen die kryptorchen Hoden aus dem unreifen Zustand direkt in die Atrophie über. Einzelne Kanälchen machen wohl noch eine gewisse Reifung durch und können eventuell sogar eine vollkommene Spermatogenese aufweisen. Die Mehrzahl der Kanälchen verliert aber die Keimzellen weitgehend (Abb. 2.11).

b) Kryptorche Hoden der Erwachsenen

Kryptorche Hoden der Erwachsenen sind in der Regel deutlich verkleinert. Auffällig ist ihre meist ausgeprägt gelbbraun verfärbte Schnittfläche, die vor allem auf einer massiven Lipideinlagerung in den Zwischenzellen beruht (Abb. 2.12, 2.13). Mikroskopisch sind die Samenkanälchen nur klein. Ihr Durchmesser beträgt höchstens 120 μ. Sie werden praktisch fast ausschließlich von Sertoli-Zellen ausgekleidet. Diese sind meist nur unvollständig ausgereift (SCHULZE et al. 1976) und überbrücken z. T. mit Zytoplasmaausläufern die Tubuluslichtung. Die Tunica propria der Kanälchen ist verbreitert und hyalinisiert. Die Basalmembran ist aufgesplittert und gefaltet.

Besonders auffällig sind einzelne oder in Gruppen angeordnete Zellstränge, die an ganz unreife Samenkanälchen erinnern. Bei größerer Ausdehnung gleichen sie den sog. tubulären Adenomen, wie man sie vor allem in Abdominalhoden beim

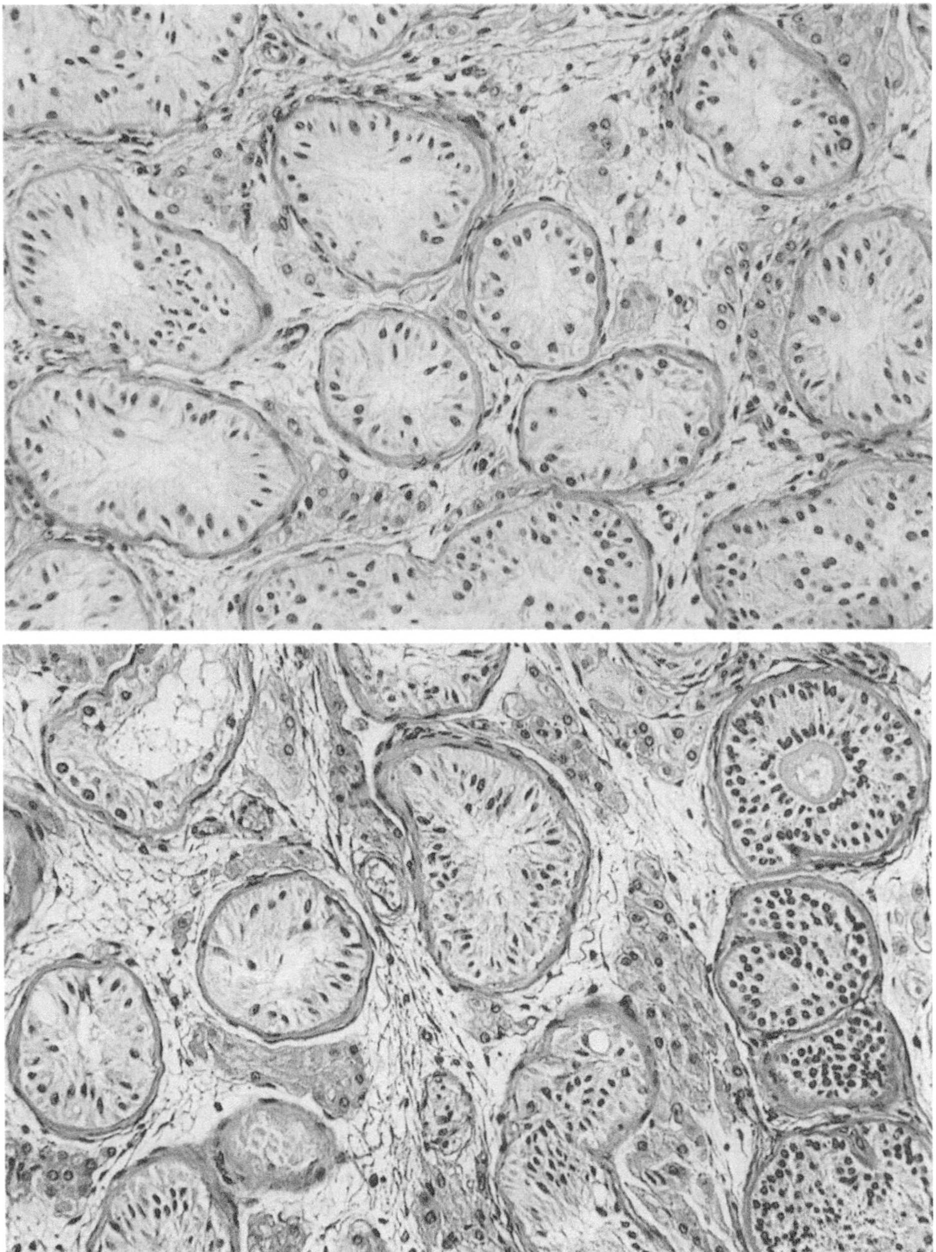

a

b

Abb. 2.11 a, b. Kryptorchismus beidseits bei 19jährigem Mann. (HE × 200), **a** linker Hoden mit vollkommen keimepithelfreien Kanälchen; **b** rechter Hoden mit zusätzlicher hypoplastischer Kanälchengruppe

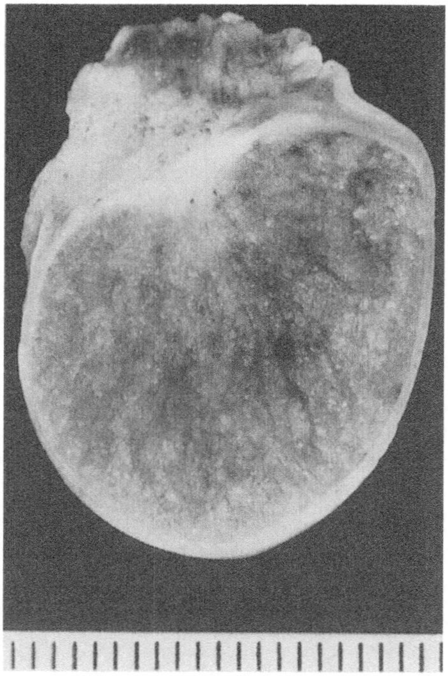

Abb. 2.12. Kryptorcher Hoden eines 28jährigen Mannes. Schnittfläche des Frischpräparates braungelb verfärbt. Die hyperplastischen Leydig-Zellgruppen imponieren als kleine helle Flecken

Syndrom der testikulären Feminisierung sieht (Abb. 2.11 b, 2.13 a). Sie werden als hypoplastische Zonen (HEDINGER u. PLATTNER 1961; PLATTNER 1962; HUBER et al. 1968 a), fokale Sertoli-Zellhyperplasien (COLLINS u. SYMINGTON 1964), dysgenetische Tubuli, tubuläre Adenome oder Sertoli-Zelltumoren (HALLEY 1963 a), Sertoli-Zellknötchen oder „Sertoli-cell-congeries" (SYMINGTON u. CAMERON 1976) bezeichnet. Nach Rekonstruktionsversuchen von PLATTNER (1962) und HUBER et al. (1968 a) handelt es sich um aufgeknäuelte solide Zellstränge, die von einem Samenkanälchen ausgehen. Diese soliden Zellstränge werden wie normale Samenkanälchen von einer meist deutlich verdickten Basalmembran sowie einer Tunica propria umgeben, die sich als Septen auch zwischen die Windungen der Epithelstränge einschieben. Die Epithelien dieser Stränge erinnern an unreife Sertoli-Zellen mit dichtliegenden ovalären Kernen. Kugelige Auftreibungen enthalten homogene oder geschichtete Konkremente und bilden damit die sogenannten, bereits beim kindlichen Kryptorchismus besprochenen „Ringtubuli". Auffaltungen der verdickten Basalmembran können ähnlich gebaute intratubuläre Körperchen vortäuschen. Hypoplastische Zonen kommen nicht nur in retinierten, sondern auch in normal gelagerten Hoden vor, bei Jugendlichen unter 20 Jahren sogar in 50% systematisch untersuchter ausgereifter Hoden. Nach dem 35. Altersjahr konnten sie dagegen in Normalhoden nicht mehr nachgewiesen werden (HEDINGER et al. 1967; HUBER et al. 1968 b). Besonders häufig sind derartige Herde aller-

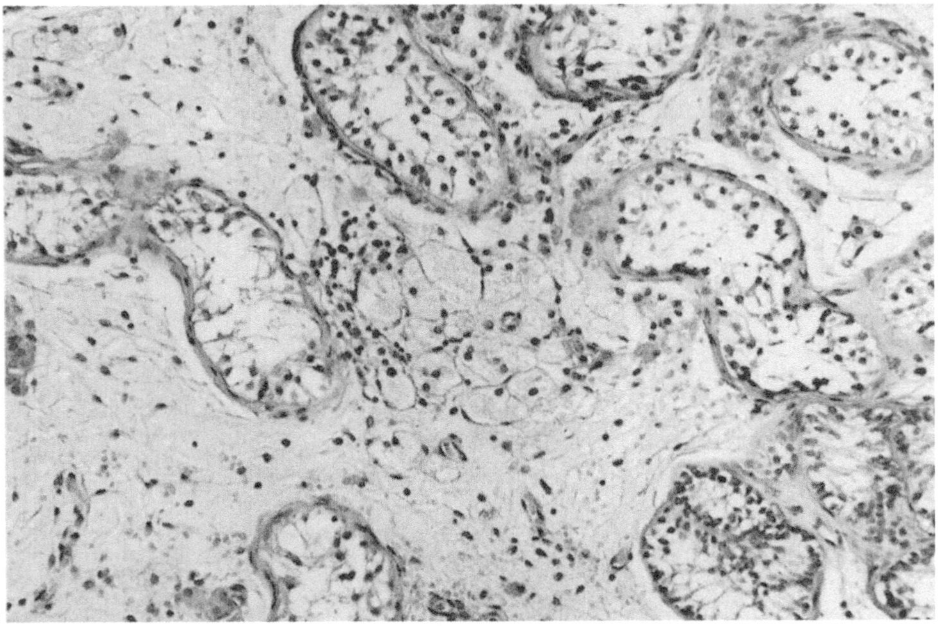

a

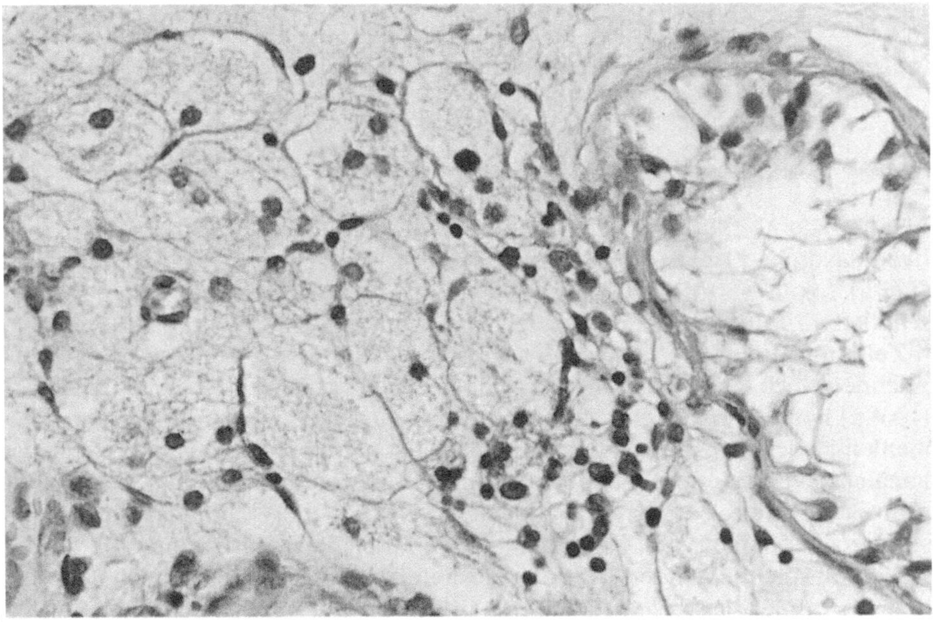

b

Abb. 2.13. Gleicher Hoden wie Abb. 12. Unreife und hypoplastische Kanälchen. Hyperplasie vakuolisierter, lipidbeladener Leydig-Zellen. (HE **a** ×160, **b** ×360)

Tabelle 2.1. Häufigkeit des Vorkommens von Hoden mit oder ohne Keimzellen bei Erwachsenen von 18 und mehr Jahren mit Kryptorchismus oder Status nach Orchiopexie. (Aus BLUMER u. HEDINGER 1989)

	Orchiektomiepräparate		Hodenbiopsien	
	kryptorch	St. n. Opx.[a]	kryptorch	St. n. Opx.[a]
Total	232 (100%)	24 (100%)	60 (100%)	80 (100%)
Keine Keimzellen nachweisbar	121 (52,2%)	11 (45,8%)	26 (43,3%)	17 (21,3%)
Keimzellen nachweisbar	104 (44,8%)	9 (37,5%)	34 (56,7%)	63 (78,7%)
Atypische Keimzellen und Hodentumoren	7 (3,0%)	4 (16,7%)		

[a] Status nach Orchiopexie.

dings in kryptorchen Hoden, wo sie im Gegensatz zum Normalhoden auch in höherem Alter erhalten bleiben, ja an Ausdehnung noch gewinnen (HEDINGER u. PLATTNER 1961; PLATTNER 1962). Sie können damit bei histologischer Kontrolle der Hoden von Patienten mit Fehlen entsprechender klinischer Angaben Hinweis auf eine kryptorche Situation sein (s. auch dieses Kapitel: B.I.1).

Die Leydig-Zellen kryptorcher Hoden der Erwachsenen sind, wie bereits erwähnt, vermehrt und sehr lipidreich. Ihre Zytoplasmasäume sind daher in HE-gefärbten histologischen Präparaten fast wasserklar (Abb. 2.13). NISTAL et al. (1981) sprechen von „multi-vacuolated Leydig cells". Die Lipidspeicherung ist wahrscheinlich Ausdruck einer gestörten Leydig-Zellfunktion. Häufig ist ferner eine arterioläre Hyalinose nachweisbar, ein für Kryptorchismus allerdings nicht spezifischer Befund (s. Kap. 3: A.III.3).

Von besonderer Bedeutung ist das Verhalten des eigentlichen Keimepithels, einerseits was die Fertilität, anderseits was das gehäufte Auftreten maligner Keimzelltumoren in kryptorchen Hoden anbelangt. In der Regel verschwinden die Keimzellen im kryptorchen Hoden bereits bei der Pubertät weitgehend, sofern sie im Kindesalter überhaupt noch vorhanden waren. Sie gehen allerdings auch im Alter häufig nicht vollständig verloren. Bei systematischer Kontrolle kryptorcher Hoden von Erwachsenen konnten BLUMER u. HEDINGER (1989) noch in 44,8% von 232 resezierten kryptorchen Hoden oder sogar in 56,7% der Hodenbiopsien aus 60 kryptorchen Hoden Keimzellen nachweisen (Tabelle 2.1), und zwar in allen Altersstufen von 18–69 Jahren (Abb. 2.14). Selbst in der Altersgruppe von 60–69 Jahren fanden sich kryptorche Hoden mit erhaltenen Keimzellen, zum Teil sogar mit noch partiell erhaltener Spermatogenese. Man darf sich also nicht darauf verlassen, daß die Keimzellen in kryptorchen Hoden älterer Patienten vollkommen verschwinden und daß damit die Gefahr der Entwicklung eines malignen Keimzelltumors gebannt sei. Kryptorche Hoden beim Erwachsenen, die nicht einfach entfernt, sondern ins Skrotum verlagert werden, müssen deshalb unbedingt bioptisch sorgfältig auf das Vorliegen noch erhaltener Keimzellen, vor allem auf das Vorkommen atypischer Keimzellen, geprüft werden (Abb. 2.15). So waren in der Serie von BLUMER u. HEDINGER (1989) von 373 über 18jährigen Kryptorchismuspatienten in 2 kryptorchen Hoden bereits eindeutige Seminome nachweisbar

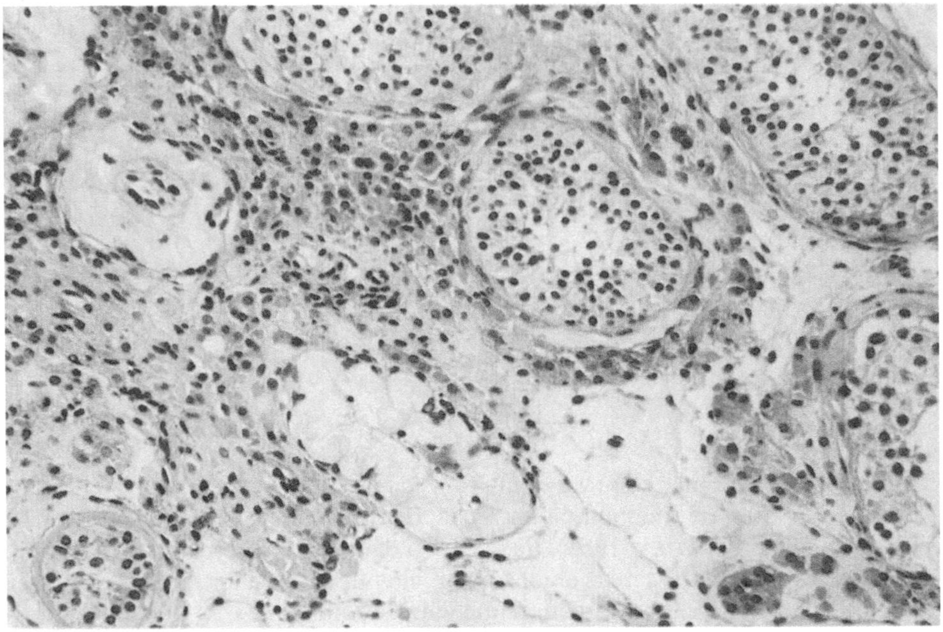

Abb. 2.14. Kryptorcher Hoden eines 46jährigen Mannes. Herdförmig total hyalinisierte Kanälchen, daneben aber auch noch Kanälchen mit partiell erhaltenem Keimepithel (HE × 160). (Aus BLUMER u. HEDINGER 1989)

und in 7 Fällen ausgedehnte Bezirke mit atypischen Keimzellen, davon 3 mit Übergang in ein intratubuläres Seminom, in ein sog. Seminoma in situ, und 4 in ein invasives Seminom.

Wie bereits beim kindlichen Kryptorchismus besprochen, sollen mit der Korrektur des Kryptorchismus, mit der Orchipexie im Kindesalter, die beim Erwachsenen zu erwartenden Hodenschädigungen verhütet werden. Nach KLEINTEICH u. SCHICKEDANZ (1977) nehmen Durchmesser der Samenkanälchen und Spermatogonienzahlen nach Orchipexie zu, bleiben aber gegenüber Werten des deszendierten Hodenpartners zurück. Eine günstige Entwicklung ist vor allem dann zu erwarten, wenn schon in der anläßlich der Orchipexie vorgenommenen Hodenbiopsie hohe Keimzellzahlen gefunden werden (HADZISELIMOVIC et al. 1984; CENDRON et al. 1989). NISTAL et al. (1980) haben deshalb eine auf dem Grade der morphologisch faßbaren Hodenveränderungen beruhende Einteilung des Kryptorchismus vorgeschlagen. Der 1. der 4 Schädigungsgrade betrifft kryptorche Hoden, in denen sich bioptisch höchstens eine ganz leichte Unterentwicklung der Samenkanälchen nachweisen läßt. Solche Hoden sollen sich nach Orchipexie normal entwickeln können. Hoden mit ausgeprägteren Veränderungen (Grad II–IV) lassen dagegen einen derart günstigen Einfluß der Orchipexie vermissen. Spätresultate größerer Untersuchungsserien nach Frühoperation kryptorcher Hoden im Kleinkindesalter, wie sie heute empfohlen werden, liegen noch nicht vor. Korrekturen bei älteren Kindern verbessern die spätere Spermatogenese des befallenen Hodens kaum (ALPERT u. KLEIN 1983).

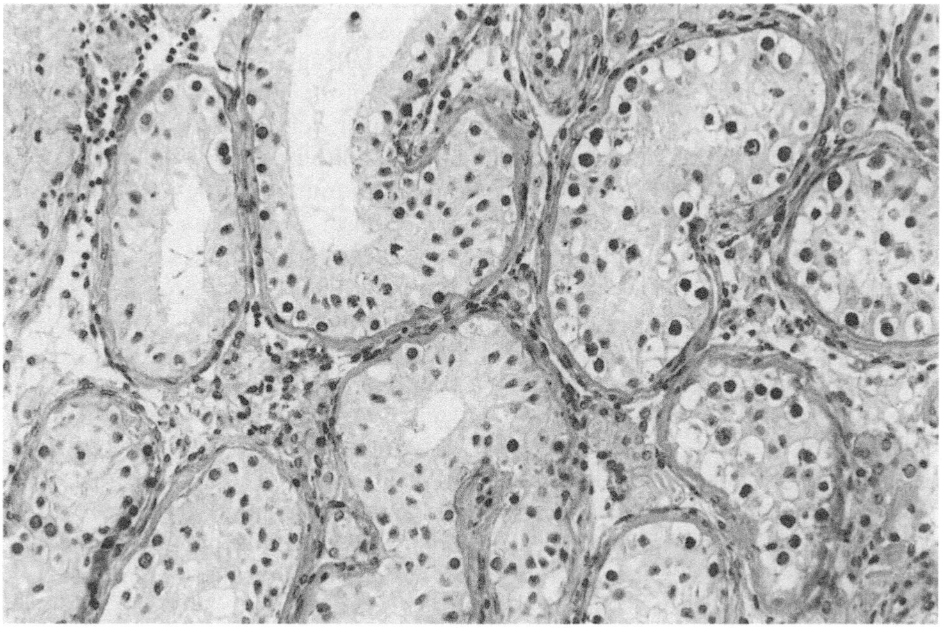

Abb. 2.15. Kryptorcher Hoden eines 31jährigen Mannes. In den Samenkanälchen fast ausschließlich atypische Keimzellen, Ausdruck eines sog. Carcinoma in situ (HE ×160). (Aus Blumer u. Hedinger 1989)

4. Kryptorchismus und Hodentumoren

Kryptorche Hoden haben eine größere Tendenz, maligne zu entarten als normal gelegene Hoden. Das Tumorrisiko bei Kryptorchismus ist je nach Berechnung 15–20mal größer als bei normal gelagerten Hoden (Gilbert u. Hamilton 1940; Whitaker 1970; Scorer u. Farrington 1971; Mostofi u. Price 1973; Wurster 1976). Umgekehrt entwickeln sich bei ungefähr 10% der Patienten mit Hodentumoren die Geschwülste auf der Basis eines früheren Kryptorchismus (Gilbert u. Hamilton 1940; Campbell 1959; Kuber 1982; Levin 1984; Chilvers et al. 1986).

Bei den Geschwülsten handelt es sich vorwiegend um Keimzelltumoren, wobei die Seminome im Vordergrund stehen. So liegt der prozentuale Anteil der reinen Seminome bei Kryptorchismus in der großen Serie von Pugh (1976) fast 20% höher als in der Gesamtserie seiner Hodentumoren und zwar auf Kosten der nichtseminomatösen Keimzelltumoren und ihrer Kombinationsgeschwülste mit Seminomen.

Der Kryptorchismus kann damit als eine Präkanzerose im weiteren Sinne, als eine präkanzeröse Krankheit oder als eine „precancerous condition" aufgefaßt werden. Wie bei anderen Hodenerkrankungen kommen aber auch eigentliche Präkanzerosen, d.h. präkanzeröse Gewebsveränderungen, „precancerous lesions" vor, und zwar in Form der atypischen Keimzellen (s. Hedinger 1979a). So fanden Krabbe et al. (1979) in Hodenbiopsien von 4 Männern unter 50, die früher an einem Hodenhochstand gelitten hatten, atypische Keimzellen. Umgekehrt war in einer Serie von 30 Patienten mit atypischen Keimzellen von SKAKKEBAEK et al. (1982) bei einem Drittel der Patienten anamnestisch ein früherer Kryptorchismus eruierbar. Nach GIWERCMAN et al. (1987b, 1988) beträgt das Risiko des Vorliegens atypischer Keimzellen bei 20- bis 30jährigen Patienten mit früherem Kryptorchismus ungefähr 2%, liegt also tiefer, als man das nach den Zahlen von KRABBE et al. (1979) erwarten würde. PEDERSEN et al. (1987) stellten bei 3 von 94 Männern, bei denen in der Kindheit eine Orchipexie vorgenommen worden war, atypische Keimzellen in der Kontrollbiopsie fest. Bei 2 dieser 3 Patienten wurde im nachträglich entfernten Hoden sogar ein bereits invasives Seminom gefunden. Diese Zahlen entsprechen den von BLUMER u. HEDINGER (1989) festgestellten Häufigkeiten atypischer Keimzellen und sich entwickelnder Seminome in kryptorchen Hoden des Erwachsenen.

In kryptorchen Hoden von Kindern konnten MÜLLER u. SKAKKEBAEK (1984b) keine charakteristischen atypische Keimzellen im Sinne eines Carcinoma in situ feststellen. Sie fanden aber Keimzellen mit vergrößerten Kernen, deren DNA-Gehalt über dem normalen diploiden Wert lag. Da sich bei einem dieser Patienten im Alter von 20 Jahren eindeutig atypische Keimzellen und sogar kleine Herde eines invasiven Seminoms nachweisen ließen, deuten sie diese ungewöhnlich großen Keimzellen im kindlichen kryptorchen Hoden als Vorläufer eigentlich atypischer Keimzellen, ihres Carcinoma in situ (MÜLLER et al. 1984d). MUFFLY et al. (1984) sahen in Hodenbiopsien ihrer kindlichen Kryptorchismusfälle jedoch keine derartigen ungewöhnlichen Zellen.

Wie die Zahlen von PEDERSEN et al. (1987) und vor allem auch die Untersuchungen von BATATA et al. (1976) zeigen, schützt die Orchipexie nicht vor einem späteren Hodentumor. Nach GIWERCMAN et al. (1987b) ist das Risiko eines Hodentumors bei Patienten mit einem Status nach korrigiertem Kryptorchismus immer noch 4- bis 5mal größer als bei Männern ohne Kryptorchismus. Die Ursachen dieser besonderen Tumorneigung kryptorcher Hoden sind wahrscheinlich verschiedener Natur. Nach CROMIE (1983) sind Traumen, veränderte Umgebungsverhältnisse der Samenkanälchen, Folge der tubulären Atrophie, Störungen des hormonalen Gleichgewichtes und Veränderungen der Keimzellen selbst in Betracht zu ziehen.

5. Ursache des Kryptorchismus

Was die Ursache des Kryptorchismus anbelangt, müssen endokrine Störungen, anatomisch bedingte Behinderungen des Deszensus und Abnormitäten der Hodenanlage berücksichtigt werden. Beobachtungen familiär auftretender Fälle, insbesondere Kryptorchismus bei Zwillingen, weisen zudem auf erbbedingte Faktoren hin.

a) Hormonale Abweichungen

Bei einfachem Kryptorchismus, ohne andere Mißbildungen oder Dysmorphiezeichen, stehen hormonale Abweichungen im Sinne eines hypogonadotropen Hypogonadismus im Vordergrund. Kinder und Knaben vor der Pubertät mit Kryptorchismus haben in der Regel niedere Basalwerte von LH, die auch auf eine Stimulation beim LHRH-Test ungenügend ansprechen. Die Testosteronwerte im Plasma sind erniedrigt und machen den normalen Anstieg in den ersten Monaten nach Geburt nicht mit. Zu diesen Hormonverhältnissen paßt das Bild der ungewöhnlich ausgeprägten Leydig-Zellatrophie und die verzögerte Transformation der Gonozyten zu Ad-Spermatogonien bei kryptorchen Kindern (HADZISELIMOVIC 1983; MUFF et al. 1989). Da aber auch Knaben mit Kryptorchismus eine normale Pubertät durchmachen, muß man annehmen, daß diese Beeinträchtigung der Testosteronsekretion nur vorübergehender Natur ist. Auch die Behandlungserfolge mit LHRH allein oder in Kombination mit HCG sprechen für die Bedeutung hormonaler Faktoren als Ursache des einfachen, nicht mit anderen Fehlbildungen komplizierten Kryptorchismus (neuere Übersichten bei HESSE 1979; JOB 1979; JOB et al. 1987; HADZISELIMOVIC 1987; HADZISELIMOVIC u. HERZOG 1990).

b) Anatomische Hindernisse und Störungen

Die Bedeutung anatomischer Hindernisse und Störungen beim mangelnden Deszensus ist unbestritten. Nach KLEINTEICH (1979 a) müssen folgende Möglichkeiten mechanisch-anatomischer Behinderungen in Betracht gezogen werden: mangelhafte Skrotumentwicklung, zu kurz angelegte A. spermatica sowie zu kurzer Funiculus spermaticus, angeborener Leistenbruch oder aperter Processus vaginalis peritonei, Hypertrophie sowie abnorm verlaufende Faserzüge des Musculus cremaster, fehlerhafte Insertionen des Gubernaculum testis, zu eng ausgebildeter Leistenkanal oder abnorm kräftig gestaltete Fascia superficialis cutanea.

Besonders häufig sind Entwicklungsstörungen der Epididymis und des Ductus deferens. Sie werden nach SCORER u. FARRINGTON (1971) bei 60–70 % der Kryptorchismusfälle gefunden. Häufigste Mißbildung ist eine abnorm gestreckte, nach MININBERG (1987) eine „unfurled“, d. h. entfaltete Epididymis, die er in 63 % seiner 197 Kryptorchismusfälle beobachtete. Nach MARSHALL u. SHERMETA (1979) sollen Epididymisanomalien allerdings nur in einem Drittel der Beobachtungen nachweisbar sein, nach GILL et al. (1989) in 43 %. Da das Gubernaculum an der Epididymis ansetzt und die Epididymis den Hoden beim Deszensus sozusagen in das Skrotum trägt, ist es verständlich, daß Entwicklungsstörungen des Nebenhodens mit einem Kryptorchismus einhergehen. Abgesehen von der ungewöhnlich gestreckten Epididymis kommen partielle oder totale Trennungen zwischen Hoden, Nebenhoden und Vas deferens sowie abgewinkelte oder geteilte Nebenhoden vor. Schließlich kann auch eine Art Mesorchium ausgebildet sein, das bei genügender Länge eine ungewöhnliche Beweglichkeit des Hodens mit Torsionsgefahr zur Folge hat.

An weiteren Fehlentwicklungen in Kombination mit Kryptorchismus nennt HADZISELIMOVIC (1983) Fehlen der A. spermatica interna, das bereits erwähnte Ausbleiben der Verbindung zwischen Hoden und Nebenhoden mit vollständigem oder partiellem Deszensus von Nebenhoden und Ductus deferens zusammen oder ductus deferens allein, ferner das Fehlen von Nebenhoden und Ductus deferens (s. auch Kap. 7: B.I.2).

c) Primäre Hodenveränderungen

Umstritten ist die Frage, inwieweit Veränderungen des Hodens selbst, insbesondere reduzierte Keimzellzahlen oder sogar vollständiges Fehlen der Keimzellen in kryptorchen Hoden nicht nur Folge der Hodenschädigung durch den mangelnden Deszensus, sondern Ausdruck einer mit dem mangelnden Deszensus einhergehenden Fehlentwicklung sein könnten. Hadziselimovic (1983, 1987) lehnt einen primären Keimzellmangel beim einfachen, nicht mit anderen Mißbildungen komplizierten Kryptorchismus ab, da er besonders auch in Abdominalhoden während den ersten 6 Lebensmonaten keine Unterschiede zwischen den Keimzellzahlen retinierter und deszendierter Hoden nachweisen konnte. Andere Untersucher äußern sich bei Beantwortung dieser Frage zurückhaltender (Mininberg 1988), wobei allerdings zu beachten ist, daß Hadziselimovic (1987) über eine ungewöhnlich große Serie von Hodenbiopsien bei Säuglingen verfügt, die er selber klinisch kontrollieren konnte. Seine Untersuchungen wurden zudem an besonders gut fixiertem und für die Elektronenmikroskopie aufgearbeitetem Material durchgeführt. Es ist daher zu vermuten, daß das von Hadziselimovic untersuchte Krankengut einheitlicher ist als dasjenige von Pathologen, das wahrscheinlich nicht nur Hodenbiopsien von Patienten mit einfachem Kryptorchismus einschließt, sondern auch von Patienten mit anderen Mißbildungen, unerkannten Dysmorphiesyndromen und eventuell sogar Störungen der Genitalentwicklung. Daß derartige Störungen mit abnorm tiefen Keimzellzahlen einhergehen, ist auch aus den Untersuchungsergebnissen von Hadziselimovic (1987) ersichtlich. Bei gleichzeitigem Vorliegen von Mißbildungen der Epididymis fand er bereits bei Säuglingen abnorm tiefe Keimzellzahlen. Auf die ungewöhnlich große Streubreite der Keimzellzahlen bei Kryptorchismus im 1. Lebensjahr, die praktisch in allen Untersuchungsserien, auch denjenigen von Hadziselimovic (1987) festgestellt wurde, ist schon bei Besprechung des kindlichen Kryptorchismus hingewiesen worden. Sie ist wahrscheinlich doch Ausdruck eines uneinheitlichen Untersuchungsgutes und damit Hinweis, daß ungewöhnlich tiefe Keimzellzahlen selbst bei Fehlen anderer Mißbildungen nicht nur Folge, sondern Parallelerscheinung der Hodenfehllagerung sein können. Was die umschriebenen Fehlbildungen im Rahmen kryptorcher Hoden anbelangt, sei auf den Abschnitt B dieses Kapitels verwiesen. Das Problem der Anorchie wird im folgenden Abschnitt A.II behandelt.

II. Fehlen der Hoden (Monorchie, Anorchie)

Für die normale Ausbildung der männlichen Geschlechtsorgane ist das Vorhandensein eines Hodens in der entsprechenden Entwicklungsphase unerläßlich. Fehlen bei einem Neugeborenen mit sonst normalen männlichen Genitalorganen beide Hoden, besteht also eine sichere *Anorchie* und nicht irgendeine Form der Hodenretention oder der Hodenektopie mit äußerlich nicht nachweisbaren Hoden, muß angenommen werden, daß in der entscheidenden Entwicklungsphase Hoden vorhanden waren, die erst nachträglich verschwunden sind. Andernfalls wäre es zur Ausbildung eines weiblichen Phänotyps gekommen. Fehlt nur ein Hoden, liegt eine sog. *Monorchie* vor, dann sind beide Möglichkeiten in Betracht zu ziehen, eine Fehlbildung mit mangelnder Ausbildung eines Hodens oder eine erst im Laufe der intrauterinen Entwicklung aufgetretene Rückbildung mit einseitigem Hodenverlust. Bei Monorchie kann deshalb im Gegensatz zur Anorchie nicht allein schon aus dem Entwicklungszustand der äußeren Genitalien auf eine fehlende Anlage des gegenseitigen Hodens oder auf ein vollständiges Verschwinden des einmal vorhanden gewesenen Hodenpartners geschlossen werden. Hier müssen andere Zeichen einer Fehlbildung, wie z. B. Fehlen der gesamten Urogenitalentwicklung auf der Seite des Hodenmangels, oder andererseits Narbenreste als Folge einer Rückbildung des nicht mehr vorhandenen Hodens und evtl. auch des Nebenhodens gesucht werden. Bei Diagnose einer Monorchie oder Anorchie muß selbstverständlich, wie bereits betont, die Möglichkeit einer hohen, z. B. abdominalen Hodenretention sicher ausgeschlossen werden (STEIN u. BUEDINGEN 1974; BROTHERS et al. 1978).

Was die Anlagestörungen, d. h. die mangelnde Bildung eines oder beider Hoden angelangt, sei auf den Abschnitt C über Gonadendysgenesien dieses 2. Kapitels verwiesen. Im folgenden Abschnitt beschränke ich mich auf die Darstellung der Befunde bei erworbener Anorchie oder Monorchie, ein Zustand, der von ABEYARATNE et al. (1969) als Vanishing-testis-Syndrom bezeichnet wird.

Erworbene Anorchie, d. h. beidseitiges Fehlen der Hoden bei sonst normalen angelegten äußeren und inneren Genitalorganen, ist selten. Nach BORROW u. GOUGH (1970) soll 1 Fall pro 20000 Neugeborene zur Beobachtung gelangen. Vom Kryptorchismus ausgehend fanden AYNSLEY-GREEN et al. (1976) einen Patienten mit Anorchie auf 177 Kryptorchismusfälle. Die *Monorchie,* das einseitige Fehlen eines Hodens, ist häufiger. Sie betrifft nach BOBROW u. GOUGH (1970) einen von 5000 neugeborenen Knaben. Unter Kryptorchismuspatienten beträgt ihr Anteil 3–5 % (GOLDBERG et al. 1974). In einer eigenen Serie von 842 angeblich kryptorchen Hoden entsprechen die 68 einseitig fehlenden Hoden einem Anteil von 8%.

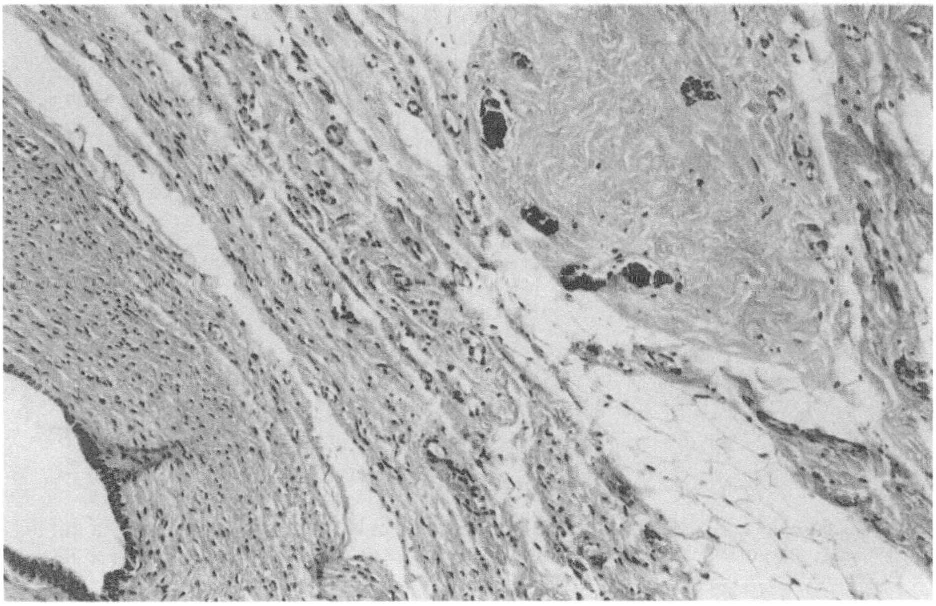

Abb. 2.16. Linksseitige Anorchie: Linker Hoden fehlt seit Geburt, an seiner Stelle Reste eines Ductus deferens und Narbengewebe mit Kalkeinschlüssen. 7jähriger Knabe (HE ×140)

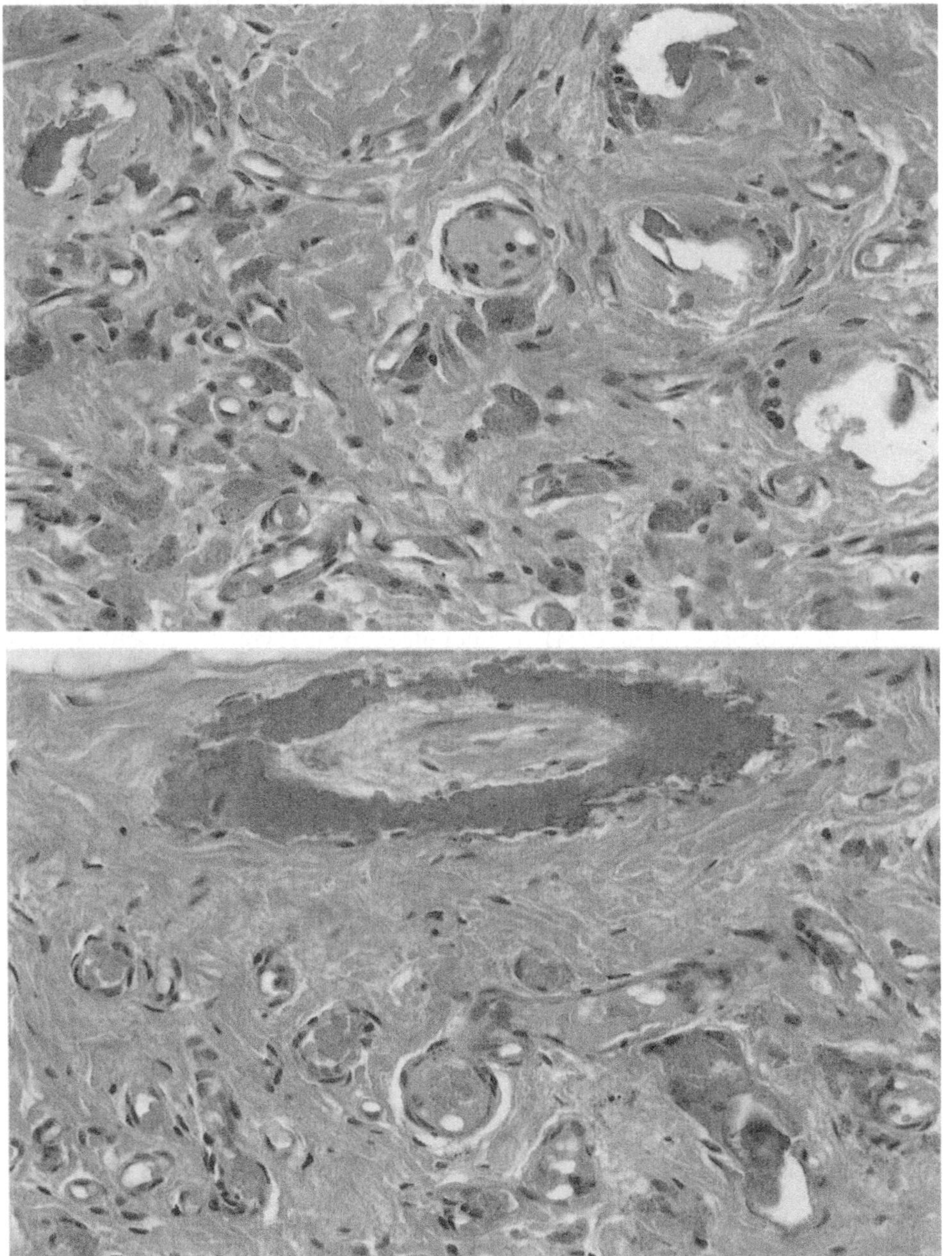

a

b

Abb. 2.17 a, b. Linksseitige Anorchie. An Stelle des Hodens Narbengewebe. **a** mit Pigmenteinlagerungen; **b** mit verkalktem Gefäßrest. $2^1/_2$jähriger Knabe (HE ×360)

Bei operativer Freilegung findet man anstelle des scheinbar kryptorchen Hodens meist nur einen blind in einer fibrösen Verdickung endenden Samenstrang mit oder ohne Reste des Nebenhodens. Histologisch lassen sich in dieser knopfförmigen Verdickung Bündel glatter Muskelfasern, Nerven und dickwandige Gefäße nachweisen. Gelegentlich sind auch herdförmige Verkalkungen und Leydig-Zellgruppen zu sehen (Abb. 2.16). Reste von Hodenkanälchen sind dagegen nicht mehr vorhanden, im Gegensatz zum Nebenhoden, von dem Gangreste erhalten sein können (Übersicht bei HONORE 1978). In einzelnen Fällen können auch obliterierte Arterien- und Venenreste beobachtet werden, Hinweise auf einen durchgemachten Gefäßverschluß als Ursache des Hodenunterganges (Abb. 2.17). Tatsächlich werden in erster Linie Durchblutungsstörungen, intrauterine Torsionen oder Blutungen für den Hodenverlust verantwortlich gemacht (Übersicht bei AYNSLEY-GREEN et al. 1976). Der erhaltene Hoden kann bei Monorchie vollkommen normal oder kompensatorisch leicht vergrößert sein. SAITO u. KUMAMATO (1989) fanden bei 7 Kindern mit Monorchie normale Spermatogonienzahlen.

Selbst bei Anorchie entwickeln sich Kinder bis zum Pubertätsalter normal. Dann muß jedoch eine Ersatztherapie mit Testosteronpräparaten eingeleitet werden. Trotz beidseitigem Fehlen des Hodens kann bei einzelnen Patienten durch Gonadotropinverabreichung eine leichte Erhöhung der Testosteronwerte in Blut und Urin ausgelöst werden. Bei sicherer Anorchie müssen außerhalb des Hodenbereiches liegende Leydig-Zellen für diesen Testosteronanstieg verantwortlich gemacht werden (KIRSCHNER et al. 1970; GLENN u. MCPHERSON 1971; AYNSLEY-GREEN et al. 1976). Tatsächlich kommen auch unter normalen Verhältnissen Leydig-Zellen außerhalb des Hodens vor.

III. Überzählige Hoden (Polyorchie, Polyorchismus, Polyorchidismus)

Die umgekehrte Situation, die Polyorchie, d. h. eine abnorme Vergrößerung der Hodenzahl, ist seltener als die Anorchie oder Monorchie. Hier handelt es sich im Gegensatz zu den beiden letztgenannten Situationen immer um eine Mißbildung. In seiner kasuistischen Mitteilung einer Verdoppelung des linken Hodens, die infolge von rezidivierenden Torsionen operativ erfaßt wurde, schildert BOGGON (1933) sehr eindrücklich das typische Krankheitsbild einer Polyorchie und ihrer Komplikationen. Einleitend weist er zudem auf historische Angaben über derartige Zustände hin, deren funktionelle Auswirkungen auch nach Ansicht von BOGGON (1933) jedoch eher in den Bereich der Fabel gehören.

Nach PELANDER et al. (1978) sind bis 1978 Beobachtungen von über 50 Fällen von Polyorchie veröffentlicht worden. Eine unvollständige Zusammenstellung der Kasuistik findet sich bei BUTZ u. CROUSHORE (1987). Der zusätzliche Hoden tritt links etwas häufiger auf als rechts. Er liegt in der Regel kranial des Normalhodens, ist meist deutlich kleiner als der normale Partner und wird durch einen mehr oder weniger gut entwickelten Nebenhoden an den Ductus deferens des Normalhodens angeschlossen. Der Nebenhoden kann auch gemeinsam sein (NOCKS 1978; SNOW et al. 1985; CORBI et al. 1988). Anderseits sind getrennte Samenstränge beobachtet worden, die erst auf Höhe des Inguinalkanals zusammenlaufen (WILSON u.

Littler 1954). Oberndorfer (1931) hat in seiner schematischen Darstellung der Hodenverdoppelungen bereits auf diese verschiedenen Anschlußmöglichkeiten aufmerksam gemacht (Abb. 2.18). Retentionen eines oder beider Hoden sind relativ häufig. Im Falle von Burgers u. Gearhart (1988) lagen die Doppelhoden intraabdominal. Begleithernien sind ferner nicht ungewöhnlich. Ausnahmsweise sind 4 Hoden, d. h. beidseitige Verdoppelungen nachgewiesen worden (Snow et al. 1985).

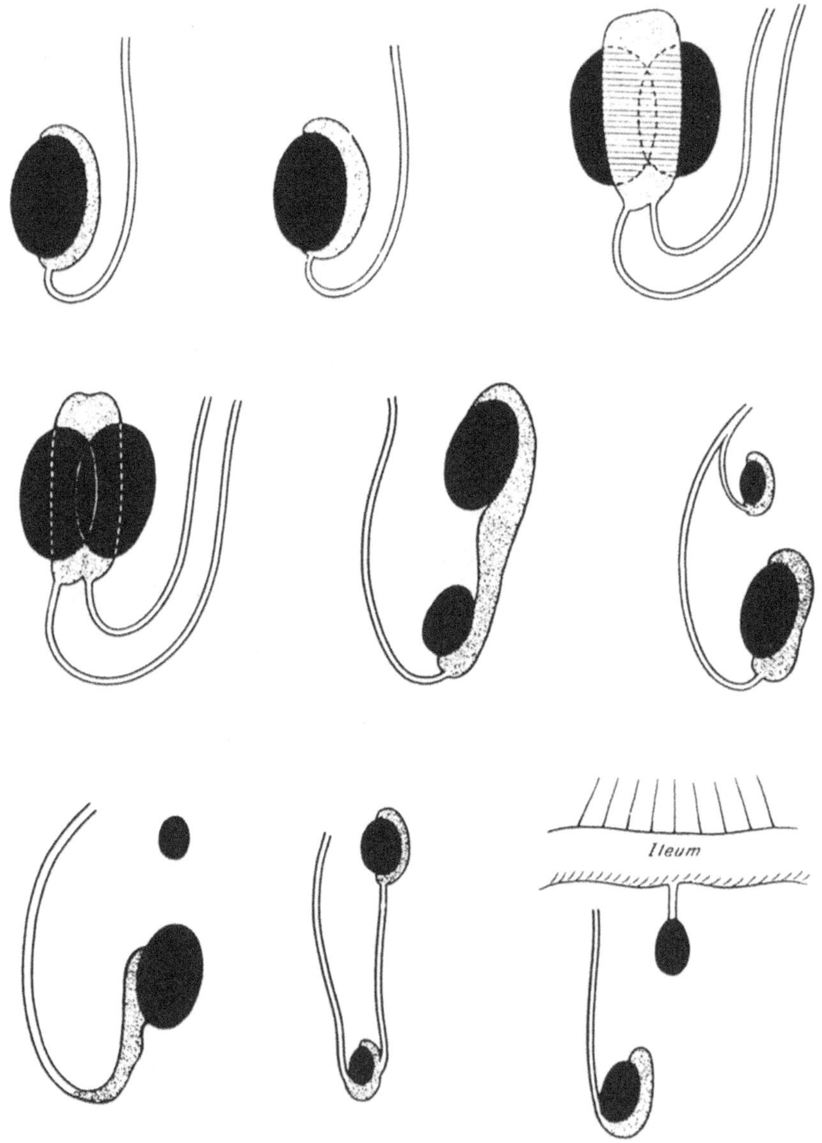

Abb. 2.18. Schematische Darstellung verschiedener Doppelhoden und ihres Anschlusses an Epididymis und Ductus deferens. (Aus Oberndorfer 1931)

Der zusätzliche Hoden, wie bereits betont häufig deutlich kleiner als der Normalhoden, ist auch histologisch in der Regel geschädigt, atrophisch oder doch wenigstens keimzellfrei (FELDMANN u. DRACH 1983), was z. T. mit der abnormalen Lage derartiger zusätzlicher Hoden, sie sind ja häufig kryptorch, in Zusammenhang stehen dürfte. Es sind aber auch histologisch vollkommen normale Zusatzhoden beobachtet worden (NOCKS 1978). So konnten GANDIA et al. (1987) bei einem Patienten mit einer einseitigen Hodenverdoppelung und einem atrophischen kryptorchen Hoden der Gegenseite diesen durch einen der beiden anscheinend intakten Doppelhoden ersetzen.

Typische Komplikationen derartiger Polyorchien sind Torsionen des zusätzlichen oder des normalen Hodens (WILSON u. LITTLER 1954; FELDMAN u. DRACH 1983; GANDIA et al. 1987; ROGUS 1988). Tumoren sollen dagegen trotz des gleichzeitigen Kryptorchismus nicht besonders häufig sein. SCOTT (1980) beobachtete jedoch bei einem 18jährigen Patienten, der im Alter von 11 Jahren wegen einer inguinalen Hodenretention mit Hodentorsion orchiektomiert worden war, ein metastasierendes Choriokarzinom, das von einem zweiten, ebenfalls retinierten Hoden der gleichen Seite ausgegangen sein soll.

Hodenverdoppelungen können mit anderen Genitalmißbildungen kombiniert sein, abgesehen vom häufigen Kryptorchismus. So beobachteten RENTON (1975) und SIAFARIKAS et al. (1982) derartige zusätzliche dritte Hoden bei je einem männlichen Pseudohermaphroditen mit Oviduktpersistenz (s. Abschnitt C.II.1 dieses Kapitels).

IV. Ungewöhnliche Hodengröße

In der Regel handelt es sich bei derartigen Abweichungen von der normalen Hodengröße um *Hodenverkleinerungen,* wobei Hypoplasien oder Atrophien in Frage kommen. Häufigkeitsmäßig stehen Hodenatrophien ganz im Vordergrund (s. vor allem Kap. 5). Bei *abnormen Hodenvergrößerungen* muß an einen krankhaften Prozeß gedacht werden, in erster Linie an das Vorliegen eines Hodentumors oder einer Hodenentzündung, wie z. B. einer granulomatösen Orchitis. Ungewöhnliche Größe eines normal gebauten Hodens wird als Kompensation bei einseitigem Hodenausfall gesehen. So haben LARON u. ZILKA (1969) und LARON et al. (1979) bei einseitigem Kryptorchismus eine kompensatorische Vergrößerung des deszendierten Hodenpartners nachweisen können. Abnorme Hodengröße kann aber auch Ausdruck einer Allgemeinstörung sein. Typisches Beispiel ist eine ungewöhnliche Hodengröße beim X-chromosomalen Schwachsinn mit brüchigem X-Chromosom.

X-chromosomaler Schwachsinn mit brüchigem X-Chromosom und Makroorchidismus: Diese familiär auftretende, nur männliche Individuen betreffende Krankheit ist klinisch durch einen mäßigen Schwachsinn, eine ungewöhnliche Gesichtskonfiguration mit abstehenden Ohren und ungewöhnlich großen Hoden charakterisiert. Das X-Chromosom weist eine abnorme Brüchigkeit, d. h. Einschnürungen auf. Die Krankheit ist häufig, sie betrifft ungefähr 1:1000 Männer. ENGEL (1983) bezeichnet das Syndrom in Raffung der französisch formulierten Symptome („arriération mentale“, „fragilité du chromosome X“) als „Armenfrax". (Übersichten bei ENGEL 1983; ZOLLINGER et al. 1983; NUSSBAUM u. LEDBETTER 1989). Die Hoden erwachsener Patienten sind deutlich vergrößert, wobei Größen von bis 100 ml erreicht werden. ZOLLINGER et al. (1983) errechneten bei einem Erwachsenen sogar ein Hodenvolumen von 169 ml auf der linken und 74 ml auf der rechten Seite. Die Hodenvergrößerung manifestiert sich vor allem nach der Pubertät, soll aber schon bei Kleinkindern nachweisbar sein. Sie wird durch ein interstitielles Ödem mit Vermehrung der extrazellulären Matrix, des Bindegewebes und vor allem auch des Kollagens verursacht (CANTU et al. 1976; RUVALCABA et al. 1977; JOHANNISSON et al. 1987). Spermatogenese und endokrine Funktion sollen normal sein. Die Tatsache, daß die meisten Patienten ohne Nachkommen bleiben, beruht offenbar eher auf ihrer sozialen Außenstellung als auf einer testikulären Insuffizienz.

B. Umschriebene Mißbildungen oder Entwicklungsstörungen des Hodens

I. Hodenkanälchen

1. Unreife oder scheinbar unterentwickelte Kanälchen, hypoplastische Zonen, „Ringtubuli"

Vor allem im Rahmen der Besprechung der morphologischen Befunde bei Kryptorchismus ist bereits auf die Häufigkeit einzelner oder in Gruppen auftretender Epithelstränge aufmerksam gemacht worden, die als hypoplastische Kanälchen, hypoplastische Zonen oder „Sertoli-cell-congeries" bezeichnet werden (s. Abschnitt A.I dieses Kapitels) (Abb. 2.19). Derartige Herde schließen häufig ringartige Formationen mit zentralen Konkrementen, sog. „Ringtubuli" ein. Hypoplastische Einzelkanälchen und hypoplastische Zonen mit und ohne „Ringtubuli" kommen nicht nur in kryptorchen, sondern auch in normal gelagerten Hoden bei sonst vollkommen unauffälligen Individuen vor (Abb. 2.20). Wir fanden sie anläßlich von Autopsien und systematischen histologischen Kontrollen normal gelagerter Hoden bei annähernd jedem zweiten postpuberalen Jugendlichen unter 20 Jahren (HEDINGER et al. 1967). In der Hälfte dieser Fälle waren beide Hoden betroffen. Mit zunehmendem Alter nimmt die Häufigkeit bei Normalen ab. Ab dem 35. Altersjahr konnten wir in unauffälligen und normal gelagerten Hoden keine derartigen Herde mehr nachweisen.

Nach eingehenden Untersuchungen vor allem durch PLATTNER (1962) und HUBER et al. (1968a, b) entsprechen hypoplastische Kanälchen lumenlosen Epithelsträngen, die an unreife Samenkanälchen erinnern. Nach Rekonstruktionsversuchen von HUBER et al. (1968b) liegen diese Epithelstränge in gewundener Form in einem von der Tunica propria der Kanälchen gebildeten Schlauch, wobei sich dünne Septen aus Basalmembran und Tunica propria zwischen die einzelnen Schlingen der Epithelstränge vorschieben (Abb. 2.21). Die Epithelstränge enthalten keine Keimzellen, sondern nur dichtliegende schmale Zellen mit un-

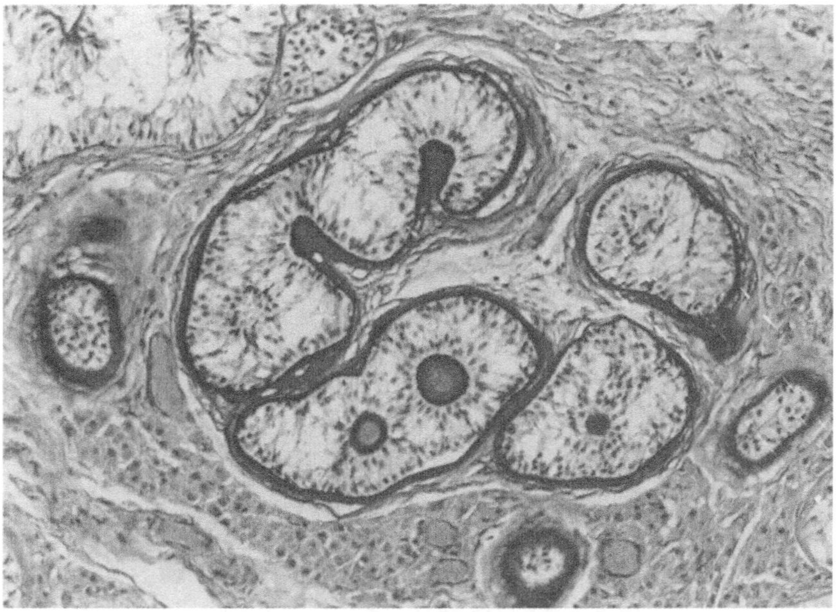

Abb. 2.19. Hypoplastische Zone in einem linksseitigen Leistenhoden. 24jähriger Mann (PAS ×150). (Aus PLATTNER u. HEDINGER 1961)

deutlichen Grenzen und länglichen, ziemlich chromatindichten Kernen, Zellen, die an unreife Sertoli-Zellen erinnern. Sie sitzen einer Basalmembran auf, die häufig etwas verdickt erscheint. Diese Epithelstränge bilden nicht selten kugelige Auftreibungen, die im Zentrum homogene oder konzentrisch geschichtete Konkremente einschließen. Diese werden von 2 Epithellagen umgeben, wobei die innere Epithelschicht dem Konkrement, die äußere dagegen der Basalmembran palisadenartig anliegt (Abb. 2.23). Neben diesen allseitig von 2 Epithellagen umgebenen Konkrementen kommen auch Auffaltungen der Basalmembran vor, die im Zentrum dieser kugeligen Auftreibungen der hypoplastischen Kanälchen knopfförmig verdickt sind und damit auf Querschnitten kugelige Konkremente vortäuschen (Abb. 2.19). Bei PAS-Färbungen werden sowohl die Konkremente wie die Basalmembran und ihre Auffaltungen intensiv rotviolett gefärbt. Hypoplastische Zonen können deshalb bei PAS-Färbungen besonders leicht erkannt werden. In Querschnitten erscheinen derartige Auftreibungen als doppelseitige, die Konkremente umgebende Epithelringe, was zur Bezeichnung „Ringtubuli" geführt hat.

Hypoplastische Einzelkanälchen und hypoplastische Zonen kommen isoliert oder gehäuft im ganzen Hodengewebe vor. Nach HALLEY (1963a) können sich Einzelformationen vom Rete testis bis zur Tunica albuginea erstrecken. Sie sind, wie bereits betont, bei Kryptorchismus besonders zahlreich. Man findet sie gehäuft auch in dysplastischen Hoden, besonders bei Störungen der Genitalentwicklung. Ähnliche Formationen treten in Gonadengeschwülsten auf, wohl am ausgeprägtesten in dem von SCULLY (1970) beschriebenen Keimstrang-Gona-

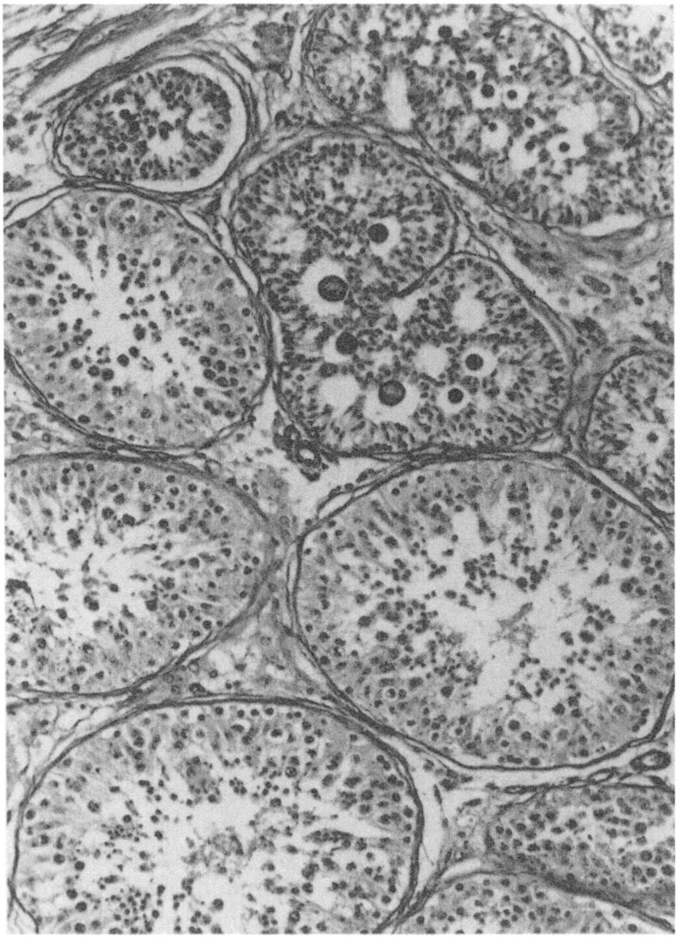

Abb. 2.20. Hypoplastische Zone in normal deszendiertem Hoden. Tod infolge Verkehrsunfalles. 25jähriger Mann (PAS × 50). (Aus HEDINGER et al. 1967)

denstroma-Tumor mit Ringtubuli, dem „sex cord tumor with annular tubules" des Ovars, der besonders in Zusammenhang mit einem Peutz-Jeghers-Syndrom beobachtet wird und bei diesem Syndrom auch im Hoden vorkommt (CANTU et al. 1980; DUBOIS et al. 1982) (s. Kap. 6: B). Abgesehen von ihrem Wert als Indikator von gewissen Entwicklungsstörungen wie z.B. Kryptorchismus, haben hypoplastische Kanälchen und ganze Herde derartiger Kanälchen keine wesentliche klinische Bedeutung. Sie stellen wahrscheinlich keine regressiven Veränderungen dar, sondern entsprechen eher Kanälchenabschnitten mit unvollständiger Tubulusentwicklung. Da sie in Normalhoden von Erwachsenen über 35 Jahren nicht mehr zu sehen sind, bis zum Alter von 20 Jahren aber in annähernd 50% systematisch untersuchter Hoden gefunden werden, ist anzunehmen, daß sie in Normalhoden Erwachsener noch ausreifen können. Tat-

a

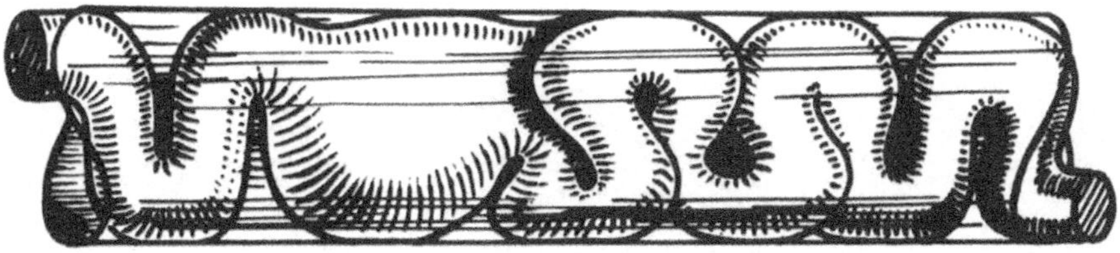

b

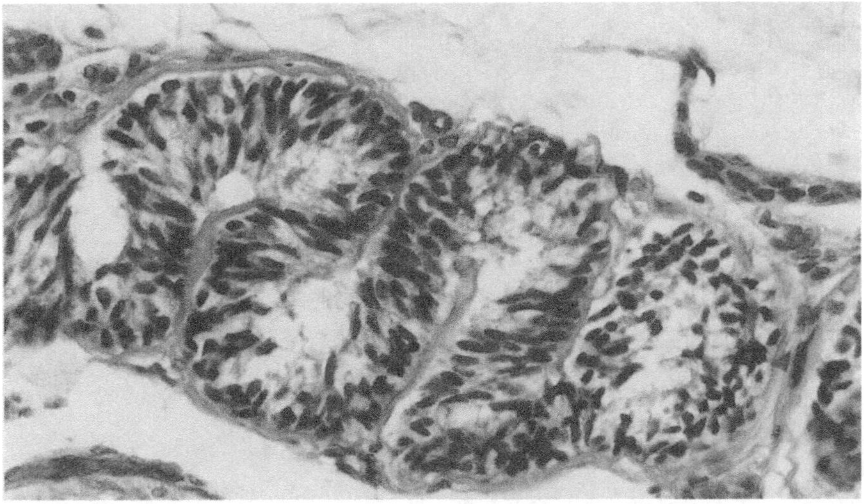

Abb. 2.21 a, b. Rekonstruktion und schematische Darstellung (**a**) des gewundenen Epithelstranges in einer hypoplastischen Zone (**b**). (Aus Huber et al. 1968 a)

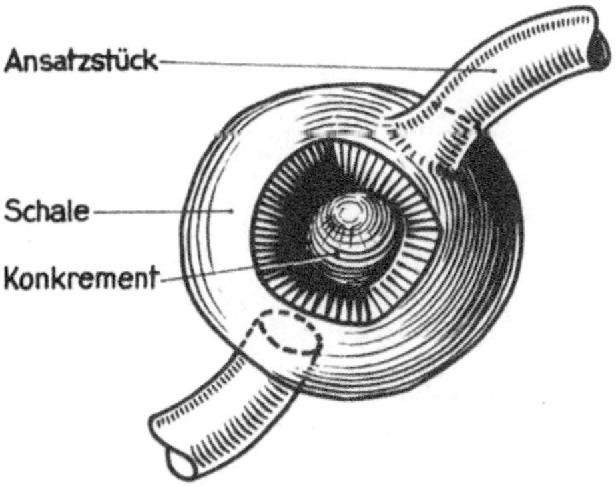

Abb. 2.22. Schematische Darstellung eines sog. Ringtubulus. (Aus Huber et al. 1968 b)

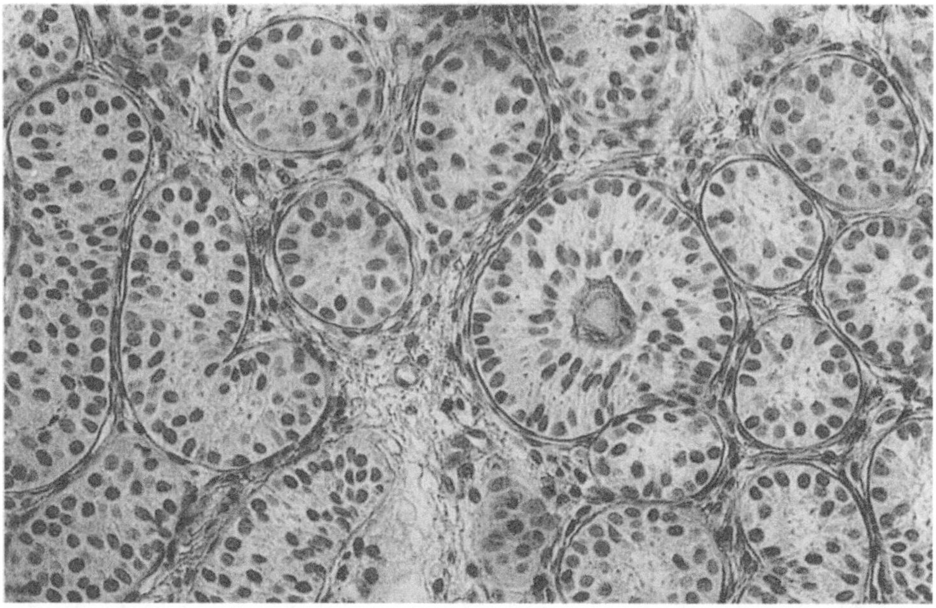

a

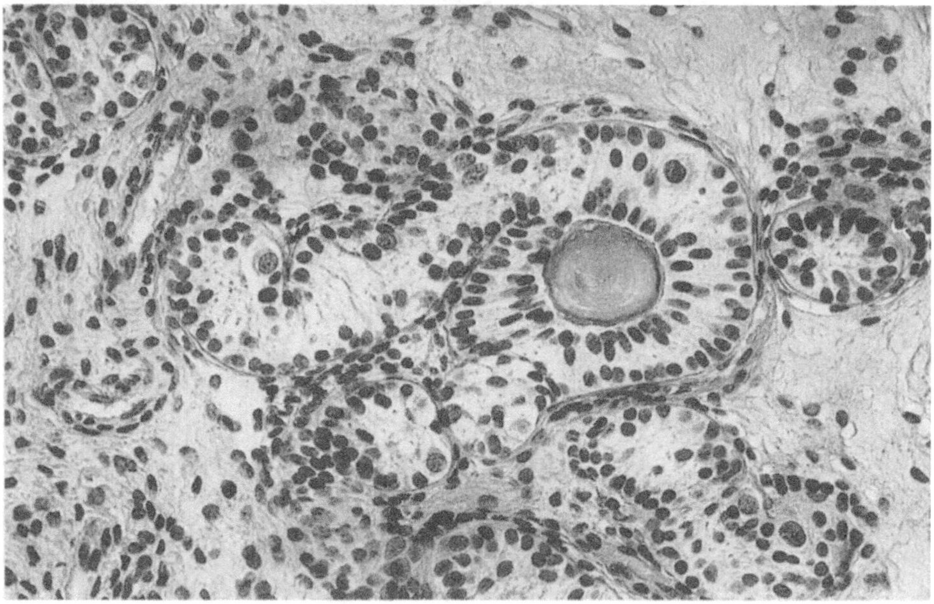

b

Abb. 2.23 a–d. Sogenannte Ringtubuli in kryptorchen Hoden von Kindern. **a** beginnende Konkrementbildung; **b** bereits deutliches Konkrement; **c** geschichtetes und partiell verkalktes Konkrement; **d** weitgehende Atrophie der Schale des Ringtubulus (**a** und **b** HE, **c** und **d** PAS ×250)

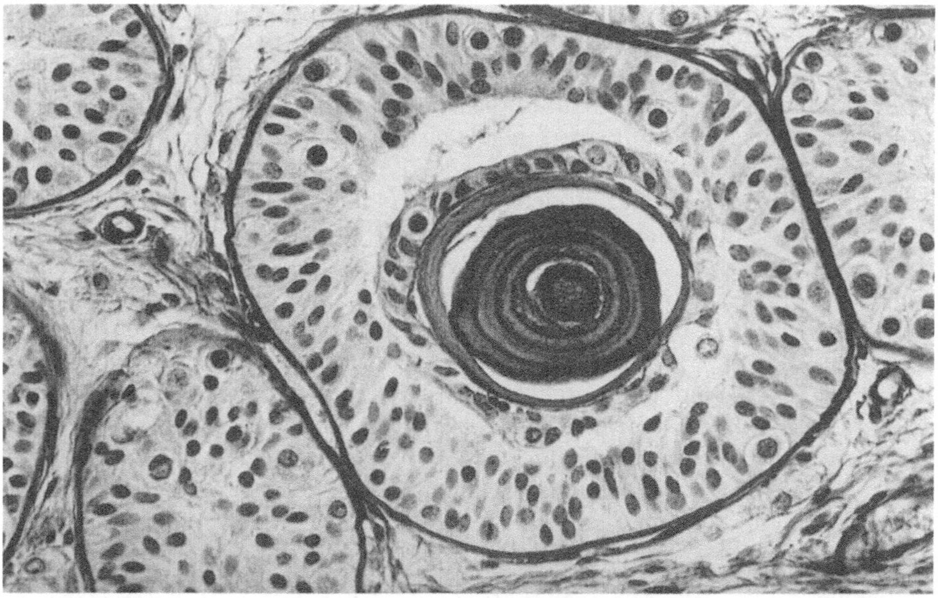

c

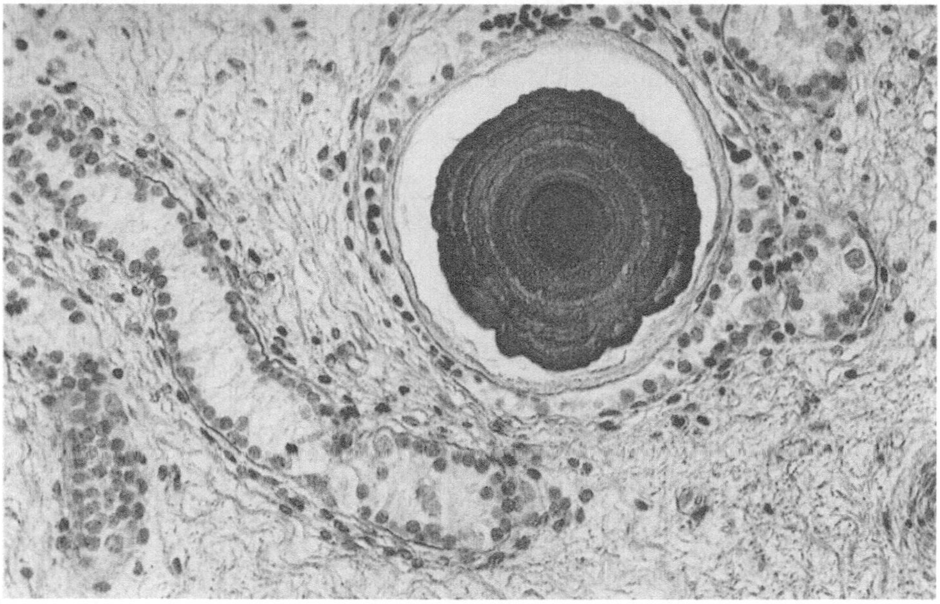

d

Abb. 2.23c, d

sächlich sieht man in der Randzone hypoplastischer Herde nicht selten Übergänge zu normalen Kanälchen (PLATTNER 1962). Was die Einzelheiten derartiger Formationen und die Frage ihrer Entstehung anbelangt, sei auf die Arbeiten von HEDINGER u. PLATTNER (1961), PLATTNER (1962) und HUBER et al. (1966a, b) verwiesen.

2. Hodenkonkremente, testikuläre Mikrolithiasis

In unterentwickelten Hodenabschnitten, besonders in den sog. „Ringtubuli", kommen fast regelmäßig konzentrisch geschichtete *Konkremente* vor, die an Psammomkörper anderer Lokalisation erinnern (Abb. 2.23). Da Herde unterentwickelter Kanälchen vor allem in fehlgelagerten oder abnorm entwickelten Gonaden vorkommen, sind auch derart konzentrisch geschichtete Konkremente bei Entwicklungsstörungen des Hodens besonders häufig. Neben den konzentrisch geschichteten Konkrementen kommen in Hoden, Rete testis und Nebenhoden auch homogen gebaute kugelige Körper vor. VON HORNSTEIN u. HEDINGER (1965) unterscheiden deshalb zwischen geschichteten, schalig strukturierten Körpern, den Leposphären (Abb. 2.23), und den homogen gebauten Körperchen, den Hyalosphären, die von AZZOPARDI et al. (1961) als „mucospherules" bezeichnet werden (Abb. 2.24). Beide Körperchen entwickeln sich nach Untersuchungen von HALLEY (1963b), v. HORNSTEIN u. HEDINGER (1965) und BIEGER et al. (1965) um einen Kern aus degenerierten Zellen, die von Eiweißmassen, nach VEGNI-TALLURI et al. (1980) auch von Kollagenfaserfragmenten umgeben werden. Werden Kalksalze eingelagert, kommt es zur Bildung eigentlicher Hodensteinchen, den Kalkosphäriten oder Mikrolithen. Bei ungewöhnlich zahlreichen derartigen Konkrementen wird von einer *Mikrolithiasis* gesprochen (PRIEBE u. GARRET 1970).

Man findet derartige Konkremente entsprechend der Häufung von sog. hypoplastischen Tubuli oder hypoplastischen Zonen wie bereits betont vor allem in kryptorchen oder anderen entwicklungsgestörten Hoden, offenbar als Begleitphä-

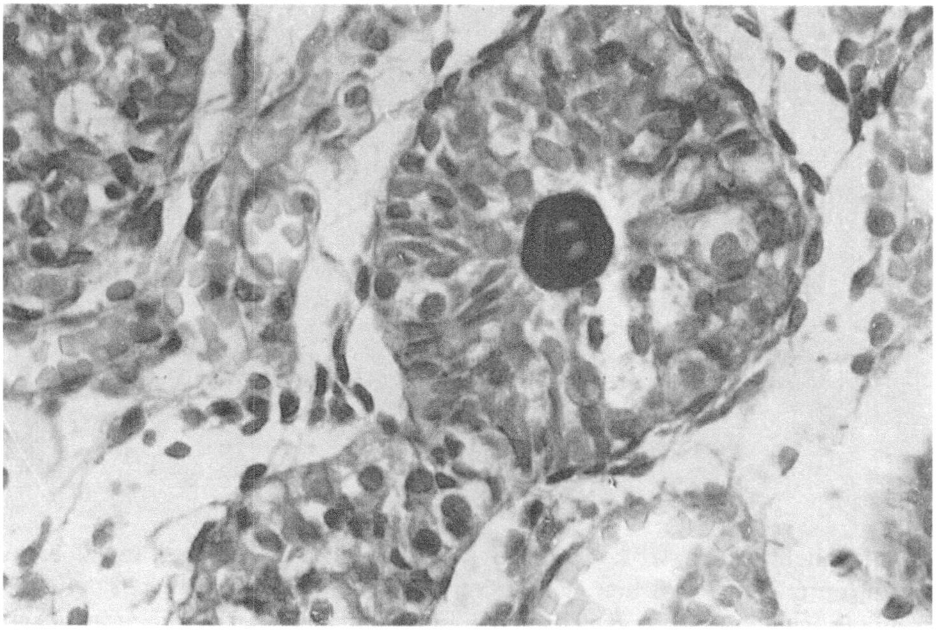

Abb. 2.24. Sogenannte Hyalosphäre in ringartiger Tubulusformation. Neugeborener Knabe (PAS ×540). (Aus v. HORNSTEIN u. HEDINGER 1965)

nomen der fehlerhaften Hodenentwicklung. Da die testikuläre Mikrolithiasis aber auch in Zusammenhang mit pulmonaler Mikrolithiasis oder Hirnverkalkungen beobachtet wurde, werfen NISTAL et al. (1979) die Frage auf, ob es sich bei der testikulären Mikrolithiasis in gewissen Fällen um Teilphänomen einer Systemerkrankung handeln könnte, eine bei der Häufigkeit von zerebralen Verkalkungen und von pulmonalen Mikrolithen vielleicht doch etwas gesuchte Deutung. Eine Übersicht über vermutete Ursachen und Interpretationen des Wesens derartiger Hodenkonkremente findet sich bei v. HORNSTEIN u. HEDINGER (1965). Was Verkalkungen des Rete testis anbelangt, sei auf Abschnitt B.II dieses Kapitels verwiesen.

3. Vorzeitig entwickelte Kanälchen

Hypoplastische Hodenkanälchen sind häufig. Die umgekehrte Situation mit einzelnen vorzeitig weitgehend ausgereiften Samenkanälchen in einem kindlichen Hoden mit altersmäßig sonst noch entsprechend unausgereiften Tubuli ist dagegen selten. Gelegentlich sieht man jedoch derartige ausgereifte Einzelkanälchen in Hodenbiopsien von Kindern (Abb. 2.25). Entweder sprechen einzelne Samenkanälchen oder sogar Einzelabschnitte von Samenkanälchen nicht gleichmäßig auf die hormonale, die Reifung auslösende Stimulation an, oder diese Stimulation erfolgt nicht gleichmäßig. So kann es auch infolge fokaler Überstimulation bei einem kindlichen Leydig-Zelltumor ausschließlich zu einer vorzeitigen Reifung der dem Tumor anliegenden Samenkanälchen kommen (NIEPOMNISZCZE et al. 1982).

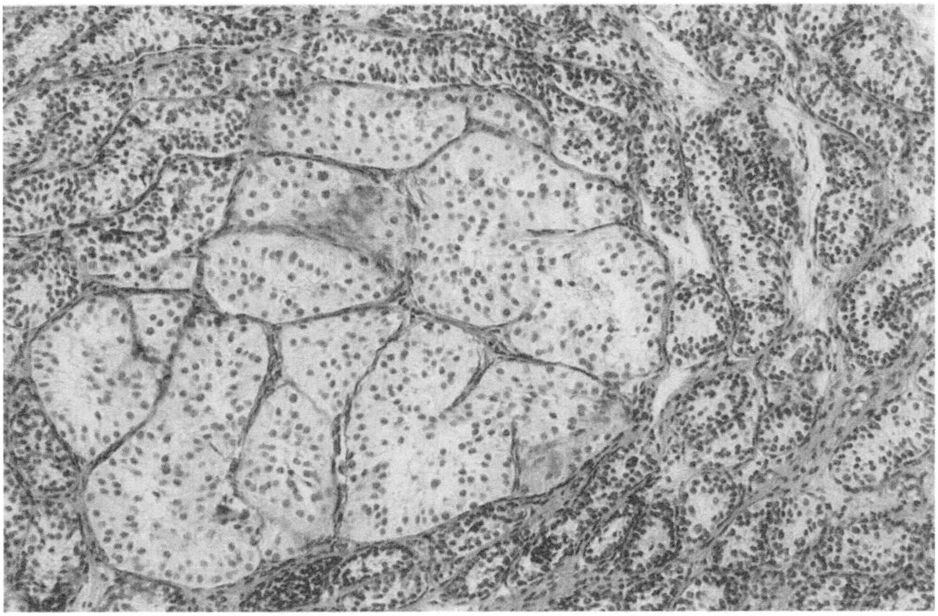

Abb. 2.25. Gruppe vorzeitig ausgereifter Samenkanälchen in kindlichem Hoden. 8jähriger Knabe (HE ×60)

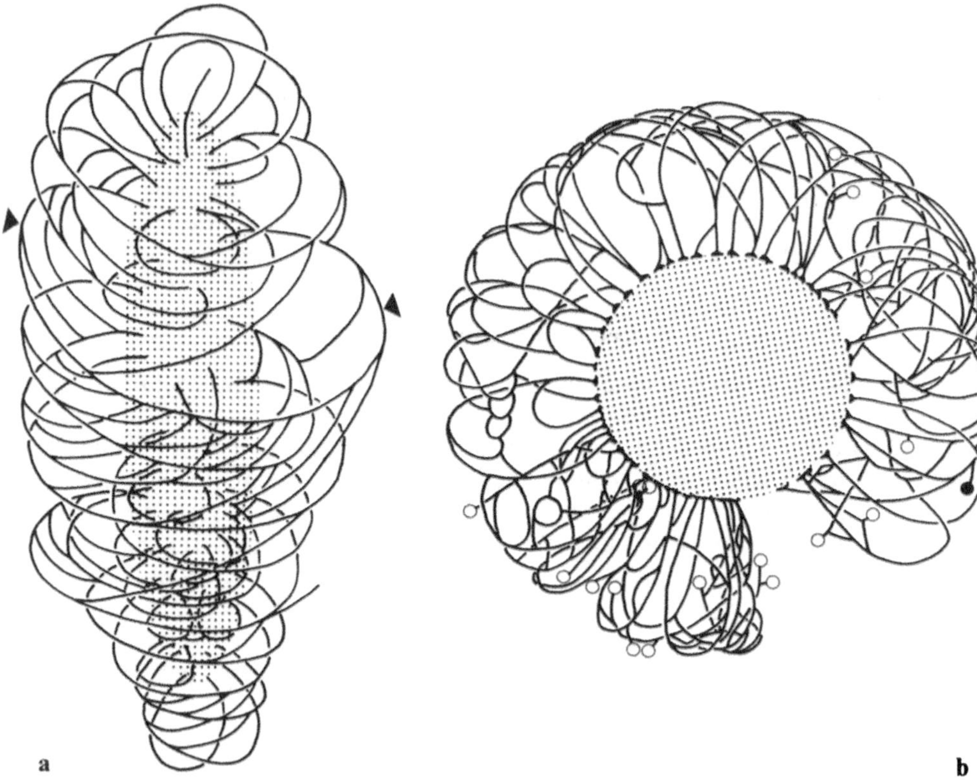

Abb. 2.26. a Schematische Darstellung des Kanälchenverlaufes im Hoden eines Feten der 14. Schwangerschaftswoche. Schlingenartige Formationen mit Ausnahme eines einzigen unverzweigten und blind endenden Kanälchens am oberen Pol. *Punktiert:* Lage des Rete testis. **b** Schematische Darstellung der in Abb. 2.26 a *mit zwei Pfeilen* bezeichneten Schlinge mit all ihren in Abb. 2.26 a unterdrückten Einzelkanälchen und Verzweigungen. ○ künstlich durchtrennte Verbindungen zu außerhalb der Schnittebene liegenden Kanälchengruppen. ● ein einziger blind endender Kanälchenast. (Aus HEDINGER u. WEBER 1973)

4. Abnorme Kanälchenverzweigungen

Kanälchenverzweigungen entsprechen einem Normalbefund. In der Fötalperiode sind in dem sich entwickelnden Hoden zahlreiche Verzweigungen nachweisbar. Schließlich bilden die Schlingen ganze Bogensysteme und fast netzartige Strukturen (Abb. 2.26) (HEDINGER u. WEBER 1973). Bei Kryptorchismus scheinen derartige Verzweigungen besonders zahlreich zu sein, ein Eindruck, der möglicherweise einer Täuschung entspricht, da abzweigende Kanälchenteile bei Kryptorchismus nicht selten keimepithelfrei sind und deshalb einfach deutlicher in Erscheinung treten. Im kryptorchen Hoden, bei einseitigem Kryptorchismus auch im deszendierten Hoden, treten tubuläre Verzweigungen aber innerhalb wesentlich kürzerer Distanzen auf als in Normalhoden (s. Abb. 2.7) (KNECHT 1976).

Abnorm häufige Tubulusverzweigungen sind ferner bei einem Patienten mit Oligospermie und chronischen Infekten der Respirationswege, besonders chronischen Sinusitiden beobachtet worden (AVERBACK 1980). AVERBACK nimmt einen Zusammenhang zwischen beiden Krankheiten an, entsprechend den bekannten Kombinationen von Infertilität bei Mukoviszidose oder Kartagenersyndrom. Im Gegensatz zu diesen Syndromen, bei denen es infolge Unterbrüchen in den ableitenden Samenwegen wie bei der Mukoviszidose oder Störungen der Flimmerbewegungen der Zilien der Epithelien in den Samenwegen wie beim Kartagenersyndrom zu einem dauernd gestörten oder sogar unterbrochenen Spermatransport kommt (s. Kap. 5: C.II:1), erholte sich der Patient von AVERBACK (1980) unter Clomiphenbehandlung von seiner Oligospermie und zeugte ein Kind. Der von AVERBACK postulierte Zusammenhang zwischen Oligospermie und abnormer Häufung von Kanälchenverzweigungen ist unwahrscheinlich, da sich diese Verzweigungen unter Clomiphenbehandlung kaum zurückgebildet haben dürften.

Auch das von AVERBACK u. WIGHT (1979) abgegrenzte Syndrom der männlichen Sterilität mit Oligospermie bei übermäßigen Tubuluskrümmungen, „seminiferous tubule hypercurvature“, überzeugt als eigenständiges Krankheitsbild nicht ganz, kommt es doch nach LENNOX (1979) bei kleineren und dichter gepackten Kanälchen im geschädigten Hoden automatisch zu einer stärkeren Knäuelung und damit Biegung der Tubuli.

5. Protrusionen, Ausstülpungen, Hernien der Samenkanälchen

Bei genauerer Beobachtung von Samenkanälchen lassen sich immer wieder Ausbuchtungen verschiedener Größe nachweisen (Abb. 2.27). Sie gehen in der Regel vom konvexen äußeren Teil gebogener Tubulusabschnitte aus (Abb. 2.28). HUBER u. CURTIS (1913) haben sie als knotige Tubuluserweiterungen bezeichnet, STIEVE (1930) in Anlehnung an SPANGARO (1902) als Kanälchendivertikel oder -hernien. HATAKEYAMA et al. (1962) und TERADA u. HATAKEYAMA (1987) sprechen von „budding protrusions“. Nach systematischen Untersuchungen von TERADA u. HATAKEYAMA (1987) an zahlreichen Hoden von plötzlich Verstorbenen und an Patienten, die infolge verschiedenster Krankheiten gestorben waren, nimmt die Häufigkeit derartiger Hernien mit steigendem Alter zu mit einem Maximum bei Patienten um 60 Jahre. Ihre relative Häufigkeit ist sehr unterschiedlich. An einer Tubulusschlinge konnten bis 113 derartige Hernien nachgewiesen werden, an einer anderen Schlinge bei einem gleichalten Patienten dagegen nur 8. Bei plötzlich Verstorbenen unter 21 Jahren waren mit Ausnahme eines einzigen 18jährigen Patienten keine derartigen Protrusionen zu sehen. Die Hernien sitzen den Kanälchen entweder breit und kuppelförmig auf oder sind gestielt oder sogar mehrfach verzweigt. Sie enthalten Sertoli-Zellen und Keimzellen wie die Kanälchen. Auch ihre Hülle entspricht derjenigen von Samenkanälchen. So sitzen die Sertoli-Zellen einer Basalmembran auf, die außen von einer Schicht myoider Zellen und elastischer Fasern begrenzt wird (Einzelheiten bei TERADA u. HATAKEYAMA 1978). Die Bedeutung derartiger Protrusionen ist unklar. TERADA u. HATAKEYAMA (1987) vermuten einen Kompensationsprozeß bei Abnahme der Spermatogenese, da auch bei plötzlich Verstorbenen derartige Protrusionen besonders in Zusammenhang mit Tubulusatrophien und Hypospermatogenese gesehen werden. NISTAL et al. (1988) beobachteten eine Häufung von tubulären Hernien bei Patienten mit Obstruktion der ableitenden Harnwege.

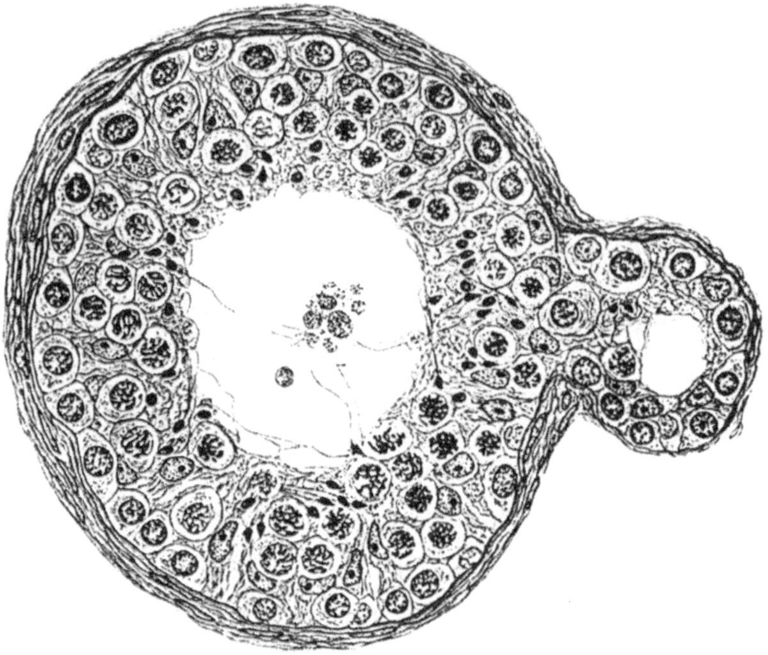

Abb. 2.27. Kanälchenhernie. (Aus OBERNDORFER 1931)

6. Tubuluserweiterungen, Zysten, zystische Dysplasien

a) Isolierte Zysten

Selten kommen im Hoden auch isolierte, mit einem einschichtigen Epithel ausgekleidete Zysten vor, die von den ebenfalls isolierten Pflasterepithelzysten abgegrenzt werden müssen. Während Pflasterzellepithelzysten in erster Linie als Formen einseitig ausdifferenzierter Teratome interpretiert werden (s. Kap. 6: A.II.2), handelt es sich bei den einfachen Epithelzysten entweder um Abkömmlinge des Wolff-Ganges (SCHMIDT 1966) oder um unklare Zystenbildungen im Rahmen einer Hodenatrophie (TOSI u. RICHARDSON 1975). Intratestikuläre Zysten sind selten, im Gegensatz zu den häufigeren Zysten der Tunica albuginea (NISTAL et al. 1989a). Größere Zysten verschiedener Lokalisation und Genese lassen sich heute ultrasonographisch relativ leicht nachweisen (RIFKIN u. JACOBS 1983). Sie dürften deshalb heute auch häufiger im pathologischen Untersuchungsmaterial erscheinen.

b) Zystische Dysplasien

Von besonderem Interesse sind ganze Bezirke ausgeweiteter Tubuli im Bereich der distalen Tubulusabschnitte am Übergang zum Rete testis (Abb. 2.29, 2.30). In solchen Fällen wird von einer zystischen Dysplasie gesprochen. Wie LEISSRING u. OPPENHEIMER (1973) mittels Mikrodissektion zeigen konnten, stehen die erweiterten Kanälchen in offener Verbindung zum Gangsystem des Rete te-

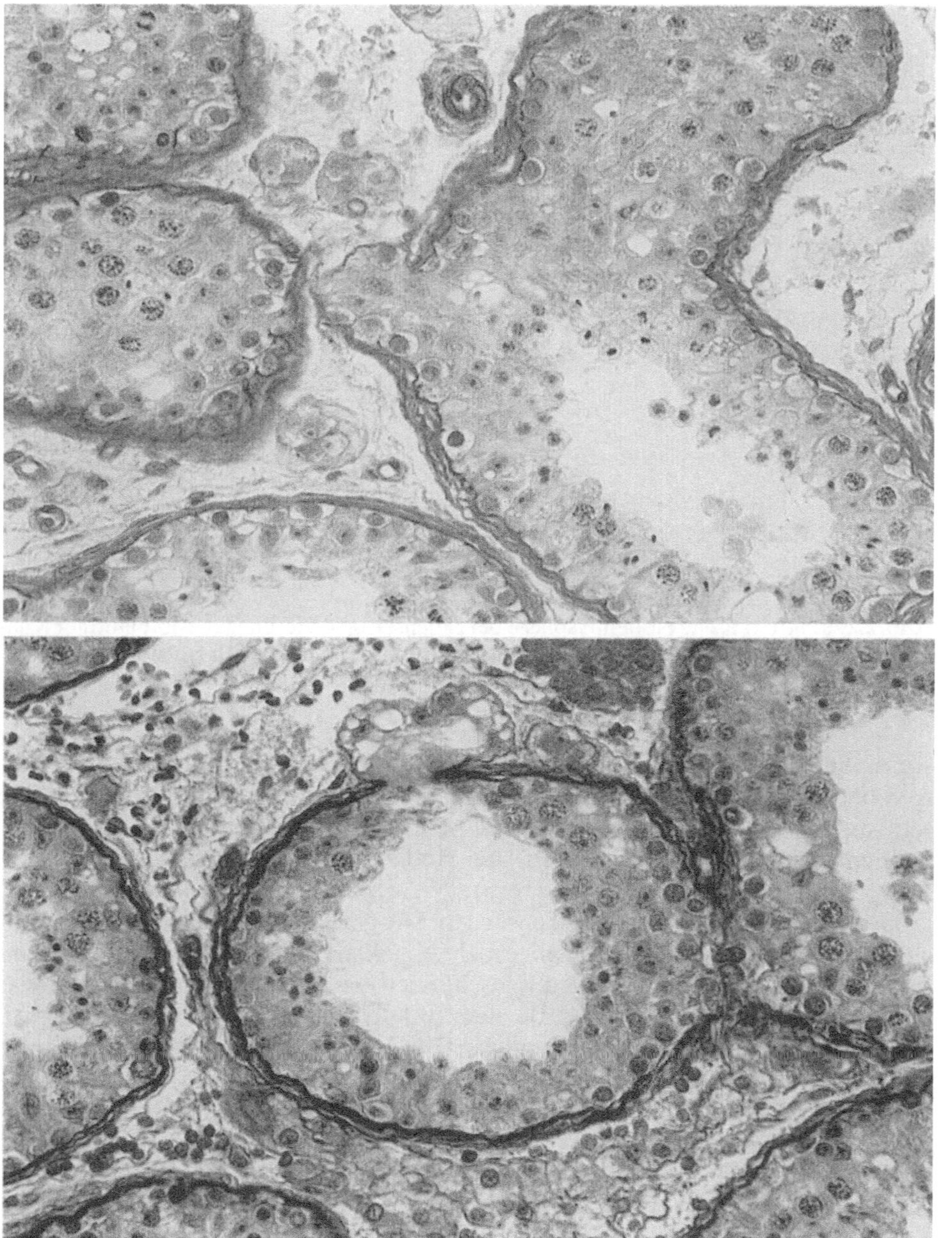

a

b

Abb. 2.28. Kanälchenhernie bei partieller tubulärer Hodenatrophie. 41jähriger Mann (**a** HE, **b** Masson × 360)

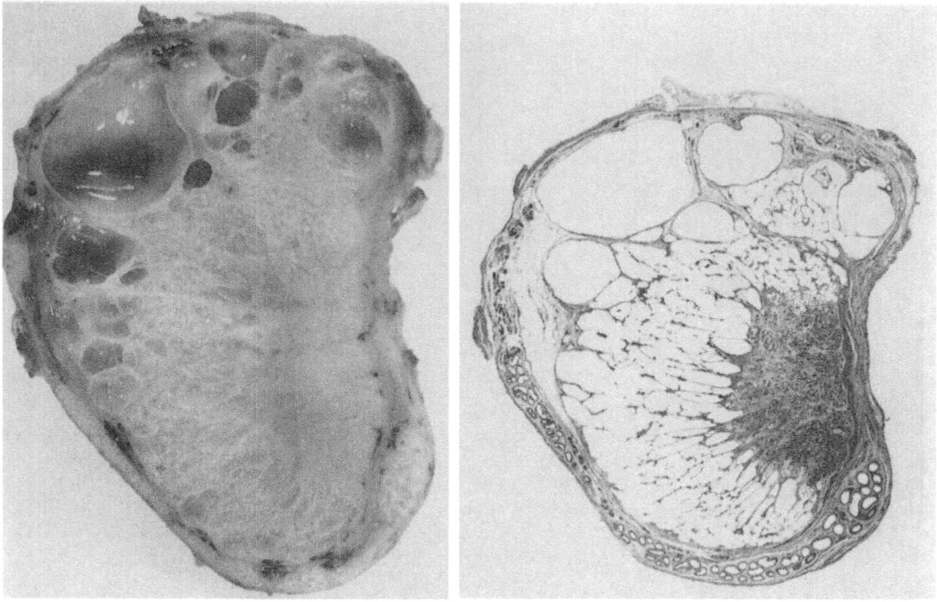

a b

Abb. 2.29 a, b. Zystische Hodendysplasie bei gleichseitiger Nierenagenesie. 6jähriger Knabe (aus WEGMANN et al. 1984). **a** Schnittfläche des fixierten Hodens; **b** Entsprechender histologischer Großschnitt

stis. Es handelt sich also um eine ähnliche Situation wie bei der polyzystischen Niere vom infantilen Typ. Tatsächlich geht die zystische Hodendysplasie, an sich eine sehr seltene Hodenerkrankung, relativ häufig mit Nierenmißbildungen einher. Bei dem 4jährigen Knaben mit zystischer Hodendysplasie rechts, von LEISSRING u. OPPENHEIMER (1973) konnte keine rechte Niere, dafür eine kompensatorisch vergrößerte linke Niere nachgewiesen werden. Die genaue Ursache dieser linksseitigen Nierenvergrößerung wurde aber nicht abgeklärt, eine Mißbildung dieser linken Niere kann deshalb nicht ausgeschlossen werden. Der linke Hoden war allerdings auch bioptisch normal. Bei dem 10 Jahre alten Knaben von FISHER et al. (1982) mit einer multilobulären Zyste der Hilusgegend, die als Rete-testis-Ektasie interpretiert wurde, fehlte ebenfalls die gleichseitige Niere. WEGMAN et al. (1984) stellten bei einem 6 Jahre alten Knaben nicht nur eine zystische Dysplasie des linken Hodens, sondern auch einen partiellen zystischen Befall des entsprechenden Nebenhodenkopfes fest. Auch bei diesem Knaben lag eine Agenesie der homolateralen Niere vor. NISTAL et al. (1984) beobachteten bei 2 Frühgeburten derartige zystische Veränderungen in beidseits kryptorchen Hoden. Eine der beiden Frühgeburten starb an den Folgen eines Potter-Syndroms mit doppelseitiger Nierendysplasie. Bei ihrem dritten Patienten, einem 9jährigen Knaben mit beidseitigem Kryptorchismus, waren nur im linken Hoden derartige Zysten vorhanden. Leider fehlen nähere Angaben über die Nieren und den rechten Hoden. Auf Grund der geschilderten Beobachtungen ist es sehr wahrscheinlich, daß die Kombination einer zystischen Hodendysplasie mit Anomalien oder Fehlen der gleichseitigen Niere einer typischen Mißbildungskombination entspricht, einer Entwicklungs-

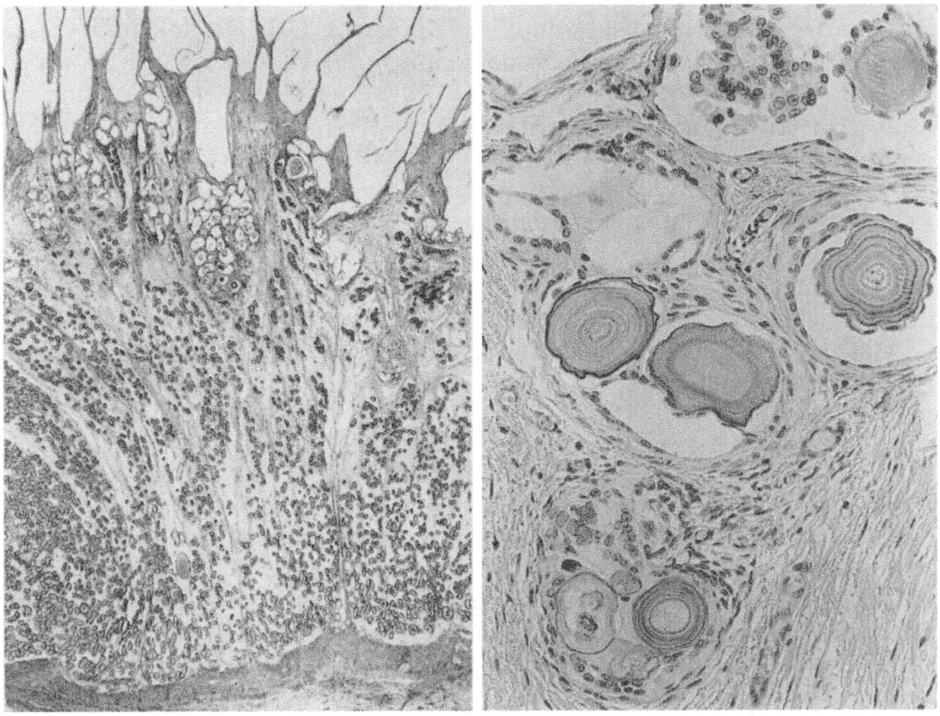

a b

Abb. 2.30 a, b. Zystische Hodendysplasie, gleicher Hoden wie Abb. 2.29. **a** Ausschnitt aus dem noch kompakten Hodenteil mit Übergang zu den zystisch erweiterten Kanälchen (HE ×12); **b** geschichtete Konkremente in erweiterten Tubuli (HE ×200)

störung zwischen Gonadenanlage und mesonephrogenem Gangsystem, das auch bei der Nierenmißbildung betroffen ist. Mikroskopisch und ultrastrukturell werden die erweiterten Gänge im Bereich des Hodenhilus von flachen und zylindrischen Zellen ausgekleidet, die an Elemente des Rete testis erinnern (NISTAL et al. 1984).

Neben der diffusen zystischen Dysplasie fanden NISTAL u. PANIAGUA (1984b) bei einem Patienten mit Peniskarzinom auch einen nur segmentalen Befall mit einem umschriebenen keilförmigen Bezirk erweiterter Kanälchen zwischen Rete testis und Tunica albuginea. Zystische Ausweitungen der Gänge des Rete testis werden ferner bei Patienten mit chronischer Niereninsuffizienz und Hämodialyse beobachtet (NISTAL et al. 1989b).

7. Angeborene Epithelveränderungen der Samenkanälchen

Derartige Epithelveränderungen kommen sicher vor, besonders im Rahmen der verschiedenen Störungen der Genitalentwicklung. Häufig dürfte es sich aber um erworbene Prozesse mit direkter Hodenschädigung oder sekundärer Hodenbeteiligung infolge Störungen der hormonalen Steuerung handeln. Wir haben derartige Probleme der Abgrenzung von angeborenen und erworbenen Veränderungen des Keimepithels schon bei Besprechung der tubulären Störungen im Rahmen des Kryptorchismus berührt. Auch beim sog. Del-Castillo-Syndrom (DEL CASTILLO et al. 1947), dem Syndrom der keimepithelfreien Kanälchen, das für gewisse Untersucher als Prototyp einer angeborenen Entwicklungsstörung des Keimepithels infolge Fehlens der Einwanderung von Keimzellen in die Gonadenanlagen gilt, stellt sich immer wieder die Frage, ob es sich nicht einfach um die Folgen einer erworbenen Schädigung handeln könnte (s. HINDERER u. HEDINGER 1978). Um Doppelspurigkeit zu vermeiden, behandeln wir deshalb die Frage der angeborenen oder erworbenen Veränderungen des Tubulusepithels, ganz besonders des Keimepithels, im Rahmen der Störungen der Hodenfunktion und der Differentialdiagnose histologischer Befunde bei Hodenbiopsien (s. Kap. 5: B und C). Das gleiche gilt auch für die Veränderungen der Basalmembran und der Tunica propria der Samenkanälchen.

II. Rete testis

Von den bereits geschilderten Formen zystischer Erscheinungen der Kanälchen in der Übergangszone zwischen Samenkanälchen und Rete testis sind tumorartig in Erscheinung tretende Formen des Rete testis selbst abzugrenzen, die gelegentlich als Hyperplasien oder sogar Tumoren des Rete testis beschrieben worden sind. Es handelt sich dabei z. T. aber nur um ein relativ gut erhaltenes Rete testis in einem atrophischen Hoden, das wegen der Regression der Hodenkanälchen deutlicher hervortritt (Abb. 2.31).

1. Hyperplasie des Rete testis

NISTAL et al. haben 1976 (zit. bei NISTAL u. PANIAGUA 1984) dagegen auf eine Sonderform von Hyperplasie des Rete testis aufmerksam gemacht, die wie die zystische Dysplasie der Hodenkanälchen mit Nierenmißbildungen einherzugehen scheint. Bei ihrem Patienten, einem Kind, war neben einer exzessiven Wucherung tubulärer Strukturen im Bereiche des Mediastinum testis eine bilaterale Nierendysplasie nachweisbar.

2. Noduläre Proliferation von verkalkendem Bindegewebe im Rete testis

Bei 3 Erwachsenen traten im Rahmen knotiger, in der Lichtung des Rete testis hineinragender Bindegewebsproliferationen ausgedehnte Verkalkungen auf, die von NISTAL u. PANIAGUA (1989) als Sonderform testikulärer Verkalkungen betrachtet werden. Entzündliche Infiltrate fehlten. NISTAL u. PANIAGUA (1989) vermuten eine hypoxische Schädigung.

Was die eigentlichen Tumoren des Rete testis anbelangt, sei auf Kap. 6: G der Hodentumoren hingewiesen.

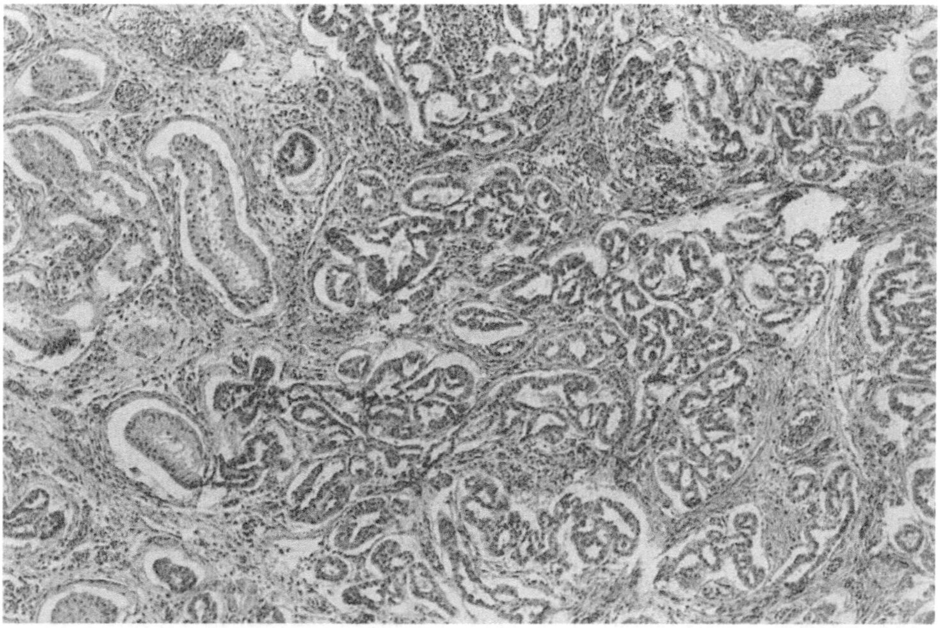
a

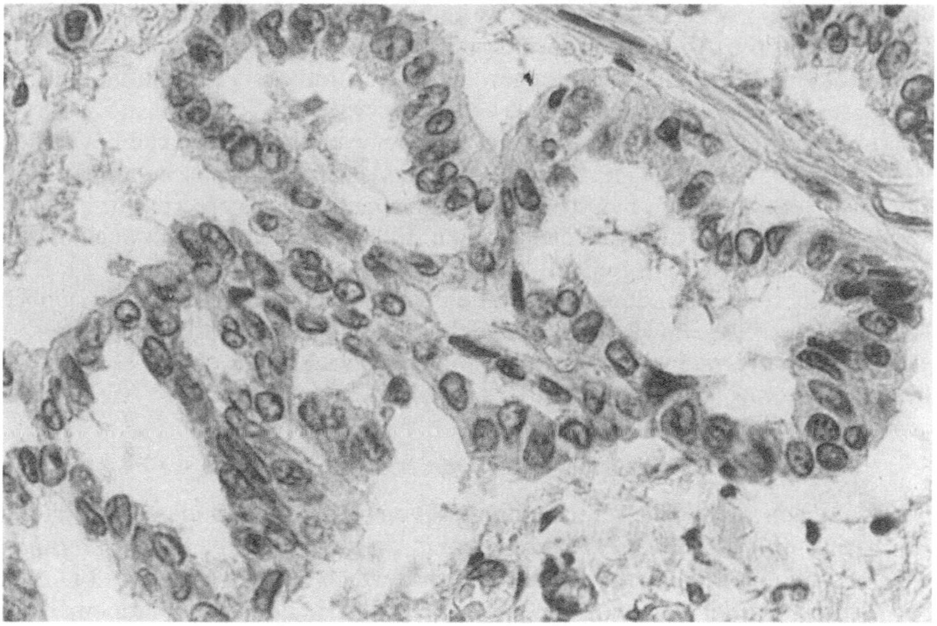
b

Abb. 2.31. Hyperplasie des Rete testis in linkem Hoden mit tubulärer Atrophie nach Mumps. 24jähriger Mann (HE **a** × 60, **b** × 600)

III. Hodenzwischengewebe

Abnorme Entwicklungen des Hodenzwischengewebes äußern sich vor allem in fokalen oder diffusen Verbreiterungen, wie man sie z.B. bei Kryptorchismus sieht. Wie bei den Epithelveränderungen der Kanälchen stellt sich auch bei den Fibrosen die Frage, ob es sich um eine Fehlentwicklung oder nicht einfach um Sekundärfolgen des Kryptorchismus handelt. Es sei deshalb wie bei den Veränderungen des Tubulusepithels auf die Ausführungen über die Differentialdiagnose erworbener Hodenschädigungen, insbesondere auch über die Interpretation von Hodenbiopsien verwiesen (Kap. 5). Das gleiche gilt für die Gefäß- und Nervenveränderungen, soweit sie nicht unter den vaskulären Störungen besprochen werden (s. Kap. 3).

Auch bei Beurteilung der Veränderungen an den *Leydig-Zellen* stößt man immer wieder auf die gleiche Problematik, nämlich auf die Frage, ob es sich um angeborene Veränderungen oder um Folgen einer erworbenen, direkten oder übergeordneten Störung handeln könnte. Die Pathologie der Leydig-Zellen wird deshalb, abgesehen von den Tumoren, vor allem im Kapitel über Hodenschädigungen, insbesondere im Abschnitt über die Befunde an Hodenbiopsien bei Fertilitätsstörungen geschildert (s. Kap. 5). Ungewöhnliche Leydig-Zellvermehrungen, Leydig-Zellhyperplasien können bereits in kindlichen Hoden gefunden werden. NISTAL et al. (1988) beobachteten sie vor allem bei Kindern diabetischer Mütter. Was die Abgrenzung derartiger Leydig-Zellwucherungen von Herden versprengten Nebennierenrindengewebes oder ähnliche Proliferationen anbelangt, sei auf den nachfolgenden Abschnitt 1 verwiesen.

In kryptorchen Hoden Erwachsener treten besonders lipidreiche Leydig-Zellen auf (s. Kap. 2: A.I). TAKAYAMA (1981) konnte in hyperplastischen Leydig-Zellen von Hodenbiopsien bei Sterilitätsabklärungen Zilien nachweisen. Pro Zelle war jeweils nur eine einzige Zilie zu sehen. Einzelzilien waren aber auch in myoiden und fibroblastenartigen Zellen des Zwischengewebes vorhanden.

Als sichere Fehlbildungen oder Fehlentwicklungen dürfen ungewöhnliche Gewebseinschlüsse im Hoden und in der Epididymis eingestuft werden, wie z.B. Knötchen aus Nebennierenrindengewebe, dystopes Milzgewebe im Skrotum und kleine Angiome.

1. Versprengtes Nebennierenrindengewebe

Knötchen aus Nebennierenrindengewebe sind bei Kleinkindern und systematischer histologischer Kontrolle vor allem in Umgebung des Nebenhodens und in den Hodenhüllen relativ häufig nachweisbar. Nach NELSON (1939) und DAHL u. BAHN (1962) findet man derartige Herde bei 7,5–15% der Neugeborenen, bei Erwachsenen dagegen nur noch in 1,6% der Untersuchten (MCDONALD u. CALAMS 1958). Die Knötchen sind nur klein und haben in der Regel einen Durchmesser von höchstens 1 mm. Mikroskopisch imitieren sie eine Nebennierenrinde. Sie sind meist deutlich abgekapselt. Die Knötchen liegen vor allem in Nähe der Epididymis oder des Samenstranges, seltener am Hodenhilus oder in der Tunica albuginea. Intratestikulär sollen derartige Herde kaum vorkommen. Das von ROOSEN-RUNGE u. LUND (1972) als intratestikulär liegendes Nebennierengewebe gedeutete Knötchen lag nach RUTGERS et al. (1988) unter der Tunica albuginea. CZAPLICKI et al. (1985) beobachteten einen Herd zwischen Rete testis und Samenkanälchen. (Übersicht über ältere kasuistische Mitteilungen bei BACHMANN 1954, über die neuere Literatur bei RUTGERS et al. 1988.)

Die genaue Lokalisation derartiger Nebennierenherde ist wegen der Frage der Abstammung der nebennierenrindenähnlichen Zellhyperplasien des Hodens im Rahmen des kongenitalen adrenogenitalen Syndromes (AGS) von Interesse (s. Kap. 2: C.II.d). Knötchen dystopen Nebennierenrindengewebes liegen praktisch immer außerhalb des Hodens, nebennierenähnliche Zellhyperplasien beim AGS dagegen vor allem im Hoden selbst, was gegen die Abstammung derartiger Hyperplasien von dystopen Nebennierenknötchen spricht. Auch sind, wie das RUTGERS et al. (1988) besonders hervorheben, sowohl beim AGS wie bei der kongenitalen Lipoidhyperplasie der Nebenniere dystope Nebennierenrindenknötchen in Hodennähe ohne Zeichen einer Hyperplasie gefunden worden, was mit der Annahme einer identischen Zellpopulation nicht vereinbar ist. Die Abstammung der hyperplastischen nebennierenähnlichen Herde bei AGS bleibt deshalb vorläufig noch unklar, wenn es sich auch, was ihre Funktion und Morphologie angelangt, um recht nebennierenrindenähnliche Proliferationen handeln muß.

2. Versprengtes Milzgewebe im Hoden und seiner Umgebung, splenogonadale Fusion

OBERNDORFER (1931) zitiert eine bereits 1926 von TALMANN gemachte Beobachtung derartiger Nebenmilzen in Nebenhoden und Samenstrang, die bei einem Patienten mit Malaria bis zu Gänseigröße angeschwollen seien. Derartig verlagertes Milzgewebe wird klinisch in der Regel als Hoden- oder Skrotaltumor erfaßt oder als Teilerscheinung einer kombinierten Mißbildung mit schweren Entwicklungsstörungen der Extremitäten und Mikrognathie (PUTSCHAR u. MANNION 1956). Die Verbindung des dystopen Milzgewebes kann unterbrochen sein oder strangförmig mit der Milz erhalten bleiben. Bei erhaltener Verbindung, bei der sog. splenogonadalen Fusion, geht der Strang in der Regel vom oberen Milzpol aus und endet am Oberpol des linken Hodens oder am Kopf der Epididymis. Besonders bei derart strangförmigen Verbindungen sind Extremitätenmißbildungen häufig. Bei isolierten Dystopien liegt das Milzgewebe in Samenstrang, Nebenhoden oder Hoden. Bei mehr als einem Drittel der Fälle besteht gleichzeitig eine Inguinalhernie, in ungefähr einem Sechstel der Patienten ein Kryptorchismus (Literaturübersichten bei PUTSCHAR u. MANNION 1956; WATSON 1968; MENDEZ u. MORROW 1969; PENDSE et al. 1975, neue kasuistische Mitteilung von TANK u. FORSYTH 1988).

3. Angiome und andere Gewebseinschlüsse des Hodens

Wie in anderen Organen können auch im Hoden kleine Angiome als Ausdruck einer hamartomatösen Mißbildung gefunden werden. So sahen wir einmal ein kleines *kapilläres Hämangiom* als Zufallsbefund bei der Autopsie eines alten Mannes (Abb. 2.32). Derartige Beobachtungen sind mehrfach gemacht worden (neuere kasuistische Mitteilungen von STEIN 1975; D'ESPOSITO et al. 1976; CRICCO u. BUCK 1980; NISTAL et al. 1982; HARGREAVES et al. 1982). NISTAL u. PANIAGUA

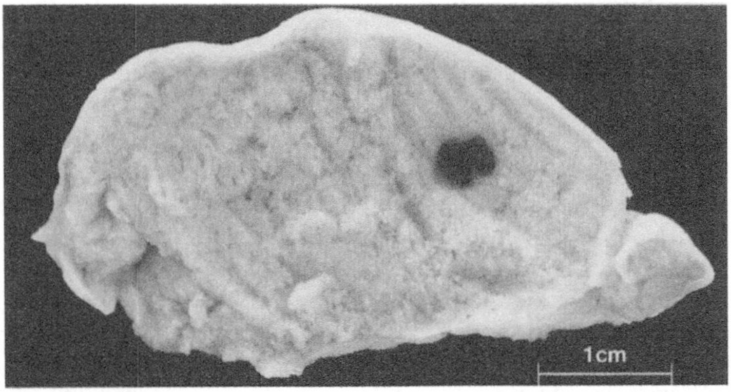

a

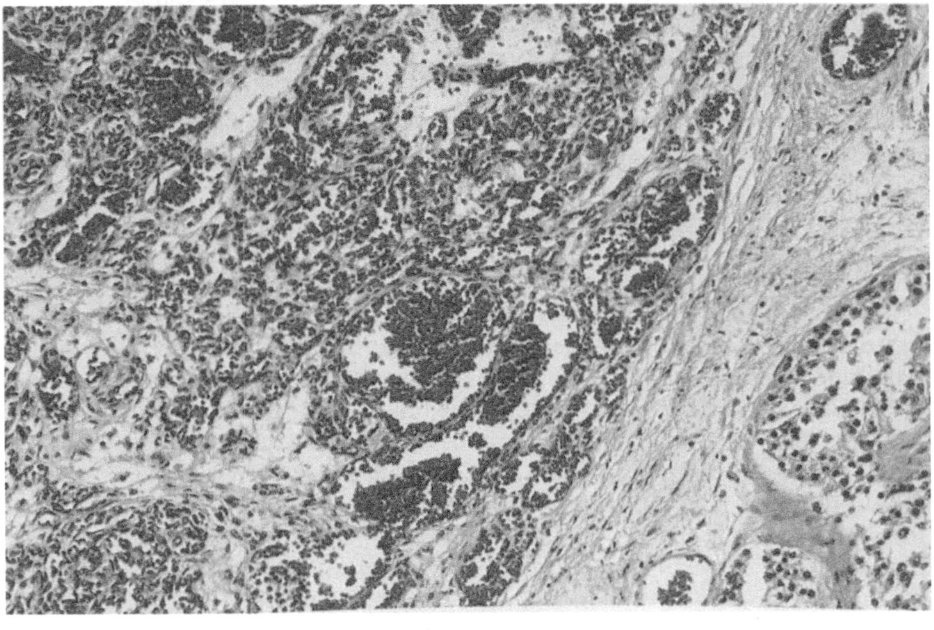

b

Abb. 2.32 a, b. Hämangiom eines Hodens, 76jähriger Mann. **a** Zufallsbefund bei Autopsie; **b** HE ×140

(1977) und NISTAL et al. (1984 a) beobachteten ferner bei 2 Kindern kongenitale *Lymphangiektasien,* bei einem der beiden Kinder in Kombination mit Noonan-Syndrom, beim anderen mit beidseitigem Kryptorchismus.

Schließlich machen NISTAL u. PANIAGUA (1984) auf das seltene Vorkommen *kleiner Knorpelherde* im Hoden aufmerksam. Sie fanden derartige Knorpelinseln, die sie als Choristome deuten, in den Hoden von 2 der 2000 von ihnen kontrollierten Autopsien von Kleinkindern. *Paraganglien* konnten dagegen nur im Nebenhoden gesehen werden.

IV. Tunica albuginea

In der Tunica albuginea treten relativ häufig *Zysten* auf, häufiger als im Hoden selbst. Sie können isoliert oder multipel sein. HEETDERKS u. HOMMERSON (1988) unterscheiden dabei 2 Zystenformen: Einfache Zysten, die mit einem einschichtigen Epithel ohne Zilien ausgekleidet sind, und vielbuchtige Komplexzysten, die ein zilientragendes Zylinderepithel aufweisen, Zysten, die HEETDERKS u. HOMMERSON (1988) auf Reste des Müller-Ganges zurückführen (neuere Übersichten bei WARNER et al. 1984; HEETDERKS u. HOMMERSON 1988). SCHMIDT u. MINCKLER (1987) beobachteten bei einem 51jährigen Mann, bei dem 15 Jahre früher eine Vasektomie vorgenommen worden war, multiple, in die Tunica albuginea verlagerte Samenkanälchen, die makroskopisch den Eindruck zahlreichen Zystchen machten.

Zysten der Hodenhüllen können vor allem aber auch durch *Abschnürung von Mesothelbuchten* entstehen. So sieht man bei Hydrozelen und Periorchitiden häufig drüsenartige Mesothelproliferationen bis zur Ausbildung kleinerer und größerer Mesothelzysten (s. auch Kap. 4: B). Bei vielen Zysten, vor allem bei den Zysten mesothelialen Ursprungs, handelt es sich wahrscheinlich nicht um Mißbildungen, sondern um Folgen von abgelaufenen entzündlichen Prozessen.

Das gleiche gilt auch für die *fibromatöse Periorchitis,* die auch als noduläre Periorchitis oder als fibromatöser Pseudotumor bezeichnet wird. Die Tunica vaginalis ist diffus oder knotenförmig verdickt, wobei sich die Verdickungen und Knoten aus einem hyalinisierten Gewebe, eventuell verkalkt, und Resten entzündlicher Infiltrate zusammensetzen (s. Kap. 4: B.I.3). Auch die abgelaufene *Mekoniumperiorchitis* kann bei Neugeborenen eine Mißbildung oder sogar einen Tumor imitieren (s. Kap. 4: B.I.2).

V. Anhangsgebilde von Hoden und Nebenhoden sowie aberrierende Kanälchen

Was die Normalverhältnisse dieser Anhänge und aberrierenden Kanälchen anbelangt, sei auf die einleitenden Ausführungen im 7. Kapitel verwiesen. Eingehende Schilderungen der Normalverhältnisse finden sich ferner bei STIEVE (1930). Von pathologischer Bedeutung sind vor allem zystische Vergrößerung und Torsionen. Torsionen treten in erster Linie bei Kindern im Alter zwischen 10 und 13 Jahren auf (SKOGLUND et al. 1970). Sie können das Bild einer Hodentorsion imitieren. Stielgedrehte nekrotische Zysten können abfallen und als freie Körper, eventuell verkalkt, im Cavum serosum liegen. Schließlich muß die Möglichkeit eines malignen Tumors, ausgehend von derartigen Anhangsgebilden, in Betracht gezogen werden. Das gilt besonders für die Appendix testis, die sessile Hydatide von Morgagni, ein Rest des Müller-Ganges und die Appendix epididimydis, die gestielte Hydatide von Morgagni, ein Rest des Wolff-Ganges (s. Kap. 6: G.VI.3).

Was die Mißbildungen der Verbindungen zwischen Hoden und Nebenhoden sowie die Malformationen von Nebenhoden selbst und Samenstrang anbelangt, sei auf die Ausführungen im Kap. 7 über die Pathologie von Nebenhoden und Samenstrang verwiesen. Die funktionellen Auswirkungen derartiger Malformationen werden im Abschnitt über die Fertilitätsstörungen besprochen (s. Kap. 5: C.II).

C. Hoden bei Störungen der Geschlechtsentwicklung

Bei den Störungen der pränatalen Geschlechtsdifferenzierung lassen sich 3 wesentliche Formen unterscheiden:

I. Gonadendysgenesien: Abnorme Entwicklungen der Gonaden selbst.
II. Männlicher Pseudohermaphroditismus: Abnorme Genitalentwicklung bei weitgehend normalen Hoden.
III. Weiblicher Pseudohermaphroditismus: Abnorme Genitalentwicklung bei weitgehend normalen Ovarien.

In einer Abhandlung über die Pathologie des Hodens darf diese 3. Gruppe, der weibliche Pseudohermaphroditismus, übergangen werden. Aber auch gewisse Formen der 1. Gruppe, der Gonadendysgenesien, die nur mit rudimentären Ovarien oder Streakgonaden einhergehen, gehören streng genommen nicht in den Rahmen von Ausführungen über die Hodenpathologie. Ihre Probleme sollen deshalb auch nur kurz gestreift werden. Beachtung verdienen dagegen die Dysgenesien mit testisartigen Formationen und vor allem der männliche Pseudohermaphroditismus, bei dem das Vorhandensein von Hoden ja wesentliche Voraussetzung für die Zuordnung eines Krankheitsbildes zu dieser Gruppe ist.

Dysgenesien äußern sich meist in einem Hypogonadismus und zwar in einer primären, d. h. hypergonadotropen Form. LABHART (1986) und NISTAL u. PANIAGNUA (1984) besprechen daher gewisse Einzelformen gestörter Geschlechtsentwicklung unter dem Titel einer primären Testisinsuffizienz, eines hypergonadotropen Hypogonadismus, Funktionsstörungen, die in der vorliegenden Abhandlung über die Hodenpathologie vor allem im Kapitel der Fertilitätsstörungen und der Auswertung von Hodenbiopsien behandelt werden (s. Kap. 5: A, B und C). Ich halte mich bei Besprechung der Störungen der Geschlechtsentwicklung an die in Tabelle 2 bei PRADER (1986) gegebene Übersicht, die von den Grundstörungen ausgeht. Gewisse Überschneidungen mit den Ausführungen über die Befunde bei Hodenbiopsien im Rahmen von Fertilitätsstörungen werden sich dabei nicht ganz vermeiden lassen.

Tabelle 2.2 entspricht dieser Zusammenstellung von PRADER (1986), allerdings in gekürzter Fassung, da die Einzelformen des weiblichen Pseudohermaphroditismus, wie bereits besprochen, nicht berücksichtigt werden. Wie die Tabelle zeigt, stehen bei abnormer Gonadenentwicklung Störungen der Geschlechtschromosomen, der Gonosomen im Vordergrund. DHOM u. STAEDTLER (1986) verwendet deshalb für diese Erkrankungsgruppe den Begriff der gonosomalen Störungen. Bei den verschiedenen Formen des männlichen Pseudohermaphroditismus handelt es sich dagegen vorwiegend um Fehler der hormonalen Steuerung, wobei allerdings auch hier die Erkrankung an die Geschlechtschromosomen gebunden sein kann wie z. B. die Androgeninsensivität.

Die meisten Gonadenmißbildungen sind schon präpuberal erkennbar. Gewisse Hodenveränderungen manifestieren sich vor allem aber erst postpuberal. Das gilt z. B. für das Klinefelter-Syndrom. RUTGERS u. SCULLY (1987) sprechen deshalb bei diesem Syndrom im Gegensatz zu den phänotypischen Intersex-

Tabelle 2.2. Störungen der pränatalen sexuellen Differenzierung (gekürzte Tabelle nach PRADER 1986)

A. *Abnorme Gonadenentwicklung*
Häufig Störungen der Geschlechtschromosomen
Mehrzahl der Syndrome nicht hereditär
1. Männliches äußeres Genitale
   - Chromatin-positives Klinefelter-Syndrom: meist XXY
   - Chromatin-negatives Klinefelter-Syndrom: XY, heterogene Gruppe
   - XX-Männer
   - Männliches Turner-Syndrom: meist XY, heterogene Gruppe
   - Syndrom der rudimentären Testes: XY, gelegentlich hereditär
   - Kongenitale Anorchie: XY
2. Weibliches äußeres Genitale
   - Turner-Syndrom mit bilateralen Streaks und Kleinwuchs: meist X0, gelegentlich Übergang zu rudimentären Ovarien, Hoden oder asymmetrischer Gonadendysgenesie
   - Reine Gonadendysgenesie mit bilateralen Streaks und normalem Körperbau: XX (autosomal rezessiv hereditär) und XY (X-chromosomal rezessiv hereditär), gelegentlich Übergang zu rudimentären Ovarien oder Hoden
3. Intersexuelles äußeres Genitale
   - Asymmetrische gemischte Gonadendysgenesie mit einem Streak und einem rudimentären Hoden: meist X0/XY, seltener XY oder XX/XY, gelegentlich Übergang zu Turner-Syndrom, reiner XY-Gonadendysgenesie oder zum Syndrom der rudimentären Testes
   - Testikuläre Dysgenesie: XY, hereditär, oder X0/XY
   - Echter Hermaphroditismus: meist XX, rezessiv hereditär, selten XX/XY
   - Gonadenagenesie (testikuläre Regression): XY, hereditär

B. *Abnorme Genitalentwicklung bei vorhandenen Hoden = Männlicher Pseudohermaphroditismus*
Meist XY und hereditär
1. Männliches äußeres Genitale
   - Oviduktpersistenz (Hernia uteri inguinalis): autosomal rezessiv hereditär
2. Weibliches äußeres Genitale
   - Testikuläre Feminisierung (Androgeninsensibilität): X-chromosomal rezessiv hereditär
   - Verschiedene Syndrome, s. unter 3
3. Intersexuelles äußeres Genitale: Große, z. T. unklare Gruppe, häufig vor Pubertät nicht klassifizierbar
   - Pränataler LH-Mangel
   - Störungen der Testosteronsynthese, autosomal rezessiv hereditäre Enzymdefekte:
     - in Hoden und Nebennieren
     - in Hoden allein
   - Abnormer Testosteronstoffwechsel: 5-α-Reduktase-Mangel, autosomal rezessiv hereditär
   - Partielle Androgeninsensibilität: X-chromosomal rezessiv hereditär
   - Chromosomenstörungen X0/XY
   - Leydig-Zellaplasie oder -hypoplasie
   - Verschiedene Dysmorphiesyndrome

formen von einer genotypischen Intersexform. Tatsächlich wird das Klinefelter-Syndrom häufig erst bei Fertilitätsabklärungen erfaßt. Es wird deshalb wie die in Tabelle 2.2 aufgeführten, mit dem typischen Klinefelter-Syndrom verwandten Krankheitsbilder im Kap. 5 über die Störungen der Hodenfunktion besprochen.

PRADER (1986) unterteilt als Kliniker die in seiner Tabelle 2 aufgeführten Formen der abnormen Gonadenentwicklung, der Gonadendysgenesien und des männlichen Pseudohermaphroditismus, nach der Entwicklung der äußeren Genitalien. Dem Pathologen, häufig nur mit Exzisaten der fehlgebildeten Gonaden konfrontiert, ist eine auf den Gonadenveränderungen basierende Unterteilung der verschiedenen Formen abnormer Gonadenentwicklung nützlicher. Ich gehe deshalb in meinen folgenden Ausführungen von den Gonadenveränderungen aus. Bei den seltenen Syndromen beschränke ich mich allerdings wie bereits betont auf kurze Hinweise. Eingehendere Darstellungen neueren Datums finden sich bei SIEBENMANN (1983), PRADER (1986) und RUTGERS u. SCULLY (1987), was die Tumoren anbelangt auch bei SCULLY (1979, 1981).

I. Gonadendysgenesien

Bei gewissen Syndromen der in Tabelle 2.2 zuerst aufgeführten Gruppe von Störungen der Gonadenentwicklung sind entweder gar keine Hoden, rudimentäre Gonaden oder nur sog. Streaks nachweisbar. Unter einer *Streak-Gonade* versteht man eine strangförmige Gewebsverdickung, die in ähnlicher Lage wie ein Ovar im Ligamentum latum unterhalb der Tube ausgebildet ist. Sie entspricht histologisch einem fibrösen Gewebe, das einem Ovarialstroma gleicht und gelegentlich Reste mesonephrogener Tubuli oder Zellen einschließt, die an Hilus- oder Leydig-Zellen erinnern (Abb. 2.33).

1. Turner-Syndrom

Beim klassischen Turner-Syndrom sind beidseits nur derartige Streak-Gonaden nachweisbar. Die äußeren Genitalien sind weiblich, bleiben aber auf infantiler Stufe stehen. Das Syndrom ist ferner durch Kleinwuchs und typische Dysmorphiezeichen wie Sphinxgesicht und Pterygiumbildung am Hals charakterisiert. Der typische Karyotyp entspricht einer 45,X0-Konstellation. In annähernd der Hälfte der Fälle kommen aber auch Mosaike oder Kombinationen mit einem abnormen X vor. Derartige Patienten haben in der Regel im Gegensatz zum klassischen Turner-Syndrom ein positives Sexchromatin (s. PRADER 1986).

2. Reine Gonadendysgenesie

Bei der reinen Gonadendysgenesie, ebenfalls Individuen mit weiblichen äußeren Genitalien und beidseitigen Streak-Gonaden, aber ohne die Dysmorphiezeichen des Turner-Syndroms, können bei der XY-Konstellation, dem *Swyer-Syndrom,* in den Streak-Gonaden auch rudimentäre Hodenteile, Samenkanälchen und Keimzellen gefunden werden, im Gegensatz zum typischen Turner-Syndrom. Damit besteht die Gefahr der Entwicklung eines Tumors. Tatsächlich treten bei 30% der Patienten Geschwülste auf, vor allem Gonadoblastome oder Seminome (neuere Übersichten bei WOLMAN et al. 1980; PICKARTZ et al. 1980; KINGSBURY et al. 1987). Derartige Streak-Gonaden sollten deshalb frühzeitig operativ entfernt werden.

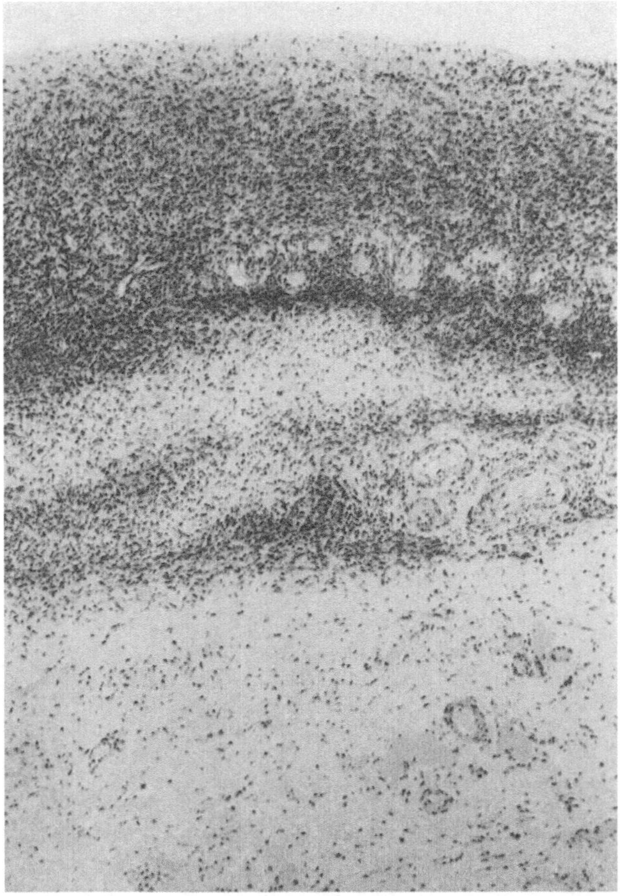

Abb. 2.33. Streak-Gonade bei gemischter Gonadendysgenesie. Ovarartiges Stroma, aber ohne Keimzellen und Follikel. 24 jähriger Patient (HE × 60)

3. Männliches Turner-Syndrom

Beim männlichen Turner-Syndrom sind die gleichen Dysmorphiezeichen nachweisbar wie beim klassischen Turner-Syndrom. Im Gegensatz zu diesem sind beim männlichen Turner-Syndrom jedoch beidseits Hoden vorhanden, allerdings in kryptorcher Lage, und das Genitale ist männlich ausgebildet. Es besteht aber ein Hypogonadismus. Fehlt dieser, sind nur Dysmorphiezeichen des Turner-Syndrom ohne Hypogonadismus nachweisbar, wird von einem *Noonan-Syndrom* gesprochen. Beim männlichen Turner-Syndrom wie beim Noonan-Syndrom findet man in den Hoden meist unvollständig entwickelte Samenkanälchen mit reduzierter Spermatogenese (Abb. 2.34) (Schirren u. Fumey 1982; Nistal et al. 1983). Nistal et al. (1984) sahen bei einem 6jährigen Knaben mit Noonan-Syndrom ferner zusätzliche testikuläre Lymphangiektasen. Beim männlichen Turner-Syndrom kommen neben XY- auch X0/XY-Konstellationen vor. Damit bestehen Übergänge zu der gemischten Gonadendysgenesie.

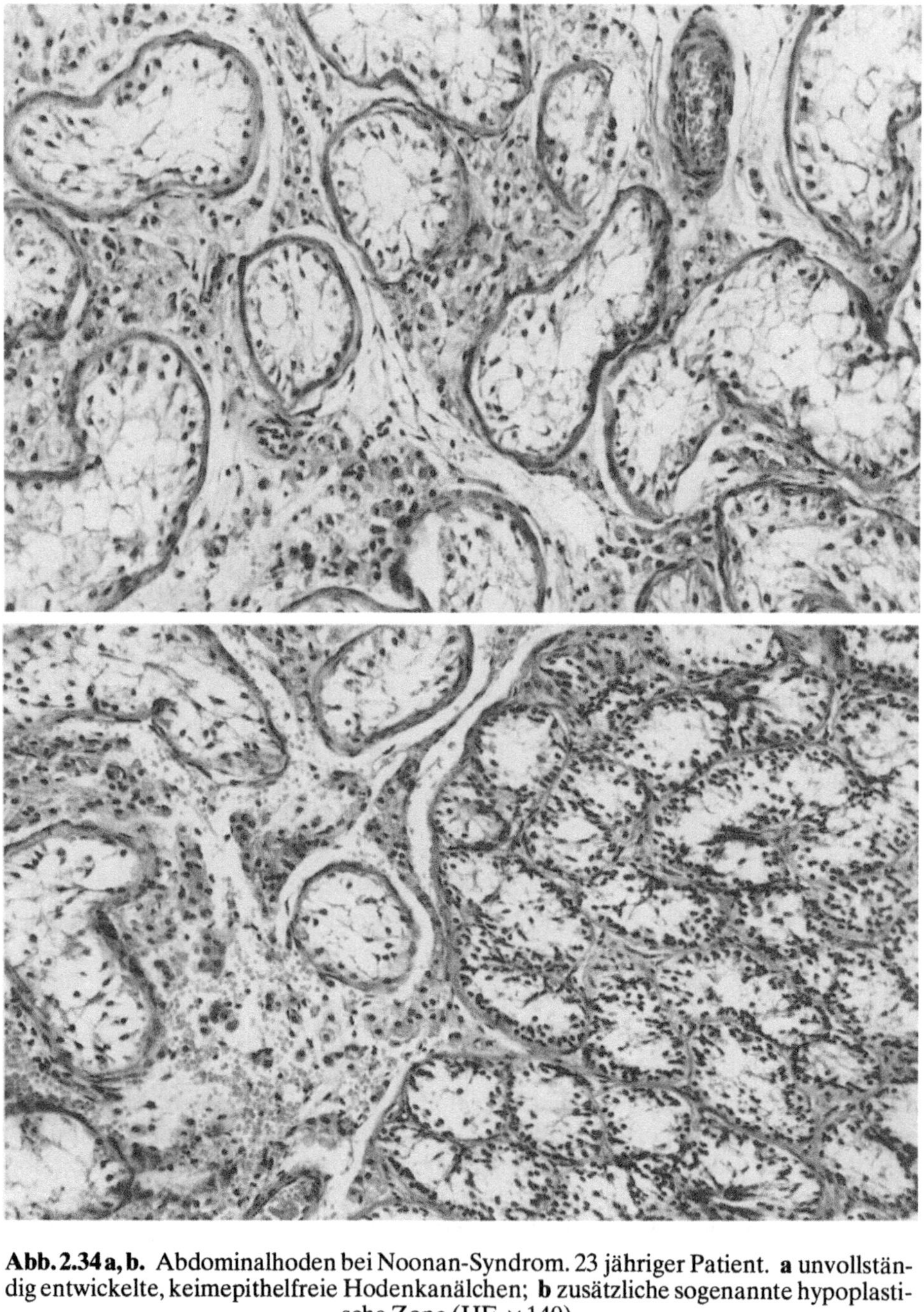

a

b

Abb. 2.34 a, b. Abdominalhoden bei Noonan-Syndrom. 23 jähriger Patient. **a** unvollständig entwickelte, keimepithelfreie Hodenkanälchen; **b** zusätzliche sogenannte hypoplastische Zone (HE ×140)

4. Gemischte Gonadendysgenesie

Die gemischte Gonadendysgenesie ist durch die Kombination einer einseitigen Streak-Gonade mit einem Hoden auf der Gegenseite oder durch ein- oder beidseitige Streak-Hoden charakterisiert, d.h. Gonaden, in denen Hoden- und Streakanteile gemeinsam vorkommen. Meist besteht eine X0/XY Kombination. Der Hoden ist in der Regel retiniert, nur in ungefähr 10% der Fälle deszendiert. Äußeres und inneres Genitale sind intersexuell ausgebildet mit einem rudimentären Uterus und einer Tube auf Seite der Streak-Gonade. Auf Seite des Hodens findet man ebenfalls eine Tube, evtl. aber auch nur einen Ductus deferens oder die Kombination einer Tube mit einem Ductus deferens. Ungefähr ein Drittel der Patienten weist gewisse Dysmorphiezeichen des Turner-Syndroms auf. Auch bei der gemischten Gonadendysgenesie können die Streak-Gonaden einzelne Follikel oder wie bei der reinen Gonadendysgenesie vom Typ XY, dem Swyer-Syndrom, rudimentäre Samenkanälchen einschließen (neuere Übersichten bei ZÄH et al. 1975; ROBBOY et al. 1982; JOSSO et al. 1983). Die Gefahr der Entwicklung eines Gonadentumors ist deshalb ebenfalls groß. Sie beträgt nach verschiedenen Angaben 9–25% (Übersicht bei RUTGERS u. SCULLY 1987). In der Regel handelt es sich bei den Tumoren um Gonadoblastome und Seminome. Die Tumoren entwickeln sich frühzeitig. SALLE u. HEDINGER (1979) konnten bei zwei 13- und 14jährigen Patienten in den Streak-Gonaden atypische Keimzellen mit Übergang in ein Seminom nachweisen. MÜLLER et al. (1985) fanden in den Gonaden von 4 Kindern mit einer X0/XX Kombination und vorwiegend weiblichem Phänotyp atypische Keimzellen, bei 2 Kindern bereits im Alter von wenigen Monaten.

5. Hermaphroditismus verus

Von einem Hermaphroditismus verus darf dann gesprochen werden, wenn die Gonaden eindeutig Hoden- und Ovargewebe enthalten. Die meisten Patienten sind Sexchromatin-positiv. In mehr als der Hälfte der Fälle liegt ein normaler XX-Chromosomensatz vor. Die Patienten sind ferner H-Y-positiv. Es kommen aber auch XY-Kombinationen und Mosaike vor, meist vom Typ XX/XY. Die äußeren Genitalien sind in der Regel intersexuell ausgebildet, die inneren Genitalorgane weisen verschiedenste Kombinationen auf. Die Gonaden liegen praktisch immer intraabdominal. Bei ungefähr einem Drittel der Patienten wird auf der einen Seite ein Ovar und auf der Gegenseite ein Hoden gefunden. Bei annähernd zwei Drittel der Fälle ist dagegen auf der einen Seite ein Ovotestis (Abb. 2.35), d.h. die Kombination eines Ovars mit einem Hoden, und auf der Gegenseite ein Ovar oder ein Hoden nachweisbar. Seltener handelt es sich um einen beidseitigen Ovotestis. Was die mikroskopischen und elektronenoptischen Befunde an derartigen Gonaden anbelangt, sei auf die Mitteilung von BERGMANN et al. (1989) verwiesen. Laut RUTGERS u. SCULLY (1987) kommen in 2,6% der Fälle maligne Gonadentumoren vor, vor allem Seminome (NICHTER 1984) aber auch Gonadoblastome (QUIGLEY et al. 1981) und kombinierte Keimzelltumoren (RADHAKRISHNAN et al. 1978). Die Ursache des Hermaphroditismus verus ist unklar. Da mehrfach ein familiäres Vorkommen beobachtet wurde, wird ein autosomal rezessives Erbleiden vermutet (s. van NIEKERK 1981; PRADER 1986).

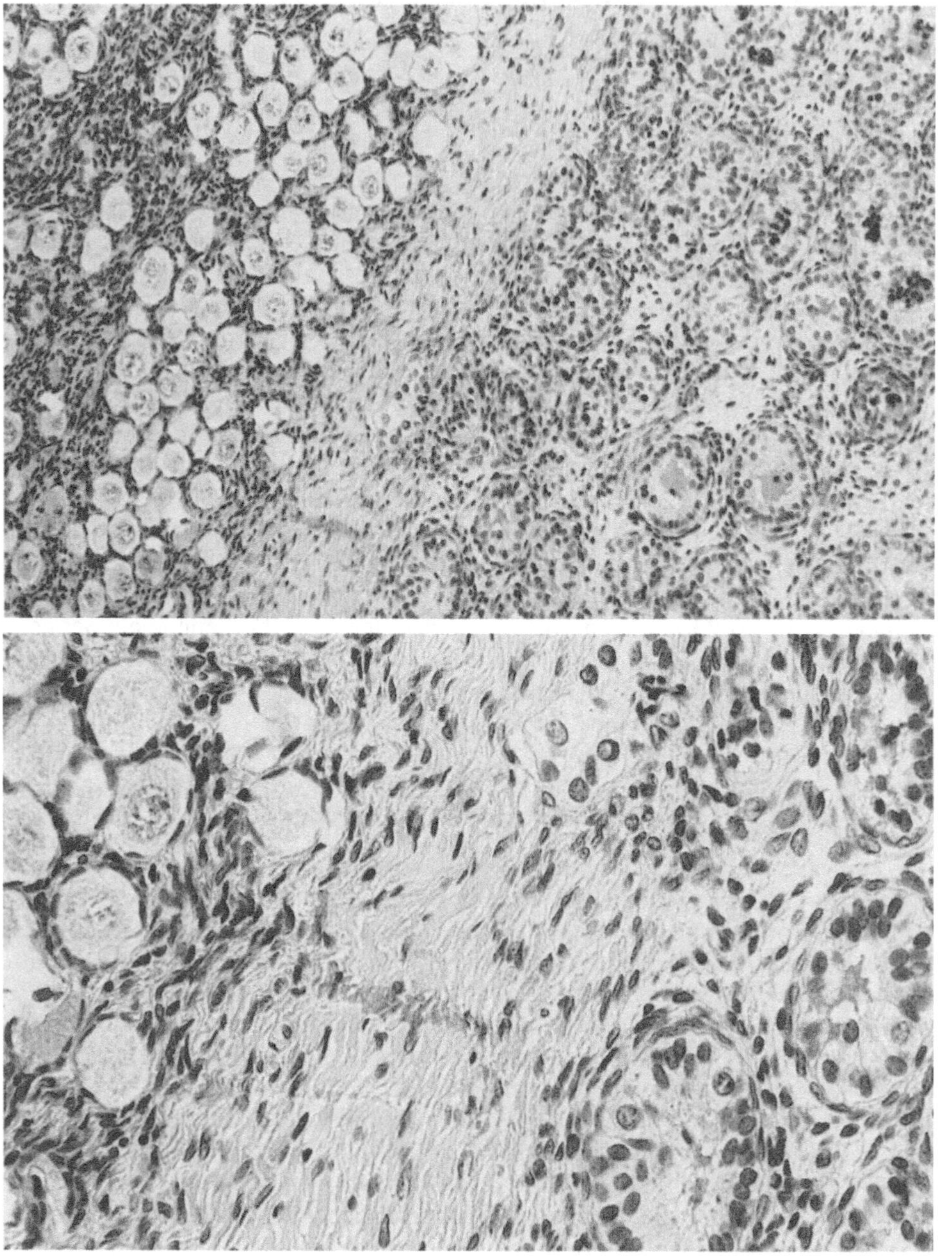

a

b

Abb. 2.35. Ovotestis rechts bei Hermaphroditismus verus. 8 Monate alter Patient (HE, **a** ×140, **b** ×360)

6. Embryonale und fötale testikuläre Regressionssyndrome

In der in Tabelle 2.2 unter A aufgeführten Liste figurieren weitere Syndrome abnormer Gonadenentwicklung wie das Syndrom der rudimentären Testes von Bergada et al. (1962), die kongenitale Anorchie und die Gonadenagenesie. Rutgers u. Scully (1987) fassen all diese Syndrome in einer gemeinsamen Gruppe von embryonalen und fötalen testikulären Regressionssyndromen zusammen. Den verschiedenen Syndromen dieser Gruppe ist das Fehlen der Hoden oder bei unvollständiger Regression das Vorkommen von nur kleinen Hodenresten mit mangelhafter männlichen Entwicklung und massiver Ausbildung der Derivate der Müller-Gänge gemeinsam. Rutgers u. Scully (1987) rechnen zu dieser Gruppe die gonadale Aplasie, den Agonadismus, die frühzeitige fötale Hodenregression, das bereits erwähnte Syndrom der rudimentären Hoden von Bergada et al. (1962) und die Anorchie.

a) Gonadale Aplasie

Die gonadale Aplasie erinnert an die reine Gonadendysgenesie vom Typ XY mit weiblichen äußeren und inneren Genitalien, aber im Gegensatz zur reinen Gonadendysgenesie mit vollkommenem Fehlen von Gonaden, auch von Streak-Gonaden. Es muß angenommen werden, daß überhaupt keine Gonadenentwicklung stattgefunden hat oder daß es vor dem 60. Tage der Embryonalentwicklung, vor Bildung des Anti-Müller-Hormons, zu einer vollständigen Rückbildung der Gonaden gekommen ist.

b) Agonadismus

Der Agonadismus, auch als wirklicher Agonadismus („true agonadism" bezeichnet, soll dagegen durch eine Regression der Hoden nach Einsetzen der Sekretion des Anti-Müller Hormons, aber kurz vor oder nach Beginn der Sekretion von Testosteron, also vor dem 65. Tage der Embryonalentwicklung zustande kommen. Wolff- und Müller-Derivate fehlen weitgehend, die äußeren Genitalien sind weiblich oder angedeutet intersexuell ausgebildet. In früher Embryonalzeit müssen Hoden vorhanden gewesen sein, die eine Regression der Müller-Gänge auslösen konnten. Rutgers u. Scully (1987) betrachten deshalb die Bezeichnung „true agonadism" als Fehlbegriff, der ersetzt werden sollte. Sie sprechen von einer „frühzeitigen testikulären Dysgenesie", was unweigerlich zu einer Verwechslung mit dem folgenden Regressionssyndrom, der frühen „fötalen Hodenregression" führt.

c) Frühe fötale Gonadenregression

Als frühe fötale Hodenregression wird ein Hodenverlust bezeichnet, bei dem am Ende der Samenstränge an Stelle der Hoden nur noch fibröse Knötchen erkennbar sind. Abkömmlinge des Wolff-Ganges sind erhalten, Müller-Derivate fehlen. Die äußeren Genitalien sind intersexuell ausgebildet. In den fibrösen Narbenknötchen am Ende der Samenstränge lassen sich Kalkherde, Teile der Epididymis, unreife Hodenkanälchen, Leydig- oder Hiluszellen und Teile des Rete testis nachweisen.

d) Syndrom der rudimentären Hoden

Das bereits erwähnte Syndrom der rudimentären Hoden von BERGADA et al. (1962) stellt die Folge einer Regression der Hoden in der mittleren Fötalperiode dar. Hoden sind zwar vorhanden, sie sind aber nur ganz klein, kryptorch. Die inneren und äußeren Genitalien sind im Gegensatz zum vorher genannten Syndrom der früh fötalen Hodenregression abgesehen von einem Mikropenis annähernd normal männlich ausgebildet. Histologisch sind in den Hoden bei Kindern unreife Samenkanälchen mit noch vereinzelten Keimzellen, bei Erwachsenen nur keimepithelfreie Kanälchen nachweisbar (BERGADA et al. 1962; GLASS 1982).

e) Anorchie

Bei dem einfach als Anorchie bezeichneten Hodenmangel, bei den „vanishing testes" oder der spätfötalen Hodenregression, fehlen beide Hoden weitgehend, die inneren und äußeren Geschlechtsorgane sind aber ganz normal ausgebildet. Auf diese relativ häufige Form des Hodenmangels sind wir bereits im Abschnitt A.II dieses Kapitels näher eingegangen. Sie wird wie übrigens auch die Monorchie häufig erst anläßlich eines operativen Korrekturversuches einer scheinbaren Hodenretention bei einem sonst normalen Knaben erfaßt.

II. Männlicher Pseudohermaphroditismus

1. Oviduktpersistenz

Bei der sogenannten Oviduktpersistenz, auch als Pseudohermaphroditismus masculinus internus oder als Hernia-uteri-inguinalis-Syndrom bezeichnet, die Franzosen sprechen auch einfach von einem „homme à l'uterus", besteht meist ein ein- oder beidseitiger Kryptorchismus sowie eine einseitige Leistenhernie. Operativ lassen sich abgesehen von beidseitigen Hoden und Samensträngen ein im Abdomen oder in der Hernie liegender kleiner Uterus mit Tuben nachweisen. Die Hodenentwicklung entspricht derjenigen von entsprechenden Graden banaler Hodenretentionen.

Patienten mit gut entwickelten Hoden sollen zeugungsfähig sein. Die Erkrankung tritt familiär auf, sie wird wahrscheinlich geschlechtsgebunden autosomal rezessiv vererbt (PRADER 1986). Die Gefahr der Entwicklung eines malignen Tumors ist relativ groß. So fanden SALLE u. HEDINGER (1970) bei einem erst 20jährigen Patienten mit diesem Syndrom bereits ein Seminom in einem Abdominalhoden. Nach RUTGERS u. SCULLY (1987) sollen derartige Tumoren bei Patienten mit Oviduktpersistenz aber nicht häufiger sein als bei Patienten mit banalem Kryptorchismus. Ursache der Erkrankung ist eine ungenügende Wirkung des Anti-Müller-Hormons, d.h. ein mangelndes Ansprechen der Müller-Gänge auf dieses Hormon oder eine gestörte Sekretion.

2. Testikuläre Feminisierung (Androgeninsensibilität, Androgenresistenz)

Das Syndrom der testikulären Feminisierung wird auch als Syndrom der Androgeninsensibilität oder weniger präzis der Androgenresistenz bezeichnet. In

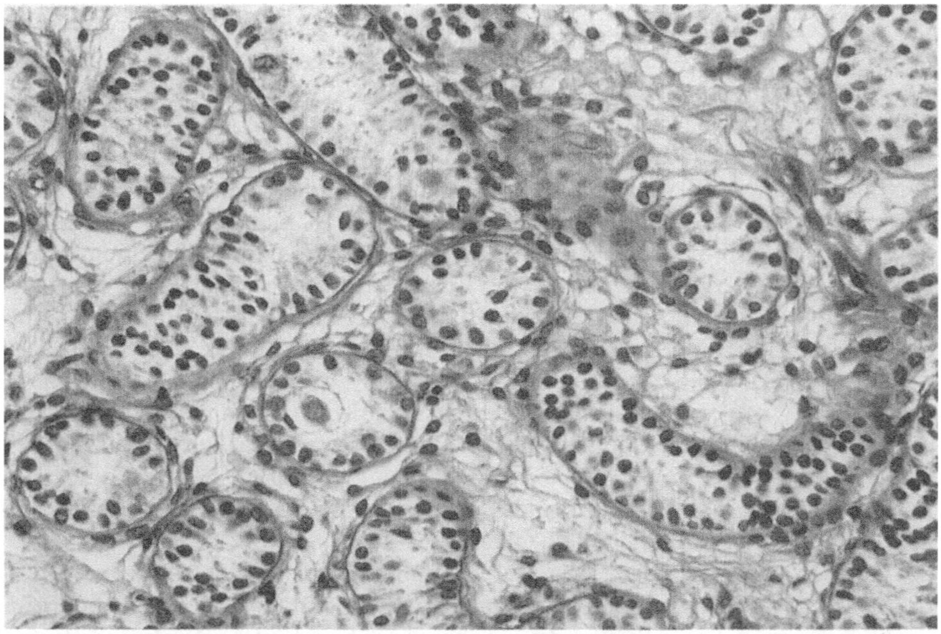

a

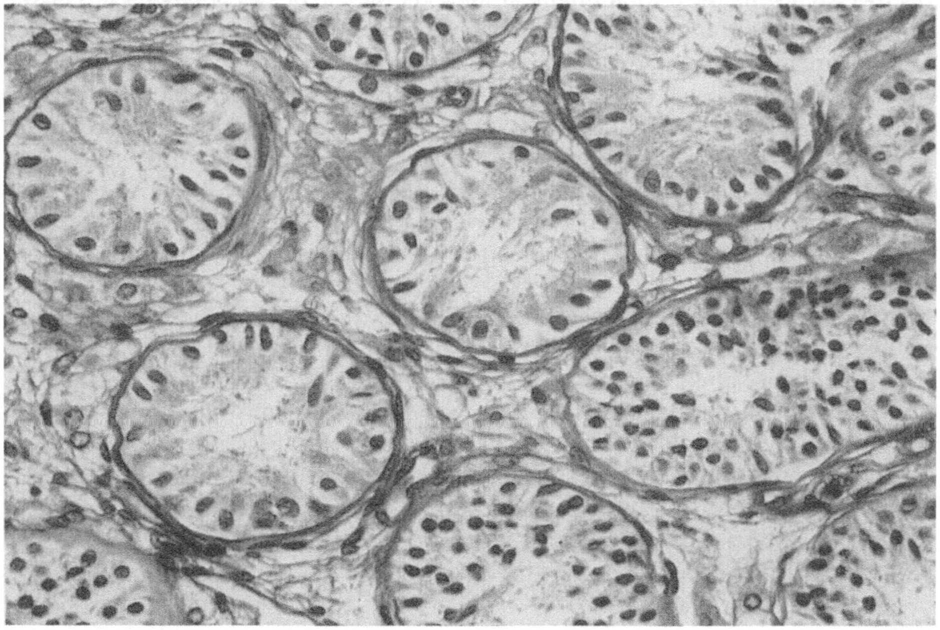

b

Abb. 2.36 a, b. Hoden bei testikulärer Feminisierung. **a** 8 jähriger Patient. Noch einzelne erhaltene Keimzellen. **b** 13 jähriger Patient: Keimepithelfreie, z. T. hypoplastische Kanälchen (PAS × 360)

voller Ausprägung ist es durch einen äußerlich vollkommen normalen weiblichen Habitus bei beidseitigem Kryptorchismus charakterisiert. Pubes- und Axillarbehaarung fehlen jedoch oder sind nur mangelhaft ausgebildet. Die Vagina ist verkürzt, der Uterus fehlt, Tuben und Derivate des Wolff-Ganges fehlen meist ebenfalls weitgehend. Nach RUTGERS u. SCULLY (1987) kommen zwar Tuben bei 24% und eine Epididymis bei 9% der Patienten vor. Die Mammae sind dagegen ausgesprochen weiblich entwickelt. Die Patienten fallen sogar wegen ihrer besonders schönen weiblichen Erscheinung auf. Der Karyotyp ist männlich, XY. Die Androgene im Plasma sind normal oder erhöht. Das Syndrom wird durch eine Nichtansprechbarkeit der Körperzellen auf Androgene, durch eine Androgen„resistenz" verursacht, die vor allem auf einer Störung der Androgenrezeptoren, evtl. aber auch auf einem tiefer liegenden Postrezeptorendefekt beruht.

Das Syndrom der testikulären Feminisierung stellt die häufigste Form des männlichen Pseudohermaphroditismus dar. Es soll bei ungefähr einem von 50000 äußerlich weiblichen Neugeborenen vorhanden sein. Nach PRADER (1986) liegt die Häufigkeit zwischen 1:20000–1:60000. Das Syndrom wird X-chromosomal rezessiv vererbt. Die Konduktorinen sind gesund, können allerdings eine etwas spärlich entwickelte Sexualbehaarung haben.

Klinisch äußert sich die Erkrankung vor allem in einer primären Amenorrhoe und einer Sterilität. Inguinalhernien sind häufig und können schon bei Säuglingen nachweisbar sein. Sie enthalten die Hoden, die sich in der Regel palpieren lassen. Die retinierten Hoden können aber auch im Inguinalkanal oder intraabdominal liegen. Ihre morphologisch faßbaren Veränderungen gleichen weitgehend denjenigen von entsprechend gelagerten Hoden beim einfachen Kryptorchismus. MÜLLER (1984) fand bei Kindern mit komplettem oder unkomplettem Syndrom der testikulären Feminisierung bis zum Alter von 5 Jahren histologisch weitgehend normale Hoden. In den unreifen Samenkanälchen waren bis zu diesem Alter auch Keimzellen zu sehen und zwar in regelmäßiger Verteilung. Bei älteren Kindern waren sie dagegen nur noch herdförmig vorhanden (Abb. 2.36). RUTGERS u. SCULLY (1987) konnten in 15 ihrer 37 Fälle von testikulärer Feminisierung Spermatogonien nachweisen. Ausnahmsweise soll es auch zur Entwicklung von Spermatozyten kommen (MORRIS u. SCULLY 1958). MÜLLER (1984) beobachtete bei einem 2 Monate alten Säugling und einem 14 Jahre alten Knaben, allerdings mit einem nur unvollständigen testikulären Feminisierungssyndrom, zudem atypische Keimzellen, von ihm als Carcinoma in situ bezeichnet (s. folgender Abschnitt 3.a). Auch wir konnten bereits bei einem nur 1 10/12 Jahre alten Kinde mit testikulärer Feminisierung derartige atypische Keimzellen nachweisen (Abb. 2.37).

Zwischen den Samenkanälchen liegen Nester von Leydig-Zellen und Bezirke eines ovarartigen Stroma. Die Leydig-Zellen sind hyperplastisch, aktivitätsgesteigert, enthalten aber kaum Reinke-Kristalle. Das ovarartige Stroma kann sehr ausgedehnt sein und damit bei Zurücktreten der Samenkanälchen den Eindruck eines eigentlichen Ovars erwecken. Follikelartige Strukturen sind aber nicht vorhanden (ausführlichere Darstellung morphologischer Befunde bei GORDON et al. 1964; STENCHEVER et al. 1969; FERENCZY u. RICHART 1972; SCULLY 1979; RUTGERS u. SCULLY 1987).

In einem Viertel der Fälle treten meist multiple Knötchen, Hamartome auf, die sich vor allem aus dichtgepackten Kanälchen aufbauen, die unreife Sertoli-

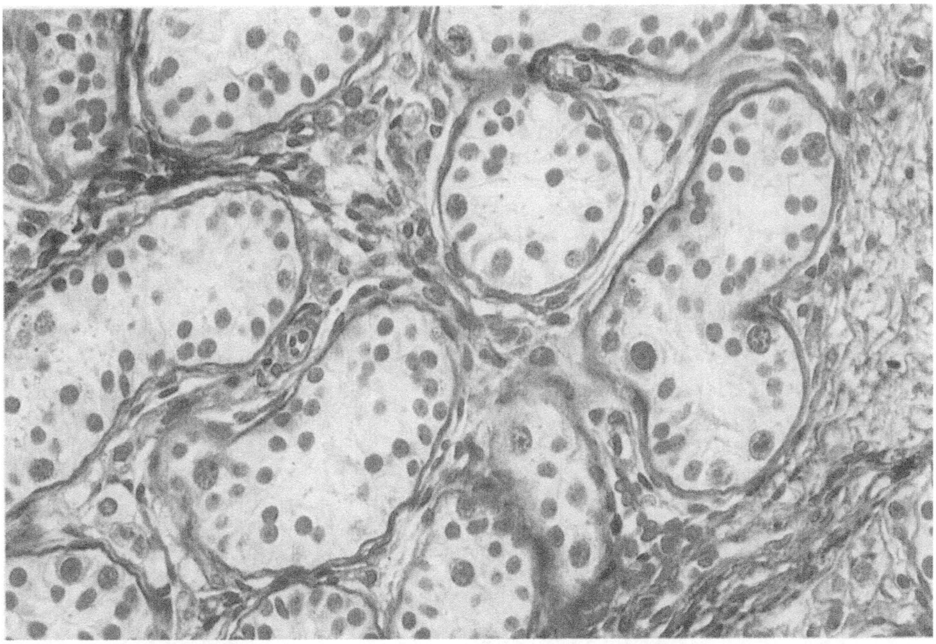

a

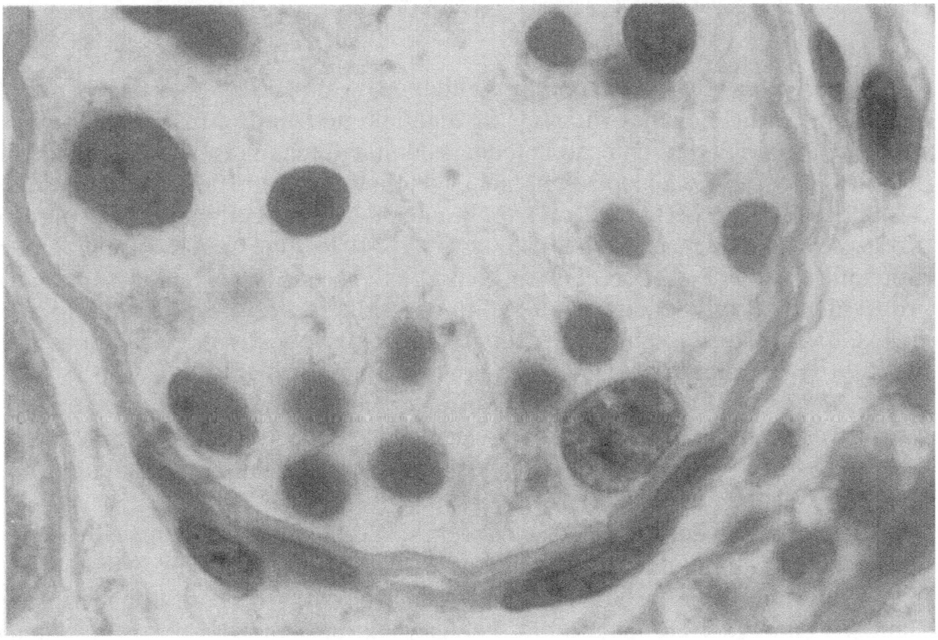

b

Abb. 2.37 a–c. Hoden bei testikulärer Feminisierung. $1^{10}/_{12}$jähriges Kleinkind. **a** Hodenkanälchen mit einzelnen normalen sowie atypischen Keimzellen (Masson ×360); **b** und **c** Atypische Keimzellen mit pathologischer Mitose (**c**) (HE ×1400)

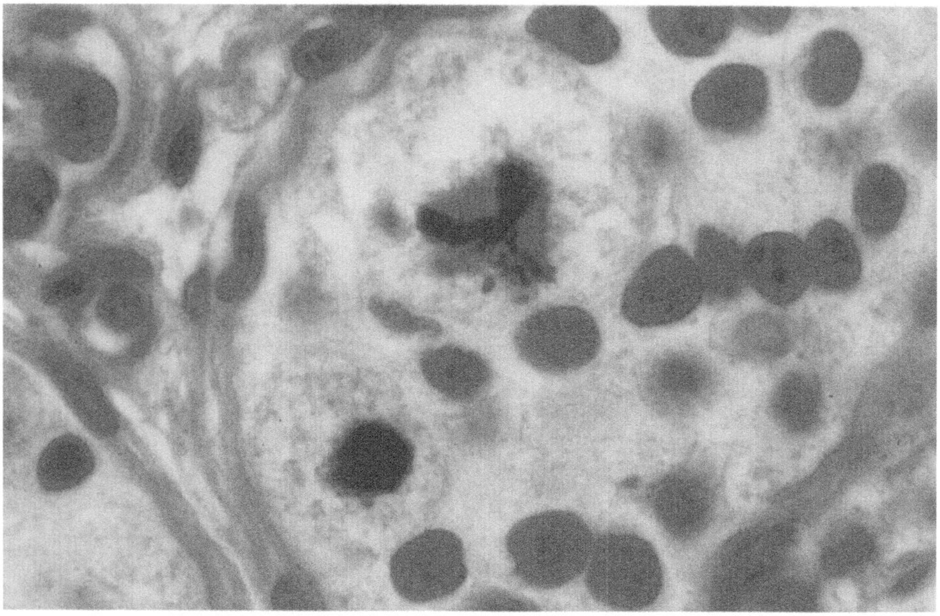

Abb. 2.37 c

Zellen und selten auch Keimzellen einschließen (Abb. 2.38). Neben diesen Kanälchen sind Leydig-Zellen, ovarartige Stromateile und glatte Muskelfasern zu sehen. Bei älteren Patienten bestehen die großen Knötchen fast ausschließlich aus Tubuli mit Sertoli-Zellen und entsprechen damit weitgehend Sertoli-Zelltumoren (Abb. 2.39) (s. Kap. 6: B II 2). Im Alter können derartige Tumoren ungewöhnlich groß werden. So beobachteten DAMJANOV et al. (1976) eine Geschwulst mit einem Durchmesser von bis 24 cm. Selten kommt es auch zur Entwicklung eines sog. großzelligen verkalkenden Sertoli-Zelltumors von PROPPE u. SCULLY (1980) oder eines Gonadenstromatumors mit Ringtubuli (RAMSWAMY et al. 1985), eines Leydig-Zelltumors oder schließlich auch eines intragonadalen Leiomyoms (s. RUTGERS u. SCULLY 1987). In Zusammenhang mit der abnormen Gonade tritt ferner typischerweise ein Knötchen aus glatten Muskelfasern auf, ein „small muscle body", das von RUTGERS u. SCULLY (1987) als Abkömmling des Gubernakulums oder eines Uterusrestes gedeutet wird.

Vor allem nach der Pubertät entwickeln sich relativ häufig maligne Tumoren, nach Statistiken ohne Berücksichtigung des Alters in 5–10% der Fälle, bei Beschränkung auf Patienten über 50 Jahren jedoch in über 30% der Beobachtungen. Häufigster maligner Gonadentumor bei testikulärer Feminisierung ist das Seminom (Abb. 2.38). Nichtseminomatöse Keimzelltumoren sind dagegen selten. Bemerkenswert ist das Fehlen von Gonadoblastomen. Nach RUTGERS u. SCULLY (1987) sind keine gut dokumentierten Fälle bekannt geworden. Da sich die bösartigen Tumoren fast ausschließlich erst nach der Pubertät manifestieren und da die Gonaden trotz der endokrinen Störung für die Entwicklung der Patienten von Bedeutung sind, empfiehlt PRADER (1986), die Testes trotz der Gefahr einer späteren

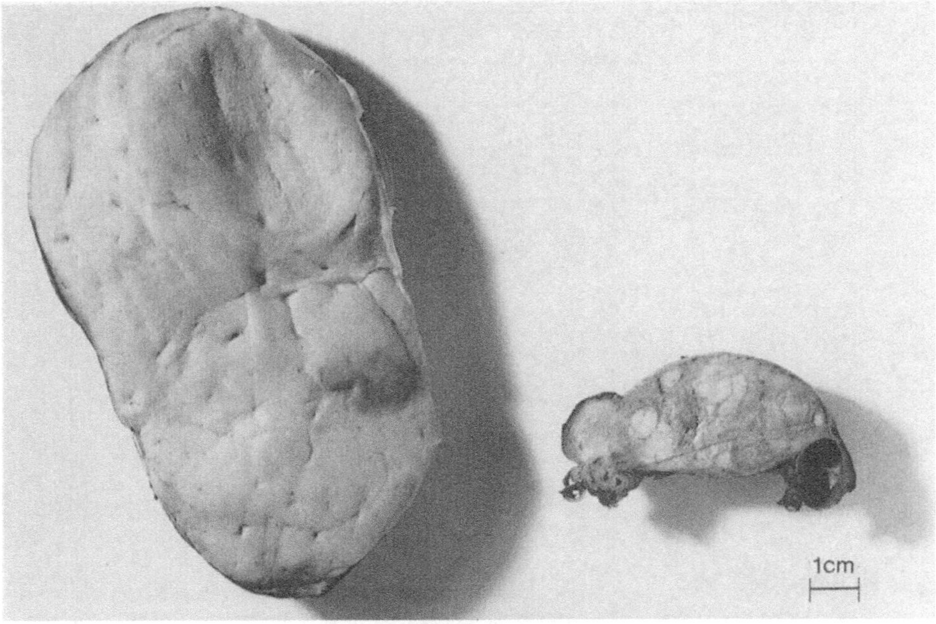

a

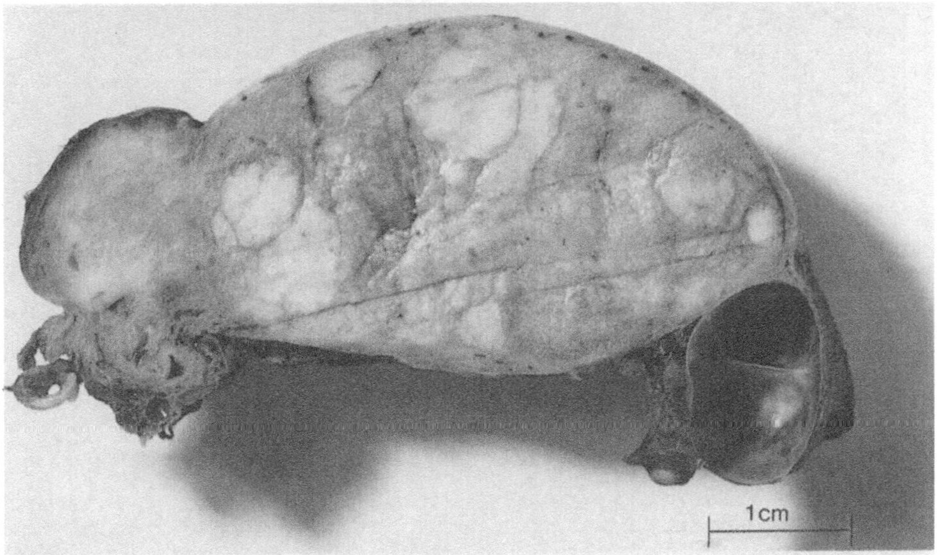

b

Abb. 2.38 a, b. Hoden bei testikulärer Feminisierung. 25 jähriger Patient. **a** Rechter Hoden mit Seminom, linker Hoden mit multiplen adenomartigen Knötchen; **b** linker Hoden bei stärkerer Vergrößerung

malignen Entwicklung bei Kindern zu belassen oder sie bei Lage in Hernien und notwendigen Herniotomien nur ins Abdomen zu verlagern und sie später erst dann zu entfernen, wenn ultrasonographisch Zeichen einer sich entwickelnden Geschwulst auftreten sollten.

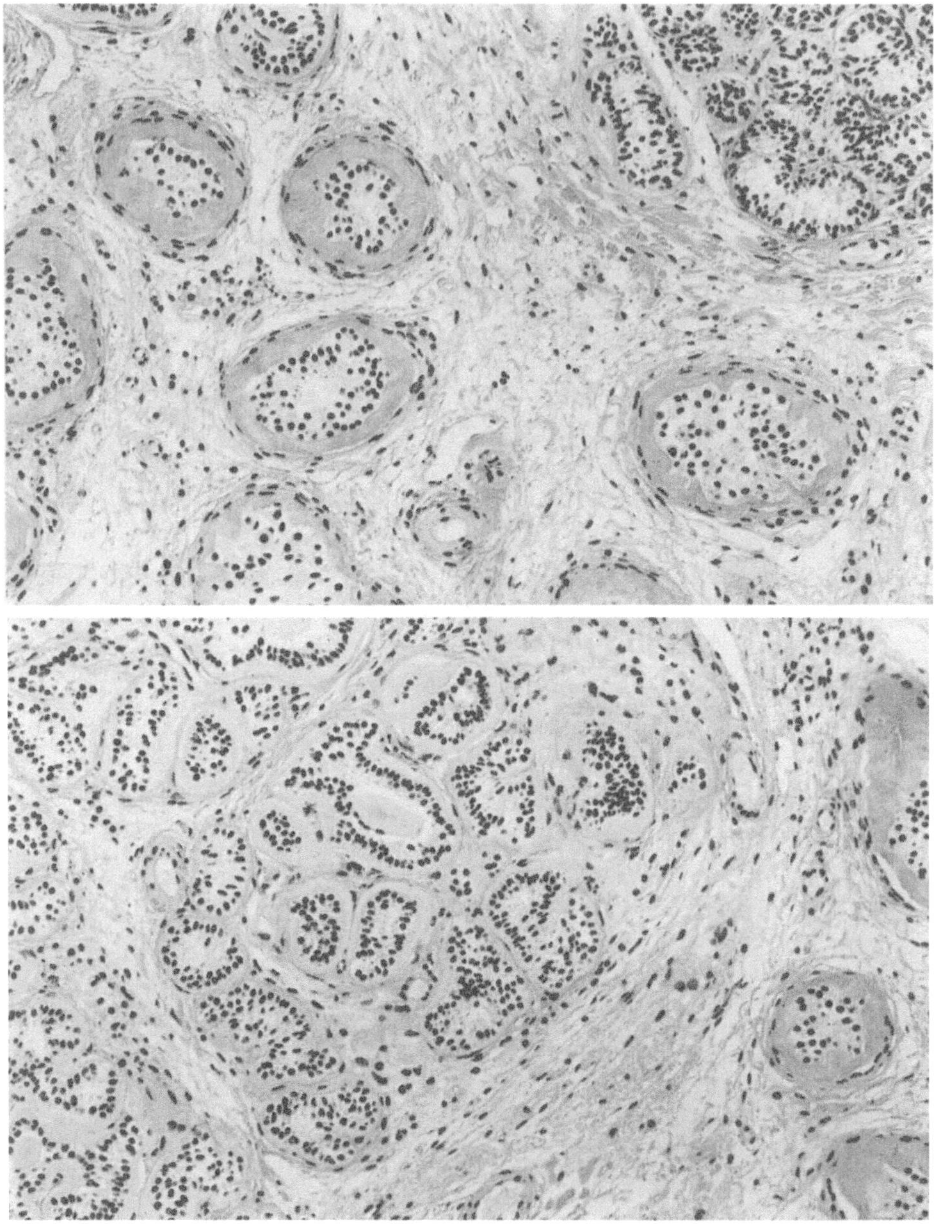

a

b

Abb. 2.39 a, b. Hoden bei testikulärer Feminisierung mit adenomartigen Knötchen. 21 jähriger Patient. **a** Atrophische Kanälchen mit sog. hypoplastischer Zone. **b** Atrophische Kanälchen mit Übergang in ein tubuläres, sog. Pick-Adenom (HE × 140)

3. Partielle Androgeninsensibilitätssyndrome

Neben dem Syndrom der testikulären Feminisierung, dem voll ausgebildeten Androgeninsensibilitätssyndrom, kommen verschiedene unvollständige Syndrome vor, die durch partiellen Mangel oder qualitative Abnormitäten des Androgenrezeptors ausgelöst werden. Zu dieser Gruppe gehören das Syndrom der inkompletten testikulären Feminisierung sowie die früher als besondere Einheiten betrachteten Syndrome von Reifenstein, von Rosewater, von Gilbert-Dreyfus und von Lubs, die heute als Ausdruck verschiedener Manifestationen einer einzigen, an das X-Chromosom gebundenen Mutation gedeutet und zusammenfassend als Reifenstein-Syndrom bezeichnet werden. Eine dritte Gruppe betrifft Männer, bei denen sich die ungenügende Ansprechbarkeit auf Androgene nur in einer Oligo- oder Azoospermie äußert (Übersichten bei Griffin u. Wilson 1980; Prader 1986).

a) Inkomplette testikuläre Feminisierung

Bei Patienten mit inkompletter testikulärer Feminisierung und Patienten mit dem Syndrom von Lubs entsprechen Hoden und innere Genitalentwicklung weitgehend dem Syndrom der testikulären Feminisierung. Äußerlich läßt sich aber eine Klitorishypertrophie, eine partielle Labialfusion und eine spärliche Pubesbehaarung nachweisen. Bei derartigen Patienten sollen die Hoden etwas größer und besser entwickelt sein als bei vollständiger testikulärer Feminisierung. Bei inkompletter testikulärer Feminisierung treten in den Hoden relativ häufig atypische Keimzellen auf (Skakkebaek 1979; Nogales et al. 1981; Müller u. Skakkebaek 1984a; Fredericsson et al. 1985), nach Müller (1984a) sogar auch schon bei Säuglingen. Rutgers u. Scully (1987) empfehlen deshalb, bei äußerlich eher weiblich erscheinenden Patienten nicht nur wegen der Tumorgefahr, sondern auch wegen der mit der Pubertät einsetzenden Virilisierung die Gonaden schon vor der Pubertät zu entfernen.

b) Reifenstein-Syndrom

Bei den übrigen unter dem Oberbegriff eines Reifenstein-Syndromes zusammengefaßten Fehlentwicklungen sind die äußeren Genitalien weitgehend männlich ausdifferenziert, abgesehen von einer perinealen Hypospadie. Die Patienten haben auch eine Gynäkomastie und häufig einen Kryptorchismus. Ihr Körperbau ist jedoch männlich. Die Hoden sind meist eher klein. Ihre Samenkanälchen enthalten vor der Pubertät noch Keimzellen, atrophieren und hyalinisieren jedoch in der Regel postpuberal. Wie bei Patienten mit testikulärer Feminisierung sind die LH- und Testosteronwerte im Plasma erhöht.

c) Oligo- oder Azoospermie bei partieller Androgeninsensibilität

Ähnliche Hormonverhältnisse wie beim Reifenstein-Syndrom können auch bei sterilen, aber sonst scheinbar vollkommen normalen Männern mit schwerer Oligospermie und Azoospermie gefunden werden. Eine Verminderung des Gehaltes an Androgenrezeptoren weist bei derartigen Patienten auf die Grundstörung hin (Griffin u. Wilson 1980).

4. Kongenitale adrenogenitale Syndrome

a) Störungen der adrenalen und testikulären Testosteronsynthese

Angeborene Störungen der Steroidsynthese in Nebennieren und Hoden führen dann zu einer abnormen Genitalentwicklung, wenn die Testosteronsynthese verunmöglicht wird. Das gilt für den 20,22-Desmolasemangel, den 3-β-Hydroxysteroid-Dehydrogenasemangel, den 17-α-Hydroxylasemangel, den 17,20-Desmolasemangel sowie den 17-Ketosteroidreduktasemangel. Knaben mit derartigen Synthesestörungen entwickeln weibliche und intersexuelle äußere Genitalien (Übersichten bei ZACHMANN u. PRADER 1986).

Beim 20,22-Desmolasemangel, der *kongenitalen adrenokortikalen Lipoidhyperplasie* (SIEBENMANN 1957; PRADER u. SIEBENMANN 1957), ist die Bildung aller Nebennierenrinden- und Gonadenhormone gestört. Die Nebennieren zeigen eine extreme Rindenhyperplasie, die Rindenzellen sind lipoidüberladen, daher die Bezeichnung einer Lipoidhyperplasie. Die Genitalorgane von Mädchen sind normal ausgebildet. Der Genitalstatus genetisch männlicher Säuglinge gleicht dagegen demjenigen der testikulären Feminisierung mit kurzer, blind endigender Vagina, rudimentären Samenblasen und Prostata sowie retinierten Hoden. Die Müller-Gänge sind normal zurückgebildet. In den histologisch sonst normalen Hoden konnten lipidüberladene Zellen im Interstitium nachgewiesen werden, wobei sich wie bei anderen Formen kongenitaler adrenogenitaler Syndrome die Frage stellt, ob es sich um Leydig-Zellen oder nebennierenrindenartige Zellen handelt (SIEBENMANN 1983; OGATA et al. 1988). Die Krankheit äußert sich klinisch in einer Nebenniereninsuffizienz, die schon wenige Wochen nach Geburt in Erscheinung tritt. Die Prognose ist auch bei adäquater Therapie ganz schlecht (PRADER 1986).

Auch beim 3-β-Hydroxysteroiddehydrogenasemangel, dem *Bongiovanni-Syndrom* sterben die Kinder meist in den ersten Lebensmonaten an den Folgen einer Nebenniereninsuffizienz. Infolge Fehlens von Testosteron ist die Virilisierung unvollständig. Da das bei diesem Syndrom in großer Menge gebildete Dehydroepiandrosteron aber einen leicht androgenen Effekt hat, besteht bei genetisch männlichen Kindern nur eine ausgeprägte Hypospadie. Genetisch weibliche Individuen haben dagegen ein intersexuelles äußeres Genitale. Die inneren Genitalien sind normal. Die Hoden scheinen keine wesentlichen Veränderungen aufzuweisen (SIEBENMANN 1986).

Genetisch männliche Patienten mit einem *17-α-Hydroxylasemangel* haben meist ein weibliches, selten aber auch ein intersexuelles äußeres Genitale. Die Hoden sind kryptorch, können aber wie beim Syndrom der testikulären Feminisierung auch in Inguinalhernien liegen. Sie weisen bei Kindern eine reduzierte Zahl von Keimzellen auf, bei Erwachsenen eine tubuläre Atrophie mit relativer Leydig-Zellvermehrung, Veränderungen, wie man sie bei banalem Kryptorchismus sieht. Wie bei der testikulären Feminisierung sind auch beim 17-α-Hydroxylasemangel Sertolizelladenome beobachtet worden (s. SIEBENMANN 1983, 1986; RUTGERS u. SCULLY 1987).

Genetisch männliche Individuen mit einem *17-20-Desmolasemangel* haben ein intersexuelles äußeres Genitale, die Pubertätsentwicklung bleibt aus. Die kryptorchen Hoden zeigen ebenfalls die bei banalem Kryptorchismus bekannte

Reduktion der Zahl von Spermatogonien bei Kleinkindern und ihr vollkommenes Fehlen bei Erwachsenen bei gleichzeitig relativer Vermehrung der Leydigzellen (ZACHMANN et al. 1972; SIEBENMANN 1983).

Auch beim *17-Ketosteroidreduktasemangel* haben genetisch männliche Patienten intersexuelle äußere Genitalien, entwickeln sich bei der Pubertät aber eher männlich, allerdings häufig mit Gynäkomastie. Die Befunde an den kryptorchen Hoden entsprechen wie bei den vorher genannten Syndromen denjenigen des banalen Kryptorchismus.

b) Störungen der adrenalen Hormonsynthese, kongenitale adrenale Hyperplasie

Bei der relativ häufigen einfachen virilisierenden kongenitalen adrenalen Hyperplasie kommt es bei genetisch weiblichen Individuen zu einer mehr oder weniger ausgeprägten Maskulinisierung der äußeren Genitalien, zum Bild des weiblichen Pseudohermaphroditismus. Bei männlichen Individuen äußert sich die Erkrankung dagegen in einer Pseudopubertas praecox. Die Hoden bleiben jedoch klein, da die übermäßige Androgenüberproduktion der Nebenniere eine Hemmung der Gonadotropinbildung der Hypophyse bedingt. Bei Knaben kommt es deshalb in den Samenkanälchen trotz der scheinbaren Pubertät höchstens zur Entwicklung von Spermatozyten, nicht zu einer vollständigen Tubulusreifung. Aber auch bei Erwachsenen bleiben die Hoden kleiner als normal, die Spermatogenese bleibt auf Stufe der Spermatozyten stehen. Leydig-Zellen fehlen. Weniger ausgeprägte Formen der kongenitalen adrenalen Hyperplasie können bei scheinbar normalen Männern infolge eines derartigen Spermatogenesestopps Ursache einer Sterilität sein. Anderseits soll aber auch bei unbehandelten Patienten mit kongenitaler adrenaler Hyperplasie eine vollkommen normale Spermatogenese möglich sein (SIEBENMANN 1986).

Ein- oder beidseitige Vergrößerungen der Hoden werden bei dieser Krankheit in der Regel durch eine Hyperplasie nebennierenrindenartigen Gewebes in den Hoden verursacht (Abb. 2.40). Derartige Hyperplasien können tumorartige Hodenveränderungen vortäuschen, wobei sich diese scheinbaren Geschwülste unter der üblichen Cortisolbehandlung zurückbilden (Abb. 2.41) (HEDINGER 1954). Differentialdiagnostisch müssen ein- oder beidseitige Leydig-Zelltumoren abgegrenzt werden (s. Kap. 6: B.II.1).

RUTGERS et al. (1988) haben kürzlich die Befunde von 34 Patienten aus der Literatur und von 6 eigenen Beobachtungen derartiger geschwulstartiger Wucherungen von Nebennierengewebe im Hoden bei kongenitaler adrenaler Hyperplasie zusammengestellt. Bei zwei Drittel der Patienten bestand eine adrenale Hyperplasie mit Salzverlust. Bei den meisten Patienten wurde die Grundkrankheit des kongenitalen adrenogenitalen Syndroms vor den Hodenveränderungen erfaßt. Bei 18% der Patienten führte aber erst der Nachweis von nebennierenrindenartigem Gewebe im Hoden zur richtigen Diagnose. Die meist bilateralen Knoten ließen sich bei zwei Drittel der Patienten palpieren. Makroskopisch handelt es sich um lobulierte, ziemlich gut abgegrenzte aber nicht abgekapselte graubraune Massen, mikroskopisch um Nester und Stränge großer Zellen mit breiten eosinophilen Zytoplasmasäumen. Lipochrome Pigmente sind ziemlich reichlich, Reinke-Kristalle dagegen nie nachweisbar. Differentialdia-

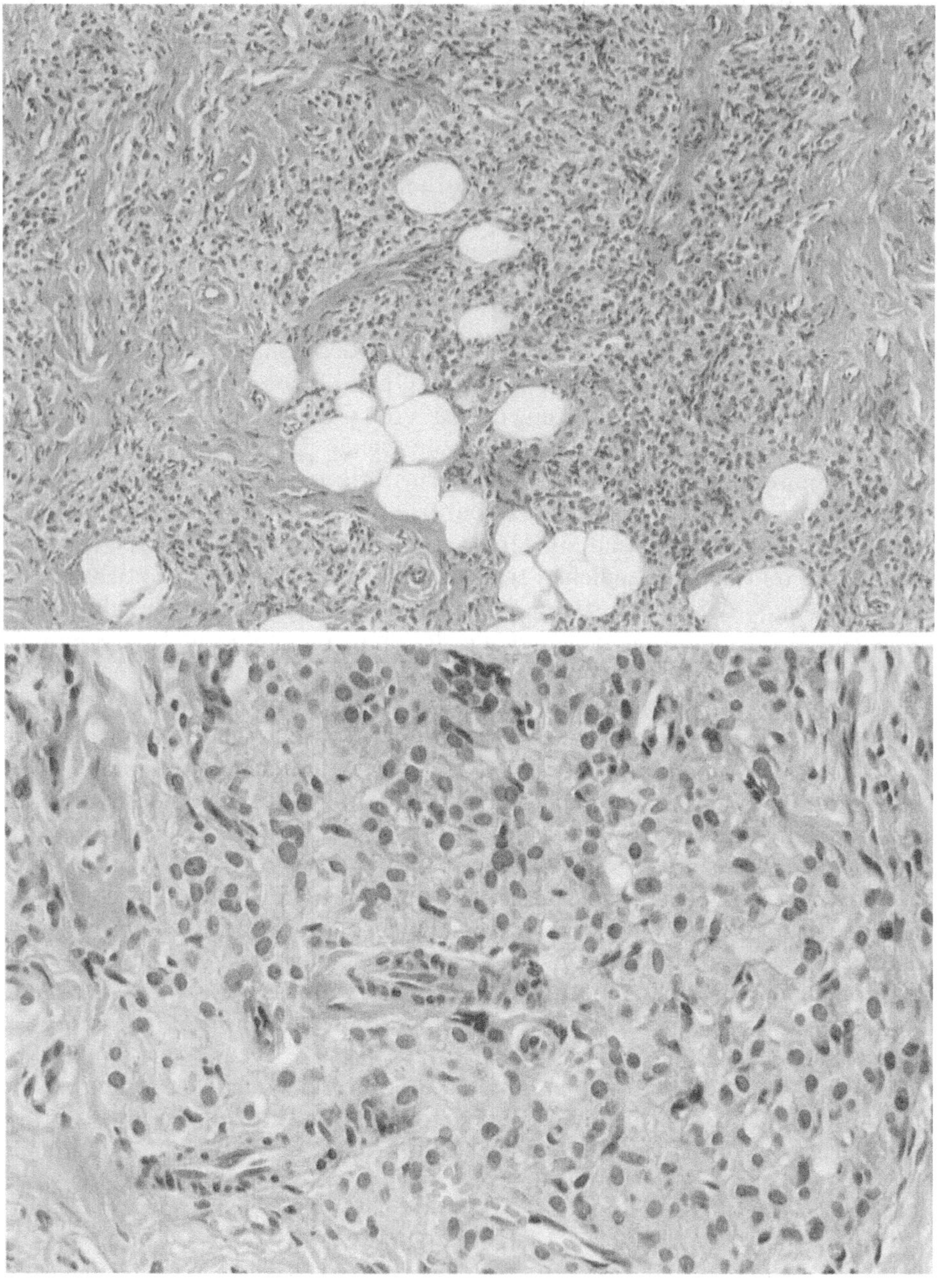

a

b

Abb. 2.40 a, b. Kongenitales adrenogenitales Syndrom. Teils nebennierenrindenartige, teils Leydig-Zellartige Zellproliferationen. Bei Hodenbiopsie vorerst Verdacht auf beidseitigen Leydig-Zelltumor. 20 jähriger Mann (HE, **a** × 140 und **b** × 360)

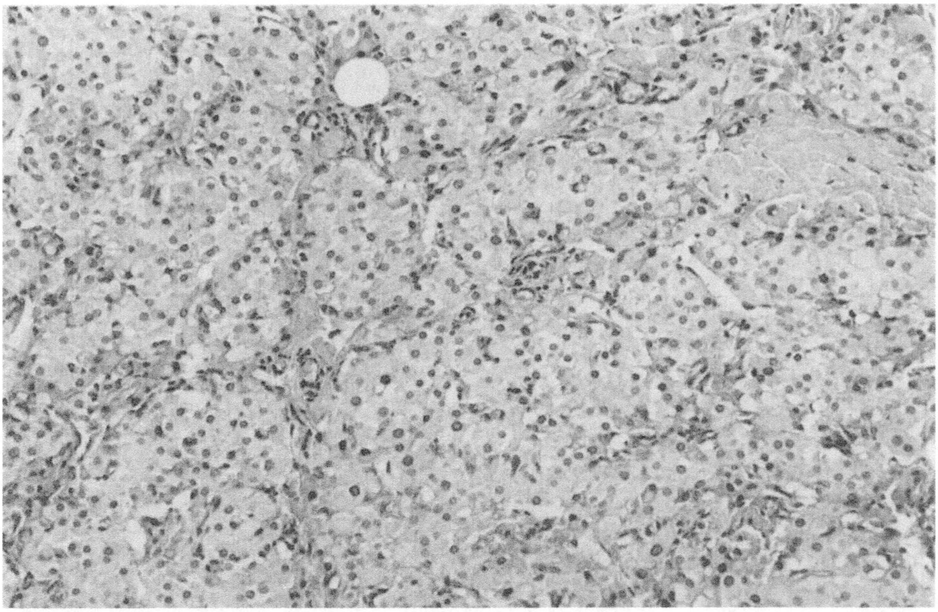

a

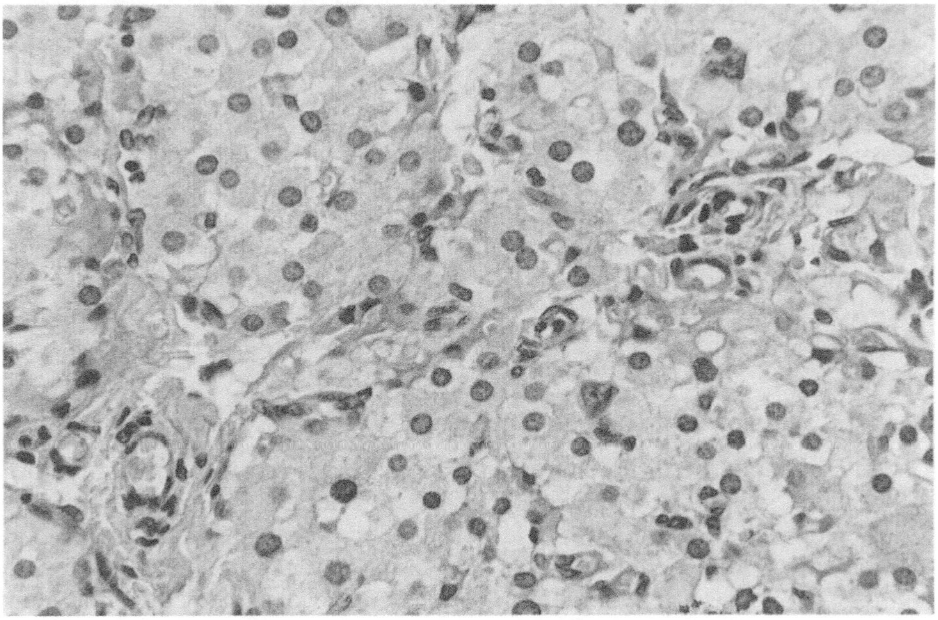

b

Abb. 2.41 a–c. Tumorartige Hodenvergrößerung bds. bei kongenitalem adrenogenitalem Syndrom. Rückgang der Hodenvergrößerung unter Cortisolbehandlung (aus HEDINGER, 1954). **a** und **b**: Proliferation nebennierenrindenartigen Gewebes. **c** Leydig-Zellartige Elemente (HE, **a** × 140, **b** und **c** × 360)

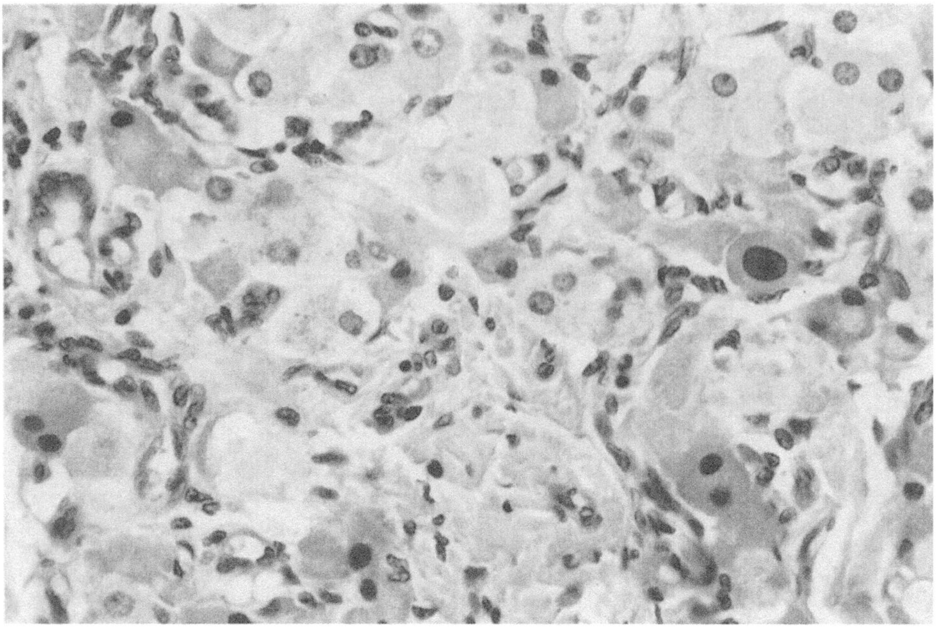

Abb. 2.41 c

gnostisch müssen vor allem Leydig-Zelltumoren in Betracht gezogen werden. Gegen die Diagnose von Leydig-Zelltumoren sprechen Bilateralität, die bei Leydig-Zelltumoren nur in ungefähr einem Zehntel der Fälle vorkommt, und Ansprechen der nebenrindenartigen Knoten in den Hoden auf eine Cortisolbehandlung. An der Ausdehnung dieses nebennierenartigen Gewebes in den Hoden, mit Ultraschall bestimmt, läßt sich der Therapieerfolg einer Cortisolbehandlung direkt ablesen.

5. Störungen des Testosteronstoffwechsels, 5-α-Reduktasemangel

Patienten mit dieser familiären, autosomal rezessiven Erkrankung fehlt die Möglichkeit, Testosteron in Dehydrotestosteron umzuwandeln, das für die Regression der unteren zwei Drittel der Vagina und für die männliche Ausbildung der äußeren Genitalien und der Prostata verantwortlich ist. Derivate des Wolff-Ganges, deren Ausdifferenzierung testosteronabhängig ist, wie Ductus deferens, Samenblase und Epididymis sind dagegen normal ausgebildet. Patienten mit einem 5-α-Reduktasemangel haben deshalb ein intersexuelles äußeres Genitale mit perinealer Hypospadie, eine nichtpalpierbare Prostata, aber keinen Uterus oder Tuben. Die Pubertätsentwicklung ist normal. Die inguinalen oder inguinoskrotalen Hoden sind präpuberal weitgehend normal, nach der Pubertät in der Regel aber keimepithelfrei, ihre Leydig-Zellen sind hyperplastisch. Vollkommen deszendierte Hoden können normal sein (GRIFFIN u. WILSON 1980; IMPERATO-MCGINLEY et al. 1980; OKON et al. 1980; JOHNSON et al. 1986).

6. Leydig-Zellagenesie und Leydig-Zellhypoplasie mit LH-Rezeptordefekt

Das seltene hereditäre Syndrom der Leydig-Zellagenesie (Berthezene et al. 1976) oder der Leydig-Zellhypoplasie (Brown et al. 1978) geht mit einem männlichen Pseudohermaphroditismus einher, wobei Müller-Derivate aber fehlen. Die Hoden liegen in der Inguinalgegend. Im Falle von Berthezene et al. (1976) waren nur atrophische und hyalinisierte Samenkanälchen, aber keine Leydig-Zellen nachweisbar. Beim Patienten von Brown et al. (1978) waren jedoch ganz spärliche und hypoplastische Leydig-Zellen vorhanden. Das histologische Bild des Hoden des Patienten von Rogers et al. (1982) entsprach weitgehend demjenigen eines einfachen kryptorchen Hodens mit meist nur von Sertolizellen oder einzelnen Spermatogonien ausgekleideten Kanälchen, verdickter Tunica propria der Kanälchen und hypoplastischen Zonen. Reife Leydig-Zellen konnten nicht identifiziert werden. Bei dem Patienten von David et al. (1984) waren dagegen Leydig-Zellen vorhanden.

Als Ursache der Erkrankung wird ein LH-Rezeptordefekt vermutet, weshalb die Leydig-Zellen auf LH oder HCG nicht ansprechen. Patienten mit dieser Störung haben meist einen weiblichen Phänotyp. Die äußeren Genitalien können aber auch intersexuell oder männlich ausgebildet sein. Die Pubertätsentwicklung fehlt oder ist unvollständig. Differentialdiagnostisch sind Gonadenagenesien oder testikuläre Dysgenesien in Betracht zu ziehen. In Anbetracht der Suppression der Müller-Derivate müssen während der Entwicklung normal oder doch wenigstens partiell funktionstüchtige Hoden vorhanden gewesen sein.

Die Leydig-Zellinsuffizienz infolge LH-Mangel bei kongenitalen Nebennierenhypoplasien geht wohl mit einem Kryptorchismus einher, führt aber nicht zu Intersexualität. Die Hoden sind bei einzelnen Patienten allerdings ungewöhnlich klein (Zachmann et al. 1980).

Literatur

Abeyaratne MR, Aherne WA, Scott JES (1969) The vanishing testis. Lancet 2: 822–824

Alpert PF, Klein RS (1983) Spermatogenesis in the unilateral cryptorchid testis after orchiopexy. J Urol 129: 301–302

Averback P (1980) Branching of seminiferous tubules associated with hypofertility and chronic respiratoy infection. Arch Pathol Lab Med 104: 361–362

Averback P, Wight DG (1979) Seminiferous tubule hypercurvature: A newly recognised common syndrome of human male infertility. Lancet 181–183

Aynsley-Green A, Zachmann M, Illig R, Rampini S, Prader A (1976) Congenital bilateral anorchia in childhood: A clinical and therapeutic evaluation of twenty-one cases. Clin Endocrinol 5: 381–391

Azzopardi JG, Mostofi FK, Theiss EA (1961) Lesions of testis in certain patients with widespread choriocarcinoma and related tumours. Am J Pathol 38: 207–225

Bachmann R (1954) Die Nebenniere. In: Möllendorf v W, Bargmann W (eds) Handbuch der mikroskopischen Anatomie des Menschen, Bd 6, 5. Teil. Springer, Berlin Göttingen Heidelberg, S 1–952

Batata MA, Whitmore WF, Hilaris BS, Tokita N, Grabstald H (1976) Cancer of the undescended or maldescended testis. Am J Roentgenol 126: 302–312

Bergada C, Cleveland WW, Jones HW, Wilkins L (1962) Variants of embryonic testicular dysgenesis: Bilateral anorchia and the syndrome of rudimentary testes. Acta Endocrinol (Copenh) 40: 521–536

Bergmann M, Schleicher G, Böcker R, Nieschlag E (1989) True hermaphroditism with bilateral ovotestis: a case report. Int J Androl 12: 139–147
Berthezène F, Forest MG, Grimaud JA, Claustrat B, Mornex R (1976) Leydig-cell agenesis. A cause of male pseudohermaphroditism. N Engl J Med 295: 969–972
Bieger RC, Passarge E, McAdams AJ (1965) Testicular intratubular bodies. J Clin Endocrinol 25: 1340–1346
Blumer CF, Hedinger CE (1989) Vorkommen von Keimzellen in adulten kryptorchen Hoden. Pathologe 10: 3–11
Bobrow M, Gough MH (1970) Bilateral absence of testes. Lancet 1: 366
Boggon RH (1933) Polyorchidism. Br J Surg 20: 630–639
Brothers LR, Weber CH, Ball TP (1978) Anorchism versus cryptorchidism: the importance of a diligent search for intraabdominal testes. J Urol 119: 707–708
Brown DM, Markland C, Dehner LP (1978) Leydig cell hyperplasia: A cause of male pseudohermaphroditism. J Clin Endocrinol Metab 46: 1–7
Burgers JK, Gearhart JP (1988) Abdominal polyorchidism: an unusual variant. J Urol 140: 582–583
Butz RE, Croushore JH (1978) Polyorchidism. J Urol 119: 289–290
Campbell HE (1959) The incidence of malignant growth of the undescended testicle: a reply and reevaluation. J Urol 81: 663
Canlorbe P, Borniche P, Bader J-C, Vassal J, Toublanc J-E, Job J-C (1974) La cryptorchidie. Arch Fr Pediatr 31: 145–156
Cantu JM, Scaglia HE, Medina M, Gonzales-Didi M, Morato T, Moreno ME, Perez-Palacios G (1976) Inherited congenital normofunctional testicular hyperplasia and mental deficiency. Hum Genet 33: 23–33
Cantu JM, Rivera H, Ocampo-Campos R, Bedolla N, Cortes-Gallegos V, Gonzales-Mendoza A, Diaz M, Hernandez A (1980) Peutz-Jeghers syndrome with feminizing Sertoli cell tumor. Cancer 46: 223–228
Cendron M, Keating MA, Huff DS, Koop CE, Snyder HM, Duckett JW (1989) Cryptorchidism, orchiopexy and infertility: a critical long-term retrospective analysis. J Urol 142: 559–562
Chilvers C, Forman D, Pike MC, Fogelman K, Wadsworth ME (1984) Apparent doubling of frequency of undescended testis in England and Wales in 1962–81. Lancet II: 330–332
Chilvers C, Dudley NE, Gough MH, Jackson MB, Pike MC (1986) Undescended testis: the effect of treatment on subsequent risk of subfertility and malignancy. J Pediatr Surg 21: 691–696
Collins DH, Symington T (1964) Sertoli-cell tumour. In: Collins DH, Pugh RCB (eds) The pathology of testicular tumours, Livingstone, Edinburgh London, pp 52–61
Corbi P, Houlgatte A, Auberget JL, Rodier J, Timbal Y (1988) Un diagnostic rare de tumeur intra-scrotale: la polyorchidie. Ann Urol 22: 140–141
Cotelli F, Ferraguti M, Gambacorta M, Donin CLL (1979) Ultrastructure of the tubular wall of the prepuberal cryptorchid human testis. Arch Androl 3: 281–285
Cricco CF, Buck AS (1980) Hemangioendothelioma of the testis: Second reported case. J Urol 123: 131–132
Cromie WJ (1983) Cryptorchidism and malignant testicular disease. In: Hadziselimovic F (ed) Cryptorchidism. Springer, Berlin Heidelberg New York, p 83–92
Czaplicki M, Bablok L, Kuzaka B, Janczewski Z (1985) Heterotopic adrenal tissue. Int Urol Nephrol 17: 177–181
D'Esposito RF, Ferraro LR, Wogalter H (1976) Hemangioma of the testis in an infant. J Urol 116: 677–678
Dahl EV, Bahn RC (1962) Aberrant adrenal cortical tissue near the testis in human infants. Am J Pathol 40: 587–598
Damjanov I, Nesbitt KA, Reardon MP, Vidone RA (1976) Giant Sertoli cell adenoma in testicular feminization syndrome. Obstet Gynecol 48: 624–627
David R, Yoon DJ, Landin L, Lew L, Sklar C, Schinella R, Golimbu M (1984) A syndrome of gonadotropin resistance possibly due to a luteinizing hormone receptor defect. J Clin Endocrinol Metab 59: 156–160

Del Castillo EB, Trabucco A, Balze de la FA (1947) Syndrome produced by absence of the germinal epithelium without impairment of the Sertoli or Leydig cells. J Clin Endocrinol 7: 493–502
Dhom G, Staedtler F (1986) Männliche Geschlechtsorgane. In: Grundmann E (ed) Spezielle Pathologie, 7. Aufl. Urban & Schwarzenberg, München, Wien, Baltimore, S 553–579
Doepfmer R (1966) Die Häufigkeit des Hodenhochstandes unter Berücksichtigung anderer Abweichungen von der Norm. Arch Klin Exp Dermatol 227: 703–707
Dubois RS, Hoffman WH, Krishnan TH, Rising JA, Tolia VK, Sy DA, Chang C-H (1982) Feminizing sex cord tumor with annular tubules in a boy with Peutz-Jeghers syndrome. J Pediatr 101: 568–571
Engel E (1983) L'arriération mentale avec fragilité de l'X: Armenfrax. Revue et études personnelles. Rev Med Suisse Romande 103: 333–344
Feldman S, Drach GW (1983) Polyorchidism discovered as testicular torsion. J Urol 130: 976–977
Ferenczy A, Richart RM (1972) The fine structure of the gonads in the complete form of testicular feminization syndrome. Am J Obstet Gynecol 113: 399–409
Fisher JE, Jewett TC, Nelson SJ, Jockin H (1982) Ectasia of the rete testis with ipsilateral renal agenesis. J Urol 128: 1040–1043
Fredricsson B, Carlstroem K, Kjessler B, Lindstedt J, Ploen L, Ritzen M, Torre de la B (1985) Incomplete androgen insensitivity: Asymmetry in morphology and steroid profile and metabolism of the gonads. An analysis of a case. Acta Endocrinol (Copenh) 110: 564–571
Gandia VM, Arrizabalaga M, Leiva O, Gonzales RD (1987) Polyorchidism discovered as testicular torsion associated with an undescended atrophic contralateral testis: a surgical solution. J Urol 137: 743–744
Gilbert JB, Hamilton JB (1940) Studies in malignant testis tumors. III. Incidence and nature of tumors in ectopic testes. Surg Gynecol Obstet 71: 731–743
Gill B, Kogan S, Starr S, Reda E, Levitt S (1989) Significance of epididymal and ductal anomalies associated with testicular maldescent. J Urol 142: 556–558
Giwercman A, Berthelsen JG, Müller J, Maase H v der, Skakkebaek NE (1987 a) Screening for carcinoma-in-situ of the testis. In: Rorth M, Grigor KM, Daugaard G, Giwercman A, Skakkebaek NE (eds) Carcinoma-in-situ and cancer of the testis. Biology and treatment, Blackwell Scientific, Oxford London Edinburgh Boston Palo Alto Melbourne, pp 173–181
Giwercman A, Grindsted J, Hansen B, Jensen OM, Skakkebaek NE (1987 b) Testicular cancer risk in boys with maldescended testis: a cohort study. J Urol 138: 1214–1216
Giwercman A, Müller J, Skakkebaek NE (1988) Carcinoma in situ of the undescended testis. Semin Urol 6: 110–119
Glass AR (1982) Identical twins discordant for the „rudimentary testes" syndrome. J Urol 127: 140–141
Glenn JF, McPherson HT (1971) Anorchism: Definition of a clinical entity. J Urol 105: 265–270
Goldberg KM, Skaist LB, Morrow JW (1974) Congenital absence of testes: Anorchism and monorchism. J Urol 111: 840–845
Gordon GB, Miller LR, Bensch KG (1964) Electron microscopic observations of the gonad in the testicular feminization syndrome. Lab Invest 13: 152–160
Gothie S, Canlorbe P, Lange J-Cl (1966) Etude histologique expérimentale et clinique du testicule cryptorchide. Ann Pediatr 16: 262–267
Griffin JE, Wilson JD (1980) The syndromes of androgen resistance. N Engl J Med 302: 198–209
Hadziselimovic F (1983) Cryptorchidism. Springer, Berlin Heidelberg New York
Hadziselimovic F, Herzog B (1990) Hodenerkrankungen im Kindesalter. Hippokrates, Stuttgart
Hadziselimovic F, Seguchi H (1973) Elektronenmikroskopische Untersuchungen an Kinder-Hoden bei unvollständigem Descensus. Acta Anat 86: 474–483
Hadziselimovic F, Hecker E, Herzog B (1984) The value of testicular biopsy in cryptorchidism. Urol Res 12: 171–174

Hadziselimovic F, Girard J, Herzog B (1985) Der Kryptorchismus. Ther Umsch 42: 138–143
Hadziselimovic F, Herzog B, Buser M (1987) Development of cryptorchid testes. Eur J Pediatr 146 [Suppl 2]: 8–12
Halley JBW (1963 a) The growth of Sertoli cell tumors: a possible index of differential gonadotrophin activity in the male. J Urol 90: 220–229
Halley JBW (1963 b) Germ cell loss in prepubertal cryptorchid testes. J Urol 90: 211–214
Hargreaves HK, Scully RE, Riche JP (1982) Benign hemangioendothelioma of the testis: Case report with electron microscopic documentation and review of the literature. Am J Clin Pathol 77: 637–642
Hatakeyama S, Sengoku K, Takayama S (1962) On the hernia-like protrusions suggestive of regeneration of the human seminiferous tubule. Bull Tokyo Med Dent Univ 9: 471–481
Hedinger CE (1954) Beidseitige Hodentumoren und kongenitales adrenogenitales Syndrom. (Leydig-Zellen oder Nebennierenrindengewebe?). Schweiz Z Allg Pathol Bakteriol 17: 743–750
Hedinger CE (1971) Über den Zeitpunkt frühest erkennbarer Hodenveränderungen beim Kryptorchismus des Kleinkindes. Verh Dtsch Ges Pathol 55: 172–175
Hedinger CE (1977) Histopathology of the cryptorchid testis. In: Bierich JR, Rager K, Ranke MB (eds) Maldescensus testis. Urban & Schwarzenberg, München Wien Baltimore, pp 29–38
Hedinger CE (1979 a) Frühe neoplastische Veränderungen des Hodens. Verh Dtsch Ges Pathol 63: 231–241
Hedinger CE (1979 b) Histological data in cryptorchidism. In: Job J-C (ed) Cryptorchidism, Diagnosis and treatment. Karger, Basel München Paris London New York Sydney, pp 3–13
Hedinger CE (1979 c) Histopathology of the cryptorchid testis. In: Bierich JR, Giarola A (eds) Cryptorchidism. Academic Press, London New York Toronto Sydney San Francisco, pp 29–38
Hedinger CE (1982) Histopathology of undescended testes. Eur J Pediatr 139: 266–271
Hedinger CE, Plattner D (1961) Dysgenetische, sogenannte hypoplastische Zonen in retinierten und beidseits normal deszendierten Hoden. Pathol Microbiol 24: 227–233
Hedinger CE, Weber E (1973) Zur Struktur des Tubulussystemes in menschlichen Hoden. Z Anat Entwicklungsgesch 139: 217–226
Hedinger CE, Huber R, Weber E (1967) Frequency of so-called hypoplastic or dysgenetic zones in scrotal and otherwise normal human testes. Virchows Arch [A] 342: 165–168
Heetderks DR, Hommerson HJ (1988) Complex tunica albuginea cysts: A review of the literature. J Urol 139: 1318–1320
Herzog B (1980) Kryptorchismus. Ther Umsch 37: 279–285
Hesse V (1979) Endokrine Hodenfunktion. Physiologie und Pathologie. In: Kleinteich B, Hadziselimovic F, Hesse V, Schreiber G (eds) Kongenitale Hodendystopien. Thieme, Leipzig, S 150–176
Hinderer MG, Hedinger CE (1978) Sertoli-cell-only-Syndrom. Schweiz Med Wochenschr 108: 858–866
Honoré LH (1978) Unilateral anorchism. Urology 11: 251–254
Hornstein B von, Hedinger CE (1965) Sphärische intratubuläre Körperchen im präpuberalen Hoden und Nebenhoden. Virchows Arch [A] 339: 83–99
Hösli PO (1971 a) Zur Problematik der Behandlung des Kryptorchismus. Actuel Urol 2: 107–120
Hösli PO (1971 b) Zum Kryptorchismus: Welches ist der optimale Zeitpunkt der Behandlung?. Schweiz Med Wochenschr 30: 1090–1096
Huber GC, Curtis GM (1913) The morphology of the seminiferous tubules of mammalia. Anatomical Record 7: 207–219
Huber R, Weber E, Hedinger CE (1968 a) Zur mikroskopischen Anatomie der sog. hypoplastischen Zonen des normal descendierten Hodens. Virchows Arch [A] 344: 47–52
Huber R, Weber E, Hedinger CE (1968 b) Struktur intratubulärer Körperchen (sog. Ringtubuli) des kindlichen Hodens. Virchows Arch [A] 344: 40–46

Huff DS, Hadziselimovic F, Duckett JW, Elder JS, Snyder HM (1987) Germ cell counts in semithin sections of biopsies of 115 unilaterally cryptorchid testes. Eur J Pediatr 146 [Suppl 2]: 25–27

Huff DS, Hadziselimovic F, Snyder HM, Duckett JW, Keating MA (1989) Postnatal testicular maldevelopment in unilateral cryptorchidism. J Urol 142: 546–548

Imperato-McGinley J, Peterson RE, Leshin M, Griffin JE, Cooper G, Draghi S, Berenyi M, Wilson JD (1980) Steroid 5α-reductase deficiency in a 65-year-old male pseudohermaphrodite: the natural history, ultrastructure of the testis, and evidence for inherited enzyme heterogeneity. J Clin Endocrinol Metab 50: 15–22

Jackson MB, Chilvers C, Pike MC, Ansell P, Bull D (1986) Cryptorchidism: an apparent substantial increase since 1960. Br Med J 293: 1401–1404

Jendricke K, Rager K, Schäfer E, Reisert I (1973) Vorläufige Ergebnisse klinischer, biochemischer und anatomischer Untersuchungen bei Maldescensus testis. Monatsschr Kinderheilkd 121: 634–635

Job J-C (1979) Cryptorchidism, Diagnosis and Treatment. Karger, Basel München Paris London New York Sydney

Job JC, Toublanc JE, Chaussain JL, Gendrel D, Roger M, Canlorbe P (1987) The pituitary-gonadal axis in cryptorchid infants and children. Eur J Pediatr 146 [Suppl 2]: 2–5

Johannisson R, Rehder H, Wendt V, Schwinger E (1987) Spermatogenesis in two patients with the fragile X Syndrome. I Histology: light and electron microscopy. Hum Genet 76: 141–147

Johnson L, George FW, Neaves WB, Rosenthal IM, Christensen RA, Decristoforo A, Schweikert H-U, Sauer MV, Leshin M, Griffin JE, Wilson JD (1986) Characterization of the testicular abnormality in 5α-reductase deficiency. J Clin Endocrinol Metab 63: 1091–1099

Josso N, Fekete C, Cachin O, Nezelof C, Rappaport R (1983) Persistence of Müllerian ductus in male pseudohermaphroditism, and its relationship to cryptorchidism. Clin Endocrinol 19: 247–258

King LR (1984) Optimal treatment of children with undescended testes. J Urol 131: 734–735

Kingsbury AC, Frost F, Cookson WO (1987) Dysgerminoma, gonadoblastoma, and testicular germ cell neoplasia in phenotypically female and male siblings with 46 XY genotype. Cancer 59: 288–291

Kirschner MA, Jacobs JB, Fraley EE (1970) Bilateral anorchia with persistent testosterone production. N Engl J Med 282: 240–244

Kleinteich B (1979a) Klinische Problematik. In: Kleinteich B, Hadziselimovic F, Hesse V, Schreiber G (eds) Kongenitale Hodendystopien. Thieme, Leipzig, S 15–107

Kleinteich B (1979b) Hodenhistologische Untersuchungen. In: Kleinteich B, Hadziselimovic F, Hesse V, Schreiber G (eds) Kongenitale Hodendystopien. Thieme, Leipzig, S 177–310

Kleinteich B, Schickedanz H (1977) Histologische Nachuntersuchungen kongenital-dystoper und intraskrotal verlagerter Hoden. Z Aertzl Fortbild 71: 157–161

Kleinteich B, Gröbler B, Schickedanz H (1977) Über die Verwendung der 25-Punkte-Okularnetzplatte bei quantitativ-morphologischen Untersuchungen eutoper und dystoper Hoden von Kindern. Z Exper Chirurg 10: 361–367

Kleinteich B, Hadziselimovic F, Hesse V, Schreiber G (1979) Kongenitale Hodendystopien. Thieme, Leipzig

Knecht H (1976) Tubulusstruktur und Keimzellverteilung in frühkindlichen kryptorchen und normalen Hoden. Beitr Pathol 159: 249–270

Koch H, Rahlf G, Mühlen A v, Köbberling J, Wendenburg HJ (1975) Endokrinologische und morphologische Untersuchungen beim Maldescensus testis. Dtsch Med Wochenschr 100: 683–689

Kogan SJ (1987) Fertility in cryptorchidism. An overview in 1987. Eur J Pediatr 146 [Suppl 2]: 21–24

Krabbe S, Skakkebaek NE, Berthelsen JG, Eyben FV, Volsted P, Mauritzen K, Eldrup J, Nielsen AH (1979) High incidence of undetected neoplasia in maldescended testes. Lancet 999–1000

Kuber W (1982) Testicular tumor and cryptorchidism. Eur Urol 8: 280–283

Labhart A (1986) Clinical endocrinology, 2nd edn. Springer, Berlin Heidelberg New York
Laron Z, Zilka E (1969) Compensatory hypertrophy of testicle in unilateral cryptorchidism. J Clin Endocrinol 29: 1409
Laron Z, Dickerman Z, Ritterman I (1979) Compensatory testicular hypertrophy in unilateral cryptorchidism. In: Job J-C (ed) Cryptorchidism. Karger, Basel München Paris London New York Sydney, pp 137–147
Leissring JC, Oppenheimer RO (1973) Cystic dysplasia of the testis: A unique congenital anomaly studied by microdissection. J Urol 110: 362–363
Lennox B (1979) A new cause for male sterility. Lancet 2: 384
Levin HS (1984) Malignant intratubular and interstitial germ-cell neoplasia in bilaterally cryptorchid testes. Cleve Clin Q 51: 387–394
Ludwig G, Potempa J (1975) Der optimale Zeitpunkt der Behandlung des Kryptorchismus. Dtsch Med Wochenschr 100: 680–683
Mack WS, Scott LS, Ferguson-Smith MA, Lennox B (1961) Ectopic testis and true undescended testis: A histological comparison. J Pathol 82: 439–443
Mancini RE, Rosemberg E, Cullen M, Lavieri JC, Vilar O, Bergada C, Andrada JA (1965) Cryptorchid and scrotal human testis. I. Cytological, cytochemical and quantitative studies. J Clin Endocrinol 25: 927–942
Marshall FF, Shermeta DW (1979) Epididymal abnormalities associated with undescended testis. J Urol 121: 341–343
Mc Cullagh EP, Beck JC, Schaffenburg CA (1953) A Syndrome of eunuchoidism with spermatogenesis, normal urinary FSH and low or normal ICSH: „fertile eunuchs". J Clin Endocrinol 13: 489–509
Mc Donald JH, Calams JA (1958) A histological study of extraparenchymal Leydig-like cells. J Urol 79: 850–858
Mendez R, Morrow JW (1969) Ectopic spleen simulating testicular tumor. J Urol 102: 598–601
Mengel M, Moritz P (1974) Licht- und elektronenmikroskopische Studien am retinierten Hoden. Z Kinderchir 15: 102–105
Mengel W, Hecker WC, Hienz HA (1972) Die neue Auffassung zur Behandlung des Kryptorchismus. Paediatr Prax 11: 349–350
Mengel W, Hienz HA, Sippell WG, Hecker WC (1974) Studies on cryptorchism: a comparison of histological findings in the germinative epithelium before and after the second year of life. J Pediatr Surg 9: 445–450
Mininberg DT (1987) The epididymis and testicular descent. Eur J Pediatr 146 [Suppl 2]: 28–30
Mininberg DT (1988) Histopathology of the undescended testis. Semin Urol 6: 74–78
Mininberg DT, Rodger JC, Bedford JM (1982) Ultrastructural evidence of the onset of testicular pathological conditions in the cryptorchid human testis within the first year of life. J Urol 128: 782–784
Morris JM, Scully RE (1958) Endocrine pathology of the ovary. Mosby, St. Louis
Mostofi FK, Price EB Jr (1973) Tumors of the male genital system. Fascicle 8. Atlas of tumor pathology 2nd series. Armed Forces Institute of Pathology, Washington
Muffly KE, McWhorter CA, Bartone FF, Gardner PJ (1984) The absence of premalignant changes in the cryptorchid testis before adulthood. J Urol 131: 523–524
Müller J (1984) Morphometry and histology of gonads from twelve children and adolescents with the androgen insensitivity (testicular feminization) syndrome. J Clin Endocrinol Metab 59: 785–789
Müller J (1987) Abnormal infantile germ cells and development of carcinoma-in-situ in maldeveloped testes: a stereological and densimetric study. Int J Androl 10: 543–567
Müller J, Skakkebaek NE (1984a) Testicular carcinoma in situ in children with the androgen insensivity (testicular feminization) syndrome. Br Med J 288: 1419–1420
Müller J, Skakkebaek NE (1984b) Abnormal germ cells in maldescended testes: a study of cell density, nuclear size and DNA content in testicular biopsies from 50 boys. J Urol 131: 730–733
Müller J, Skakkebaek NE (1984c) Fluctuations in the number of germ cells during the late foetal and early postnatal periods in boys. Acta Endocrinol (Copenh) 105: 271–274

Müller J, Skakkebaek NE, Nielsen OH, Graem N (1984d) Cryptorchidism and testis cancer. Atypical infantile germ cells followed by carcinoma in situ and invasive carcinoma in adulthood. Cancer 54: 629–634
Müller J, Skakkebaek NE, Ritzen M, Plöen L, Petersen KE (1985) Carcinoma in situ of the testis in children with 45,X/46,XY gonadal dysgenesis. J Pediatr 106: 431–436
Nelson AA (1939) Accessory adrenal cortical tissue. Arch Pathol 27: 955–965
Nichter LS (1984) Seminoma in a 46,XX true hermaphrodite with positive H-Y Antigen. A case report. Cancer 53: 1181–1184
Niekerk WA van (1981) True hermaphroditism. Pediatr Adolesc Endocrinol 8: 88–99
Niepomniszcze AB, Rivarola MA, Chemes HE, Bergada C (1982) Steroid metabolism by tumour of the specific gonadal stroma in a child. Acta Endocrinol 99: 624–629
Nistal M, Paniagua R (1977) Congenital testicular lymphangiectasis. Case report. Virchows Arch [A] 377: 79–84
Nistal M, Paniagua R (1984) Testicular and epididymal pathology. Thieme, Stuttgart New York
Nistal M, Paniagua R (1989) Nodular proliferation of calcifying connective tissue in the rete testis: A study of three cases. Hum Pathol 20: 58–61
Nistal M, Paniagua R, Diez-Pardo JA (1979) Testicular microlithiasis in 2 children with bilateral cryptorchidism. J Urol 121: 535–537
Nistal M, Paniagua R, Diez-Pardo JA (1980) Histologic classification of undescended testes. Hum Pathol 11: 666–674
Nistal M, Paniagua R, Abaurrea MA (1981) Multi-vacuolated Leydig cells in human adult cryptorchid testes. Andrologia 13: 436–439
Nistal M, Paniagua R, Regadera J, Abaurrea MA (1982) Testicular capillary haemangioma. J Urol 54: 433
Nistal M, Paniagua R, Pallardo LF (1983) Testicular biopsy and hormonal study in a male with Noonan's syndrome. Andrologia 15: 415–425
Nistal M, Paniagua R, Bravo MP (1984a) Testicular lymphangiectasis in Noonan's syndrome. J Urol 131: 759–761
Nistal M, Regadera J, Paniagua R (1984b) Cystic dysplasia of the testis. Light and electron microscopic study of three cases. Arch Pathol Lab Med 108: 579–583
Nistal M, Gonzales-Peramato P, Paniagua R (1988a) Congenital Leydig cell hyperplasia. Histopathology 12: 307–317
Nistal M, Santamaria L, Regadera J, Paniagua R (1988b) Diverticula of human seminiferous tubules in the normal and pathologic testis. J Androl 9: 55–61
Nistal M, Iniguez L, Paniagua R (1989a) Cysts of the testicular parenchyma and tunica albuginea. Arch Pathol Lab Med 113: 902–906
Nistal M, Santamaria L, Paniagua R (1989b) Acquired cystic transformation of the rete testis secondary to renal failure. Hum Pathol 20: 1065–1070
Nocks BN (1978) Polyorchidism with normal spermatogenesis and equal sized testes: a theory of embryological development. J Urol 120: 638–640
Nogales FF, Toro M, Ortega I, Fulwood HR (1981) Bilateral incipient germ cell tumours of the testis in the incomplete testicular feminization syndrome. Histopathology 5: 511–515
Nussbaum RL, Ledbetter DH (1989) The fragile X Syndrome. In: Scriver CR, Beaudet AL, Sly WS, Valle D (eds) The metabolic basis of inherited diseases, ed. 6, vol 1. McGraw-Hill, New York, pp 327–341
Oberndorfer S (1931) Die inneren männlichen Geschlechtsorgane. In: Henke F, Lubarsch O (eds) Handbuch der speziellen pathologischen Anatomie und Histologie, 6. Bd, 3. Teil, Männliche Geschlechtsorgane. Springer, Berlin, S 427–865
Ogata T, Matsuo N, Saito M, Prader A (1988) The testicular lesion and sexual differentiation in congenital lipoid adrenal hyperplasia. Helv Paediatr Acta 43: 531–538
Okon E, Livni N, Rösler A, Yorkoni S, Segal S, Kohn G, Schenker JG (1980) Male pseudohermaphorditism due to 5α-reductase deficiency. Arch Pathol Lab Med 104: 363–367
Pedersen KV, Boiesen P, Zetter-Lund CG (1987) Experience of screening for carcinoma-in-situ of the testis among young men with surgically corrected maldescended testis. Int J Androl 10: 181–185

Pelander WM, Luna G, Lilly JR (1978) Polyorchidism: Case report and literature review. J Urol 119: 705–706
Pendse AK, Mathur PN, Sharma MM, Gupta OP (1975) Splenic-gonadal fusion. Br J Surg 62: 624–628
Pickartz H, Moltz L, Altenähr E (1980) XY (H – Y +) Gonadal dysgenesis. Morphological examination of 4 cases by light and electron microscopy. Virchows Arch [A] 389: 103–117
Plattner D (1962) Hypoplastische und keimepithelfreie Zonen in beidseits deszendierten Hoden als Zeichen einer partiellen Dysgenesie. Virchows Arch [A] 335: 598–616
Prader A (1986) Disorders of sexual differentiation (intersexuality). In: Labhart A (ed) Clinical endocrinology, ed. 2. Springer, Berlin Heidelberg New York, pp 715–747
Prader A, Siebenmann RE (1957) Nebenniereninsuffizienz bei kongenitaler Lipoidhyperplasie der Nebennieren. Helv Paediatr Acta 12: 569–595
Priebe CJ, Garret R (1970) Testicular calcification in a 4-year old boy. Pediatrics 46: 785
Proppe KH, Scully RE (1980) Large-cell calcifying Sertoli cell tumor of the testis. Am J Clin Pathol 74: 607–619
Pugh RCB (1976) Pathology of the testis. Blackwell Scientific, Oxford London Edinburgh Melbourne
Putschar WG, Manion WC (1956) Splenic-gonadal fusion. Am J Pathol 32: 15–33
Quigley MM, Vaughn TC, Hammond CB, Haney AF (1981) Production of testosterone and estrogen in vitro by gonadal tissue from a 46,XY true hermaphrodite with gonadal failure and gonadoblastoma. Obstet Gynecol 58: 253–259
Radhakrishnan S, Sivaraman L, Natarajan PS (1978) True hermaphrodite with multiple gonadal neoplasms. Report of a case with cytogenetic study. Cancer 42: 2726–2732
Ramaswamy G, Jagadha V, Tchertkoff V (1985) A testicular tumor resembling the sex cord with annular tubules in a case of the androgen insensitivity syndrome. Cancer 55: 1607–1611
Reisert I, Steinhardt B, Flach A, Tonutti E (1977) Spermatogonienzahlen in descendierten und nicht descendierten praepuberalen Hoden. Monatsschr Kinderhkd 125: 82–87
Renton CJC (1975) A case of polyorchidism with intersex. J Urol 113: 720–724
Rifkin MD, Jacobs JA (1983) Simple testicular cyst diagnosed preoperatively by ultrasound. J Urol 129: 982–983
Robboy SJ, Miller T, Donahoe PK, Jahre C, Welch WR, Haseltime FP, Miller WA, Atkins L, Crawford JD (1982) Dysgenesis of testicular and streak gonads in the syndrome of mixed gonadal dysgenesis: perspective derived from a clinicopathologic analysis of twenty-one cases. Hum Pathol 13: 700–716
Robertson JFR, Azmy AF, Cochran W (1988) Assent to ascent of the testis. Br J Urol 61: 146–147
Rogers RM, Garcia A, Berg L van den, Petrik PKF, Snihurowych WM, Crockford PM (1982) Leydig cell hypogenesis: a rare cause of male pseudohermaphroditism and a pathological model for the understanding of normal sexual differentiation. J Urol 128: 1325–1329
Rogus BJ (1988) Polyorchidism and testicular torsion. Urology 31: 137
Roosen-Runge EC, Lund J (1972) Abnormal sex cord formation and an intratesticular adrenal cortical nodule in a human fetus. Anat Rec 173: 57–68
Rutgers JL, Scully RE (1987) Pathology of the testis in intersex syndromes. Semin Diagn Pathol 4: 275–291
Rutgers JL, Young RH, Scully RE (1988) The testicular „tumor“ of the adrenogenital syndrome. A report of six cases and review of the literature on testicular masses in patients with adrenocortical disorders. Am J Surg Pathol 12: 503–513
Ruvalcaba RHA, Myhre SA, Roosen-Runge EC, Beckwith JB (1977) X-linked mental deficiency. Megalotestes syndrome. JAMA 238: 1646–1650
Saito S, Kumamoto Y (1989) The number of spermatogonia in various congenital testicular disorders. J Urol 141: 1166–1168
Salle B, Hedinger CE (1970) Gonadal histology in children with male pseudohermaphroditism and mixed gonadal dysgenesis. Acta Endocrinol (Copenh) 64: 211–227
Salle B, Hedinger CE, Nicole R (1968) Significance of testicular biopsies in cryptorchidism in children. Acta Endocrinol (Copenh) 58: 67–76

Scheibli P (1968) Häufigkeit von sogenannten Ringtubuli mit intratubulären Körperchen in normal descendierten und fehlgelagerten Knabenhoden. Virchows Arch [A] 344: 249–256

Schindler AM, Diaz P, Cuendet A, Sizonenko PC (1987) Cryptorchidism: a morphological study of 670 biopsies. Helv Paediatr Acta 42: 145–158

Schirren C, Fumey S (1982) Andrologische Befunde bei Turner-Noonan-Syndrom. Andrologia 14: 68–76

Schmidt SS (1966) Congenital simple cyst of the testis: A hitherto undescribed lesion. J Urol 96: 236–238

Schmidt SS, Minckler TM (1987) Pseudocysts of the tunica albuginea: benign invasion by testicular tubules. J Urol 138: 151

Schoorl M (1982) Classification and diagnosis of undescended testes. Eur J Pediatr 139: 253–254

Schulze C, Holstein AF, Schirren C, Körner F (1976) On the morphology of the human Sertoli cells under normal conditions and in patients with impaired fertility. Andrologia 8: 167–178

Scorer CG, Farrington GH (1971) Congenital deformities of the testis and epididymis. Butterworths, London

Scott KWM (1980) A case of polyorchidism with testicular teratoma. J Urol 124: 930–931

Scully RE (1970) Sex cord tumor with annular tubules a distinctive ovarian tumor of the Peutz-Jeghers syndrome. Cancer 25: 1107–1121

Scully RE (1979) Tumors of the ovary and maldeveloped gonads. Fascicle 16. Atlas of tumor pathology 2nd series. Armed Forces Institute of Pathology, Washington D. C.

Scully RE (1981) Neoplasia associated with anomalous sexual development and abnormal sex chromosomes. Pediatr Adolesc Endocrinol 8: 203–217

Siafarikas K, Hienz HA, Bartelt H (1982) Triorchie bei Pseudohermaphroditismus masculinus internus. Klin Paediatr 194: 68–71

Siebenmann RE (1957) Die kongenitale Lipoidhyperplasie der Nebennierenrinde mit Nebennierenrindeninsuffizienz. Schweiz Z Allg Pathol Bakteriol 20: 77–84

Siebenmann RE (1983) The pathology of gonads and adrenal cortex in intersex. Progr Ped Surg 16: 149–193

Siebenmann RE (1986) Pathology of the congenital adrenogenital syndromes. In: Labhart A (ed) Clinical endocrinology, ed 2. Springer, Berlin Heidelberg New York, pp 427–431

Skakkebaek NE (1979) Carcinoma in situ of testis in testicular feminization syndrom. Acta Pathol Microbiol Scand 87: 87–89

Skakkebaek NE, Berthelsen JG, Müller J (1982) Carcinoma-in-situ of the undescendend testis. Urol Clin North Am 9: 377–385

Skoglund RW, McRoberts JW, Ragde H (1970) Torsion of testicular appendages: presentation of 43 new cases and a collective review. J Urol 104: 598–599

Slowikowski J, Zarzycki J, Szroeder J, Michalowski W, Wronecki K, Czernik J (1977) Elektronenmikroskopische Untersuchungen am retinierten Hoden. Z Kinderchir 20: 158–165

Snow BW, Tarry WF, Duckett JW (1985) Polyorchidism: An unusual case. J Urol 133: 483

Spangaro S (1902) Über die histologischen Veränderungen des Hodens, Nebenhodens und Samenleiters von Geburt an bis zum Greisenalter, mit besonderer Berücksichtigung der Hodenatrophie, des elastischen Gewebes und des Vorkommens von Krystallen im Hoden. Anat Histol Embryol 18: 593–771

Städtler F (1973) Die normale und gestörte praepuberale Hodenentwicklung des Menschen. Fischer, Stuttgart

Steeno O, Van Gerven V, Knops J (1988) The increase in number of orchidopexies: rather cause than prevention of male infertility. Andrologia 20: 502–506

Stein JJ (1975) Hemangioendothelioma of the testis. J Urol 113: 201–203

Stein JJ, Buedingen R von (1974) Testicular nondescent versus testicular agenesis. Urology 4: 717–719

Stenchever MA, Alan BP, Jones GK, Jarvis JA (1969) Testicular feminization syndrome. Obstet Gynecol 33: 649–657

Stieve H (1930) Männliche Genitalorgane. In: von Möllendorf W (ed) Handbuch der mikroskopischen Anatomie des Menschen, 7. Bd, 2. Teil. Springer, Berlin
Symington T, Cameron KM (1976) Endocrine and genetic lesions. In: Pugh RCB (ed) Pathology of the testis. Blackwell, Oxford London Edinburgh Melbourne, pp 259–303
Takayama H (1981) Single cilia formation in cells of the testicular interstitium in infertile men. Int J Androl 4: 246–256
Tank ES, Forsyth M (1988) Splenic gonadal fusion. J Urol 139: 798–799
Tereda T, Hatakeyama S (1987) A study on budding protrusions of human seminiferous tubules. Int J Androl 11: 25–35
Tosi SE, Richardson JR (1975) Simple cyst of the testis: Case report and review of the literature. J Urol 114: 473–475
Vegni-Talluri M, Bigliardi E, Vanni MG, Tota G (1980) Testicular microliths: their origin and structure. J Urol 124: 105–107
Waaler E (1979) Morphometric studies in undescended testes. In: Job J-C (ed) Cryptorchidism. Diagnosis and Treatment. Karger, Basel München Paris London New York Sydney, p 27–36
Warner KE, Noyes DT, Ross JS (1984) Cysts of the tunica albuginea testis: A report of 3 cases with a review of the literature. J Urol 132: 131–132
Watson RJ (1968) Splenogonadal fusion. Surgery 63: 853–858
Wegmann W, Illi O, Kummer-Vago M (1984) Zystische Hodendysplasie mit ipsilateraler Nierenagenesie. Schweiz Med Wochenschr 114: 144–148
Whitaker RH (1970) Management of the undescended testis. Br J Hosp Med 4: 25–37
Willnow U, Bennek J (1980) Hodenbiopsien und Hodenvolumenmessungen bei Retentio testis – ein Beitrag zur Diskussion über das optimale Operationsalter. Zentralbl Chir 105: 705–709
Wilson WA, Littler J (1954) Polyorchidism, a report of two cases with torsion. Br J Surg 41: 302–307
Wolman SR, McMorrow LE, Roy S, Koo GC, Wachtel SS, Davis R (1980) Aberrant testicular differentiation in 46,XY gonadal dysgenesis: Morphology, endocrinology, serology. Hum Genet 55: 321–325
Wronecki K, Czernik J (1980) Elektronenmikroskopische Untersuchungen am retinierten Hoden bei Knaben unter 5 Jahren. Z Kinderchir 30: 167–175
Wurster K (1976) Klassifizierung testikulärer Keimzellgeschwülste. Thieme, Stuttgart
Zachmann M, Prader A (1986) The adrenogenital syndrome. In: Labhart A (ed) Clinical endocrinology, ed 2. Springer, Berlin Heidelberg New York, pp 425–443
Zachmann M, Völlmin JA, Hamilton W, Prader A (1972) Steroid 17,20-Desmolase deficiency: a new cause of male pseudohermaphroditism. Clin Endocrinol 1: 369–385
Zachmann M, Illig R, Prader A (1980) Gonadotropin deficiency and cryptorchidism in three prepubertal brothers with congenital adrenal hypoplasia. J Pediatr 97: 255–257
Zäh W, Kalderon AE, Tucci JR (1975) Mixed gonadal dysgenesis. A case report and review of the world literature. Acta Endocrinol (Copenh) 199: 1–28
Zollinger A, Schmid W, Vilan J, Sorg B, Knoblauch M (1983) X-chromosomaler Schwachsinn mit brüchigem X-Chromosom und Makroorchidismus. Schweiz Med Wochenschr 113: 238–244

3. Kapitel: Kreislaufstörungen, traumatische Hodenschädigungen

Hodentraumen äußern sich vor allem in Blutungen oder Durchblutungsstörungen, sofern es sich nicht um offene Hodenverletzungen handelt. Es ist daher sinnvoll, die Kreislaufstörungen und die traumatischen Hodenschädigungen in einem gemeinsamen Kapitel zu besprechen.

A. Kreislaufstörungen

Im Vordergrund der Kreislaufstörungen des Hodens stehen die durch Varikozelen oder Hodentorsionen bedingten Schädigungen. Dagegen führt die Arteriosklerose mit ihren an anderen Organen so häufigen und schweren Folgen am Hoden nur selten zu massiven und klar faßbaren Befunden wie z.B. Infarkten. Wichtiger sind in dieser Beziehung die entzündlichen Veränderungen der Hodengefäße.

I. Varikozele

Varikozelen sind ohne Zweifel häufigste Ursache von Kreislaufstörungen des Hodens. Andererseits sind Varikozelen aber derart häufig, daß man sich fragen muß, ob Varikozelen leichteren Grades überhaupt als pathologisch einzustufen sind oder ob sie nicht einfach als eine etwas ausgesprochene Normalvariante betrachtet werden müssen, weisen doch nach JECHT u. ZEITLER (1982) 16–25% der über 10jährigen Knaben und Männer eine Varikozele auf.

1. Pathogenese der Varikozele

Varikozelen betreffen fast ausnahmslos die linke Seite, wobei nach SCHIRREN (1982) in 82% der Fälle die linke Seite allein, in nur 2% die rechte Seite allein und in 16% beide Seiten befallen sind. Die Bevorzugung der linken Seite dürfte vor allem mit den besonderen Verhältnissen des venösen Abflusses des linken Hodens in Beziehung stehen. Die linke V. spermatica mündet wie bereits geschildert (s. Kap. 1) rechtwinklig in die linke V. renalis, die rechte V. spermatica nach etwas kürzerem Verlauf dagegen spitzwinklig direkt in die V. cava inferior. Schon allein diese fast rechtwinklige Einmündung der linken V. spermatica in die linke Nierenvene soll sich ungünstig auf den venösen Abfluß auswirken. Von größerer Bedeutung dürften aber die Unterschiede zwischen linker und rechter v. spermatica sein, was die Anlage der Venenklappen betrifft. So hat die linke V. spermatica zwar auch beim Varizenträger eine Klappe an der Einmündungsstelle in die linke Vena renalis. Dem Varizenträger fehlen in der Regel aber distale Klappen in der V. spermatica (LUDWIG et al. 1975; CHATEL et al. 1978). Die größere Länge der linken V. spermatica gegenüber der rechten soll ebenfalls eine Rolle spielen. Abgesehen vom venösen Abfluß über den Plexus pampiniformis in die Spermaticavenen dürften aber auch die Abflußbedingungen über die Cremastervenen in die Femoralvenen von Bedeutung sein. Schließlich soll nach SHAFIK (1973) der venöse Rückfluß auch von der Kontraktionsfähigkeit des M. cremaster abhängig sein (Lit. bei PONTHIEU u. HUGUET 1976; CHATEL et al. 1978; HORNSTEIN 1982).

2. Pathogenese der durch Varikozelen bedingten Hodenschädigungen

Kann der venöse Abfluß kompensiert werden, braucht es trotz Ausbildung einer Varikozele nicht zur Hodenschädigung zu kommen. Eine Störung der Spermatogenese tritt jedoch dann ein, wenn die Thermoregulierung nicht mehr funktioniert. AGGER (1971a) stellte bei Patienten mit Varikozele im meist betroffenen linken Hoden eine im Mittel um 0,1 °C höhere Temperatur fest als im normalen rechten Gegenhoden. Durchschnittlich 10 Monate nach Operation war die Temperatur des linken Hodens dagegen 0,2 °C tiefer als diejenige des rechten Hodens. Nach ZORGNIOTTI u. MACLEOD (1973) liegt die Hodentemperatur von Patienten mit Varikozele und gestörter Spermatogenese um 0,6–0,8 °C höher als bei Normalen. Für die Temperaturerhöhung scheint nicht die Rückstauung des venösen Blutes an sich eine wesentliche Rolle zu spielen (venös gestaute Gebiete kühlen eher ab), sondern der Ausfall eines Kühlsystems der A. spermatica. Das venöse Blut des die A. spermatica umgebenden Plexus pampiniformis soll einen Teil der Wärme des arteriellen Blutes aufnehmen. Bei verlangsamter Zirkulation im Plexus pampiniformis nimmt der Wärmegradient zwischen arteriellem und venösem Blut ab, das arterielle Blut wird weniger abgekühlt (s. HORNSTEIN 1982). Nach TESSLER u. KRAHN (1966) sollen keine wesentlichen Temperaturunterschiede zwischen linkem Hoden mit Varikozele und rechtem varikozelenfreiem Hoden bestehen. In der Hälfte ihrer Beobachtungen war der linke Hoden aber wie bei AGGER (1971a) um mindestens 0,1 °C wärmer als der rechte. TESSLER u. KRAHN (1966) vermuten, daß eine hormonelle Schädigung infolge Reflux von besonders hormonreichem Blut in die linke V. spermatica aus der ihrer Einmündungsstelle gerade gegenüberliegenden Einmündung einer Nebennierenvene in die linke V. renalis von Bedeutung sein könnte, eine Annahme, die von AGGER (1971a, b) abgelehnt wird. Nach NISTAL u. PANIAGUA (1984) besteht auch die Möglichkeit einer Beeinträchtigung der Funktion der Samenabflußwege im Bereich von Rete testis und Tubuli recti des Hodens durch die voluminösen Venen (neuere Übersicht der Pathogenese der Hodenschädigung durch Varikozelen bei TARTER u. KUGAN 1988).

Neben diesen sog. primären Varikozelen muß besonders bei spät und meist rasch auftretenden Varikozelen immer auch die Möglichkeit einer *sekundären d. h. symptomatischen Varikozele* als Folge einer Abflußbehinderung im Bereich der V. spermatica in Betracht gezogen werden. Häufigste Ursache derartigen Varikozelen sind Nierentumoren, vor allem hypernephroide Karzinome mit ihrer besonderen Neigung, in die Gefäße einzubrechen und damit beim Vorwachsen in der linken Nierenvene die Einmündungsstelle der linken V. spermatica zu blokkieren (s. HEDINGER u. GILLIET 1964; ferner Kap. 6: G. V. 2). Aber auch ohne Gefäßeinbrüche können Tumoren und andere raumfordernde Prozesse wie Hydronephrosen zu einer Beeinträchtigung des venösen Abflusses und damit zu Varikozelen führen. JOHNSON et al. (1971) beobachteten die Entwicklung einer Varikozele bei einem Patienten mit einem Aortenaneurysma. Die Varikozele bildete sich nach Einsetzen eines „Graft" zurück.

3. Mikroskopische Befunde

Erstes Zeichen einer varikozelenbedingten Schädigung soll eine Reifungsstörung der Spermatozoen in der Epididymis sein. Wichtig ist vor allem aber die Schädigung des Hodens selbst, die von HORNSTEIN (1964, 1973, 1982) als „Orchipathia e varicocele" bezeichnet wird. Derartige Hodenschädigungen sind jedoch nicht obligat. Nach SCHIRREN (1982) hatten 45 % seiner 206 Varikozelenpatienten eine Normo- oder Asthenospermie, 43 % allerdings eine Oligospermie und 12 % sogar eine Azoospermie. Auch ging das Ausmaß der Hodenschädigung dem Schweregrad der Varikozele nicht parallel. AFFLERBACH et al. (1968) fanden in einem Drittel ihrer Fälle ebenfalls eine Normospermie. Selbst ausgesprochene Varikozelen brauchen somit keine Spermato- oder Spermiogenesestörungen auszulösen. Trotzdem empfiehlt SCHIRREN (1982) bei Subfertilität des Mannes und Vorliegen einer Varikozele, diese beseitigen zu lassen, bevor eine Hormonkur eingeleitet wird.

Mikroskopisch kommt es zu einer Reduktion der Spermatogenese mit Abstoßung von unreifen Elementen, vor allem Spermatiden, und von Sertoli-Zellen (ETRIBY et al. 1967; DUBIN u. HOTCHKISS 1969; SPERA et al. 1979; HOFMANN et al. 1982). Auch elektronenoptisch spielen sich wesentliche Veränderungen im adluminalen Kompartiment der Hodenkanälchen ab mit Reifungsstörungen der Spermatiden und ihrer Fehlorientierung gegenüber den Sertoli-Zellen (CAMERON et al. 1980; CAMERON u. SNYDLE 1982). Nach HORNSTEIN (1982) stehen Veränderungen des Zwischengewebes im Vordergrund mit Ödem und Vermehrung der Kollagenfasern, Degeneration der Leydig-Zellen mit umgebender Hyalinose und peritubulärer Fibrose. Die Wände der zahlreichen kleinen Venen sind fibrös verdickt (Abb. 3.1). HADZISELIMOVIC et al. (1989) und HADZISELIMOVIC u. HERZOG (1990) weisen ferner auf die Bedeutung einer Proliferation des Kapillarendothels hin. Die Tunica albuginea macht entsprechende Veränderungen durch. Sie ist ödematös verdickt, ihre Venen sind vermehrt und varikös verändert, die in ihr vorkommenden Muskelfasern und Leydig-Zellen sind vermehrt (HORNSTEIN 1982; HOFMANN et al. 1982; NISTAL u. PANIAGUA 1984). Störungen des Keimepithels und peritubuläre Fibrose sind schon relativ früh nachweisbar, nach HIENZ et al. (1980) und JONES et al. (1988) bereits bei Jugendlichen zwischen 12 und 18 Jahren. Auch die intratestikulären Leydig-Zellen sind nach einfachen morphometrischen Untersuchungen von WEISS et al. (1978) vermehrt. Nach HADZISELIMOVIC et al. (1986b) trifft das jedoch nicht für alle Patienten mit Varikozele zu. In einem Viertel ihrer Patienten fanden sie eine Leydig-Zellatrophie mit Reduktion der Leydig-Zellzahl. Diese Patienten sprachen auf die operative Behandlung besonders gut an, im Gegensatz zu den Patienten mit normalen oder erhöhten Leydig-Zellzahlen. Die auch bei Patienten mit Varikozele als besonderer Befund hervorgehobene arterioläre Hyalinose (ANDRES et al. 1981) stellt eine unspezifische, sogar im normalen Hoden vorkommende Gefäßalteration dar (s. Abschnitt A.III.3 dieses Kapitels).

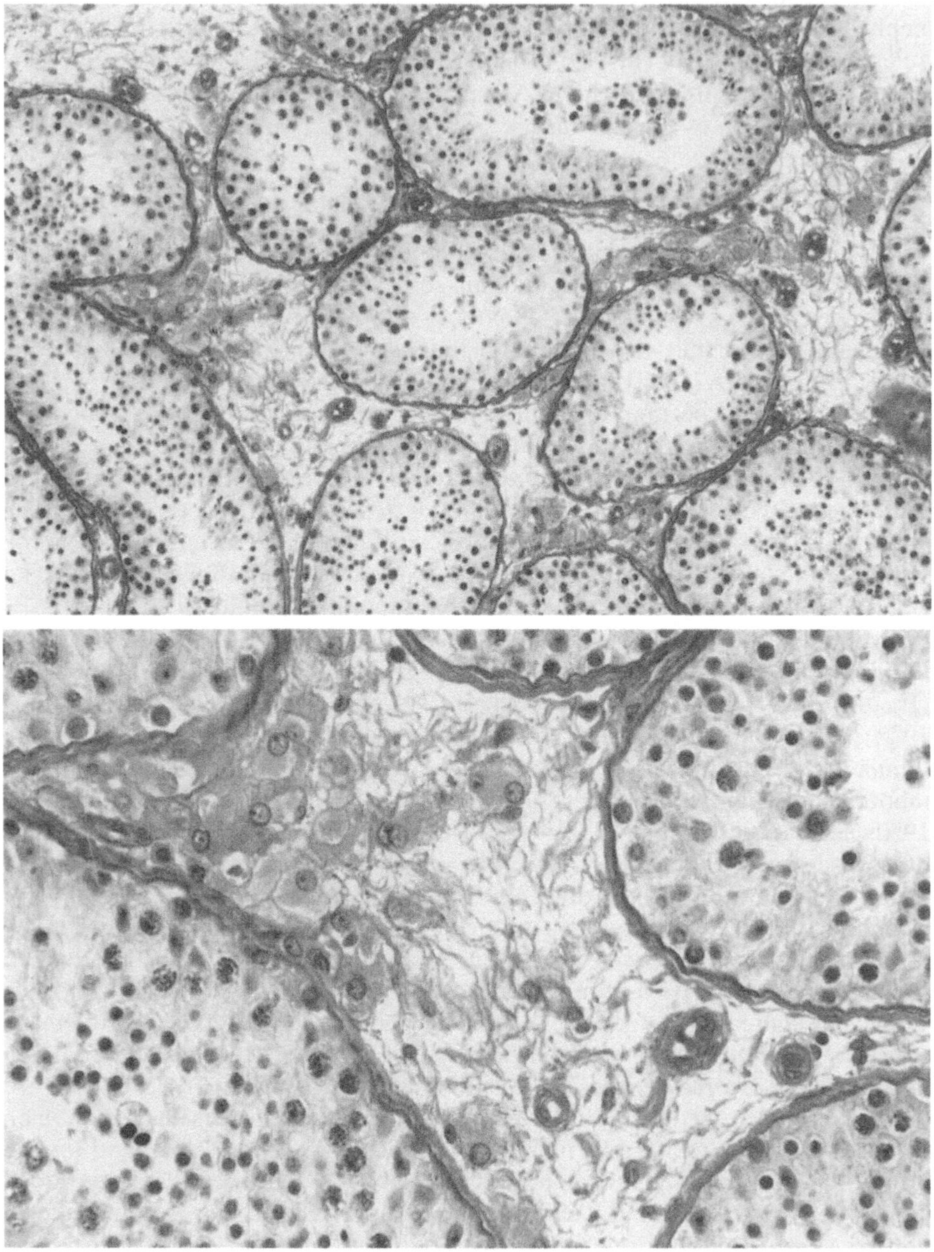

Abb. 3.1 a, b. Hoden bei Varikozele: Leicht reduzierte Spermatogenese mit Ausweitung der Lichtung der Hodenkanälchen. Zwischengewebe verbreitert mit vermehrten Kollagenfasern, besonders in Umgebung der Leydig-Zellen. Fibröse Verdickung der Wände der kleineren Blutgefäße, vor allem der Venen. 25jähriger Mann (Masson Trichrom **a** ×140, **b** ×360)

Die geschilderten Veränderungen betreffen nicht nur den befallenen, sondern bei mehr als der Hälfte der Patienten auch den Gegenhoden. Trotzdem sind die Behandlungsresultate relativ gut. Bei mehr als der Hälfte der Patienten kommt es nach hoher Ligatur der V. spermatica zu deutlicher Verbesserung des Ejakulates und nach gewissen Autoren auch in einem hohen Prozentsatz der Patienten zur Behebung der Infertilität (s. DUBIN u. AMELAR 1975). BAKER et al. (1985) konnten allerdings an einer großen Serie von Patienten mit Varikozele keine derartigen Verbesserungen nachweisen.

II. Hodentorsion

THACKRAY (1978) macht in der Einleitung zu seinem Kapitel über diese Frage mit Recht auf die Fragwürdigkeit dieses im deutschen Sprachbereich üblichen Begriffes einer „Hodentorsion" aufmerksam, da sich ja nicht nur der Hoden verdrehe, sondern Hoden, Nebenhoden und Samenstrang zusammen, u. U. sogar der ganze Skrotalinhalt einer Seite, und da die schweren Folgen einer Verdrehung nicht durch die Rotation des Hodens, sondern durch die Verdrehung des Samenstranges und seiner Gefäße bewirkt werde. THACKRAY (1978) spricht deshalb wie NISTAL u. PANIAGUA (1984) von einer Verdrehung des Samenstranges. Bei uns hat sich der Begriff einer Hodentorsion jedoch derart eingebürgert, daß ich in den folgenden Ausführungen diese nicht ganz korrekte, aber eindrückliche Bezeichnung beibehalten werde.

1. Torsion des Hodens selbst

Torsionen brauchen nicht den ganzen Hoden zu betreffen, sondern können sich auf die Hoden- und Nebenhodenanhänge beschränken. In einer Serie von 100 Knaben unter 15 Jahren wurde das Krankheitsbild eines sog. „akuten Skrotum" bei 42 Knaben durch eine Hodentorsion und bei 32 durch eine Torsion von Hoden- oder Nebenhodenanhängen ausgelöst (MELEKOS et al. 1988). MCCOMBE u. SCOBIE (1988) fanden bei Kindern mit einem „akuten Skrotum" häufiger einen Befall der Hoden- und Nebenhodenanhänge (95 von 140 Patienten) als eine eigentliche Hodentorsion (45 von 140 Patienten)

a) Vorkommen und Pathogenese

Nach THACKRAY (1978) und BARTSCH et al. (1980) betreffen Torsionen etwas häufiger den rechten, nach SKOGLUND et al. (1970a), NISTAL u. PANIAGUA (1984) und MCCOMBE u. SCOBIE (1988) dagegen den linken Hoden. Hodentorsionen treten besonders bei Jugendlichen auf. So betrug das Durchschnittsalter der 67 Patienten einer allgemeinen chirurgischen Klinik von THOMAS et al. (1984) 16 Jahre mit Extremen von 11 und 33 Jahren, eine Altersverteilung, die den Angaben von HORICA u. HADZISELIMOVIC (1983) entspricht. Aber auch über 50 oder 60 Jahre alte Männer können noch an einer Hodentorsion erkranken (DENNIS et al. 1987; ALFERT u. CANNING 1987). Vor allem aber sind Torsionen bei Neugeborenen und Kleinkindern nicht ungewöhnlich, wo sie sich unter dem Bilde des sog. „akuten Skrotum" äußern (s. MOHARIB u. KRAHN 1970; ATALLAH et al. 1976; BURGE 1987;

MELEKOS et al. 1988; McCOMBE u. SCOBIE 1988; DAS und SINGER 1990). Torsionen können sogar bereits intrauterin auftreten. Derartige intrauterine Torsionen werden als Ursache eines ein- oder doppelseitigen intrauterinen Hodenverlustes vermutet, da der intrauterin geschädigte Hoden vollständig abgebaut werden kann (s. AYNSLEY-GREEN et al. 1976). Die Annahme eines solchen Hodenverlustes drängt sich vor allem bei Neugeborenen mit Anorchie und trotz Fehlens beider Hoden männlich ausgeprägten Geschlechtsmerkmalen auf. Bei einer derartigen Situation müssen ja intrauterin vorübergehend Hoden vorhanden gewesen sein, da das Neugeborene sonst einen weiblichen Phänotyp aufweisen würde (s. Kap. 2: A.II).

Begünstigende Faktoren einer Hodentorsion sind ein abnorm langer Samenstrang, ein sehr hoch liegender Übergang der Tunica vaginalis auf den Samenstrang, eine besonders weite Tunica vaginalis und ein ungewöhnlich langes Gubernaculum testis. Fehlgelagerte Hoden wie bei Kryptorchismus oder retraktile Hoden sind ebenfalls besonders gefährdet. Auch bei Polyorchie sollen Torsionen relativ häufig sein. Torsionen können ferner erste Manifestation eines Hodentumors sein. Mehrfach ist schließlich auch über eine familiäre Häufung von Hodentorsionen berichtet worden (s. COLLINS u. BROECKER 1989).

b) Makroskopische Befunde

Die Torsion bedingt zuerst eine Störung des venösen Abflusses und erst in zweiter Linie eine Unterbrechung der arteriellen Blutzufuhr. Damit kommt es bei nicht rechtzeitiger Behandlung zur hämorrhagischen Infarzierung. Makrosko-

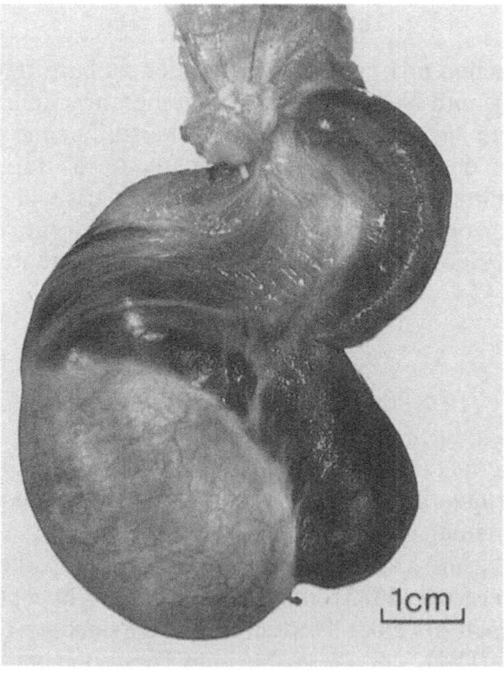

Abb. 3.2. Frische Hodentorsion: Massiv gestaute Venen, hämorrhagisch durchsetzter Hoden. 14jähriger Junge

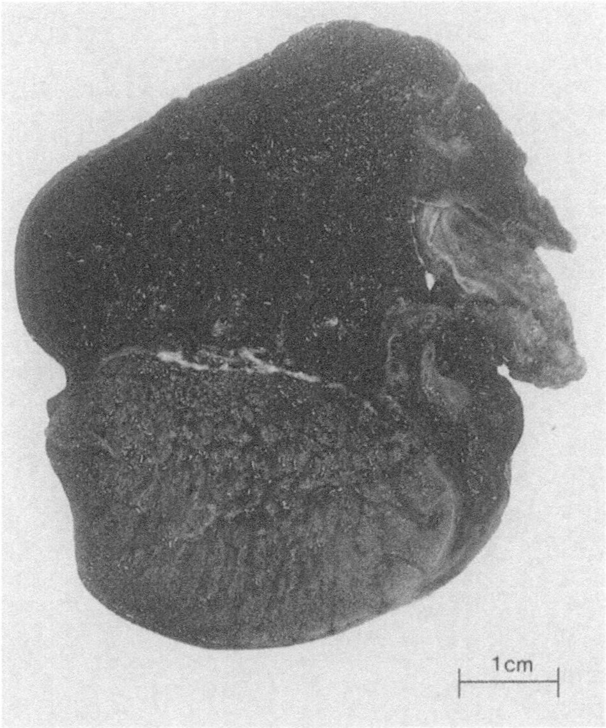

Abb. 3.3. Frischere Torsion mit hämorrhagisch infarziertem Hoden. 17jähriger Junge

pisch sind derartige Hoden geschwollen und dunkelblaurot verfärbt, die Venen sind gestaut und thrombosiert. Je nach der Dauer zwischen Torsion und Hodenentfernung sind auf der Schnittfläche nur Stauungserscheinungen mit Blutungen oder bereits Nekrosen erkennbar (Abb. 3.2, 3.3, 3.4). Schwer geschädigte und nicht operativ entfernte Hoden vernarben, bei intrauteriner Torsion verschwinden sie vollkommen. Gelegentlich sind allerdings mikroskopisch noch Narbenreste mit Kalkeinlagerungen nachweisbar (s. Mono- oder Anorchie, Kap. 2: A.II). Je nach Lage der Verdrehung wird zwischen einer intra- oder extravaginalen Torsion unterschieden. Intravaginale Torsionen treten vor allem nach der Pubertät auf, extravaginale Torsionen dagegen intrauterin oder bei Kleinkindern (ATALLAH et al. 1976; NISTAL u. PANIAGUA 1984).

c) Mikroskopische Befunde

Mikroskopisch treten sehr rasch Zeichen einer Hodenschädigung auf. Das Interstitium ist ödematös und blutig durchsetzt, die Zellen der Spermatogenese sind schwer geschädigt und werden abgestoßen. Bei Torsionsdauern von mehr als 12 h kommt es auch mikroskopisch zum Bild der hämorrhagischen Nekrose. Gelegentlich weisen ältere Veränderungen mit partiellen oder totalen Gefäßverschlüssen auf bereits früher durchgemachte, d.h. rezidivierende Torsionen hin (Abb. 3.5,

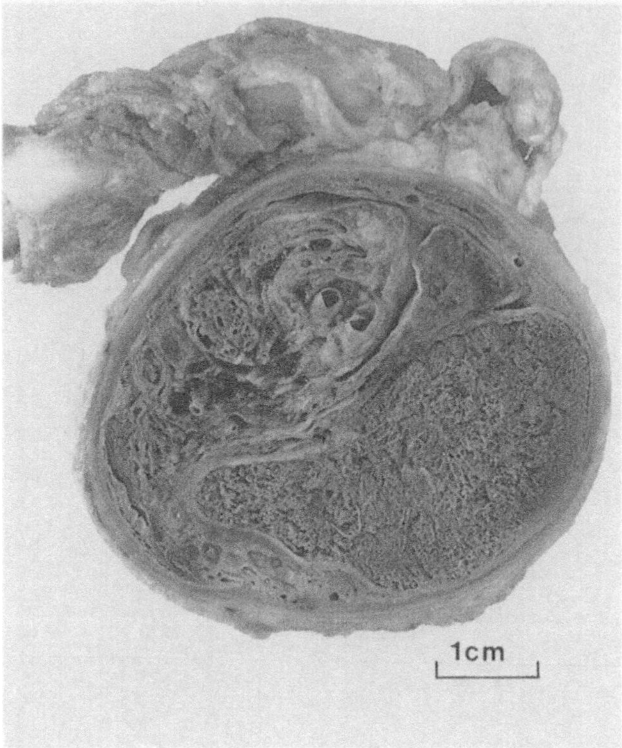

Abb. 3.4. Ältere Hodennekrose nach Torsion. Seit 3 Monaten zunehmende Hodenindura-tion, Orchiektomie wegen Tumorverdachts. 43jähriger Mann

3.6, 3.7). MIKUZ (1985) unterscheidet bie Hodentorsionen 3 unterschiedliche Grade histologischer Hodenveränderungen: *Grad I* entspricht der Minimalschädigung mit vorwiegend interstitiellem Ödem, *Grad II* der hämorrhagischen Durchsetzung mit beginnender Nekrose und *Grad III* der hämorrhagischen Infarzierung. Schädigungen des ersten Grades werden vor allem in den ersten 4 h nach Torsion, diejenigen des II. Grades 4–12 h nach Torsion und Veränderungen des III. Grades nach 12 h Torsionsdauer gesehen.

Die Dauerresultate nach operativer Reposition des torquierten Hodens sind selbst bei frühzeitiger Reposition unbefriedigend. Wird die Torsion innerhalb 8 h behoben, braucht es nicht zur makroskopisch faßbaren Hodenatrophie zu kommen (BARTSCH et al. 1980; THOMAS et al. 1984). Bei länger dauernder Torquierung kommt es aber regelmäßig zur Hodenatrophie. So weisen Patienten mit einer über 10 h dauernden Torsion später eine Reduktion des Hodenvolumens von mindestens 50% auf (THOMAS et al. 1984). Aber selbst nach Reposition des Hodens innerhalb der ersten 4 h fanden BARTSCH et al. (1980) bei 50% der Patienten später eine deutliche Beeinträchtigung der exokrinen Hodenfunktion.

Da es sich in der Regel um einseitige Torsionen handelt, würde man eine gewisse Kompensation des einseitigen Hodenausfalles durch den Gegenhoden erwarten. Tatsächlich weisen aber auch die nichttorquierten Gegenhoden selbst bei

a
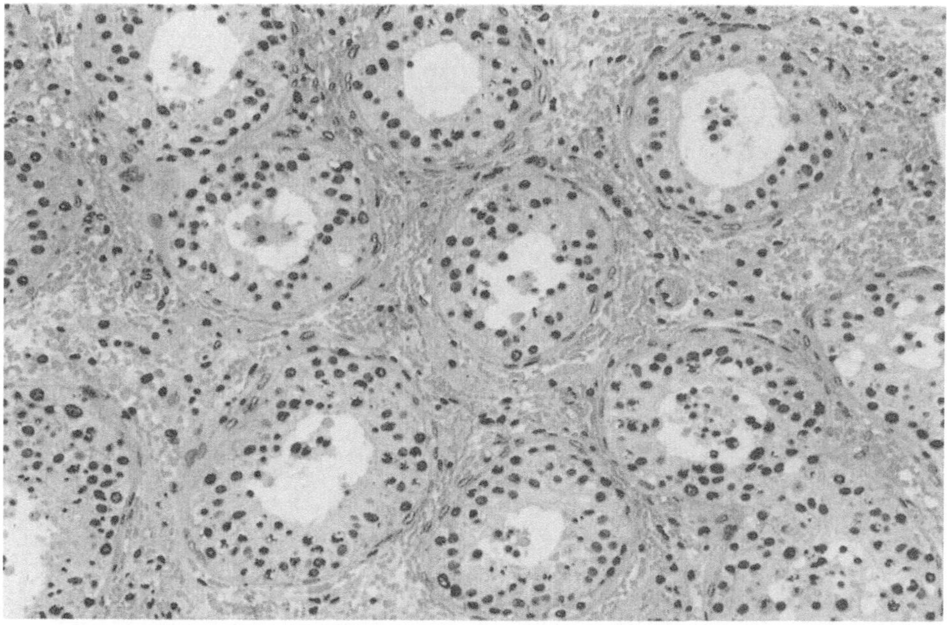

b
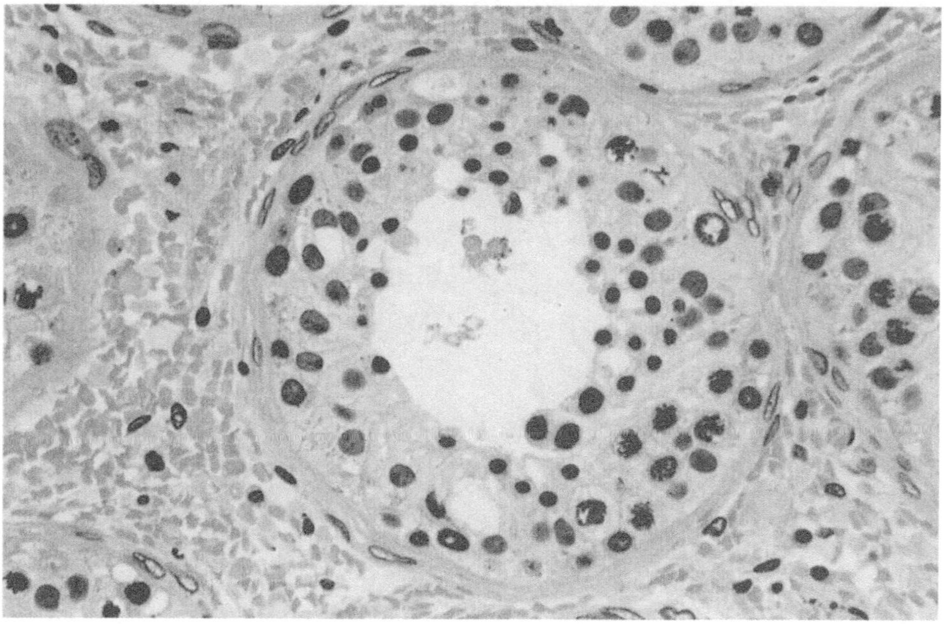

Abb. 3.5 a, b. Hämorrhagisch durchsetztes Hodengewebe bei Torsion ungefähr 3 h vor Orchiektomie. Hodenkanälchen scheinbar noch ordentlich erhalten. 13jähriger Knabe (HE **a** ×140, **b** ×360)

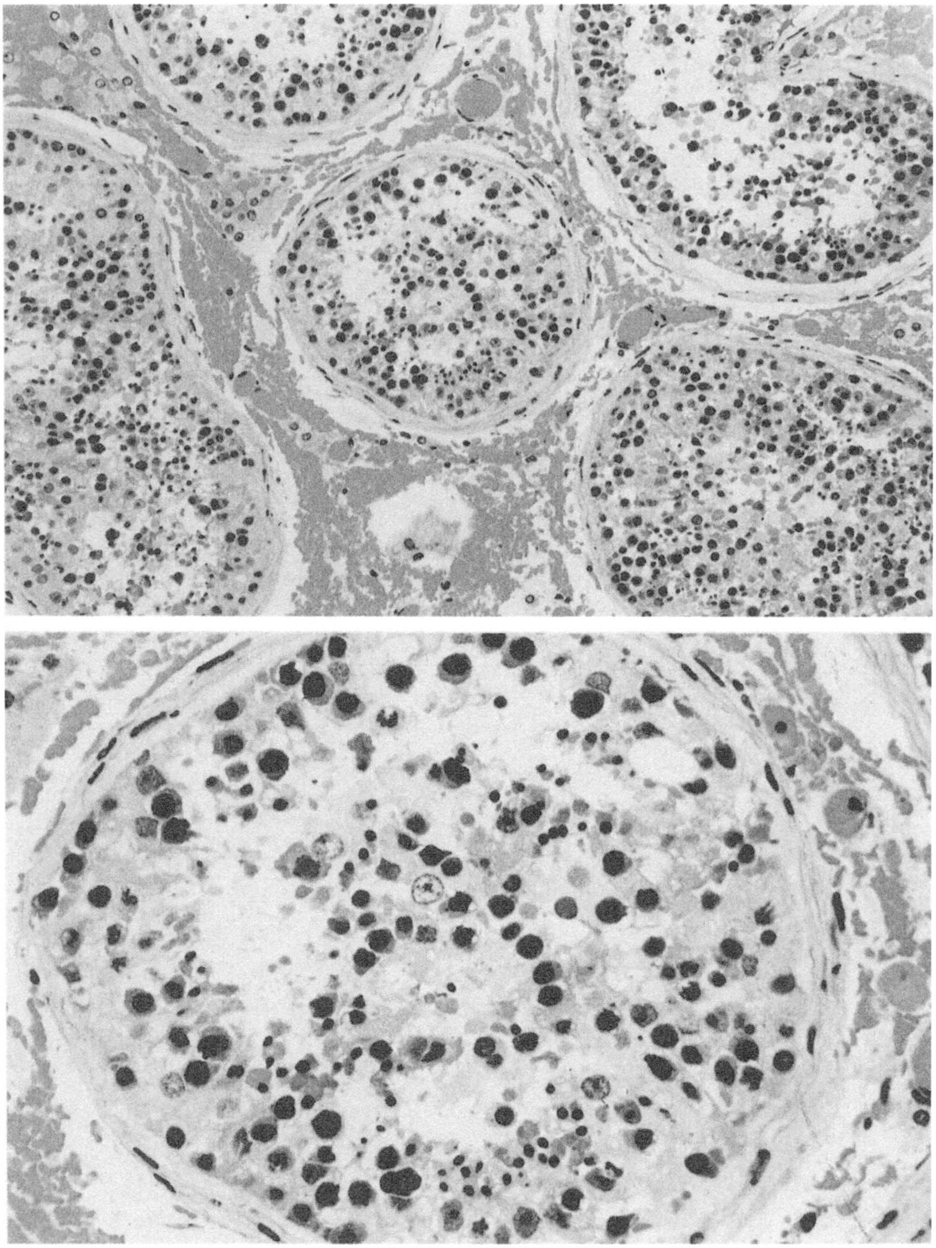

a

b

Abb. 3.6 a, b. Hämorrhagische Hodennekrose mit deutlicher Tubulusbeteiligung bei 24 h zurückliegender Torsion. 33jähriger Mann (HE **a** ×140, **b** ×360)

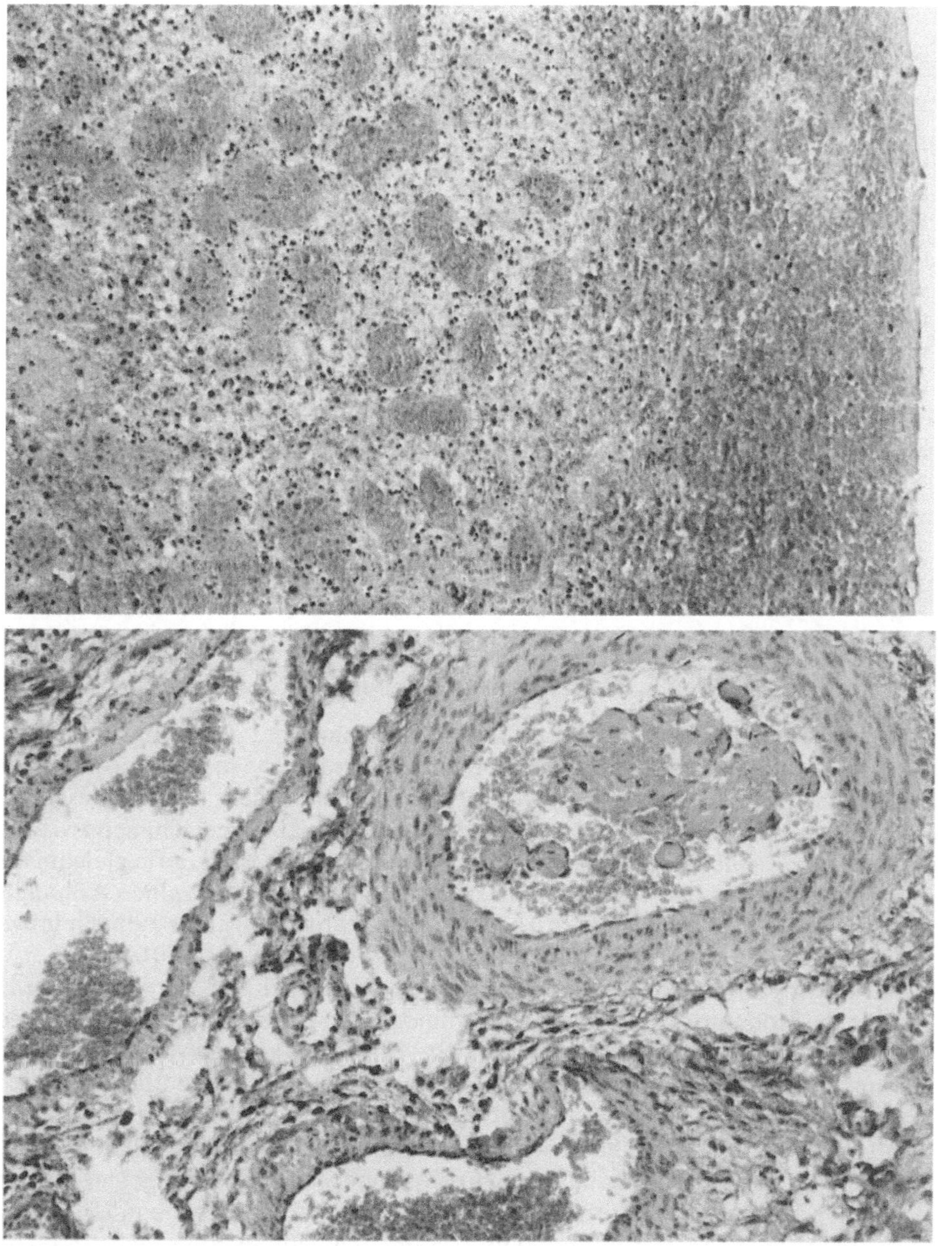

a

b

Abb. 3.7 a, b. Ausgeprägte Hodennekrose bei mehrere Tage zurückliegender Torsion. **a** Hodengewebe. **b** Partiell organisierte Thrombose einer Arterie des Samenstranges. 1 Monat alter Säugling (HE **a** × 60, **b** × 140)

Kindern licht- und elektronenoptische Schädigungen verschiedenster Art und Ausmaßes auf. Die Ursache der Beteiligung des nichttorquierten Gegenhodens ist nicht klar. Immun bedingte Schädigungen werden vermutet (s. Kap. 4: IV). Es werden aber auch vorbestehende Hodenveränderungen in Betracht gezogen, die möglicherweise sogar die Torquierung erleichtern könnten (s. Bartsch et al. 1980; Danner et al. 1982; Horica et al. 1982; Horica u. Hadziselimovic 1983; Hadziselimovic et al. 1986a; Anderson u. Williamson 1986; Fisch et al. 1988; Tarter u. Kogan 1988). Turner (1987) und Janetschek et al. (1988) lehnen auf Grund eigener Untersuchungen bei experimentell ausgelösten Torsionen und neueren klinischen Untersuchungen die Möglichkeit einer wesentlichen Beeinträchtigung des Gegenhodens ab. Was den noch fraglichen Zusammenhang zwischen Hodentorsion und Hodentumoren betrifft, sei auf die kurze Mitteilung von Chilvers et al. (1987) verwiesen.

Da sich das mikroskopische Bild der Hodenveränderungen in den ersten Stunden nach Auftreten der Torsion bis zur Ausbildung deutlich erkennbarer Nekrosen nach ungefähr 10 h nur wenig ändert, sind Hodenbiopsien, die in diesem Zeitintervall vorgenommen werden, zur Beurteilung der später zu erwartenden Hodenschädigung und damit zur Bestimmung der Prognose ungeeignet. Die genaue Kenntnis des Zeitintervalles erlaubt zuverlässigere prognostische Aussagen.

2. Torsion der Hoden- und Nebenhodenanhänge

Wie bereits erwähnt sind bei Kindern Torsionen der Anhänge von Hoden und Nebenhoden häufiger als Torsionen des Gesamthodens. In der Serie von McCombe u. Scobie (1988) betrug das Verhältnis etwas mehr als 2:1. Die Torsionen des Hoden- und Nebenhodenanhanges treten vor allem bei Knaben zwischen 9 und 12 Jahren auf, während sich die Hodentorsionen in ihrer Serie gleichmäßig über die ganze Periode von 1–14 Jahren verteilen. Von den einzelnen Anhängen ist die Appendix testis weitaus am häufigsten betroffen, ungefähr 10mal häufiger als die Appendix der Epididymis (Jones 1962; Skoglund et al. 1970b).

Die Symptomatik unterscheidet sich nicht wesentlich von derjenigen der eigentlichen Hodentorsion. Wie bei dieser findet man ein gerötetes, geschwollenes und schmerzhaftes Skrotum sowie einen schmerzhaft geschwollenen Samenstrang. Der Verlauf ist aber protrahierter. Im Gegensatz zur eigentlichen Hodentorsion sind die Hoden ferner nicht retrahiert oder abnorm gelagert, was in 50% der Torsionen des Gesamthodens der Fall sein soll. Dagegen läßt sich in ungefähr einem Fünftel der Torsionen von Hodenanhangsgebilden ein schmerzhaftes Knötchen palpieren (McCombe u. Scobie 1988). Torquierte Hodenanhangsgebilde werden hämorrhagisch infarziert und sekundär entzündlich verändert. Sie können spontan vernarben oder sich loslösen und als freie hyalinisierte Körper im Cavum serosum liegen. Abgesehen von den kleinen Hoden- und Nebenhodenanhängen können auch größere gestielte Zysten dieser Gegend eine Torsion erleiden und hämorrhagisch infarzieren. Das gilt für einfache Zysten wie für Spermatozelen.

III. Übrige Kreislaufstörungen

1. Kreislaufbedingte Degenerationsherde

Die in Hoden von älteren Männern häufigen herdförmigen degenerativen Veränderungen dürften in vielen Fällen auf Durchblutungsstörungen beruhen. So konnten ZEMP (1980) sowie SASANO u. ICHIJO (1969) mittels postmortaler Angiographie an Hoden, die anläßlich der Autopsie entnommen worden waren, deutliche räumliche Beziehungen zwischen derartigen Herden und Ausfällen im Arteriogramm nachweisen (Abb. 3.8). Herdförmige tubuläre Hodenatrophien oder tubuläre Totalhyalinosen sowie interstitielle Fibrosen stehen dabei im Vordergrund. Auch hernienartige Ausstülpungen der Tubuluswand sind in solchen Bezirken besonders häufig. ZEMP (1980) fand sie in der Hälfte der von ihm untersuchten Hoden. SASANO u. ICHIJO (1969) konnten sie v. a. bei Verstorbenen zwischen 50 und 69 Jahren nachweisen. Derartige Protusionen werden deshalb z. T. als Regenerationsversuche geschädigter Tubuli gedeutet. Sie kommen aber auch

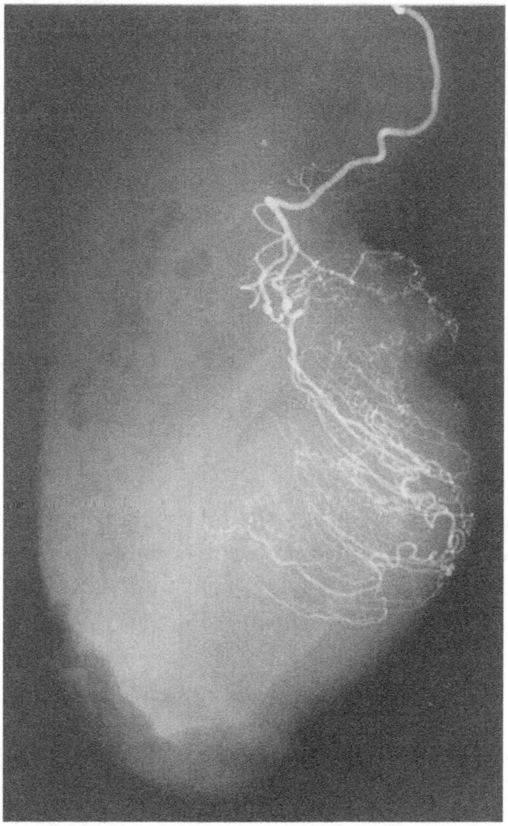

a

Abb. 3.8. a Angiographie eines Hodens mit umschriebenem Durchblutungsausfall. **b** Totalhyalinose der Samenkanälchen oder **c** interstitielle Fibrose im Bereich der Durchblutungsstörung. (van Gieson **b** × 140, **c** × 60). (Aus ZEMP 1980)

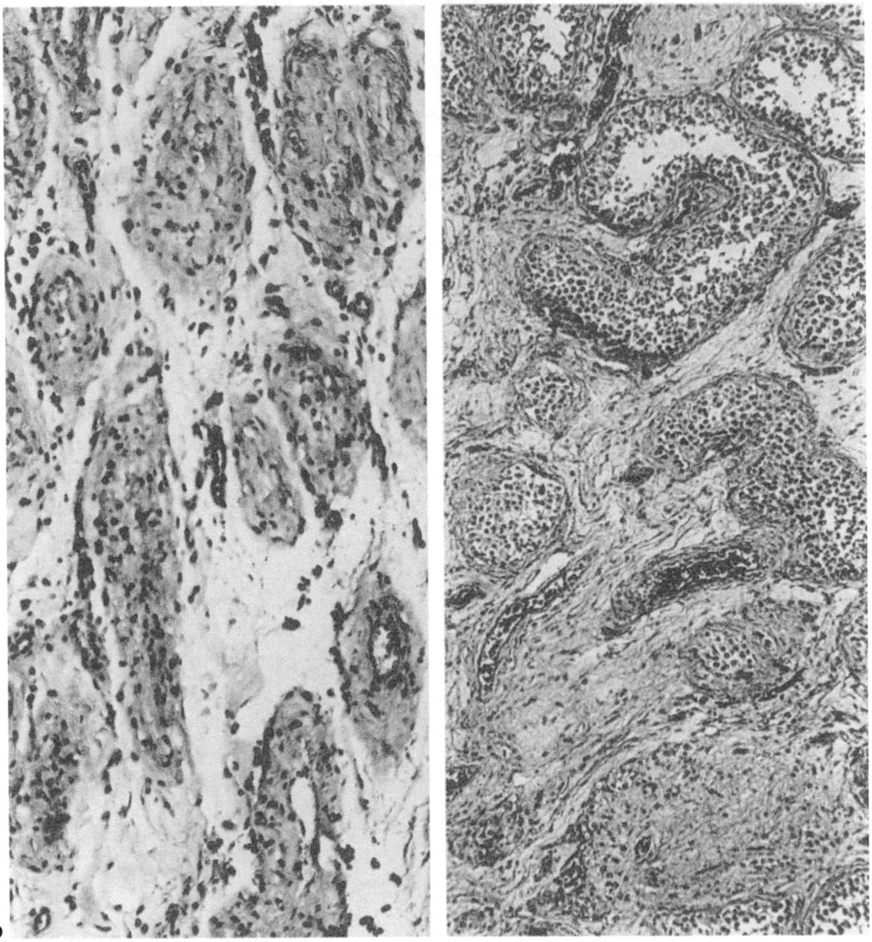

b c

Abb. 3.8 b, c

beim Normalen vor. SASANO u. ICHIJO (1969) betrachten sie daher eher als Früherscheinung sich normal entwickelnder Tubulusabschnitte, insbesondere als Ausdruck neuer Tubulusverzweigungen oder intertubulärer Brücken (s. Kap. 2: B.4).

2. Arteriosklerose, Hodeninfarkt

Im Gegensatz zu den geschilderten Degenerationsherden sind *eigentliche Hodeninfarkte* selten, abgesehen von den Hodennekrosen nach Torsion (s. Abschnitt II dieses Kapitels). ZEMP (1980) fand zwar in den Hoden von 2 Patienten, die an Unfallfolgen gestorben waren, angiographisch schwere Gefäßstenosen oder -abbrüche durch intratestikuläre Hämatome. Zu eigentlichen Hodeninfarkten war es aber noch nicht gekommen. Abbildung 3.9 zeigt eine umschriebene

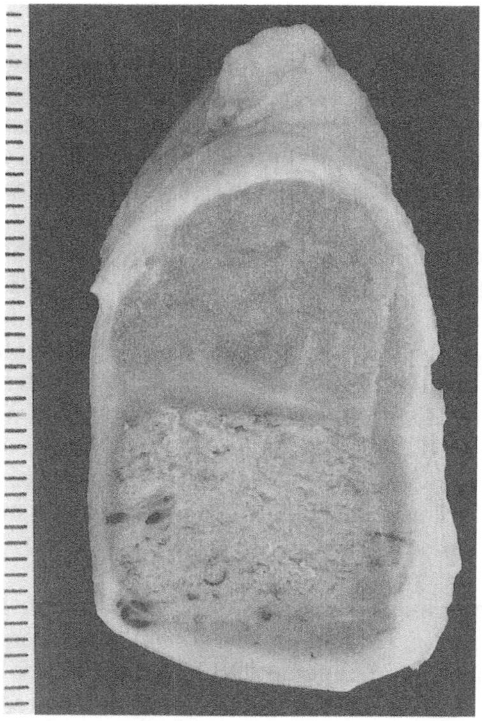

Abb. 3.9. Alter Hodeninfarkt bei arteriosklerotischem Aneurysma der Bauchaorta. 69jähriger Mann

Hodennekrose bei einem Patienten mit arteriosklerotischem Aneurysma der Bauchaorta. Hier muß die Möglichkeit einer arteriellen Embolie und damit eines Infarktes in Betracht gezogen werden. Bei den von WINSTEAD (1953) und SHAPIRO et al. (1977) mitgeteilten Beobachtungen von hämorrhagischen Infarkten oder Infarzierungen des Hodens dürfte es sich um Folgen unerkannter Torsionen gehandelt haben. Der Beweis primärer Gefäßläsionen ist jedenfalls nicht erbracht. Dagegen sind die Beschreibungen einer Hodennekrose bei Sichelzellanämie (URWIN et al. 1986) und einer hämorrhagischen Hodennekrose bei Cavathrombose (WALDBAUM et al. 1976) mit der Annahme von Infarkten oder hämorrhagischen Infarzierungen ohne Torsion vereinbar. Das gleiche gilt für die Beobachtung einer hämorrhagischen Hodennekrose bei Thrombose der Hodenvenen nach Herzkatheterisierung (CHAPMAN 1988).

Was die Beziehung zwischen *allgemeiner Arteriosklerose* und arteriosklerotischen Hodenschädigungen anbelangt, ist die von NISTAL u. PANIAGUA (1984) zitierte Beobachtung von KRUS et al. (1971) bemerkenswert, daß Patienten mit frühzeitiger schwerer Arteriosklerose und Myokardinfarkt meist keine testikulären Läsionen aufweisen sollen im Gegensatz zu Patienten mit Zerebralsklerose, bei denen ausgeprägte Herde tubulärer Hodenatrophie zu finden seien. Herdförmige Tubulussklerosen sollen ferner bei über der Hälfte der Patienten mit schwerer Aortensklerose gefunden werden.

3. Arterioläre Hyalinose

Die Bedeutung der arteriolären Hyalinose ist noch unklar. Derartige Hyalinosen sind durch subendotheliale Ablagerungen hyaliner Massen in Arteriolen des Hodengewebes selbst und der Tunica albuginea charakterisiert, Depots, die sich elektronenoptisch aus einem feinkörnigen Material aufbauen (Abb. 3.10, 3.11, 3.13, 3.14, 3.15). Histochemisch handelt es sich um fettähnliche Substanzen, wahrscheinlich Phospholipide und Mukopolysaccharide, die sich mit der PAS-Reaktion besonders deutlich darstellen lassen (FREI u. HEDINGER 1979). In älteren Herden treten vermehrt glatte Muskelzellen, Kollagenfasern und elastisches Material auf (HATAKEYAMA et al. 1966). STAEMMLER (1923) sah derartige arterioläre Hyalinosen vor allem in kryptorchen Hoden. Sie sind aber auch in Normalhoden häufig. HATAKEYAMA et al. (1966) fanden sie in bis 56% der Hoden plötzlich Verstorbener im Alter zwischen 20 und 29 Jahren. FREI u. HEDINGER (1979) konnten sie in 3,75% der Hodenbiopsien von 2400 Patienten mit Fertilitätsstörungen oder Kryptorchismus nachweisen. Das Durchschnittsalter dieser Patienten betrug 34 Jahre. Bei 58% der Patienten betraf die Hyalinose Hoden mit vorwiegend herdförmiger tubulärer Atrophie. Auch NISTAL et al. (1973), RUBLI (1977) und HATAKEYAMA et al. (1979) fanden eine gewisse Beziehung zwischen beiden Veränderungen. NASAH und COX (1978) ziehen einen immunbedingten Prozeß in Betracht, da sie bei derartigen arteriolären Hyalinosen in Hodenbiopsien von infertilen Patienten in Kamerun in den Depots Fibrinogen, Komplement und IgM nachweisen konnten und da ihre Patienten an parasitären Erkrankungen litten. Ein sicherer Zusammenhang ist aber nicht belegt. Auch ist es vorläufig noch unklar, ob derartige arterioläre Hyalinosen Ursache oder Folge der tubulären Atrophie darstellen. Arterielle Hypertonie, Diabetes mellitus oder chronisch-entzündliche Komplikationen sind bei Patienten mit arteriolärer Hodenhyalinose nicht speziell häufig. Die diabetische Mikroangiopathie betrifft auch im Hoden kleinere Gefäße (Abb. 3.12).

4. Entzündliche Gefäßveränderungen

Entzündungen der Hodengefäße als Begleiterscheinung generalisierter entzündlicher Gefäßprozesse sind nicht ungewöhnlich. Sie können unter Umständen aber auch einziges klinisch faßbares Symptom einer derartigen Erkrankung sein. Am häufigsten ist eine Hodenbeteiligung bei Periarteriitis nodosa und Purpura Schönlein-Henoch. Ausnahmsweise sollen die Gefäße von Hoden, Nebenhoden oder Samenstrang auch von einer Thrombangiitis obliterans befallen werden (ABERCROMBIE 1965).

a) Periarteriitis nodosa

Die Periarteriitis nodosa kann sich klinisch ausschließlich in rezidivierenden Anfällen von Hodenschwellungen und Hodenschmerzen mit Fieberschüben äußern (MOWAD et al. 1971; SHURBAJI u. EPSTEIN 1988; AZAR et al. 1989). Häufig ist sie aber nur Teilmanifestation einer generalisierten Erkrankung. So fanden DAHL et al. (1960) bei systematischer Untersuchung der Hoden von 44 Patienten, die an Periarteriitis nodosa und ihren Folgen gestorben waren, bei 41 Patienten Zeichen einer floriden oder Folgen einer vernarbten testikulären Periarteriitis nodosa. In

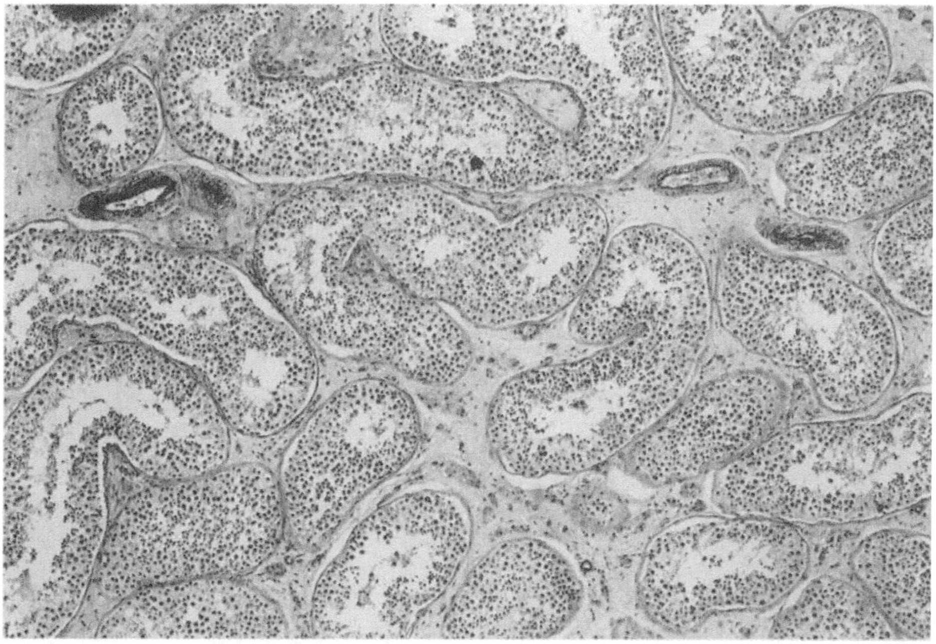
a
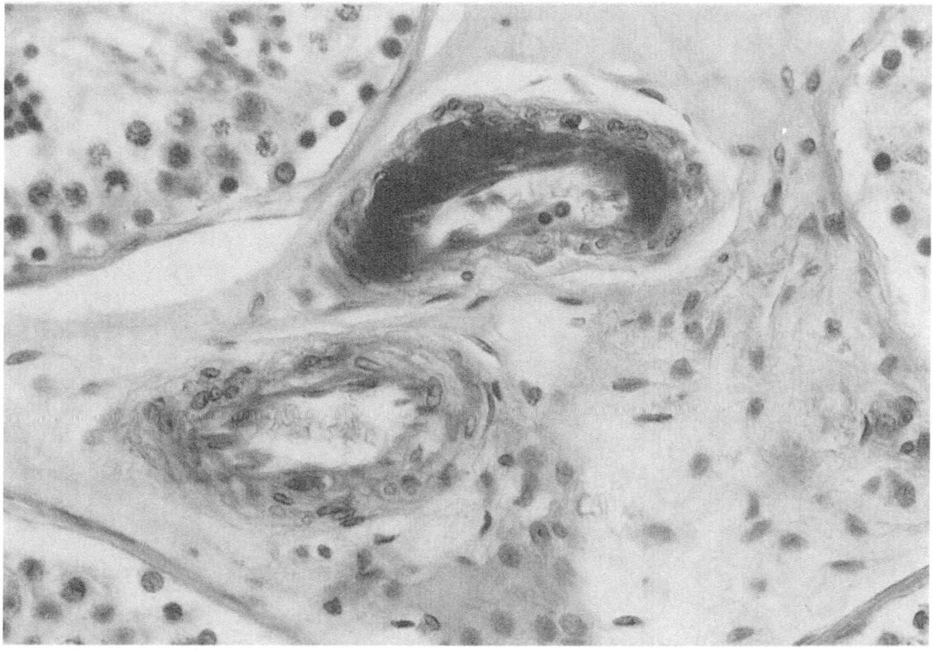
b

Abb. 3.10 a, b. Arterioläre Hyalinose in Normalhoden. 37jähriger Mann, plötzlicher Tod (PAS **a** ×35, **b** ×240)

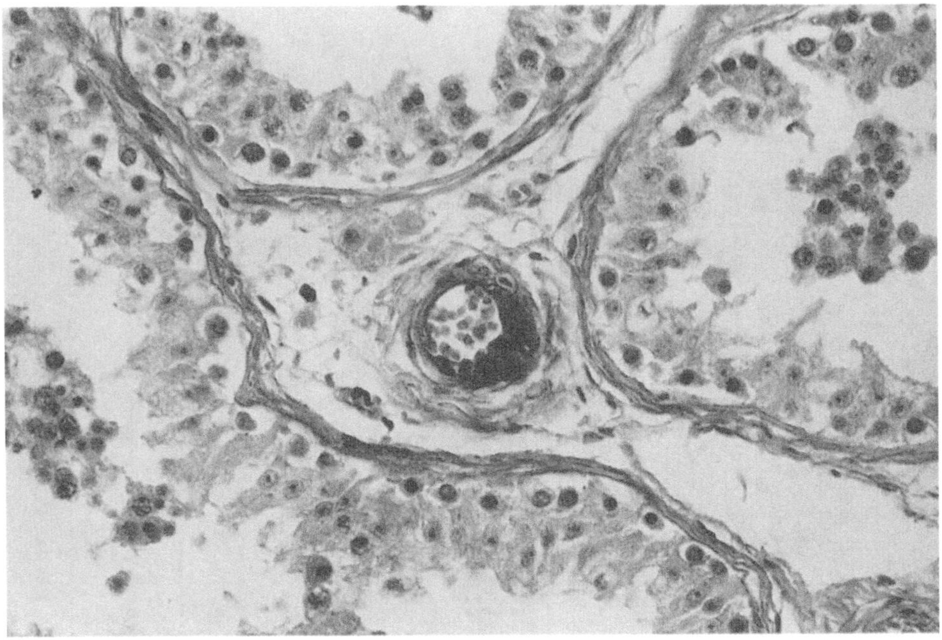

Abb. 3.11. Arterioläre Hyalinose in atrophischem Hoden. 28jähriger Mann, plötzlicher Tod (PAS ×240)

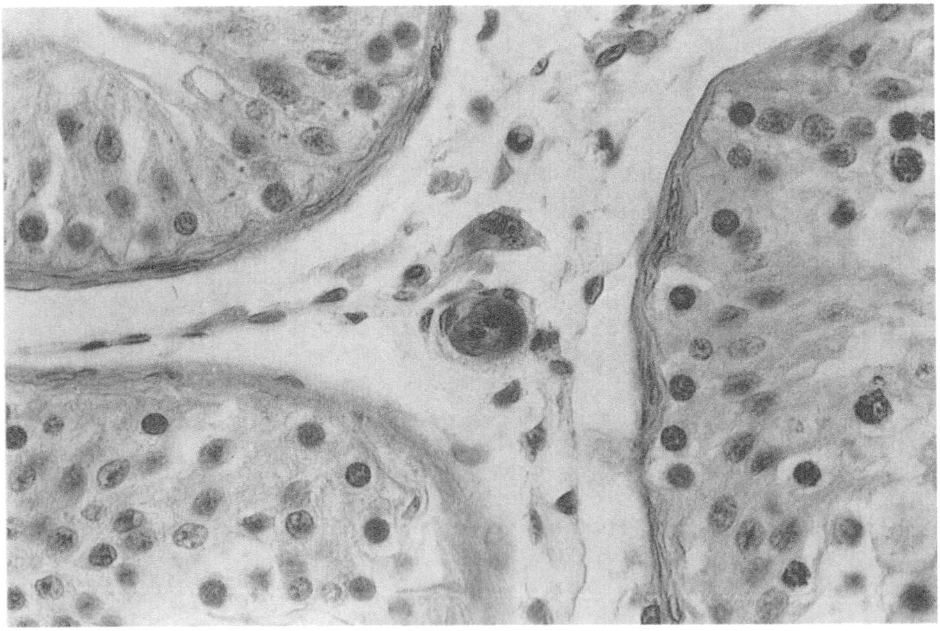

Abb. 3.12. Diabetische Mikroangiopathie des Hodens. 36jähriger Mann (PAS ×300)

86 % ihrer Beobachtungen waren die Arterienveränderungen des Hodens so charakteristisch, daß schon an ihnen allein die histologische Diagnose einer Periarteriitis nodosa gestellt werden konnte. DAHL et al. (1960) schätzen, daß in ungefähr einem Fünftel der Fälle die Diagnose durch eine Hodenbiopsie gesichert werden könne, ein Vorgehen, das auch von FROHNERT u. SHEPS (1967) sowie LEE et al. (1983) empfohlen wird. Nach DAHL et al. (1960) soll eine derartige diagnostische Hodenbiopsie aber nur dann vorgenommen werden, wenn Zeichen einer Hodenstörung bestehen und keine kutanen oder subkutanen Knötchen oder Hinweise auf eine Muskelbeteiligung vorhanden sind. Andernfalls sollten vorerst derartige Hautknötchen oder Muskelexzisate histologisch untersucht werden.

Morphologisch äußert sich die Periarteriitis nodosa des Hodens abgesehen von den typischen Gefäßveränderungen in mehr oder weniger ausgedehnten, häufig hämorrhagischen Nekrosen, ferner in Blutungen und bei abgeklungenen Prozessen in Narben verschiedener Ausdehnung (Abb. 3.16). Auch die bei Haarzelleukämie auftretende Periarteriitis-nodosa-artige Vaskulitis kann mit einer Hodenbeteiligung einhergehen (LIE 1988).

b) Purpura Schönlein-Henoch

Eine vorwiegend die Gefäße beteiligende Entzündung liegt auch bei der Purpura Schönlein-Henoch vor, die bei 15 % der männlichen Patienten den Hoden mitbetrifft. Klinisch steht eine schmerzhafte Hodenschwellung im Vordergrund. Pathologisch-anatomisch findet man einen meist vergrößerten Hoden mit Ödem, Blutungen und Nekrosen. Mikroskopisch äußert sich die Erkrankung in Nekrosen der Gefäßwände von Hoden und Tunica albuginea mit Infiltraten von vorwiegend polynukleären Leukozyten, Blutungen und Nekrosen. Nebenhoden und Samenstrang sind mitbeteiligt und sogar vorwiegend betroffen (MIKUZ et al. 1979; MENARDI et al. 1980; O'REGAN u. ROBITAILLE 1981; HARDOFF 1987).

c) Hodenbeteiligung bei anderen entzündlichen Gefäßerkrankungen

Auch bei anderen entzündlichen Gefäßprozessen kann der Hoden mitbeteiligt sein. Die Hodensymptome können sogar im Vordergrund des klinischen Bildes stehen. So beobachteten BAER et al. (1989) bei einem 52jährigen Mann mit einer schmerzhaften Hodenschwellung eine umschriebene, durch eine Hypersensitivitätsangiitis ausgelöse Hodennekrose. KUEHN et al. (1989) deuten eine ähnliche Hodenerkrankung bei einem 31jährigen Mann als Folge eines Lupus erythematodes.

VORDERMARK u. FAVILA (1982) sahen Hodennekrosen bei Patienten mit akuter, z. T. abszedierender Epididymitis, Nekrosen, die sie auf eine Durchblutungsstörung zurückführen.

B. Traumatische Hodenschädigungen

Abgesehen von den offenen Verletzungen des Skrotum mit Hodenbeteiligung, die hier nicht weiter besprochen werden, ist der Hoden vor allem stumpfen Traumen ausgesetzt. Der Hoden kann aber auch indirekt durch Verletzung seiner Gefäße traumatisch geschädigt werden.

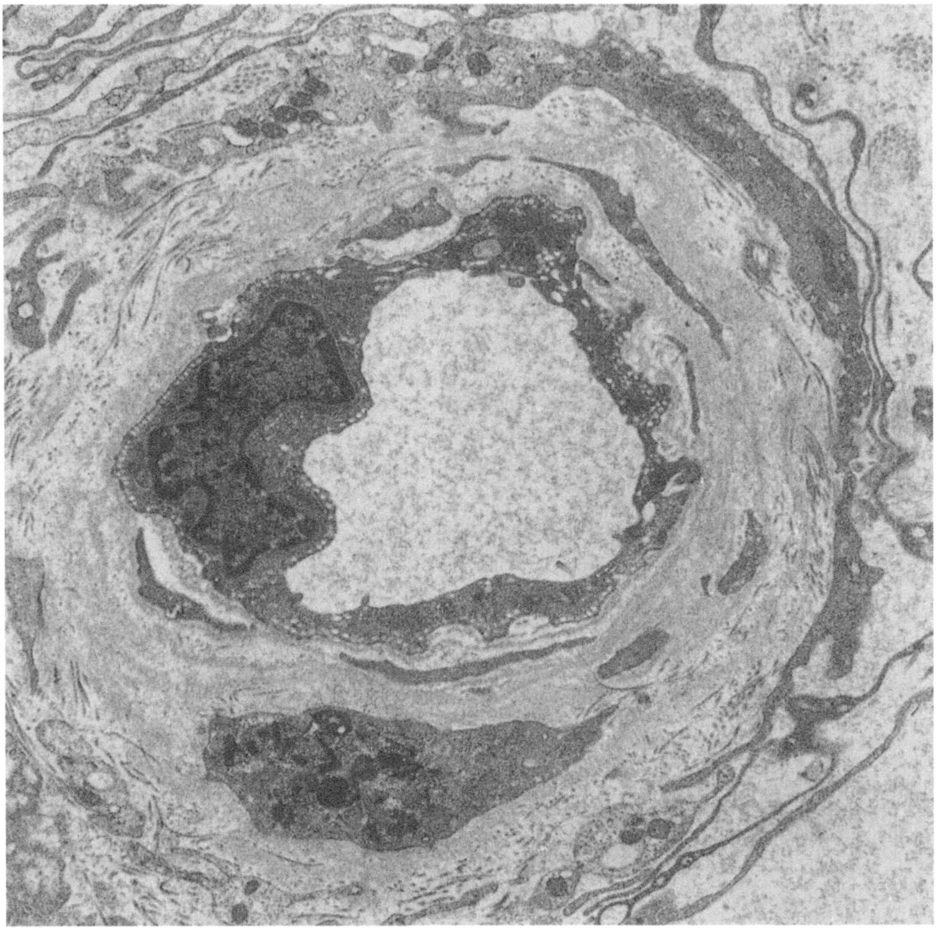

Abb. 3.13. Arterioläre Hyalinose des Hodens, relativ wenig ausgeprägte Veränderung. Einlagerung eines feingranulären Materials subendothelial und in den äußeren Wandschichten. 34jähriger Mann, Hodenbiopsie zur Sterilitätsabklärung, herdförmige tubuläre Hodenatrophie. × 9000. (Aus FREI u. HEDINGER 1979)

I. Direkte traumatische Hodenschädigungen

FINGERHUT et al. (1982) registrierten in einer Serie von 17 geschlossenen Hodenverletzungen folgende Ursachen: 9mal Schlag mit Knie oder Fuß in die Hodengegend bei einem Kampf, 7mal Sturz auf die obere Längsstange eines Fahrrades, 4 Sportverletzungen. In den restlichen Fällen handelt es sich um Mehrfachverletzte oder um Arbeitsunfälle. Was die Verletzungen anbelangt, stehen Hodenrupturen mit Skrotalhämatomen und Hodenblutungen im Vordergrund (Abb. 3.17, 3.18, 3.19). Nach MCDERMOTT et al. (1988) kommt es bei stumpfen Traumen in der Hodengegend besonders dann zu Hodentraumen, wenn der Ho-

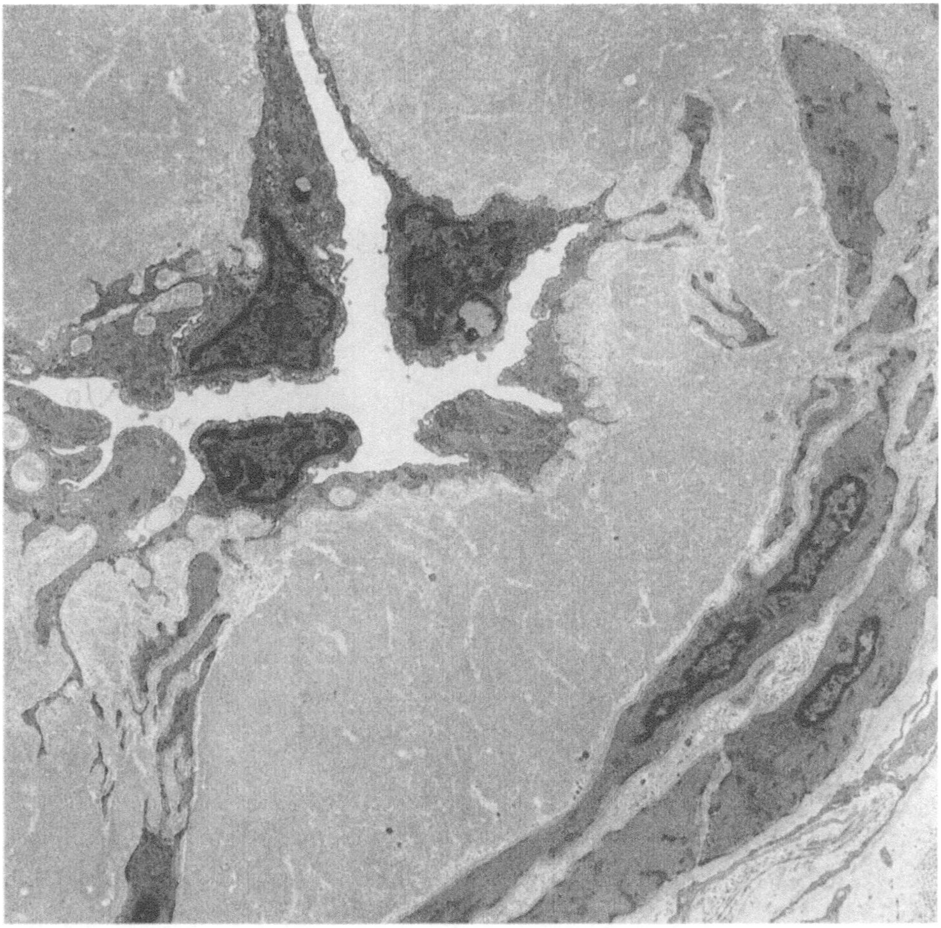

Abb. 3.14. Aterioläre Hyalinose des Hodens, fortgeschritteneres Stadium mit konzentrischer Einengung der Gefäßlichtung durch feingranuläres, vor allem subendothelial abgelagertes Material. 38jähriger Mann, Hodenbiopsie zur Sterilitätsabklärung, herdförmige tubuläre Hodenatrophie. × 4700. (Aus FREI u. HEDINGER 1979)

den gegen das Schambein gepreßt wird. Derartige Hodenverletzungen lassen sich heute mit den modernen bildgebenden Verfahren leichter erfassen (ALBERT 1980; MCCONNELL et al. 1982).

1. Hodenzerreißungen

Hodenrisse verlaufen in der Regel quer, können aber auch in der Längsrichtung des Hodens angeordnet sein. Infolge des Hodenrisses kommt es zu einer begleitenden Hämatozele. In selteneren Fällen betrifft der Riß nicht den Hoden selbst, sondern den Nebenhoden.

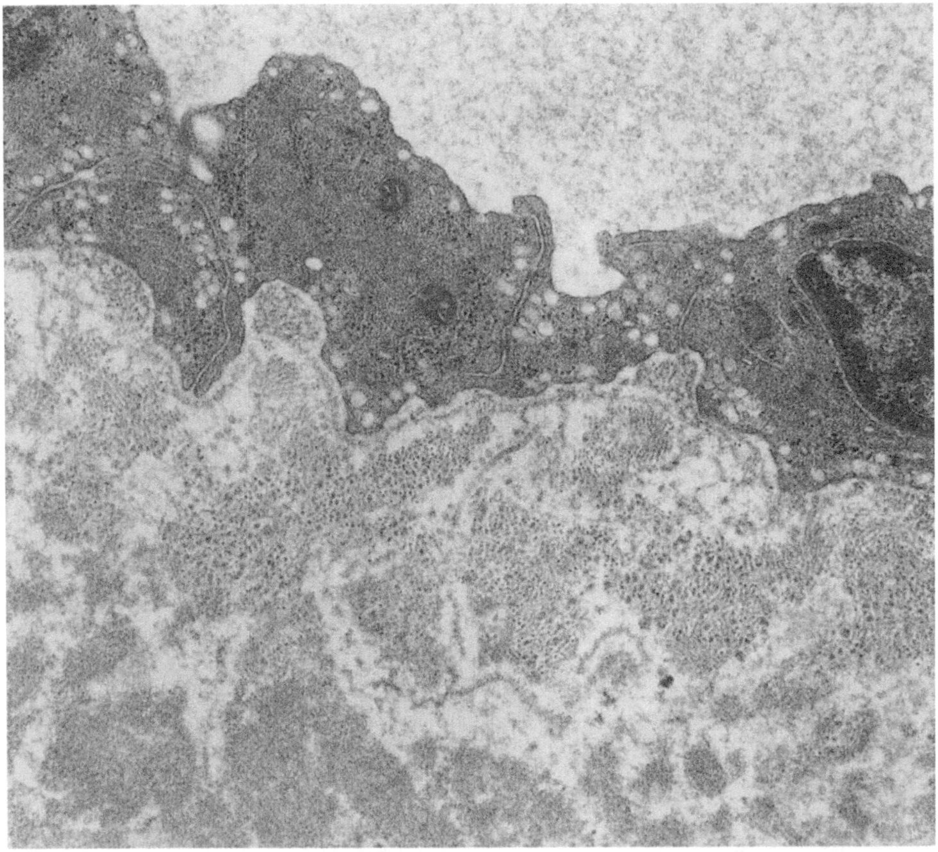

a

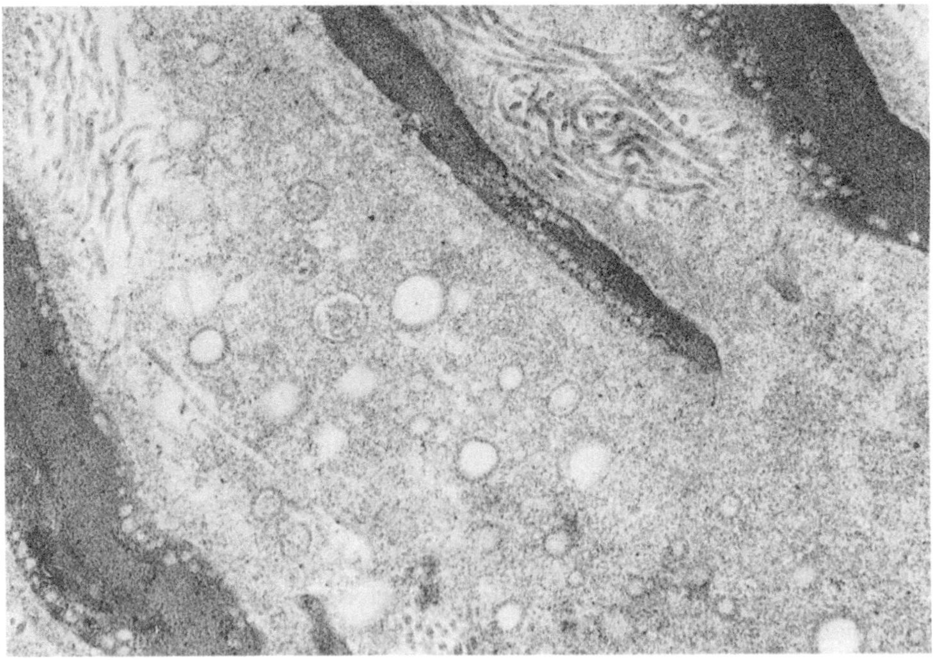

b

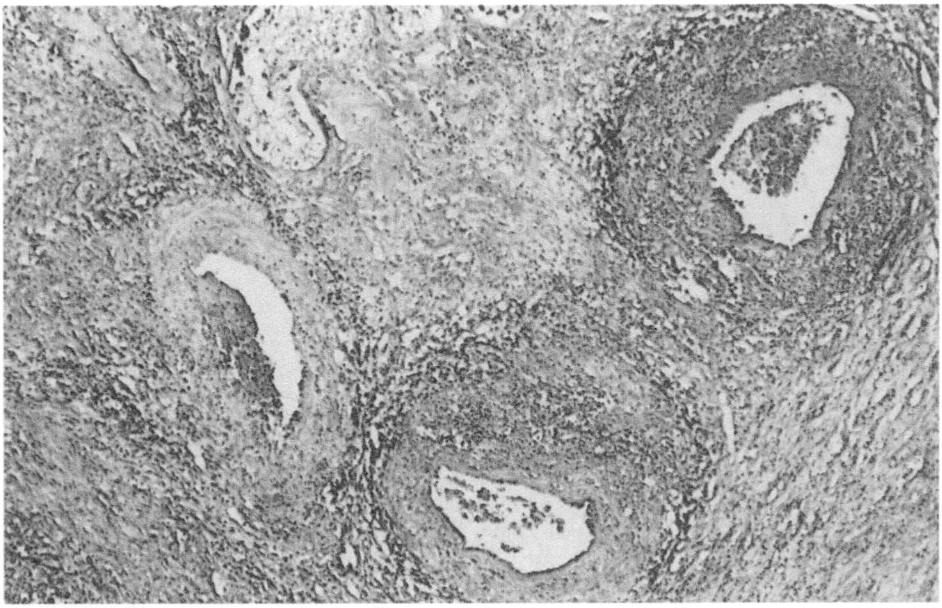

Abb. 3.16. Periarteriitis nodosa des Hodens. HE × 60

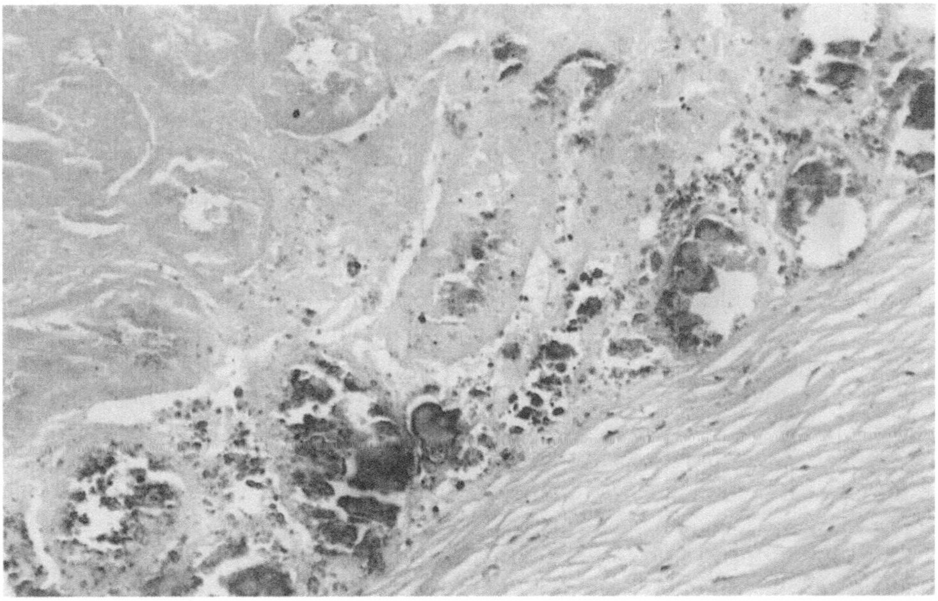

Abb. 3.17. Partiell verkalkte Hodennekrose nach Trauma. 15jähriger Junge. HE × 140

Abb. 3.15 a, b. Ateriolāre Hyalinose des Hodens. 26jähriger Mann mit Azoospermie, Biopsie aus linkem deszendierten Hoden mit Totalverlust des Keimepithels bei Status nach Orchipexie rechts wegen Kryptorchismus (aus FREI u. HEDINGER 1979). **a** Endothel mit kleinvakuolärer Durchsetzung der peripheren Zellbezirke. Subendothelial elastinartiges Material und anschließend unterschiedlich elektronendichtes, feingranuliertes Polster. × 22 000. **b** Ausschnitt aus den tieferen Schichten des hyalinen Polsters mit feingranulärem Material, Vakuolen, zirkulären Körpern und Kollagenfasern in der Randzone. × 27 000

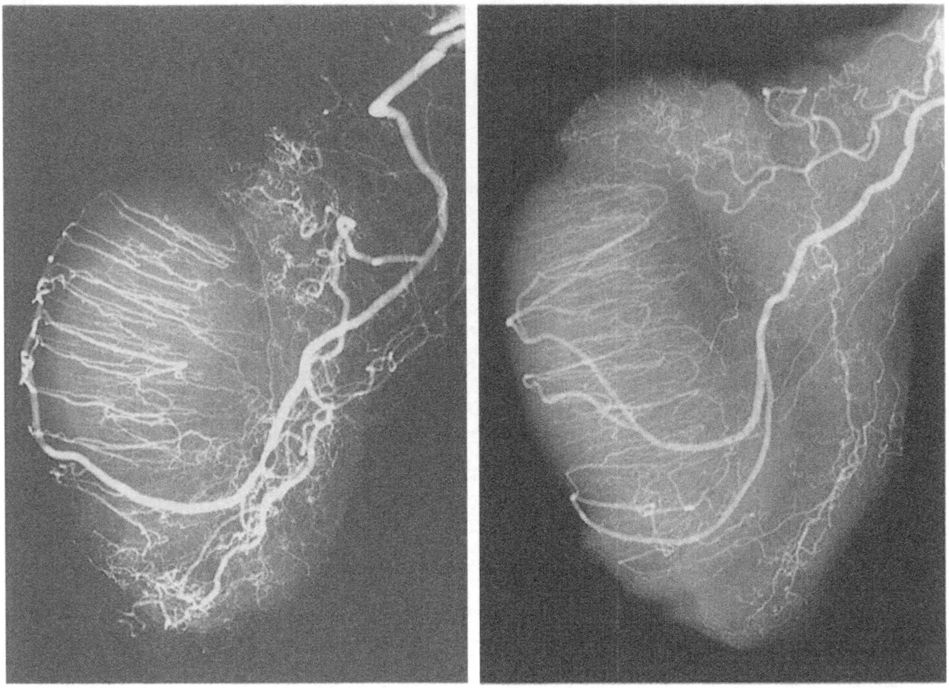

a b

Abb. 3.18 a, b. Normale Angiogramme der beiden häufigsten Versorgungstypen des Hodens. **a** Mit einer einzigen Arterie; **b** mit Verzweigung in 2 Hauptäste vor Eintritt in den Hoden. (Aus Zemp 1980)

2. Hodenblutungen

Bleibt die Tunica albuginea unversehrt, löst die traumatische Hodenblutung eine Kompression des Resthodengewebes und damit in kurzer Zeit eine schwere Hodenschädigung aus. Wird ein derartiges Hodenhämatom frühzeitig entfernt, kann der Resthoden u. U. jedoch konserviert werden. Da intratestikuläre Blutungen wie Hodenrupturen mit einer Hämatozele einhergehen können, ist auch bei scheinbar reinen Hämatozelen eine operative Freilegung des Hodens mit Ausräumung eines eventuellen Hodenhämatoms indiziert (Fingerhut et al. 1982; Schuster 1982; Cass 1983; Vaccaro et al. 1986; Cass u. Luxenberg 1988).

Hodenblutungen sind ferner relativ häufig bei Neugeborenen zu sehen, entweder in Form von multiplen kleinen interstitiellen Blutungen oder von ausgedehnteren Hämatomen. Derartige Blutungen können Zeichen einer Asphyxie sein. Sie werden besonders aber auch bei starken Skrotalstauungen beobachtet, wie sie bei Beckenendlagen auftreten oder nach Zangengeburten (Davenport et al. 1989).

a 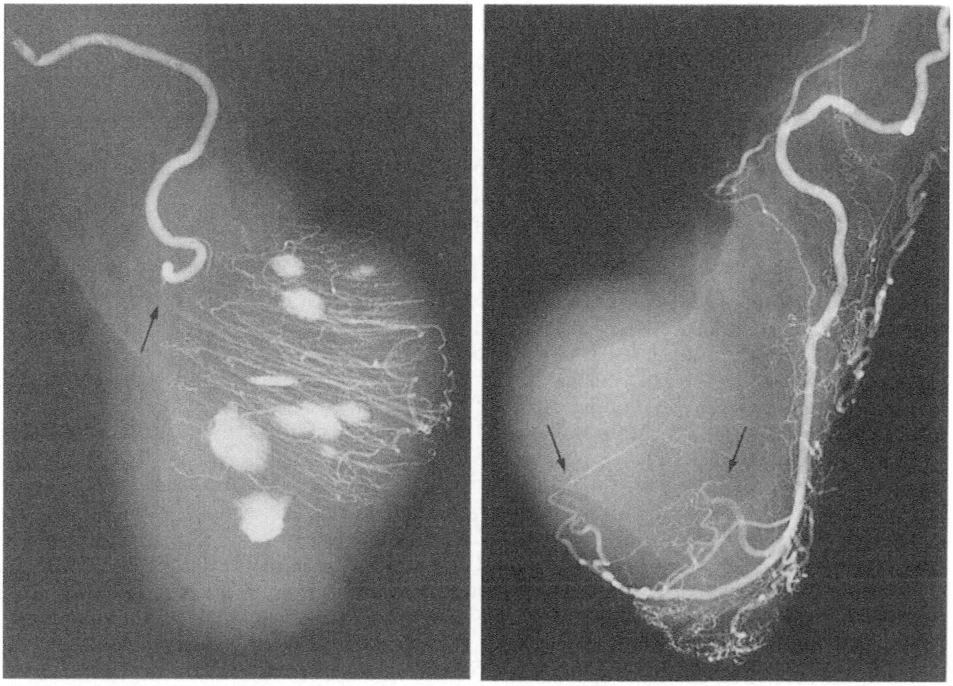 b

Abb. 3.19 a, b. Traumatische Hodenschädigung mit Hodenblutungen, Tod 2 Tage nach Autounfall. **a** Filiforme Stenose der Arteria spermatica interna *(Pfeil)*, Kontrastmittelaustritt in die Hämatome. **b** Gefäßabbruch der extraparenchymatösen Äste, praktisch keine Parenchymdarstellung. (Normalverhältnisse s. Abb. 3.18) (Aus Zemp 1980)

II. Indirekte traumatische Hodenschädigungen, traumatische Gefäßverschlüsse

Eine häufige und oft verkannte Ursache vaskulär bedingter Hodenschädigungen sind *Inguinalhernien und deren operative Beseitigung*, eine Pathogenese, die meist diskret übergangen wird. Kontrolliert man jedoch im Autopsiesaal regelmäßig beide Hoden auf Zeichen einer Atrophie, dann ist man immer wieder erstaunt, wie häufig sich massive, meist einseitige Atrophien nachweisen lassen, die sich schon makroskopisch in Form von Größen- und Gewichtsunterschieden beider Hoden äußern. Prüft man darauf sorgfältig die Inguinalgegend, findet man in einem hohen Prozentsatz der Fälle eine entsprechende Herniotomienarbe. Es braucht nicht immer die Hernienoperation zu sein, die den Hodenschaden ausgelöst hat. Auch Hernien allein können durch Kompression der Gefäße des Samenstranges die Hodendurchblutung beeinträchtigen. In erster Linie muß aber doch an eine zu enge Naht mit Kompression des Samenstranges oder an eine Gefäßdurchtrennung anläßlich der Herniotomie gedacht werden. Bayle u. Gouygou (1958) sowie Schirren (1981) haben eindrücklich auf die Bedeutung dieser Komplikation der Herniotomie hingewiesen. Ihre Häufigkeit soll 1–14,4 % betragen (Fahlström et al. 1963; Homonnai et al. 1980).

Literatur

Abercrombie GF (1965) Trombo-angiitis obliterans of the spermatic cord. Br J Surg 52: 632–633
Afflerbach F, Gaca A, Macher E (1968) Die idiopathische Varikozele. Dtsch Med Wochenschr 50: 2427–2432
Agger P (1971 a) Scrotal and testicular temperature: its relation to sperm count before and after operation for varicocele. Fertil Steril 22: 286–297
Agger P (1971 b) Plasma cortisol in the left spermatic vein in patients with varicocele. Fertil Steril 22: 270–274
Albert NE (1980) Testicular ultrasound for trauma. J Urol 124: 558–559
Alfert HJ, Canning DA (1987) Testicular torsion in a 62-year old man. J Urol 138: 149–150
Anderson JB, Williamson RCN (1986) The fate of the human testes following unilateral torsion of the spermatic cord. Br J Urol 58: 698–704
Andres TL, Trainer TD, Lapenas DJ (1981) Small vessel alterations in the testes of infertile men with varicocele. Am J Clin Pathol 76: 378–384
Atallah MW, Ippolito JJ, Rubin BW (1976) Intrauterine bilateral torsion of the spermatic cord. J Urol 116: 128–129
Aynsley-Green A, Zachmann M, Illig R, Rampini S, Prader A (1976) Congenital bilateral anorchia in childhood: a clinical, endocrine and therapeutic evaluation of twenty-one cases. Clin Endocrinol 5: 381–391
Azar N, Guillevin L, Du LTH, Herreman G, Meyrier A, Godeau P (1989) Symptomatic urogenital manifestations of polyarteritis nodosa and Churg-Strauss angiitis: Analysis of 8 of 165 patients. J Urol 142: 136–138
Baer HM, Gerber WL, Kendall AR, Locke JL, Putong PB (1989) Segmental infarct of the testis due to hypersensitivity angiitis. J Urol 142: 125–127
Baker HWG, Burger HG, Kretser de DM, Hudson B, Rennie GC, Straffon WGE (1985) Testicular vein ligation and fertility in men with varicoceles. Br Med J 291: 1678–1680
Bartsch G, Frank S, Marberger H, Mikuz G (1980) Testicular torsion: late results with special regard to fertility and endocrine function. J Urol 124: 375–378
Bayle H, Gouygou C (1958) Stérilités par troubles trophiques du testicule. Rôle de la vascularisation. J Urol (Paris) 64: 737–753
Burge DM (1987) Neonatal testicular torsion and infarction: Aetiology and management. Br J Urol 59: 70–73
Cameron DF, Snydle FE (1982) Ultrastructural surface characteristics of seminiferous tubules from men with varicocele. Andrologia 5: 425–433
Cameron DF, Snydle FE, Ross MH, Drylie DM (1980) Ultrastructural alterations in the adluminal testicular compartement in men with varicocele. Fertil Steril 33: 526–533
Cass AS (1983) Testicular trauma. J Urol 129: 299–230
Cass AS (1988) Value of early operation in blunt testicular contusion with hematocele. J Urol 139: 746–747
Chapman S (1988) The acute scrotum: a complication of cardiac catheterization. Br J Radiol 61: 162–164
Chatel A, Bigot JM, Dectot H, Helenon C (1978) Anatomie radiologique des veines spermatiques. A propos de 152 phlébographies spermatiques rétrogrades. J Chir (Paris) 115: 443–450
Chilvers CED, Pike MC, Peckham MJ (1987) Torsion of the testis: a new risk factor for testicular cancer. Br J Cancer 55: 105–106
Collins K, Broecker BH (1989) Familial torsion of the spermatic cord. J Urol 141: 128–129
Dahl EV, Baggenstoss AH, DeWeerd JH (1960) Testicular lesions of periarteritis nodosa, with special reference to diagnosis. Am J Med 222–228
Danner C, Frick J, Rovan E (1982) Testicular function after torsion. Int J Androl 5: 276–281
Das S, Singer A (1990) Controversies of perinatal torsion of the spermatic cord: a review, survey and recommendations. J Urol 143: 231–233
Dennis MJS, Fahim SF, Doyle PT (1987) Testicular torsion in older men. Br Med J 294: 1680

Dubin L, Amelar RD (1975) Varicocelectomy as therapy in male infertility: a study of 504 cases. Fertil Steril 26: 217–220

Dubin L, Hotchkiss RS (1969) Testis biopsy in subfertile men with varicocele. Fertil Steril 20: 50–57

Etriby A, Girgis SM, Hefnawy H, Ibrahim AA (1967) Testicular changes in subfertile males with varicocele. Fertil Steril 18: 666–671

Fahlström G, Holmberg L, Johansson H (1963) Atrophy of the testis following operations upon the inguinal region in infants and children. Acta Chir Scand 126: 221–232

Fingerhut A, Lesaget F, Pourchet J, Ronat R, Champault G, Patel JC (1982) Les lésions traumatiques des bourses. J Chir (Paris) 119: 479–484

Fisch H, Laor E, Reid RE, Tolia BM, Freed SZ (1988) Gonadal dysfunction after testicular torsion: luteinizing hormone and follicle-stimulating hormone response to gonadotropin releasing hormone. J Urol 139: 961–964

Frei D, Hedinger CE (1979) Arterioläre Hyalinose in Hodenbiopsien. Virchows Arch [A] 381: 269–281

Frohnert PP, Sheps SG (1967) Long-term follow-up study of periarteritis nodosa. Am J Med 43: 8–14

Hadziselimovic F, Herzog B (1990) Hodenerkrankungen im Kindesalter. Hippokrates, Stuttgart

Hadziselimovic F, Snyder H, Duckett J, Howards S (1986a) Testicular histology in children with unilateral testicular torsion. J Urol 136: 208–210

Hadziselimovic F, Leibundgut B, Da Rugna D, Buser MW (1986b) The value of testicular biopsy in patients with varicocele. J Urol 135: 707–710

Hadziselimovic F, Herzog B, Leibundgut R, Jenny P, Buser M (1989) Testicular and vascular changes in children and adults with varicocele. J Urol 142: 583–585

Hardoff D, Jaffe M, Front H (1987) Recurrent episodes of testicular swelling preceding Henoch-Schönlein purpura by 11 months. Eur J Pediatr 146: 613–614

Hatakeyama S, Sengoku K, Takayama S (1966) Histological and submicroscopic studies on arteriolar hyalinosis of the human testis. Bull Tokyo Med Dent Univ 13: 511–530

Hatakeyama S, Takizawa T, Kawahara Y (1979) Focal atrophy of the seminiferous tubule in the human testis. Acta Pathol Jpn 29: 901

Hedinger CE, Gilliet FC (1964) Symptomatische Varikozele bei hypernephroidem Nierenkarzinom. Ther Umsch 4: 142–144

Hienz HA, Voggenthaler J, Weissbach L (1980) Histological findings in testes with varicocele during childhood and their therapeutic consequences. Eur J Pediatr 133: 139–146

Hofmann N, Hilscher B, Passia D, Hilscher W, Haider SG (1982) Histological, morphometrical, and enzyme histochemical studies on varicocele orchiopathy. In: Jecht EW, Zeitler E (eds) Varicocele and male infertility. Springer, Berlin Heidelberg New York, pp 27–34

Homonnai ZT, Fainman N, Paz GF, David MP (1980) Testicular function after herniotomy. Andrologia 12: 115–122

Horica CA, Hadziselimovic F (1983) Ultrastrukturelle Untersuchungen des torquierten und kontralateralen Hodens bei einseitiger Hodentorsion. Urol Int 38: 340–345

Horica CA, Hadziselimovic F, Kreutz G, Bandhauer K (1982) Ultrastructural studies of the contorted and contralateral testicle in unilateral testicular torsion. Eur Urol 8: 358–362

Hornstein O (1964) Zur Klinik und Histopathologie des männlichen primären Hypogonadismus. III Mitt. Hodenparenchymschäden durch Varicocelen. Arch Klin Exp Dermatol 218: 347–383

Hornstein OP (1973) Kreislaufstörungen im Hoden-Nebenhodensystem und ihre Bedeutung für die männliche Fertilität. Andrologia 5: 119–125

Hornstein OP (1982) Orchipathia e varicocele. In: Jecht EW, Zeitler E (eds) Varicocele and male infertility. Springer, Berlin Heidelberg New York, pp 18–26

Janetschek G, Schreckenberg F, Mikuz G, Marberger M (1988) Experimental testicular torsion: effect on endocrine and exocrine function and contralateral testicular histology. Urol Res 16: 43–47

Jecht EW, Zeitler E (1982) Varicocele and male infertility. Springer, Berlin Heidelberg New York

Johnsons AG, Tyers AG, Turner AG (1971) Unusual cause of varicocele. Br Med J 1: 505
Jones MA, Sharp GH, Trainer TD (1988) The adolescent varicocele. A histopathologic study of 13 testicular biopsies. Am J Clin Pathol 89: 321–328
Jones P (1962) Torsion of the testis and its appendages during childhood. Arch Dis Childhood 37: 214–226
Kuehn MW, Oellinger R, Kustin G, Merkel KHH (1989). Primary testicular manifestation of systemic lupus erythematosus. Eur Urol 16: 72–73
Lee LM, Moloney PJ, Wong HCG, Magil AB, McLoughlin MG (1983) Testicular pain: an unusual presentation of polyarteritis nodosa. J Urol 129: 1243–1244
Lie JT (1988) Isolated polyarteritis of testis in hairy-cell leukemia. Arch Pathol Lab Med 112: 646–647
Ludwig G, Jentzsch R, Peters HJ, Fiene R (1975) Die Klappen der Vena spermatica interna. Actuel Urol 6: 89–94
McCombe AW, Scobie WG (1988) Torsion of scrotal contents in children. Br J Urol 61: 148–150
McConnell JD, Peters PC, Lewis SE (1982) Testicular rupture in blunt scrotal trauma: review of 15 cases with recent application of testicular scanning. J Urol 128: 309–311
McDermott JP, Gray BK, Stewart PAH (1988) Traumatic rupture of the testis. Br J Urol 62: 179–181
Melekos MD, Asbach HW, Markou SA (1988) Etiology of acute scrotum in 100 boys with regard to age distribution. J Urol 139: 1023–1025
Menardi G, Hager J, Mikuz G (1980) Hodenbeteiligung bei der Purpura Schoenlein-Henoch. Z Allg Med 56: 1540–1542
Mikuz G (1985) Testicular torsion: simple grading for histological evaluation of tissue damage. Appl Pathol 3: 134–139
Mikuz G, Hofstädter F, Hager J (1979) Testis involvement in Schönlein-Henoch purpura. Pathol Res Pract 165: 323–329
Moharib NH, Krahn HP (1970) Acute scrotum in children with emphasis on torsion of spermatic cord. J Urol 104: 601–603
Mowad JJ, Baldwin BJ, Young JD Jr (1971) Periarteritis nodosa presenting as mass in testis. J Urol 105: 109–111
Nasah BT, Cox JN (1978) Vascular lesions in testes associated with male infertility in Cameroon. Possible relationship to parasitic disease. Virchows Arch [A] 377: 225–236
Nistal M, Paniagua R (1984) Testicular and epididymal pathology. Thieme, Stuttgart New York
Nistal M, Potenciano J, Contreras F (1973) La hyalinizacion arteriolar del testiculo. Arch Esp Urol 26: 481
O'Regan S, Robitaille P (1981) Orchitis mimicking testicular torsion in Henoch-Schönlein's purpura. J Urol 126: 834–835
Ponthieu A, Huguet JF (1976) Varicocèle gauche et stase veineuse iliaque. J Urol Nephrol (Paris) 3: 187–200
Rubli O (1977) Hyalinose arteriolaire dans le testicule du jeune adulte. Inaug. Diss, Zürich
Sasano N, Ichijo S (1969) Vascular patterns of the human testis with special reference to its senile changes. Tohoku J Exp Med 99: 269–280
Schirren C (1981) Hodenatrophie nach Leistenbruch-Operation. Andrologia 13: 8–15
Schirren C (1982) Praktische Andrologie, 2nd ed. Karger, Basel München Paris London New York Sydney
Schuster G (1982) Traumatic rupture of the testicle and review of the literature. J Urol 127: 1194–1196
Shafik A (1973) The cremasteric muscle. Role in varicocelogenesis and in thermoregulatory function of the testicle. Invest Urol 11: 92–97
Shapiro SR, Rabinovitz J, Konrad P, Tesluk H (1977) Focal infarction of the testicle in a child simulating testicular tumor. J Urol 118: 485–486
Shurbaji MS, Epstein JI (1988) Testicular vasculitis: implications for systemic disease. Hum Pathol 19: 186–189
Skoglund RW, McRoberts JW, Ragde H (1970a) Torsion of the spermatic cord: a review of the literature and an analysis of 70 new cases. J Urol 104: 604–607

Skoglund RW, McRoberts JW, Ragde H (1970b) Torsion of testicular appendages: presentation of 43 new cases and a collective review. J Urol 104: 598–599

Spera G, Alei G, Coia L, Benigni R, Montagna G, Gonnelli S, Morgia C, Giordano R (1979) Histological lesions in the testis of infertile men with varicocele. Arch Androl 2: 335–339

Staemmler M (1923) Über Arterienveränderungen im retinierten Hoden. Virchows Arch [A] 245: 304–321

Tarter TH, Kogan SJ (1988) Contralteral testicular disease after unilateral testicular injury: current concepts. Semin Urol 6: 120–139

Tessler AN, Krahn HPP (1966) Varococele and testicular temperature. Fertil Steril 17: 201–203

Thackray AC (1978) The male reproductive organs. In: Symmers WSC (ed) Systemic pathology, vol 4, ed 2. Churchill Livingstone, Edinburgh London New York, pp 1546–1597

Thomas WEG, Cooper MJ, Crane GA, Lee G (1984) Testicular exocrine malfunction after torsion. Lancet 2: 1357–1359

Turner TT (1987) On unilateral testicular and epididymal torsion: no effect on the contralateral testis. J Urol 138: 1285–1290

Urwin GH, Kehoe N, Dundas S, Fox M (1986) Testicular infarction in a patient with sickle cell trait. Br J Urol 58: 340–341

Vaccaro JA, Davis R, Belville WD, Kiesling VJ (1986) Traumatic hematocele: association with rupture of the testicle. J Urol 136: 1217–1218

Vordermark JS, Favila MQ (1982) Testicular necrosis: a preventable complication of epididymitis. J Urol 128: 1322–1324

Waldbaum RS, Borden D, Cohen D, Naidich J, Oka M (1976) Venous infarction of the testis owing to vena caval thrombosis. J Urol 116: 259–260

Weiss DB, Rodriguez-Rigau L, Smith KD, Chowdhury A, Steinberger E (1978) Quantitation of Leydig cells in testicular biopsies of oligospermic men with varicocele. Fertil Steril 30: 305–312

Winstead GA (1953) Infarct of the testicle: report of three cases. J Urol 69: 830–835

Zemp N (1980) Postmortale Hodenangiographie. Pathol Res Pract 167: 380–392

Zorgniotti A, MacLeod J (1973) Studies in temperature, human semen quality, and varicocele. Fertil Steril 24: 854–863

4. Kapitel: Entzündungen von Hoden, Nebenhoden, Samenstrang und Hodenhüllen

Ausschließlich den Hoden betreffende Entzündungen, isolierte Orchitiden kommen vor. Je nach Art und Eintrittspforte der Entzündungsursache sind häufig aber auch die ableitenden Samenwege oder die den Hoden umgebenden Strukturen beteiligt. Die Hodenentzündungen lassen sich daher kaum isoliert betrachten. Ich fasse sie deshalb wie MIKUZ u. DAMJANOV (1982) in ihrer Übersicht in einem Kapitel zusammen. Für vorwiegend extratestikuläre Prozesse sei aber auch auf die speziellen Ausführungen betreffend die Erkrankungen von Nebenhoden und Samenstrang in Kap. 7 verwiesen.

A. Orchitis und Epididymitis

MIKUZ u. DAMJANOV (1982) machen für die Besonderheiten der Hodenentzündungen vor allem 3 Faktoren verantwortlich, nämlich die gegenüber dem Gesamtkörper niedrigere Temperatur des im Skrotum liegenden Hodens, die enge Beziehung des Hodens zu den ableitenden Samenwegen und schließlich das Vorliegen einer ausgeprägten Blut-Hoden-Schranke in den Samenkanälchen, deren Durchbrechung toxische oder immunbedingte Entzündungen auslösen kann. Je nach Art der Entzündungsursache machen sich diese Faktoren mehr oder weniger stark bemerkbar.

Zuverlässige Angaben über die Häufigkeit von Hodenentzündungen sind kaum zu machen, da viele Orchitiden unbemerkt ablaufen. Das gilt ganz besonders für die viral ausgelösten Erkrankungen, in erster Linie für den Mumps, der den Hoden schwer schädigen kann, ohne daß die Hodenbeteiligung klinisch in Erscheinung tritt. Aber auch immunbedingte Hodenschädigungen verlaufen wahrscheinich häufig vorerst asymptomatisch und machen sich erst später in Form von Fertilitätsstörungen bemerkbar. Einen Hinweis auf derart asymptomatische Hodenentzündungen geben die in Hodenbiopsien immer wieder als Zufallsbefund nachweisbaren entzündlichen, vor allem lymphoplasmazellulären Infiltrate. SUOMINEN u. SÖDERSTRÖM (1982) fanden derartige Herde in 4,8% der wegen Fertilitätsstörungen vorgenommenen Hodenbiopsien.

Was die Klassifizierung anbelangt, so drängt sich in einer morphologisch orientierten Übersicht natürlich auch bei den Hodenentzündungen eine vorwiegend morphologisch ausgerichtete Einteilung auf. Therapeutisch gesehen ist allerdings die Kenntnis der Entzündungsursache bedeutungsvoller, weshalb in vielen Abhandlungen über diese Frage eine ätiologisch orientierte Einteilung bevorzugt wird. Ich halte mich aber doch vorwiegend an die Morphologie, da gewisse, vor allem durch ihre besonderen makroskopischen und mikroskopischen Bilder charakterisierten Sonderformen, wie die granulomatösen Orchitiden, für den Pathologen von besonderem Interesse sind.

I. Eitrige Entzündungen

Eitrige Entzündungen entstehen häufig kanalikulär aszendierend über die Samenwege und betreffen damit in erster Linie den Nebenhoden. Es handelt sich daher vorwiegend um Epididymitiden mit meist nur sekundärer Hodenbeteiligung. Häufige Erreger sind Escherichia coli und Gonokokken. Der Nebenhoden ist geschwollen und eitrig durchsetzt, u. U. mit Bildung von Abszessen, die in die Umgebung durchbrechen können (Abb. 4.1). Neben der eitrigen Entzündung kann es damit auch zum Austritt von Spermien und sekundären Spermiengranulomen kommen. Bei Ausbreitung der Entzündung auf den Hoden werden die Erreger vorerst in den Tubuluslichtungen gefunden (Abb. 4.2, 4.3, 4.4, 4.5). Nach experimentellen Untersuchungen von MIKUZ (1978) über Koliinfektionen bei Meerschweinchen soll sich die bakterielle Infektion allerdings zuerst im Interstitium

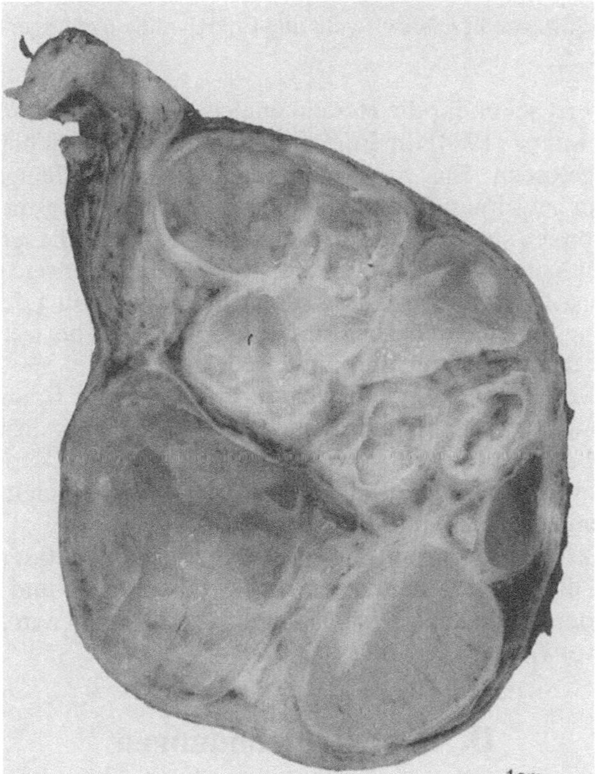

Abb. 4.1. Abszedierende Epididymitis mit vorwiegend interstitieller Hodenbeteiligung. 65jähriger Mann

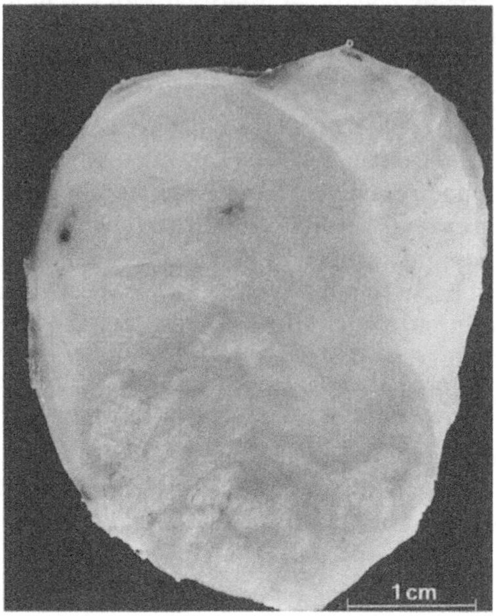

Abb. 4.2. Abszedierende Orchitis und Epididymitis. 69jähriger Mann

ausbreiten und erst sekundär die Hodenkanälchen betreffen. Dazu ist jedoch zu bemerken, daß MIKUZ (1978) die Infektionen durch intratestikuläre Injektionen der Erreger ausgelöst hat. Eine primäre Beteiligung des Zwischengewebes scheint bei dem von ihm gewählten Infektionsmodus daher fast unvermeidlich. Wie im Nebenhoden, können sich auch im Hoden Abszesse bilden, die teilweise ultrasonographisch erfaßbar sind (MEVORACH et al. 1986). Klingen eitrige Entzündungen des Nebenhodens ab, kommt es häufig zur narbigen Verlegung der Lichtung der Nebenhodengänge und damit bei beidseitigem Befall selbst bei weitgehend intakt gebliebenem Hodengewebe zur Verschlußaspermie.

Abgesehen von den genannten Erregern werden eitrige Epididymitiden mit Hodenbeteiligung durch zahlreiche andere Bakterien ausgelöst wie Streptokokken, Staphylokokken und Pneumokokken, Salmonellen, Klebsiellen, Pseudomonas und Haemophilus influenzae. Auch Brucellosen können mit einer Epididymoorchitis einhergehen (IBRAHIM et al. 1988; KAHN et al. 1989). Auch Chlamidieninfektionen stellen eine Ursache akuter Epididymitiden dar (PAERSON et al. 1988). Was die Besonderheiten derartigen Nebenhoden- und Hodenentzündungen bei Kindern anbelangt, sei auch auf die Ausführungen in Abschnitt A.V dieses Kapitels verwiesen.

II. Begleitentzündungen

Zum Teil haben Orchitiden und Epididymitiden eher den Charakter von Begleitentzündungen, wie z. B. die Hodenbeteiligungen bei Typhus abdominalis und bei verschiedenen viralen Infekten, Entzündungen, die symptomlos ablaufen kön-

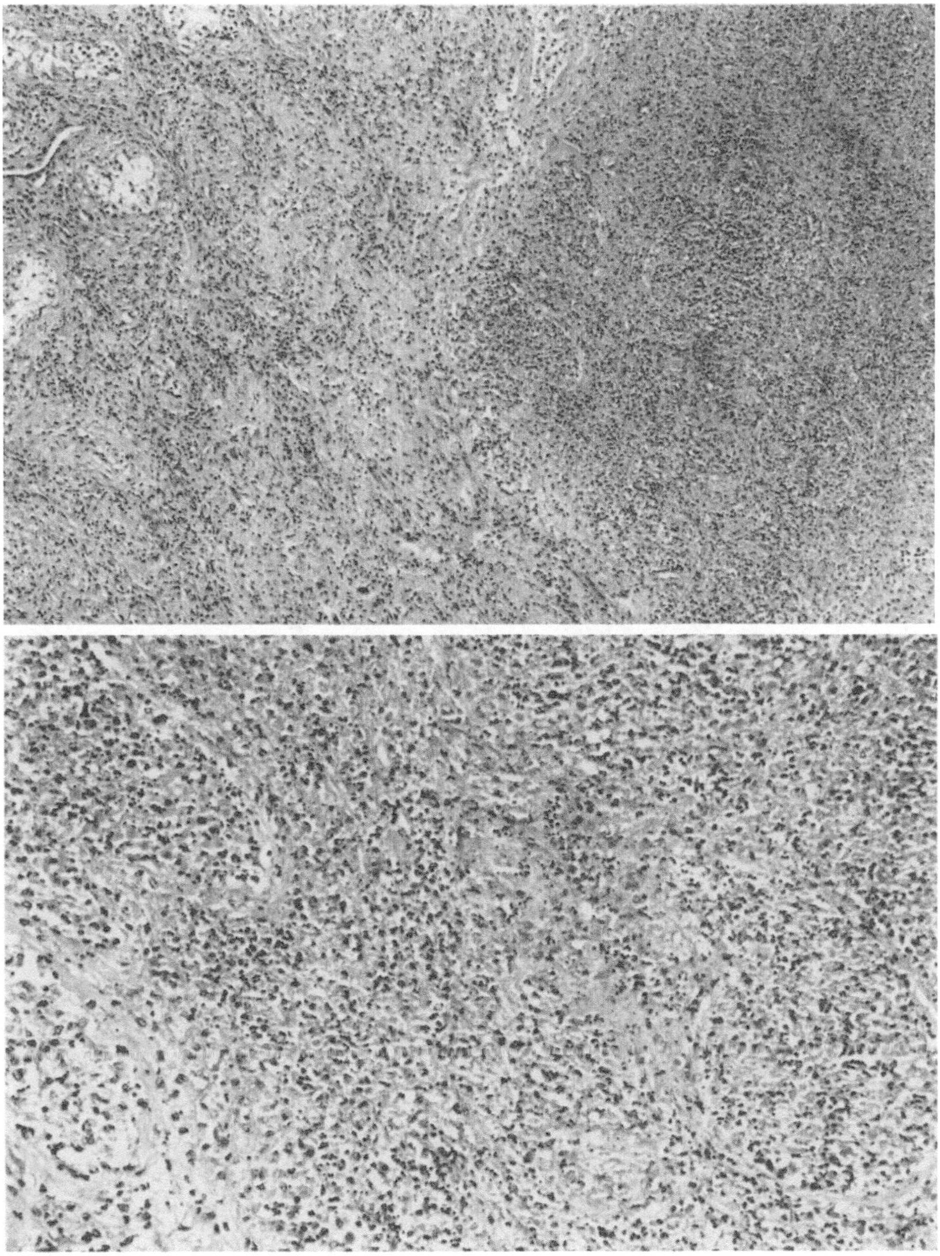

a

b

Abb. 4.3 a, b. Abszedierende Orchitis. Gleicher Patient wie Abb. 4.2. (HE **a** ×60, **b** ×140)

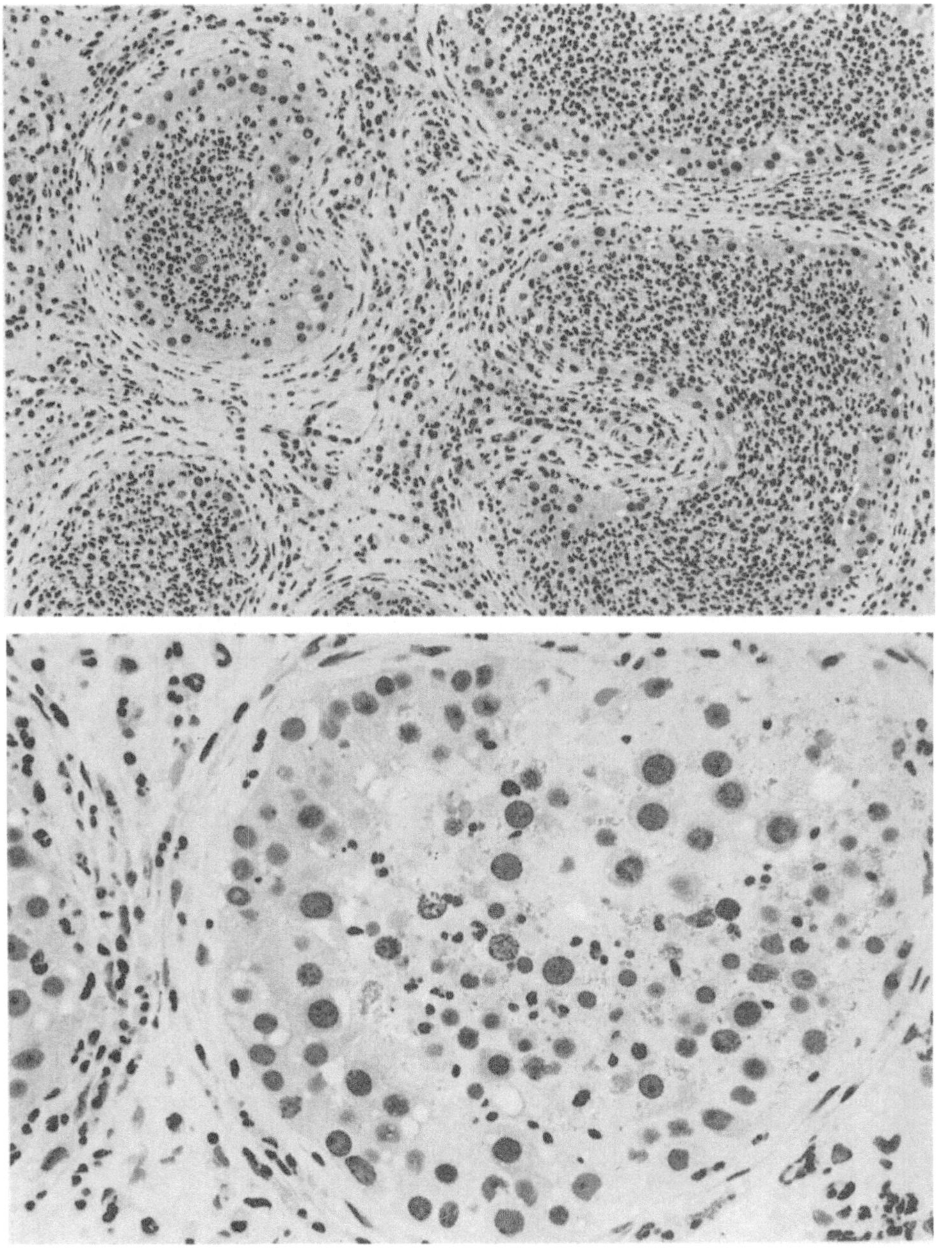

a

b

Abb. 4.4a, b. Akute phlegmonöse, z. T. vorwiegend intratubuläre Orchitis (Escherichia coli). 37jähriger Mann (HE **a** ×140, **b** ×360)

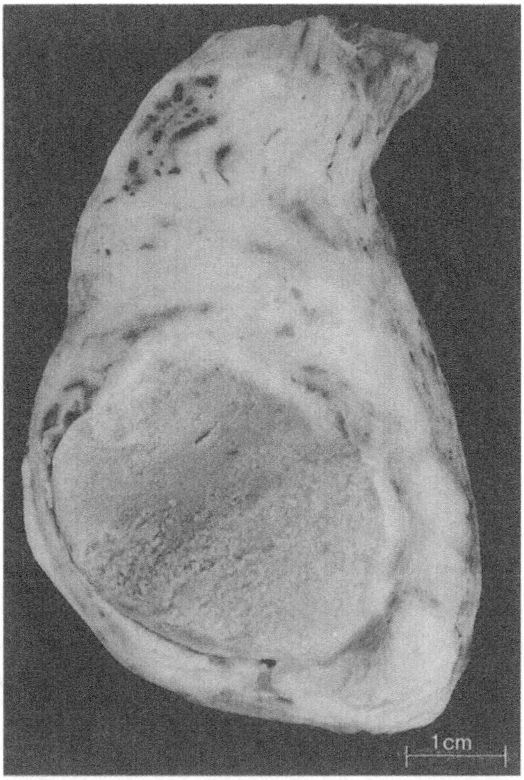

Abb. 4.5. Chronische, teils abszedierende Orchitis, Periorchitis und Epididymitis. 62jähriger Mann

nen. Häufigkeitsmäßig steht hier ohne Zweifel die Mumpsorchitis im Vordergrund, d. h. die Begleitorchitis bei Parotitis epidemica.

1. Mumpsorchitis

Vor der Pubertät bleibt der Hoden in der Regel verschont. Nach der Pubertät stellt die Mumpsorchitis jedoch eine häufige Komplikation der Parotitis epidemica dar. Nach MIKUZ u. DAMJANOV (1982) sollen 20% der Erwachsenen mit Mumps an einer manifesten Orchitis erkranken, wobei in einem Sechstel der Fälle die Entzündung beide Hoden betrifft. Bei 85% der Patienten kommt es auch zu einer Epididymitis (CANDEL 1951). Nach einer Zusammenstellung von WERNER (1950) bewegt sich die Häufigkeit der Hodenbeteiligung bei Mumps in größeren Serien zwischen 13,9 und 36,2%. Floride Bilder einer Mumpsorchitis werden im histopathologischen Untersuchungsgut trotzdem nur ausnahmsweise gesehen. Sie sind durch interstitielles Ödem, herdförmige interstitielle Infiltrate von Leukozyten, Lymphozyten und Plasmazellen und gleichzeitige schwere tubuläre Schädigungen mit Nekrosen und Abstoßung des Keimepithels charakterisiert (Abb. 4.6) (GALL 1947; CHARNY u. MERANZE 1948; ANDRADA et al. 1977).

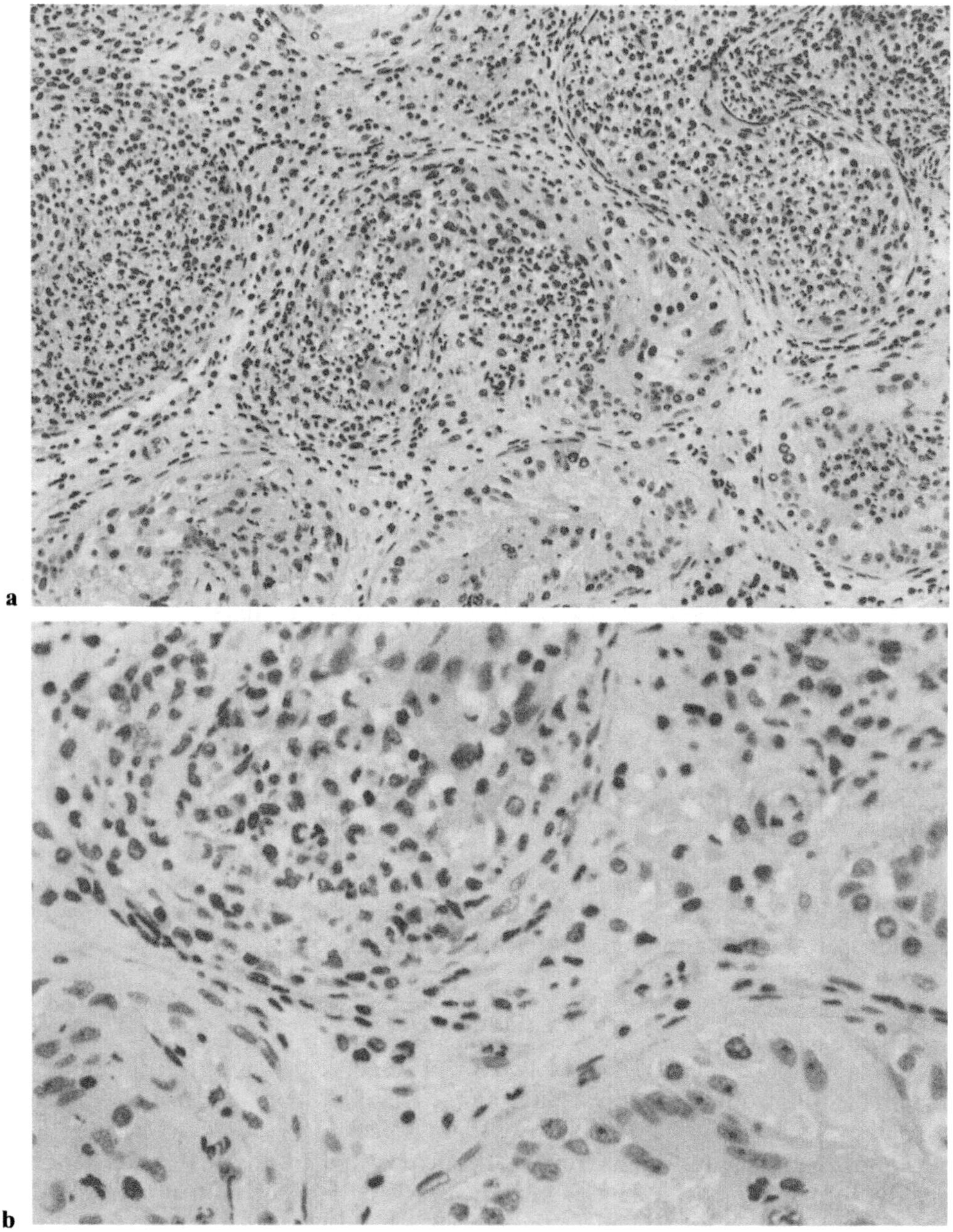

Abb. 4.6 a, b. Akute Mumpsorchitis mit intratubulärer und interstitieller Entzündung (Präparat von Prof. H. A. HIENZ, Krefeld) (HE **a** × 140, **b** × 360)

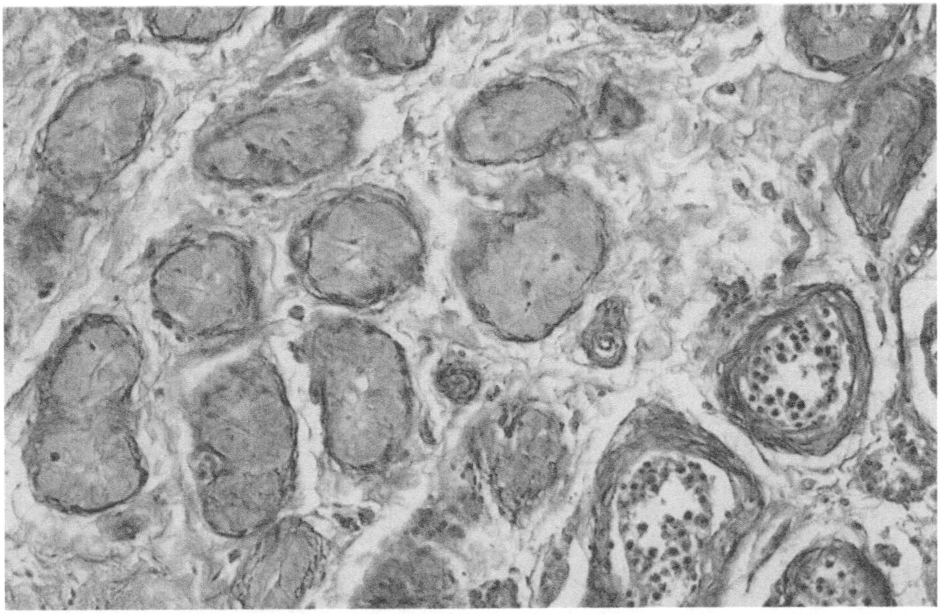

Abb. 4.7. Hoden bei durchgemachter Mumpsorchitis. Tubuläre Hodenatrophie mit herdförmiger Totalhyalinose der Kanälchen. 57jähriger Mann (van Gieson, × 200)

Häufiger sieht man Restzustände nach derartigen Entzündungen in Hodenbiopsien, die im Rahmen von Fertilitätsabklärungen gemacht werden. Hier stehen tubuläre Atrophien meist fokaler Art mit interstitieller Fibrose im Vordergrund (Abb. 4.7, 4.8). Fertilitätsstörungen betreffen nach WERNER (1950) nur 13%, nach CANDEL (1951) dagegen 45% der Männer mit anamnestischen Hinweisen auf eine durchgemachte Mumpsorchitis. Aber auch ohne manifeste Hodenbeteiligung soll die Fertilität beeinträchtigt werden können. Ein Zusammenhang zwischen Folgen der Mumpsorchitis und Hodentumoren, wie er von KAUFMAN u. BRUCE (1963) und BEARD et al. (1977) auf Grund von Einzelbeobachtungen diskutiert wird, ist nicht bewiesen.

2. Andere Begleitorchitiden

Ähnliche Veränderungen wie bei Mumps können sich auch bei Coxsackie-Infektionen entwickeln, ferner bei infektiöser Mononukleose und verschiedenen anderen Viruskrankheiten (s. MIKUZ u. DAMJANOV 1982). Auch Rickettsiosen können mit einer Orchitis einhergehen. Recht typisch ist wie bereits erwähnt die Hodenbeteiligung bei Typhus abdominalis. Auch bei generalisierten Mykosen kann es zu einem Befall von Hoden und Nebenhoden kommen.

Im Rahmen immunsuppressiver Maßnahmen und Krankheiten muß zudem mit der Möglichkeit weiterer, an sich ungewöhnlicher Begleitorchitiden gerechnet werden. So beobachteten WHEELER et al. (1986) bei einem Patienten nach Herztransplantation eine abszedierende, Hoden und Nebenhoden betreffende Nokar-

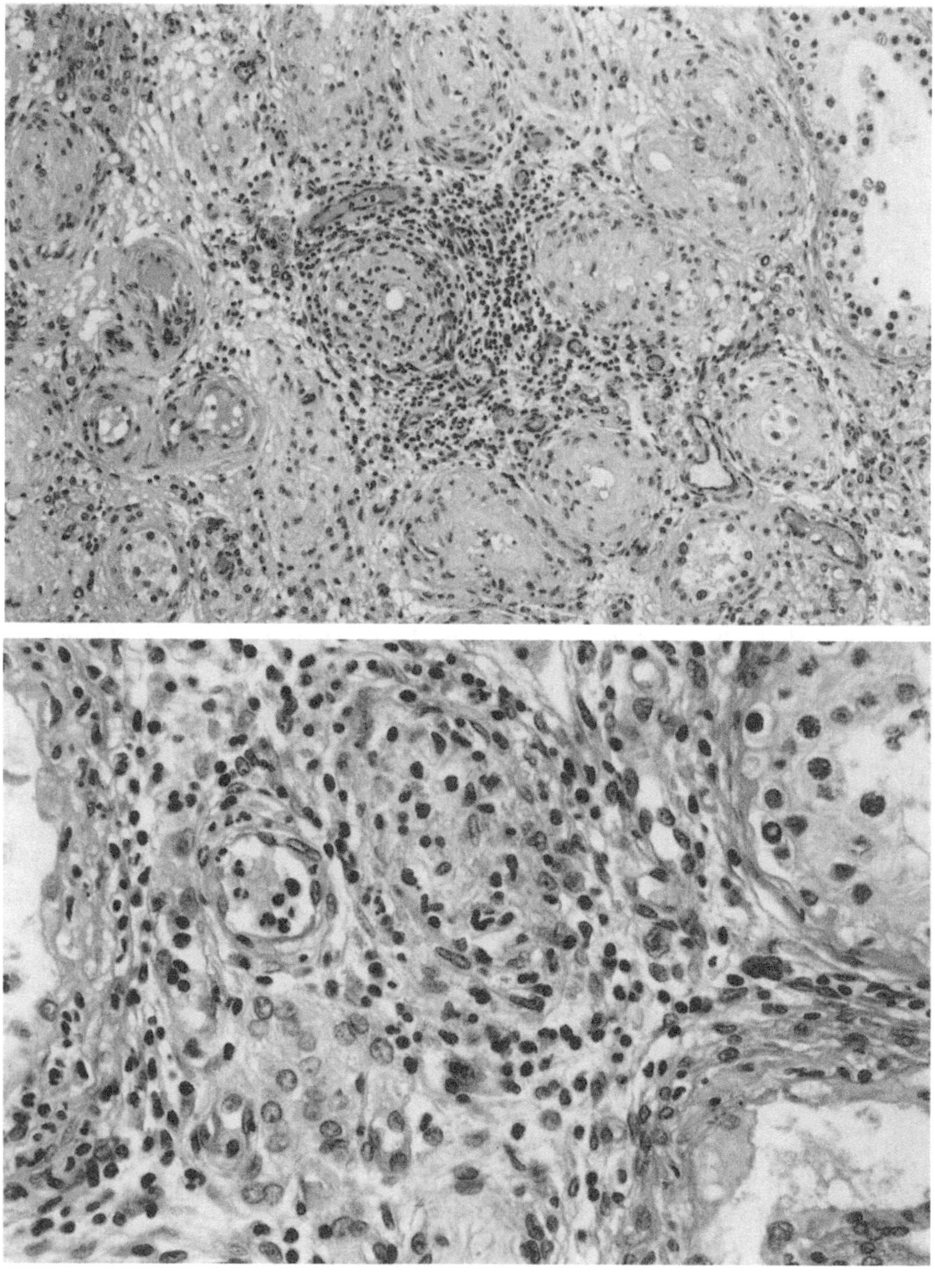

a

b

Abb. 4.8 a, b. Hoden bei durchgemachter Mumpsorchitis. Ähnliche Veränderungen wie in Abb. 4.6., zusätzlich aber ungeklärte fokale floride Orchitis. 39jähriger Mann (HE **a** ×140, **b** ×360)

diose. Bei Aids-Patienten wurden bisher vor allem nekrotisierende Orchitiden infolge Toxoplasmose gesehen (NISTAL et al. 1986; CRIDER et al. 1988; ROGERS u. KLATT 1988; DE PAEPE u. WAXMAN 1989), ferner Histoplasmosen und Infektionen mit Mycobacterium avium intracellulare oder Zytomegalievirus (ROGERS u. KLATT 1988; DE PAEPE u. WAXMAN 1989; NISTAL et al. 1990). Bei Aids-Patienten kommt es zudem regelmäßig zu einer allgemeinen Hodenatrophie mit reduzierter Spermatogenese, Verdickung der Tunica propria der Samenkanälchen, interstitieller Fibrose und entzündlichen, vor allem lymphozytären Infiltraten (ROGERS u. KLATT 1988; DE PAEPE et al. 1989). DA SILVA et al. (1990) konnten bei mehr als der Hälfte der Fälle mit Hodenbeteiligung im Bereiche degenerierender Keimzellen und benachbarter Sertoli-Zellen immunhistologisch HIV-assoziiertes Protein nachweisen, LECATSOS et al. (1985) elektronenoptisch Retrovirus-artige Partikel. TESSLER u. CATANESE (1987) vermuten auch eine größere Anfälligkeit für Keimzelltumoren, jedenfalls eine Verschiebung der relativen Häufigkeiten zugunsten der nichtseminomatösen Keimzelltumoren (s. auch Kap. 6:A VI).

Schließlich werden die Hoden gelegentlich auch von Parasiten befallen, z.B. von Bilharzien (MITRY et al. 1986; MIKHAIL et al. 1988). Die Folgen derartiger Begleitorchitiden sind z.T. schwer, besonders was die Fertilität anbelangt. Abgelaufene Entzündungen äußern sich in mehr oder weniger ausgedehnten Hodennarben mit atrophischen, eventuell total hyalinisierten Tubuli und interstitieller Fibrose, bei Zuständen nach nekrotisierenden Entzündungen auch nur noch in Narbenbezirken ohne Tubulusreste. Rückschlüsse auf die Ursache sind aus dem histologischen Bild derartiger Narben allein kaum möglich.

III. Besondere, vorwiegend granulomatöse Hodenentzündungen

1. Tuberkulose

Die Tuberkulose befällt vor allem die Epididymis, greift von dort aber auch auf den Hoden über. Der Hoden selbst ist jedoch relativ wenig tuberkuloseanfällig. Die Infektion der Genitalorgane erfolgt in der Mehrzahl der Fälle kanalikulär, indem sich eine Prostata- oder Samenblasentuberkulose, ihrerseits meist Folge einer Nierentuberkulose, über die Samenwege auf den Nebenhoden ausbreitet. In der Regel wird deshalb auch zuerst der Nebenhodenschwanz befallen, von wo sich die Tuberkulose auf Nebenhodenkopf und Hoden ausdehnt. Bei schweren Urogenitaltuberkulosen war früher die Prostata stets, der Nebenhoden aber nur in einem Drittel bis der Hälfte dieser Patienten betroffen, wobei derartige Urogenitaltuberkulosen ungefähr 3–6% der Lungentuberkulose ausmachten. In nur ungefähr 15% der männlichen Genitaltuberkulosen erfolgt die Infektion hämatogen. Befallen werden vor allem Männer zwischen dem 20. und 40. Altersjahr (GLOOR u. MAY 1964). Auch heute noch sieht man im histopathologischen Untersuchungsgut und bei Autopsien immer wieder Genitaltuberkulosen. Die in den letzten Jahren erfolgten Veröffentlichungen von Einzelbeobachtungen einer banalen tuberkulösen Epididymoorchitis in renommierten Zeitschrift wie dem *Journal of Urology* (STEIN u. MILLER 1983) und *Urology* (KOYAMA et al. 1988) erstaunen

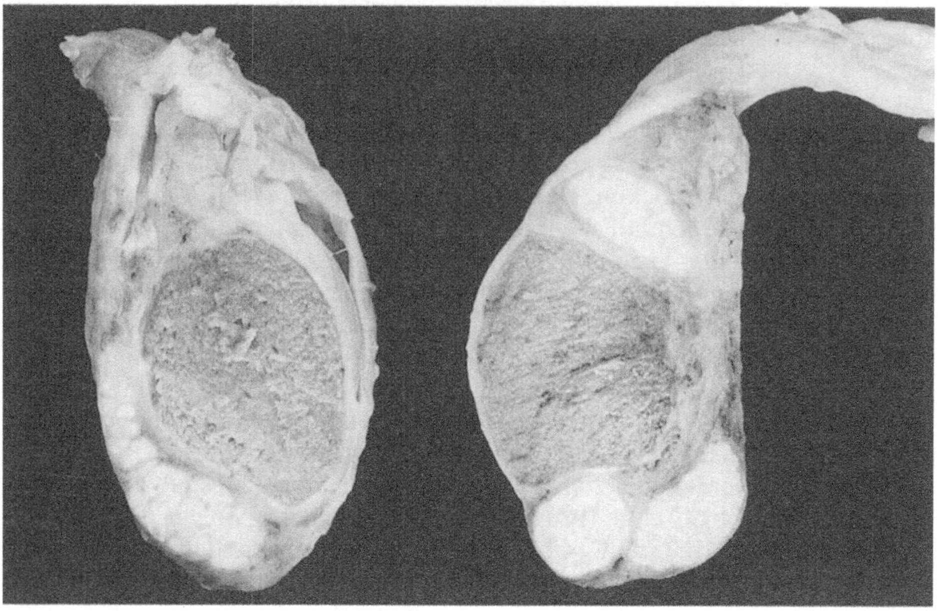

Abb. 4.9. Käsige Nebenhodentuberkulose. 73jähriger Mann

den älteren Pathologen daher etwas, demonstrieren andererseits aber den massiven Rückgang der Häufigkeit dieser Erkrankung, die offenbar sogar von Urologen kaum mehr gesehen wird.

Tuberkulöse Epididymitiden sind nicht selten beidseitig. Der befallene Nebenhoden ist verdickt und wird in der Regel von ausgedehnten Käsemassen eingenommen, die schon makroskopisch die Diagnose erlauben (Abb. 4.9, 4.10, 4.11). Die Käsemassen können in den Vaginalsack und durch das Skrotum auch nach außen durchbrechen. Demonstrative Abbildungen derartiger schweren Erkrankungen finden sich bei OBERNDORFER (1931). Neben ausgeprägt verkäsenden Epididymitiden kommen auch vorwiegend produktive Formen mit starker Vernarbungstendenz vor. Die Tuberkulose kann sich auf den Hoden ausdehnen, die Hodenbeteiligung tritt i. allg. gegenüber dem schweren Befall des Nebenhodens aber deutlich in den Hintergrund.

2. Syphilis

Wie die tuberkulösen Erkrankungen sind auch die luischen Erkrankungen im pathologischen Untersuchungsgut selten geworden. Im Gegensatz zur Tuberkulose betrifft die Syphilis vor allem den Hoden selbst, wobei sie sich am Hoden in 2 verschiedenen Entzündungsformen äußert, nämlich in einer eher diffusen vorwiegend interstitiellen Entzündung oder in einer gummösen Form mit ausgedehnteren Nekrosen.

Bei der interstitiellen Erkrankung wird das Hodengewebe von Lymphozyten- und Plasmazellinfiltraten, eventuell auch von kleinen nekrotisierenden Granulo-

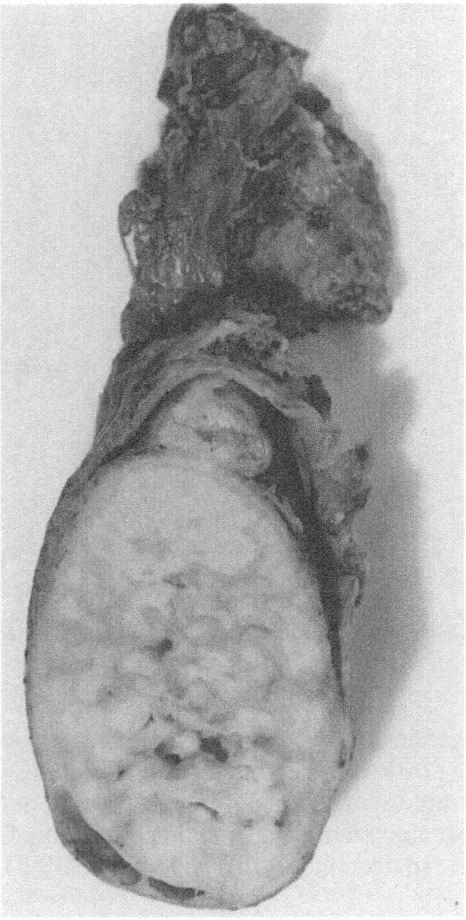

Abb. 4.10. Vorwiegend den Hoden betreffende käsige Hoden- und Nebenhodentuberkulose. 54jähriger Mann

men durchsetzt mit endarteriitischer Beteiligung der Gefäße. Die Erkrankung führt zur Fibrose und zum Untergang der Samenkanälchen. Derartige interstitielle Formen sieht man vor allem bei Kindern mit konnataler Lues. Sie kommt aber auch bei Erwachsenen vor.

Häufiger ist bei Erwachsenen allerdings die gummöse Hodenlues. Sie äußert sich in einer ein- oder beidseitigen Hodenschwellung, relativ wenig schmerzhaft, die das Bild eines ein- oder beidseitigen Hodentumors imitieren kann. THACKRAY (1978) macht deshalb ausdrücklich auf die Gefahr ungerechtfertigter Orchiektomien infolge Fehlinterpretation der Hodenschwellung aufmerksam. In der Regel sind die serologischen Luesreaktionen bei derartigen Patienten deutlich positiv. Die Schnittflächen des befallenen Hodens werden von größeren Nekrosen durchsetzt, die von dichten Infiltraten aus Lymphozyten und insbesondere Plasmazellen umgeben werden (Abb. 4.12, 4.13). Im floriden Stadium lassen sich mit

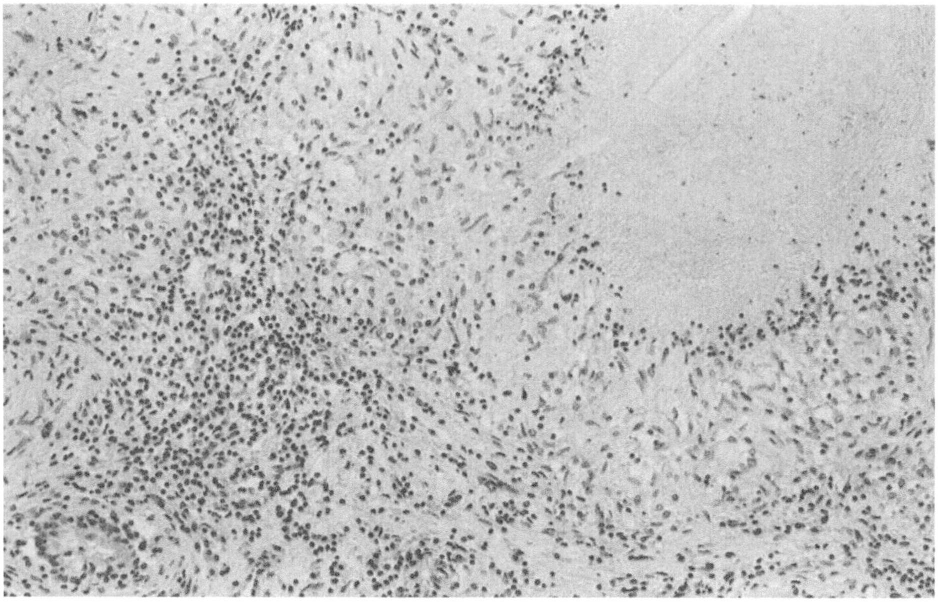

Abb. 4.11. Käsige Nebenhodentuberkulose. 41jähriger Mann (HE × 140)

geeigneten Färbungen in den histologischen Präparaten Spirochäten nachweisen. Je nach der Dauer des Prozesses macht sich auch eine perifokale Fibrose bemerkbar. Endarteriitiden sind vorhanden, in Anbetracht der relativ kleinen Gefäße im Hoden selbst aber wenig eindrücklich. Greift die Entzündung auf die Tunica albuginea über, so kommt es zur Begleitvaginalitis mit Hydrozele oder zu Verwachsungen.

3. Granulomatöse Orchitis

Die granulomatöse Orchitis entspricht einer chronischen Hodenentzündung unklarer Ätiologie, bei der die ausgeprägte Mitbeteiligung der Hodenkanälchen, deren Lichtungen von Entzündungszellen, besonders von Histiozyten verlegt werden, das histologische Bild einer granulomatösen Erkrankung vortäuscht. Tatsächlich entsprechen diese scheinbaren Granulome aber nur Querschnitten der entzündlich veränderten Samenkanälchen.

Die Erkrankung betrifft vor allem ältere Patienten. In der Serie von 26 Patienten von BÜNZLI (1968) betrug das Durchschnittsalter 60 Jahre. Bei allen Patienten war nur ein Hoden betroffen, der linke oder rechte Hoden in ungefähr gleicher Häufigkeit. Ein beidseitiger Hodenbefall ist ganz ungewöhnlich. Wahrscheinlich handelt es sich bei beidseitigen Prozessen meist gar nicht um die hier geschilderte banale granulomatöse Orchitis, sondern um Orchitiden spezieller Art mit ungewöhnlichen granulomatösen Reaktionen. So litt der Patient von KLEIN et al. (1985) mit beidseitiger sog. granulomatöser Orchitis nicht nur an der Hodenerkrankung, sondern an einer unklaren generalisierten Granulomatose, an deren Folgen er

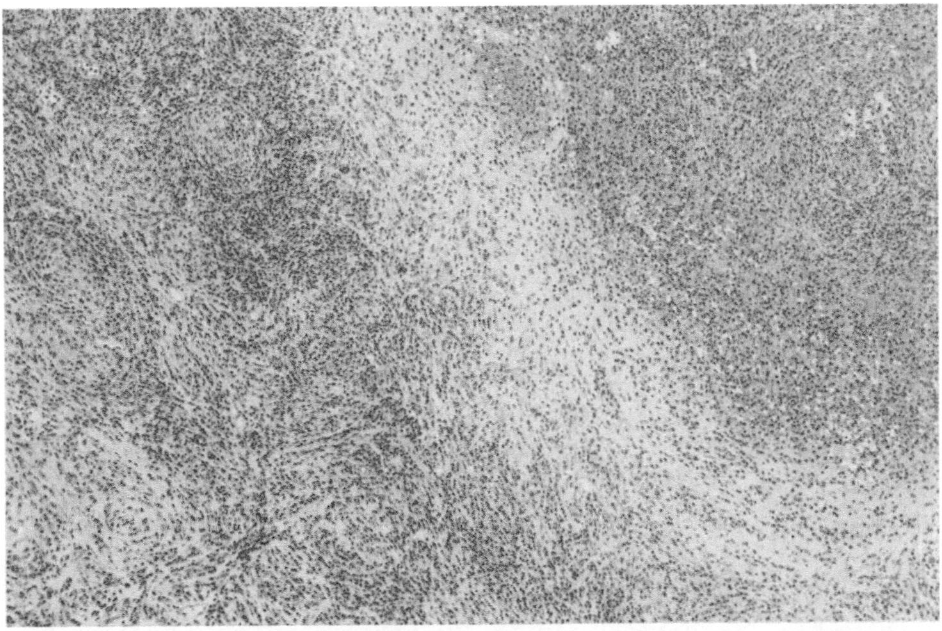

a

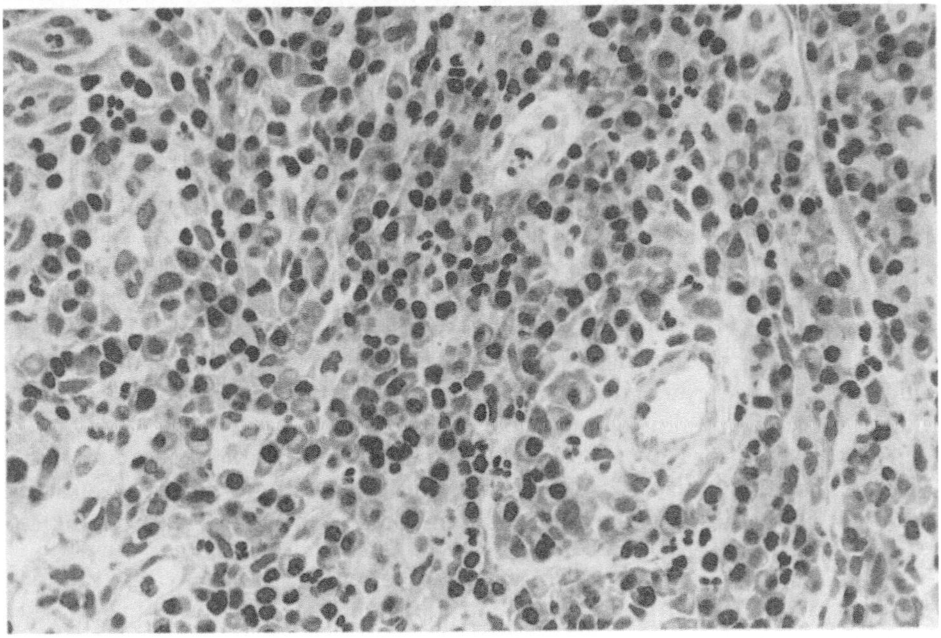

b

Abb. 4.12 a, b. Bilaterale Orchitis bei Lues. 30jähriger Mann. **a** Nekrotisierende Entzündung, Gumma (HE × 60). **b** ausgeprägte, vor allem plasmazelluläre perifokale Entzündung (HE × 360)

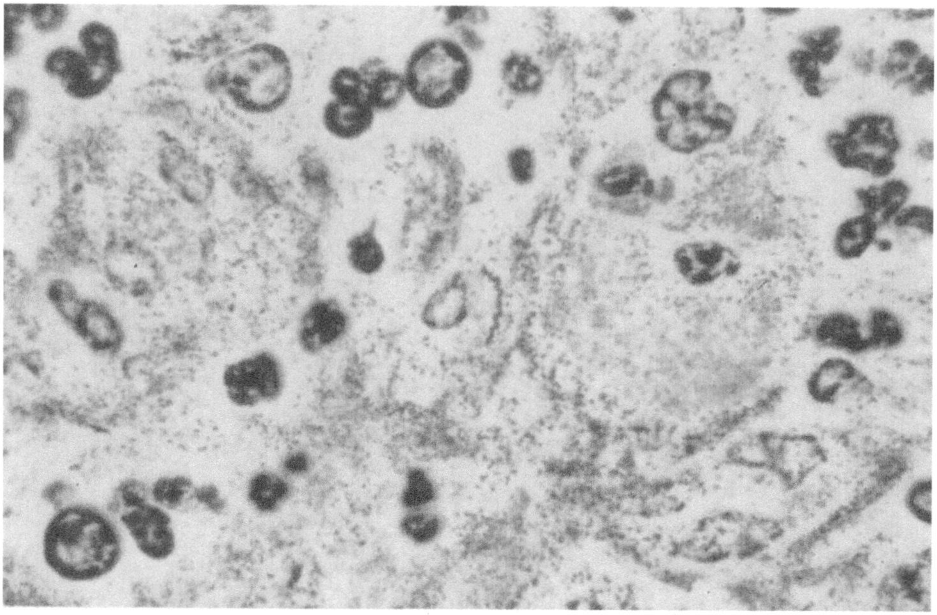

Abb. 4.13. Spirochätennachweis im Gumma und im perifokalen Granulationsgewebe. Gleicher Fall wie Abb. 4.12 (Versilberung, × 570)

9 Monate nach einseitiger Orchiektomie starb. Die Granulome im Hoden betrafen nicht wie bei der typischen granulomatösen Orchitis vor allem die Samenkanälchen, sondern das Zwischengewebe. Auch die Beobachtungen bilateraler granulomatöser Orchitis von ZEITLHOFER et al. (1970), SPJUT u. THORPE (1956) und DREYFUSS (1954) gehören wahrscheinlich nicht in den Rahmen der idiopathischen Form (Lit. bei KLEIN et al. 1985).

Bei etwas mehr als der Hälfte der Patienten von BÜNZLI (1968) mit typischer granulomatöser Orchitis äußerte sich die Hodenerkrankung in akuten Entzündungszeichen wie schmerzhafter Schwellung und Rötung des Skrotum, Fieber, Erhöhung der Blutsenkungsgeschwindigkeit und Leukozytose. Bei den übrigen Patienten stand dagegen klinisch eine schmerzlose derbe Hodenschwellung im Vordergrund, was zur Verdachtdiagnose eines Hodentumors führte. Tatsächlich werden zahlreiche Patienten mit einer granulomatösen Orchitis wegen Tumorverdachts orchiektomiert.

Makroskopisch fällt bei den meist deutlich vergrößerten Hoden die grau verfärbte und etwas körnige Schnittfläche auf. In der Regel ist der ganze Hoden alteriert (Abb. 4.14). Auch mikroskopisch ist meist der ganze Hoden betroffen, wobei die Entzündung die Kanälchen, ihre Wandungen und das Zwischengewebe betrifft. Die Zellen der Spermatogenese gehen verloren. Die ursprünglichen Tubuluslichtungen werden vor allem von großen histiozytenartigen Zellen eingenommen, ferner von Lymphozyten, Plasmazellen und polynukleären Leukozyten, die auch die Tunica propria der Kanälchen und das Zwischengewebe infiltrieren (Abb. 4.15). Besonders auffällig sind die großen histiozytenartigen

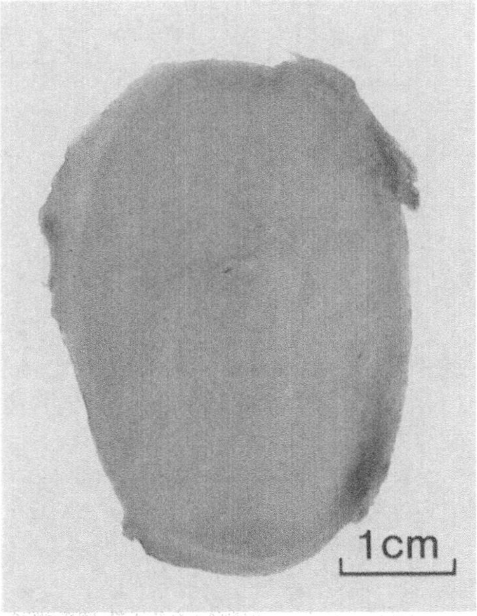

Abb. 4.14. Granulomatöse Orchitis. Gleichförmige, leicht granulierte Schnittfläche, die etwas an ein Seminom erinnert. 55jähriger Mann

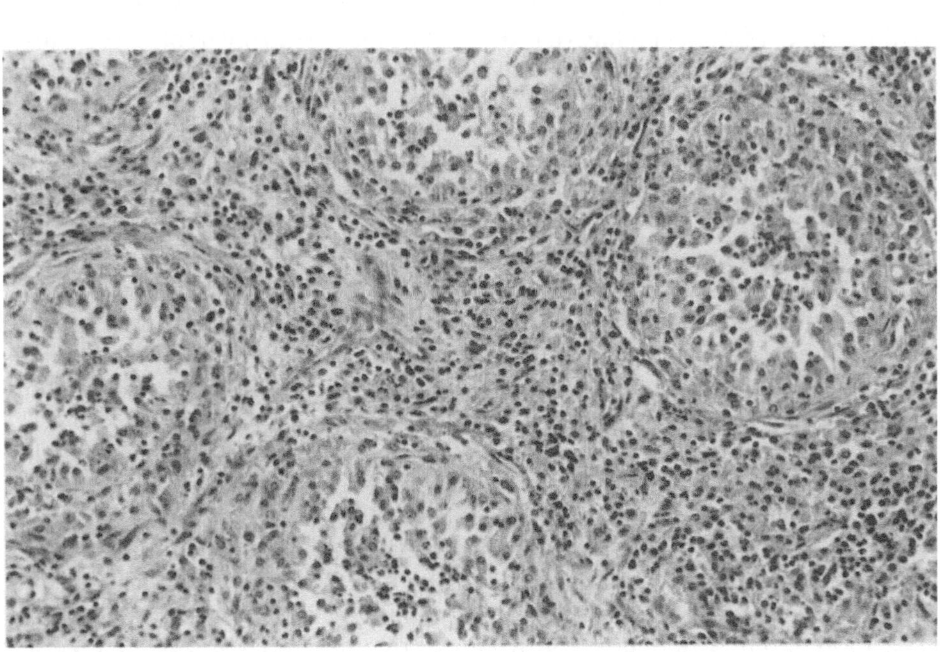

Abb. 4.15. Granulomatöse Orchitis. Die Querschnitte der entzündlich veränderten Samenkanälchen machen einen granulomartigen Eindruck. 73jähriger Mann (HE × 140)

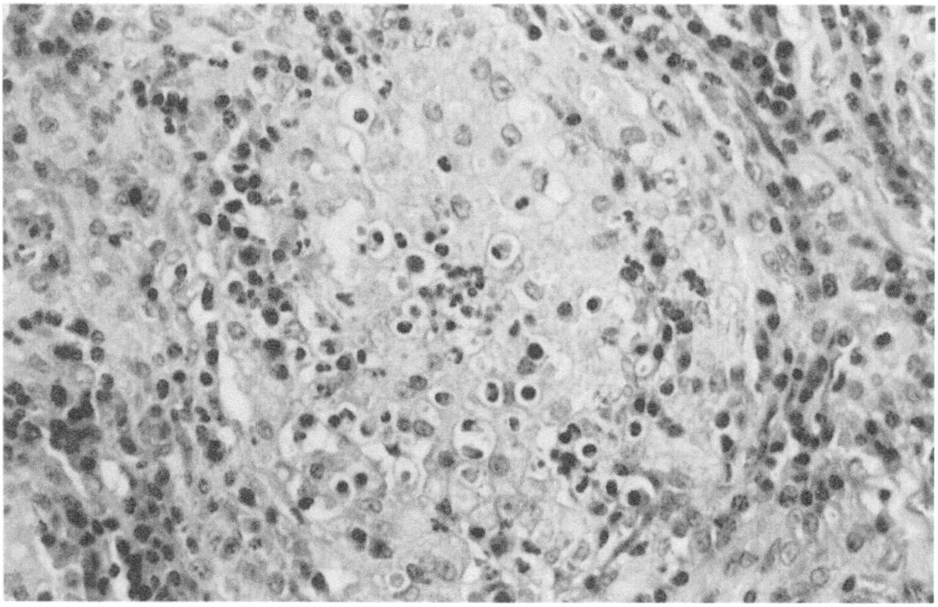

Abb. 4.16. Granulomatöse Orchitis bei Malakoplakie. Großzellige histiozytäre Reaktion mit Einschluß von Michaelis-Gutmann-Körperchen. 70jähriger Mann (HE ×360)

Zellen, die in ihren breiten eosinophilen Zytoplasmasäumen häufig reichlich PAS-positives Material einlagern (Abb. 4.16). Nach elektronenoptischen Untersuchungen handelt es sich um histiozytäre Elemente und nicht um Derivate von Sertoli-Zellen (Fajardo et al. 1968; Mikuz 1973). In den Granulomen kommen zudem mehrkernige histiozytäre Riesenzellen vor, so daß tuberkelähnliche Bilder entstehen. Tunica albuginea und Nebenhoden sind meist beteiligt. Ausnahmsweise kann es auch zu ausgedehnteren Verkalkungen kommen (Heyderman et al. 1988).

Differentialdiagnostisch muß bei der granulomatösen Orchitis vor allem eine Tuberkulose in Betracht gezogen werden. Kahn u. Mcaninch (1980) fanden bei Nachkontrolle von 13 ihrer 17 Patienten mit granulomatösen Prozessen Hinweise auf eine Tuberkulose. Bei Betrachtung der von ihnen gezeigten Abbildungen ist es allerdings unverständlich, daß bei der demonstrierten verkäsenden Entzündung überhaupt an eine granulomatöse Orchitis gedacht wurde.

Die Ursache der typischen granulomatösen Orchitis ist immer noch unklar. Autoimmunprozesse sind in Betracht gezogen worden (Krüger et al. 1973). Bei dem praktisch immer einseitigen Prozeß dürften sie aber kaum den auslösenden Faktor darstellen. In erster Linie ist an bakterielle Infektionen, vor allem Koliinfektionen zu denken. Mikuz (1973) fand elektronenmikroskopisch in den Makrophagen der Granulome zahlreiche phagozytierte Bakterien. Csapo et al. (1975) lösten durch Injektion von Kolibakterien in Hoden von Ratten Veränderungen aus, die einer granulomatösen Orchitis, ja sogar einer Malakoplakie glichen.

4. Malakoplakie

Lassen sich bei einer granulomatösen Orchitis in den großen Histiozyten kugelige, kalk- und eisenhaltige Körperchen, die Michaelis-Gutmann-Körper nachweisen, dann ist die Diagnose einer Malakoplakie gerechtfertigt. In der Serie der 26 Fälle granulomatöser Orchitis von BÜNZLI (1968) waren in 2 Fällen derartige Michaelis-Gutmann-Körperchen nachweisbar (Abb. 4.16). Die Malakoplakie äußert sich wie die banale granulomatöse Orchitis klinisch in einer meist einseitigen Hodenschwellung, im Gegensatz zur granulomatösen Orchitis aber mit Zeichen einer akuten Entzündung wie Schmerzen, Spannungsgefühl und gelegentlich auch Fieber. Aber auch bei der Malakoplakie werden die Patienten z. T. wegen Tumorverdacht orchiektomiert (s. BROWN u. SMITH 1967; DAMJANOV u. KATZ 1981). Makroskopisch fallen die Herde der Malakoplakie durch ihre weiche Konsistenz, was ihnen die Bezeichnung „malakos“ verschafft hat, und ihre gelbe Farbe auf. Sie betreffen nicht nur den Hoden, sondern vor allem auch Niere, Blase, Prostata und Nebenhoden.

Mikroskopisch sind in typischen Fällen besonders große Histiozyten zu sehen, die sog. von-Hansemann-Zellen, die in ihren breiten Zytoplasmasäumen zahlreiche Phagolysosomen einschließen (Abb. 4.16, 4.17). Die Michaelis-Gutmann-Körperchen sollen sich in derartigen Phagolysosomen in Zusammenhang mit unvollständig resorbierten Bakterienresten entwickeln. Elektronenoptisch bauen sie sich aus einem elektronendichten, verkalkten Kern mit einer hellen umgebenden Zone und konzentrisch angeordneten Membranen auf. Da sie Kalk und Polysaccharide enthalten, geben sie eine positive Reaktion bei PAS- und Kossafärbungen.

Die Pathogenese der Malakoplakie ist wie diejenige der gewöhnlichen granulomatösen Orchitis wahrscheinlich nicht einheitlich. Als Erreger kommen verschiedene Bakterien, vor allem aber Escherichia coli in Frage. Daneben sollen aber auch Störungen der Immunantwort und der Makrophagenaktivität eine Rolle spielen (neuere Übersichten über Pathogenese und Morphologie bei CSAPO et al. 1975; McCLURE 1980; DAMJANOV u. KATZ 1981; STANTON u. MAXTED 1981).

5. Sarkoidose (M. Boeck)

Die Sarkoidose befällt die männlichen Genitalorgane nur selten und wenn schon, dann bevorzugt die Epididymis. So fand ENGLE (1953) autoptisch nur bei 2 von 23 Männern mit einer Sarkoidose eine Beteiligung der Genitalorgane und zwar ausschließlich des Nebenhodens. Die Fälle von ENGLE (1953) sind z. T. identisch mit den 300 Sarkoidosefällen der Zusammenstellung von RICKER u. CLARK (1949). Auch diese Autoren erwähnen nur bei einem einzigen Patienten unter 22 Autopsiefällen eine Beteiligung des Nebenhodens. KRAUSS (1958), WINNACKER et al. (1967) und RUDIN et al. (1974) berichten dagegen über je einen Patienten, bei dem die Sarkoidose des Nebenhodens klinisch ganz im Vordergrund stand. Insgesamt sollen 18 derartige Beobachtungen gemacht worden sein (Lit. bei WINNAKKER et al. 1967; RUDIN 1974).

Ausnahmsweise kann aber auch der Hoden von der Sarkoidose betroffen werden, meist in Form einzelner Granulome, die in der Regel als Zufallsbefund in Hodenbiopsien oder bei Autopsien erfaßt werden (Abb. 4.18). Klinisch erkennbare,

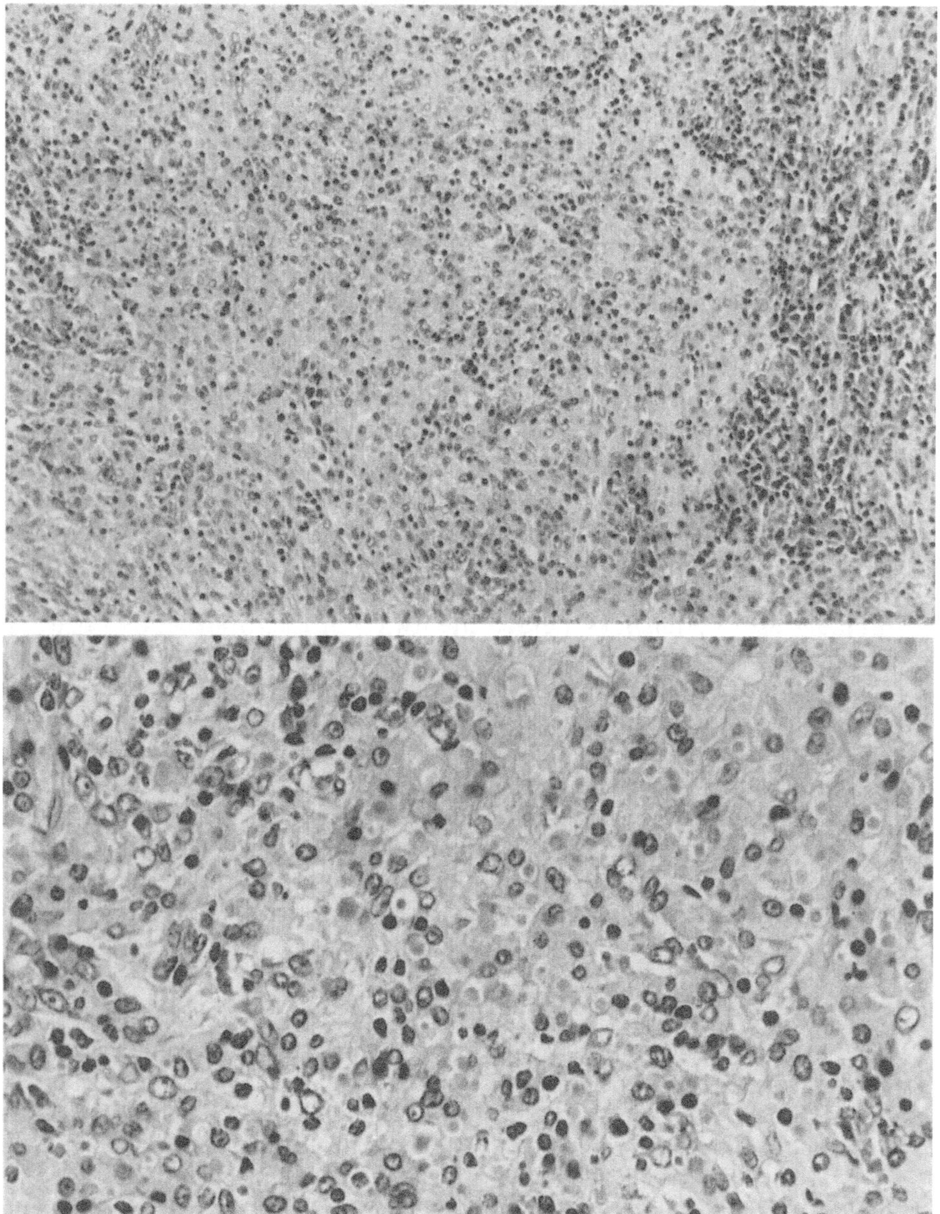

a

b

Abb. 4.17 a, b. Malakoplakie des Nebenhodens. 63jähriger Mann. **a** Bild einer unspezifischen Entzündung (HE × 140). **b** Im entzündlichen Infiltrat zahlreiche Michaelis-Gutmann-Körperchen, erkennbar an ihrem deutlich dunkleren Kern und ihrer helleren Schale (HE × 360); Präparat von Prof. D. KATENKAMP, Jena

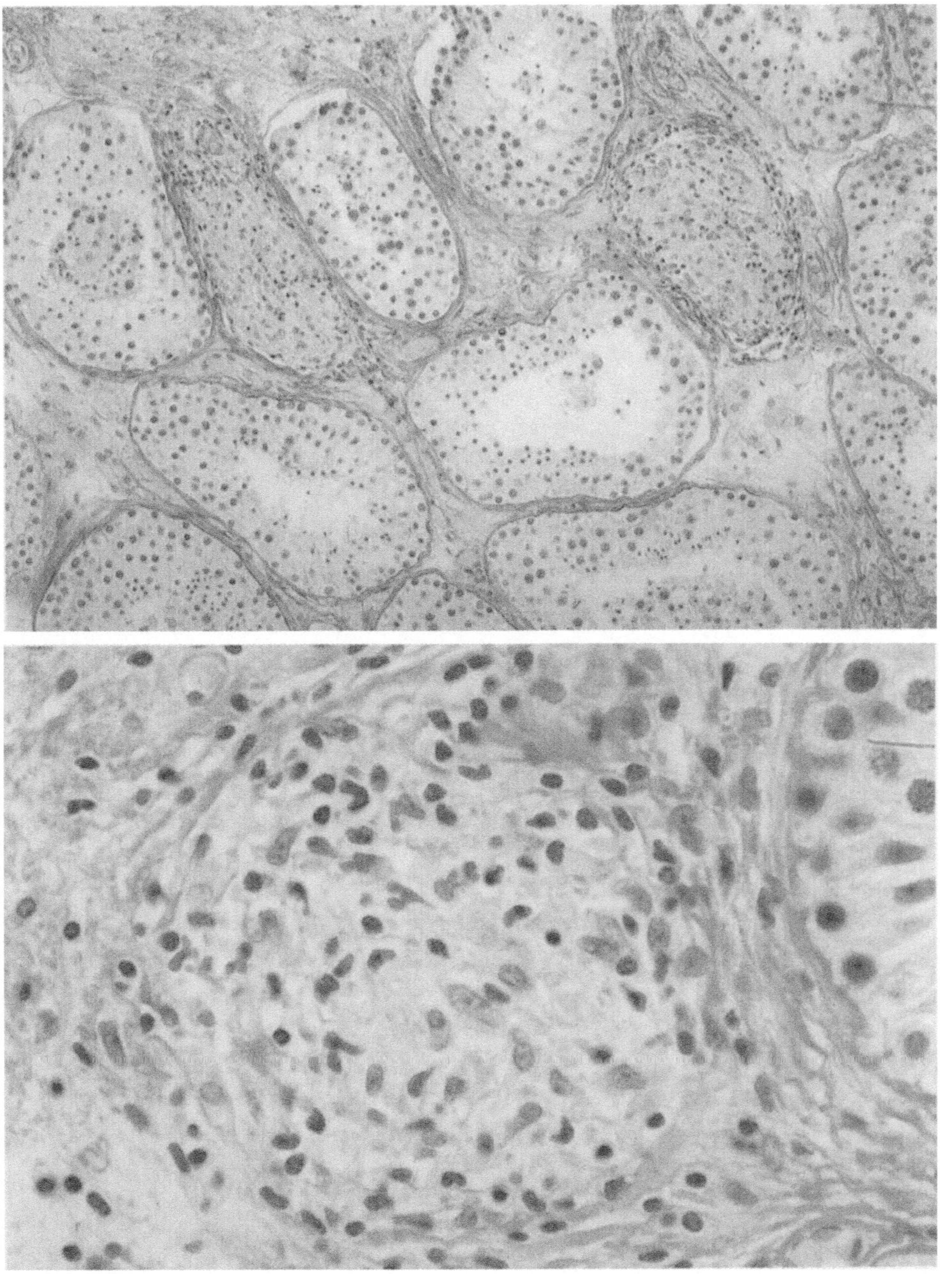

a

b

Abb. 4.18 a, b. Epitheloidzellige Granulomatose (Sarkoidose, M. Boeck) des Hodens. 29jähriger Mann (van Gieson **a** × 100, **b** × 360)

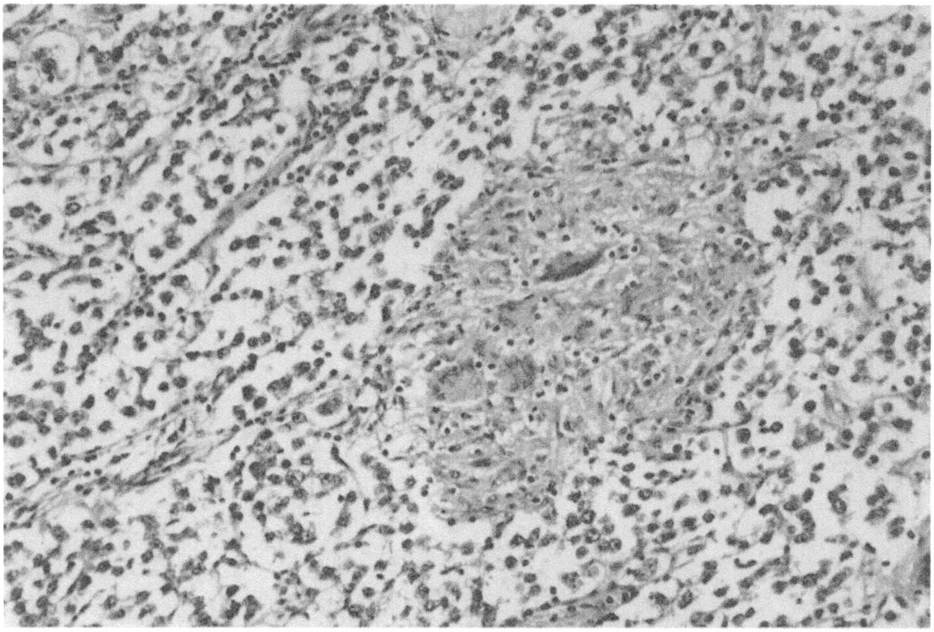

a

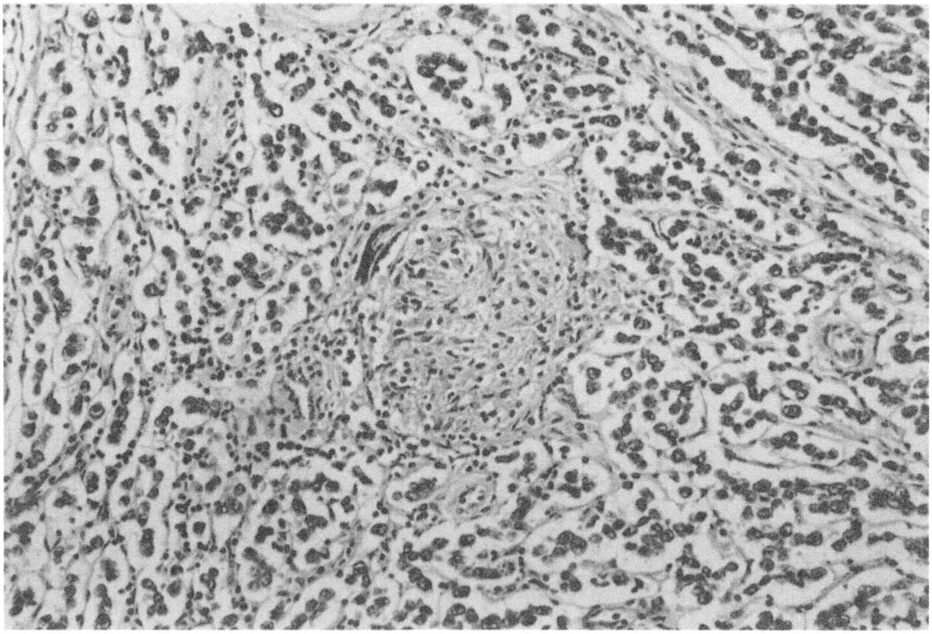

b

Abb. 4.19 a, b. Epitheloidzellige Granulomatose (Sarkoidose, M. Boeck) in Seminom, 25jähriger Mann. **a** Epitheloidriesenzellknötchen. **b** partiell hyalinisiertes Knötchen (HE ×140)

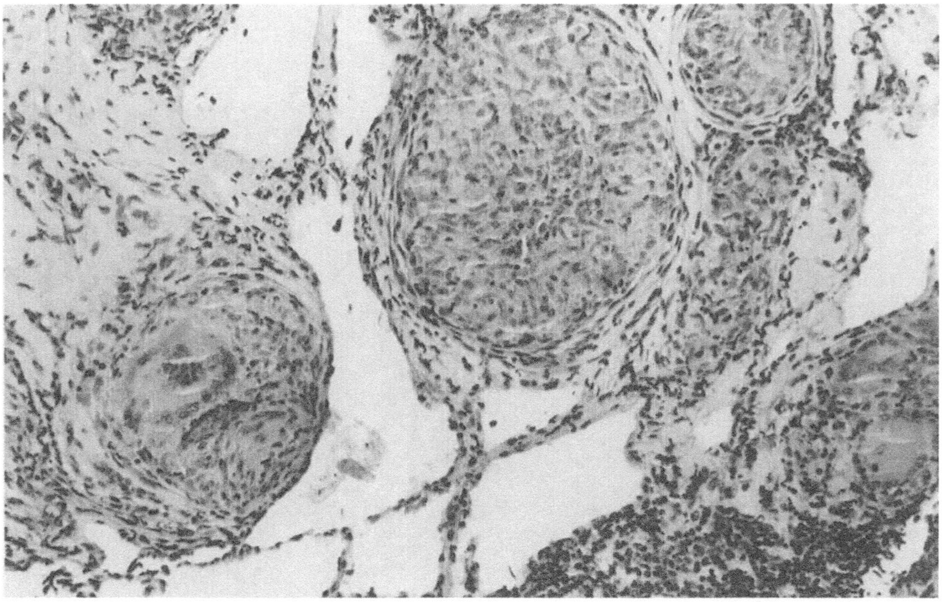

Abb. 4.20. Epitheloidzellige Granulomatose (Sarkoidose, M. Boeck) der Lunge (Lungenbiopsie). Gleicher Patient wie in Abb. 4.19 (HE ×140)

nicht allein den Nebenhoden betreffende Knoten, sind nur ganz vereinzelt beobachtet worden. So palpierten OPAL et al. (1979) bei einem Patienten mit ausgeprägten Krankheitserscheinungen einer Sarkoidose in beiden Hoden je ein maximal 6 mm im Durchmesser großes Knötchen. Bei der operativen Freilegung des rechten Hodens wurden weitere derartige Knötchen in der Tunica albuginea gefunden, die in das Hodengewebe eindrangen. Histologisch handelte es sich um nichtverkäsende Epitheloidzellgranulome, die unter Steroidbehandlung innerhalb 4 Wochen verschwanden. Eine ähnliche Beobachtung wurde von LONGCOPE (1941) gemacht.

Klinisch bedeutungsvoller ist die offenbar nicht so seltene Kombination einer Sarkoidose, besonders der pulmonalen Form, mit Keimzelltumoren des Hodens (Abb. 4.19, 4.20) (GELLER et al. 1977; TRUMP et al. 1981; FOSSA et al. 1985; HEFFNER u. MILAM 1987; SIEBER u. DUGGAN 1988). BIGLINO et al. (1988) beobachteten das gleiche Phänomen bei einem Leydig-Zelltumor. Die Vergrößerung der Hiluslymphknoten durch die Sarkoidose und der eventuelle Lungenbefall können Metastasen des Hodentumors vortäuschen und damit zu einer Fehleinschätzung des Tumorstadiums führen. Umgekehrt wird bei Seminomen mit granulomatöser Reaktion eine gleichzeitige Sarkoidose des Hodens leicht übersehen.

6. Lepra

Die Lepra scheint den Hoden recht häufig zu befallen, allerdings nur die lepromatöse, nicht die tuberkuloide Form, wobei die Orchitis den Hautveränderungen vorausgehen kann (AKHTAR et al. 1980). Nach GRABSTALD u. SWAN (1952) lassen

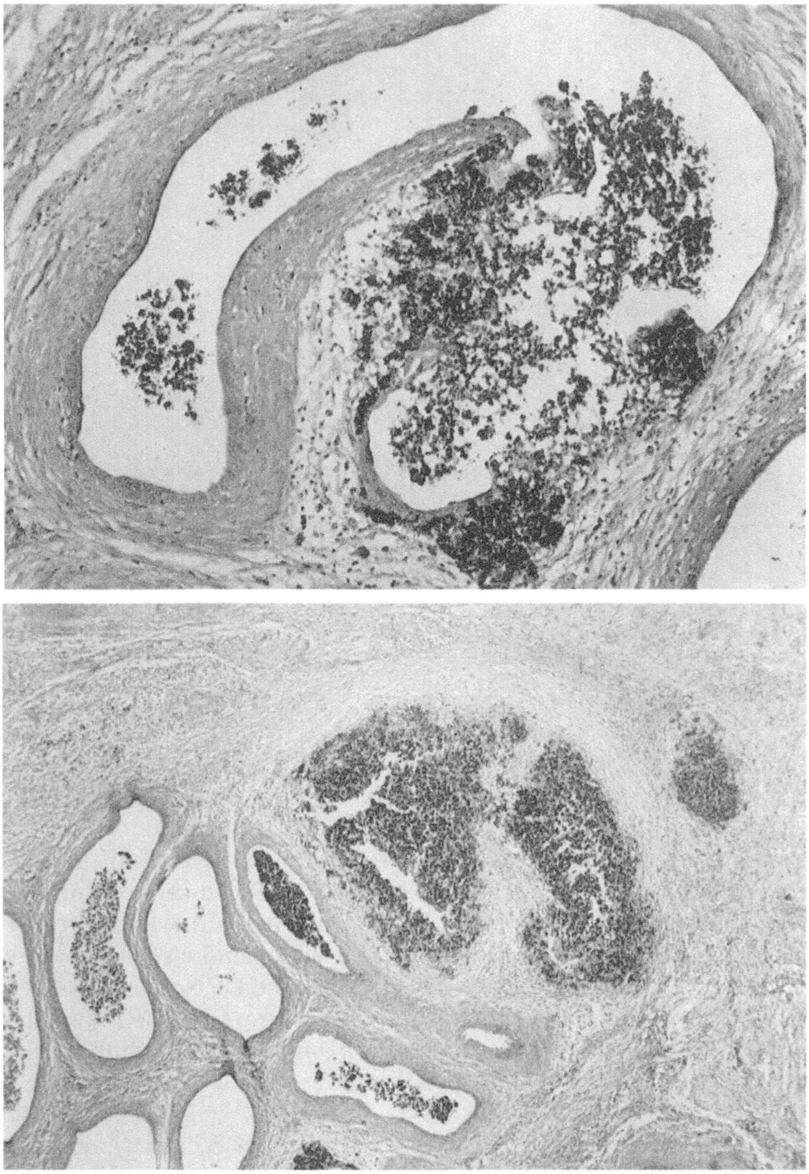

a

b

Abb. 4.21 a–d. Spermiengranulome der Epididymis. 34jähriger Mann. **a** Spermienaustritt in der Epididymis (HE × 100). **b** Bildung eines kleineren Granuloms in der Epididymis selbst. (HE × 35). **c** Ausgedehntes, auf die Umgebung übergreifendes Granulom (HE × 35). **d** Entzündliche Reaktion um die ausgetretenen Spermien (HE × 320)

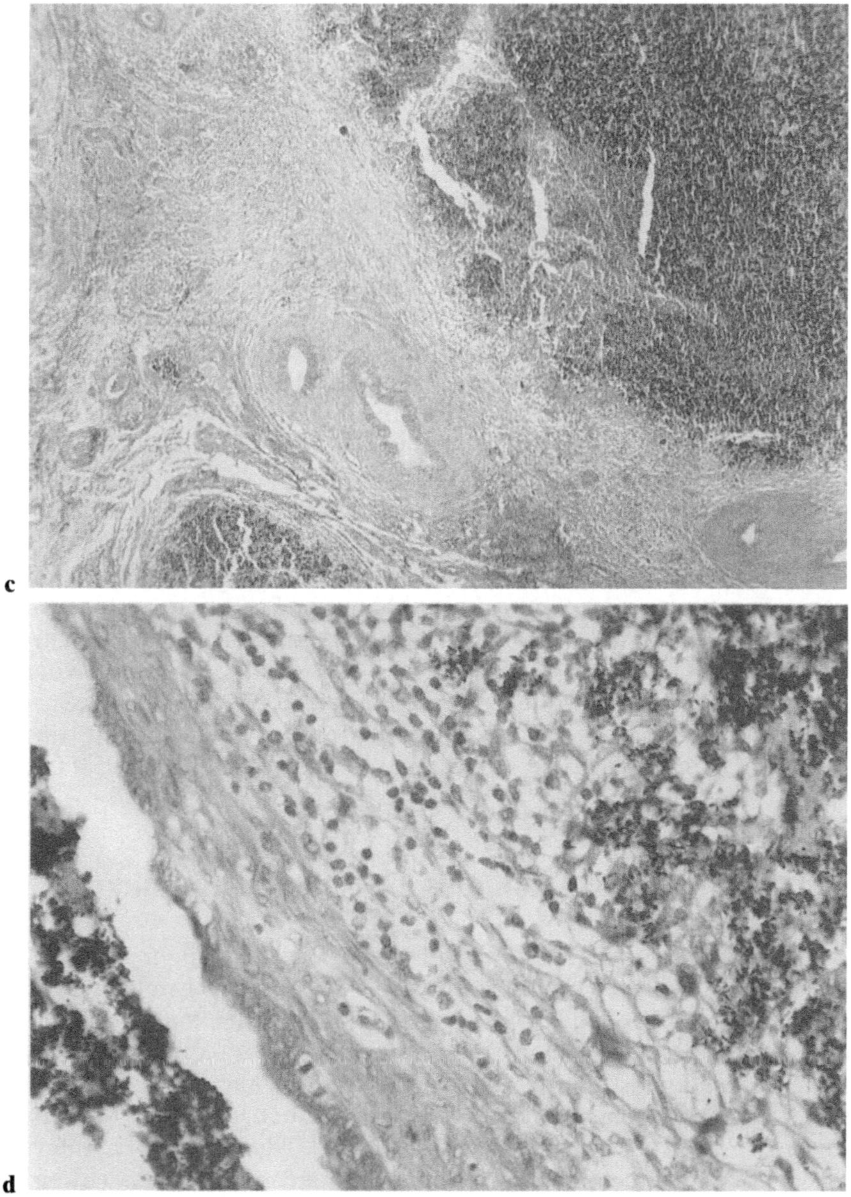

Abb. 4.21 c, d

sich 3 Entwicklungsstufen der Orchitis abgrenzen: In der 1. Phase kommt es zu einer Vaskulitis mit perivaskulären Infiltraten vor allem von Lymphozyten und Histiozyten, wobei das histologische Bild demjenigen der idiopathischen granulomatösen Orchitis gleichen kann. Die Histiozyten bei Lepra enthalten aber in ihren Vakuolen reichlich Leprabazillen. Die 2. Phase der Hodenlepra ist durch eine progressive obliterierende Endarteriitis mit interstitieller Fibrose charakterisiert, die

Samenkanälchen atrophieren. In der 3. Phase schließlich kommt es zu einer diffusen Fibrose. Säurefeste Stäbchen lassen sich in dieser 3. Phase nicht mehr nachweisen. Die Erkrankung führt in den meisten Fällen zu einer Azoospermie. Gynäkomastie ist relativ häufig (Übersicht bei EL-SHIEMY et al. 1976; WATSON et al. 1974; GRABSTALD u. SWAN 1952).

7. Spermiengranulome

Bei den vorstehend genannten Hoden- und Nebenhodenentzündungen ist wiederholt auf die Bedeutung der Spermieninvasion des Gewebes als Teilursache dieser Entzündungen hingewiesen worden. Steht der Spermienaustritt ins umliegende Gewebe ganz im Vordergrund, wird von eigentlichen Spermiengranulomen gesprochen. Derartige Granulome betreffen vor allem den Nebenhoden und den Samenstrang, kommen aber auch im Hoden selbst vor (Abb. 4.21). Sie entwickeln sich nach entzündlichen Erkrankungen oder Traumen. Typische Granulome lassen in ihrem Zentrum noch reichlich freie Spermien, Zelltrümmer und große Makrophagen erkennen, die prall mit Spermien oder Spermienresten gefüllt sind. Die Spermienmassen werden von einem Histiozytenwall mit Epitheloidzellen und Lymphozyten umgeben. Die Makrophagen enthalten meist reichlich goldgelbes Pigment, Lipochrome, die offenbar beim Abbau von Spermien entstehen. Gleichartige Pigmenteinlagerungen sieht man auch in Makrophagen im intrakanalikulär retinierten Sperma und in den Epithelien der Epididymis bei Verschluß der ableitenden Samenwege (s. Verschlußazoospermie in Kap. 5:C II 1). Ältere Spermiengranulome vernarben, hinterlassen aber gelegentlich Pigmentreste (WEGELIN 1921; PRIESEL 1924; ORSOS 1941; FRIEDMAN u. GARSKE 1949; BERG 1954; GLASSY u. MOSTOFI 1956; LYONS et al. 1967).

IV. Autoimmun bedingte Hodenentzündungen

Bei den geschilderten Hodenentzündungen spielen Immunprozesse häufig eine wesentliche Rolle. Es stellt sich jedoch die Frage, ob auch mit vorwiegend autoimmun bedingten Hodenkrankheiten gerechnet werden muß. Typische Autoimmunorchitiden, entsprechend einer Autoimmunthyreoiditis, sind beim Menschen nicht bekannt. Autoimmunprozesse dürften aber für gewisse Formen tubulärer Hodenatrophien verantwortlich sein (Übersichten bei MANCINI 1976; BANDHAUER 1982; BIGAZZI 1987). So lassen sich in Hodenbiopsien bei Infertilitätsabklärungen gelegentlich mononukleäre entzündliche Infiltrate nachweisen, die z. T. wenigstens Ausdruck eines Autoimmungeschehens sein könnten. In und an der Basalmembran der Hodentubuli können ferner bei Patienten mit gestörter exkretorischer Hodenfunktion nicht selten Depots gesehen werden, die den Depots bei immun bedingten Nierenkrankheiten gleichen (Abb. 4.22, 4.23) (SALOMON u. HEDINGER 1987, 1982; SALOMON et al. 1982). Auf Grund derartiger Befunde allein läßt sich allerdings meist nicht entscheiden, ob die Immundepots Ausdruck einer primären Immunstörung sind oder nur ein sekundäres Begleitphänomen darstellen. Gleiche Unsicherheiten bestehen auch bei Beurteilung der Bedeutung von Antispermienautoantikörpern (s. BIGAZZI 1987).

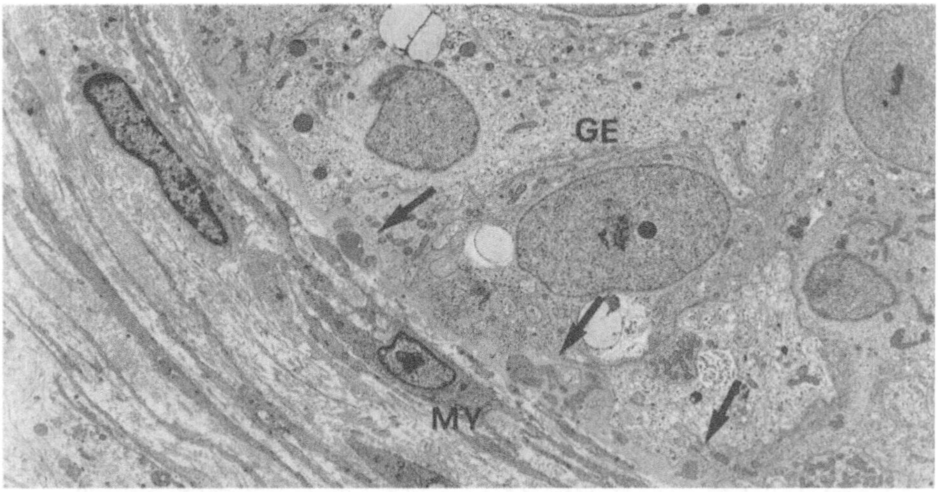

a

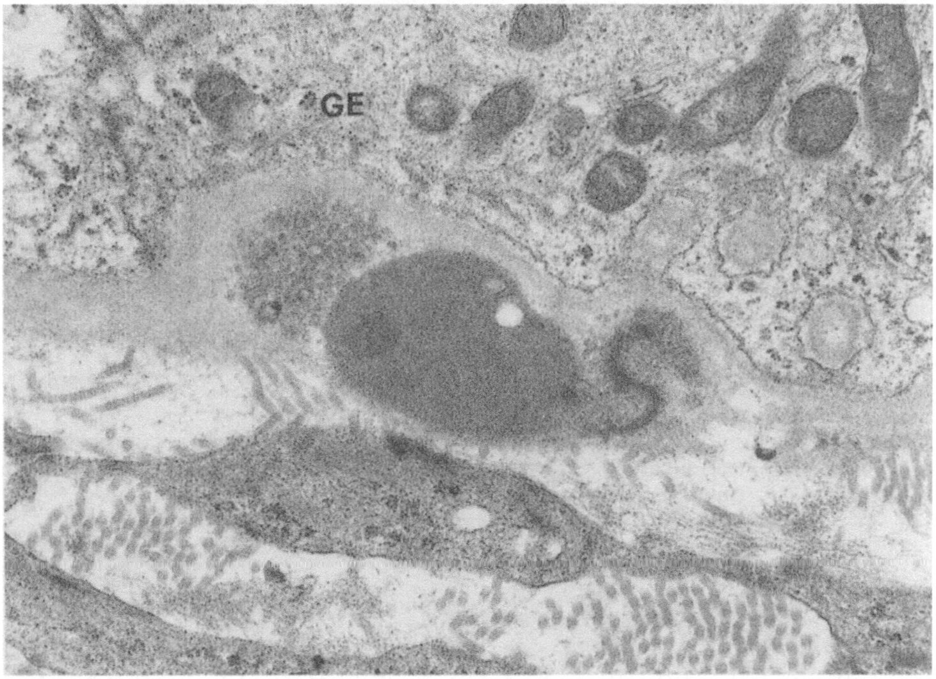

b

Abb. 4.22 a, b. Abnorme Basalmembranstrukturen (ABMS) vom Typ 2 bei gestörter Spermatogenese. Ausschnitt aus der Randzone eines atrophischen Samenkanälchens mit mehreren ABMS *(mit Pfeilen markiert)*. *GE* Keimepithel, *MY* Myoidzelle (**a** × 3600, **b** × 27300) 24jähriger Mann mit ausgeprägter diffuser tubulärer Hodenatrophie. (Abb. 4 und 5 aus SALOMON u. HEDINGER 1982)

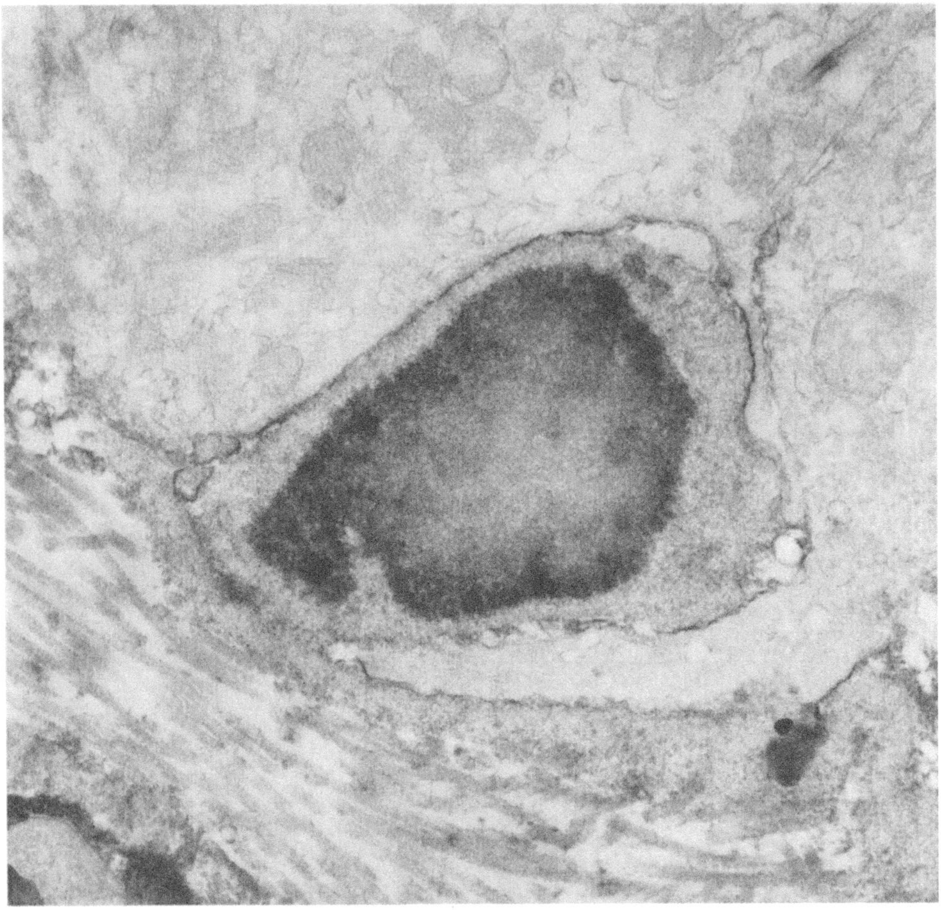

Abb. 4.23. Große abnorme Basalmembranstruktur (ABMS) bei gestörter Spermatogenese. Positive Reaktion mit anti-IgG (× 29300). 29jähriger Mann mit ausgeprägter fokaler tubulärer Hodenatrophie. (Abb. 3 aus SALOMON et al. 1982)

V. Orchitis bei Kindern, „akutes Skrotum"

Unter dem Begriff des „akuten Skrotum" werden in der angloamerikanischen Literatur Beobachtungen akuter entzündlicher Veränderungen des Skrotum und seines Inhaltes zusammengefaßt, die vorwiegend Knaben unter 15 Jahren betreffen und verschiedenste Ursachen haben können. Häufigkeitsmäßig stehen Torsionen von Hoden, Samenstrang oder Hodenanhangsgebilden im Vordergrund. Sie betrafen in der Serie von MELEKOS et al. (1988) 74 ihrer 100 kindlichen Patienten. In je 6 Fällen lag der Erkrankung aber eine akute Orchitis oder Epididymitis zugrunde. Bei den restlichen Beobachtungen handelt es sich um idiopathische Skrotalödeme, inkarzerierte Hernien oder akute Hämatozelen.

Derartige akute Epididymoorchitiden bei Kindern sind häufig Folge einer Allgemeininfektion, besonders einer Haemophilus-influenzae-Infektion (THOMAS et al. 1981; WEBER 1985; GREENFIELD 1986). Bei vorwiegenden Epididymitiden kommen auch Koliinfektionen in Frage. Ferner wird Reflux von Harn als auslösender Faktor diskutiert (DOOLITTLE et al. 1966; GISLASON et al. 1980). Was die Torsionen und die Begleiterscheinungen oder Komplikationen von Gefäßerkrankungen anbelangt, sei auf die entsprechenden Ausführungen in Kap. 3 verwiesen.

B. Entzündungen der Hodenhüllen (Periorchitis) und Hydrozelen

I. Periorchitis

Hoden- und Nebenhodenentzündungen gehen nicht selten mit einer Entzündung der Hodenhüllen, einer Periorchitis einher. Neben diesen meist als Begleitperiorchitiden zu klassifizierenden Entzündungen der Hodenhüllen kommen aber auch vorwiegend die Hodenhüllen betreffende Erkrankungen vor wie die Mekoniumperiorchitis und die noduläre Periorchitis.

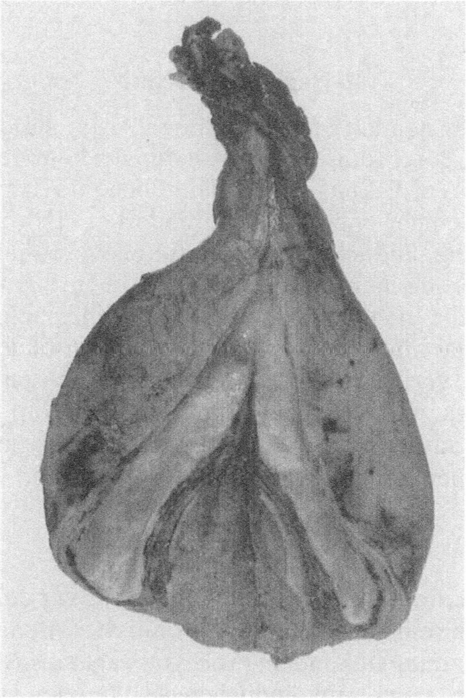

Abb. 4.24. Chronische Periorchitis mi Hydrozele. 74jähriger Mann

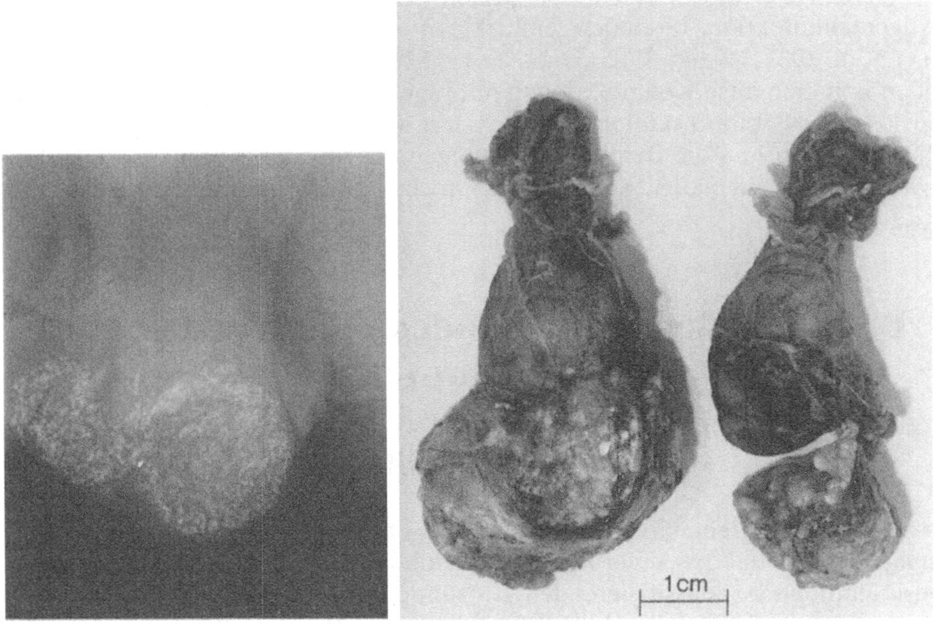

a b

Abb. 4.25 a, b. Beidseitige Mekoniumperiorchitis. **a** Nachweis der Verkalkungen im Röntgenbild, Fehlinterpretationen als Zeichen eines Teratoms. **b** Makroskopischer Befund der beidseits entfernten Hoden. (Aus SENFF u. HEDINGER 1978)

1. Begleitperiorchitis

In akuteren Phasen handelt es sich bei diesen Periorchitiden häufig um eine fibrinöse Entzündung. Bei chronischen Entzündungen kommt es in der Regel zu einer Fibrose, zu einer Verdickung der Hodenhüllen und damit zu einer persistierenden mehr oder weniger entzündlich veränderten Hydrozele (Abb. 4.24). Im Rahmen derartiger entzündlicher Prozesse treten Mesothelproliferationen auf, die einen Tumor vortäuschen können. So sieht man papillenartige Mesothelwucherungen, die in die Lichtung hineinragen und eine papilläre Geschwulst, vor allem ein Mesotheliom imitieren. Es treten aber auch solide und drüsenförmige Stränge auf, die in die verdickte Tunica vaginalis einwachsen und damit einem infiltrierenden Adenokarzinom gleichen können (s. auch Kap. 6:G III). Ätiologisch müssen die gleichen auslösenden Faktoren in Betracht gezogen werden, wie sie bereits bei den Hodenentzündungen diskutiert worden sind.

2. Mekoniumperiorchitis

Die Mekoniumperiorchitis entwickelt sich bereits vor der Geburt als Begleit- oder Folgeerscheinung einer Mekoniumperitonitis bei offenem, d. h. mit der Peritonealhöhle in Verbindung stehendem Processus vaginalis. Sie äußert sich wie die Mekoniumperitonitis in einer entzündlichen, sich um den Hoden ausbreitenden Reaktion mit Ausbildung eines breiten meist graubraun verfärbten Mantels aus einem relativ lockeren Granulationsgewebe mit Makrophagen, die Galle gespei-

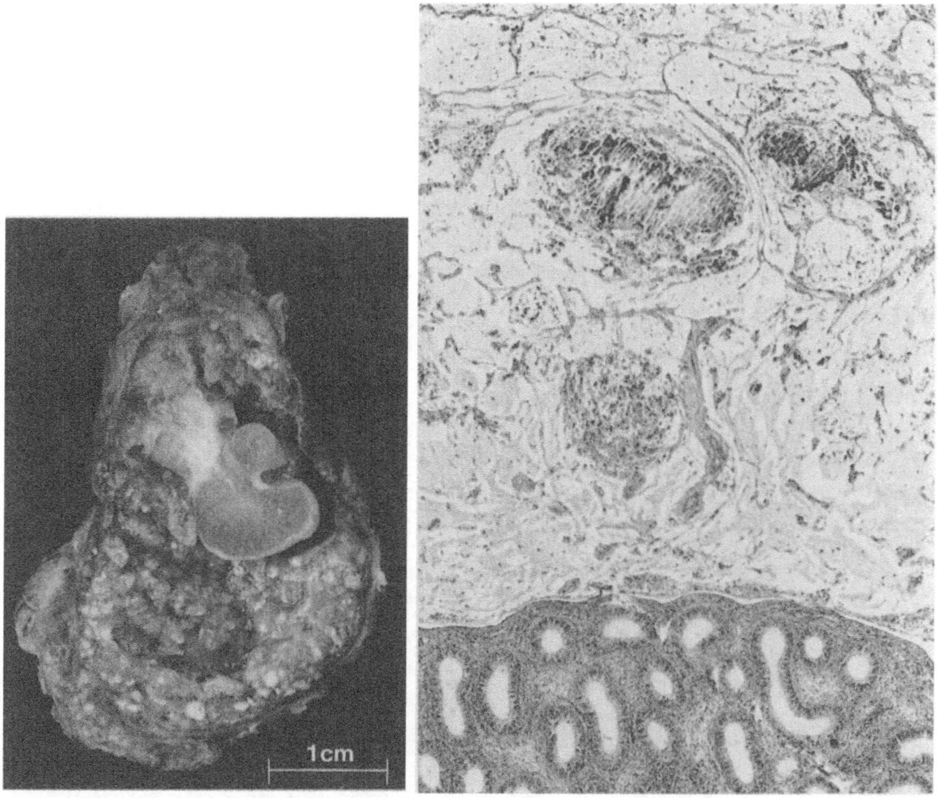

a b

Abb. 4.26 a–d. Mekoniumperiorchitis. Gleicher Patient wie Abb. 4.25. **a** Ausgedehntes, z. T. verkalktes Granulationsgewebe um den an sich unversehrten Hoden. **b** Granulationsgewebsmantel im Bereich des Nebenhodens (HE × 140). **c** Partiell verkalktes Granulationsgewebe mit pigmentbeladenen Histiozyten (HE × 360). **d** Ausgeprägte mesotheliale Reaktion mit drüsenartigen Formationen (HE × 360)

chert haben. In der Regel kommt es auch zu ausgedehnten, äußerlich palpierbaren Verkalkungen (Abb. 4.25, 4.26). Skrotalschwellung und Kalkherde erwecken den Verdacht auf einen partiell verknöcherten Tumor und damit auf ein Teratom, was Ursache folgeschwerer Fehldiagnosen werden kann. So wurden einem 6 Wochen alten Säugling unter dieser Fehldiagnose beide Hoden operativ entfernt. In der Mehrzahl der Fälle ist zur Diagnosestellung aber nicht einmal eine Biopsie nötig, da meist typische Röntgenveränderungen wie intraskrotale und peritoneale Verkalkungen nachweisbar sind (Abb. 4.25 a). Das peritestikuläre Granulationsgewebe läßt sich, falls überhaupt notwendig, operativ ausschälen (Übersichten bei SENFF und HEDINGER 1978; DEHNER et al. 1986).

3. Noduläre Periorchitis

Auch die noduläre Periorchitis kann einen Tumor vortäuschen (Abb. 4.27). Vor allem in den Hodenhüllen, seltener im Bereich von Epididymis und Samen-

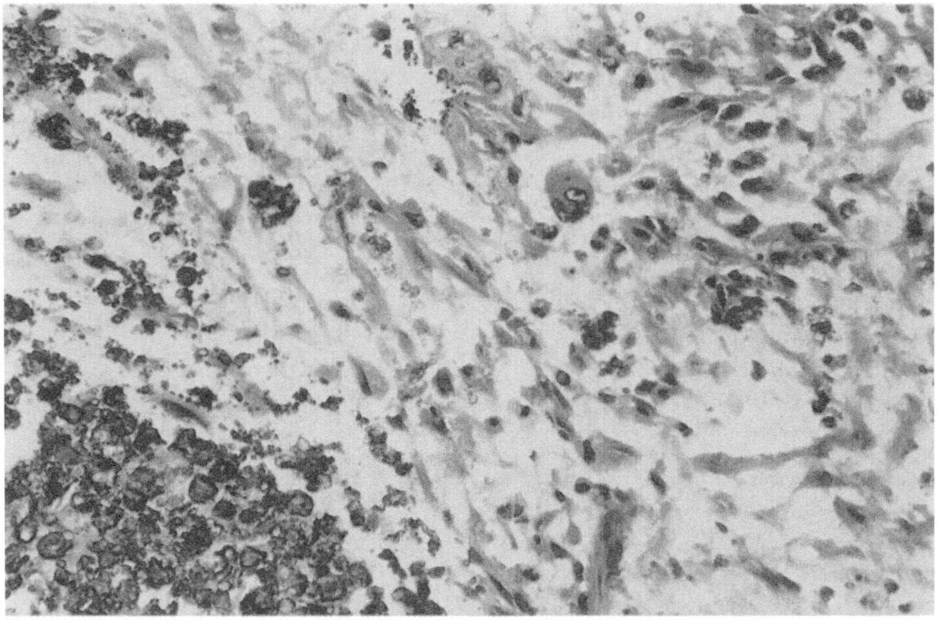

c

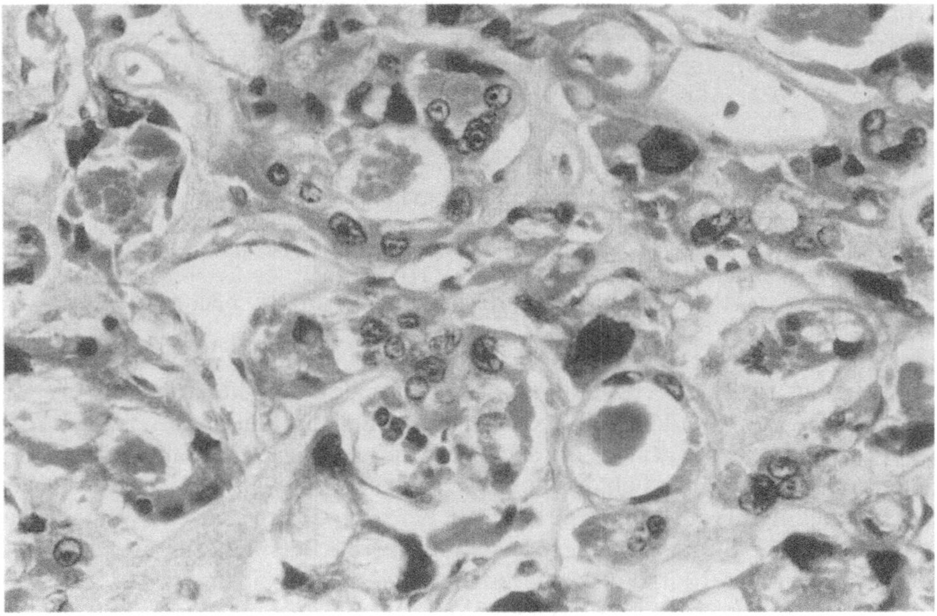

d

Abb. 4.26 c, d

strang, entwickeln sich isolierte oder multiple Knoten, die in frischeren Stadien vorwiegend aus Granulationsgewebe, in fortgeschrittenen Phasen dagegen aus einem hyalinisierten, angedeutet konzentrisch geschichteten Bindegewebe aufgebaut sind, das herdförmig verkalken, ja sogar verknöchern kann. Häufig findet

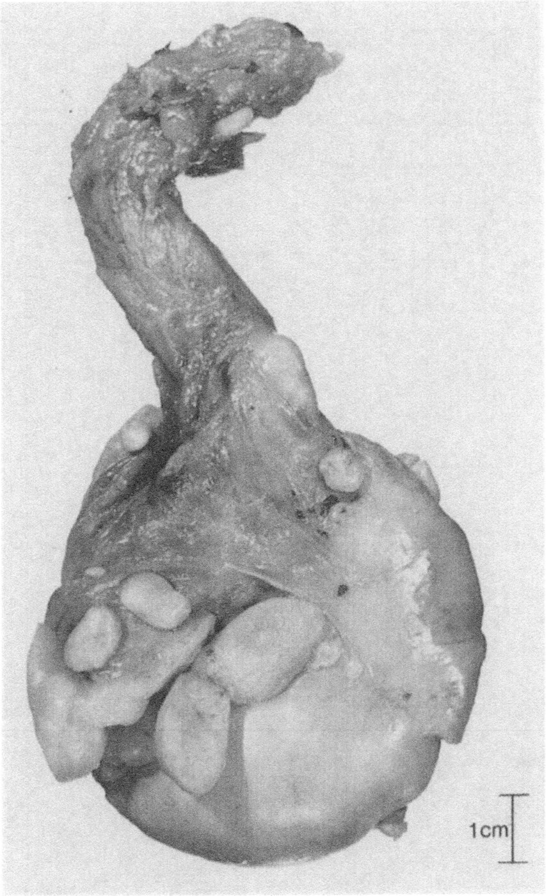

Abb. 4.27. Noduläre Periorchitis. 35jähriger Mann

man aber auch in derart hyalinisierten Knoten noch Reste unspezifischer entzündlicher Infiltrate (Abb. 4.28). Meist sind die knotenfreien Bezirke der Hodenhüllen ebenfalls fibrös verdickt. In annähernd der Hälfte der Fälle besteht eine gleichzeitige Hydrozele. Gestielte Knoten können sich ablösen und als freie Körper in der Hydrozelenflüssigkeit schwimmen. Die noduläre Fibromatose betrifft alle Altersstufen, auch Kinder. Sie wird von verschiedenen Untersuchern als reaktiver entzündlicher Prozeß und nicht als Tumor interpretiert (Übersichten bei Mostofi u. Price 1973; Morgan 1976). Goodwin (1946), der sich mit einer größeren Serie von Fällen befaßt hat, läßt die Frage offen. Lewis u. Pierce (1962) deuten die Knoten als multiple Fibrome. Benisch et al. (1981) nehmen auf Grund elektronenoptischer Untersuchungen bei einer Einzelbeobachtung an, daß es sich um ein Mesotheliom handle. Enzinger u. Weiss (1988) gehen nicht speziell auf die Pathogenese der nodulären Periorchitis ein, betrachten gleichartige Knoten des Peritoneum aber eher als Fibrome.

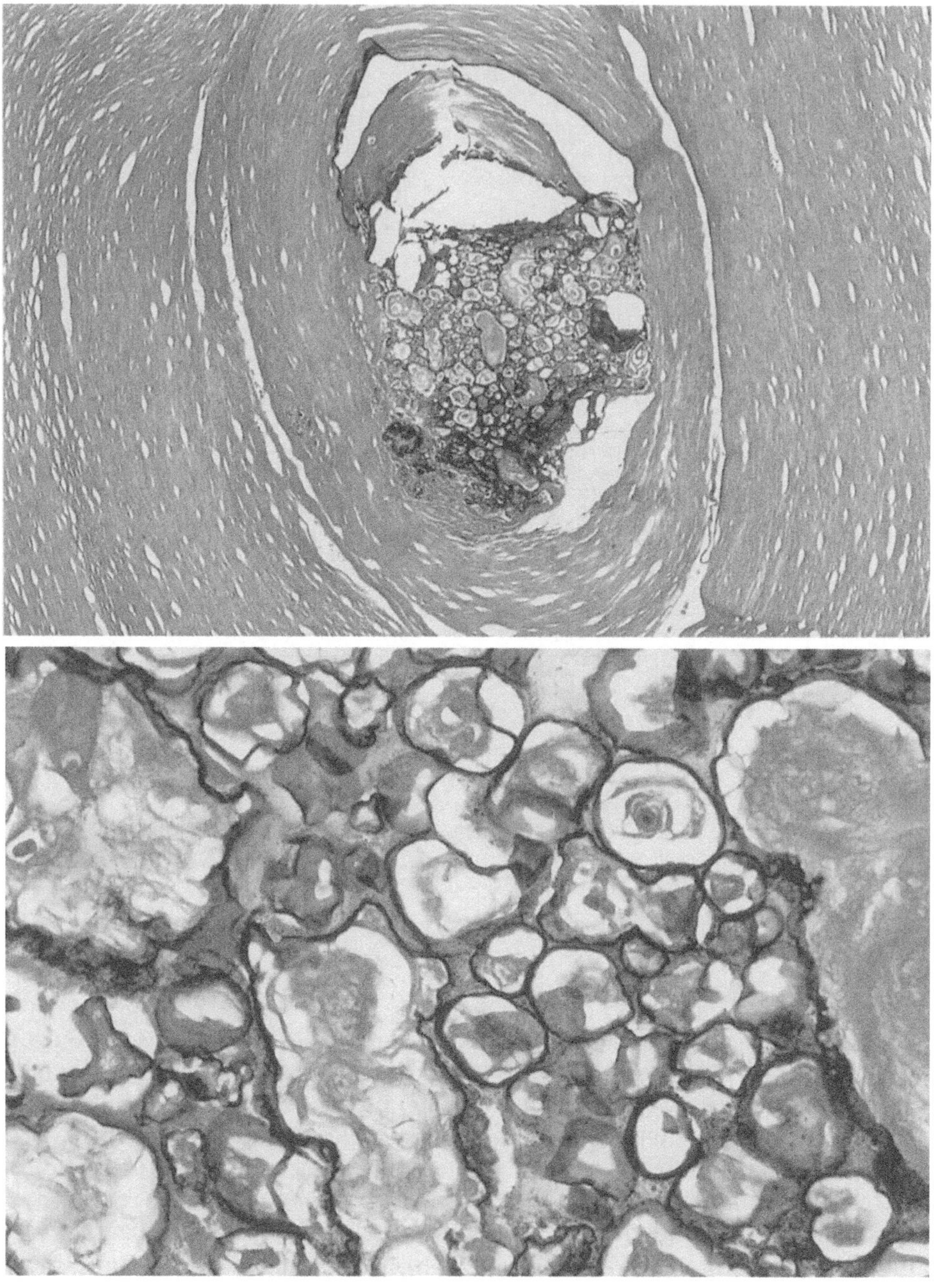

a

b

Abb. 4.28 a, b. Noduläre Periorchitis. 85jähriger Mann. Konzentrisch geschichteter Einzelknoten der nodulären Reaktion mit zentralem Kern aus hyalinen Massen (HE **a** × 60, **b** × 140)

4. Idiopathische Fibrose, Fibromatose

Als idiopathische Fibrose bezeichnet MORGAN (1976) einen ähnlichen, sich aber im Rahmen einer retroperitonealen Fibromatose entwickelnden fibromatösen Prozeß, wie er von DEBRUYNE et al. (1982) beobachtet wurde. SHAFIK (1979) spricht bei einem beidseitigen, aber auf die Tunica albuginea beschränkten fibrotischen Prozeß von einer konstriktiven Albuginitis. MIKUZ u. DAMJANOV (1982) erwähnen in diesem Zusammenhang auch die mit einer Hodenvergrößerung einhergehende unspezifische peritestikuläre Fibrose von HONORE (1978), die das Endstadium eines chronischen Lymphoedems infolge Insuffizienz der Lymphgefäße des peritestikulären Gewebes darstellen soll.

5. Granulomatöse Periorchitiden

Fremdkörpergranulome, insbesondere Talkgranulome, können nach operativen Eingriffen beobachtet werden. Es braucht sich dabei nicht um eine Operation in der Hodengegend selbst gehandelt zu haben. Wie bei der Mekoniumperiorchitis ist es möglich, daß sich auch eine Talkperitonitis nach Adominaloperation bei offenem Processus vaginalis auf die Hodenumgebung ausbreitet (PUGH u. STRINGER 1973). Cholesteringranulome werden auf alte Blutungen und Nekrosen zurückgeführt (LIN et al. 1979), sklerosierende Lipogranulome auf Injektionen von Mineralölen (OERTEL u. JOHNSON 1977). Vereinzelt wurden auch ausgedehnte Verkalkungen der Tunica vaginalis beobachtet (KOKOTAS et al. 1983).

II. Hydrozelen

Hydrozelen entsprechen zystenartigen Ausweitungen der Tunica vaginalis mit Ansammlung wäßriger Flüssigkeit. Das Schema der Abb. 4.29 orientiert über die verschiedenen Möglichkeiten derartiger Hydrozelenbildungen. Nicht berücksichtigt ist in diesem Schema die sog. abdominoskrotale Hydrozele, die „hydrocèle en bissac“ von Dupuytren. Bei dieser zwerchsackförmigen Hydrozele reicht der obere Hydrozelenpol in die Abdominalhöhle hinein. Nach SQUIRE u. GOUGH (1988) kommt eine derartige Hydrozelenbildung durch Ausdehnung einer primär skrotalen Hydrozele, sei es eine Hydrocele testis oder eine Hydrocele funiculi spermatici, durch den Inguinalring gegen das Abdomen zustande oder durch hohe Abschnürung einer Hydrocele spermatici.

Primäre, angeborene oder frühkindliche Hydrozelen treten dann auf, wenn die ins Cavum serosum testis austretende Flüssigkeit wegen vorzeitigen Verschlusses des Processus vaginali testis nicht mehr in die Peritonealhöhle abfließen kann oder wenn die Hydrozelenwand eine fehlende oder insuffiziente Lymphresorption aufweist. Auf Grund des Ergebnisses elektronenoptischer Untersuchungen der Hydrozelenwand von Säuglingen und Kleinkindern vermuten NEMETSCHEK-GANSLER et al. (1976), daß beim Säugling der frühzeitige Verschluß des Processus vaginalis eine wesentliche Rolle spiele. Ödembedingte Sklerosierungsvorgänge in der Hydrozelenwand mit insuffizientem Lymphabfluß seien dagegen entscheidend für die Entwicklung der kindlichen Hydrozele.

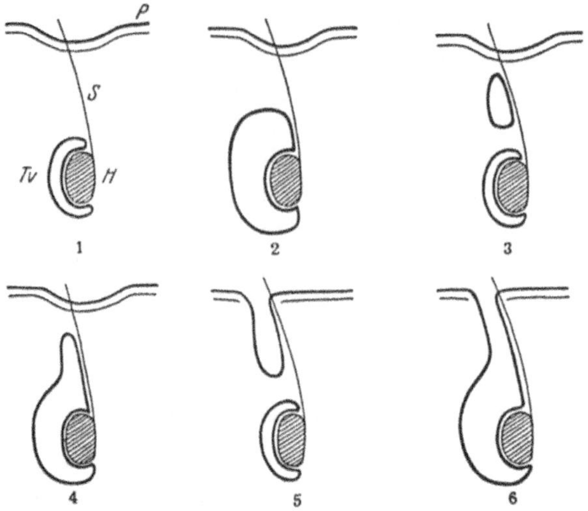

Abb. 4.29. Schematische Darstellung der verschiedenen, bei der Abschnürung der Serosa des Hodens (*H*), bzw. der Tunica vaginalis (*Tv*) vom Peritoneum (*P*) möglichen Störungen mit Hydrozelenbildung. Samenstrang (*S*). *1* Norm, *2* Hydrocele testis, *3* Hydrocele funiculi spermatici, *4* Hydrocele testis et funiculi spermatici, *5* Leistenhernie, *6* Angeborene Skrotalhernie, bzw. Hydrocele vaginalis communicans. (Aus HEDINGER 1986)

Auch beim Erwachsenen sollen nach CAMERON u. PUGH (1976) zahlreiche Hydrozelen dem primären oder idiopathischen Typ zuzurechnen sein. CAMERON u. PUGH vermuten allerdings, daß es sich trotz der Bezeichnung einer sog. idiopathischen Form in vielen Fällen um Folgen asymptomatischer Entzündungen oder Traumen handeln könnte.

In erster Linie muß man beim Erwachsenen daher mit einer sekundären, d. h. einer Begleithydrozele rechnen. Derartige Hydrozelen können sich bei Orchitiden und Epididymitiden, bei fieberhaften Allgemeinerkrankungen und nach Traumen sehr rasch entwickeln. Begleithydrozelen werden ferner nicht selten bei Hodentumoren gesehen.

Bei nicht wesentlich entzündlich veränderten Hydrozelen entspricht die Hydrozelenwand histologisch weitgehend der normalen Tunica vaginalis. Bei lange bestehenden und entzündlich veränderten Hydrozelen kommt es zu massiveren fibrösen Verdickungen und Granulationsgewebswucherungen. Wie schon bei den Periorchitiden erwähnt, können Mesothelproliferationen dabei einen Tumor imitieren (s. die Ausführungen über Begleitperiorchitiden unter B.I dieses Kapitels).

Literatur

Akhtar M, Ali MA, Mackey DM (1980) Lepromatous leprosy presenting as orchitis. Am J Clin Pathol 73: 712–715
Andrada JA, Walde von der F, Hoschoian JC, Comini E, Mancini E (1977) Immunological studies in patients with mumps orchitis. Andrologia 9: 207–215
Bandhauer K (1982) Immunologic causes of male fertility disorders. In: Bandhauer K, Frick J (eds) Disturbances in male fertility. Springer, Berlin Heidelberg New York, pp 261–285
Beard CM, Benson RC, Kelalis PP, Elveback LR, Kurland LT (1977) The incidence and outcome of mumps orchitis in Rochester, Minnesota, 1935–1974. Mayo Clin Proc 52: 3–7
Benisch B, Peison B, Sobel HJ, Marquet E (1981) Fibrous mesotheliomas (Pseudofibroma) of the scrotal sac: a light and ultrastructural study. Cancer 47: 731–735
Berg JW (1954) An acid-fast lipid from spermatozoa. Arch Pathol 57: 115–120
Bigazzi PE (1987) Immunology of the male reproductive system. Dekker, New York Basel
Biglino A, Cariti G, Musset A, Gioannini P (1988) Pulmonary sarcoidosis associated with Leydig cell testicular neoplasm. Chest 94: 428–429
Brown RC, Smith BH (1967) Malacoplakia of the testis. Am J Clin Pathol 47: 135–147
Bünzli HF (1968) Formen granulomatöser Orchitis. Virchows Arch [A] 345: 33–44
Cameron KM, Pugh RCB (1976) Miscellaneous lesions. In: Pugh RCB (ed) Pathology of the testis. Blackwell, Oxford London Edinburgh Melbourne, pp 448–468
Candel S (1951) Epididymitis in mumps, including orchitis: Further clinical studies and comments. Ann Int Med 34: 20–36
Charny CW, Meranze DR (1948) Pathology of mumps orchitis. J Urol 60: 140–146
Crider SR, Horstman WG, Massey GS (1988) Toxoplasma orchitis: Report of a case and review of the literature. Am J Med 85: 421–424
Csapo Z, Kuthy E, Lantos J, Ormos J (1975) Experimentally induced malakoplakia. Am J Pathol 79: 453–464
Damjanov I, Katz MS (1981) Malakoplakia. Pathol Annu 16: 103–126
Da Silva M, Shevchuk MM, Cronin WJ, Armenakas NA, Tannenbaum M, Fracchia JA, Ioachim HL (1990) Detection of HIV-related protein in testes and prostates of patients with AIDS. Am J Clin Pathol 93: 196–201
De Paepe ME, Waxman M (1989) Testicular atrophy in aids: a study of 57 autopsy cases. Hum Pathol 20: 210–214
De Paepe ME, Vuletin JC, Lee MH, Rojas-Corona RR, Waxman M (1989) Testicular atrophy in homosexual AIDS patients: an immune-mediated phenomenon? Hum Pathol 20: 572–578
Debruyne FMJ, Bogman MJJ, Ypma AFG (1982) Retroperitoneal fibrosis in the scrotum. Eur Urol 8: 45–48
Dehner LP, Scott D, Stocker JT (1986) Meconium periorchitis: a clinicopathologic study of four cases with a review of the literature. Hum Pathol 17: 807–812
Doolittle KH, Smith JP, Saylor ML (1966) Epididymitis in the prepuberal boy. J Urol 96: 364–366
Dreyfuss W (1954) Acute granulomatous orchitis. J Urol 71: 483–487
El-Shiemy S, El-Hefnawi H, Abdel-Fattah A, El-Okbi M, Farid A (1976) Testicular and epididymal involvement in leprosy patients, with special reference to gynecomastia. Int J Dermatol 15: 52–58
Engle RL (1953) Sarcoid and sarcoid-like granulomas. A study of twenty-seven post-mortem examinations. Am J Pathol 29: 53–69
Enzinger FM, Weiss SW (1988) Soft tissue tumors, 2nd ed. Mosby, St Louis Washington Toronto
Fajardo LF, Dueker GE, Kosek JC (1968) Light an electron microscopic observations on granulomatous orchitis. Invest Urol 6: 158–169
Fossa SD, Abeler V, Marton PF, Lien HH, Hoie J (1985) Sarcoid reaction of hilar and paratracheal lymph node in patients treated for testicular cancer. Cancer 56: 2212–2216

Friedman NB, Garske GL (1949) Inflammatory reactions involving sperm and the seminiferous tubules: extravasation, spermatic granulomas and granulomatous orchitis. J Urol 62: 363–374
Gall EA (1947) The histopathology of acute mumps orchitis. Am J Pathol 23: 637–645
Geller RA, Kuremsky DA, Copeland JS, Stept R (1977) Sarcoidosis and testicular neoplasm: an unusual association. J Urol 118: 487–488
Gislason T, Noronha RFX, Gregory JG (1980) Acute epididymitis in boys: A 5-year retrospective study. J Urol 124: 533–534
Glassy FJ, Mostofi FK (1956) Spermatic granulomas of the epididymis. Am J Clin Pathol 26: 1303–1313
Gloor HU, May F (1964) Tuberkulose des Urogenitalapparates. In: Hein J, Kleinschmidt H, Uehlinger E (eds) Handbuch der Tuberkulose, Bd 4. Thieme, Stuttgart, S 333–442
Goodwin WE (1946) Multiple, benign, fibrous tumors of tunica vaginalis testis. J Urol 56: 438–447
Grabstald H, Swan LL (1952) Genitourinary lesions in leprosy. JAMA 149: 1287–1291
Greenfield SP (1986) Type B hemophilus influenzae epididymoorchitis in the prepuberal boy. J Urol 136: 1311–1313
Hedinger CE (1986) Männliche Geschlechtsorgane. In: Eder M, Gedigk P (Hrsg) Lehrbuch der allgemeinen Pathologie und der pathologischen Anatomie, ed 32. Springer, Berlin Heidelberg New York Tokyo, S 715–733
Heffner JE, Milam MG (1987) Sarcoid-like hilar and mediastinal lymphadenopathy in a patient with metastatic testicular cancer. Cancer 60: 1545–1547
Heyderman E, O'Donnel PJ, Lloyd-Davies RW (1988) Stony testicle: case of calcific granulomatous orchitis. Urology 31: 346–348
Honoré LH (1978) Nonspecific peritesticular fibrosis manifested as testicular enlargement. Arch Surg 113: 814–816
Ibrahim AIA, Awad R, Shetty SD, Saad M, Bilal NE (1988) Genitourinary complications of brucellosis. Br J Urol 61: 294–298
Kahn RI, Mcaninch JW (1980) Granulomatous disease of the testis. J Urol 123: 868–871
Kaufman JJ, Bruce PT (1963) Testicular atrophy following mumps. Br J Urol 35: 67–69
Khan MS, Humayoon MS, Al Manee MS (1989) Epididymo-orchitis and brucellosis. Br J Urol 63: 87–89
Klein FA, Vick CW, Schneider V (1985) Bilateral granulomatous orchitis: manifestation of idiopathic systemic granulomatosis. J Urol 134: 762–764
Kokotas N, Kontogeorgos L, Kyriakidis A (1983) Calcification of the tunica vaginalis. Br J Urol 55: 128
Koyama Y, Iigaya T, Saito S (1988) Tuberculosis epididymoorchitis. Urology 31: 419–421
Krauss L (1958) Genital sarcoidosis: case report and review of the literature. J Urol 80: 367–370
Krüger R, Schulte-Wissermann H, Lüchtrath H (1973) Immunhistologische Befunde am Hoden bei granulomatöser Orchitis. Dtsch Med Wochenschr 46: 2215–2216
Lecatsas G, Houff S, Macher A, Gelman E, Steis R, Reichert C, Masur H, Sever JL (1985) Retrovirus-like particles in salivary glands, prostate and testes of AIDS patients. Proc Soc Exp Biol Med 178: 653–655
Lewis HY, Pierce JM (1962) Multiple fibromas of the tunica vaginalis. J Urol 87: 142–144
Lin JI, Tseng CH, Marsidi PJ, Bais VC (1979) Cholesterol granuloma of right testis. Urology 14: 522–523
Longcope WT (1941) Sarcoidosis, or Besnier-Boeck-Schaumann disease. JAMA 117: 1321–1327
Lyons RC, Petre JH, Lee CN (1967) Spermatic granuloma of the epididymis. J Urol 97: 320–323
Mancini RE (1976) Immunologic aspects of testicular function. Springer, Berlin Heidelberg New York
McClur J (1980) Malakoplakia of the testis and its relationship to granulomatous orchitis. J Clin Pathol 33: 670–678
Melekos MD, Asbach HW, Markou SA (1988) Etiology of acute scrotum in 100 boys with regard to age distribution. J Urol 139: 1023–1025

Mevorach RA, Lerner RM, Dvoretsky PM, Rabinowitz R (1986) Testicular abscess: diagnosis by ultrasonography. J Urol 136: 1213–1216
Mikhail NE, Tawfic MI, Hadi AA, Akl M (1988) Schistosomal orchitis simulating malignancy. J Urol 140: 147–148
Mikuz G (1973) Elektronenmikroskopische Untersuchung an zwei Fällen granulomatöser Orchitis. Virchows Arch [A] 360: 223–234
Mikuz G (1978) Orchitis. In: Bargmann W, Doerr W (eds) Normale und Pathologische Anatomie, Bd 36. Thieme, Stuttgart
Mikuz G, Damjanov I (1982) Inflammation of the testis, epididymis, peritesticular membranes, and scrotum. Pathol Annu 17: 101–128
Mitry NF, Satti MB, Tamimi DM, Metawaa B (1986) Testicular schistosomiasis. Br J Urol 58: 726–727
Morgan AD (1976) Inflammation and infestation of testis and paratesticular structures. In: Pugh RCB (ed) Pathology of the testis. Blackwell Scientific, Oxford London Edinburgh Melbourne, pp 79–138
Mostofi FK, Price EBJr (1973) Tumors of the male genital system. Fascicle 8, Atlas of tumor pathology, 2nd series. Armed Forces Institute of Pathology, Washington DC
Nemetschek-Gansler H, Meinel A, Daum R (1976) Die Wand der primären Hydrozele des Kindes. Virchows Arch [A] 371: 373–388
Nistal M, Santana A, Paniagua R, Palacios J (1986) Testicular toxoplasmosis in two men with the acquired immundeficiency syndrome. Arch Pathol Lab Med 110: 744–746
Nistal M, Regadera J, Paniagua R, Rodriguez MC (1990) Nuclear bodies (sphaeridia) in Sertoli cells of a man with acquired immunodeficiency syndrome (AIDS) and testicular infection by cytomegalovirus. Ultrastruct Pathol 14: 21–26
Oberndorfer S (1931) Die inneren männlichen Geschlechtsorgane. In: Henke F, Lubarsch O (Hrsg) Handbuch der speziellen pathologischen Anatomie und Histologie, Bd 6, 3. Teil, Männliche Geschlechtsorgane. Springer, Berlin, S 427–865
Oertel YC, Johnson FB (1977) Sclerosing lipogranuloma of male genitalia. Arch Pathol Lab Med 101: 321–326
Opal SM, Pittman DL, Hofeldt FD (1979) Testicular sarcoidosis. Am J Med 67: 147–150
Orsos F (1941) Die Spermainvasion. Virchows Arch [A] 307: 352–361
Pearson RC, Baumber CD, McGhie D, Thambar IV (1988) The relevance of chlamydia trachomatis in acute epididymitis in young men. Br J Urol 62: 72–75
Priesel A (1924) Über das Verhalten von Hoden und Nebenhoden bei angeborenem Fehlen des Ductus deferens, zugleich ein Beitrag zur Frage des Vorkommens von Zwischenzellen im menschlichen Nebenhoden. Virchows Arch [A] 249: 246–304
Pugh JI, Stringer P (1973) Glove-powder granuloma of the testis after surgery. Br J Surg 60: 240–242
Ricker W, Clark M (1949) Sarcoidosis. Am J Clin Pathol 19: 725–749
Rogers C, Klatt EC (1988) Pathology of the testis in acquired immunodeficiency syndrome. Histopathology 12: 659–665
Rudin L, Megalli M, Mesa-Tejada R (1974) Genital sarcoidosis. Urology 3: 750–753
Salomon F, Hedinger CE (1982) Abnormal basement membrane structures of seminiferous tubules in infertile men. Lab Invest 47: 543–553
Salomon F, Hedinger CE (1987) Histopathology of immunologic lesions of the human testis. In: Bigazzi PE (ed) Immunology of the male reproductive system. Dekker, New York Basel, pp 203–231
Salomon F, Saremaslani P, Jakob M, Hedinger CE (1982) Immune complex orchitis in infertile men. Lab Invest 47: 555–567
Senff A, Hedinger CE (1978) Die Mekonium-Periorchitis. Z Kinderchir 25: 125–135
Shafik A (1979) Constructive albuginitis: Report of 3 cases. J Urol 122: 269–271
Sieber PR, Duggan FE (1988) Sarcoidosis and testicular tumors. Urology 31: 140–141
Spjut H, Thorpe JD (1956) Granulomatous orchitis. Am J Clin Pathol 26: 136–145
Squire R, Gough DCS (1988) Abdominoscrotal hydrocele in infancy. Br J Urol 61: 347–349
Stanton MJ, Maxted W (1981) Malacoplakia: a study of the literature and current concepts of pathogenesis, diagnosis and treatment. J Urol 125: 139–146
Stein AL, Miller DB (1983) Tuberculous epididymo-orchitis: A case report. J Urol 129: 613

Suominen J, Söderström K-O (1982) Lymphocyte infiltration in human testicular biopsies. Int J Androl 5: 461–466
Tessler AN, Catanese A (1987) Aids and germ cell tumors of testis. Urology 30: 203–204
Thackray AC (1978) The male reproductive organs. In: Symmers WSC (ed) Systemic pathology, vol 4, ed 2. Churchill Livingstone, Edinburgh London New York, pp 1546–1597
Thomas D, Simpson K, Ostojic H, Kaul A (1981) Bacteremic epididymo-orchitis due to hemophilus influenzae type B. J Urol 126: 832–833
Trump DL, Ettinger DS, Feldman MJ, Dragon LH (1981) Sarcoidosis and sarcoid-like lesions. Their occurence after cytotoxic and radiation therapy of testis cancer. Arch Intern Med 141: 37–38
Watson RA, Gangai MP, Skinsnes OK (1974) Genitourinary leprosy. Urol Int 29: 312–326
Weber TR (1985) Hemophilus influenzae epididymo-orchitis. J Urol 133: 487
Wegelin C (1921) Über Spermiophagie im menschlichen Hoden. Beitr Pathol 69: 281–294
Werner CA (1950a) Mumps orchitis and testicular atrophy. I. Occurrence. Ann Intern Med 32: 1066–1074
Werner CA (1950b) Mumps orchitis and testicular atrophy. II. A factor in male sterility. Ann Intern Med 32: 1075–1086
Wheeler JS, Culkin J, O'Connel J, Winters G (1986) Nocardia epididymo-orchitis in an immunosuppressed patient. J Urol 136: 1314–1315
Winnacker JL, Becker KL, Katz S, Matthews MJ (1967) Recurrent epididymitis in sarcoidosis. Report of a patient treated with corticosteroids. Ann Intern Med 66: 743–748
Zeitlhofer J, Bibur B, Swoboda G (1970) Orchitis granulomatosa. Z Urol Nephrol 63: 841–846

5. Kapitel: Störungen der Hodenfunktion

Folgt man dem Einteilungsschema älterer Darstellungen der Hodenpathologie, so stößt man nach dem Abschnitt über die Mißbildungen und Entwicklungsstörungen fast regelmäßig auf die Schilderung degenerativer Prozesse, insbesondere der verschiedenen Formen der Hodenatrophie, an die sich die Ausführungen über Hodenentzündungen und Hodentumoren anschließen. Auch OBERNDORFER (1931) hält sich in seinem Handbuchartikel über die Erkrankungen der inneren männlichen Geschlechtsorgane an diese Ordnung. Diese entspricht aber, was die gestörten Hodenfunktionen anbelangt, nicht mehr ganz den heutigen Bedürfnissen. Der behandelnde Arzt erwartet ja vom Pathologen, besonders was die Hodenbiopsien anbelangt, eine Interpretation der Ursachen der testikulären Insuffizienz und damit auch der Prognose der Hodenveränderung, nicht einfach eine nüchterne Feststellung des Grades einer Hodenatrophie und damit einer Diagnose, die sich ja meist als mehr oder weniger ausgeprägte tubuläre Hodenatrophie mit oder ohne Beteiligung der Leydig-Zwischenzellen zusammenfassen läßt. Ich halte mich daher im vorliegenden Abschnitt an Einteilungsschemata, die vor allem von der Ursache oder Pathogenese der gestörten Hodenfunktion ausgehen wie z. B. dasjenige von LABHART (1986) und damit den Bedürfnissen des Klinikers, aber auch des Pathologen, der sich mit Hodenbiopsien befassen muß, besser entsprechen. Dabei lassen sich Wiederholungen, was die morphologischen Hodenveränderungen bei den einzelnen Krankheitsformen anbelangt, nicht umgehen. Auch gewisse Überschneidungen mit den Ausführungen in den Kapiteln über Mißbildungen und Entwicklungsstörungen, Kreislaufstörungen und Entzündungen sind unvermeidlich. Die mit Störungen der Genitalentwicklung einhergehenden Hodenveränderungen werden im 2. Kapitel besprochen.

A. Terminologie

Funktionsstörungen des Hodens können die sekretorische oder endokrine Aktivität des Hodens oder beide Funktionen kombiniert betreffen. Sie äußern sich fast immer in einer Unterfunktion, d. h. in einer Testesinsuffizienz. Geht die gestörte Hodenfunktion mit einer Insuffizienz testikulärer Hormone einher, spricht man nach LABHART (1986) von einem Hypogonadismus. Ohne hormonale Störung sollte seiner Ansicht nach nur der Begriff einer testikulären Insuffizienz verwendet werden. Eine ungewöhnlich gesteigerte Hodenaktivität wird klinisch fast ausschließlich in Form eines Hypergonadismus, d. h. einer Steigerung der endokrinen Aktivität beobachtet. Derartige Überfunktionen sieht man vor allem bei Hodentumoren, die eine Ausschüttung abnorm großer Hormonmengen ins Blut auslösen. Auch NISTAL u. PANIAGUA (1984) weisen darauf hin, daß der Begriff des

Hypogonadismus ursprünglich biochemisch, d.h. auf Grund des Hormonbefundes definiert worden ist. Da man heute aber bei einer Beurteilung einer Infertilität nicht nur vom Hormonstatus, sondern vom Resultat einer Spermauntersuchung ausgeht, erachten sie auch für Zustände rein sekretorischer Insuffizienz die Verwendung des Begriffes eines Hypogonadismus als gerechtfertigt. Ich werde mich in den folgenden Ausführungen aber nach Möglichkeit an die von LABHART (1986) gegebene Abgrenzung der Begriffe einer Testesinsuffizienz oder eines Hypogonadismus halten.

Je nach dem Sitz der Primärläsion wird von einer primären Testesinsuffizienz, einer hypergonadotropen Situation oder einer sekundären Testesinsuffizienz, einer hypogonadotropen Situation gesprochen. Hypogonadotrope Zustände gehen immer auch mit einer inkretorischen, nicht nur sekretorischen Testesinsuffizienz einher, was die Bezeichnung eines hypogonadotropen Hypogonadismus rechtfertigt. Bei primärer Testesinsuffizienz ist die Ausgangslage zwar ähnlich, die gestörte inkretorische Testesfunktion kann dank der hypergonadotropen Reaktion aber unter Umständen voll kompensiert werden, so daß schließlich kein wesentlicher Hypogonadismus resultiert. Hier ist also der Begriff einer hypergonadotropen Testesinsuffizienz besser am Platz als derjenige eines hypergonadotropen Hypogonadismus. Dieser sollte nur dann verwendet werden, wenn eindeutige Zeichen einer Insuffizienz testikulärer Hormone faßbar sind.

B. Formen primärer und sekundärer Testesinsuffizienz

Nach LABHART (1986) müssen die in Tabelle 5.1 zusammengestellten Formen primärer oder sekundärer Testesinsuffizienz in Betracht gezogen werden. Sie äußern sich als kombinierte tubuläre und interstitielle Erkrankung oder nur als einfache tubuläre oder interstitielle Störung. Schematisch lassen sich daher die in Abb. 5.1 dargestellten Kombinationsmöglichkeiten abgrenzen.

I. Primäre Testesinsuffizienz (hypergonadotrope Testesinsuffizienz)

1. Kombinierte tubuläre und interstitielle Testesinsuffizienz primärer Natur

a) Kastration

Unter Kastration verstand man früher nur die operative Entfernung der Hoden. Heute wird der Begriff auf die Ausschaltung der gesamten Hodenfunktion aus verschiedensten Gründen ausgedehnt. So spricht man z. B. von Röntgenkastration oder medikamentöser und biologischer Kastration durch Verabreichung von Medikamenten oder Hormonen.

Kastration vor der Pubertät führt zum Vollbild des Eunuchismus. Innere und äußere Geschlechtsorgane sind unterentwickelt. Die Behaarung vom kindlichen

Tabelle 5.1. Klassifizierung des männlichen Hypogonadismus (Nach LABHART 1986)

I. Primäre testikuläre Insuffizienz (hypergonadotroper Hypogonadismus)
  A. Tubuläre und interstitielle Insuffizienz
    1. Eunuchismus
      a) Frühkastrat
      b) Spätkastrat
    2. Kongenitale Anorchie
    3. Totalatrophie
    4. Hereditäre Störungen und degenerative Syndrome
    5. Antiandrogene („chemische Kastration")
    6. Fehlende Gonadotropinansprechbarkeit
  B. Tubuläre Insuffizienz
    1. Exogene Noxen
      a) Entzündung
      b) Wärme (Fieber, Rückenmarksverletzungen, bilateraler Kryptorchismus)
      c) Ionisierende Strahlen
      d) Druckschäden
      e) Toxine, Zytostatika
    2. Germinalzellaplasie (Del-Castillo-Syndrom)
    3. XXY-Trisomie (Klinefelter-Syndrom) und andere Chromosomenanomalien
    4. Chromatin-negatives, „falsches" Klinefelter-Syndrom
  C. Interstitielle Insuffizienz
    1. Leydig-Zellaplasie
    2. Androgen Hyposensibilität oder Resistenz
    3. Totaler oder partieller 5-α-Reduktasemangel
    4. Vermehrtes Sexhormon bindendes Protein
    5. Männliches Klimakterium

II. Sekundäre testikuläre Insuffizienz (Hypogonadotroper Hypogonadismus)
  A. Tubuläre und interstitielle Insuffizienz
    1. Isolierter Gonadotropinmangel
      „Idiopathischer Eunuchoidismus" mit erniedrigtem FSH
      Kallmann Syndrom
      Verzögerte Pubertät
      Hypothalamische Störungen
      Überproduktion von Prolaktin
      Funktioneller Gonadotropinmangel bei Erschöpfung, Kachexie oder Myxödem
    2. Panhypopituitarismus, idiopathisch oder infolge Hypophysenzerstörung, sowie partielle Hypophyseninsuffizienz
    3. Adrenogenitales Syndrom
  B. Tubuläre Insuffizienz
      FSH-Hemmung durch Östrogentherapie oder gestörten Östrogenabbau bei Leberzirrhose
  C. Interstitielle Insuffizienz
      „Fertile Eunuchen"

Typ bleibt erhalten, die Haut ist dünn und wenig pigmentiert. Sie wird im Alter stark gerunzelt. Der späte oder sogar fehlende Epiphysenschluß führt zum typisch disproportionierten Wuchs mit überlangen Extremitäten bei kurzem Rumpf. Das Becken ist relativ breit, die Schultern sind schmal. Beim älteren Eunuchen kommt es häufig zu ausgeprägter Osteoporose und Osteochondrose mit Buckelbildung. In der Hypophyse treten die sog. Kastratzellen, vakuolisierte gonadotropinbildende Zellen auf. Kastration nach der Pubertät, die sog. Spätkastration, löst im Gegensatz zur Frühkastration in der Regel keine wesentlichen, äußerlich erfaßbaren

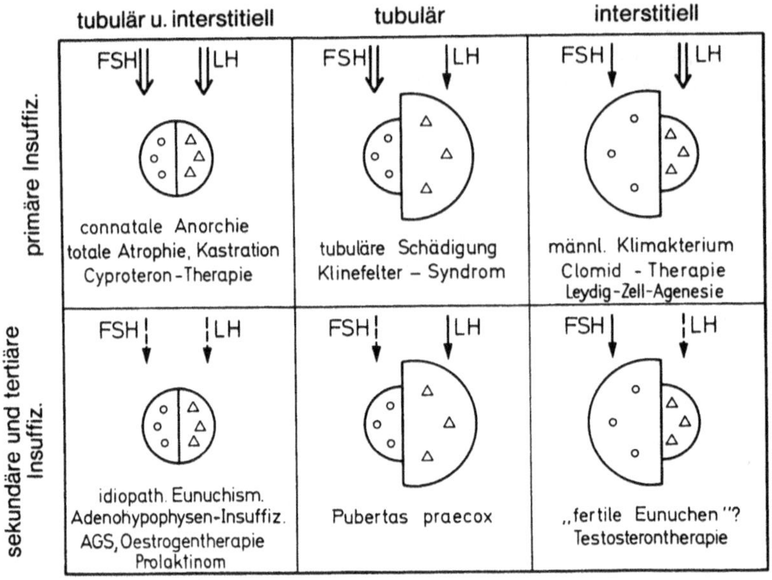

Abb. 5.1. Schematische Darstellung der Hodenveränderungen bei primärer und sekundärer, tubulärer oder interstitieller Testesinsuffizienz. (Aus LABHART 1986)

Körperveränderungen aus. Die Axillar- und Körperbehaarung wird allerdings spärlicher (Einzelheiten bei LABHART 1986).

b) Anorchie

Bei kongenitaler Anorchie und männlich ausgebildeten äußeren und inneren Genitalorganen muß angenommen werden, daß in der entscheidenden intrauterinen Entwicklungsphase noch Hoden vorhanden waren, daß die Hoden also erst nach dieser Periode verschwunden sind, da sonst eine weibliche Differenzierung erfolgt wäre. Die Ursachen des Hodenmangels sind vielfältig. Was die Einzelheiten derartiger Entwicklungsstörungen anbelangt, sei auf die Ausführungen über Anorchie und Monorchie sowie über die Störungen der Geschlechtsentwicklung verwiesen (Kap. 2: A,II und C).

c) Totalatrophie nach der Geburt

Auch die weitgehende oder vollkommene Hodenzerstörung nach der Geburt kann wie der intrauterine Hodenverlust verschiedenste Ursachen haben. In erster Linie sind Folgen von Zirkulationsstörungen in Betracht zu ziehen, wie sie nach Torsion (s. Kap. 3: A,II) oder operativen Eingriffen, z. B. Orchiopexie oder Herniotomie gesehen werden (s. Kap. 3:B). Aber auch entzündliche Prozesse können das Hodengewebe weitgehend zerstören (s. Kap. 4).

Kombinierte Beeinträchtigungen der tubulären und interstitiellen Hodenfunktion können nach LABHART (1986) ferner durch *verschiedenste Medikamente* oder *mangelnde Ansprechbarkeit auf Gonadotropin* verursacht werden. Eine derartige Gonadotropininsensibilität sollte am Hoden allerdings zu gleichen Veränderungen wie der Gonadotropinmangel führen, d. h. Veränderungen, die der sekundären und nicht der primären Testesinsuffizienz entsprechen.

2. Vorwiegend tubuläre Formen primärer Testesinsuffizienz

Die Häufigkeit ungewollt kinderloser Ehen wird auf ungefähr 12 % geschätzt. In der Hälfte derartiger Situationen liegt die Störung beim Manne. Bei 5–6 % der Männer muß also mit einer Sterilität gerechnet werden, wobei es sich in der Mehrzahl der Fälle um eine Beeinträchtigung der tubulären Funktion handelt. Erworbene Veränderungen, verschiedene Grade tubulärer Atrophie stehen dabei im Vordergrund. Daneben kommen aber auch angeborene Entwicklungsstörungen des Keimepithels in Frage. Partielle tubuläre Atrophien äußern sich in einer Verschmälerung oder unvollständiger Reifung des Keimepithels, das deshalb hypoplastisch erscheint. Damit verwischen sich die Begriffe Atrophie und Hypoplasie. So stellen z. B. Nistal u. Paniagua (1984) die Veränderungen des Keimepithels in den Vordergrund und sprechen von verschiedenen Graden der Keimzellhypoplasie bei Zuständen, die von anderen Untersuchern als unterschiedlich stark ausgeprägte Stadien der tubulären Atrophie bezeichnet werden.

a) Tubuläre Hodenatrophie verschiedener, häufig exogener Ursache

Tubuläre Hodenatrophien führen praktisch immer zu einer Hodenverkleinerung. Liegt eine schwere Beeinträchtigung der exkretorischen Hodenfunktion oder sogar eine Azoospermie bei normaler Hodengröße vor, dann muß die Störung in erster Linie im Bereiche der ableitenden Samenwege und nicht im Hoden selbst gesucht werden. Ähnliches gilt auch für den FSH-Spiegel im Plasma. Bei Normalwerten ist eine tubuläre Schädigung sehr unwahrscheinlich. Tubuläre Schädigungen gehen in der Regel mit einem deutlich erhöhten FSH-Spiegel im Plasma einher. Auch der LH-Spiegel ist meist erhöht. Klinische Angaben über Hodenvolumen und FSH- sowie LH-Werte im Plasma erleichtern deshalb dem Pathologen die Beurteilung von Hodenbiopsien.

Histologisch äußern sich Tubulusatrophien meist in einer Verkleinerung des Tubulusquerschnittes, d. h. des Tubulusdurchmessers. Dieser läßt sich an quer geschnittenen Kanälchen von Basalmembran zu Basalmembran relativ leicht bestimmen, wobei man sich allerdings der Schrumpfungserscheinungen bei Biopsieverarbeitung bewußt sein muß. Einbezug der Tunica propria führt zu unregelmäßigen und unvergleichbaren Resulaten, da die Tunica propria in der Regel mit zunehmender Verkleinerung der Kanälchen breiter wird und damit den Kanälchenschwund umfangmäßig partiell kompensieren kann. Im Gegensatz zu hypoplastischen, d. h. zu klein gebliebenen Kanälchen, falten sich Basalmembran und Tunica propria bei kleinerwerdenden Kanälchen auf, Basalmembran und Tunica propria erscheinen plissiert.

Das Keimepithel ist je nach dem Atrophiegrad mehr oder weniger stark betroffen, in der Regel aber verschmälert. Der optische Eindruck entspricht einer Atrophie. Effektiv liegt aber eine Beeinträchtigung der Ausreifung vor, indem unvollständig ausgereifte Keimzellen abgestoßen oder resorbiert werden, weshalb Nistal u. Paniagua (1984) ja wie bereits besprochen für derartige Zustände auch

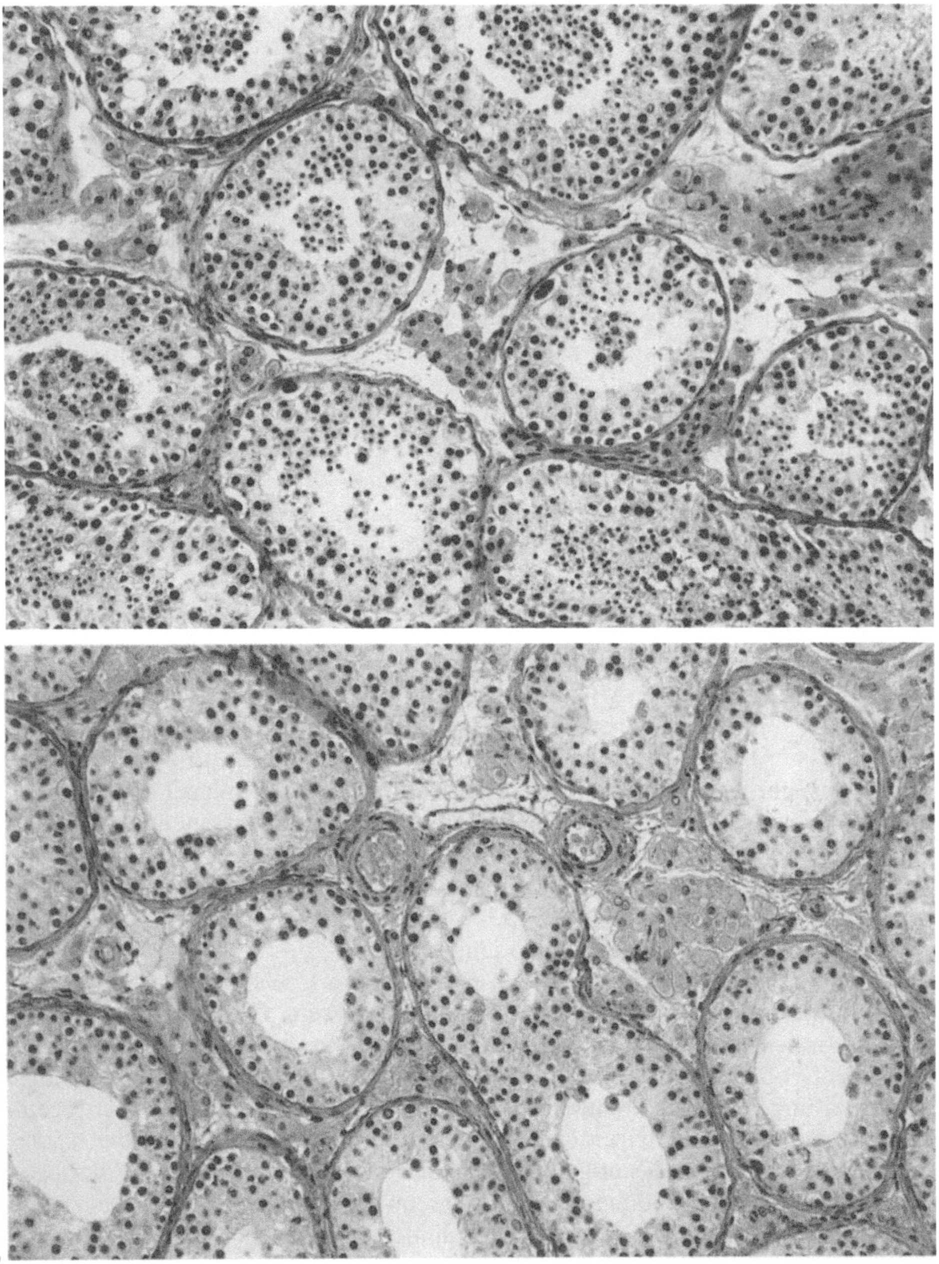

a

b

Abb. 5.2. a Diffuse diskrete tubuläre Hodenatrophie mit Störung der Spermatogenese auf der Spermatidenstufe. Einzelne Riesenspermatogonien. 31jähriger Mann mit Azoospermie (HE ×140). **b** Diffuse ausgeprägte tubuläre Hodenatrophie. Stillstand der Spermatogenese auf der frühen Spermatiden- und Spermatozytenstufe. 33jähriger Mann mit Azoospermie (HE ×140)

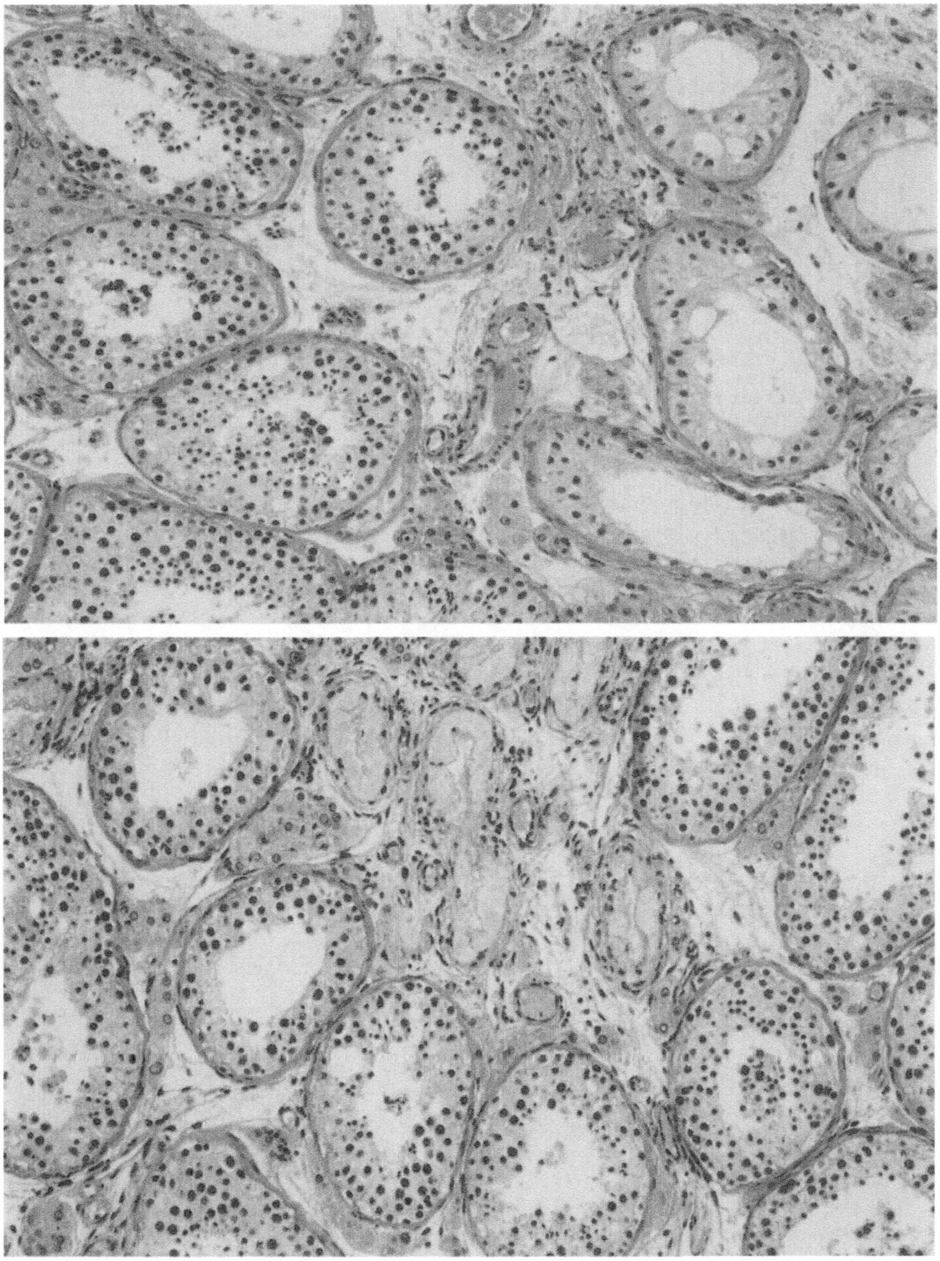

a

b

Abb. 5.3 a, b. Herdförmige ausgeprägte tubuläre Hodenatrophie mit einzelnen total hyalinisierten Kanälchen in **b.** 35jähriger Mann mit Oligospermie (HE ×140)

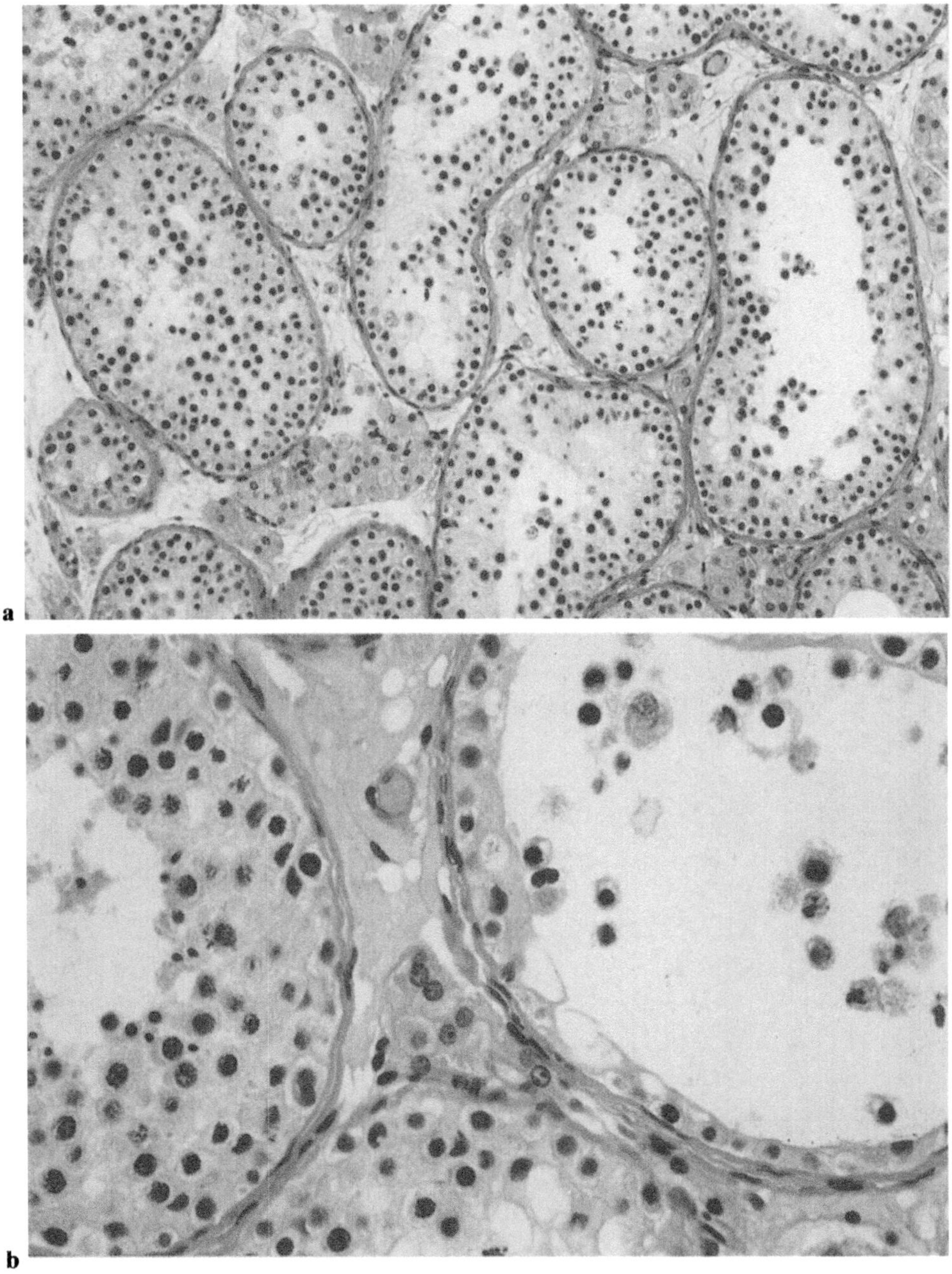

Abb. 5.4 a, b. Gemischte tubuläre Hodenatrophie („mixed atrophy"). Unterschiedliche Atrophiegrade der einzelnen Kanälchen. 29jähriger Mann mit Azoospermie (HE **a** × 140, **b** × 360)

den Ausdruck einer Keimzellhypoplasie verwenden. Zutreffender ist allerdings die von DE KRETSER et al. (1981) und SÖDERSTRÖM u. SUOMINEN (1982) bevorzugte Bezeichnung einer Hypospermatogenese. Je nach Ausdehnung und Ausprägung der Keimzellverminderung werden verschiedene Ausdehnungsformen und Grade der Atrophie unterschieden. So können tubuläre Atrophien diffus oder fokal sein (Abb. 5.2, 5.3). SIGG (1979) verwendet ferner den Begriff der bunten Atrophie, wenn der Atrophiegrad von einem Kanälchenquerschnitt zum andern immer wieder ändert (Abb. 5.4). Für die Bestimmung des Atrophiegrades sind verschiedene Atrophieschlüssel vorgeschlagen worden. Am besten bekannt ist wohl der Johnsen-Score (JOHNSEN 1970), bei dem in zahlreichen Kanälchen die in 10 Stufen aufgeteilten Atrophiegrade ermittelt und in einem Durchschnittswert pro Tubulus, dem „mean Johnsen score" ausgedrückt werden. Uns hat sich auch die weniger aufwendige Methode nach SIGG (1979) bewährt, von MIKUZ et al. (1983) und ZOLLMANN et al. (1988) als „Zürcher-Methode" bezeichnet, bei der 5 Stufen diffuser, herdförmiger oder bunter, d. h. gemischter Atrophie unterschieden werden (Einzelheiten Kap. 5:C,I,5).

In den Sertoli-Zellen von Kanälchen mit degenerierenden oder untergehenden Zellen des Keimepithels können Fragmente von zerstörten Keimzellen, besonders von Spermatiden gesehen werden. Die Sertoli-Zellen sind in derartigen Bezirken oder in benachbarten vollkommen keimepithelfreien Kanälchenabschnitten häufig deutlich vergrößert und enthalten in ihrem Zytoplasma eosinophile Granula, weshalb sie PLATTNER (1962) als onkozytenartige Sertoli-Zellen be-

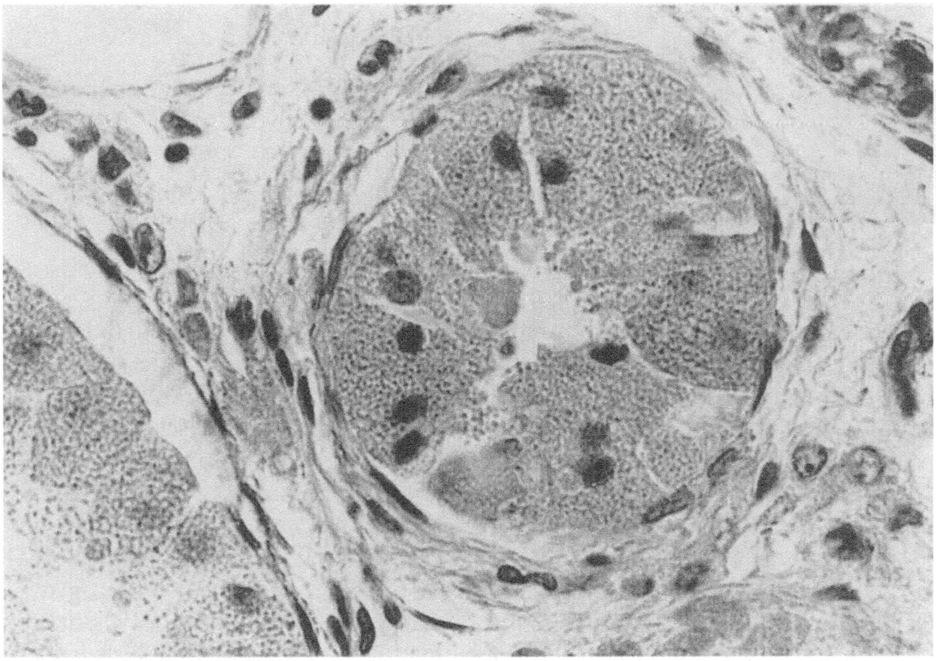

Abb. 5.5. Onkozytenartige Sertoli-Zelle in Nachbarschaft degenerierender Tubuli mit Untergang des Keimepithels. 13jähriger Knabe (HE ×600). (Aus PLATTNER 1962)

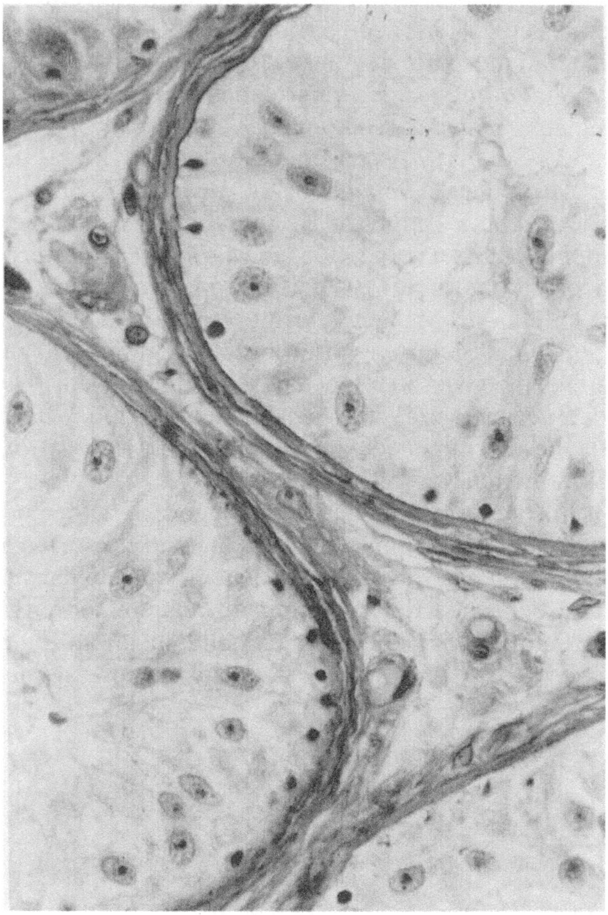

Abb. 5.6. Knopfförmige Auffaltung der Basalmembran bei Sertoli-cell-only-Syndrom. 34jähriger Mann (PAS × 625). (Aus HINDERER u. HEDINGER 1978)

zeichnet hat (Abb. 5.5). Im Rahmen der tubulären Atrophie treten in den Sertoli-Zellen ferner größere Mengen Glykogen auf und Fetteinschlüsse, die sich lichtmikroskopisch als Vakuolen äußern. Elektronenoptisch sind auch osmiophile Fetttropfen und vermehrte Membranen des glatten endoplasmatischen Retikulum nachweisbar (SCHULZE et al. 1976). DE KRETSER et al. (1981) fanden ferner eine Zunahme intrazytoplasmatischer Fibrillen. Dagegen konnten weder SCHULZE et al. (1976) noch DE KRETSER et al. (1981) elektronenoptisch Veränderungen der Sertoli-Zellen nachweisen, die mit der Erhöhung des FSH-Spiegels korrelieren.

Die Basalmembran atrophischer Kanälchen ist verdickt und häufig mehrschichtig aufgesplittert. Bereits lichtoptisch, besonders deutlich aber elektronenoptisch sind bei Verlust des gesamten Keimepithels zwischen den Sertoli-Zellen vorspringende knopfförmige Auffaltungen, sog. Protrusionen, zu sehen (Abb. 5.6) (s. BUSTOS-OBREGON u. HOLSTEIN 1973; LÜDERS 1976; TÖRÖK 1983). Die Tunica

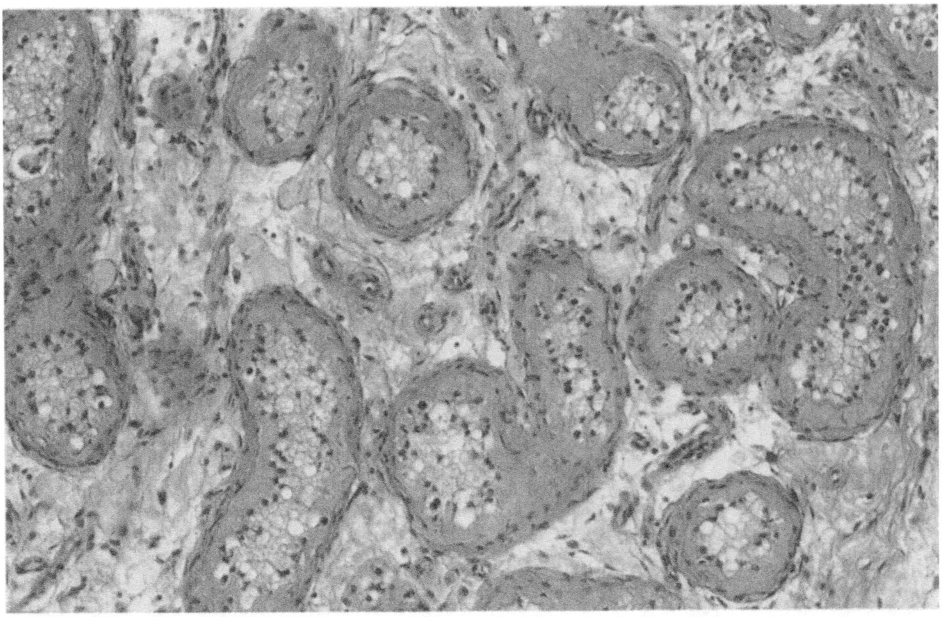

Abb. 5.7. Tubuläre Hodenatrophie mit Verbreiterung und Auffaltung der Tunica propria sowie Fehlen erkennbarer Leydig-Zellen bei Status nach Stilböstrolbehandlung wegen Prostatakarzinoms. 67jähriger Mann (HE ×200)

propria ist verbreitert, bei massiver Atrophie meist hyalinisiert (Abb. 5.7). Ihre kontraktilen Zellen brauchen jedoch nicht verändert zu sein. Dagegen sind Kollagenfasern, Mikrofibrillen und basalmembranartige Ablagerungen um diese Zellen vermehrt. Nach der Ablagerungsform kollagener Fasern lassen sich 2 Fibrosetypen der Lamina propria unterscheiden: Beim einen Typ liegen die diffus vermehrten Kollagenfasern um die einzelnen kontraktilen Zellen (Abb. 5.8a), beim anderen schiebt sich ein breites Band aus Kollagenfasern zwischen die Basalmembran und die erste Schicht kontraktiler Zellen (Abb. 5.8b) (s. Bustos-Obregon u. Holstein 1973; De Kretser et al. 1975). Ebenfalls vermehrt sind die elastischen Fasern, falls es sich um einen postpuberalen und einmal vollständig ausgereiften Hoden handelt. Elastische Fasern treten in der Tunica propria normalerweise ja erst mit der puberalen Hodenreifung in Erscheinung. In atrophischen Hoden des Erwachsenen sind sie abgesehen von der Vermehrung plump und meist in mehreren konzentrischen Lagen um die Hodenkanälchen angeordnet (Abb. 5.9) (s. de la Balze et al. 1954; Wiedmer-Bridel et al. 1978). Lichtoptisch leicht darstellbar sind derartige Fasern elektronenoptisch bei gewissen Einbettungsmethoden oft kaum zu sehen (Abb. 5.10) (Wiedmer-Bridel et al. 1978). Leuschner et al. (1973) und Usadel et al. (1973) fanden in der verdickten Tunica propria atrophischer Kanälchen vermehrt cholinesterase-positive Nervenfasern, die bis zur Basalmembran vorwachsen, diese aber nicht perforieren. Das Gewebe zwischen den Kanälchen ist bei atrophischen Hoden gelegentlich ebenfalls verbreitert. Ausgedehnte Fibroseherde dürften allerdings meist Narben nach voll-

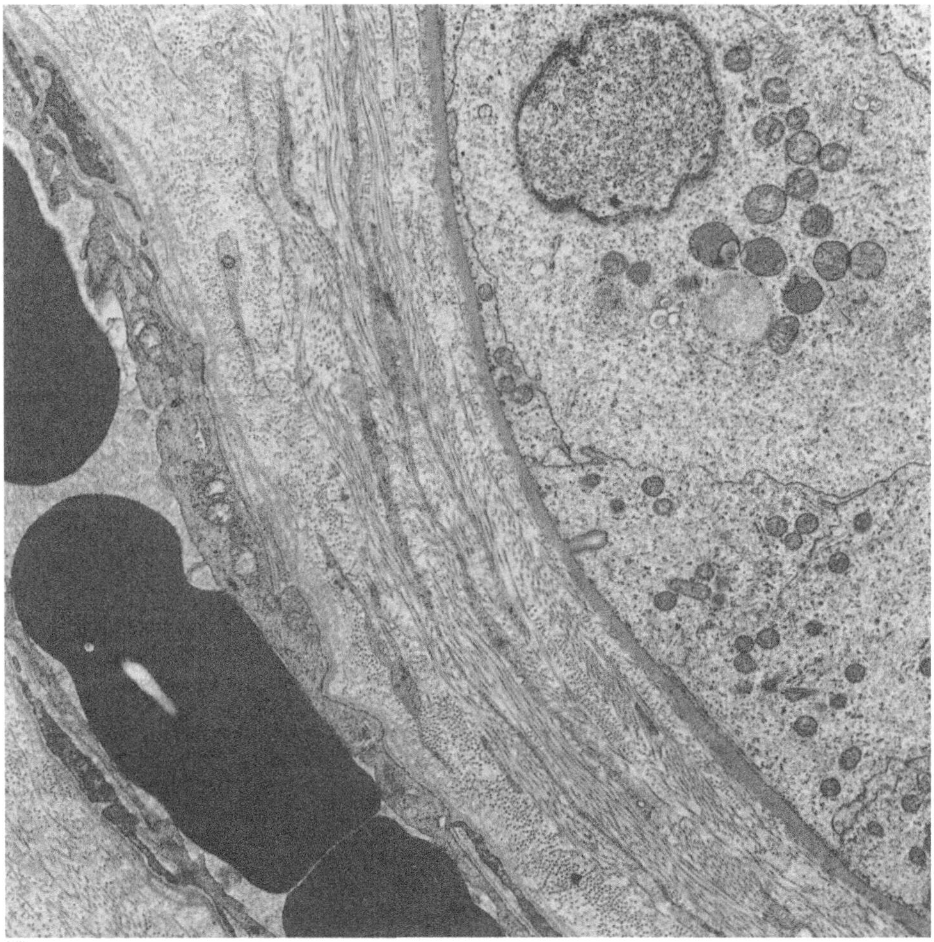

a

Abb. 5.8 a, b. Verdickte Tunica propria eines Hodenkanälchens bei tubulärer Hodenatrophie. **a** Ausläufer von Myofibroblasten der Tunica propria zwischen den einzelnen Kollagenfaserbündeln (×6400). **b** Fast ausschließlich zellfreie Kollagenfaserbündel (×6400)

ständigem Gewebsuntergang oder Entwicklungsstörungen entsprechen. Die Leydig-Zellen nehmen bei tubulärer Atrophie meist an Zahl zu, die Leydig-Zellherde treten deutlicher in Erscheinung (Abb. 5.4). Da bei tubulären Atrophien nicht nur das FSH, sondern auch das LH im Plasma ansteigt, ist eine Leydig-Zellhyperplasie durchaus verständlich. Häufig hat man allerdings nur den Eindruck einer Vermehrung der Leydig-Zellen. In derartigen Fällen sind zuverlässige Angaben, ob es sich um eine absolute oder nur um eine relative Zunahme der Leydig-Zellzahl handelt, einzig auf Grund exakter morphometrischer Bestimmungen zu machen. Bei ausgeprägten Tubulusatrophien mit Abbau weitgehend hyalinisierter Tubuli, wie man das besonders beim Klinefelter-Syndrom sieht, sind Leydig-Zellen nicht nur im Zwischengewebe, sondern auch in der Tunica propria nachweisbar (Abb. 5.11). Sie können sogar bis zur Tubuluslichtung vorwachsen (MORI et al. 1978; SCHULZE

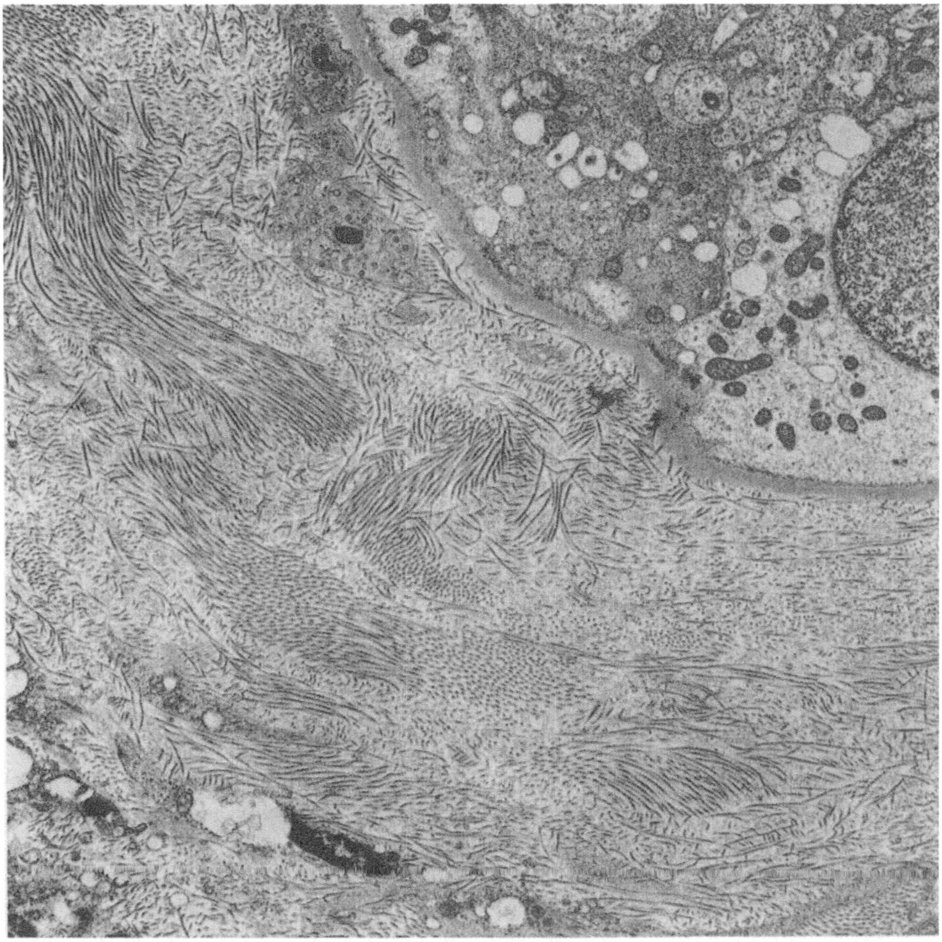

Abb. 5.8 b

u. HOLSTEIN 1978; MORI et al. 1987). Das Vorkommen von Gruppen von Leydig-Zellen in der Tunica albuginea und im Samenstrang entspricht dagegen besonders im hohen Alter einem Normalbefund (MCDONALD u. CALAMS 1958).

Je nach der Ursache der Atrophie können auch die Blutgefäße gewisse Veränderungen aufweisen. So kommt es z. B. bei Varikozelen zu einer perivaskulären Fibrose. Arterioläre Hyalinosen sind dagegen vieldeutig, kommen sie doch auch im Normalhoden vor (s. Kap. 3:A.III.3). Ausnahmsweise können entzündliche Infiltrate gefunden werden, eventuell Hinweis auf die entzündliche Ursache des tubulär-atrophischen Prozesses. Die häufig nachweisbaren Mastzellen kommen auch normalerweise im Hodenzwischengewebe vor, können aber wie die Leydig-Zellen bei ausgeprägten Atrophien in die aufgebrochenen, im Abbau befindlichen Samenkanälchen einwachsen.

Als Ursache derartiger tubulärer Atrophien kommen verschiedenste Noxen in Frage, wie Entzündungen, vor allem Mumps oder andere virale Infekte, immun-

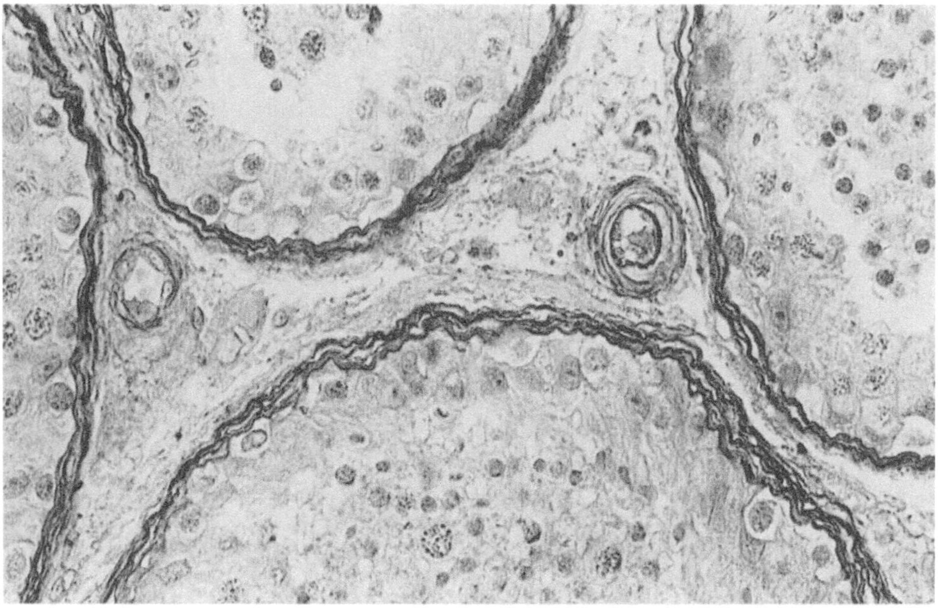

Abb. 5.9. Vermehrung der elastischen Fasern in der Tunica propria bei partieller tubulärer Hodenatrophie. 32jähriger Mann (Elastinfärbung ×360)

bedingte Schädigungen, Wärme, Fehllagerungen wie Kryptorchismus, ionisierende Strahlen, Medikamente, vor allem Zytostatika, Veränderungen der Durchblutung bei Varikozelen, Torsionen oder Hydrozelen, Hypoxie und schließlich auch angeborene Störungen. Was die Einzelheiten derartiger zu tubulären Hodenatrophie führenden Krankheiten und Schädigungen betrifft, sei auf die entsprechenden Kap. 2,3 und 4 über Mißbildungen, Zirkulationsstörugnen und Entzündungen verwiesen. SCHIRREN (1967, 1982) hebt vor allem auch die Bedeutung des Nikotinabusus hervor. Chronischer Alkoholismus, Leberkrankheiten, endokrine Störungen und Stoffwechselstörungen wie Hämochromatose und Diabetes mellitus können ferner eine Störung der Spermatogenese bedingen. Sehr häufig bleibt allerdings die Ursache der Hodenatrophie unklar (neuere Übersichten bei LABHART 1986; SCHIRREN 1982; STÄDTLER 1982).

b) Sertoli-cell-only-Syndrom (Germinalzellaplasie, Del-Castillo-Syndrom)

Zustände vollkommen keimepithelfreier Hoden, bei denen die Kanälchen nur noch von Sertoli-Zellen ausgekleidet werden, entsprechen den Hodenatrophien vom Grad III nach SIGG (1979). Da die Möglichkeit einer Mißbildung, nämlich des Fehlens der Einwanderung von Keimzellen in die sich entwickelnden Samenkanälchen nicht immer mit Sicherheit ausgeschlossen werden kann, wird heute meist der die Pathogenese nicht präjudizierende Ausdruck eines Sertoli-cell-only-Syndromes verwendet.

DEL CASTILLO et al. (1947) haben die Vermutung geäußert, daß es sich bei diesem Syndrom um eine Anlagestörung handle, bei der die Einwanderung der Ur-

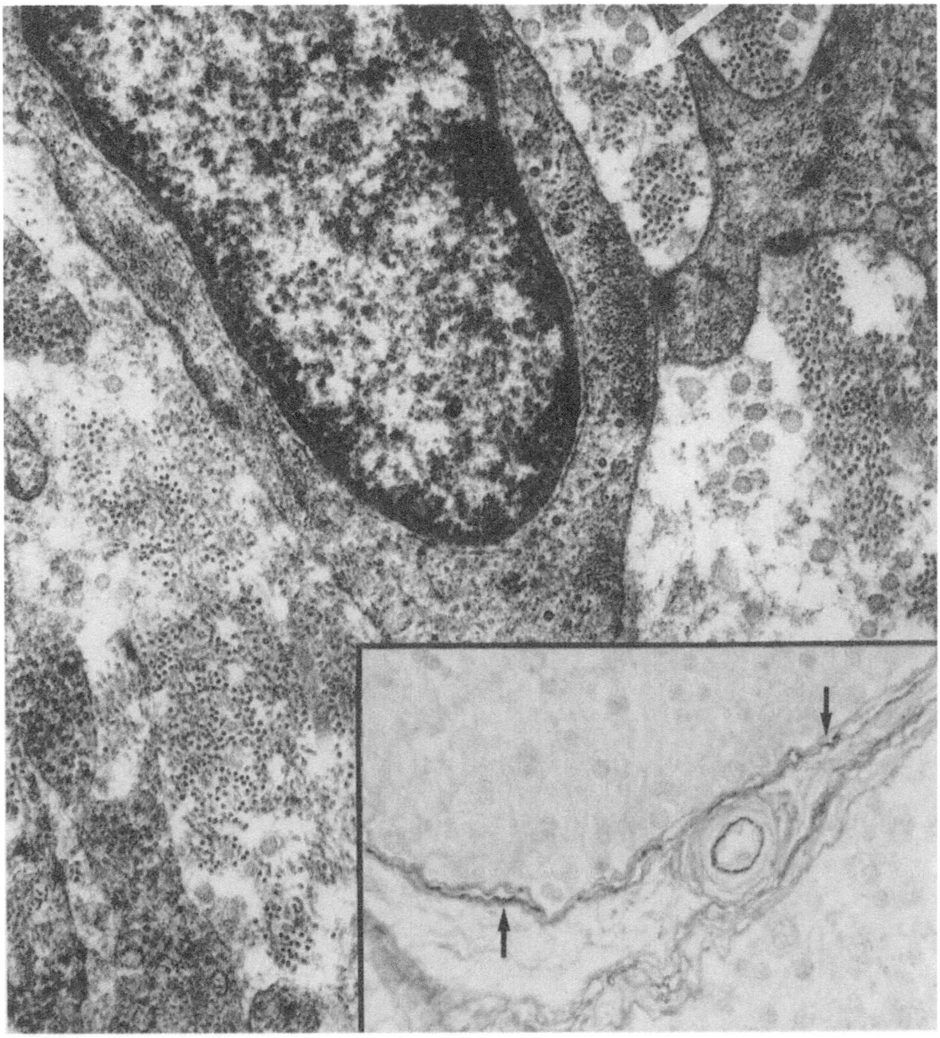

a

Abb. 5.10. a Ausschnitt aus der Tunica propria bei mäßiger tubulärer Hodenatrophie: Anhäufung von Mikrofibrillen und fraglicher Elastinherd *(Pfeil)*, Kollagenfasern und Teil eines Myofibroblasten (× 52 000). *Inset:* Typische elastische Fasern in der Tunica propria *(Pfeile)* und in einer Arterie. 23jähriger Mann. (Elastinfärbung × 500; aus Wiedmer et al. 1978). **b** Vermehrung elastischer Fasern *(Pfeil)* zwischen Basalmembran und einem Myofibroblasten bei mäßiger tubulärer Hodenatrophie. 37jähriger Mann (× 35 000). (Aus Wiedmer et al. 1978)

keimzellen aus dem Dottersack in die Hodenanlage, in die sich entwickelnden Kanälchen ausgeblieben sei. Sie zogen allerdings auch andere Ursachen wie Abnormitäten im Steroidstoffwechsel in Betracht. Die Bezeichnung eines Del-Castillo-Syndroms wurde in der Folge aber mit einer Anlagestörung gleichgesetzt. Bereits Howard et al. (1950) und Sniffen et al. (1951) faßten das Krankheitsbild jedoch weniger eng und rechneten auch Beobachtungen von partiell erhaltenem Keim-

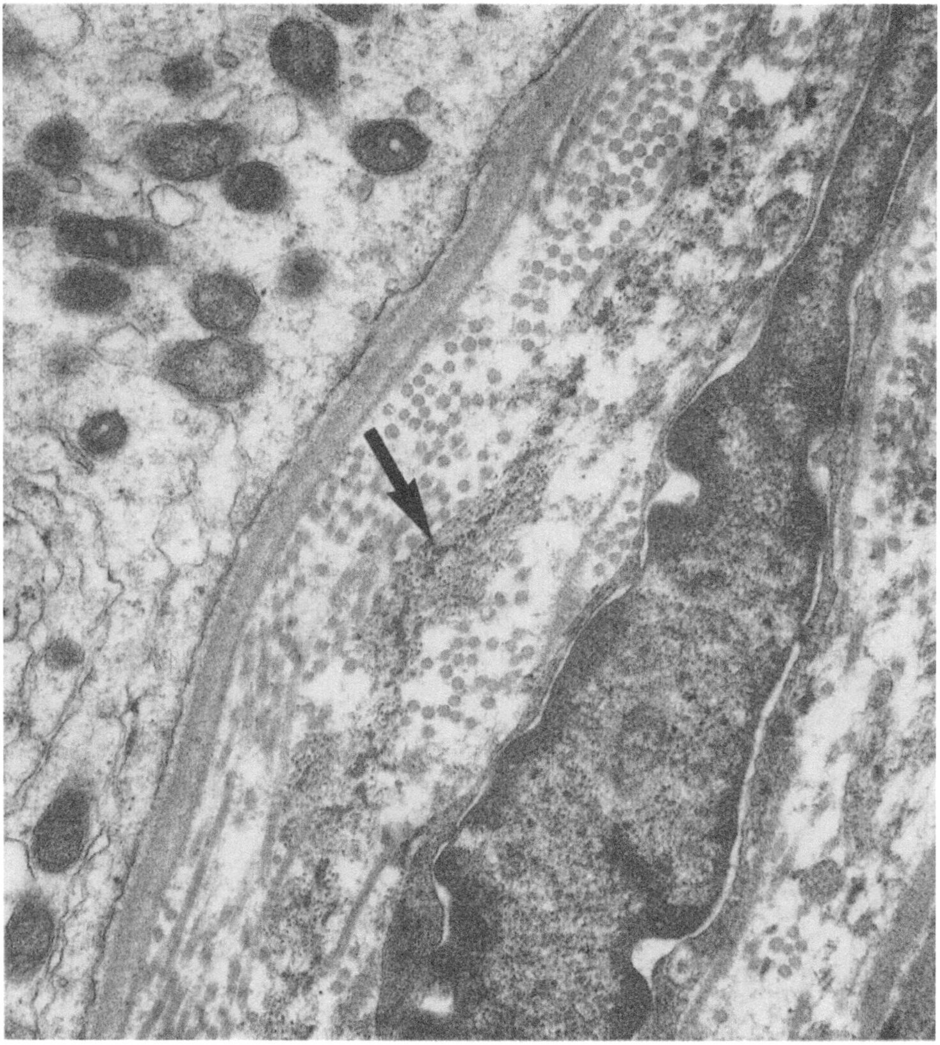

Abb. 5.10b

epithel bei vorwiegend keimepithelfreien Kanälchen zum Sertoli-cell-only-Syndrom. Heute hat sich diese Auffassung fast allgemein durchgesetzt. Der Begriff eines del-Castillo-Syndromes sollte deshalb nur noch ganz restriktiv für Zustände vollkommen keimepithelfreier Hoden verwendet werden, bei denen sich angeborene Störungen nachweisen lassen, was praktisch gesehen kaum je möglich ist.

Erworbene Veränderungen stehen häufigkeitsmäßig sicher ganz im Vordergrund. So haben HINDERER u. HEDINGER (1978) bei 53 Patienten mit einer Azoospermie und vollkommenem Fehlen von Vorstufen im Ejakulat und dem histologischen Bild eines Sertoli-cell-only-Syndromes in den Hodenbiopsien Tubuluswandveränderungen finden können, wie man sie auch bei banalen tubulären

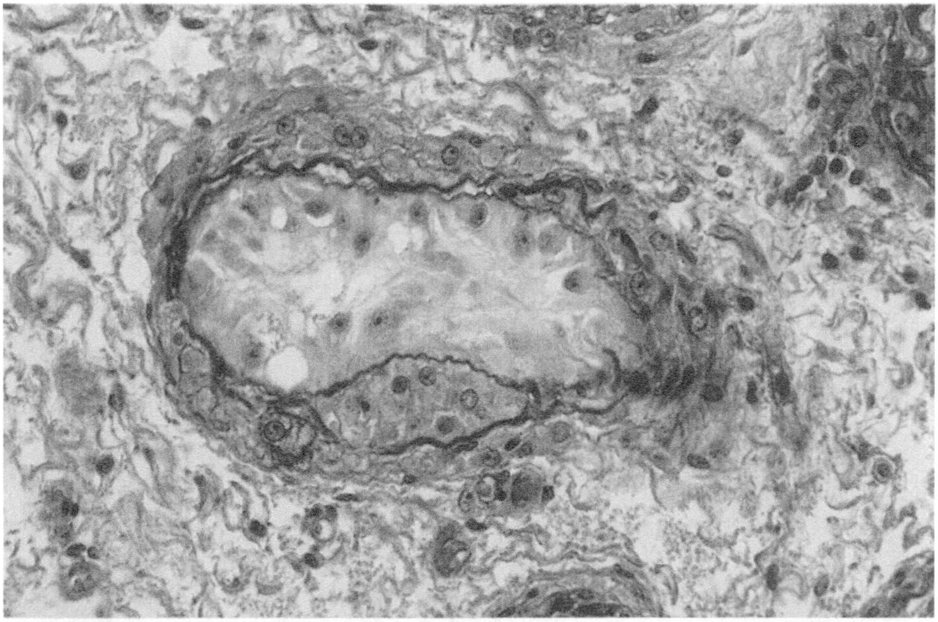
a

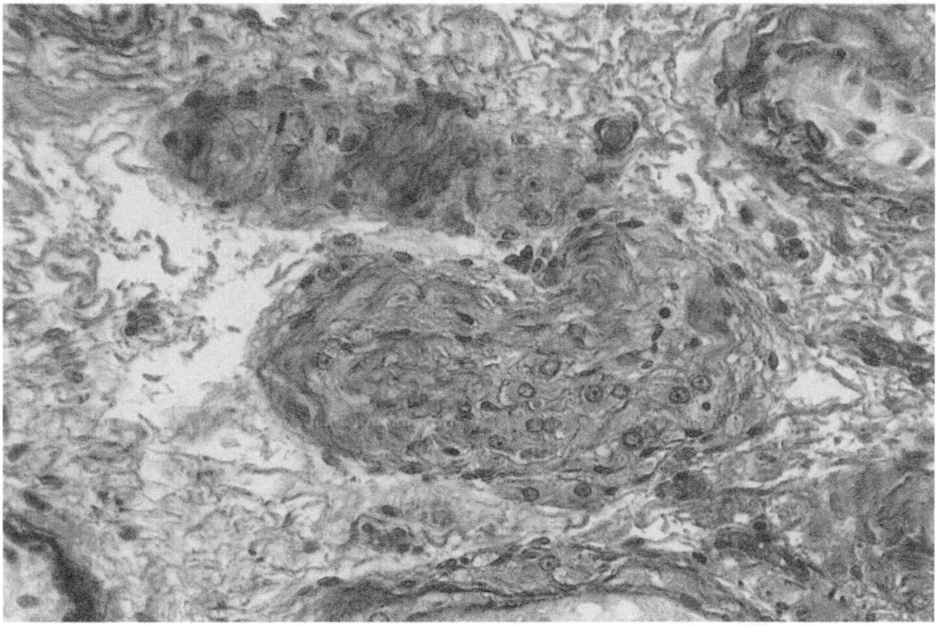
b

Abb. 5.11 a, b. Einwachsen von Leydig-Zellen in die verdickte Tunica propria der Hodenkanälchen bei schwerer tubulärer Hodenatrophie. 30jähriger Mann (**a** und **b** Masson Trichrom ×360)

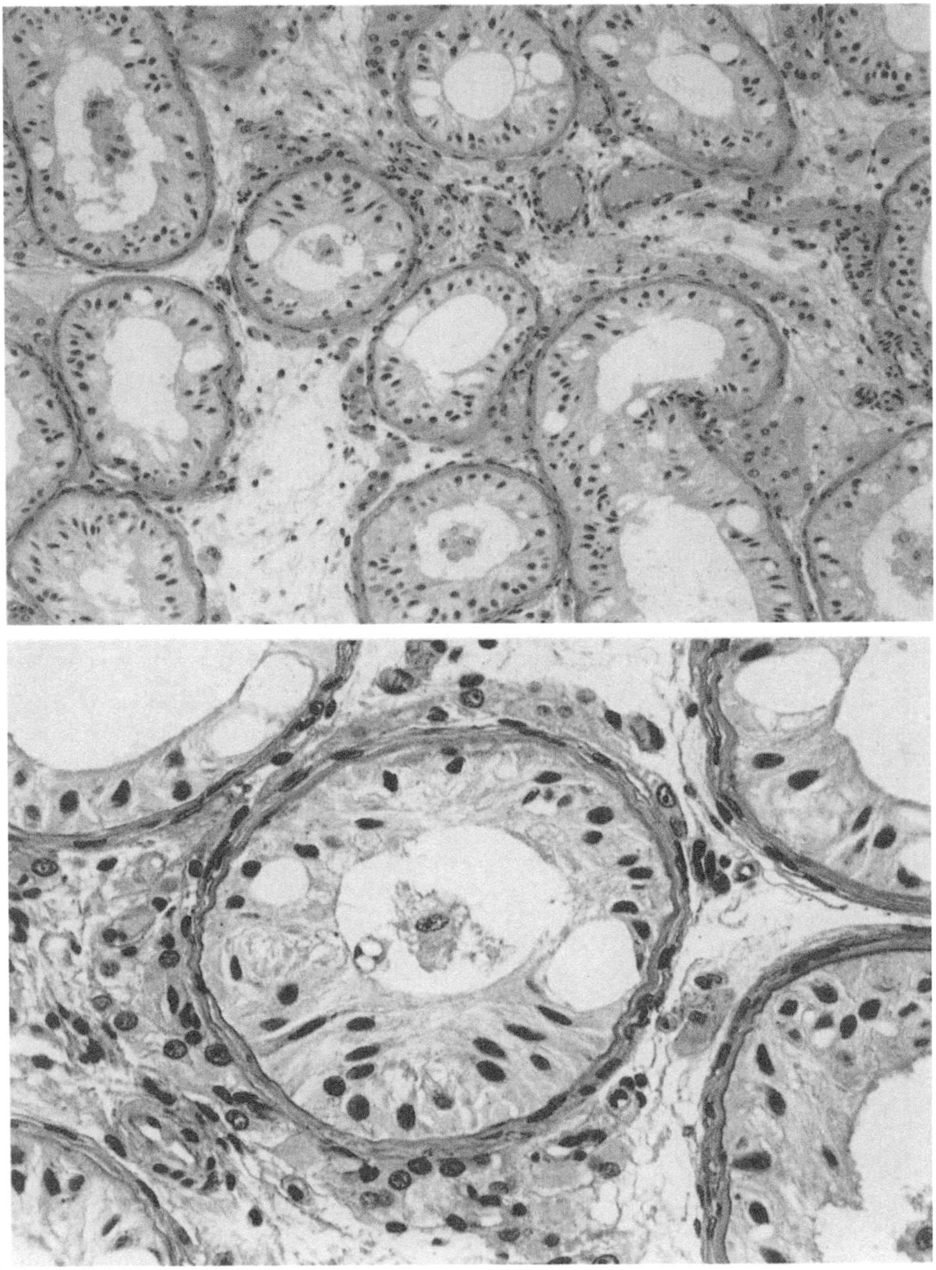

Abb. 5.12 a, b. Sertoli-cell-only-Syndrom: Nur keimepithelfreie Kanälchen mit erhaltenen Sertoli-Zellen, z. T. vakuolisiert. 27jähriger Mann mit Azoospermie (HE **a** × 140, **b** × 360)

Atrophien sieht. In jedem Präparat waren zudem in der Tuncia propria auch elastische Fasern nachweisbar, was auf eine normale Reifung der Kanälchen hinweist, in 22 der 53 Fälle war ihre Zahl sogar vermehrt. Auch SCHIRREN (1982) lehnt die Annahme einer angeborenen Störung ab, fand er doch in der Mehrzahl seiner Fälle bei vollständiger histologischer Aufarbeitung der Hodenbiopsien meist noch Reste des Keimepithels, Fälle, die von HINDERER u. HEDINGER (1978) aus dem von ihnen näher untersuchten Kollektiv ausgeschlossen worden sind.

Makroskopisch sind die Hoden beim Sertoli-cell-only-Syndrom wie bei allen massiven Hodenatrophien verkleinert. Die histologischen Veränderungen entsprechen einer ausgeprägten Tubulusatrophie wie sie im vorstehenden Abschnitt über tubuläre Atrophien verschiedener Ursache geschildert worden sind. Der mittlere Tubulusdurchmesser ist verkleinert. Er betrug in der Serie von HINDERER u. HEDINGER (1978) 124 μ gegenüber 200 μ bei Normalen. In der Serie von MIKUZ et al. (1983) lagen die Durchschnittswerte aber deutlich über derjenigen von Hoden, bei denen z. B. die Spermatogenese auf Stufe der Spermatogonien stehen geblieben war. Die Basalmembran ist normal oder meist nur leicht verdickt, schiebt sich häufig aber knopfförmig zwischen die Sertoli-Zellen vor (Abb. 5.6). Die Tunica propria dagegen ist deutlich verbreitert und meist etwas gefaltet. Ihre Hyalinisierung kann recht unterschiedlich ausgeprägt sein; Keimzellen fehlen. Die Sertoli-Zellen, meist länglich ausgezogen, kleiden die Tubuli in einer regelmäßigen einschichtigen Lage aus. Ihr Zytoplasma ist häufig vakuolisiert, die Kerne besitzen auffallend deutliche Nukleolen (Abb. 5.12). Die Leydig-Zellen waren in der Hälfte der Fälle von HINDERER u. HEDINGER (1978) vermehrt und enthielten fast bei allen Patienten Kristalle. Das Interstitium weist wie bei den geschilderten Formen tubulärer Atrophie gelegentlich Verbreiterungen, Fibrosierungen, Reste entzündlicher Infiltrate und arterioläre Hyalinosen auf. Zusammenfassend betrachtet ergibt sich also kein für das Sertoli-cell-only-Syndrom spezifisches histologisches Bild, das dieses Syndrom abgesehen vom vollständigen Fehlen der Keimzellen von den im Abschnitt B.I.2.a dieses Kapitels geschilderten Formen ausgeprägter tubulärer Hodenatrophie abgrenzen läßt.

c) Klinefelter-Syndrom

Das klinische Bild des von KLINEFELTER et al. (1942) beschriebenen Syndroms ist bei erwachsenen Patienten derart charakteristisch, daß das Syndrom eigentlich nicht verkannt werden sollte. Vor allem aber führt schon allein die Bestimmung des Kerngeschlechtes auf die richtige diagnostische Spur. Trotzdem wird der Pathologe immer wieder mit dem histologischen Bild des Klinefelter-Syndroms konfrontiert, sei es bei Autopsien oder im Rahmen von Hodenbiopsien, die bei Patienten mit verkannter klinischer Symptomatologie zur Abklärung ihrer Azoospermie durchgeführt werden. Es ist daher durchaus gerechtfertigt, das Klinefelter-Syndrom und die mit ihm verwandten Syndrome chromosomaler Abweichungen im Rahmen der primären, vorwiegend tubulär bedingten Testesinsuffizienz zu besprechen.

Klinisch kann das Klinefelter-Syndrom vor der Pubertät nur an einem Intelligenzmangel und bei älteren Knaben an einem etwas femininen Körperbau oder eunuchoiden Körperproportionen vermutet werden. In dieser Altersphase ist der

Nachweis des positiven Sexchromatins diagnostisch entscheidend (SIEBENMANN u. PRADER 1958b; KNORR u. WEIL 1984). Da Deszensusstörungen bei Kindern mit Klinefelter-Syndrom relativ häufig sind, nach RATCLIFFE (1984) und SCHNYDER (1986) sogar in 35–44% der kindlichen Klinefelter-Patienten, muß bei Hodenbiopsien aus kryptorchen Hoden bei Kindern immer an die Möglichkeit eines Klinefelter-Syndroms gedacht werden. Der Nachweis eines positiven Sexchromatins läßt sich an gut fixiertem Gewebe auch an frühkindlichen Hodenbiopsien erbringen (SCHNYDER 1986). Beim erwachsenen Klinefelter-Patienten sieht man, was Körperbau und Geschlechtsmerkmale anbelangt, alle Zwischenstufen zwischen normalem männlichem Aussehen und mehr oder weniger ausgeprägtem Eunuchoidismus mit Großwuchs und entsprechend gestörten Körperproportionen. Auffällig ist vor allem die massive Hodenatrophie. Bei zwei Dritteln der Patienten besteht ferner eine Gynäkomastie. Maligne Tumoren treten gehäuft auf, besonders Mammakarzinome, bei Klinefelter-Patienten ungefähr 20mal häufiger als bei normalen Männern, nach gewissen Angaben sogar in gleicher Häufigkeit wie bei Frauen, nach SCHEIKE et al. (1984) dagegen nur in ungefähr einem Fünftel der Häufigkeit bei Frauen. Mediastinale Keimzelltumoren sind bei Klinefelter-Syndrom ebenfalls besonders häufig (MCNEIL et al. 1981; DEXEUS et al. 1988). Für primär gonadale Keimzelltumoren ist eine besondere Häufigkeit dagegen nicht belegt (CARROLL et al. 1988). Für die Einzelheiten der klinischen und endokrinologischen Befunde sei auf die Übersichten bei LABHART (1986) und VALCKE (1984) verwiesen.

Das Klinefelter-Syndrom ist häufig. PASI (1965) konnte bei 8 von 2576 unausgewählten Sektionen von Jugendlichen über 15 Jahren und Männern ein positives Sexchromatin nachweisen, was einer Häufigkeit von 0,31% entspricht. Dieser Prozentsatz liegt etwas höher als die bei unausgewählten klinischen Patienten und Neugeborenen gefundenen Werte von 0,17–0,28% (Übersicht bei PERWEIN 1984). Untersucht man Probanden mit einer verminderten Intelligenz, steigt die Häufigkeit des Klinefelter-Syndroms bis auf 1:42, d.h. 2,38% an (PRADER et al. 1958).

Bei ungefähr 80% der Klinefelter-Patienten besteht eine XXY-Chromosomenkonstellation. Bei den restlichen 20% findet man die verschiedensten Kombinationen von multiplen X mit einem oder mehreren Y oder Mosaike mit wenigstens einem XXY Anteil. Tabelle 5.2 aus ZANG (1984) orientiert über die verschiedenen Kombinationen. Zusätzliche X-Chromosomen verstärken die testikuläre Schädigung, die Häufigkeit und die Intensität der geistigen Beeinträchti-

Tabelle 5.2. Chromosomale Varianten bei Klinefelter Syndrom (Aus ZANG 1984)

XXY	1:700–800 männliche Individuen
XXXY	ungefähr 20% der Fälle
XXXXY	selten
XXYY	selten
XXXYY	sehr selten
XX,i(Xq)Y	sehr selten
XX,invY(p+q−)	sehr selten
XXq-Y	sehr selten
XY/XXY	5–25% der Fälle
XX/XXY	5–25% der Fälle

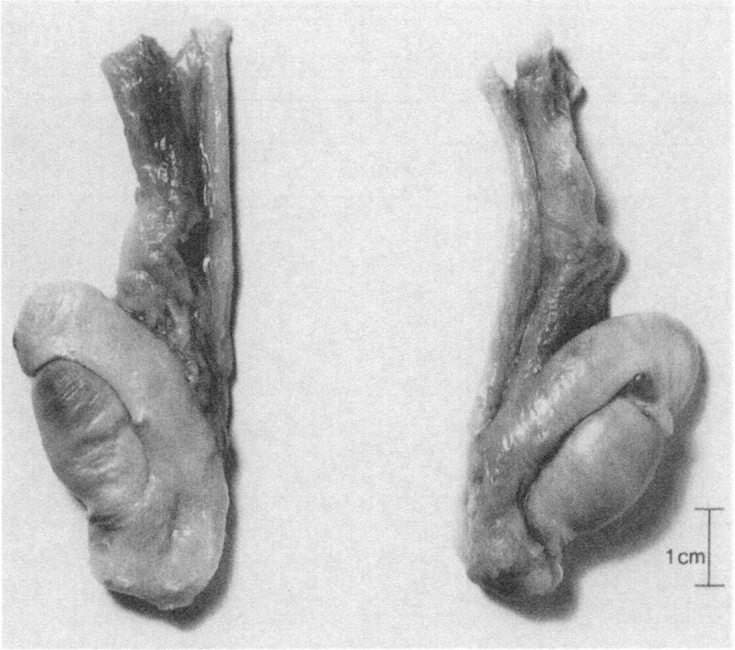

Abb. 5.13. Klinefelter-Syndrom: Hochgradig verkleinerte Hoden. 53jähriger Mann

gung sowie der zusätzlichen Entwicklungsstörungen. Bei Mosaiken mit einer XY-Komponente sind die klinischen Symptome dagegen viel wengier ausgeprägt. Auch die Hodenveränderungen sind viel weniger schwer (Übersichten bei SIMPSON 1976; VALCKE 1984). Die Einordnung der von NISTAL et al. (1980) beschriebenen Sonderform eines hypogonadotropen Klinefelter-Syndroms mit weitgehendem Fehlen der Leydig-Zellen ist noch unklar.

Die Hoden erwachsener Klinefelter-Patienten mit voll ausgebildetem Syndrom fallen schon makroskopisch durch ihre ausgeprägte Atrophie auf (Abb. 5.13). Besonders typisch ist die schokoladebraune Verfärbung ihrer Schnittfläche. Auch Hodenatrophien anderer Art können mit einer gewissen Verfärbung der Schnittfläche einhergehen. Bei Klinefelter-Patienten ist die Braunfärbung aber ganz besonders intensiv. Mikroskopisch beeindruckt die schwere tubuläre Atrophie mit Totalhyalinose und Destruktion der Kanälchen. Häufig sind aber auch einzelne hypoplastische Kanälchen zu sehen (Abb. 5.14). Derartige hypoplastische Kanälchen haben im Gegensatz zu den atrophischen Tubuli keine gefaltete Tunica propria. Diese enthält auch keine elastischen Fasern, ebenfalls ein Zeichen unvollständiger Kanälchenausreifung. Die atrophischen Tubuli und die hypoplastischen Kanälchen enthalten meist nur noch Sertoli-Zellen mit mehr oder weniger stark ausgeprägten degenerativen Veränderungen. Bei jüngeren Patienten können Reste einer Spermatogenese erhalten sein. SIEBENMANN (1958a) fand bei 4 von 20 Klinefelter-Patienten noch eine unvollständige und bei 2 Patienten sogar eine herdförmige vollständige Spermatogenese mit eindeutigen Spermatozoen. Bei allen Patienten bestand jedoch eine Azoospermie. Bei Klinefelter-Syndromen

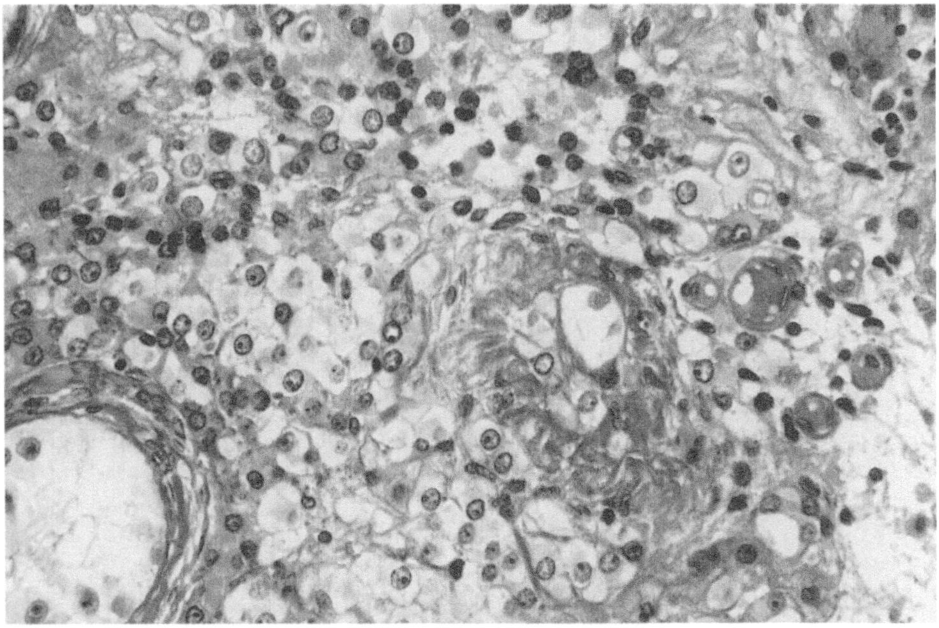

a

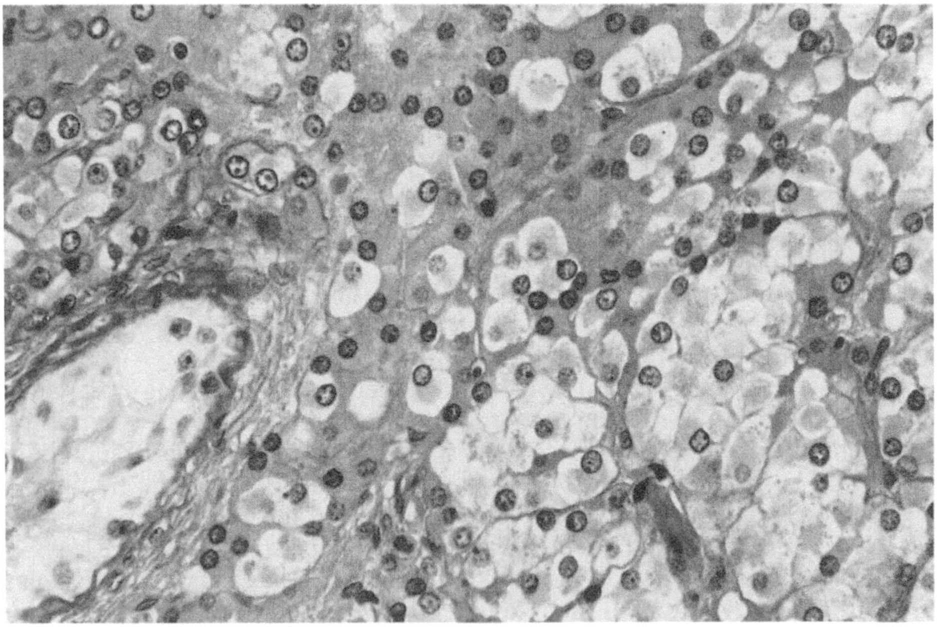

b

Abb. 5.14 a, b. Klinefelter-Syndrom: Atrophische, teils auch hypoplastische Hodenkanälchen und massive herdförmige Vermehrung ungleich großer Leydig-Zellen mit unterschiedlicher Anfärbbarkeit ihres Zytoplasma. 38jähriger Mann (**a** HE, **b** Masson Trichrom $\times 360$)

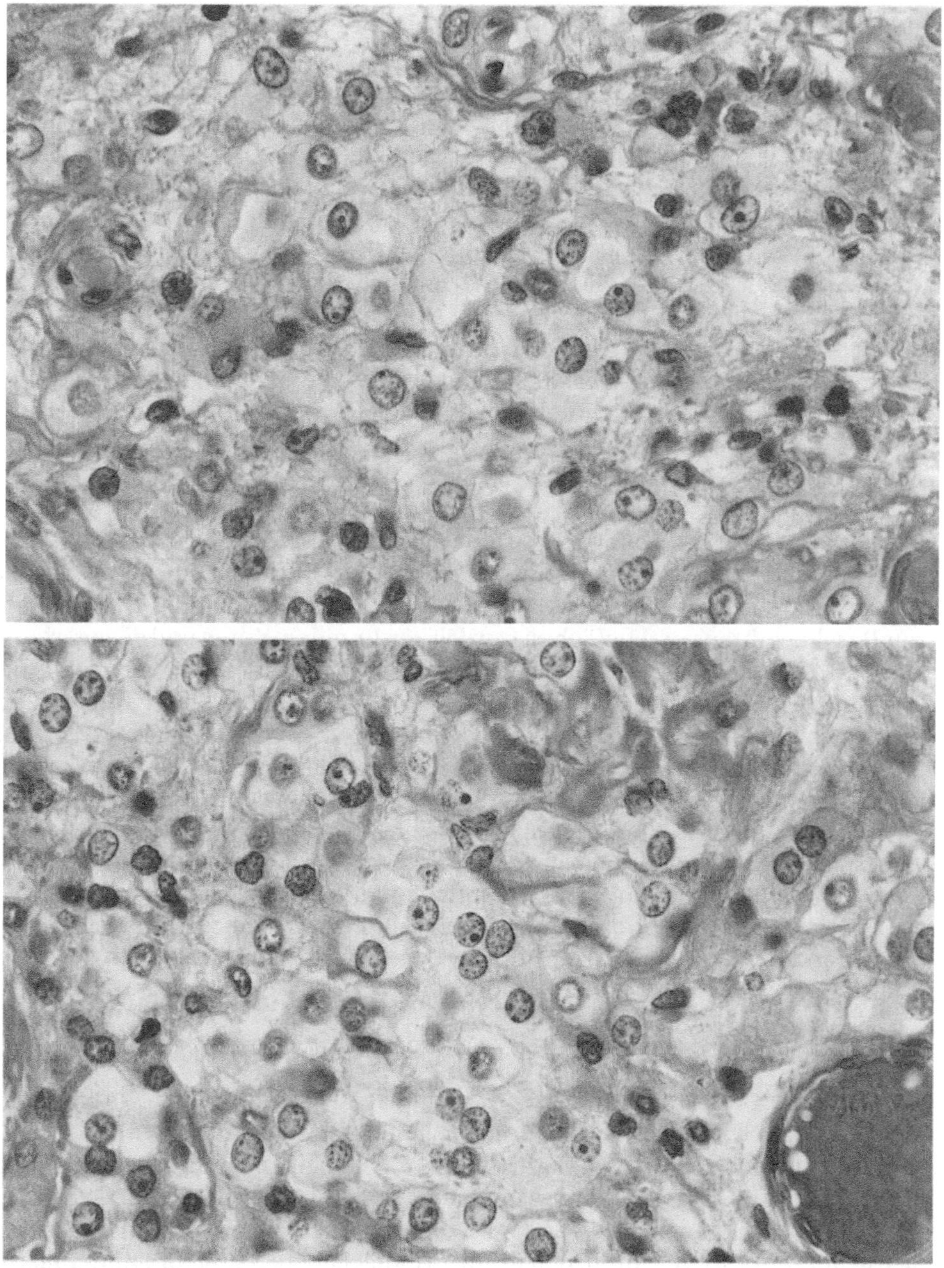

a

b

Abb. 5.15 a, b. Klinefelter-Syndrom: Positives, randständig in den Kernen der Leydig-Zellen erkennbares Sexchromatin. Gleicher Patient wie Abb. 5.14 (Masson × 570)

mit chromosomalem Mosaik und einer XY Komponente kann auch bei Erwachsenen die Spermatogenese erhalten bleiben, einzelne Patienten sind sogar fertil.

Die Leydig-Zellen sind bei typischem Klinefelter-Syndrom herdförmig stark vermehrt, bilden ganze Knoten und bedingen mit ihrem reichlichen Pigmentgehalt die Braunfärbung der Schnittfläche. Sie sind wie auch ihre Kerne ganz ungleich groß, ihr Zytoplasma ist z.T. auffallend hell (Abb. 5.14b). In den Kernen können meist schon in gewöhnlichen HE-Präparaten die randständigen Sexchromatinkörper gesehen werden. Ihr Nachweis gelingt bei intensiven Hämatoxylinfärbungen, wie z.B. der PAS-Färbung, und an Feulgen-Färbungen leichter (Abb. 5.15). Die Leydig-Zellen durchsetzen nicht nur das Zwischengewebe, sondern wachsen auch in die Kanälchenreste ein, die schließlich weitgehend abgebaut werden (SULSER u. HEDINGER 1970). Damit resultieren bei älteren Klinefelter-Patienten fast reine Leydig-Zellwucherungen, die eine adenomatöse Hyperplasie imitieren und damit sogar zur Fehldiagnose von Leydig-Zelltumoren führen können (Übersicht vor allem auch der morphologischen Befunde bei GRABSKI et al. 1979; BANDMANN u. PERWEIN 1984).

Elektronenoptisch lassen sich in den verdickten Wandungen der atrophischen Kanälchen vermehrt Kollagenfasern nachweisen. Die Basalmembran ist mehrschichtig und schließt Depots aus feingranulärem elektronendichtem Material ein. Myelinfreie Nervenfasern wachsen wie bei anderen tubulären Atrophien bis zur Basalmembran vor. Die Tubuli werden von unreifen, reifen und degenerierenden Sertoli-Zellen ausgekleidet, die z.T. reichlich Charcot-Böttcher-Kristalle und Lipidtropfen einschließen. Je nach dem Atrophiegrad der Tubuli können noch Reste des Keimepithels nachgewiesen werden. Die Leydig-Zellen sind in diffushyperplastischen Bezirken eher polygonal, in knotig-hyperplastischen Abschnitten dagegen vorwiegend spindelförmig. Das Zytoplasma enthält reichlich glattes endoplasmatisches Retikulum, konzentrisch geschichtete laminäre Zysternen und eher spärlich Mitochondrien vom tubulären Typ, vom Cristatyp und intermediäre Formen. Auffällig sind ferner Riesenmitochondrien. Reinke-Kristalle sind spärlich, parakristalline Formationen dagegen zahlreich. In spindelförmigen Leydig-Zellen sind ferner reichlich Mikrofilamente nachweisbar (Übersichten bei RUBIN et al. 1971; NISTAL et al. 1978, 1982; SÖDERSTRÖM 1984; SIGG u. HEDINGER 1984b).

d) Sogenanntes „falsches" Klinefelter-Syndrom

Beim sog. „falschen", d.h. Sexchromatin-negativen Klinefelter-Syndrom werden histologisch ähnliche Veränderungen gefunden wie beim echten Klinefelter-Syndrom, nämlich eine ausgeprägte tubuläre Atrophie und eine relative Leydig-Zellvermehrung. Es fehlt aber das unregelmäßige Bild des Klinefelter-Syndroms, sowohl was Samenkanälchen wie Zwischenzellen anbelangt. Morphologisch gesehen gehören derartige Fälle in den Rahmen einfacher aber ausgeprägter tubulärer Hodenatrophien mit meist nur relativer Leydig-Zellvermehrung.

e) La-Chapelle-Syndrom, Syndrom der XX-Männer

Das von LA CHAPELLE et al. (1964) beschriebene Syndrom hat große Ähnlichkeit mit dem Klinefelter-Syndrom. Der Chromosomenstatus entspricht aber einer XX Konstellation, wobei in Anbetracht der männlichen Differenzierung der Patienten als Ursache eine Translokation eines Teiles des Chromosoms Y auf ein X-Chromosom oder ein Autosom, eine Genmutation eines Autosoms oder ein unerkanntes Mosaik mit einer Y-Kombination diskutiert werden. Das Syndrom von La Chapelle steht damit dem Klinefelter-Syndrom nahe, ist aber viel seltener und betrifft nur ungefähr 1:9000–1:45000 männliche Individuen. Die Patienten weisen einen hypergonadotropen Hypogonadismus mit mehr oder weniger ausgeprägten eunuchoiden Veränderungen auf; die Hoden sind klein. Histologisch findet man Bilder, die an ein Klinefelter-Syndrom erinnern mit Tubulussklerose und Leydig-Zellhyperplasie, Veränderungen, die einem Sertoli-cell-only-Syndrom gleichen oder besonders häufig Zwischenformen mit keimepithelfreien und atrophischen, weitgehend hyalinisierten Kanälchen (s. PUSCH et al. 1980; NISTAL u. PANIAGUA 1984).

f) Syndrome der XYY-Männer

Im Gegensatz zu den vorgenannten Syndromen mit Anomalien der Sexchromosomen weisen Männer mit der XYY-Anomalie meist keine Zeichen eines Hypogonadismus auf. Die Körperproportionen sind männlich, die Patienten sind in der Regel relativ groß. Antisoziales Verhalten soll relativ häufig sein. Bei einzelnen Patienten besteht eine Penishypoplasie, eine Hypospadie oder ein Kryptorchismus. Das Syndrom ist relativ häufig, es betrifft in einer unausgewählten Population annähernd 1:1000 Männer. Bei übermäßig großen männlichen Individuen erreicht die maximale Häufigkeit 10% (Übersicht bei PARKER et al. 1969).

HIENZ (1969) unterscheidet je nach dem Ausprägungsgrad der genannten Veränderungen 4 Typen von XYY-Männern, alle mit Großwuchs:

1. Normale Intelligenz, kein kriminelles Verhalten, keine somatischen Abweichungen, normale Sexualentwicklung.
2. Geistige Störungen mit asozialem Verhalten, keine somatischen Abweichungen, normale Sexualentwicklung.
3. Normale oder leicht eingeschränkte Intelligenz, kein kriminelles Verhalten, Hypogonadismus und andere Genitalstörungen wie dysplastische Genitalien und Kryptorchismus.
4. Normale oder eingeschränkte Intelligenz, kein kriminelles Verhalten, zahlreiche, auch genitale Mißbildungen.

Die Hoden der Patienten mit XYY-Syndrom sind in der Regel normal groß. Auch die Spermatogenese kann vollkommen normal sein. Häufig besteht allerdings eine mehr oder weniger ausgeprägte tubuläre Atrophie (Übersicht der Hodenbefunde bei SKAKKEBAEK et al. 1973c).

3. Vorwiegend interstitielle Formen primärer Testesinsuffizienz

Die in Tabelle 5.1 von LABHART (1986) im Zusammenhang mit der vorwiegend interstitiellen Form primärer Testesinsuffizienz genannten Syndrome der *Leydig-Zellagenesie und -hypoplasie* von BERTHEZENE et al. (1976) und BROWN et al. (1978), der *Androgenresistenz*, d.h. der *testikulären Feminisierung* und des *5-α-Reduktasemangels* gehen mit Störungen der Genitalentwicklung, mit einem männlichen Pseudohermaphroditismus einher und werden im Rahmen der Mißbildungen und Entwicklungsstörungen besprochen (s. Kap. 2:C,II,2 und 5). Die *übermäßige Erhöhung des testosteronbindenden Globulins im Plasma,* die zu einer abnorm tiefen Konzentration des freien Testosterons führt, täuscht nur funktionell eine Insuffizienz der Leydig-Zellen vor.

Männliches Klimakterium

Im Alter nehmen die Plasmatestosteronwerte ab, nach BAKER et al. (1976) schon ab dem 40. Altersjahr. Dagegen nehmen das Plasmaöstradiol und vor allem aber auch die Bindungskapazität des sexhormonbindenden Globulins (SHBG) zu. Damit geht auch der Anteil des freien Testosterons und trotz des Anstieges des Plasmaöstradiols auch der Anteil des freien Östradiols zurück. Die Gonadotropine, LH und FSH, nehmen zu. Die Stimulierbarkeit der gonadotropen Zellen des Hypophysenvorderlappens durch LH-RH scheint dagegen abzunehmen. Resultat all dieser Veränderungen ist eine relative Leydig-Zellinsuffizienz (Übersichten bei BAKER et al. 1976; VERMEULEN 1984).

Inwieweit äußert sich diese Leydig-Zellinsuffizienz auch morphologisch? Nach verschiedenen Untersuchern wie STIEVE (1930), SNIFFEN (1950) und SOKAL (1964) soll sich die Leydig-Zellzahl mit zunehmendem Alter nicht ändern. Der Rückgang der Plasmatestosteronwerte würde also auf einer rein funktionellen Leydig-Zellinsuffizienz beruhen. BUREN TEEM (1935) und SARGENT u. MCDONALD (1948) fanden jedoch eine Abnahme der Leydig-Zellzahl mit zunehmendem Alter, was den Untersuchungsresultaten von TILLINGER et al. (1955) entspricht, die eine Korrelation zwischen Androgenproduktion und absoluter Leydig-Zellzahl des Hodens nachweisen konnten. Auch HARBITZ (1973) stellte eine signifikante Abnahme der Durchschnittswerte des morphometrisch berechneten Gesamtgewichtes der Leydig-Zellen bei Männern über 50 Jahre fest. Bei einem Drittel der Männer der 6. Dekade fand er aber auch noch Normalwerte. Nach diesen Befunden kann jedenfalls nicht mit einer generellen Abnahme der Leydig-Zellmasse gerechnet werden. Die Abnahme der Leydig-Zellmasse sagt über die Leydig-Zellzahl nichts aus, da diese selbst bei abnehmender Leydig-Zellmasse zunehmen kann, falls die funktionell weniger aktiven Leydig-Zellen kleiner werden.

Tatsächlich sieht man bei histologischer Kontrolle der Hoden älterer Männer verschiedenste Bilder. So fanden BUERGI u. HEDINGER (1959) im Rahmen ihrer Untersuchungen von Hoden von mehr als 90jährigen Greisen bei einem 97jährigen Manne vollkommen normale, von den Gonaden eines Jugendlichen kaum zu unterscheidende Hoden (Abb. 5.16a). Die Leydig-Zellen waren herdförmig etwas vermehrt. Bei der Mehrzahl dieser 90jährigen Männer waren allerdings tubuläre Atrophien nachweisbar (Abb. 5.16). Tubuläre Atrophien und die damit verbundenen Schrumpfungserscheinungen lassen die Leydig-Zellherde häufig deutlicher in Erscheinung treten und täuschen damit Leydig-Zellhyperplasien vor (Abb. 5.16b). Auch in den Serien von BUERGI u. HEDINGER (1959) schien die Zahl der Zwischenzellen in einzelnen Fällen vermehrt zu sein, berechnet auf die Zahl der Samenkanälchen erreichte ihre Zahl aber höchstens die Norm. Gesamthaft betrachtet muß im Alter in der Regel mit einer Verminderung der Leydig-Zellmasse und der Zahl der Leydig-Zellen gerechnet werden, nicht nur mit einer funk-

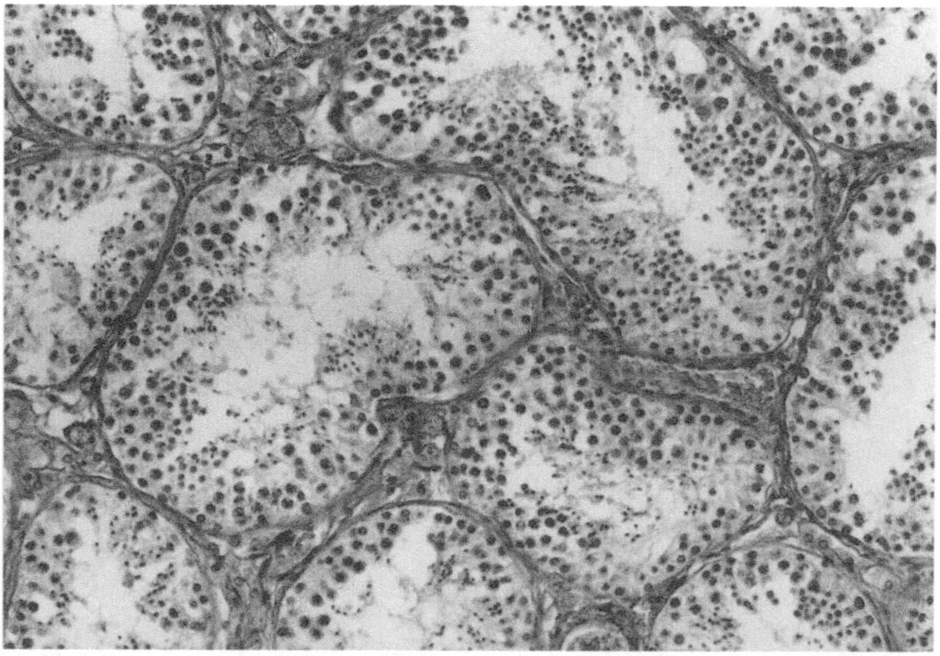

a

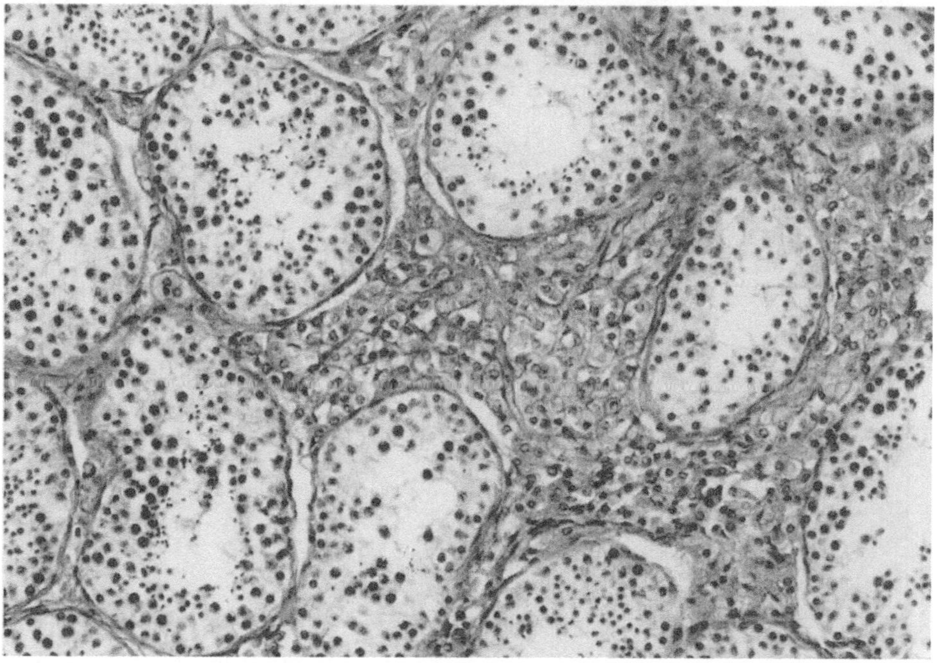

b

Abb. 5.16 a–d. Hodenveränderungen im hohen Alter (aus Buergi u. Hedinger 1959). **a** weitgehend normaler Hoden bei 90jährigem Mann. **b** Massive Leydig-Zellvermehrung bei relativ gut erhaltenen Tubuli im Hoden eines 97jährigen Mannes. **c** Ausgeprägte tubuläre Hodenatrophie bei einem 91jährigen Mann. **d** Totalhyalinose aller Hodenkanälchen mit Fehlen der Leydig-Zellen bei einem 93jährigen Mann

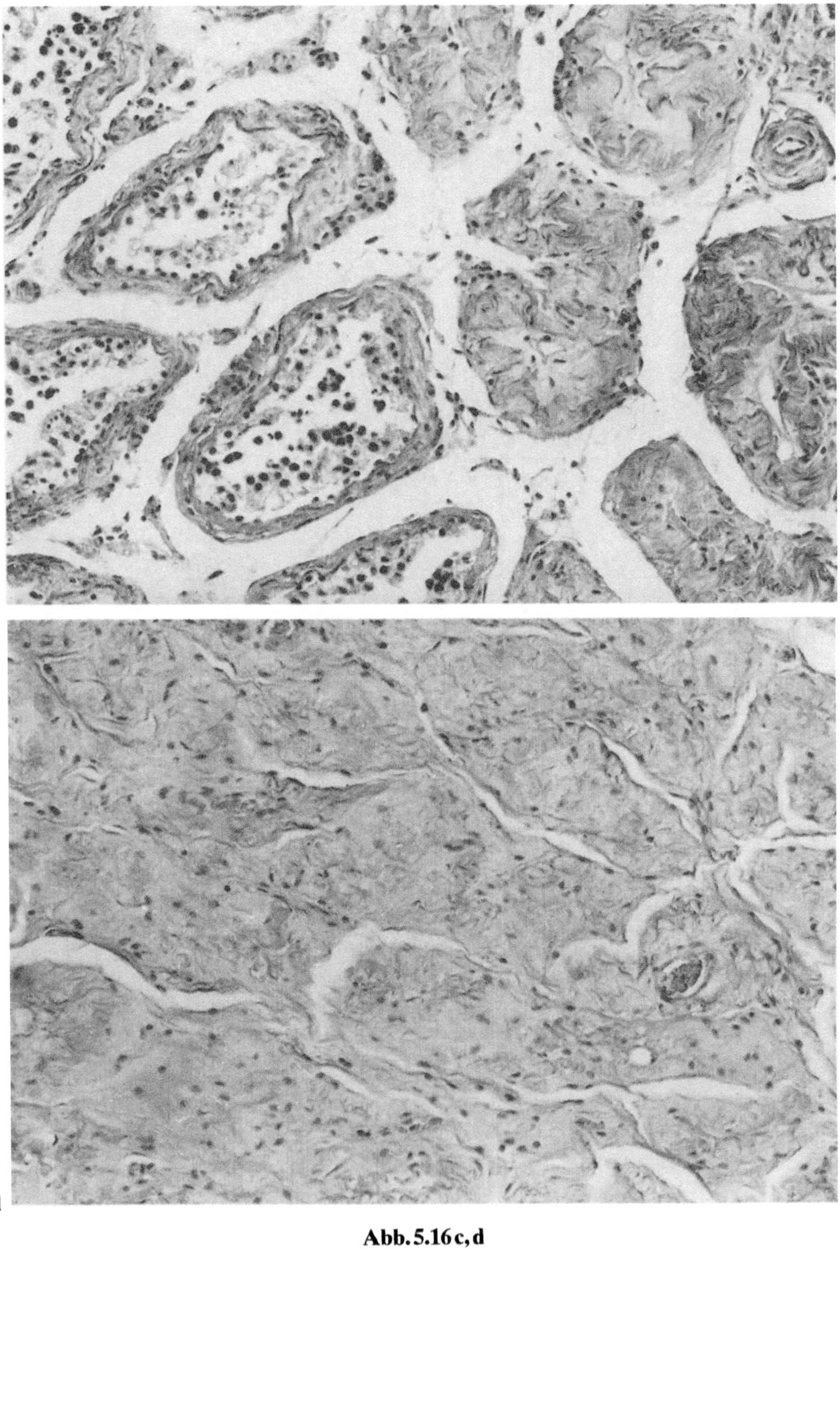

c

d

Abb. 5.16c, d

tionellen Insuffizienz dieser Zellen. Genauere morphometrische Kontrollen an einer größeren Zahl von Hoden verschiedener Altersstufen wären jedoch erwünscht.

4. Vorwiegend primäre Testesinsuffizienz bei hereditär-degenerativen Syndromen

a) Myotonia atrophicans Steinert

Bei dieser autosomal dominant vererbten Myotonieform kommt es vor allem im Alter bei 80 % der Patienten zu einer testikulären Atrophie, die vorwiegend die Tubuli betrifft. Diese sind in fortgeschritteneren Stadien vollkommen hyalinisiert. Die Leydig-Zellen sind wenig betroffen, erscheinen herdförmig sogar gewuchert, so daß ein histologisches Bild entsteht, das an ein Klinefelter-Syndrom erinnert (Abb. 5.17). Die Kerne der Leydig-Zellen sind aber gleichförmig und lassen das positive Sexchromatin der Kerne des Klinefelter-Syndroms vermissen. Vor allem aber fehlen auch Zeichen einer partiellen tubulären Unterentwicklung (Übersichten der Hodenveränderungen bei ROOS 1957; DRUCKER et al. 1963; BECKER u. HOFMANN 1975; FEBRES et al. 1975).

b) Werner-Syndrom

Diese auch als Progerie bezeichnete Krankheit tritt, sofern der fakultative Kleinwuchs nicht vorhanden ist, erst im Erwachsenenalter in Erscheinung. Die Krankheit ist vor allem durch eine allgemeine Hautatrophie mit Geschwürbildung, einen vorzeitigen Haarausfall, Muskelatrophie, Katarakt, Diabetes mellitus und vorzeitige Arteriosklerose gekennzeichnet. Charakteristisch ist die hohe krächzende Stimme. Die Hodenbeteiligung äußert sich in einer tubulären Atrophie bei eher vermehrten Leydig-Zellen, womit wieder ein histologisches Bild resultiert, das an das Klinefelter-Syndrom erinenrt (EPSTEIN et al. 1966).

c) Rothmund-Thompson-Syndrom

Poikilodermie, Alopezie, Katarakte und Kleinwuchs mit auffallend kleinen Händen charakterisieren dieses autosomal rezessiv vererbte Syndrom, das mit einem hypergonadotropen Hypogonadismus bei kleinen Hoden einhergeht (Übersichten bei TAYLOR 1957; WERDER et al. 1975).

d) Alström-Edwards-Syndrom

Im Vordergrund der Symptome dieser autosomal rezessiv vererbten Krankheit stehen Erblindung, Taubheit, Fettsucht und Diabetes mellitus, ferner eine zunehmende Nephropathie. Die Hoden sind klein, die Gonadotropine sind erhöht. Histologisch besteht eine tubuläre Atrophie mit herdförmig eher vermehrten Leydig-Zellen, wieder ein Bild, das an ein Klinefelter-Syndrom erinnert. Was die Beziehungen zwischen den auch getrennt aufgeführten Alström- und Edwards-Syndromen sowie die Abgrenzung von der Gruppe der Laurence-Moon-Bardet-Biedl-Syndrome anbelangt, sei auf die Übersichten von GOLDSTEIN u. FIALKOW (1973) und EDWARDS et al. (1976) verwiesen.

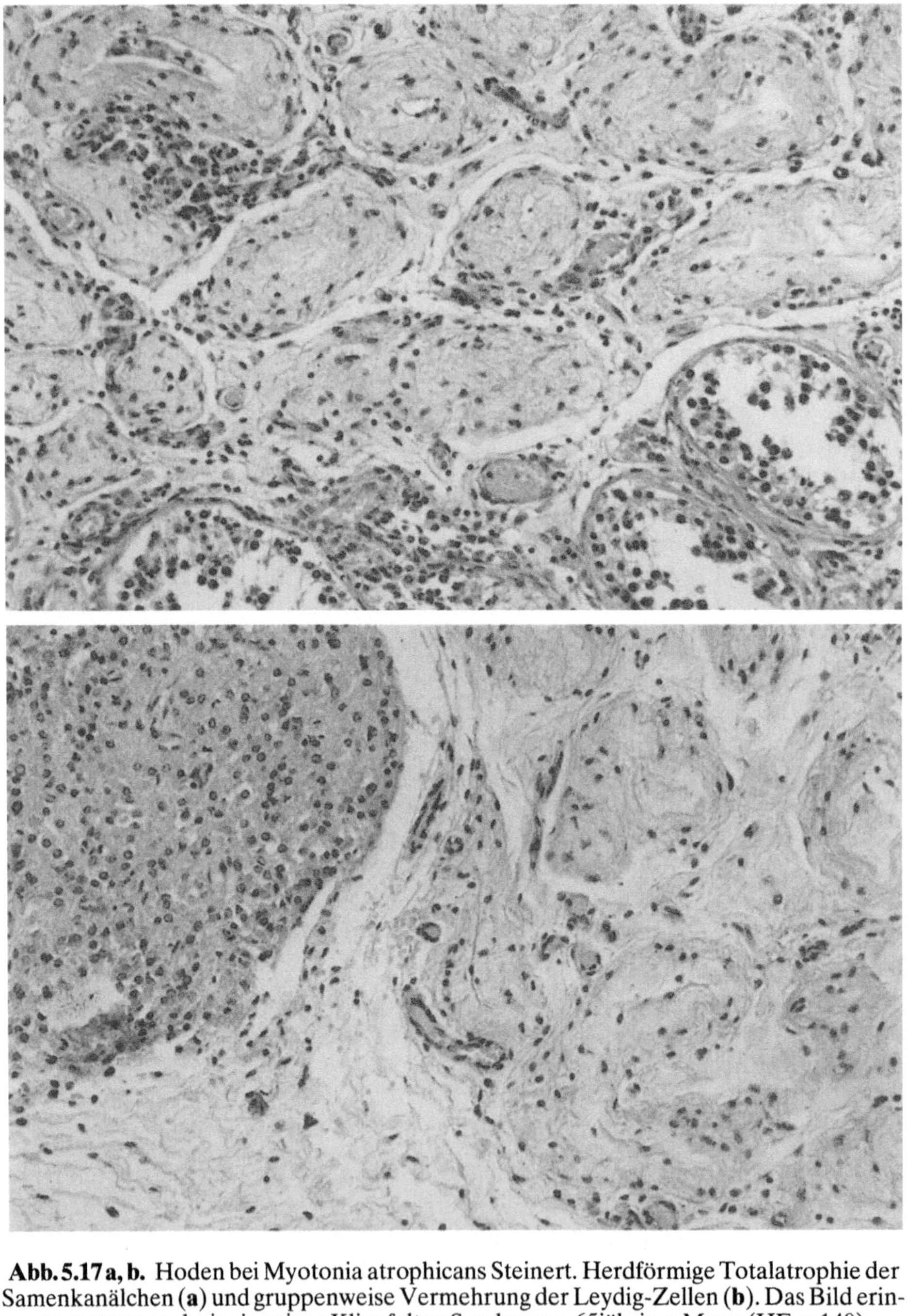

a

b

Abb. 5.17 a, b. Hoden bei Myotonia atrophicans Steinert. Herdförmige Totalatrophie der Samenkanälchen (**a**) und gruppenweise Vermehrung der Leydig-Zellen (**b**). Das Bild erinnert etwas an dasjenige eines Klinefelter-Syndromes. 65jähriger Mann (HE ×140)

e) Blooms-Syndrom

Das Syndrom ist durch einen Kleinwuchs, ein lichtempfindliches teleangiektatisches Erythem sowie verschiedene zusätzliche Symptome wie Immundefekte, Chromosomenanomalien und eine besondere Neigung zu Entwicklung maligner Tumoren charakterisiert. Hypogonadismus ist häufig. Alle 6 von KAULI et al. (1977) untersuchten Patienten hatten kleine Hoden, wobei es sich nach hormonalen Untersuchungen zu schließen um eine primäre Testesinsuffizienz handeln dürfte. Zwei Erwachsene hatten eine Azoospermie.

f) Weinstein-Syndrom

Patienten mit diesem Syndrom sind blind und taub. Sie leiden ferner an einer Hyperurikämie und einer Hyperlipämie; die Hoden sind klein. Histologisch sind die Tubuli hyalinisiert, die Leydig-Zellen vermehrt. Die deutlich erhöhten Gonadotropine weisen auf eine primäre Gonadenstörung hin (WEINSTEIN et al. 1969).

g) Sohval-Soffer-Syndrom

Bei dieser von SOHVAL u. SOFFER (1953 a) bei 2 Brüdern beobachteten Krankheit handelt es sich um einen familiären Hypogonadismus primärer Natur mit Gynäkomastie, Skelettdeformitäten, Diabetes mellitus und Debilität. Die Hoden sind klein mit atrophischen oder keimepithelfreien Tubuli und mehr oder weniger stark vermehrten Leydig-Zellen. Auch bei einer zweiten Form von kongenitaler Hodeninsuffizienz, ebenfalls von SHOVAL u. SOFFER (1953 b) beschrieben, soll ein primärer Hypogonadismus vorliegen. Nach dem gezeigten histologischen Bild der Hodenveränderung könnte es sich aber auch um eine sekundäre Form handeln.

h) Silver-Russel-Syndrom

Das Syndrom ist durch Kleinwuchs und Extremitäten- sowie Gesichtsasymmetrien charakterisiert. In den Untersuchungsserien von ANGEHRN et al. (1979) hatten 7 der 14 Knaben einen ein- oder beidseitigen Kryptorchismus, 2 Knaben waren unvollständig maskulinisiert. Die Hoden blieben auch postpuberal klein. In Anbetracht der erhöhten Gonadotropinwerte muß auch bei diesem Syndrom ein primärer, hypergonadotroper Hypogonadismus vorliegen.

II. Sekundäre Testesinsuffizienz (hypogonadotroper Hypogonadismus)

Die Hodenveränderungen bei sekundärer Testesinsuffizienz sind vom Zeitpunkt des Einsetzens des Gonadotropinabfalles oder -ausfalles abhängig. Bei angeborenen Störungen bleiben die Hoden in frühkindlichem, präpuberalem Zustand stehen. Bei postpuberalem Ausfall kommt es zur kombinierten Atrophie der Tubuli und Leydig-Zellen oder nur zur vorwiegend tubulären oder interstitiellen Insuffizienz.

1. Kombiniert tubuläre und interstitielle sekundäre Testesinsuffizienz

a) Isolierter Gonadotropinmangel

Ursache dieser Entwicklungsstörung ist ein Mangel an hypothalamischem Gonadotropin-Releasing-Hormon (GnRH). Sie tritt sporadisch und familiär auf, wobei in der gleichen Familie auch Fälle von Kallmann-Syndrom beobachtet werden. Der idiopathische Gonadotropinmangel und das Kallmann-Syndrom werden deshalb als verschiedene Manifestationen der gleichen Erbkrankheit aufgefaßt. Die Hodenveränderungen sind identisch. Differentialdiagnostisch muß vor allem an die Möglichkeit einer *verspäteten Pubertät* gedacht werden.

b) Hypogonadotroper Eunuchismus mit Anosmie (Kallmann-Syndrom)

Die Patienten mit diesem bereits 1856 von MAESTRE DE SAN JUAN beschriebenen und von KALLMANN et al. 1944 sowie von DE MORSIER u. GAUTHIER (1963) besonders abgegrenzten Syndrom leiden wie diejenige des isolierten Gonadotropinmangels an einem Eunuchismus, dazu aber an einer Anosmie oder einer Verminderung des Geruchsinnes, die auf einer Entwicklungsstörung des Riechhirns beruht. Diese betrifft vor allem den Bulbus olfactorius, den Tractus olfactorius und das Trigonum olfactorium, die ein- oder beidseitig fehlen können (Abb. 5.18). Die Krankheit geht nicht selten mit anderen Störungen wie Schwerhörigkeit und Diabetes mellitus einher.

Die Hoden sind häufig kryptorch. Bei 6 der 13 männlichen Patienten von LIEBLICH et al. 1982 bestand ein meist allerdings nur einseitiger Kryptorchismus. Die Hoden sind klein und entsprechen histologisch auch bei Erwachsenen dem Bilde eines Hodens vor der Pubertät. Die Kanälchen sind lumenlos und enthalten vorwiegend unreife Sertoli-Zellen, daneben aber auch spärlich Gonozyten und Spermatogonien. In etwas fortgeschritteneren Entwicklungsstadien sind zahlreichere Spermatogonien und gelegentlich auch Spermatozyten nachweis-

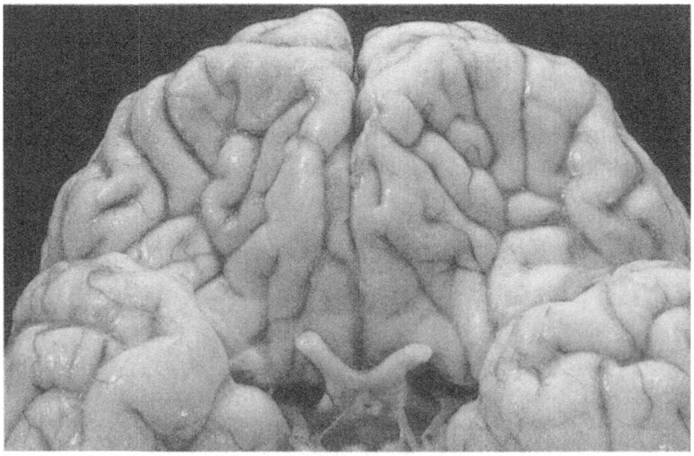

Abb. 5.18. Kallmann-Syndrom, Hirnbasis: Fehlen des Bulbus, des Tractus und des Trigonum olfactorium beidseits. 60jähriger Mann

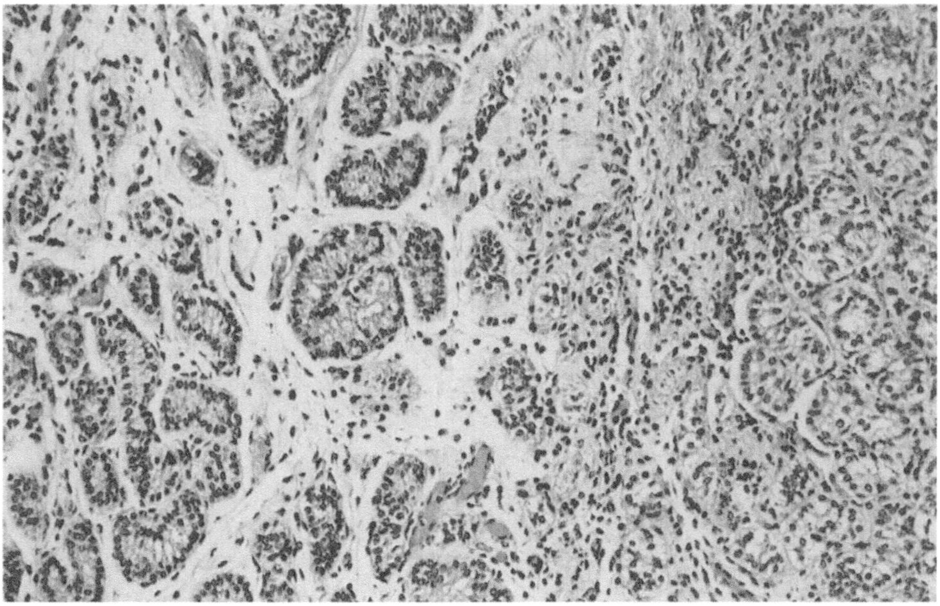

Abb. 5.19. Hoden bei Kallmann-Syndrom. Gleicher Patient wie Abb. 5.18. Hypoplastische und z. T. atrophische Kanälchen, Andeutung hypoplastischer Zonen (van Gieson-Elastin × 140)

bar. Leydig-Zellen fehlen oder sind sehr spärlich. Die Tunica propria ist in der Regel etwas verdickt (Abb. 5.19). Diese bereits lichtmikroskopisch erfaßbare Verbreiterung der Tunica propria konnte von Pervaiz et al. 1979 bei einem Patienten mit Kallmann-Syndrom elektronenoptisch bestätigt werden. In den Kanälchen fanden sie nur Sertoli-Zellen vom Intermediärtyp und spärlich Spermatogonien, im Zwischengewebe Intermediärstadien zwischen Mesenchym- und Leydig-Zellen. Die Veränderungen entsprechen somit elektronenoptisch Befunden, wie sie De Kretser (1968) beim Erwachsenen mit hypogonadotropem Hypogonadismus beschrieben hat. Unter Gonadotropinbehandlung kann die Spermatogenese aktiviert werden, die Leydig-Zellen nehmen an Zahl zu. Zwei der 13 Patienten von Lieblich et al. 1982 und Rogol et al. 1980 zeugten Kinder.

c) Hypothalamische und hypophysäre Schädigungen mit Hypogonadismus

Die Hodenveränderungen bei hypothalamischen und hypophysären Störungen sind vom Zeitpunkt des Einsetzens der übergeordneten Schädigung abhängig. Tritt diese vor der Pubertät auf, so sind die Hoden unterentwickelt klein. Ihre Samenkanälchen bleiben auf infantiler Stufe stehen, die Leydig-Zellen sind nicht oder kaum erkennbar (Abb. 5.20). Das histologische Bild derart hypoplastischer Hoden entspricht somit Veränderungen, wie sie bereits beim Kallmann-Syndrom im Abschnitt II,1,b dieses Kapitels besprochen worden sind. Tritt der Ausfall der gonadotropen Funktion erst nach der Pubertät auf, kommt es zur kombinierten

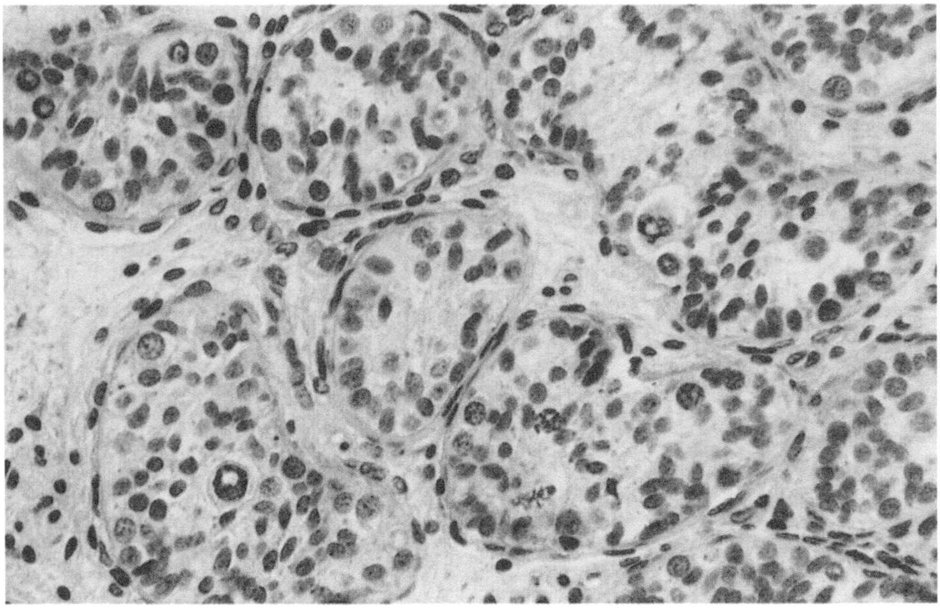

Abb. 5.20. Hypoplastischer Hoden bei angeborenem Gonadotropinmangel. $15^1/_2$jähriger junger Mann (HE ×360)

Atrophie von Hodenkanälchen und Zwischenzellen. Selbst in weitgehend atrophischen Kanälchenresten lassen sich in der Tunica propria bei einmal durchgemachter puberaler Reifung elastische Fasern nachweisen, die bei primär hypoplastischen Kanälchen fehlen. Elektronenoptisch sieht man nach langdauernden Therapien mit größeren Östrogendosen und entsprechender Abnahme der Gonadotropine eine Atrophie der Samenkanälchen mit massiver Verdickung der Tunica propria und einen Verlust der Spermatogenese, indem nur noch Spermatogonien vom hellen Typ der A-Spermatogonien erhalten bleiben, die als Stammzellen der Spermatogenese aufgefaßt werden (Literaturübersicht bei SCHULZE 1988). Die Leydig-Zellen verschwinden, d. h. sie nehmen fibroblastenartige Gestalt an. Unter Gonadotropinbehandlung lassen sich atrophische oder hypoplastische Leydig-Zellen aktivieren. Ihr glattes endoplasmatisches Retikulum, die Zahl der Mitochondrien, der Lipidgehalt und die Pigmenteinlagerungen nehmen zu (DE KRETSER 1967). Die Samenkanälchen können vollkommen ausreifen (Abb. 5.21).

Erworbener LH-RH-Mangel wird vor allem bei suprasellären Tumoren gesehen. Diese führen bei Kindern häufig nicht nur zu Hypogonadismus mit Ausbleiben der Pubertät, sondern auch zu Wachstumsstörungen. Am häufigsten sind Kraniopharyngeome. Keimzelltumoren, seminomatöser und nichtseminomatöser Art, sind weniger häufig. Sie gehen vor allem von der Epiphysengegend aus, seltener auch vom Boden des 3. Ventrikels. In der Chiasmagegend müssen ferner Gliome in Betracht gezogen werden. Hypothalamische Störungen können auch durch entzündliche Prozesse, Meningitiden und deren Residuen, Bestrahlungen, Trau-

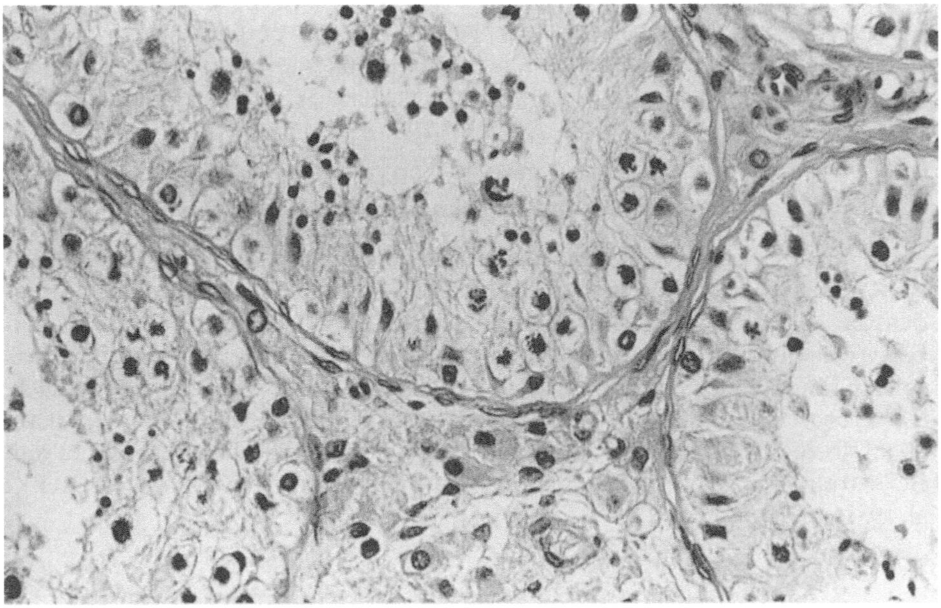

Abb. 5.21. Gleicher Patient wie Abb. 5.20. Weitgehend ausgereifter Hoden nach $1^1/_2$jähriger Gonadotropinbehandlung, im Alter von 17 Jahren (HE ×360)

mata und schließlich auch durch Mißbildungen wie Dystopien des Hypophysenhinterlappens ausgelöst werden.

Bei primär hypophysären Störungen muß ebenfalls in erster Linie an Tumoren als Ursache des Gonadotropinausfalles gedacht werden, vor allem an sog. chromophobe Adenome mit ungewöhnlicher Prolaktinsekretion oder an Adenome mit gleichzeitigen anderen sekretorischen Leistungen. Metastasen, vor allem bei Bronchus- und Mammakarzinom an sich relativ häufig, führen dagegen selten zu Symptomen einer Hypophyseninsuffizienz. Entzündungen und Nekrosen können dagegen einen Hypophysenausfall bewirken. Nekrosen, meist Schockfolge, sieht man autoptisch abgesehen vom Sheehan-Syndrom vor allem bei Diabetes mellitus und Hämochromatose. Was die verschiedenen, morphologisch faßbaren hypophysären Ursachen des Hypogonadismus anbelangt, sei auf die Übersicht von SAEGER (1981) verwiesen.

An funktionellen Ursachen müssen auch Unterernährung und andere hormonale Störungen berücksichtigt werden, wie z. B. Hypothyreose, übermäßige Androgenproduktion beim adrenogenitalen Syndrom oder Östrogentherapie. Auch Antiandrogene wie Cyproteronacetat, die sich zwar vor allem als Testosteronantagonisten äußern, indem sie Testosteron von den Rezeptoren des Erfolgsorgans verdrängen, haben eine hypothalamische Wirkung, indem sie die Gonadotropinsekretion hemmen. Histologisch kommt es wie bei Östrogenbehandlung zu einem Stillstand der Spermatogenese auf Stufe der Spermatozyten oder Spermatogonien, zu einer Abnahme der Spermatogonien des Typs Ad, d. h. des Typs II, und zu einer Atrophie der Leydig-Zellen (s. STÄDTLER u. HORN 1973; SCHULZE 1977).

Der Hypogonadimus bei chronischem Alkoholismus beruht ebenfalls vor allem auf einer Störung der Testosteronsynthese. Hodenveränderungen werden besonders aber bei alkoholischer Leberzirrhose gesehen. Auch die Hämochromatose mit Pigmentzirrhose führt zu einer vorwiegend sekundären Hodenatrophie (Übersichten bei Schaison 1984, Labhart 1986).

2. Vorwiegend tubuläre sekundäre Testesinsuffizienz

Maroulis et al. (1977) fanden in der Hodenbiopsie von einem Patienten mit isoliertem FSH-Mangel einen Stillstand der Spermatogenese auf der Spermatidenstufe. Isolierter FSH-Mangel tritt nach Labhart (1986) auch bei adulten adipösen Männern auf, wobei eine Vermehrung von Östradiol und Östron eine Rolle spielen könnte. Der Plasmaspiegel von FSH, Gesamttestosteron und freiem Testosteron ist vermindert (Strain et al. 1982). Das sexualbindende Globulin ist aber ebenfalls reduziert, so daß kein Mangel an freiem Testosteron resultieren muß. Bei extrem Adipösen soll aber auch das freie Testosteron etwas abfallen (Kley et al. 1981).

3. Vorwiegend interstitielle sekundäre Testesinsuffizienz, Syndrom der fertilen Eunuchen (Pasqualini u. Bur 1950; Mc Cullach et al. 1953)

Dieses Syndrom eines inkompletten hypogonadotropen Hypogonadismus geht mit einem erniedrigten LH- bei gleichzeitig normalem FSH-Spiegel im Plasma einher. Nach Rogol et al. (1980) kommen Übergänge zum Kallmann-Syndrom vor. Die Hoden sind bei fertilen Eunuchen aber größenmäßig weitgehend normal. Die Spermatogenese in den Hodenkanälchen ist erhalten, die Spermienzahlen im Ejakulat sind jedoch reduziert. Auch vollkommene Aspermie kommt vor. Die Leydig-Zellen sind spärlich oder sollen sogar fehlen. Behandlung mit GnRH führt zu einem prompten LH-Anstieg. Auch Behandlung mit Testosteron löst eine aktive Spermatogenese mit Erhöhung der Spermienzahlen aus (s. Hornstein et al. 1974; Makler et al. 1977; Smals et al. 1978).

4. Vorwiegend sekundäre Testesinsuffizienz bei hereditär-degenerativen Syndromen

a) Prader-Labhart-Willi-Syndrom

Nach Prader et al. (1956) ist das Syndrom durch Kleinwuchs, Adipositas, Kryptorchismus und Oligophrenie charakterisiert sowie durch einen myotonieartigen Zustand im 1. Lebensjahr. Die Pubertät bleibt aus oder setzt nur verspätet ein. Beim Knaben entsteht schon fötal ein Hypogenitalismus. Das Skrotum ist von der Haut des Dammes nicht abgesetzt, es kann sogar fehlen oder nur durch grobe Querfalten in der Haut mit einer medianen Raphe angedeutet sein. Im Erwachsenenalter sind die sekundären Geschlechtsmerkmale spärlich ausgebildet; die Hoden sind klein. Nach Gabilan u. Royer (1968) bestand bei 22 von 34, nach Ueling (1980) bei 21 von 30 Knaben ein meist bilateraler Kryptorchismus. In allen 4 Fällen von Ueling (1980), bei denen eine Hodenbiopsie durchgeführt werden konnte, 2 davon postpuberal, waren in den Tubuli keine Keimzellen nachweisbar, die Leydig-Zellen waren vermindert. Auch WANNARACHUE et al. (1975) und KATCHER et al. (1977) sahen nur keimepithelfreie Kanälchen. LAURANCE (1967), GABILAN u. ROYER (1968), STEINER (1968) sowie ZELLWEGER u. SCHNEIDER (1968) fanden dagegen erhaltene Spermatogonien in den ebenfalls nur kleinen Samenkanälchen der hypoplastischen Hoden. Die Sertoli-Zellen sind unreif. Bei älteren Patienten entwickelt sich eine Tubulussklerose. Die Leydig-Zellen sind ungewöhnlich lipidreich (Übersicht der morphologischen Befunde bei STEINER 1968).

b) Laurence-Moon-Bardet-Biedl-Syndrom

Bei diesem Syndrom handelt es sich ebenfalls um ein autosomal rezessives Erbleiden mit geistiger Entwicklungsverzögerung, Adipositas, Retinitis pigmentosa, Nephropathie, Polydaktylie oder Syndaktylie und Hypogonadimus, besonders bei Männern. Der Hypogonadismus soll bei der Mehrzahl der Patienten sekundärer Natur sein. NISTAL u, PANIAGUA (1984) ordnen dieses Syndrom deshalb der sekundären Testesinsuffizienz zu. Primäre Formen kommen aber ebenfalls vor, weshalb LABHART (1986) dieses Syndrom auch bei der primären Testesinsuffizienz erwähnt. GREEN et al. (1989) nehmen auf Grund ihrer Untersuchungen an einem großen Patientenkollektiv ebenfalls eine primäre Testesinsuffizienz an. Nach TOLEDO et al. (1977) findet man eine mehr oder weniger ausgeprägte tubuläre Hodenatrophie mit Reduktion der Zahl der Leydig-Zellen.

c) Biemond-Syndrom

Patienten mit diesem Syndrom weisen eine Polydaktylie und ein Iriskolobom auf. Der Hypogonadismus ist sekundärer, d. h. hypogonadotroper Natur. Das Syndrom scheint dem Syndrom von Laurence-Moon-Bardet-Biedl nahezustehen.

d) Kraus-Ruppert-Syndrom

Auch bei diesem Syndrom, durch Mikroencephalie, Hypoplasie hypothalamischer Kerne und Syndaktylie charakterisiert, besteht ein sekundärer Hypogonadismus (KRAUS-RUPPERT 1956).

e) Ataxie-Hypogonadismus-Syndrom

Bei Männern mit dieser zerebellären Ataxie entwickelt sich ein hypogonadotroper Hypogonadismus. Ein derartiger Hypogonadismus soll aber auch bei anderen Formen zerebellärer Störungen wie z. B. der Friedreich-Ataxie vorkommen (VOLPE et al. 1963; NEUHÄUSER und OPITZ 1975).

f) Nävoides Basalzellkarzinomsyndrom (Gorlin-Goltz-Syndrom)

Dieses Syndrom, charakterisiert durch multiple Basalzellkarzinome der Haut und Kieferzysten, geht mit einem hypogonadotropen Hypogonadismus einher, gelegentlich auch mit Kryptorchismus oder einseitigem Hodenmangel. Da in einer Familie bei den befallenen Mitgliedern auch eine Anosmie beobachtet wurde, werden Beziehungen zum Kallmann-Syndrom vermutet (WALLACE et al. 1973).

g) Carpenter-Syndrom

Ausgeprägte Akrozephalie, Gesichtsmißbildungen, Syndaktylie und Polydaktylie kennzeichnen dieses Syndrom, das ebenfalls mit einem hypogonadotropen Hypogonadismus einhergeht (TEMTAMY 1966).

h) Crandall-Syndrom

Wesentliche Erscheinungen dieses Syndrom sind progressive Taubheit, Alopezie und hypogonadotroper Hypogonadismus. Die Erkrankung soll autosomal-rezessiv vererbt werden (CRANDALL et al. 1973).

i) Ichthyosis congenita und Hypogonadismus (Lynch-Syndrom)

Die Patienten leiden abgesehen von der Ichthyosis an einem hypogonadotropen Hypogonadismus mit Eunuchoidismus, eventuell verbunden mit einem Kryptorchismus.

Übersichten all dieser hereditär-degenerativen Krankheiten mit Hodenbeteiligung finden sich bei SIMPSON (1976) und SUMMIT (1979). Was die Hodenbeteiligung bei derartigen Erkrankungen und Syndromen anbelangt, sei auch auf die Zusammenstellung im Rahmen der Besprechung der Störungen der Geschlechtsentwicklung verwiesen (Kap. 2:C). Zusammenstellungen weiterer Mißbildungssyndrome wie der *Trisomie 21* und anderer *autosomal bedingter Anomalien,* die mit Störungen der Genitalentwicklung, insbesondere der Hodenentwicklung oder der Hodenfunktion einhergehen können, sind ebenfalls in den Übersichten von SIMPSON (1976) und SUMMIT (1979) eingeschlossen. Resultate einer quantitativen Auswertung von Hodenbiopsien bei derartigen Syndromen, besonders bei der Trisomie 21 finden sich bei SKAKKEBAEK et al. (1973b).

C. Hodenbiopsien – männliche Sterilität (männliche Infertilität)

Zahlreiche der bereits in den vorstehenden Ausführungen besprochenen Hodenveränderungen haben eine Unfruchtbarkeit der Ehe, eine Infertilität zur Folge. Der Begriff der Infertilität findet deshalb auch beim Manne Verwendung. In englischer und französischer Sprache ist der Ausdruck der männlichen Infertilität sogar durchaus geläufig. Ich werde mich in den nachfolgenden Ausführungen aber doch an den für männliche Individuen adäquateren Ausdruck der männlichen Sterilität halten.

Bei Sterilitätsabklärungen spielen Hodenbiopsien eine wesentliche Rolle. In vielen Ländern, besonders auch im deutschsprachigen Raum, hat sich dabei die Praxis entwickelt, daß der die Sterilitätsabklärung durchführende Androloge die Hodenbiopsien selbst beurteilt, ja daß er sogar die Aufarbeitung der Hodenbiopsie in seinem eigenen Laboratorium durchführen läßt. Ein derartiges Vorgehen hat den großen Vorteil, daß nur gezielte und unter vollkommener Kenntnis der anamnestischen und klinischen Verhältnisse vorgenommene Biopsien histologisch interpretiert werden müssen. Der Pathologe, den Zufällen des ihm zugestellten Untersuchungsmaterials ausgeliefert, befindet sich dagegen in der unglücklicheren Situation, nicht selten auch Hodenbiopsien bei klinisch ungenügend abgeklärten oder wenigstens unvollständig dokumentierten Sterilitätsfällen untersuchen zu müssen. Um ihm seine Aufgabe zu erleichtern, werden in den anschließenden Abschnitten die wichtigsten Voraussetzungen für eine zweckmäßige Beurteilung von Hodenbiopsien kurz zusammengefaßt. Anschließend werden die bei Sterilitätsabklärungen zu erwartenden Hodenbefunde demonstriert, wobei sich gewisse Überschneidungen mit den Ausführungen in anderen Kapiteln, wie z.B. im Kap. 2 über Mißbildungen und Entwicklungsstörungen, sowie den in den ersten Abschnitten dieses Kapitels geschilderten Störungen der Hodenfunktion nicht ganz vermeiden lassen. Für ausführlichere Darstellungen sei auf die bereits in der Einleitung erwähnten Monographie und Übersichten der Andrologie verwiesen. Neuere gedrängtere Zusammenstellungen mit entsprechenden Literaturhinweisen finden sich bei Schütte (1984b), Pesce (1987), Wong u. Horvath (1987), Holstein et al. (1988a, b) und Magid et al. (1990).

I. Hodenbiopsien

1. Indikation zur Hodenbiopsie

Hodenbiopsien werden praktisch fast ausschließlich zur diagnostischen Abklärung männlicher Sterilitätsfälle und zur Beurteilung des Hodenzustandes bei Kryptorchismusoperationen durchgeführt. Bei Hodentumoren kommt eine Probebiopsie ja höchstens als intraoperative Schnelluntersuchung bei bereits zur Orchiektomie freigelegtem und wegen der Gefahr der Verschleppung von Tumorgewebe provisorisch am Samenstrang abgeklemmtem Hoden in Frage. Biopsien aus entzündlich veränderten Hoden gelten als kontraindiziert. Aber auch bei Abklärungen der männlichen Sterilität wird der Wert der Hodenbiopsie immer wieder diskutiert. Jedenfalls sollten Hodenbiopsien in derartigen Situationen nicht einfach routinemäßig gemacht werden. Schirren (1982) nahm im Rahmen seiner andrologischen Abklärungen nur bei 6875 von 40346, d.h. 17% seiner Patienten eine Hodenbiopsie vor, wobei auffällt, daß dieser Prozentsatz von bis 25% in früheren Jahren auf 12,5% in den letzten Jahren abfällt. Nach Kaden et al. (1971) soll sogar nur bei 5–10% der Patienten eine Hodenbiopsie zur Abklärung andrologischer Situationen notwendig sein. Erfahrene Andrologen und Pathologen wie Levin (1979), Colgan et al. (1980),. Schoysman (1980), Schütte (1980, 1983, 1984a, b), De Kretser (1982), Hjort et al. (1982), Schirren (1982), Staedtler (1982, 1984), Horica u. Bandhauer (1983) sowie Pesce (1987) empfehlen auch heute noch wie früher Charny (1940, 1963) und Nelson (1950, 1953) die Vornahme von Hodenbiopsien, aber nur in ausgewählten Fällen. Nach eigenen Erfahrungen (Clavadetscher u. Hedinger 1970; Hedinger 1971, 1984) kann das Resultat einer Hodenbiopsie auch im negativen Sinne wertvoll sein, indem auf Grund ungünstiger histologischer Bilder eine Therapie abgebrochen oder von vornherein unterlassen wird, wie das Nelson schon 1953 betont hat.

De Kretser (1982) faßt in einem Editorial des *International Journal of Andrology* seine Auffassung über den Wert der Hodenbiopsien bei männlicher Sterilität folgendermaßen zusammen: Die Indikation zur Hodenbiopsie ist ganz generell einzuschränken. Bei Patienten mit Azoospermie oder schwerer Oligospermie ist auf eine Hodenbiopsie zu verzichten, falls die FSH-Werte im Plasma erhöht sind, da das Keimepithel in der Regel irreversibel geschädigt ist. Bei Patienten mit Azoospermie und normalen FSH-Werten soll dann eine Biopsie vorgenommen werden, wenn ein rekonstruktiver chirurgischer Eingriff geplant wird, eine Empfehlung, die allerdings der Auffassung von SCHOYSMAN (1980) widerspricht, da nach seiner Ansicht nur schon eine derartige Biopsie den Erfolg eines späteren operativen Rekanalisierungsversuches in Frage stellen kann. DE KRETSER (1982) empfiehlt Hodenbiopsien ferner bei schwerer Oligospermie, aber normal großen Hoden und normalen FSH-Werten, da bei weitgehend normalem Samenepithel ein partielles Abflußhindernis vorliegen könnte. Auch bei Varikozelenoperationen ist nach seiner Ansicht eine Hodenbiopsie dann empfehlenswert, wenn eine mäßige oder schwere Oligospermie vorliegt, damit der Zustand des Keimepithels anläßlich der Operation festgelegt, sozusagen dokumentiert werden kann. Hier handelt es sich also weniger um eine diagnostisch indizierte Biopsie, als um eine Sicherung des behandelnden Arztes vor späteren Vorwürfen eines Behandlungsschadens. Schließlich empfiehlt DE KRETSER (1982) die Hodenbiopsie auch zur Früherfassung maligner Prozesse, des „Carcinoma in situ" (s. dieses Kapitel C II.5 a und Kap. 6:A,II,d,ε).

2. Wesentliche anamnestische und klinische Angaben

Ohne zuverlässige Angaben über die Sterilitätsanamnese, körperlichen Zustand des Patienten, insbesondere Genitalstatus, Spermiogramm und Hormonverhältnisse kann eine Hodenbiopsie nur unvollständig ausgewertet werden. SCHIRREN (1982) verwendet einen vielseitigen Fragebogen, in dem alle wesentlichen Angaben über Anamnese, Lebensweise, allfällige toxische oder medikamentöse Einflüsse, Genitalstatus, Spermiogramm sowie Hormon- und Chromosomenstatus festgehalten werden. Vom Pathologen aus betrachtet sind Angaben über Hodengröße, Spermiogramm und Hormonverhältnisse, vor allem FSH und LH, besonders wichtig.

a) Genitalbefund

Es ist ganz selbstverständlich, daß der Pathologe, der eine Biopsie zu beurteilen hat, über den Genitalbefund genau orientiert werden muß. Es sei auch hier auf das Kap. 2 über die Mißbildungen und Entwicklungsstörungen verwiesen. Unerläßlich sind aber nur schon die ganz einfachen Angaben über die Hodengröße, lassen sich doch an diesem Parameter allein, vor allem aber in Kombination mit dem Spermiogramm ganz wesentliche Schlüsse auf die Art der Hodenstörung ziehen.

So können beidseits zu kleine Hoden (Abb. 5.22) Ausdruck einer unvollständigen Entwicklung sein. Entwicklungsstörungen lassen sich beim Erwachsenen aber auch an anderen Symptomen erfassen, nicht ausgerechnet nur an der Hodengröße. Hodenbiopsien werden deshalb bei derartigen Situationen nur in seltenen Sonderfällen durchgeführt. Dagegen stellen beidseits verkleinerte Hoden eine häufigere Ursache von Hodenbiopsien dar. In erster Linie handelt es sich

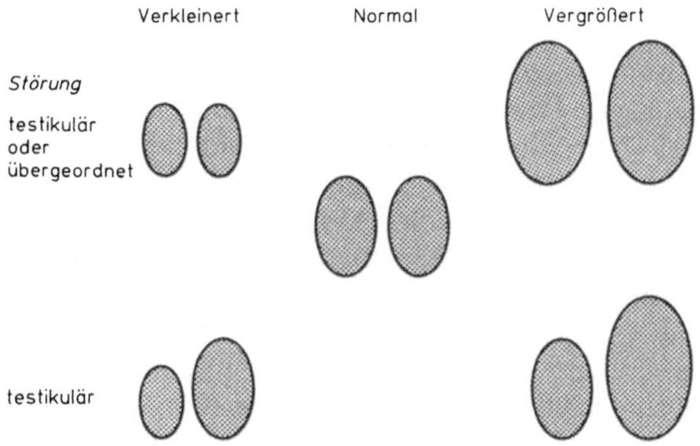

Abb. 5.22. Schematische Darstellung möglicher Veränderungen der Hodengröße bei primär testikulären oder übergeordneten Störungen

dabei um primär testikuläre Hodenatrophien verschiedenen Grades, selten aber auch um sekundäre Hodenatrophien infolge Störung der gonadotropen Funktionen.

Bei einseitig zu kleinen Hoden kommt dagegen nur eine primäre testikuläre, einseitig betonte Atrophie in Frage, wobei die Ursache allerdings extratestikulär liegen kann wie bei einseitigem Kryptorchismus, Hodentorsion oder Schädigung infolge Herniotomie.

Beidseitig vergrößerten Hoden begegnet man im Rahmen von diagnostisch indizierten Hodenbiopsien praktisch nie. Entweder besteht keine Sekretionsstörung und damit auch kein Grund zur Hodenbiopsie, oder es handelt sich um beidseitige Hodentumoren, die palpatorisch oder mit modernen bildgebenden Verfahren auch ohne Biopsie erfaßt werden können, ganz abgesehen von der Kontraindikation, in solchen Fällen Hodenbiopsien durchzuführen. Ausnahmsweise kann eine Orchitis, wie z. B. eine floride Lues, Ursache einer beidseitigen Hodenvergrößerung werden, selten auch eine ungewöhnliche Stoffeinlagerung, wie z. B. die Amyloidose. Bei einseitigen Hodenvergrößerungen muß neben den für beidseitig vergrößerte Hoden genannten Ursachen auch an die granulomatöse Orchitis gedacht werden, die meist nur einseitig auftritt und damit klinisch einen Hodentumor imitiert.

Beidseits normal große Hoden bei gleichzeitig ausgeprägten Sekretionsstörungen sind dagegen häufig Ursache von Hodenbiopsien. Weitgehend normal große Hoden bei Azoospermie ohne Vorstufen der Spermatogenese sind typisch für das Verschlußsyndrom, d. h. die beidseitige Obliteration der ableitenden Samenwege. Ebenfalls normal große Hoden aber mit Oligospermie und gleichzeitig normalem FSH charakterisieren partielle Obstruktionen. Auch Varikozelen können trotz normal großen Hoden eine Oligospermie bedingen. In all diesen Fällen besteht eine relative oder absolute Indikation zur Hodenbiopsie. Zusammenfassend betrachtet kann nur noch einmal betont werden, daß Angaben über die Hodengröße wesentliche Voraussetzung einer korrekten Beurteilung von Hodenbiopsien darstellen.

b) Spermiogramm

Was die Einzelheiten der Spermauntersuchungen und die Interpretation ihrer Resultate anbelangt, sei auf die kurzen Übersichten von SCHIRREN (1982) und SIGG u. HORNSTEIN (1987) verwiesen. Für die Interpretation der Hodenbiopsien sind vor allem die Spermienzahlen von Bedeutung. Über die heute üblichen Bezeichnungen orientiert Tabelle 5.3 nach SIGG u. HORNSTEIN (1987). Bei Azoospermien, d.h. bei Fehlen von Spermatozoen im Ejakulat ist die zusätzliche Angabe wichtig, ob andere Zellen der Spermatogenese vorhanden sind oder nicht. Beim Fehlen aller zellulären Elemente der Spermatogenese sprach man früher auch von Aspermie. Dieser Ausdruck wird heute aber für das Fehlen eines Ejakulates verwendet, für einen Zustand, der früher auch als Aspermatismus bezeichnet wurde. Damit ist ausgerechnet in einer differentialdiagnostisch wichtigen Frage, nämlich der Abgrenzung testikulär bedingter Azoospermien von sog. Verschlußazoospermien, d.h. Zuständen fehlender Keimzellen im Ejakulat, die durch eine Verlegung der Abflußwege verursacht werden, eine unnötige sprachliche Verwirrung entstanden. SCHIRREN (1982) empfiehlt deshalb mit Recht, einfach von einer „Azoospermie mit oder ohne Vorstufen der Spermiogenesezellen" zu sprechen. Der von ihm verwendete Begriff der „Spermiogenese", ist in diesem Zusammenhang allerdings nicht mehr ganz korrekt, da man heute unter Spermiogenese die Ausreifung der Spermatiden zu

Tabelle 5.3. Wichtigste Normalwerte des Ejakulates und spermatologisch-diagnostische Nomenklatur pathologischer Befunde (Nach SIGG u. HORNSTEIN 1987)

Normalwerte nach 5 Tagen Abstinenz	
Ejakulatmenge	2–6 ml
pH-Wert	7,2–7,5 (7,0–8,0)
Farbe	Milchig bis glasig-weißlich
Verflüssigung	Nach 10–30 Minuten
Motilität	Über 60 %
Spermatozoendichte	40–250 Mio./ml
Morphologie	Bei normaler Spermatozoendichte mindestens 60 % normal konfigurierte Spermien
Fruktose	1,2–8 mg/ml
Pathologische Befunde	
Akinese	Nur unbewegliche Spermien
Aspermatismus	Ausbleiben des Samenergusses
Aspermie	Kein Sperma
Azoospermie	Keine Spermatozoen im Ejakulat
Asthenozoospermie	Verminderte Beweglichkeit der Spermien
Hyperspermie	Ejakulatvolumen über 6,0 ml
Hypospermie	Ejakulatvolumen unter 1,5 ml
Kryptozoospermie	Einzelne Spermatozoen im Spermazentrifugat nachweisbar
Nekrozoospermie	Nur tote Spermien
Oligozoospermie	Unter 40 Mio. Spermien/ml
Polyzoospermie	Über 250 Mio. Spermien/ml bei normalem Ejakulatvolumen
Polyzytospermie	Mehr als 5 % Spermatogenesezellen im Ejakulat in Relation zur Spermatozoenzahl bei normaler Spermatozoendichte
Teratozoospermie	Unter 60 % normal geformte Spermien bei normaler Spermatozoendichte

Spermatozoen versteht, ein Vorgang der früher als Spermiohistogenese bezeichnet worden ist, im Gegensatz zur Spermatogenese, die alle Entwicklungsstufen von den Spermatogonien bis zu den Spermatiden umfaßt (s. Kap. 1).

c) Hormonstatus

Der Hormonstatus ist vor allem für die klinische Beurteilung einer Testesinsuffizienz von großer Bedeutung. Aber auch dem Pathologen stellen Angaben wenigstens über die Basiswerte von FSH, LH und Testosteron häufig eine nicht zu vernachlässigende Hilfe bei der Interpretation seiner histologischen Befunde dar. Hohe FSH- und LH-Werte korrelieren sehr gut mit dem Ausmaße des Keimzellverlustes, der Tubulusverkleinerung und der interstitiellen Fibrose (siehe bei MIKUZ et al. 1985).

d) Chromosomenstatus

Bei der wohl häufigsten Chromosomenanomalie mit Testesinsuffizienz, dem Klinefelter-Syndrom, führt abgesehen von dem relativ charakteristischen histologischen Bild der Nachweis des positiven Geschlechtschromatins in den Kernen der Leydig-Zellen zur richtigen histopathologischen Diagnose. Es wäre aber wünschenswert, wenn sich der behandelnde Arzt schon vor der Hodenbiopsie zu einer Bestimmung des Kerngeschlechtes entschließen könnte, handelt es sich doch bei derartigen Situationen in der Regel um eine Testesinsuffizienz mit ungewöhnlich kleinen Hoden, die klinisch durch zahlreiche weitere Stigmata charakterisiert ist. Eine derartige Bestimmung des Kerngeschlechtes ist am Abstrich der Mundschleimhaut sehr leicht durchführbar und würde vielen Patienten eine Hodenbiopsie ersparen. Bei komplizierteren Situationen ist eine eingehende Chromosomenuntersuchung empfehlenswert, besonders bei den verschiedenen Mißbildungssyndromen mit Hodenbeteiligung (s. Kap. 2).

3. Technik der Hodenbiopsie, Nebenwirkungen

Was die operative Technik der Hodenbiopsie anbelangt, sei auf die entsprechenden chirurgisch-urologischen Lehr- und Handbücher verwiesen. Kurze Angaben über die Technik der Hodenbiopsie und ihre Auswertung finden sich auch bei LABHART (1986), SCHIRREN (1982) und SCHOYSMAN (1980). Die Hodenbiopsien werden in der Regel beidseitig vorgenommen. Präparate von 2 mm Durchmesser genügen, vorausgesetzt, daß das Material bei Entnahme nicht gequetscht wird. SCHIRREN (1982) empfiehlt reiskorngroße Gewebsentnahmen. Es kann nicht genug betont werden, daß bei sorgfältiger Technik kleine Gewebsstücke genügen und daß es sicher nicht zweckmäßig ist, einem Patienten, der ja bereits an einer Störung seiner Hodenfunktion leidet, diese durch unadäquat große Gewebsentnahmen noch mehr zu beeinträchtigen, was leider immer wieder geschieht. Gewebsentnahmen aus den Hoden mittels *Nadelpunktion* sind nach Ansicht erfahrener Andrologen wie SCHIRREN (1982) nicht empfehlenswert. Das Punktionsmaterial ist für histologische Untersuchungen wegen der durch die Nadel und die Entnahme bedingten Quetscheffekte und Gewebszerreißungen ungeeignet. Die Gefahr von Hodenblutungen ist relativ groß. In einer Untersuchungsserie von HENDRICKS et al. (1969) traten bei 2 von 21 derartigen Punktionen Hodenhämatome auf. Das Material von 2 der 21 Punktate war zudem diagnostisch nicht verwertbar.

Auch die *Punktionszytologie* des Hodens (OBRANT u. PERSSON 1963) hat sich als Routineuntersuchung bei Sterilitätsabklärungen nicht durchsetzen können. ABYHOLM u. CLAUSEN (1981) empfehlen sie jedoch in Verbindung mit der DNA-Durchflußzytometrie zur Abschätzung des Hodenschadens und zur Erfassung der für eine chirurgische Therapie, für eine Epididymovasotomie geeigneten Patienten, was allerdings schon mit der Punktionszytologie allein möglich ist (SCHENK u. SCHILL 1980). Die Indikation zur Feinnadelbiopsie maligner Hodentumoren ist umstritten (s. DROESE u. RAHLF 1979) oder wird wegen der auch für Biopsien in derartigen Situationen bestehenden Gefahr der Tumorausbreitung klar abgelehnt. GILL et al. (1989) und BHAGWANT et al. (1989) empfehlen sie jedoch zum Nachweis leukämischer Herde im Hoden bei Kindern.

Was die *Nebenwirkungen* der Hodenbiopsie anbelangt, so muß wie bei den Hodenpunktionen mit intraoperativen Blutungen gerechnet werden, die aber sofort erfaßt und gestillt werden können (s. BEIERDÖRFFER u. SCHIRREN 1979). Unmittelbar nach Hodenbiopsien kann es zu einer vorübergehenden Reduktion der Spermienzahlen im Ejakulat kommen. So fielen nach Vornahme einer Hodenbiopsie an normalen Männern bei 39 der 100 Operierten die Spermienzahlen im Ejakulat vorübergehend ab. Der durchschnittliche Abfall betrug 42% des Ausgangswertes, der nach 18 Wochen wieder erreicht wurde. Bei 4 Männern stiegen die Spermienzahlen unmittelbar nach dem operativen Eingriff an, bei 57 Männern blieben sie unverändert (ROWLEY et al. 1969).

Auch GORDON et al. (1965) registrierten bei 45% der Untersuchten einen signifikanten Abfall der Spermienzahlen nach beidseitiger Hodenbiopsie. Die Veränderungen sind aber nur vorübergehender Natur. MAUSS et al. (1969) konnten bei Zweitbiopsien jedenfalls keine auf die Erstbiopsie zurückführenden Hodenschädigungen nachweisen. Hodenbiopsien können ferner als weitere Komplikation eine vorübergehende Autoimmunisierung gegen Spermaantigene bewirken (HJORT et al. 1974; NORÉN u. FRIBERG 1978), nach HJORT et al. (1982) aber keine Kontraindikation für Hodenbiopsien.

4. Technische Verarbeitung der Hodenbiopsien

Wie bei allen kleinen Exzisaten, ganz besonders aber bei Hodenbiopsien, sind die üblichen wäßrigen Formalinlösungen als Fixiermittel vollkommen ungeeignet. Die Fixation erfolgt zu wenig rasch, die Kanälchen werden ausgewaschen, das Keimepithel ist meist überhaupt nicht mehr beurteilbar. Falls man sich auf Paraffinschnitte beschränkt, genügen rasch wirkende Fixationslösungen wie Stieve-Lösung oder Bouin-Lösung.

Stieve-Lösung:	Gesättigte wäßrige Sublimatlösung	76 ml,
	Formalin 40%	20 ml,
	Eisessig	4 ml.
Bouin-Lösung:	Gesättigte wäßrige Pikrinsäure	15 ml,
	Formalin 40%	5 ml,
	Eisessig	1 ml.

Beide Lösungen haben ihre Vor- und Nachteile. Stieve-Lösung ist außerordentlich toxisch, sie greift zudem Metalle an. Behälter mit Metallverschlüssen sind deshalb für die Aufbewahrung und den Versand von Biopsien ganz ungeeignet. Das Gewebe wird zudem sehr rasch derart gehärtet, daß es sich nur noch schlecht verarbeiten läßt. Spätestens nach 24 h sollte die Stieve-Lösung deshalb durch 70% Alkohol ersetzt werden. Auch Bouin-Lösung hat ähnliche unangenehme Eigenschaften, sie färbt zudem alles gelb. Nach einwandfreier Fixation lassen sich Paraffinschnitte herstellen, die für eine zuverlässige histopathologische Beurteilung zahlreicher Hodenveränderungen genügen. Der in seiner Routinetätigkeit an Paraffinschnitte gewöhnte Pathologe schätzt die vielseitigen Färbemöglichkeiten derartiger Präparate.

Es ist vor allem aber das Verdienst der Hamburger Gruppe, immer wieder auf die Vorzüge von Semidünnschnitten für die Beurteilung von Hodenbiopsien, ganz besonders für die exakte Kontrolle der Spermatogenese aufmerksam gemacht zu haben (s. Holstein u. Wulfhekel 1971; Eckmann u. Schütte 1981, 1982; Schütte 1980, 1983, 1984a, b; Schirren 1982). Die Biopsien werden dabei mit den für elektronenoptische Untersuchung üblichen Methoden bearbeitet.

Holstein u. Wulfhekel (1971) legen die Gewebsstücke in gepufferten Glutaraldehyd- und Osmiumlösungen ein und betten sie nach Entwässerung in Epon ein. Hadziselimovic u. Seguchi (1973) verwenden die gleiche Methode zur elektronenoptischen Untersuchung von Hodenbiopsien bei Kleinkindern, vor allem bei Kryptorchismus. Holstein u. Wulfhekel (1971) sowie Schütte (1984a) färben die Semidünnschnitte der für elektronenoptische Untersuchungen fixierten Hodenbiopsien mit Toluidinblaupyronin in einem Mischungsverhältnis von 4:1. Genaue Angaben über Fixation und Färbung finden sich bei Holstein u. Wulfhekel (1971), Schirren (1982) und Schütte (1984a).

Es besteht kein Zweifel, daß die Einzelheiten der Spermatogenese an Semidünnschnitten zuverlässiger beurteilt werden können als an gewöhnlichen Paraffinschnitten, wie das Schütte (1983, 1984a, b) an vergleichenden Untersuchungen sehr schön demonstrieren konnte. Das gilt besonders für die Beurteilung der Spermatogonien und der späten Spermatidenentwicklung. Der Wert guter Paraffinschnitte darf anderseits aber auch nicht unterschätzt werden. Atrophiegrade stärkeren Grades sind an guten Paraffinschnitten ohne weiteres erfaßbar, auch atypische Keimzellen, deren Nachweis in Semidünnschnitten nach Schütte (1984a) die absolute Überlegenheit der Semidünnschnittechnik belegen soll.

Im Sinne eines Kompromisses zwischen guterhaltenen Strukturen von Semidünnschnitten für die Elektronenmikroskopie und gleichzeitig doch vielseitiger Färbbarkeit gewöhnlicher Paraffinpräparate hat sich uns die Herstellung von maximal 2 μ dicken Schnitten nach Fixation der Biopsien in modifizierter Karnovsky-Lösung und anschließender Einbettung in Glycolmethacrylat (Kulzer-Kunststoff) bewährt.

Modifizierte Karnovsky-Lösung (Formaldehyd-Glutaraldehyd-Gemisch):

Paraformaldehyd	20 g,
Phosphatpuffer 0,1 M pH 7,4	1000 ml leicht erwärmen,
Glutaraldehyd 25% von Fluka	8 ml,

(evtl. pH adjustieren mit NaOH 1 M auf 7,4).

Rezept für Phosphatpuffer:

27,1 g	Na_2HPO_4 (+ 12 H_2O),
3,121 g	Na H_2PO_4 (+ H_2O),
in 1 l	H_2O dest. lösen,
pH auf	7,4 einstellen.

Die modifizierte Karnovsky-Lösung ist leicht herzustellen, bleibt bei 4°C mindestens 3 Monate haltbar und ist billiger und zugleich weniger toxisch als Formolsublimat. Sie erlaubt nicht nur die üblichen Spezialfärbungen für die Lichtmikroskopie bei ausgezeichneter Gewebserhaltung, sondern ermöglicht auch Gewebsaufbereitungen für Histochemie, Immunhistochemie und Elektronenmikroskopie. Weiterverarbeitung des Gewebes ist bereits nach 2 h Fixationsdauer möglich, eine Fixationsdauer von mehreren Tagen ist unproblematisch, außer für Histochemie und evtl. Immunelektronenmikroskopie. Nach der Fixation wird die Gewebsprobe je 2 h in 70 und 96 %igem Alkohol entwässert, in Alkohol/Glycolmethacrylat 2 h präinfiltriert und in Glycolmethacrylat eingebettet. Die Plastikeinbettung ergibt wesentlich weniger bzw. praktisch keine Schrumpfartefakte im Vergleich zur Paraffineinbettung. Bei einer Schnittdicke von 2 μ entspricht die Qualität einem Semidünnschnitt.

Als Routinefärbung haben sich bei uns HE, PAS, Giemsa und PAMS (eine Methenaminsilberfärbung) bewährt. In der PAS-Färbung stellen sich vor allem die atypischen Keimzellen distinkt dar, die Giemsa-Färbung erlaubt die Beurteilung des Mastzellgehaltes und die PAMS-Färbung zeigt neben der Basalmembran- und Faserstruktur vor allem auch die Akrosomstruktur auf.

Immunhistologische Methoden finden vor allem Anwendung beim Nachweis atypischer Keimzellen, deren Zytoplasma mit anti-PLAP („placental-like alkaline phosphatase") deutlich positiv reagiert, ferner zur Kontrolle der Lectinbindung durch Zellen verschiedener Stufen der normalen Spermatogenese und durch Tumorzellen (s. auch Kap. 6:A.II.1 und 2.f). JONES et al. (1988) empfehlen immunhistologische Untersuchungen mit Anti-Arachis-hypogea-Lectin zur Darstellung des sich entwickelnden Akrosoms und damit zur leichteren Erfassung der Spermatidendifferenzierung.

5. Beurteilung der Hodenbiopsien

Hodenbiopsien betreffen vor allem Patienten mit einem Verschlußsyndrom, d.h. mit einer Azoospermie ohne Vorstufen der Spermatogenese und weitgehend normal großen Hoden, oder Patienten mit Oligospermie bei Varikozele oder verschieden stark ausgeprägten Formen testikulärer, vor allem tubulärer Atrophie. In der Regel handelt es sich bei derartigen Atrophien, deren Natur durch eine Hodenbiopsie abgeklärt werden soll, um diskrete Formen mit kaum beeinträchtigter Hodengröße. Bei stark verkleinerten Hoden, bei ausgeprägter Atrophie erübrigen sich Hodenbiopsien, da die Hodenveränderungen ja praktisch immer irreversibel und therapeutisch kaum beeinflußbar sind. Wegen des gehäuften Auftretens atypischer Keimzellen werden heute allerdings auch bei eindeutig verkleinerten Hoden wieder vermehrt Hodenbiopsien durchgeführt.

Quantifizierung der histopathologischen Befunde sind bei derart ausgeprägten Atrophien unnötig, da vergleichende Untersuchungen vor und nach Therapie ja kaum in Frage kommen. Bei diskreteren Hodenveränderungen und histologischer Prüfung des Therapieeffektes sind quantitative Angaben über die mikroskopisch faßbaren Veränderungen dagegen unerläßlich. Besonders wichtig sind genaue histologische Kontrollen der Zellen der verschiedenen Entwicklungsstufen der Spermatogenese und Bestimmungen ihrer relativen und absoluten Zahlen bei Sterilitätsabklärungen von Patienten mit Oligospermie und normal großen Hoden. Derartige Bestimmungen können aber nur an Semidünnschnitten, wie sie im Rahmen elektronenoptischer Untersuchungen verwendet werden, oder an gleichwertigen, mit anderen Methoden hergestellten Präparaten (s. oben) durchgeführt werden.

Bei Kontrolle kindlicher Hodenbiopsien bei Kryptorchismus kann man sich mit der einfachen Methode von MANCINI et al. (1965), der Bestimmung der Keimzellzahl in 50 quergeschnittenen Kanälchen begnügen. In der Regel lassen sich auch in derartigen, häufig ja besonders kleinen Biopsien mindestens 50 Tubulusquerschnitte pro Präparat finden. Für die Klassifizierung ausgeprägter Spermatogenesestörungen haben sich die Klassifizierungsschemata von JOHNSEN (1970), der sog. Johnsen-Score, und die Methode von SIGG (1979) bewährt, die von MIKUZ et al. (1983) und ZOLLMANN et al. (1988) als „Zürcher Methode" bezeichnet worden ist. Für die exakte Beurteilung von Semidünnschnitten sind die quantitativen Angaben von SCHÜTTE (1984 b) wertvoll.

a) Johnsen-Score (JOHNSEN 1970)

Fixation der Hodenbiopsie in Stieve-Lösung, Paraffinschnitte und Färbung mit Hämatoxylin-Fuchsin gemäß Originalangabe von JOHNSEN (1969, 1970) oder einfach mit Hämatoxylin-Eosin. Alle Tubulusquerschnitte eines Präparates werden kontrolliert und je nach dem Befund den folgenden Klassen (Scores) zugeteilt:

Score 10: Komplette Spermatogenese mit zahlreichen Spermatozoen, wobei die Spermatozoen in diesem Zusammenhang von JOHNSEN (1970) als Zellen definiert werden, die die schmale Kopfform eigentlicher Spermatozoen ausdifferenziert haben. Das Keimepithel ist in gleichmäßiger Breite ausgebildet, die Tubuluslichtung ist erhalten.
Score 9: Zahlreiche Spermatozoen vorhanden, das Keimepithel ist aber desorganisiert mit Abstoßung von Keimzellen und Verlegung der Tubuluslichtung.
Score 8: Weniger als 5–10 Spermatozoen pro Tubulusquerschnitt.
Score 7: Keine Spermatozoen, aber viele Spermatiden.
Score 6: Keine Spermatozoen und höchstens 5–20 Spermatiden.
Score 5: Keine Spermatozoen und Spermatiden, aber einige bis viele Spermatozyten.
Score 4: Keine Spermatozoen und Spermatiden, weniger als 5 Spermatozyten.
Score 3: Spermatogonien als einzige Keimzellen vorhanden.
Score 2: Keine Keimzellen, nur Sertolizellen.
Score 1: Überhaupt keine Zellen in den Kanälchen vorhanden.

Alle Kanälchen verschiedener Felder eines histologischen Präparates werden ausgezählt, wobei JOHNSEN (1970) als Feldbegrenzung einfach den Rahmen des Bildausschnittes für die Mikrophotographie wählt. Zur Bestimmung des Durchschnittswertes, des „mean score" (MS), wird die Anzahl aller Tubuli eines gleichen Scores mit der betreffenden Scorezahl multipliziert, die errechneten Summen der verschiedenen Scores werden addiert und die Gesamtsumme aller 10 Scores wird durch die Gesamtzahl der untersuchten Tubuli dividiert. FIDAS-KAMINI et al. (1988) empfehlen eine zusätzliche planimetrische Auswertung, um auch die Tubulusformen besser berücksichtigen zu können.

Die Zahl der Leydig-Zellen wird nur geschätzt, wobei Leydig-Score (LS) 3 den Normalverhältnissen gleichgesetzt wird. LS 1 bedeutet den vollständigen Mangel, LS 2 eine deutliche Reduktion, LS 4 eine mäßige und LS 5 eine deutliche Vermehrung. LS 6 schließlich entspricht einer maximalen, meist knotigen Hyperplasie. Der interne Tubulusdurchmesser wird an 10 quergeschnittenen Kanälchen bestimmt. Nach JOHNSEN (1970) erreichen in normalem Hoden mindestens 60% der Kanälchen Score 10.

Die von JOHNSEN (1970) an einer größeren Zahl von Normalen und Patienten bestimmten Durchschnittswerte (MS) ergaben folgende Resultate:

Normale: 9,38, Standardabweichung ± 0,24.
Mäßige Oligospermie (mehr als $20 \cdot 10^6$ Spermien): 7,80 ± 1,26.
Schwere Oligospermie (weniger als $20 \cdot 10^6$ Spermien): 5,32 ± 2,13.
Testikuläre Retention (Skrotalhoden bei einseitiger Retention, Hoden bei späterem Spontandeszensus oder Hoden bei Status nach Orchipexie): 4,43 ± 2,30.
Sertoli-cell-only-Syndrom: 2,0 ± 0,03.
Klinefelter-Syndrom: 1,25 ± 0,28.
Primärer Infantilismus: 3,95 ± 1,42.
Erworbener Hypopituitarismus oder FSH-Insuffizienz: 6,09 ± 2,25.

Bei hohen Durchschnittswerten fand JOHNSEN (1970) auch normale (LS3) oder leicht erhöhte (LS4) Scorewerte für die Leydig-Zellen, bei niederen Durchschnittswerten dagegen entweder nur niedere LS- oder deutlich erhöhte LS-Werte.

b) Klassifizierung tubulärer Hodenatrophien nach SIGG

SIGG (1979) hält sich an das von HELLINGA et al. (1972) und HELLINGA (1976) sowie von HAFEZ u. GIRGIS (1977) vorgeschlagene Schema der progressiven Depopulation von TONUTTI et al. (1960), ergänzt dieses Schema aber durch die eigenständige Gruppe der sog. „bunten („mixed") Atrophie".

Grundlage der histologischen Klassifizierung der Hodenbiopsien nach SIGG (1979):

I. Zuordnung jeder Biopsie in eine der folgenden 3 Hauptkategorien der Verteilung der tubulären Atrophien:
A. diffuse tubuläre Hodenatrophie: Die quergetroffenen Tubuli zeigen im histologischen Bild durchweg mehr oder weniger den gleichen Atrophiegrad.
B. herdförmige tubuläre Hodenatrophie: Gruppen von mindestens 5 quergetroffenen, beieinanderstehenden Kanälchen sind im selben Atrophiegrad verändert.

C. sog. bunte Atrophie: Ein Nebeneinander von verschiedenen Atrophiegraden, ohne jedoch die Kriterien einer herdförmigen Läsion zu erfüllen (s. Abb. 5.26b).

Neben rein „bunten Bildern" existiert eine beachtliche Zahl von Biopsien, die, implantiert in diffus bunt verändertes Gewebe, eigentliche herdförmige Veränderungen aufweisen.

II. Beurteilung des jeweiligen Atrophiegrades anhand der unten definierten Depopulationsreihe, unterteilt in 5 Stufen und mit den Bezeichnungen Grad I–V belegt (Abb. 5.23–5.26).

Normaler Hoden: normale Tubuli mit allen Stufen der Spermatogenese.
I: sämtliche Stufen der Spermatogenese erkennbar, jedoch Verminderung der Spermatozoenzahl pro Tubulusquerschnitt unter 10 (Abb. 5.23 a).
II. mäßige tubuläre Atrophie, gekennzeichnet durch:
1. Reduktion des Keimepithels,
2. geringe Abnahme des Tubulusdurchmessers,
3. geringe, oftmals nur sektorförmige Verdickung der innersten Tunica-propria-Schichten;

II a: Stehenbleiben der Spermatogenese auf Stufe der Spermatiden (Abb. 5.23 b),
II b: Stehenbleiben der Spermatogenese auf Stufe der Spermatozyten (Abb. 5.24 a),
II. c: Stehenbleiben der Spermatogenese auf Stufe Spermatogonien (Abb. 5.24 b);
III: schwere tubuläre Atrophie, gekennzeichnet durch:
1. schwerste Reduktion des Keimepithels bis auf das gelegentliche Vorkommen von Spermatogonien (Abb. 5.25 a),
2. deutliche weitere Abnahme des inneren Tubulusdurchmessers,
3. massive Verdickung der Tunica propria,
4. fakultativ degenerative Veränderungen der Sertoli-Zellen;

IV: Sertoli-cell-only-Syndrom, sogenannte Germinalzellaplasie, vollständiges Fehlen der Keimzellen und Auskleidung der Kanälchen lediglich durch Sertoli-Zellen (Abb. 5.25 b);
V: schwerste Atrophieform mit vollständigem Fehlen aller zellulären Elemente mit ausgesprochener Schrumpfung und Fibrosierung bzw. Hyalinose der Tubuli (Abb. 5.26 a).
Das Interstitium jeder Biopsie wird zusätzlich beurteilt auf:
1. Zahl und Form der Leydig-Zwischenzellen,
2. Kollagenfasergehalt,
3. Gefäßveränderungen,
4. entzündliche Infiltrate.

Wie eine vergleichende Untersuchung von Mikuz et al. (1983) zeigt, eignet sich sowohl die Methode von Johnsen (1970) wie diejenige von Sigg (1979) zur systematischen Erfassung der verschiedenen Atrophiestufen, beide Methoden lassen aber die Einzelheiten der zytologischen Veränderungen im Rahmen der verschiedenen Entwicklungsstufen der Spermatogenese unberücksichtigt. Das gilt nicht nur für die beiden erwähnten Schemata, sondern auch für zahlreiche Vereinfachungsversuche wie z. B. denjenigen von Hellinga et al. (1972), Makler u. Abramovici (1978) und Makler (1980) (Übersicht bei Schütte 1984 a, b). Skak-

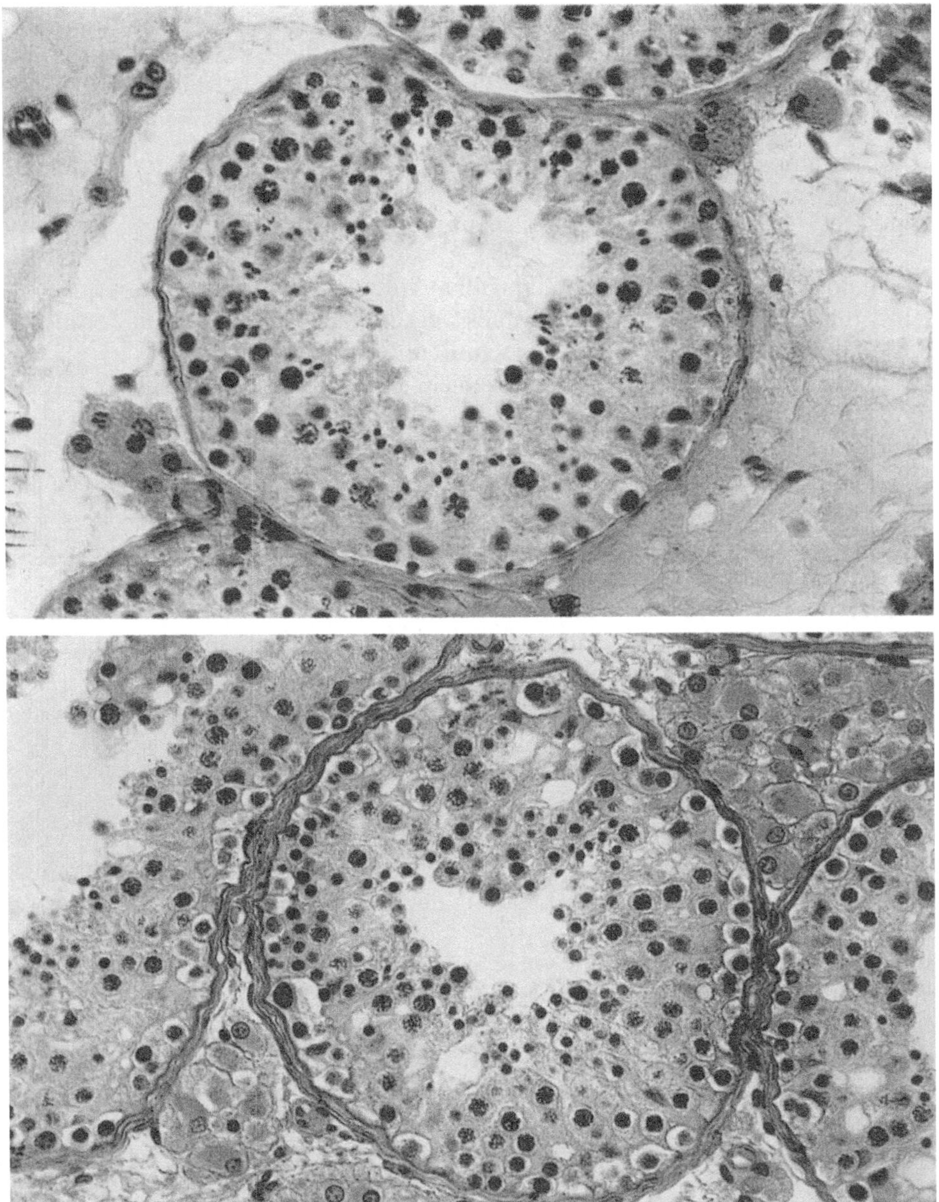

a

b

Abb. 5.23 a, b. Klassifizierung der Hodenatrophiegrade nach SIGG (1979). **a** *Grad I*. Reduktion der Spermatozoenzahl unter 10/Tubulus. **b** *Grad IIa*. Stehenbleiben der Spermatogenese auf der Spermatidenstufe

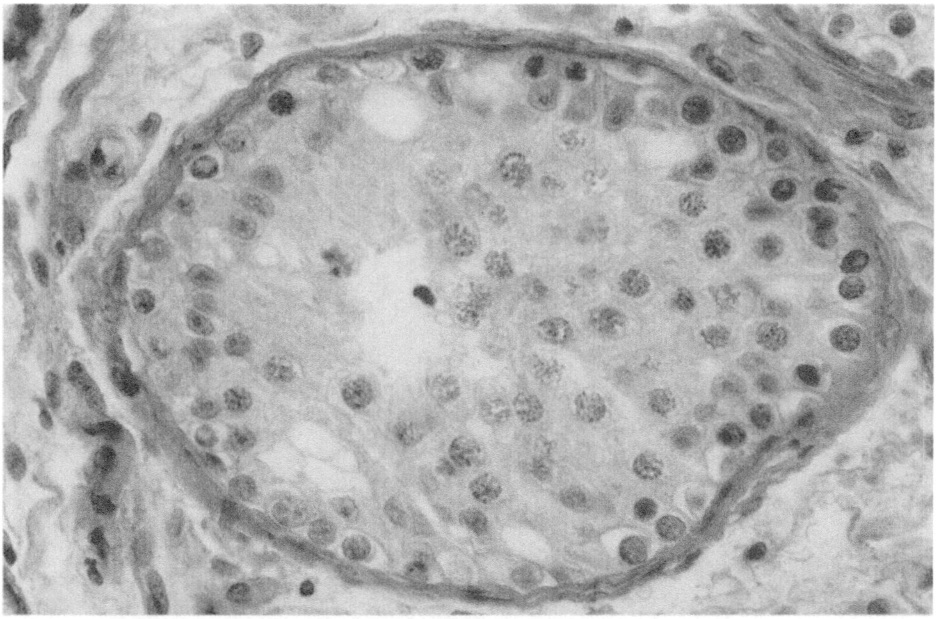

a

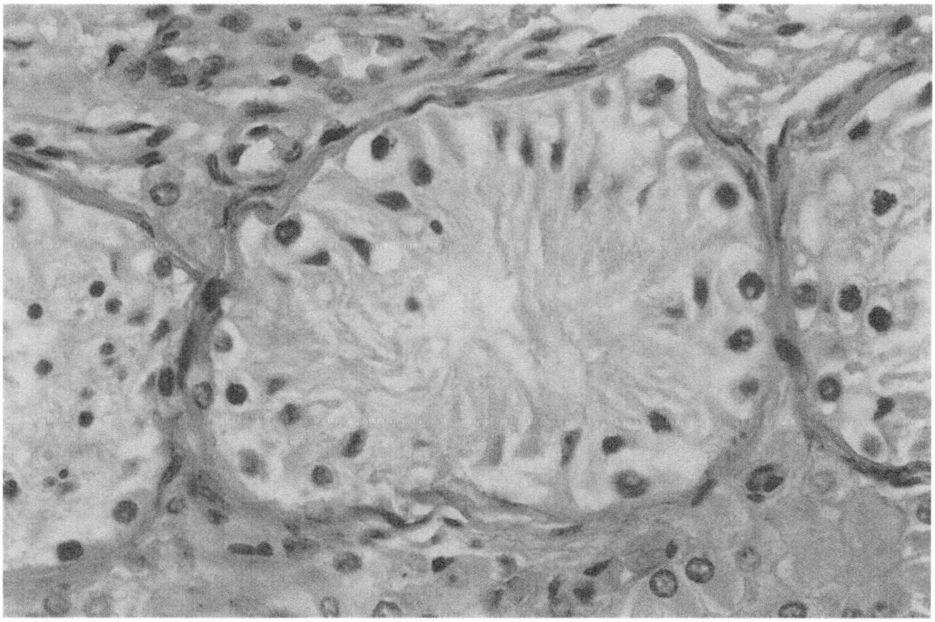

b

Abb. 5.24 a, b. Klassifizierung der Hodenatrophiegrade nach SIGG (1979). **a** *Grad IIb.* Stehenbleiben der Spermatogenese auf der Spermatozytenstufe. **b** *Grad IIc.* Stehenbleiben der Spermatogenese auf der Spermatogonienstufe

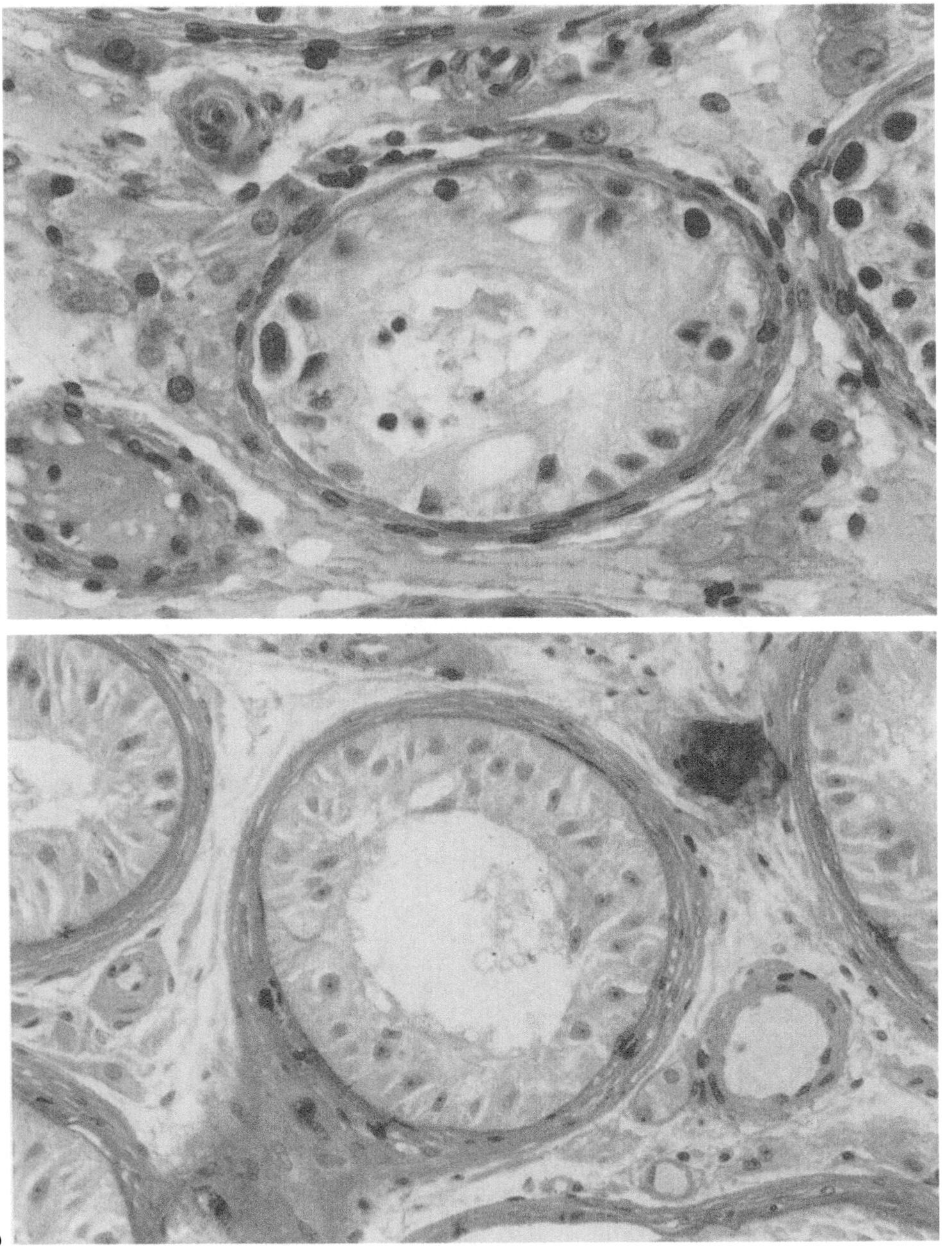

a

b

Abb. 5.25 a, b. Klassifizierung der Hodenatrophiegrade nach SIGG (1979). **a** *Grad III.* Reduktion des Keimepithels auf das gelegentliche Vorkommen von Spermatogonien. **b** *Grad IV.* Sertoli-cell-only-Syndrom

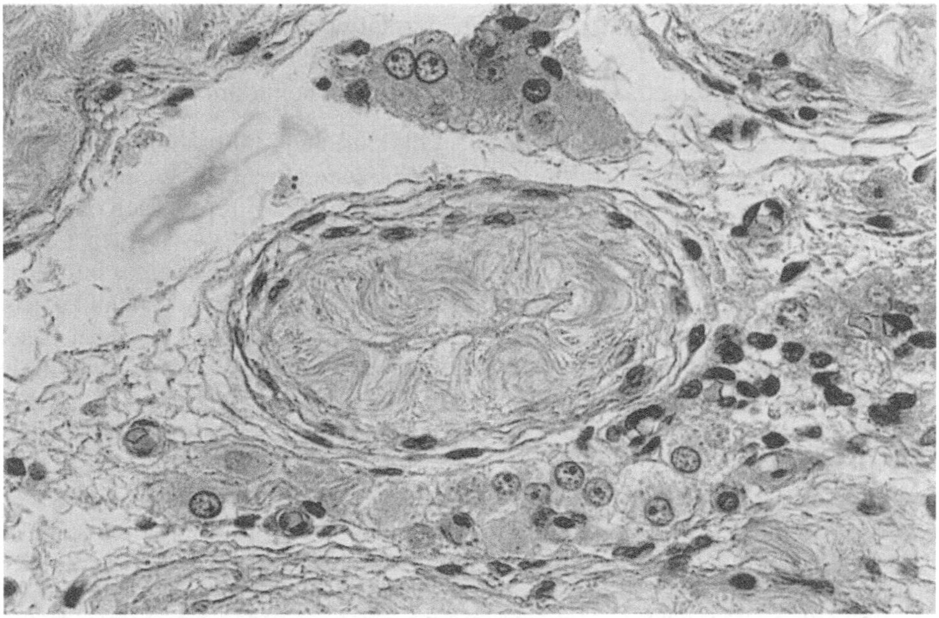

a

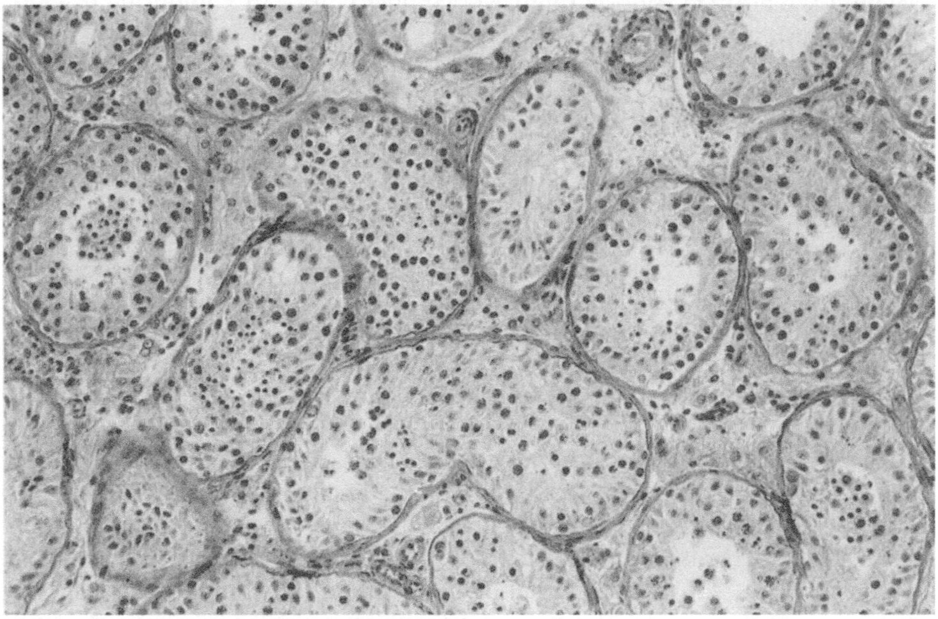

b

Abb. 5.26 a, b. Klassifizierung der Hodenatrophiegrade nach SIGG (1979). **a** *Grad V*. Verlust sämtlicher zellulärer Elemente und Fibrosierung der Tubuli. **b** Sogenannte bunte Atrophie: ungleiche Atrophiegrade der einzelnen Kanälchen

KEBAEK u. HELLER 1973 und SKAKKEBAEK et al. (1973a) berücksichtigen dagegen auch verschiedene Spermatozyten- und Spermatidenstufen.

c) Erfassung der Hodenveränderungen in Semidünnschnitten

Für die Erkennung zytologischer Details sind Semidünnschnitte unentbehrlich, besonders was die Verteilung der verschiedenen Spermatogonientypen und die Veränderungen höherer Entwicklungsstufen der Spermatiden anbelangt (HOLSTEIN u. WULFHEKEL 1971; ECKMANN u. SCHÜTTE 1981, 1982). Nach SCHÜTTE (1983, 1984a) „wäre die Beurteilung des Keimepithels an Ultradünnschnitten die geeignete Methode, alle Störungen der Spermatogenese bis ins Detail zu erfassen". Sie fügt aber gleich an, daß diese Methode für die Routinediagnostik zu aufwendig und in der Praxis nicht durchführbar sei. Diese Einschränkung gilt aber nicht nur für Ultradünnschnitte, sondern wie bereits mehrfach bemerkt auch für Semidünnschnitte, wenigstens was die Beurteilung ausgeprägterer Formen testikulärer Atrophie anbelangt.

Bei 20 Patienten mit Verschlußazoospermie, deren Hoden als weitgehend normal betrachtet wurden, konnte SCHÜTTE (1984b) mittels Semidünnschnitten folgende „Normalwerte" ermitteln: Tubulusdurchmesser 240 μ (± 75 μm). Dicke der Lamina propria 4,2 μm. Gesamtzahlen der Keimzellen pro 20 Tubulusquerschnitte (beidseitige Biopsien und Auszählung von je 10 Tubulusquerschnitten pro Hoden):

Spermatogonien A pale:	216,6 ± 41,4,
Spermatogonien A dark:	72,3 ± 22,1,
frühe Spermatiden, normal:	990,7 ± 303,9,
späte Spermatiden, gesamt:	339,2 ± 125,6,
späte Spermatiden, normal:	280,3 ± 101,5.

Bei Oligospermie verschiedenen Grades lagen alle Werte deutlich niedriger, wobei die Zahlen normal geformter früher und später Spermatiden und die Gesamtzahl der späten Spermatiden bei 76% der untersuchten Fälle für prognostische Aussagen über den zu erwartenden Therapieerfolg genügten. Sogar aus dem Verhalten der späten Spermatiden allein konnten gewisse Voraussagen über einen allfälligen Therapieerfolg gemacht werden: Bei 44 Patienten mit Oligospermie, die auf eine Therapie nicht ansprachen, waren im Durchschnitt nur 1–4 späte Spermatiden in einem Tubulusanschnitt vorhanden, von denen weniger als 3 normal geformt waren. Bei 40 Patienten, bei denen die Spermatozoenzahlen im Ejakulat nach Therapie um mindestens $7 \cdot 10^6$/ml zunahmen, waren dagegen 7–10 späte Spermatiden pro Tubulusanschnitt zu sehen, von denen 3–6 normal konfiguriert waren. Diese Zahlen liegen allerdings noch deutlich unter den „Normalwerten" bei Verschlußazoospermie mit 17 reifen Spermatiden pro Tubulusanschnitt und mindestens 14 normalen Formen (Einzelheiten bei SCHÜTTE 1984b). Abgesehen von der exakteren numerischen Bestimmung der verschiedenen Keimzellformen lassen sich auch die Formabweichungen der einzelnen Zelltypen viel besser oder überhaupt erst im Semidünnschnitt erfassen. Das gilt vor allem für Störungen der Kernkondensation, für Akrosomendefekte und für Geißelanomalien (s. HOLSTEIN u. SCHIRREN 1977, SIGG u. HE-

DINGER 1981; ECKMANN u. SCHÜTTE 1981, 1982; SCHÜTTE 1983, 1984 a, b; HOLSTEIN et al. 1988).

In Sondersituationen sind *elektronenoptische Untersuchungen* unerläßlich. Es sei nur auf die eindrücklichen Bilder in den beiden Atlanten von HOLSTEIN u. ROOSEN-RUNGE (1981) und HOLSTEIN et al. (1988) hingewiesen. Für Routinekontrollen von Hodenbiopsien sind derartig aufwendige Untersuchungen aber meist entbehrlich.

II. Häufige und charakteristische histologische Befunde bei Hodenbiopsien

Azoospermien bei mehr oder weniger normal großen Hoden und Oligospermien verschiedener Ausprägungsgrade stellen die häufigsten Indikationen zur Vornahme einer Hodenbiopsie dar. Bei Azoospermien ohne Vorstufen der Spermatogenese, normaler Hodengröße und weitgehend normalem Genitalstatus darf mit großer Wahrscheinlichkeit ein Verschlußsyndrom, eine Verschlußazoospermie vermutet werden. Bei Oligospermien muß dagegen vor allem eine Spermatogenesestörung in Betracht gezogen werden, eventuell, bei weitgehend normaler Hodengröße, auch ein nur partielles Abflußhindernis.

1. Hoden bei Verschlußsyndrom, bei Verschlußazoospermie

Nach SCHÜTTE (1983) ist die Vornahme einer Hodenbiopsie bei Azoospermie und klinisch normalem Genitalbefund sowie normalen Basalkonzentrationen von FSH, LH und Testosteron unbestritten. DE KRETSER (1982) äußert sich etwas zurückhaltender und empfiehlt die Hodenbiopsien nur dann, wenn chirurgische Rekonstruktionsversuche vorgesehen sind. SCHOYSMAN (1980) lehnt wie bereits erwähnt die Vornahme präoperativer Hodenbiopsien bei Verschlußazoospermie ab, da Verwachsungen das Resultat eines nachfolgenden Rekanalisationsversuches beeinträchtigen könnten. Der Pathologe wird aber trotzdem nicht selten mit Hodenbiopsien bei Verschlußazoospermie konfrontiert. So beträgt der Anteil von Verschlußazoospermien im eigenen Untersuchungsgut meist bilateraler Hodenbiopsien bei 2078 Erwachsenen 14,3% (SIGG 1979).

Die Hoden sind in der Regel normal groß, da das Hodengewebe selbst bei langdauerndem Verschluß der ableitenden Samenwege keine wesentlichen Schädigungen zu erleiden braucht, vorausgesetzt, daß der Verschluß distal des Nebenhodenkopfes sitzt, da die Spermien im Nebenhodenkopf fortlaufend abgebaut werden können. Das Keimepithel bleibt damit intakt. Die Kanälchen sind häufig aber etwas ausgeweitet und weisen eine gut erkennbare Lichtung auf. Diese enthält relativ viele freie Zellen (Abb. 5.27). Bemerkenswert sind vor allem die Veränderungen des Nebenhodenkopfes. Seine Gänge sind ausgeweitet und prall mit Spermien gefüllt. Diese werden in großen Makrophagen aufgenommen und abgebaut (Abb. 5.28). Damit wird reichlich braunes, lipofuszinartiges Pigment gebildet, das auch in den Nebenhodenepithelien nachgewiesen werden kann. Treten Spermien in das Zwischengewebe aus, können sie herdförmige entzündliche Reaktionen, die sog. Spermiengranulome auslösen.

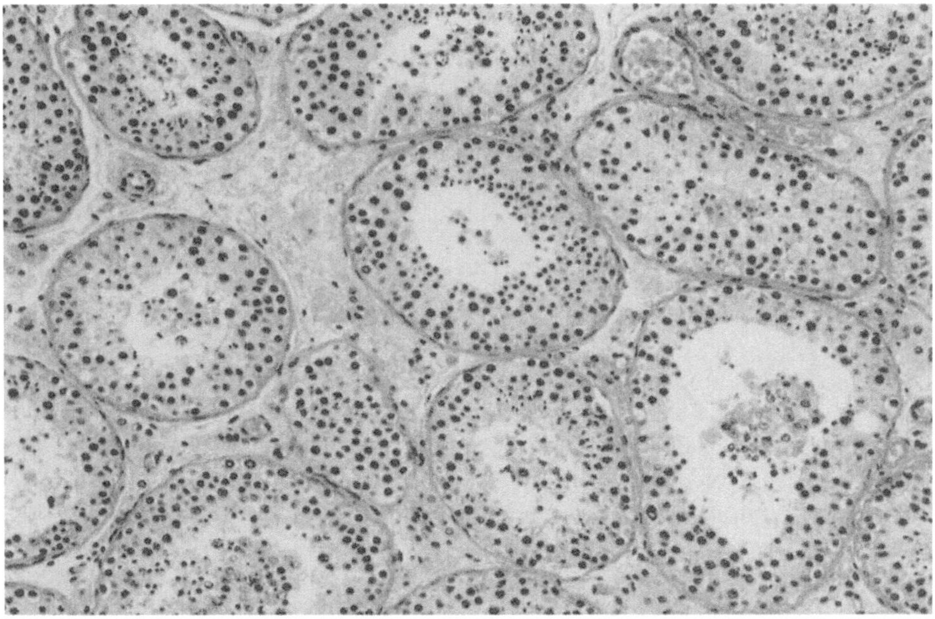
a

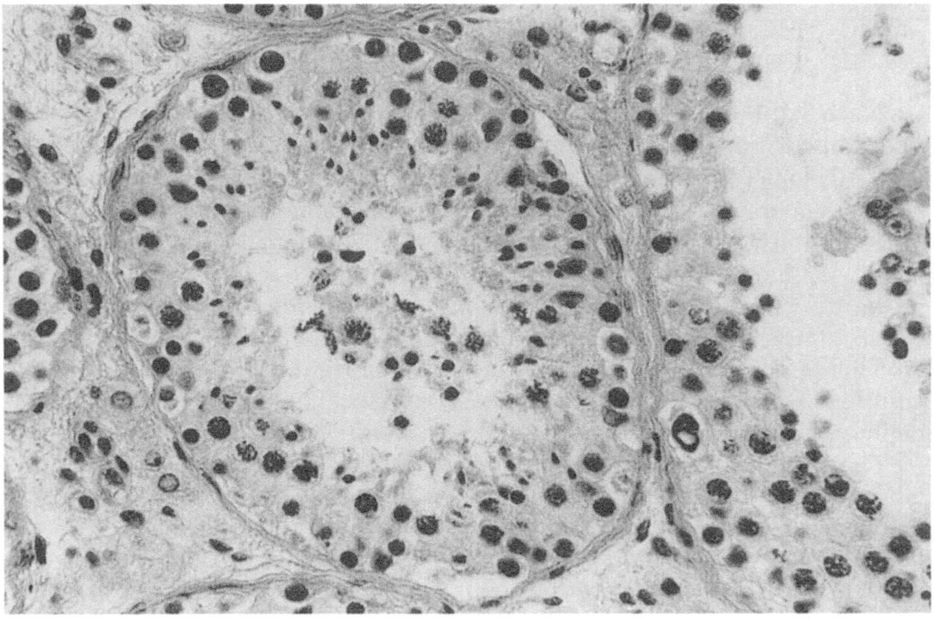
b

Abb. 5.27 a, b. Azoospermie bei Verschluß der ableitenden Samenwege. Spermatogenese noch relativ gut erhalten, Lichtung der Samenkanälchen aber geringgradig ausgeweitet, in der Lichtung Reste abgestoßener Keimzellen. 26jähriger Mann (HE **a** ×140, **b** ×360)

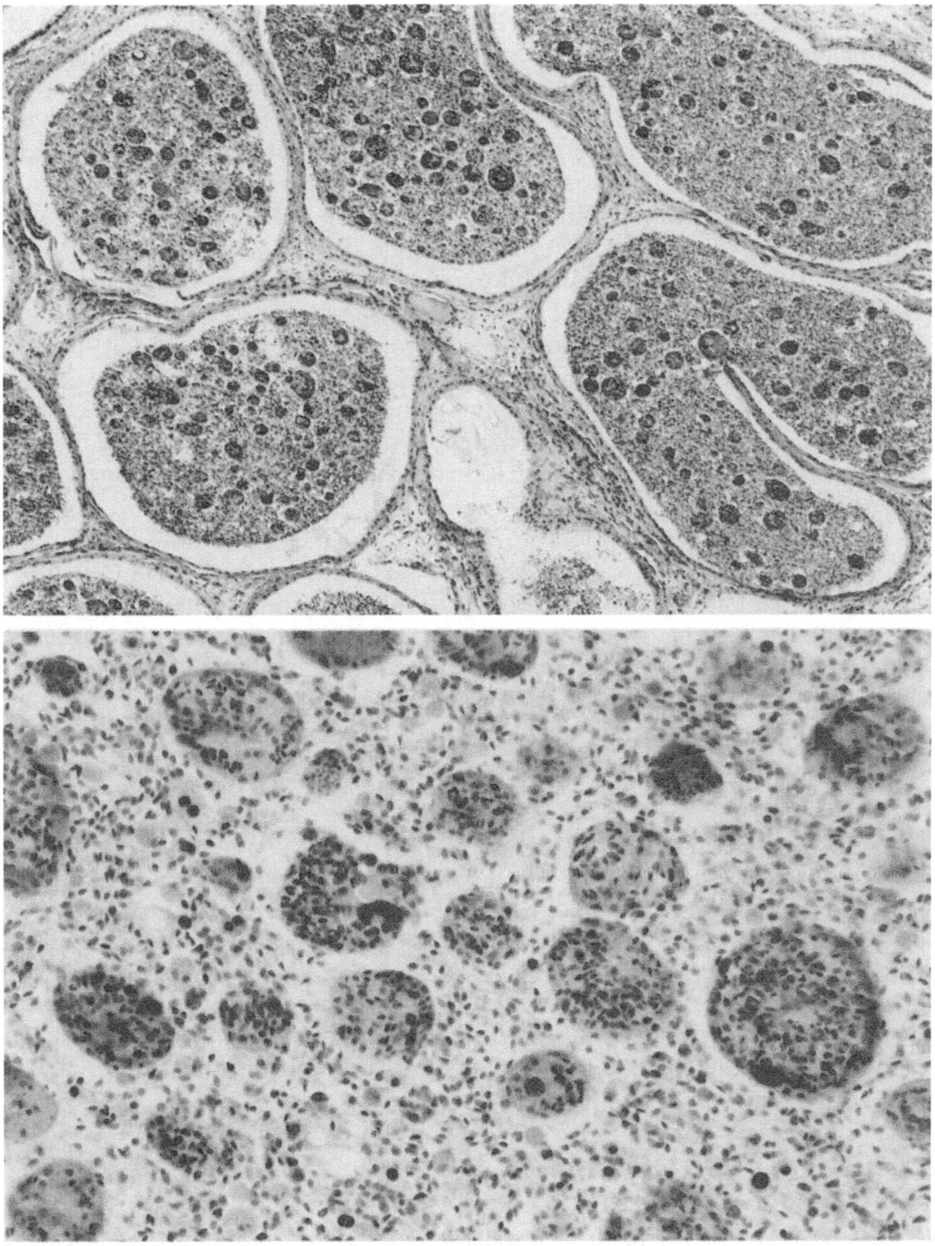

Abb. 5.28 a, b. Nebenhoden bei distalem Verschluß der ableitenden Samenwege. Gleicher Patient wie Abb. 5.27. **a** Spermienreste in ausgeweiteten Nebenhodengängen (HE ×60). **b** Spermiophagie durch Makrophagen (HE ×360)

Nach WAGENKNECHT (1982) wird der Verschluß der ableitenden Samenwege in ungefähr der Hälfte der von ihm beobachteten 453 Patienten durch einen entzündlichen Prozeß am Übergang von der Epididymis auf den Samenstrang verursacht. Bei einem Viertel der Patienten bestehen Mißbildungen, vor allem partielle Aplasien von Nebenhoden oder Vas deferens. Weitere Ursachen sind Zustände nach absichtlich vorgenommener, aber auch nach ungewollter Vasektomie oder Unterbindung des Vas deferens anläßlich von Herniotomien.

Dem Verschlußsyndrom können ferner Störungen der Samenabflußwege bei Mukoviszidose (KAPLAN et al. 1968) zugrunde liegen. Nach SHWACHMAN et al. (1977) sind 97 % der Männer mit Mukoviszidose steril (s. auch Ausführungen über Epididymis und Samenstrang in Kap. 7). Beim sog. Young-Syndrom, der Kombination chronischer Sinusitiden mit obstruktiver Azoospermie, wird der Verschluß durch eingedickte Sekretmassen im Nebenhoden verursacht (HANDELSMAN et al. 1984). Symptomatisch gleicht das Young-Syndrom dem sog. „immotile cilia syndrome", das jedoch durch Anomalien der Spermienflagellen sowie der Zilien charakterisiert ist und in seiner Kombination mit Situs inversus dem Kartagener-Syndrom entspricht (s. WALT 1984).

Differentialdiagnostisch muß bei Vermutung eines Verschlußsyndroms eine retrograde Ejakulation ausgeschlossen werden. MAKLER u. GERESH (1979) nehmen ferner an, daß selbst bei scheinbar normaler Spermatogenese im histologischen Bild die Spermatogenese so langsam verlaufen könne, daß die spärlich gebildeten Spermien im Nebenhoden vollkommen abgebaut werden und daß damit selbst bei offenem Samenwege das Bild einer Verschlußazoospermie resultiere. Leider fehlen aber bei ihren Patienten mit Azoospermie genauere Angaben über die zytologische Zusammensetzung des Ejakulates.

2. Hoden bei Varikozele

Unter Patienten, die andrologisch Rat suchen, machen Varizenträger bis 43 % des Kollektivs aus (HIENZ et al. 1980). Im histopathologischen Untersuchungsgut von Hodenbiopsien muß daher recht häufig mit den Folgen einer derartigen Gefäßstörung gerechnet werden, nach DUBIN u. AMELAR (1971) in bis 39 % der Biopsien. Was Ursache, Erscheinungsform und histologische Hodenveränderungen bei Varikozelen anbelangt, sei auf das Kap. 3: A. I über Kreislaufstörungen, insbesondere Varizen verwiesen.

3. Hodenatrophien

Bei Azoospermien, die nicht durch einen Verschluß der ableitenden Samenwege verursacht werden, sind die Hoden in der Regel deutlich verkleinert. Das braucht bei Oligospermien, selbst wenn sie ausgeprägtere Grade erreichen, nicht unbedingt der Fall zu sein. So stellte SCHÜTTE (1984 a) nur bei 37 von 84 Patienten mit Oligospermie eine ein- oder beidseitige Reduktion der Hodenvolumina fest. Bei Spermatozoenzahlen unter $5 \cdot 10^6$/ml waren die Durchschnittswerte der Hodenvolumina allerdings deutlich vermindert, wie die nachfolgenden Zahlen zeigen:

Durchschnittswerte der Hodenvolumina bei 84 Patienten mit verschieden ausgeprägter Oligospermie nach SCHÜTTE (1984b):

Oligospermie		rechter Hoden	linker Hoden
Weniger als $1{,}0 \cdot 10^6$	Spermatozoen/ml	17 ± 6 ml	17 ± 6 ml
$1{,}0\text{–}4{,}9 \cdot 10^6$	Spermatozoen/ml	17 ± 3 ml	18 ± 4 ml
$5{,}0\text{–}8{,}9 \cdot 10^6$	Spermatozoen/ml	22 ± 6 ml	23 ± 6 ml
$9{,}0\text{–}20{,}0 \cdot 10^6$	Spermatozoen/ml	24 ± 7 ml	25 ± 4 ml

Die zur Oligospermie oder Azoospermie führenden Störungen betreffen beide Hoden und ihre Kanälchen häufig nicht gleichmäßig. So bestanden in einer größeren eigenen Serie von 212 Fällen bei 25 % der Patienten deutliche Unterschiede zwischen beiden Hoden (CLAVADETSCHER u. HEDINGER 1970). Aber auch in einem Hoden brauchen die Kanälchen nicht gleichmäßig betroffen zu sein. Relativ häufig findet man Gruppen atrophischer Kanälchenquerschnitte, gelegentlich auch nur Einzelquerschnitte, bei denen die Atrophie stärker ausgeprägt ist als in den übrigen Kanälchen, ein Befund, der von SIGG (1979) als bunte Atrophie bezeichnet worden ist. SIGG (1979) fand bei Nachkontrolle von meist doppelseitigen Hodenbiopsien, die bei 1165 Patienten im Rahmen von Sterilitätsabklärungen durchgeführt wurden, folgende Verteilung:

Diffuse tubuläre Hodenatrophie	440 Patienten	(37,8 %),
Herdförmige tubuläre Hodenatrophie	439 Patienten	(37,7 %),
Sogenannte bunte Atrophie	286 Patienten	(24,5 %).

Je nach dem Sitz der zur Azoospermie oder Oligospermie führenden Veränderungen können Entwicklungsstörungen auf der Stufe der frühen oder späten Spermatiden, der Spermatozyten oder der Spermatogonien unterschieden werden, Abweichungen, die nicht ganz korrekt unter dem Überbegriff einer tubulären Atrophie mit Stillstand der Spermatogenese auf den entsprechenden Stufen zusammengefaßt werden. Die Auswirkungen auf die Spermienzahlen hängen dabei nicht nur vom Sitz der Störung in der Reihe der Entwicklungsstufen der Keimzellen ab, sondern vor allem auch von der Ausdehnung des Prozesses in einem oder beiden Hoden. Diffuse Störungen des Keimepithels bei Oligospermie, bei denen ja definitionsmäßig eine gewisse Menge scheinbar normal ausdifferenzierter Spermien vorhanden sein muß, können höchstens die letzte Phase der Spermatidenentwicklung betreffen. Liegen die Veränderungen tiefer, betreffen sie vor allem das Stadium der Spermatozyten- oder Spermatogoniendifferenzierung, dann sind bei diffusem Befall gar keine höheren Entwicklungsstufen der Spermatogenese zu erwarten. Es resultiert damit das Bild einer Azoospermie mit gewissen Vorstufen, aber ohne Spermien im Ejakulat. Lassen sich bei Oligospermie im Spermiogramm eindeutig normale Spermatozoen nachweisen, dann muß in erster Linie ein herdförmig betonter atrophischer Prozeß vermutet werden, bei dem gewisse Kanälchen verschont geblieben sind. Bei herdförmigen Tubulusveränderungen kommt es dabei neben dem Grad der tubulären Atrophie vor allem auch auf die Ausdehnung dieses fokalen Prozesses an. Aber selbst bei derart fokal bedingten Oligospermien sind Spermatidenveränderungen häufig. So betrafen die Störungen bei

13 von 16 Patienten mit Oligo- und Teratospermie sowie bunter Atrophie ebenfalls die Spermatiden (SIGG 1979).

a) Störungen auf der Spermatidenstufe

Bei diffusem Befall und Reduktion der Veränderungen auf die Spermatidenstufe kann das histologische Bild bei Paraffinschnitten weitgehend normal erscheinen. In gut fixierten und sorgfältig geschnittenen und gefärbten Paraffinschnitten lassen sich allerdings gewisse Spermatidenveränderungen ebenfalls erkennen oder wenigstens vermuten (Abb. 5.23). So sind Abnormitäten oder eine Reduktion der späten oder frühen Spermatiden auch in derartigen Präparaten zu sehen (ENGLE 1949).

Einzelheiten abnormer Spermatidenentwicklungen sind allerdings nur an Semidünnschnitten oder im Elektronenmikroskop zuverlässig beurteilbar (Übersicht bei HOLSTEIN et al. 1988). Am häufigsten sind Akrosomendefekte (HOLSTEIN u. SCHIRREN 1977). Derartige Akrosomendefekte sind nach HOLSTEIN et al. (1973a) Folge eines Defektes des Golgi-Apparates. Das von diesem ausgehende Akrosomenbläschen nimmt keinen Kontakt mit dem Spermatidenkern auf. Der mehr oder weniger mißgestaltete Akrosomenkörper wird bei Freigabe der Sper-

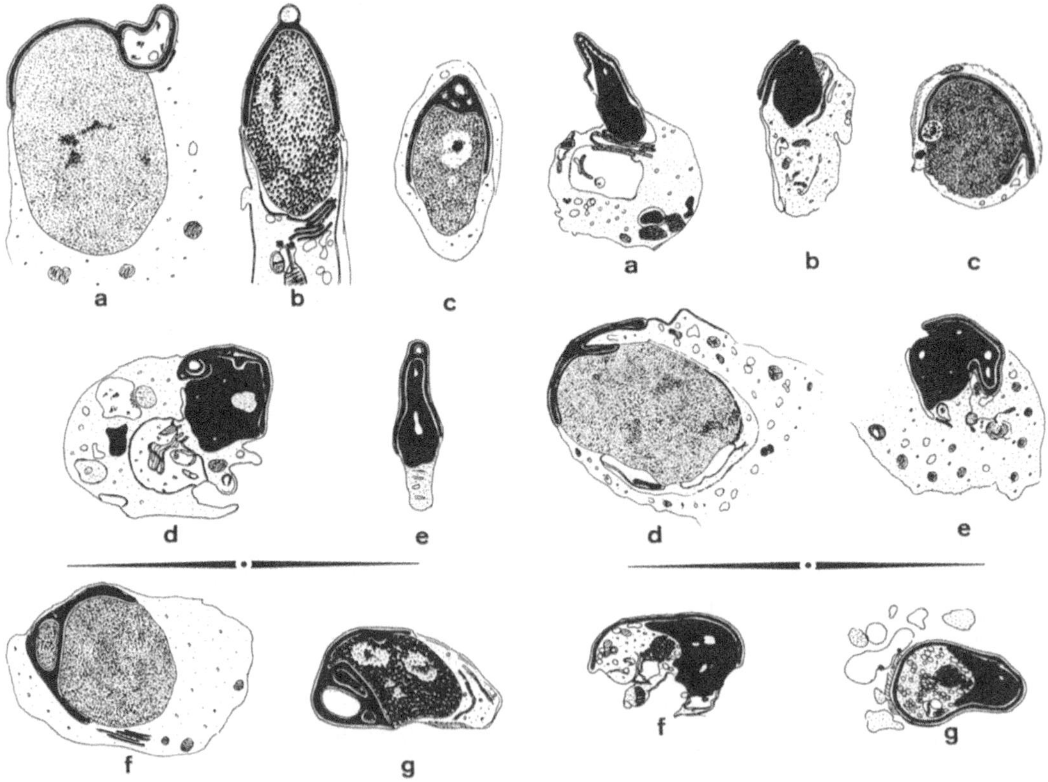

Abb. 5.29. Schematische Darstellung der Fehlbildungen von Akrosomen. (Nach SIGG u. HEDINGER 1981a)

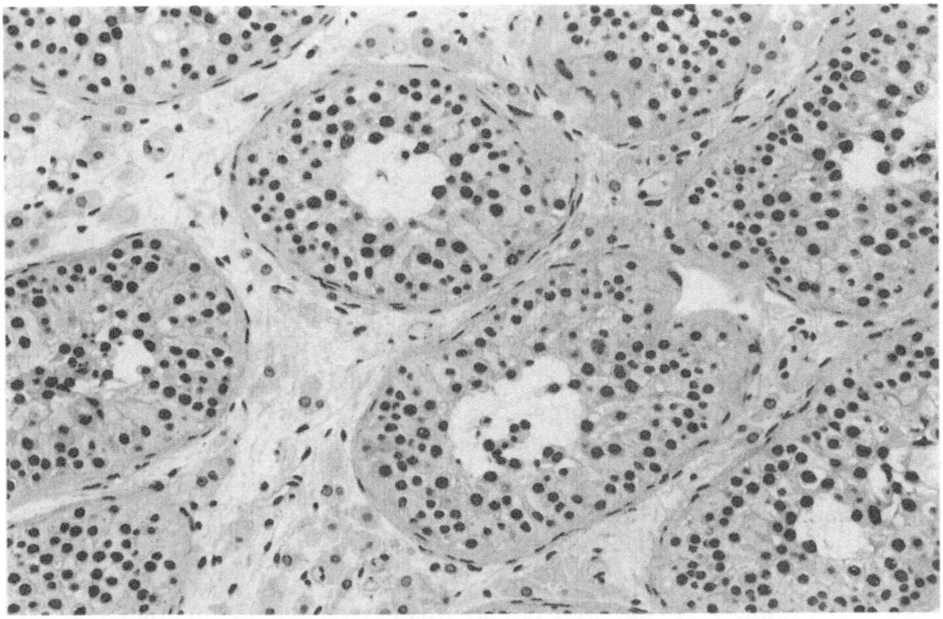

a

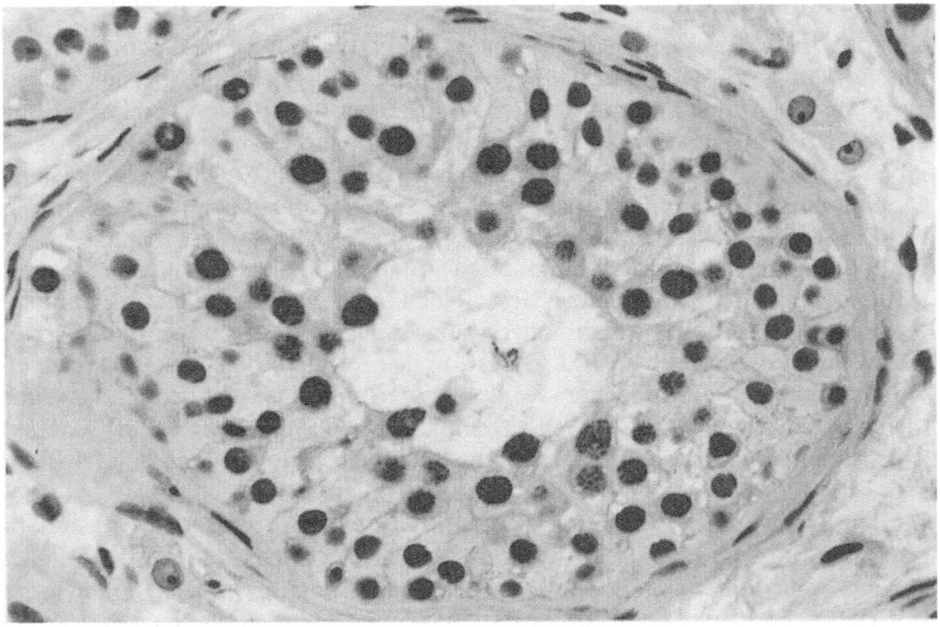

b

Abb. 5.30 a, b. Spermatogenesestörung auf Stufe der frühen Spermatiden. Operation wegen Torsionsverdachtes. 18jähriger Mann (HE **a** ×140, **b** ×360)

matide im Zytoplasma der umgehenden Sertolizelle zurückgehalten. Die Kerne derartiger Spermatiden bleiben rund, die Spermatozoen werden deshalb rundköpfig und weisen zudem häufig auch Schwanzdeformitäten auf (HOLSTEIN et al. 1973b). Auch ECKMANN u. SCHÜTTE (1981, 1982) fanden in 60% ihrer Patienten mit Oligospermie Akrosomendefekte, aber in 70% sogar Kerndefekte (SCHÜTTE 1983); Abb. 5.29 aus SIGG u. HEDINGER (1981 a) zeigt eine Reihe derartiger Akrosomen- und Kerndefekte.

An weiteren Spermatidenstörungen müssen mehrkernige Spermatiden, Störungen der Entwicklung des Mittelstückes und Differenzierungsstörungen des Geißelapparates in Betracht gezogen werden. Bei an sich normaler Spermatidendifferenzierung kann eine Oligospermie auch einfach durch Verminderung der Ausreifung der frühen Spermatiden bedingt sein. Nach SCHÜTTE (1984 a, b) ist bei Oligospermien mit einer guten Prognose zu rechnen, falls pro Tubulusanschnitt durchschnittlich 7–10 reife Spermatiden vorhanden sind, von denen 50% normal geformt sein müssen. Viele Störungen der Spermatidendifferenzierung sind bereits im Spermiozytogramm erfaßbar. Was die Einzelheiten derartig abnormer Spermien im Ejakulat anbelangt, sei auf die Übersichten von SIGG u. HORNSTEIN (1987) und HOLSTEIN et al. (1988) verwiesen.

b) Störungen auf der Stufe der Spermatozyten und Spermatogonien

Ausgeprägtere Hodenveränderungen sind in der Regel auch an Paraffinschnitten gut erkennbar. Das gilt für den Stillstand der Spermatogenese auf Stufe der frühen Spermatiden (Abb. 5.30), vor allem aber für den Stillstand auf Stufe der Spermatozyten oder Spermatogonien. Uns hat sich allerdings gerade auch in solchen Fällen Plastikeinbettung sehr bewährt. Der Kanälchendurchmesser ist in der Regel verkleinert, die Tunica propria ist mehr oder weniger verdickt. Das Keimepithel ist verschmälert. Die Zellen der noch erreichbaren höchsten Entwicklungsstufe werden in die meist erweiterte Tubuluslichtungen abgestoßen oder von Sertoli-Zellen phagozytiert. Bei ausgeprägten Atrophien kommt es ferner zu einer Vakuolisierung des Keimepithels. Die immer wieder beschriebene Desorganisation des Keimepithels, eine ungeordnete Durchmischung verschiedener Reifungsstufen und das Auftreten von normalen Keimzellen im Zwischengewebe entspricht dagegen einem Artefakt, was sich an Semidünnschnitten besonders deutlich demonstrieren läßt (SCHÜTTE 1984b).

Bei Stillstand der Spermatogenese auf der Spermatozytenstufe tritt die Störung nach SÖDERSTRÖM u. SUOMINEN (1980) vor allem am Ende der meiotischen Prophase auf, und zwar in Form pathologischer Chromatinkondensationen in den Kernen von Spermatozyten des Pachytenstadiums. Häufig kommt es zur Bildung mehrkerniger Spermatozyten. Da derartige Zellen in die Tubuluslichtung abgestoßen werden, können sie auch im Spermiozytogramm gesehen werden. Als pathologisch gilt ein Anteil von mehr als 4% derartigen Zellen bei Normozoospermie (s. SIGG u. HORNSTEIN 1987). Neben mehrkernigen Zellen treten auch ungewöhnlich große Spermatozyten, sog. Megalospermatozyten auf (Abb. 5.31) (HOLSTEIN u. HUBMANN 1981). Sie werden als Spermatozyten aufgefaßt, die während der Meiose zugrunde gehen.

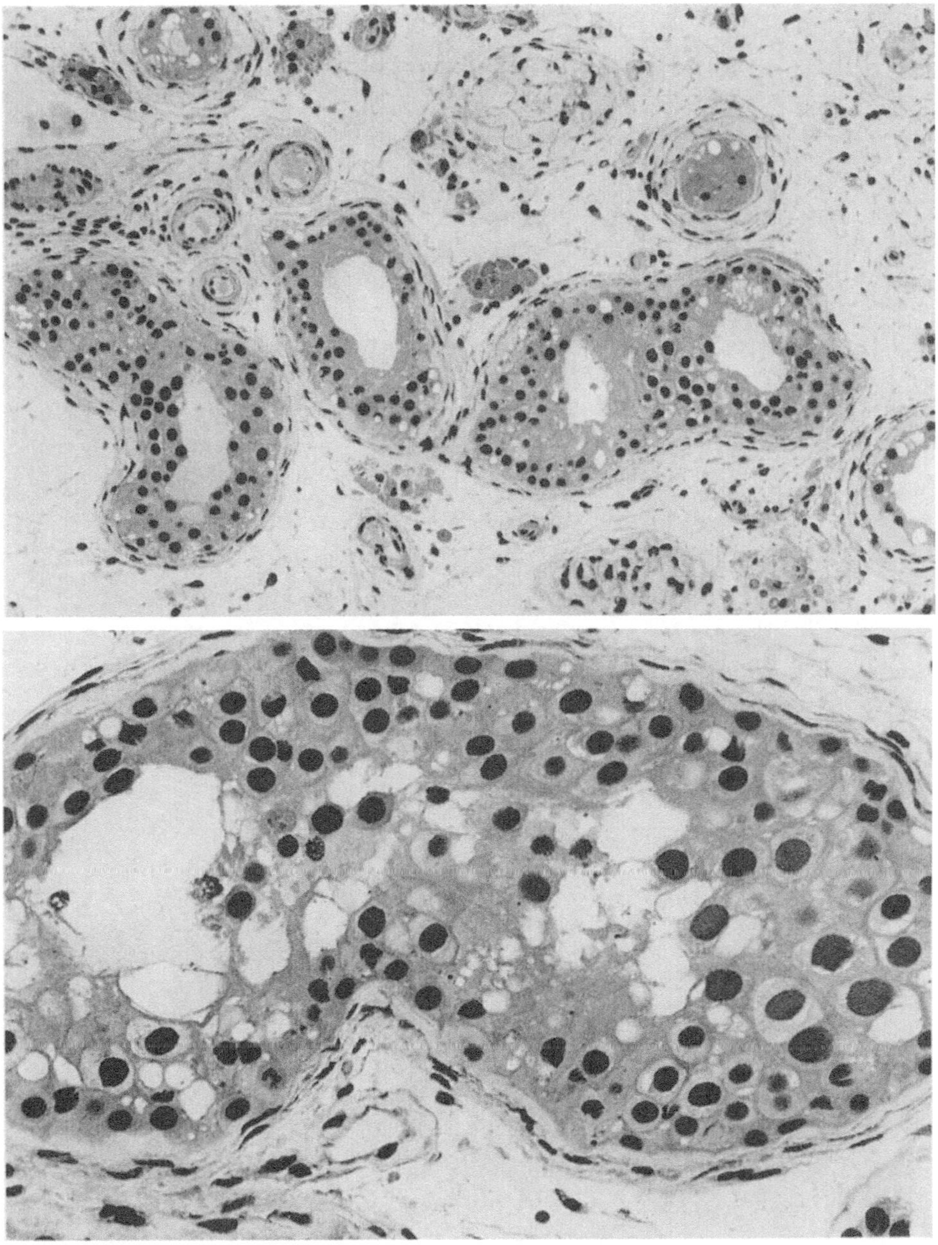

a

b

Abb. 5.31 a, b. Megalospermatozyten bei schwerer tubulärer Hodenatrophie mit einzelnen hyalinisierten Kanälchen in Umgebung einer Empidermoidzyste des linken Hodens. 39jähriger Mann (HE **a** ×140, **b** ×360)

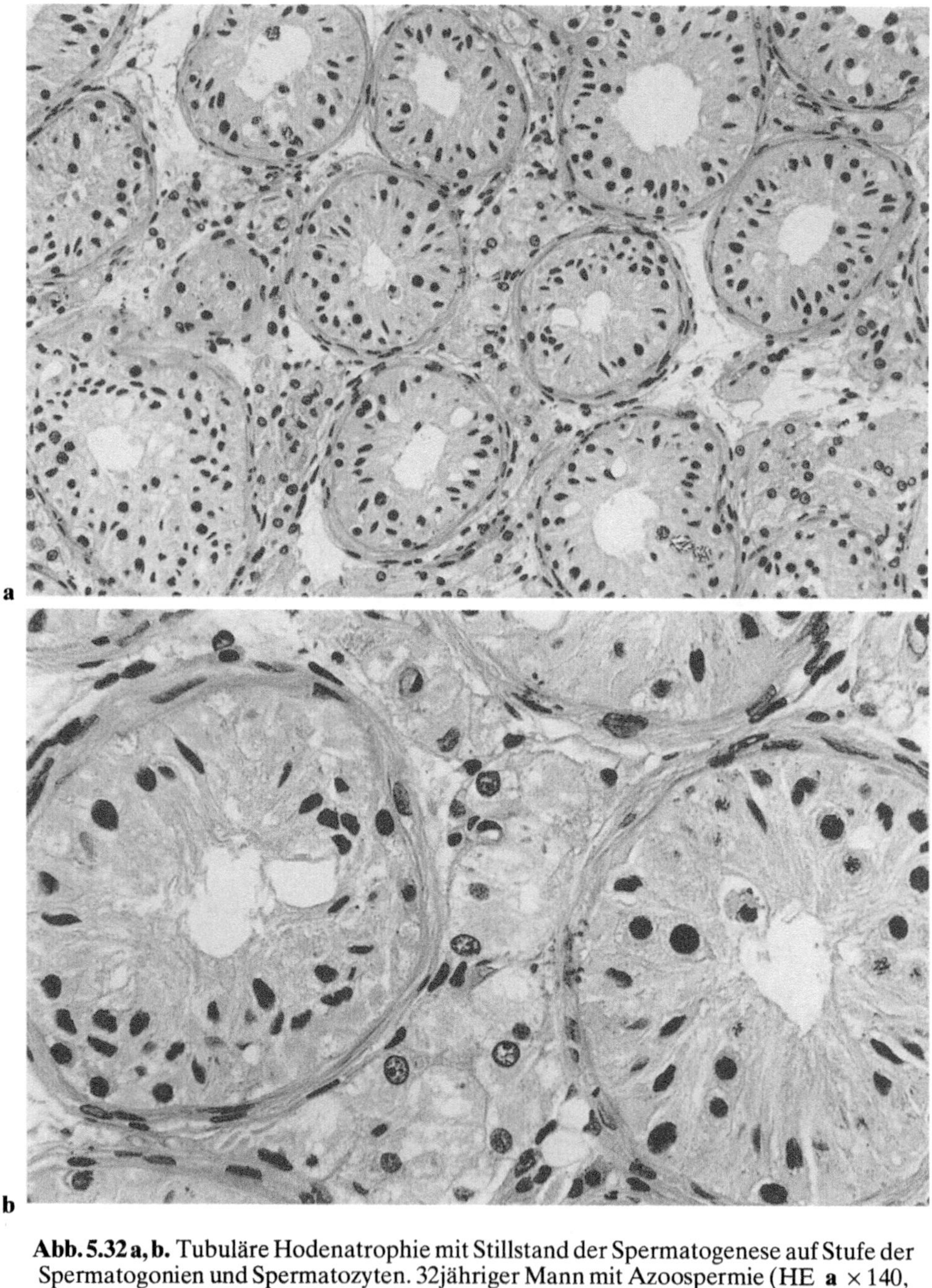

Abb. 5.32 a, b. Tubuläre Hodenatrophie mit Stillstand der Spermatogenese auf Stufe der Spermatogonien und Spermatozyten. 32jähriger Mann mit Azoospermie (HE **a** ×140, **b** ×360)

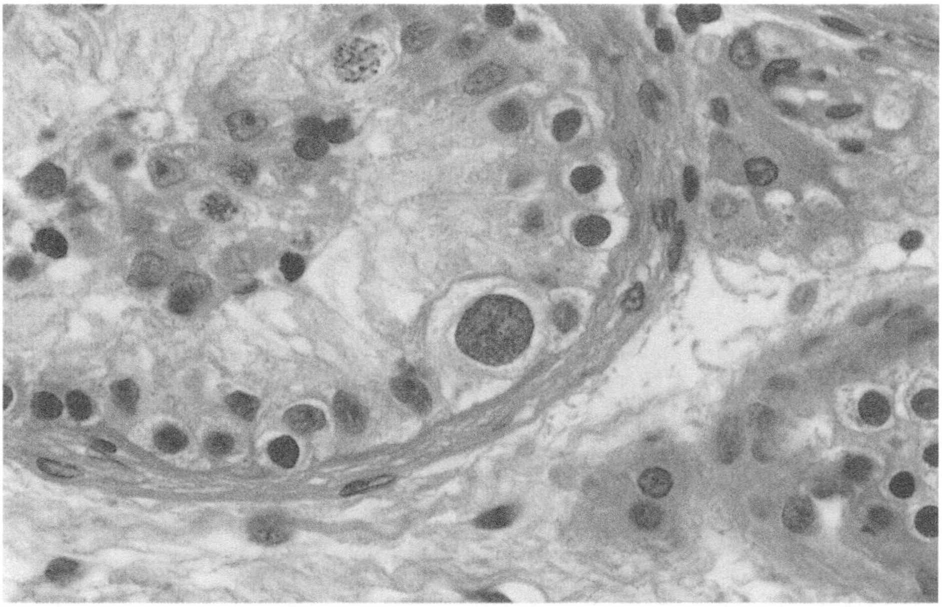

Abb. 5.33. Riesenspermatogonie bei tubulärer Hodenatrophie. (HE ×500). (Aus SIGG u. HEDINGER 1983b)

Auch auf der Stufe der Spermatogonien kommen Riesenformen, sog. Riesenspermatogonien vor (Abb. 5.32, 5.33, 5.34). Sie sind bereits in normalen Hoden vorhanden, allerdings in nur geringer Zahl. So fanden SIGG u. HEDINGER (1983b) in Normalhoden nur durchschnittlich 0,65 Riesenspermatogonien pro 50 Tubulusquerschnitte. Besonders bei sog. bunter Tubulusatrophie waren sie dagegen deutlich vermehrt. Auch mehrkernige Spermatogonien stellen einen Normalbefund intakter Hoden dar. ROOSEN-RUNGE u. BARLOW (1953) fanden in Normalhoden mindestens 3 doppelkernige Formen auf 1000 Spermatogonien. Bei Spermatogenesestörungen nehmen mehrkernige Formen deutlich zu (HOLSTEIN u. SCHIRREN 1977; HOLSTEIN 1978). Nach SCHULZE (1981) können sie dabei Kerne vom Typ Ad und Ap enthalten oder nur Kerne vom Typ B, aber keine Kombinationen von A und B (Abb. 5.35, 5.36). Nach BERGMANN et al. (1989) kommt es im Rahmen tubulärer Atrophien ferner zu einer Dislokation der Spermatogonien in Richtung der Tubuluslichtung.

c) Keimepithelfreie Kanälchen

Im Rahmen ausgeprägter diffuser Atrophien mit keimepithelfreien Kanälchen ist das sogenannte Sertoli-cell-only-Syndrom weitaus am häufigsten (SIGG 1979). Wie bereits im Abschnitt B dieses Kapitels geschildert, dürfte es sich in der Mehrzahl der Fälle um die Folgen einer Atrophie und nicht einer Anlagestörung mit Fehlen der Einwanderung von Keimzellen in die Hodenanlage handeln. Die Hoden sind in der Regel verkleinert. Ihre Kanälchen werden nur von Sertoli-Zellen ausgekleidet. Der Tubulusdurchmesser ist entsprechend ver-

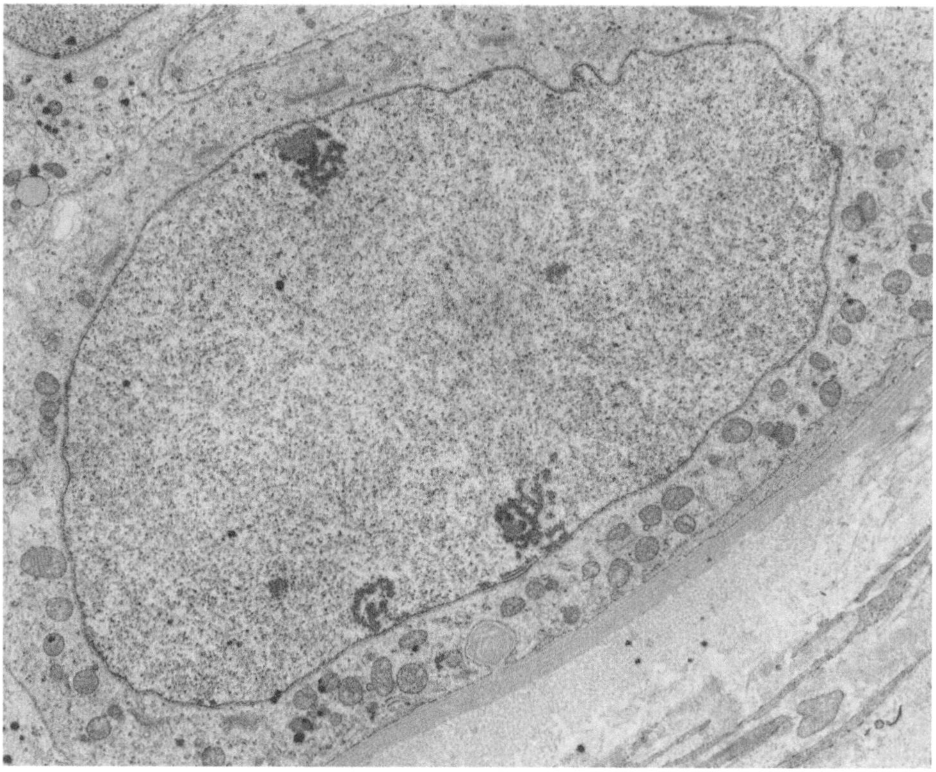

Abb. 5.34. Riesenspermatogonie mit ovalärem Kern, lockerem und fein granuliertem Chromatin, multiplen peripheren Nukleolen und kleinen Multiplikationen der Kernmembran. Auffaltung der Basalmembran in das Zytoplasma der Keimzelle (× 6300). (Aus SIGG u. HEDINGER 1983b)

mindert. Die Tunica propria der Kanälchen ist meist deutlich verdickt, z. T. auch hyalinisiert. Recht typisch sind knopfförmige Auffaltungen der Basalmembran, die sich zwischen die Sertoli-Zellen vordrängen. Das Zwischengewebe kann leicht fibrosiert sein. Die Leydig-Zellen erscheinen wegen der zusammenrückenden Tubuli häufig relativ vermehrt. Gefäßveränderungen, insbesondere arterioläre Hyalinosen sind nicht selten. Kontrolliert man Biopsien von Patienten mit angeblichem Sertoli-cell-only-Syndrom systematisch mit Stufenschnitten, so stößt man relativ häufig auf Keimepithelreste, Hinweise auf eine erworbene und nicht angeborene Hodenveränderung (s. Abschnitt B.I.2b dieses Kapitels).

d) Hyalinisierte Kanälchen

Bei stark verkleinerten Hoden sind meist nicht nur einzelne, sondern ganze Felder von Tubulusabschnitten vollkommen hyalinisiert. Die Kanälchenquerschnitte bestehen nur noch aus zusammengefalteten Resten der stark verbreiterten und hyalinisierten Tunica propria. Haben die Kanälchen früher einmal eine

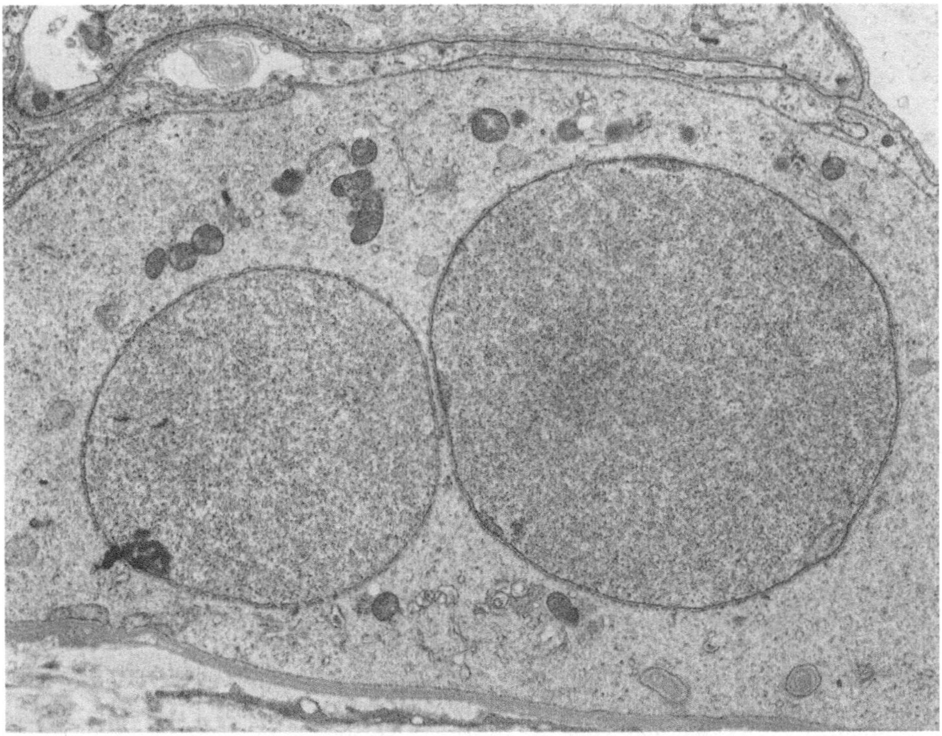

Abb. 5.35. Zweikernige Spermatogonie, weitgehend einer Spermatogonie vom Typ AP gleichend (×7250). (Aus SIGG u. HEDINGER 1983b)

vollkommene puberale Reifung durchgemacht, sind Reste elastischer Fasern vorhanden. In derartige Kanälchenreste wachsen Leydig-Zellen ein und brechen die Tubuluswand sozusagen auf. Damit können Leydig-Zellen auch im Bereiche der ehemaligen Tubuluslichtung gefunden werden. Die Leydig-Zellen sind meist nicht nur relativ, sondern auch absolut vermehrt.

Bei Biopsien, in denen vorwiegend hyalinisierte Kanälchenreste zu sehen sind, muß besonders bei relativer Leydig-Zellvermehrung an die Möglichkeit eines *Klinefelter-Syndroms* gedacht werden. Nach andrologischer Auffassung sollten bei derartigen Patienten zwar gar keine Hodenbiopsien gemacht werden, da die Diagnose eines Klinefelter-Syndroms wegen der besonderen Kleinheit der Hoden und anderer Symptome schon klinisch vermutet und durch den Nachweis des positiven Sexchromatins gesichert werden kann. Der Pathologe wird aber trotzdem nicht selten mit derartigen Biopsien konfrontiert. SIGG (1979) registrierte unter 1761 Patienten mit Hodenbiopsien 34 Fälle eines Klinefelter-Syndroms, was 1,9% dieser 1761 Patienten ausmacht. Auch bei Autopsien stößt man immer wieder auf klinisch unerkannte Klinefelter-Syndrome. Was die makroskopischen und mikroskopischen Hodenveränderungen der Hoden bei Patienten mit Klinefelter-Syndrom sowie den damit verwandten Syndromen anbelangt, sei auf Abschnitt B.I.2c–f dieses Kapitels verwiesen.

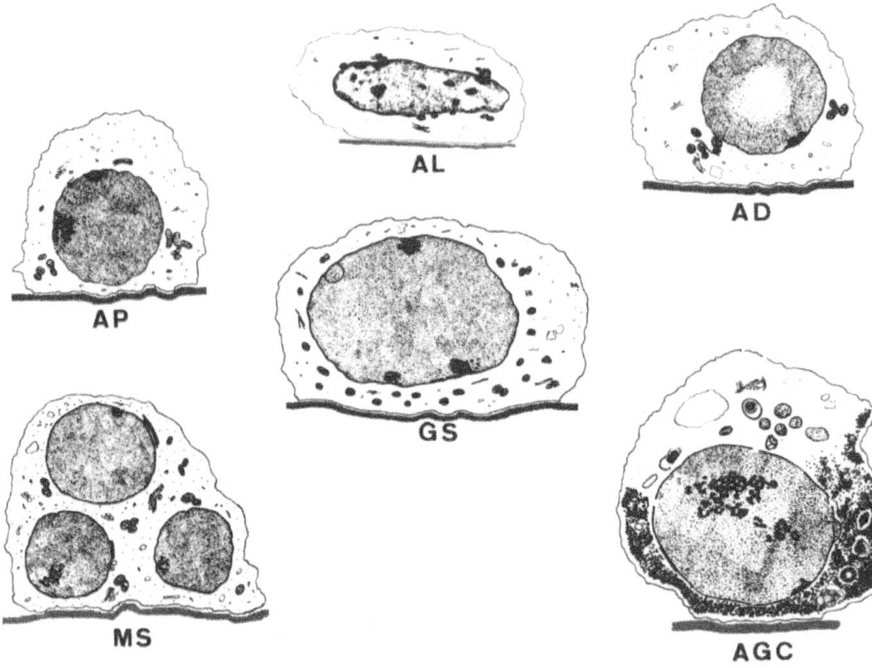

Abb. 5.36. Schematische Darstellung verschiedener Formen von Riesenspermatogonien und der entsprechenden Normalformen. *GS* Riesenspermatogonie; *MS* Mehrkernige Spermatogonie; *AP* Spermatogonie vom Typ AP; *AL* Spermatogonie vom Typ AL; *AD* Spermatogonie vom Typ AD; *AGC* Atypische Keimzelle (ungefähr × 1500). (Aus SIGG u. HEDINGER 1983 b)

Ähnliche Bilder wie beim Klinefelter-Syndrom werden vor allem auch bei Hodenatrophien im Rahmen von Leberzirrhosen und bei der Steinert-Myotonie gesehen. Die Leydig-Zellwucherungen bestehen aber aus gleichförmiger gebauten Leydig-Zellen, das positive Sexchromatin fehlt, die tubuläre Atrophie ist gleichmäßiger und unterentwickelte Kanälchen sind nicht vorhanden. Für derartige Klinefelter-ähnliche Atrophien ist früher der Begriff eines Pseudo-Klinefelter-Syndroms verwendet worden.

e) Totalhyalinosen – Totalfibrosen

Totalhyalinosen der Kanälchen und Totalfibrosen, d. h. vernarbte Hodenreste werden praktisch fast ausschließlich bei Autopsien beobachtet. Biopsien dürften sich in Anbetracht der hochgradig geschrumpften Hodenreste von vornherein erübrigen. Derartige Veränderungen können verschiedenste Ursachen haben, vor allem Durchblutungsstörungen, wie sie nach Torsionen oder Herniotomien auftreten können, aber auch Entzündungen (s. Kap. 3 und 4). Die Kanälchenreste sind häufig nur noch als Tubulusschatten erkennbar. Bei Elastinfärbungen sind die früheren Kanälchenstrukturen evtl. besser identifizierbar, vorausgesetzt, daß es sich um Reste einmal ausgereifter Hoden handelt.

4. Hypoplastische Hoden

Abgesehen von Biopsien aus kryptorchen Hoden, die häufig Zeichen einer nicht altersentsprechenden Ausreifung aufweisen (s. Kap. 2: A. I. 3), sieht man Biopsien aus infantilen oder unvollständig ausgereiften Hoden fast nur in gewissen Sondersituationen, bei denen der Infantilismus und damit der sekundäre Hypogonadismus meist schon an anderen klinischen Zeichen erfaßt worden ist. Die Befunde bei derart hypoplastischen Hoden entsprechen Bildern kindlicher Hoden in verschiedenen präpuberalen Altersstufen. In den Kanälchen sind neben den Sertoli-Zellen in der Regel nur Spermatogonien und eventuell noch Gonozyten zu sehen. Die Tunica propria kann leicht verbreitert sein, elastische Fasern fehlen. Reife Leydig-Zellen sind nicht vorhanden (Abb. 5.20). Unter Gonadotropinbehandlung können derartige Hoden ausreifen (Abb. 5.21) und eine vollständige Spermatogenese sowie normale Leydig-Zellen entwickeln (s. Abschnitt B. II. 1 dieses Kapitels).

5. Besondere histopathologische Befunde bei Hodenbiopsien

a) Atypische Keimzellen (Carcinoma in situ)

Im Vordergrund des Interesses für derartige besondere histopathologische Befunde bei Beurteilung von Hodenbiopsien stehen heute ganz eindeutig die atypischen Keimzellen, ein Befund, der auch als Carcinoma in situ bezeichnet wird. Die Fragwürdigkeit des Begriffes eines Carcinoma in situ und die Probleme dieser atypischen Keimzellen im Zusammenhang mit den Keimzelltumoren werden vor allem im nachfolgenden Kap. 6: A. II. 1. d. ε besprochen. Im vorliegenden Abschnitt soll auf die morphologischen Besonderheiten dieser atypischen Keimzellen, auf die Häufigkeit ihres Vorkommens und auf die therapeutischen Konsequenzen ihres Nachweises in Hodenbiopsien hingewiesen werden. Neuere Literaturübersichten über atypische Keimzellen finden sich bei Sigg u. Hedinger (1983 a), ergänzt durch Bannwart et al. (1988), bei Müller et al. (1986), Rørth et al. (1987), Gondos u. Migliozzi (1987), Giwercman et al. (1988 b), Dieckmann et al. (1989) und Reinberg et al. (1989).

Atypische Keimzellen liegen wie normale Spermatogonien weitgehend der Basalmembran der Samenkanälchen an. Sie sind aber größer, ihr mittlerer Durchmesser beträgt 20–25 μ. Ihr Zytoplasma ist auffallend hell und glykogenreich. Die großen runden und ovalären Kerne haben einen Durchmesser von 12–15 μ. Das Chromatin ist meist feinkörnig, die Nukleolen sind groß und unregelmäßig. Mitosen, auch pathologische Formen, sind nicht ungewöhnlich. Bei isoliert auftretenden atypischen Keimzellen kann die Spermatogenese noch erhalten bleiben. Meist liegen die atypischen Keimzellen, die vorwiegend in atrophischen Kanälchen zu sehen sind, aber in ganzen Reihen der Basalmembran an und verdrängen die Kerne der Sertoli-Zellen lumenwärts. In solchen Bezirken ist die Spermatogenese nicht mehr erhalten (Abb. 5.37, 5.38). Die atypischen Keimzellen können die Kanälchenlichtung schließlich weitgehend ausfüllen, Bilder, die einem Seminoma in situ entsprechen. Brechen diese Zellen in das Zwischengewebe durch, muß ein invasives Seminom angenommen werden. Tatsächlich gleichen die atypischen Keimzellen licht- und elektronenoptisch weitgehend den Tumorzellen von Semi-

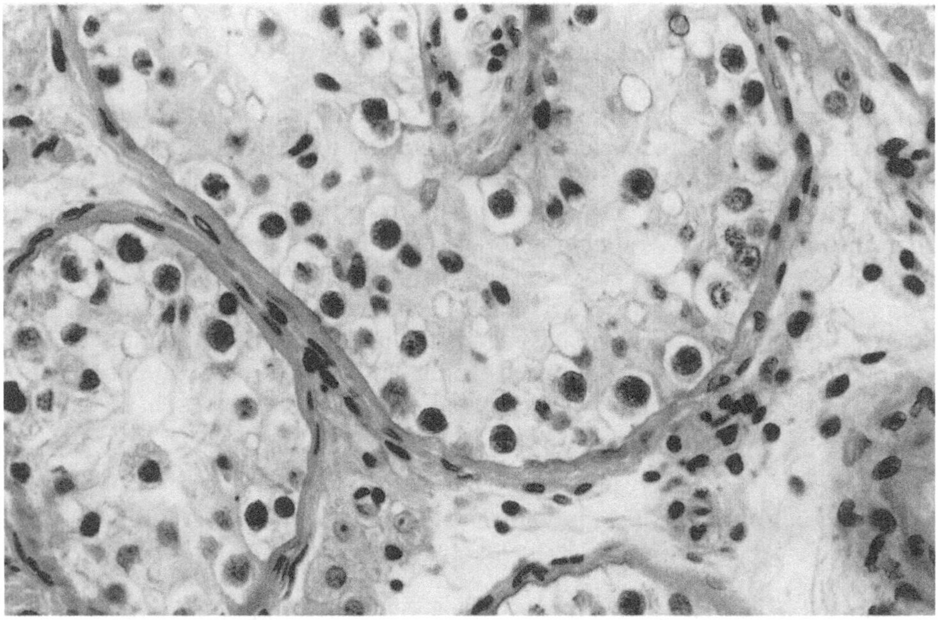

a

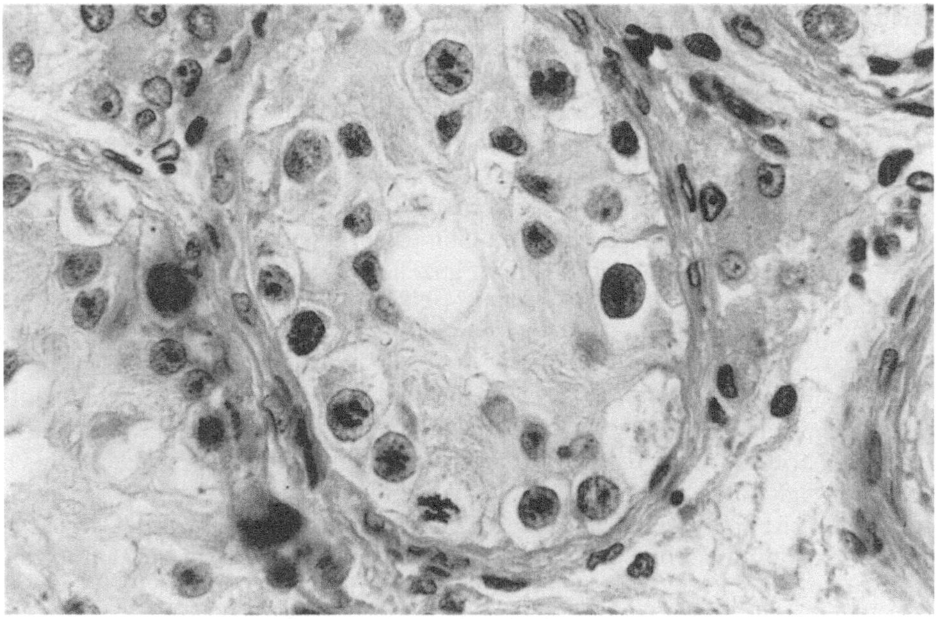

b

Abb. 5.37 a–d. Atypische Keimzelle, sog. Carcinoma-in-situ, in Hodenbiopsie bei Sterilitätsabklärung. 30jähriger Mann. **a** Neben atypischen Keimzellen auch noch einzelne normale Spermatogonien erhalten (HE ×360). **b** Im oberen Tubulus praktisch nur noch atypische Keimzellen erhalten (HE ×570). **c, d** Atypische Keimzellen, der Basalmembran des Kanälchens anliegend, mit ungewöhnlich chromatinreichen Kernen, plumpen Nukleolen und atypischer Mitose (HE ×1400)

c

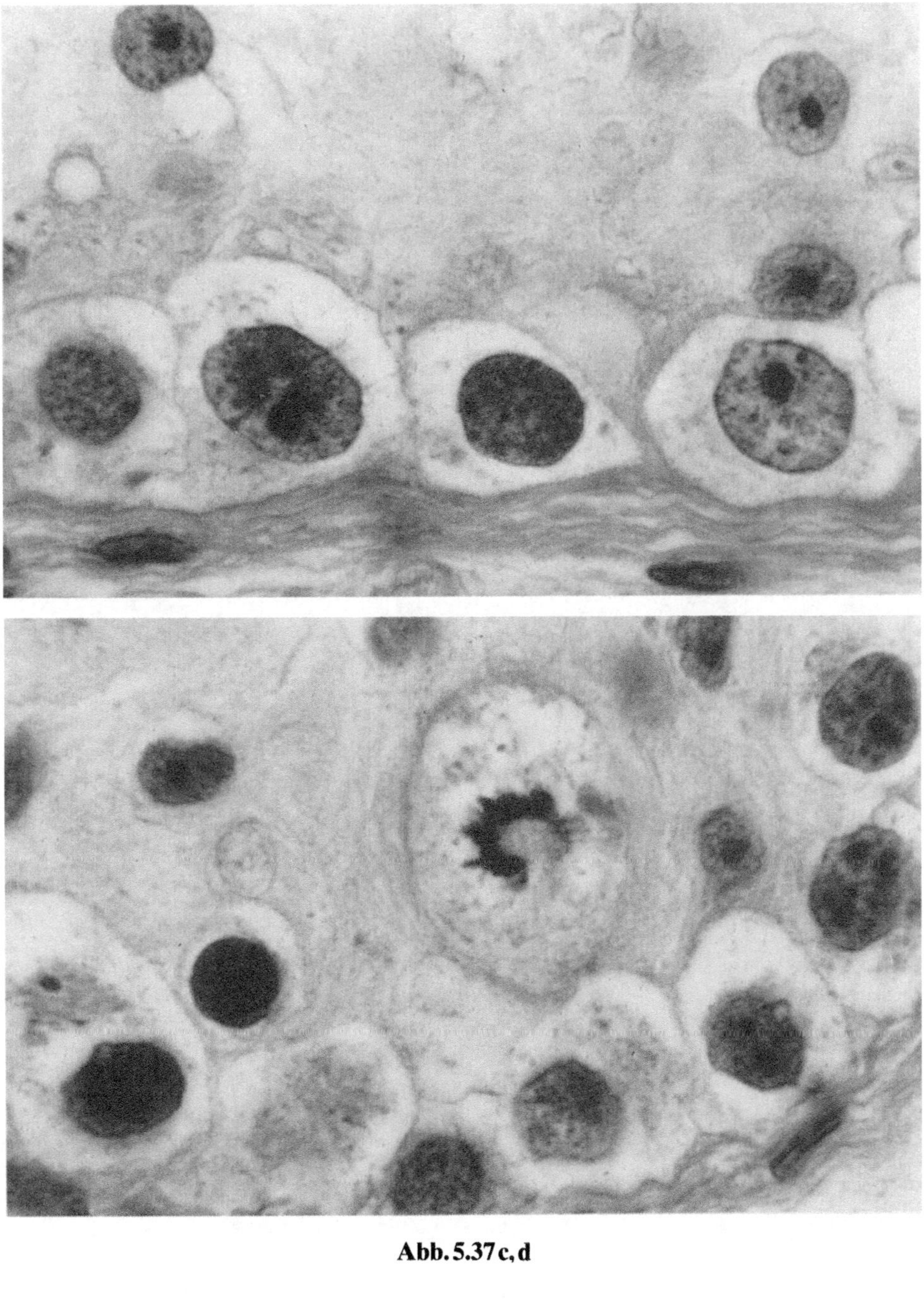

d

Abb. 5.37 c, d

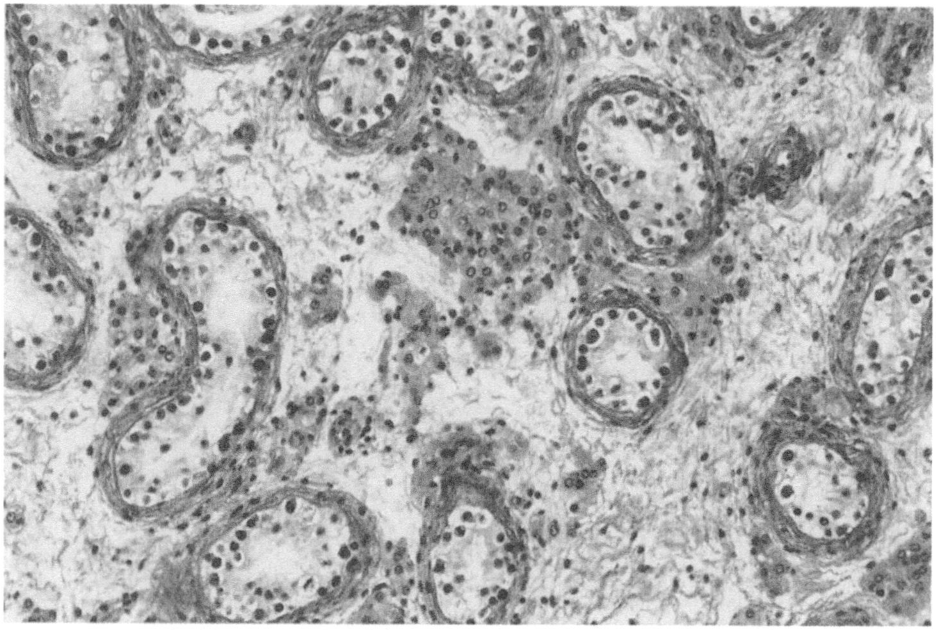
a

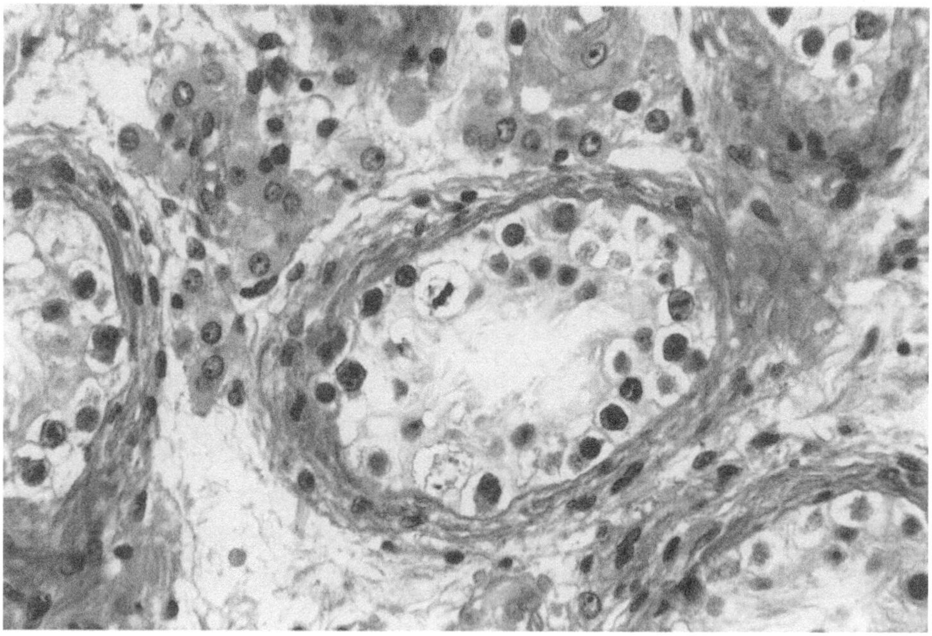
b

Abb. 5.38 a–d. Atypische Keimzellen. Hodenbiopsie zur Abklärung einer Oligospermie (30jähriger Mann). **a** und **b** In den Kanälchen praktisch nur atypische Keimzellen. (HE **a** × 140, **b** × 360). **c** und **d** Im mittleren Kanälchen nur atypische Keimzellen, in den anliegenden Kanälchen dagegen noch normale Spermatogonien. In **d** angedeuteter Übergang zu einem intratubulären Seminom, zu einem sog. Seminoma in situ (HE **a** × 140, **b, c, d** × 360)

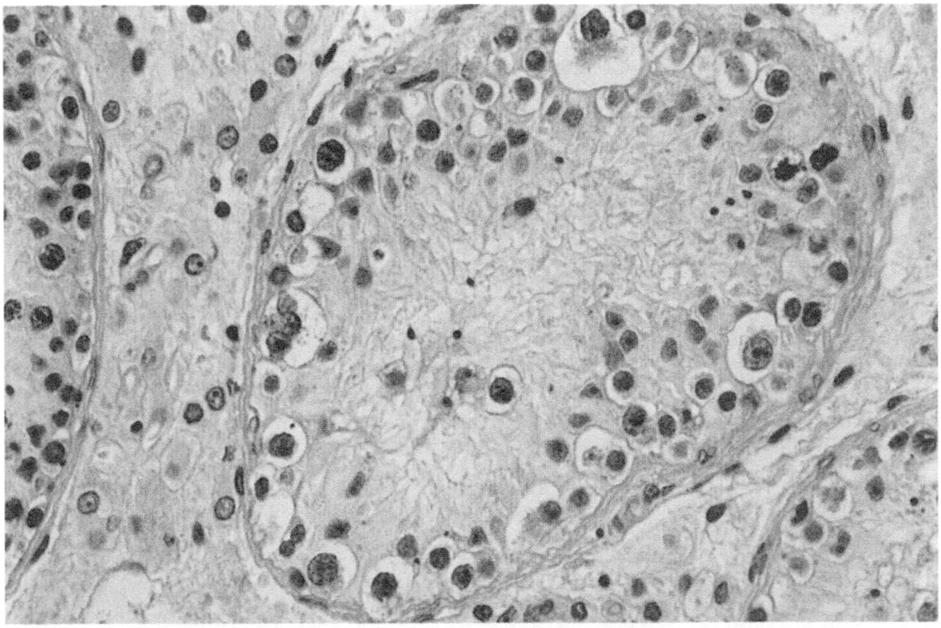

c

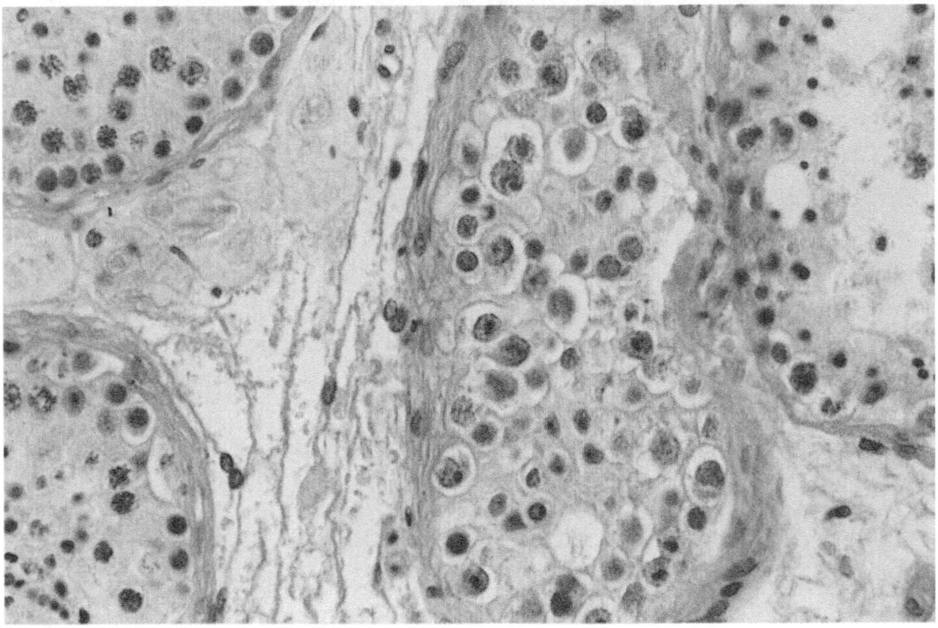

d

Abb. 5.38 c, d

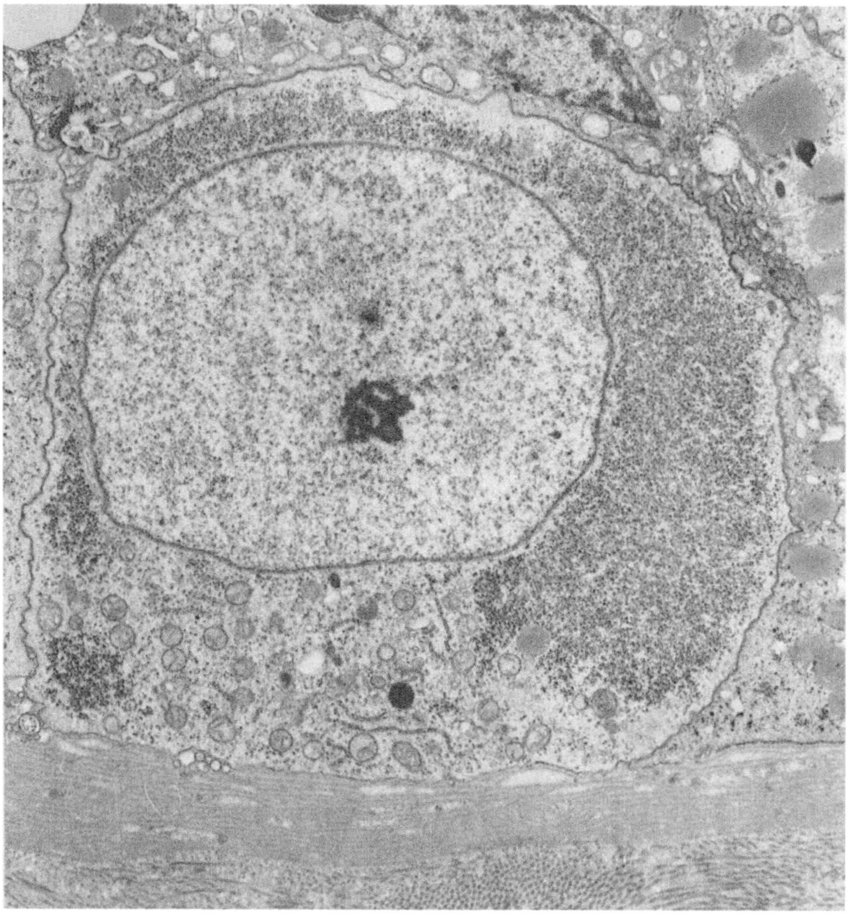

Abb. 5.39. Atypische Keimzelle. Hoher Glykogengehalt des Zytoplasma, Polarisierung der Zellorganellen. Anliegende Sertoli-Zellen mit Lipideinlagerungen (× 6700). (Aus SIGG u. HEDINGER 1984a)

nomen (Abb. 5.39) (SKAKKEBAEK 1972a, b, 1978; NIELSEN et al. 1974; HOLSTEIN u. KÖRNER 1974; SCHULZE u. HOLSTEIN 1977; SCHULZE et al. 1978; SCHÜTTE et al. 1981; SIGG u. HEDINGER 1984a; HOLSTEIN et al. 1987, 1988).

Atypische Keimzellen sind in Paraffinschnitten bei gewöhnlichen HE-Färbungen gut identifizierbar, vorausgesetzt, daß es sich um adäquat fixierte Hodenbiopsien handelt. Verquollene Keimzellen können atypische Keimzellen imitieren (Abb. 5.40). Es ist selbstverständlich, daß die Beurteilung durch Semidünnschnitte, wie unter I.4 dieses Abschnittes geschildert, erleichtert wird. SCHÜTTE (1988) hat kürzlich wieder auf die Bedeutung einer adäquaten Fixation der Hodenbiopsien hingewiesen. Dank des Glykogengehaltes sind atypische Keimzellen bei PAS-Färbungen besonders leicht zu erkennen. Eine weitere Hilfe stellen immunohistologische Methoden dar, wobei sich vor allem wie bei den Seminomen der Nachweis der plazentaartigen alkalischen Phosphatase (PLAP) bewährt hat. Im-

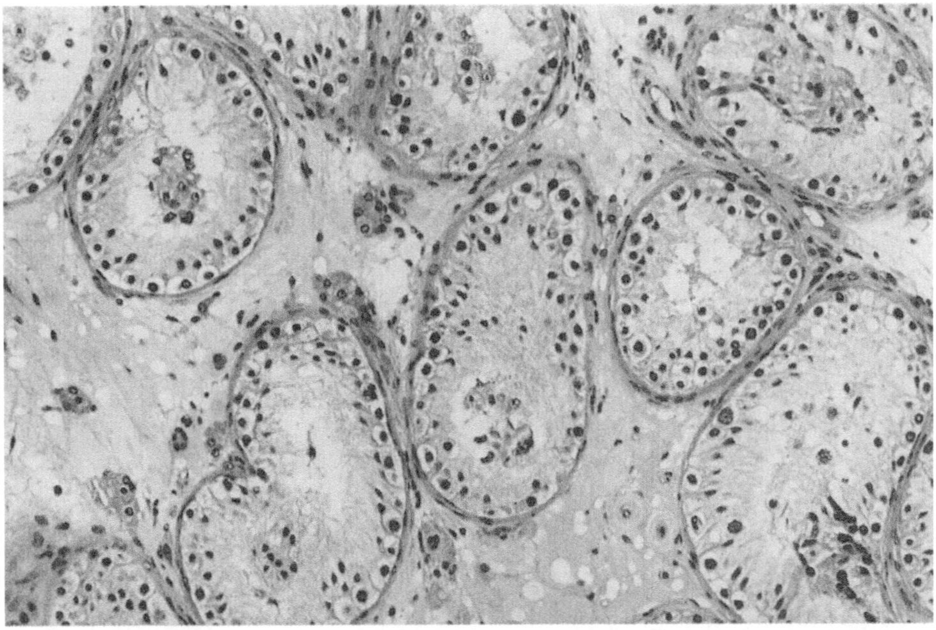

a

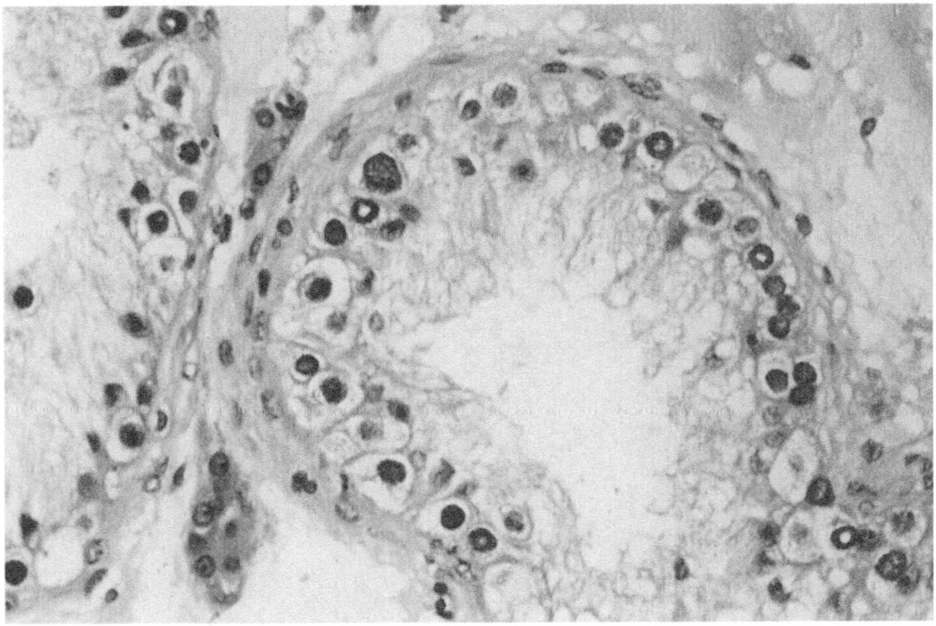

b

Abb. 5.40 a–d. Imitation des Bildes atypischer Keimzellen infolge ungeeigneter Fixation des Präparates. Vergröberte Kerne und aufgequollenes, teilweise fast wasserklares Zytoplasma der Spermatogonien. In **c** und **d** noch partiell erhaltene Spermatogenese. 30jähriger Mann, Hodenbiopsie zur Sterilitätsabklärung (HE **a** $\times 140$, **b, c, d** $\times 360$)

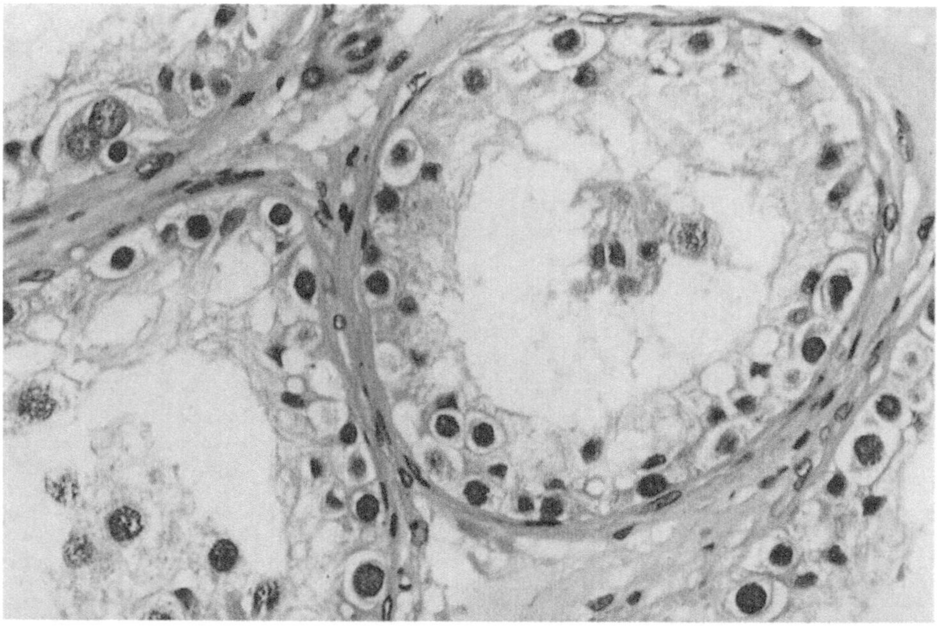

a

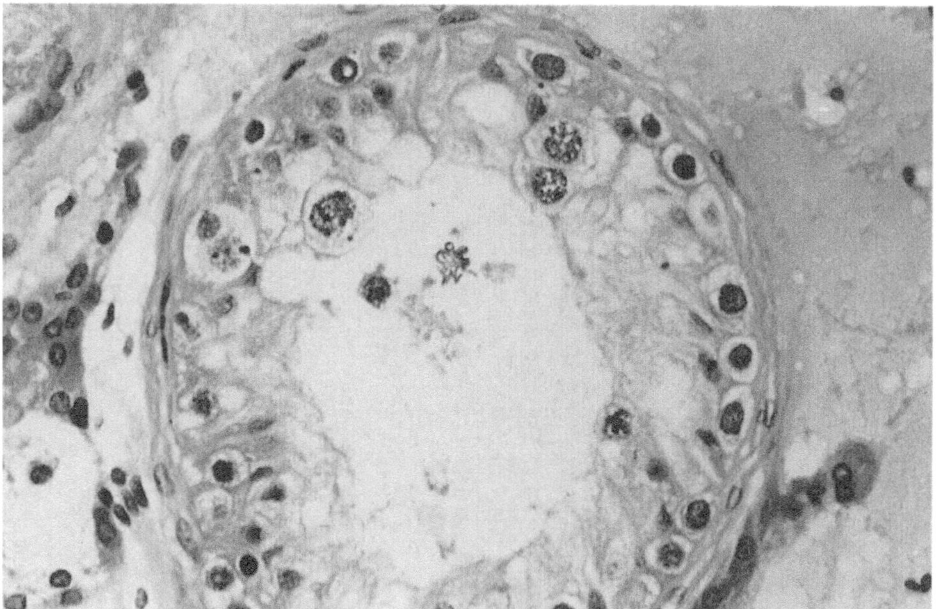

b

Abb. 5.40 c, d

munhistologische Untersuchungen auf Ferritin ergeben dagegen weniger zuverlässige Resultate (s. Kap. 6: A. II. 1. f und 2. f).

Atypische Keimzellen zeigen ähnliche Lectinbindungsstellen wie Seminomzellen, was nach MALMI u. SÖDERSTRÖM (1988) für die maligne Natur dieser Zellen spricht. Ihre Kerne haben ferner einen aneuploiden DNA-Gehalt, ebenfalls ein Hinweis auf die Tumornatur dieser Zellen (MÜLLER et al. 1981). GIWERCMAN et al. (1988 a) konnten mittels Durchflußzytometrie im Ejakulat von Patienten mit bioptisch nachgewiesenen atypischen Keimzellen eine entsprechende aneuploide Zellpopulation nachweisen, die nach Orchiektomie oder Bestrahlung verschwand. Das Fehlen einer derartigen Population schließt atypische Keimzellen oder Keimzelltumoren aber nicht aus (FOSSA et al. 1989). Nach GIWERCMAN et al. (1987, 1988 a, b) ist die Hodenbiopsie immer noch die zuverlässigste Methode zum Nachweis atypischer Keimzellen. Neuerdings lassen sich mit der Methode der in-situ-Hybridisierung allerdings auch an Ausstrichen des Ejakulates zuverlässigere Aussagen über das Vorkommen atypischer Keimzellen machen. Mit DNA-Proben für das Chromosom 1 sind an Paraffinschnitten in atypischen Keimzellen wie in den Tumorzellen von Keimzellgeschwülsten zusätzliche Chromosomen 1 nachweisbar (EMMERICH et al. 1989; WALT et al. 1989). Gleiche Resultate können mit dieser Methode auch an Ausstrichen von Ejakulaten gewonnen werden (JAUCH et al. 1989; GIWERCMAN et al. 1990).

LEHMANN et al. (1986) fanden in atypischen Keimzellen bei einem Patienten, bei dem anläßlich einer Sterilitätsabklärung eine Hodenbiopsie vorgenommen worden war, ausschließlich intrazytoplasmatische Depots von Immunglobulin G. Da gleichzeitig im Serum zirkulierende Antikörper gegen ein Spermienextrakt nachgewiesen werden konnte, vermuten die Autoren eine Autoimmunisierung des Patienten gegen atypische Keimzellen, ein Vorgang, der möglicherweise die Früherfassung derartigen Zellen erleichtern könnte.

Atypische Keimzellen werden besonders häufig im restlichen Hodengewebe bei bereits bestehenden Keimzelltumoren gesehen. In einer eigenen Serie konnten wir derartige atypische Keimzellen in 86,9 % aller Keimzelltumoren mit noch erhaltenem Resthodengewebe nachweisen (SIGG u. HEDINGER 1980; HEDINGER 1981). JACOBSEN et al. (1981) fanden atypische Keimzellen im noch erhaltenen Hodengewebe sogar bei 88 % der Seminome und 99 % der nichtseminomatösen Keimzelltumoren. Bei kindlichen Keimzelltumoren dagegen konnten GUINAND u. HEDINGER (1981) keine derartige atypischen Keimzellen sehen, insbesondere auch nicht bei den bei Kleinkindern besonders häufigen reinen Dottersacktumoren, ein Untersuchungsresultat, das kürzlich von MANIVEL et al. (1988) bestätigt wurde. Bei Hodentumoren kommen atypische Keimzellen aber nicht nur im tumorbefallenen, sondern auch im tumorfreien Gegenhoden vor (BERTHELSEN et al. 1979, 1982). VAN DER MAASE et al. (1986) stellten bioptisch bei 27 von 500 Patienten mit einem einseitigen Keimzelltumor des Hodens im Gegenhoden atypische Keimzellen fest. 8 dieser 27 Patienten, die wegen ihres einseitigen Hodentumors eine intensive Chemotherapie erhielten, entwickelten im tumorfreien Gegenhoden trotz den atypischen Keimzellen keinen Hodentumor, die atypischen Keimzellen verschwanden. Bei 7 der übrigen 19 Patienten mit atypischen Keimzellen trat im sonst tumorfreien Gegenhoden dagegen innert 12 bis 88 Monate ein zweiter Keimzelltumor auf.

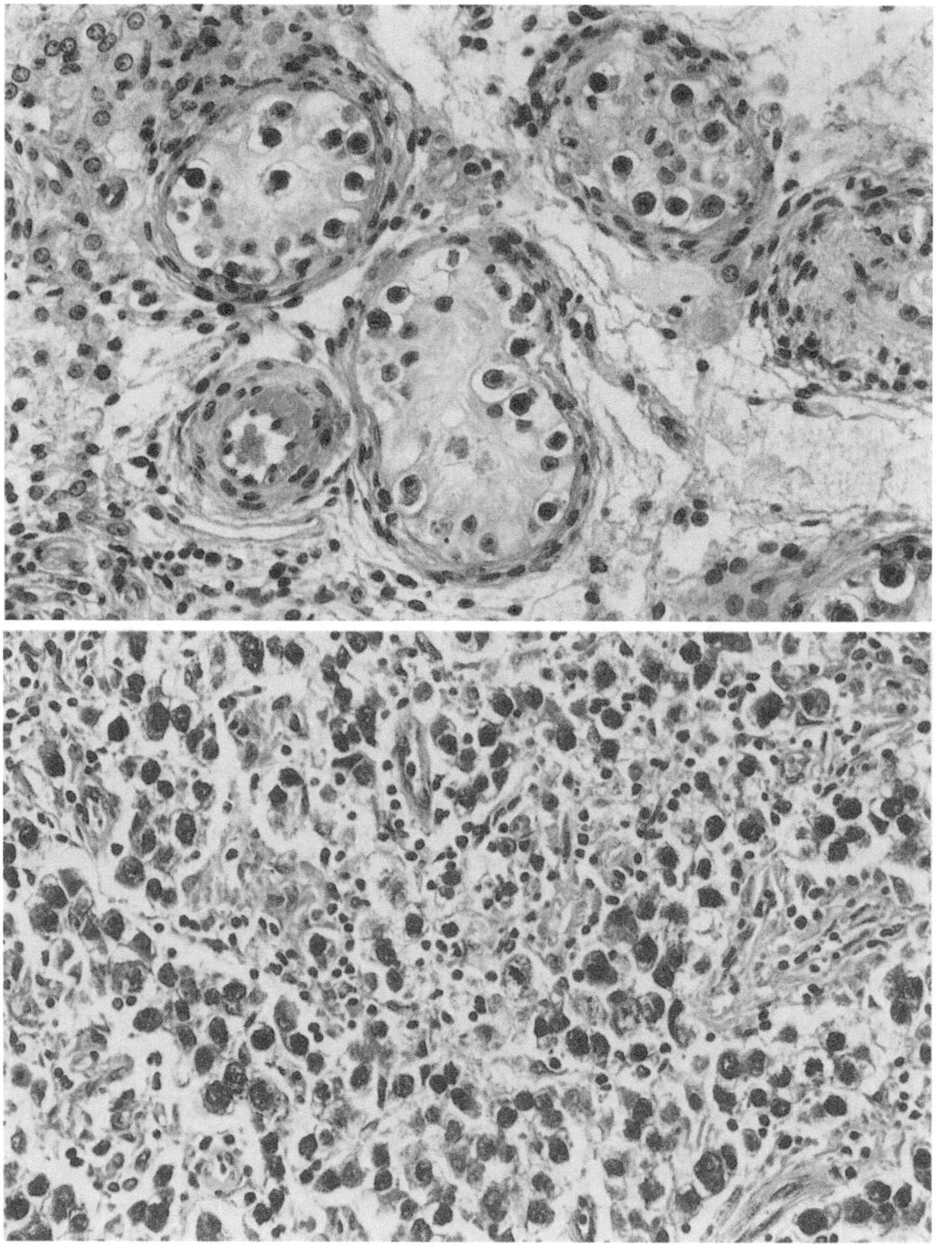

a

b

Abb. 5.41 a, b. Atypische Keimzellen mit nachfolgendem Seminom. **a** Hodenbiopsie zur Sterilitätsabklärung im Alter von 30 Jahren: Atypische Keimzellen. **b** 6 Jahre später, im Alter von 36 Jahren, Seminom des gleichen Hodens (**a** und **b** HE × 250). (Aus NÜESCH-BACHMANN u. HEDINGER 1977)

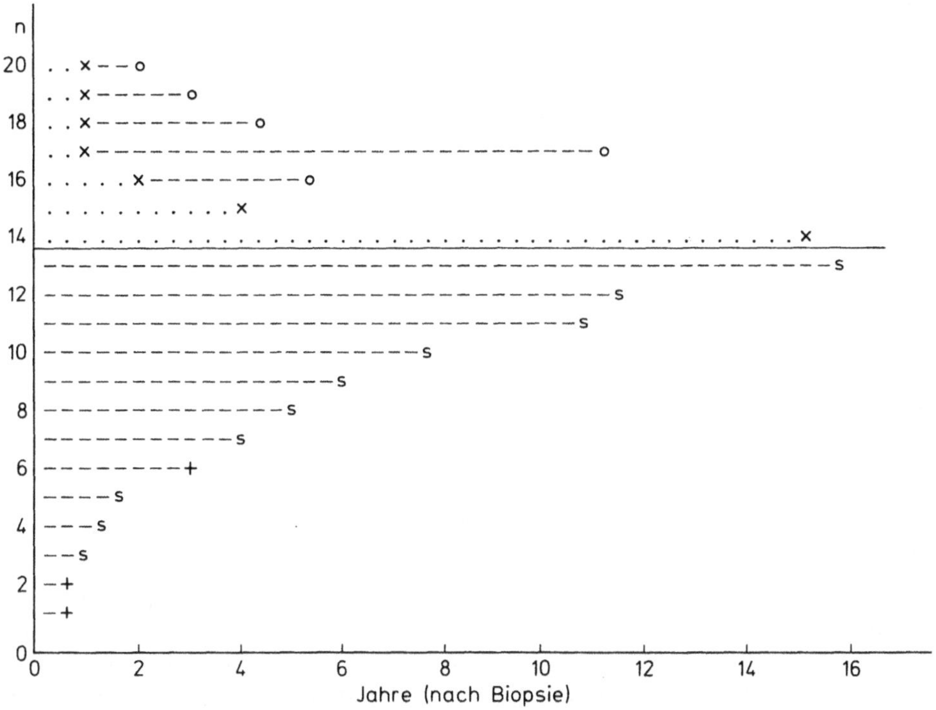

Abb. 5.42. Schematische Darstellung des Krankheitsverlaufes von 20 Patienten, bei denen in einer Hodenbiopsie atypische Keimzellen nachgewiesen wurden. 1–13: 13 Patienten mit nachfolgendem Keimzelltumor. 14–20: 7 Patienten, bei denen während der angegebenen Beobachtungszeit kein Keimzelltumor in Erscheinung trat. (s Seminom, + nichtseminomatöser Keimzelltumor, × letzte klinische Kontrolle, ○ Latenz seit dieser Kontrolle). (Aus BANNWART et al. 1988)

Atypische Keimzellen kommen im Hoden aber auch ohne bereits nachweisbarer Hodentumor vor, wie das SKAKKEBAEK (1972 a, b) bei 2 Patienten zeigen konnte, bei denen wegen Fertilitätsstörung Hodenbiopsien vorgenommen worden waren. NÜESCH-BACHMANN u. HEDINGER (1977) fanden anläßlich einer systematischen Nachkontrolle der histologischen Präparate meist bilateraler Hodenbiopsien von 1635 Erwachsenen mit Fertilitätsstörungen bei 9 Patienten, d. h. in 0,55 % der Fälle, derartige atypische Keimzellen. In unserer erweiterten Serie von 2178 Patienten, bei denen zur Sterilitätsabklärung Hodenbiopsien vorgenommen worden sind, beträgt der Anteil von Patienten mit atypischen Keimzellen nur noch 0,46 % (SIGG u. HEDINGER 1981 b), vergleichbar dem von PRYOR et al. (1983) bei 2043 Sterilitätsabklärungen festgestellten Anteil von 0,39 %, aber deutlich niedriger als der von SKAKKEBAEK (1978) bei 555 und von SKAKKEBAEK et al. (1981) bei 826 Patienten gefundene Wert von 1,1 %. NISTAL et al. (1989) stellten bei 723 infertilen Männern in 0,7 % der Hodenbiopsien atypische Keimzellen fest, eine Serie, die allerdings 128 Männer mit korrigiertem Kryptorchismus einschließt, bei denen atypische Keimzellen besonders häufig sind.

Tabelle 5.4. Häufigkeit von atypischen Keimzellen (AKZ) und Keimzelltumoren (Aus BANNWART et al. 1988)

	AKZ [%]	Keimzelltumoren [%]
Männliche Bevölkerung	?	0,2–0,8
Atrophie nach Orchitis	?	0,5–1,0
Infertilität	0,5–1,0	?
Kryptorchismus inguinal	2	1,25
Kryptorchismus abdominal	2	5
Kontralateraler Hoden bei Keimzelltumor	5	2–4,4
Testikuläre Feminisierung	(25)	8
Gonadendysgenesie	?	27–30

Bei 5 der 9 Patienten von NÜESCH-BACHMANN u. HEDINGER (1977) traten nach Intervallen von Monaten bis 6 Jahren Keimzelltumoren des Hodens auf (Abb. 5.41), bei 3 Patienten bereits 1–6 Monate nach der Hodenbiopsie, weshalb angenommen werden muß, daß die Keimzelltumoren anläßlich der Biopsie schon vorhanden waren, im Präparat aber nicht in Erscheinung traten. Bei den restlichen beiden Patienten manifestierten sich die Hodentumoren dagegen erst 2 und 6 Jahre nach der Hodenbiopsie. Daß u. U. mit langen Intervallen gerechnet werden muß, demonstriert Abb. 5.42 aus BANNWART et al. (1988). Bei einem Patienten trat ein Seminom erst 16 Jahre nach der Diagnose atypischer Keimzellen auf. Ein andere Patient ist 15 Jahre nach erstem Nachweis atypischer Keimzellen in beiden Hoden – ein Hoden wies nach 3 Jahren ein Seminom auf – auf der Gegenseite immer noch tumorfrei. Der Patient wurde allerdings wegen seines metastasierenden Seminoms der Gegenseite retroperitoneal bestrahlt.

Besonders häufig sind atypische Keimzellen bei Patienten mit korrigierten oder unkorrigierten Fehllagerungen, insbesondere Kryptorchismus oder Fehlentwicklungen der Hoden (siehe bei GIWERCMAN et al. 1988b, 1989). Tabelle 5.4 aus der Literaturübersicht von BANNWART et al. (1988) orientiert über die bei derartigen Patienten gefundenen Häufigkeiten des Vorkommens atypischer Keimzellen und gleichzeitig auch über die Frequenzen der Keimzelltumoren. Was die Einzelheiten dieser Mißbildungen anbelangt sei auf Kap. 2 verwiesen. Es ist bemerkenswert, daß in kryptorchen kindlichen Hoden wohl ungewöhnliche Zellen, aber keine eigentlich atypischen Keimzellen gefunden werden (MÜLLER u. SKAKKEBAEK 1984a; MUFFLY et al. 1984). In derartiger Situation treten sie erst beim Erwachsenen auf (KRABBE et al. 1979; MÜLLER et al. 1984), im Gegensatz zu dysgenetischen Gonaden und den Gonaden bei testikulärer Feminisierung, in denen atypische Keimzellen bereits bei Kleinkindern nachgewiesen werden können (MÜLLER u. SKAKKEBAEK 1984b) (s. Kap. 2: C).

Atypische Keimzellen müssen heute als Vorläufer von Keimzelltumoren aufgefaßt werden. Sie sind damit als eigentliche Präkanzerose, als Präkanzerose im engeren Sinne zu interpretieren (HEDINGER 1979). Die Frage, ob derartige Zellen in gewissen Situationen auch Ausdruck eines reaktiven Geschehens sein

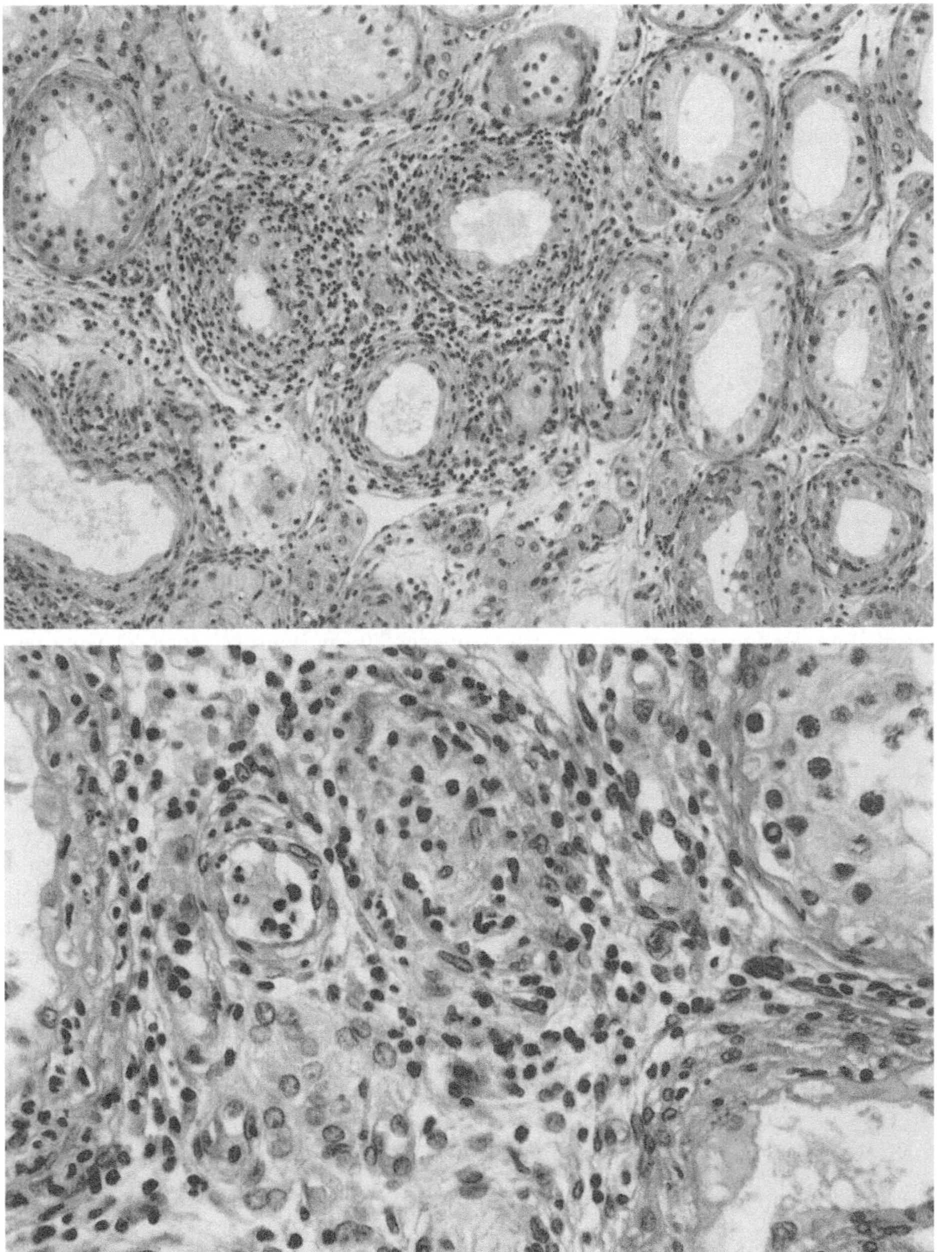

a

b

Abb. 5.43 a, b. Fokale Entzündung bei ausgeprägter tubulärer Hodenatrophie. Hodenbiopsie zur Sterilitätsabklärung bei Oligospermie. 35jähriger Mann (HE **a** ×140, **b** ×360)

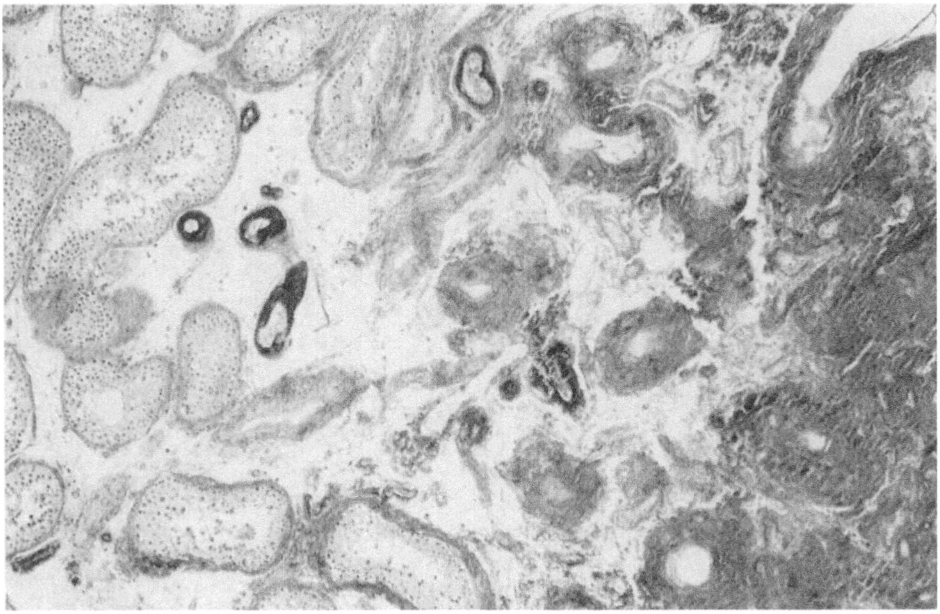

Abb. 5.44. Hodenamyloidose: Befall der Hodengefäße und zum Teil auch der Tunica propria der Hodenkanälchen. 70jähriger Mann (Kongorot ×200)

könnten, ist allerdings noch nicht definitiv beantwortet, wenn auch viele Argumente gegen eine derartige Annahme sprechen (HEDINGER 1981). Patienten mit atypischen Keimzellen sind behandlungsbedürftig. VAN DER MAASE et al. (1987) empfehlen Orchiektomie bei Sterilität oder Kryptorchismus, falls nur ein Hoden befallen ist. Bei bilateralem Befall oder bei Patienten mit Keimzelltumoren und atypischen Keimzellen im Gegenhoden befürworten sie dagegen lokale Bestrahlung, falls wegen des Tumorleidens nicht eine allgemeine Chemotherapie durchgeführt werden muß. Bei Patienten mit dysgenetischen Gonaden oder bei testikulärer Feminisierung wird dagegen Entfernung der Gonaden empfohlen (s. auch Kap. 2: C; neuere Literaturhinweise bei KLEINSCHMIDT et al. 1989).

b) Entzündliche Prozesse

In Hodenbiopsien, die wegen Fertilitätsstörungen vorgenommen werden, sind entzündliche Infiltrate eher selten (Abb. 5.43). Ausnahmsweise können in derartigen Biopsien aber auch spezifische Entzündungen erfaßt werden. Was die verschiedenen Orchitiden anbelangt, sei auf Kap. 4 verwiesen.

c) Gefäßerkrankungen

Wie in Kap. 3 geschildert, kann der Hoden an allgemeinen Gefäßerkrankungen beteiligt sein, Erkrankungen, die u. U. erst anläßlich einer Hodenbiopsie erfaßt werden.

d) Stoffwechselstörungen

Bei generalisierter *Amyloidose* sind Amyloidablagerungen im Hoden und vor allem im Nebenhoden nicht ungewöhnlich (Abb. 5.44) (ANDERSSON u. HOFER 1974; NISTAL et al. 1989). In seltenen Fällen kann die Amyloidose des Hodens klinisch aber ganz im Vordergrund stehen. So beobachteten HANDELSMAN et al. 1983 einen 28jährigen Mann, bei dem sich innert weniger Jahre eine massive beidseitige Hodenvergrößerung entwickelte. In der Hodenbiopsie wurde das Hodengewebe durch Amyloidmassen weitgehend ersetzt. Wir machten eine ganz ähnliche Beobachtung einer ungewöhnlichen, sich über Jahre hinziehenden Hodenvergrößerung bei weitgehend auf dieses Organ beschränkter Amyloidose. Auch *andere generalisierte Stoffwechselstörungen* können u. U. in der Hodenbiopsie erkannt werden. So führt z. B. die Adrenoleukodystrophie, abgesehen von einer unvollständigen Spermatogenese, zur Bildung von typischen lamellären Strukturen in den Leydig-Zellen (POWERS u. SCHAUMBURG 1981).

e) Umschriebene Mißbildungen

Bei Hodenbiopsien muß immer mit der Möglichkeit gerechnet werden, unerwartet einer umschriebenen Mißbildung, wie im Kap. 2. B geschildert, zu begegnen.

Literatur

Abyholm T, Clausen OPF (1981) Clinical evaluation of DNA flow cytometry of fine needle aspirates from testes of infertile men. Int J Androl 4: 505–514

Andersson R, Hofer P-A (1974) Genitourinary disturbances in familial and sporadic cases of primary amyloidosis with polyneuropathy. Acta Med Scand 195: 49–58

Angehrn V, Zachmann M, Prader A (1979) Silver-Russell syndrome. Observations in 20 Patients. Helv Paediatr Acta 34: 297–308

Baker HWG, Burger HG, Kretser DM de, Hudson B, O'Connor S, Wang C, Mirovics A, Court J, Dunlop M, Rennie GC (1976) Changes in the pituitary-testicular system with age. Clin Endocrinol 5: 349–372

Balze FA de la, Bur GE, Scarpa-Smith F, Irazu J (1954) Elastic fibers in the tunica propria of normal and pathological human testes. J Clin Endocrinol 14: 626–639

Bandmann H-J, Perwein E (1984) Histology of testes in Klinefelter's syndrome. In: Bandmann H-J, Breit R, Perwein E (eds) Klinefelter's syndrome. Springer, Berlin Heidelberg New York Tokyo, pp 131–136

Bannwart FB, Sigg C, Hedinger CE (1988) Übersicht – Neue Konzepte. Morphologie, Biologie und therapeutische Konsequenzen der atypischen Keimzellen des Hodens. Zentralbl Haut 154: 861–866

Becker H, Hofmann N (1975) Endokrinologische und histomorphologische Untersuchungen zur Hodenatrophie bei Dystrophia myotonica. Dtsch Med Wochenschr 100: 149–152

Beierdörffer H, Schirren C (1979) Besonderheiten und Nebenwirkungen bei der Hodenbiopsie. Andrologia 11: 311–319

Bergmann M, Nashan D, Nieschlag E (1989) Pattern of compartmentation in human seminiferous tubules showing dislocation of spermatogonia. Cell Tissue Res 256: 183–190

Berthelsen JG, Skakkebaek NE, Mogensen P, Sørensen BL (1979) Incidence of carcinoma in situ of germ cells in contralateral testis of men with testicular tumours. Br Med J 2: 363–364

Berthelsen JG, Skakkebaek NE, Maase H v der, Sørensen BL, Mogensen P (1982) Screening for carcinoma in situ of the contralateral testis in patients with germinal testicular cancer. Br Med J 285: 1683–1686

Berthezène F, Forest MG, Grimaud JA, Claustrat B, Mornex R (1976) Leydig-cell agenesis. A cause of male pseudohermaphroditism. N Engl J Med 295: 969–972
Bhagwant G, Kogan S, Rossman B, Santorineou M, Radel E, Reda E, Levitt S (1989) Needle biopsy in the diagnosis of testicular leukemia in children. J Urol 141: 1169–1171
Brown DM, Markland C, Dehner LP (1978) Leydig cell hyperplasia: A cause of male pseudohermaphroditism. J Clin Endocrinol Metab 46: 1–7
Buren Teem M van (1935) The relation of the interstitial cells of the testis to prostatic hypertrophy. J Urol 34: 692–713
Bustos-Obregon E, Holstein AF (1973) On structural patterns of the lamina propria of human seminiferous tubules. Z Zellforsch 141: 413–425
Bürgi H, Hedinger CE (1959) Histologische Hodenveränderungen im hohen Alter. Schweiz Med Wochenschr 89: 1236–1239
Carroll PR, Morse MJ, Koduru PPK, Changati RSK (1988) Testicular germ cell tumor in patient with Klinefelter syndrome. Urology 31: 72–74
Chapelle A de la, Hortling H, Niemi M, Wennström J (1964) XX sex chromosomes in a human male. First case. Acta Med Scand [Suppl] 412: 25–38
Charny CW (1940) Testicular biopsy. Its value in male infertility. JAMA 115: 1429–1432
Charny CW (1963) Reflections on testicular biopsy. Fertil Steril 14: 610–616
Clavadetscher P, Hedinger CE (1970) Wert von Hodenbiopsien bei Fertilitätsstörungen und adultem Hypogonadismus. Schweiz Med Wochenschr 17: 732–739
Colgan TJ, Bedard YC, Strawbridge HT, Buckspan MB, Klotz PG (1980) Reappraisal of value of testicular biopsy in the investigation of infertility. Fertil Steril 33: 56–60
Crandall BF, Samec L, Sparkes RS, Wright SW (1973) A familial syndrome of deafness, alopecia and hypogonadism. J Pediatr 82: 461–465
Del Castillo EB, Trabucco A, Balze de la FA (1947) Syndrome produced by absence of the germinal epithelium without impairment of the Sertoli or Leydig cells. J Clin Endocrinol 7: 493–502
Dexeus FH, Logothetis CJ, Chong C, Sella A, Ogden S (1988) Genetic abnormalities in men with germ cell tumors. J Urol 140: 80–84
Dieckmann K-P, Loy V, Huland H (1989) Das Carcinoma in situ des Hodens: klinische Bedeutung, Diagnostik und Therapie. Urologe [A] 28: 271–280
Droese M, Rahlf G (1979) Punktionszytologie maligner Hodentumoren. Urologe [A] 18: 338–342
Drucker WD, Blanc WA, Rowland LP, Grumbach MM, Christy NP (1963) The testis in myotonic dystrophy: A clinical and pathological study with a comparison with the Klinefelter syndrome. J Clin Endocrinol 23: 59–75
Dubin L, Amelar R (1971) Etiologic factors in 1294 consecutive cases of male infertility. Fertil Steril 22: 469–480
Eckmann B, Schütte B (1981) Qualitative und quantitative Untersuchungen am Hodengewebe mittels der Semidünnschnitt-Technik bei Patienten mit Oligozoospermie I. Datenerfassung, statistische Auswertungsverfahren und histologische Beispiele. Andrologia 13: 425–435
Eckmann B, Schütte B (1982) Qualitative und quantitative Untersuchungen am Hodengewebe mittels der Semidünnschnitt-Technik bei Patienten mit Oligozoospermie II. Ergebnisse. Andrologia 14: 43–54
Edwards JA, Sethi PK, Scoma AJ, Bannerman RM, Frohman LA (1976) A new familial syndrome characterized by pigmentary retinopathy, hypogonadism, mental retardation, nerve deafness and glucose intolerance. Am J Med 60: 23–32
Emmerich P, Jauch A, Hofmann M-C, Cremer T, Walt H (1989) Interphase cytogenetics in paraffin embedded sections from human testicular germ cell tumor xenografts and in corresponding cultured cells. Lab Invest 61: 235–242
Engle ET (1949) Atypical cytology in testes biopsies. J Urol 62: 694–700
Epstein CJ, Martin GM, Schultz AL, Motulsky AG (1966) Werner's syndrome. Medecine 45: 177–221
Febres F, Scaglia H, Lisker R, Espinosa J, Morato T, Shkurovich M, Perez-Palacios G (1975) Hypothalamic-pituitary-gonadal function in patients with myotonic dystrophy. J Clin Endocrinol Metab 41: 833–840

Fidas-Kamini A, Busuttil A, Hargeave TB (1988) A modification of testicular biopsy reporting. Int J Androl 11: 473–477

Fossa SD, Melvik JE, Juul NO, Pettersen EO, Theodorsen L (1989) DNA flow cytometry in sperm cells from unilaterally orchiectomized patients with testicular cancer before further treatment. Cytometry 10: 345–350

Gabilan J-C, Royer P (1968) Le syndrome de Prader, Labhart et Willi (étude de 11 observations). Arch Franç Péd 25: 121–149

Gill B, Kogan S, Rossman B, Santorineou M, Radel E, Reda E, Levitt S (1989) Needle biopsy in the diagnosis of testicular leukemia in children. J Urol 141: 1169–1171

Giwercman A, Berthelsen JG, Müller J, Maase B van der, Skakkebaek NE (1987) Screening for carcinoma-in-situ of the testis. In: Rorth M, Grigor KM, Daugaard G, Giwercman A, Skakkebaek NE (eds) Carcinoma-in-situ and cancer of the testis. Biology and treatment. Blackwell Scientific, Oxford London Edinburgh Boston Palo Alto Melbourne, pp 173–181

Giwercman A, Clausen OP, Skakkebaek NE (1988 a) Carcinoma in situ of the testis: aneuploid cells in semen. Br Med J 296: 1762–1764

Giwercman A, Müller J, Skakkebaek NE (1988 b) Carcinoma in situ of the undescended testis. Semin Urol 4: 110–119

Giwercman A, Bruun E, Frimodt-Moller C, Skakkebaek NE (1989) Prevalence of carcinoma in situ and other histopathological abnormalities in testes of men with a history of cryptorchidism. J Urol 142: 998–1002

Giwercman A, Hopman AHN, Ramaekers FCS, Skakkebaek NE (1990) Carcinoma in situ of the testis. Detection of malignant germ cells in seminal fluid by means of in situ hybridization. Am J Pathol 136: 497–502

Goldstein JL, Fialkow PJ (1973) The Alström syndrome. Report of three cases with further delineation of the clinical, pathophysiological and genetic aspects of the disorder. Medecine 52: 53–71

Gondos B, Migliozzi JA (1987) Intratubular germ cell neoplasia. Semin Diagn Pathol 4: 292–303

Gordon DL, Barr AB, Herrigel JE, Paulsen CA (1965) Testicular biopsy in man. I. Effect upon sperm concentration. Fertil Steril 16: 522–530

Grabski J, Pusch H, Schirren C, Passarge E, Held K, Bartsch W, Wernicke I (1979) Klinische, hormonale, histologische und chromosomale Untersuchungen beim Klinefelter-Syndrom. Andrologia 11: 182–196

Green JS, Parfrey PS, Harnett JD, Farid NR, Cramer BC, Johnson G, Heath O, McManamon PJ, O'Leary E, Pryse-Philips W (1989) The cardinal manifestations of Bardet-Biedl syndrome, a form of Laurence-Moon-Biedl syndrome. N Engl J Med 321: 1002–1009

Guinand S, Hedinger CE (1981) Cellules germinales atypiques intratubulaires et tumeurs germinales testiculaires de l'enfant. Ann Pathol 4: 251–257

Hadziselimovic F, Seguchi H (1973) Elektronenmikroskopische Untersuchungen an Kinder-Hoden bei unvollständigem Descensus. Acta Anat 86: 474–483

Hafez E, Girgis SM (1977) Evaluation of testicular biopsy. In: Hafez ESE (ed) Human reproductive medecine 1: Technique of human andrology. North Holland, Amsterdam

Handelsman DJ, Yue DK, Turtle JR (1983) Hypogonadism and massive testicular infiltration due to amyloidosis. J Urol 129: 610–612

Handelsman DJ, Conway AJ, Boylan LM, Turtle JR (1984) Young's syndrome. Obstructive azoospermia and chronic sinopulmonary infections. N Engl J Med 310: 3–9

Harbitz TB (1973) Morphometric studies of the Leydig cells in elderly men with special reference to the histology of the prostate. Acta Pathol Microbiol Scand 81 A: 301–314

Hedinger CE (1979) Frühe neoplastische Veränderungen des Hodens. Verh Dtsch Ges Pathol 63: 231–241

Hedinger CE (1981) Atypical germ cells and germ cell tumors. Fortschr Androl 7: 94–100

Hedinger CE (1984) Wert der Hodenbiopsien bei Sterilitätsabklärungen. Schweiz Rundsch Med 10: 305–308

Hellinga G (1976) Techniques in clinical andrology. Heinemann Medical Books, London

Hellinga G, Swaen GJV, Esch EP van der (1972) Morphological semiquantitative scoring of testicular biopsy in infertility. Andrologie 4: 55–60

Hendricks FB, Lambird PA, Murphy GP (1969) Percutaneous needle biopsy of thes testis. Fertil Steril 20: 478–481
Hienz HA (1969) YX-syndrome forms. Lancet 1: 155–156
Hienz HA, Voggenthaler J, Weissbach L (1980) Histological findings in testes with varicocele during childhood and their therapeutic consequences. Eur J Pediatr 133: 139–146
Hinderer MG, Hedinger CE (1978) Sertoli-cell-only-Syndrom. Schweiz Med Wochenschr 108: 858–866
Hjort T, Husted S, Linnet-Jepsen P (1974) The effect of testis biopsy on autosensitization against spermatozoal antigens. Clin Exp Immunol 18: 201–212
Hjort T, Linnet L, Skakkebaek NE (1982) Testicular biopsy: Indications and complications. Eur J Pediatr 138: 23–25
Holstein AF (1978) Zytomorphologie der Keimzellen in den Tubuli seminiferi des Menschen (unter normalen Bedingungen und bei Patienten mit gestörter Fertilität). In: Senge T, Neumann F, Schenk B (eds) Physiologie und Pathophysiologie der Hodenfunktion. Thieme, Stuttgart, pp 1–20
Holstein AF, Hubmann R (1981) Spermatogonia in old age. Fortschr Androl 7: 77–88
Holstein AF, Körner F (1974) Light and electron microscopical analysis of cell types in human seminoma. Virchows Arch [A] 363: 97–112
Holstein AF, Roosen-Runge EC (1981) Atlas of human spermatogenesis. Grosse, Berlin
Holstein AF, Schirren C (1977) Die Morphologie menschlicher Samenkanälchen bei normaler und gestörter Spermatogenese. Urologe [B] 17: 1–14
Holstein AF, Wulfhekel U (1971) Die Semidünnschnitt-Technik als Grundlage für eine cytologische Beurteilung der Spermatogenese des Menschen. Andrologia 3: 65–69
Holstein AF, Schirren C, Schirren CG (1973 a) Human spermatids and spermatozoa lacking acrosomes. J Reprod Fertil 35: 489–491
Holstein AF, Schirren CG, Schirren C, Mauss J (1973 b) Rundköpfige Spermatozoen: eine Ursache der Infertilität des Mannes. Dtsch Med Wochenschr 2: 61–62
Holstein AF, Schütte B, Becker H, Hartman M (1987) Morphology of normal and malignant germ cells. Int J Androl 10: 1–18
Holstein AF, Roosen-Runge EC, Schirren C (1988) Illustrated pathology of human spermatogenesis. Grosse, Berlin
Horica CA, Bandhauer K (1983) Was bringt die konventionelle Hodenbiopsie in der Abklärung der männlichen Fertilitätsstörungen. Therapiewoche 33: 3865–3869
Hornstein OP, Becker H, Hofmann N, Kleissl HP (1974) Pasqualini-Syndrom („fertiler Eunuchoidismus"). Klinische, histologische und hormonanalytische Befunde. Dtsch Med Wochenschr 99: 1907–1914
Howard RP, Sniffen RC, Simmons FA, Albright F (1950) Testicular deficiency: A clinical and pathologic study. J Clin Endocrinol 10: 121–186
Jacobsen GK, Henriksen OB, Maase H van der (1981) Carcinoma in situ of testicular tissue adjacent to malignant germ-cell tumors. Cancer 47: 2660–2662
Jauch A, Walt H, Emmerich P, Sigg C, Cremer T (1989) Aneuploid premeiotic germ cells in semen from patients with fertility problems and testis tumors detected by interphase cytogenetics. 4th internat. congress of andrology. Serono symposia reviews. Suppl 1: 301
Johnsen SG (1969) Two types of Sertoli cells in man. Acta Endocrinol (Copenh) 61: 111–116
Johnsen SG (1970) Testicular biopsy score count – A method for registration of spermatogenesis in human testes: Normal values and results in 335 hypogonadal males. Hormones 1: 2–25
Jones CJP, Benbow EW, Knox WF, Stoddart RW (1988) Method for showing human spermatogenesis using Arachis hypogaea (AHA) lectin. J Clin Pathol 41: 1017–1018
Kaden R, Kelâmi A, Kirstaedter HJ (1971) Indikation zur Hodenbiopsie. Verhandlungsbericht Dtsch Ges Urol 270–274
Kallmann FJ, Schoienfeld WA, Barrera SE (1944) The genetic aspects of primary eunuchoidism. Am J Ment Defic 48: 203–207
Kaplan E, Shwachman H, Perlmutter AD, Rule A, Khaw K-T, Holsclaw DS (1968) Reproductive failure in males with cystic fibrosis. N Engl J Med 279: 65–69

Katcher ML, Bargman GJ, Gilbert EF, Opitz JM (1977) Absence of spermatogonia in the Prader-Willi syndrome. Eur J Pediatr 124: 257–260
Kauli R, Prager-Lewin R, Kaufman H, Laron Z (1977) Gonadal function in Bloom's syndrome. Clin Endocrinol 6: 285–289
Kleinschmidt K, Kemper J, Holstein AF (1989) Carcinoma in situ of the testis in the presence of contralateral germ cell tumor. Eur Urol 16: 74–77
Kley HK, Zimmermann H, Krüskemper G (1981) Adipositas und endokrine Funktionen. Dtsch Med Wochenschr 106: 1163–1167
Klinefelter HF, Reifenstein EC, Albright F (1942) Syndrome characterized by gynecomastia, aspermatogenesis without a-Leydigism, and increased excretion of follicle-stimulating hormone. J Clin Endocrinol 2: 615–627
Knorr D, Weil J (1984) Klinefelter's syndrome: Diagnostic criteria in childhood. In: Bandmann H-J, Breit R, Perwein E (eds) Klinefelter's syndrome. Springer, Berlin Heidelberg New York Tokyo, pp 29–37
Krabbe S, Skakkebaek NE, Berthelsen JG, Eyben FV, Volsted P, Mauritzen K, Eldrup J, Nielsen AH (1979) High incidence of undetected neoplasia in maldescended testes. Lancet 1: 999–1000
Kraus-Ruppert R (1956) Zur Frage vererbter diencephaler Störungen: infantiler Eunuchoidismus sowie Mikrocephalie bei recessivem Erbgang. Z Menschl Vererb 34: 643–656
Kretser DM de (1967) Changes in the fine structure of the human testicular interstitial cells after treatment with human gonadotrophins. Z Zellforsch 83: 344–358
Kretser DM de (1968) The fine structure of the immature human testis in hypogonadotrophic hypogonadism. Virchows Arch [B] 1: 283–296
Kretser DM de (1982) Testicular biopsy in the management of male infertility. Int J Androl 5: 449–451
Kretser DM de, Kerr JB, Paulsen CA (1975) The peritubular tissue in the normal and pathological human testis. An ultrastructural study. Biol Reprod 12: 317–324
Kretser DM de, Kerr JB, Paulsen CA (1981) Evaluation of the ultrastructural changes in the human Sertoli cell in testicular disorders and the relationship of the changes to the levels of serum FSH. Int J Androl 4: 129–144
Labhart A (1986) Clinical endocrinology, 2nd edn. Springer, Berlin Heidelberg New York
Laurance BM (1967) Hypotonia, mental retardation, obesity, and cryptorchidism associated with dwarfism and diabetes in children. Arch Dis Child 42: 126–139
Lehmann D, Temminck B, Litmanen K, Leibundgut B, Hadziselimovic F, Müller H (1986) Autoimmune phenomena and cytogenetic findings in a patient with carcinoma (seminoma) in situ. Cancer 58: 2013–2017
Leuschner U, Usadel KH, Schwedes U, Schöffling K (1973) Nervenfasern in Tubuluswänden des Hodens bei Patienten mit Klinefelter-Syndrom. Virchows Arch [A] 358: 331–341
Levin HS (1979) Testicular biopsy in the study of male infertility. Hum Pathol 10: 569–584
Lieblich JM, Rogol AD, White BJ, Rosen SW (1982) Syndrome of anosmia with hypogonadotropic hypogonadism (Kallmann syndrome). Am J Med 73: 506–519
Lüders G (1976) Strukturelle Veränderungen der Tubulusmembran beim sogenannten Sertoli-Zell-Syndrom. Arch Derm Res 255: 193–202
Maase H v der, Rorth M, Walbom-Jorgensen S, Sorensen BL, Christophersen IS, Hald T, Jacobsen GK, Berthelsen JG, Skakkebaek NE (1986) Carcinoma in situ of contralateral testis in patients with testicular germ cell cancer: study of 27 cases in 500 patients. Br Med J 293: 1398–1401
Magid MS, Cash KL, Goldstein M (1990) The testicular biopsy in the evaluation of infertility. Semin Urol 8: 51–64
Makler A (1980) A simplification of a new scoring system for rapid testicular biopsy evaluation. Int J Fertil 25: 137–140
Makler A, Abramovici H (1978) The correlation between sperm count and testicular biopsy using a new scoring system. Int J Fertil 23: 300–304
Makler A, Geresh I (1979) An attempt to explain occurence of patent reproductive tract in azoospermic males with tubular spermatogenesis. Int J Fertil 24: 246–250
Makler A, Glezerman M, Lunenfeld B (1977) The fertile eunuch syndrome. An isolated Leydig-cell failure. Andrologia 9: 163–170

Malmi R, Söderström KO (1988) Lectin binding to carcinoma-in-situ cells of testis. Virchows Arch [A] 413: 69–75
Mancini RE, Rosemberg E, Cullen M, Lavieri JC, Vilar O, Bergada C, Andrada JA (1965) Cryptorchid and scrotal human testes. I. Cytological, cytochemical and quantitative studies. J Clin Endocrinol 25: 927–942
Manivel JC, Simonton S, Wold LE, Dehner LP (1988) Absence of intratubular germ cell neoplasia in testicular yolk sac tumors in children. Arch Pathol Lab Med 112: 641–645
Maroulis GB, Parlow AF, Marshall JR (1977) Isolated follicle-stimulating hormone deficiency in man. Fertil Steril 28: 818–822
Mauss J, Hienz HA, Rausch-Stroomann J-G, Petry R, Senge T (1969) Histologische Untersuchungen am Hoden des Menschen nach wiederholter Biopsie. Hautarzt 20: 310–314
McCullagh EP, Beck JC, Schaffenburg CA (1953) A syndrome of eunuchoidism with spermatogenesis, normal urinary FSH and low or normal ICSH („Fertile eunuch"). J Clin Endocrinol 13: 489–509
McDonald JH, Calams JA (1958) A histological study of extraparenchymal Leydig-like cells. J Urol 79: 850–858
McNeil MM, Leong AS, Sage RE (1981) Primary mediastinal embryonal carcinoma in association with Klinefelter's syndrome. Cancer 47: 343–345
Mikuz G, Schwarz C, Bartsch G (1983) Wert der semiquantitativen morphologischen Beurteilung von Hodenbiopsien bei Fertilitätsstörungen des Mannes. Pathologe 4: 244–251
Mikuz G, Leitner G, Scheiber K, Bartsch G (1985) Correlation of hormone levels and quantitative histological findings in testicular biopsies. Eur Urol 11: 110–116
Mori H, Shiraishi T, Matsumoto K (1978) Ectopic Leydig cells in seminiferous tubules of an infertile human male with a chromosomal aberration. Andrologia 10: 434–443
Mori H, Tamai M, Fushimi H, Fukuda H, Maeda T (1987) Leydig cells within the aspermatogenic seminiferous tubules. Hum Pathol 18: 1227–1231
Morsier G de, Gauthier G (1963) La dysplasie olfacto-génitale. Pathol Biol (Paris) 11: 1267
Muffly KE, McWhorter CA, Bartone FF, Gardner PJ (1984) The absence of premalignant changes in the cryptorchid testis before adulthood. J Urol 131: 523–524
Müller J, Skakkebaek NE (1984a) Abnormal germ cells in maldescended testes: a study of cell density, nuclear size and DNA content in testicular biopsies from 50 boys. J Urol 131: 730–733
Müller J, Skakkebaek NE (1984b) Testicular carcinoma in situ in children with the androgen insensitivity (testicular feminization) syndrome. Br Med J 288: 1419–1420
Müller J, Skakkebaek NE, Lundsteen C (1981) Brief report. Aneuploidy as a marker for carcinoma-in-situ of the testis. Acta Path Microbiol Scand [A] 89: 67–68
Müller J, Skakkebaek NE, Nielsen O, Graem N (1984) Cryptorchidism and testis cancer: atypical infantile germ cells followed by carcinoma in situ and invasive carcinoma in adult. Cancer 54: 629–634
Müller J, Berthelsen JG, Skakkebaek NE (1986) Carcinoma in situ and invasive growth of testicular cancer. In: Javadpour N (ed) Principles and management of testicular cancer. Thieme, New York, pp 120–132
Nelson WO (1950) Testicular morphology in eunuchoidal and infertile men. Fertil Steril 1: 477–488
Nelson WO (1953) Interpretation of testicular biopsy. JAMA 151: 449–454
Neuhäuser G, Opitz JM (1975) Autosomal recessive syndrome of cerebellar ataxia and hypogonadotropic hypogonadism. Clin Genet 7: 426–434
Nielsen H, Nielsen M, Skakkebaek NE (1974) The fine structure of a possible carcinoma-in-situ in the seminiferous tubules in the testis of four infertile men. Acta Pathol Microbiol Scand [A] 82: 235–248
Nistal M, Paniagua R (1984) Testicular and epididymal pathology. Thieme, Stuttgart New York
Nistal M, Paniagua R, Lopez-Pajares I (1978) Ultrastructure of Leydig cells in Klinefelter's syndrom with 48,XXYY karyotype. Virchows Arch [B] 28: 39–46
Nistal M, Paniagua R, Abaurrea MA, Pallardo LF (1980) 47,XXY Klinefelter's Syndrome with low FSH and LH levels and absence of Leydig cells. Andrologia 12: 426–433

Nistal M, Paniagua R, Abaurrea MA, Santamaria L (1982) Hyperplasia and the immature appearance of Sertoli cells in primary testicular disorders. Hum Pathol 13: 3–12
Nistal M, Codesal J, Paniagua R (1989) Carcinoma in situ of the testis in infertile men, a histological, immunocytochemical, and cytophotometric study of DNA content. J Pathol 159: 205–210
Norén S, Friberg J (1978) The occurence of sperm-agglutinating antibodies before and after testicular biopsy. Sperm-agglutining antibodies and testicular biopsy. Int J Androl 1: 76–80
Nüesch-Bachmann I, Hedinger CE (1977) Atypische Spermatogonien als Präkanzerose. Schweiz Med Wochenschr 107: 795–801
Oberndorfer S (1931) Die inneren männlichen Geschlechtsorgane. In: Henke F, Lubarsch O (Hrsg) Handbuch der speziellen Pathologischen Anatomie und Histologie, Bd 6, 3. Teil, Männliche Geschlechtsorgane. Springer, Berlin, S 427–865
Obrant KO, Persson PS (1965) Zytologische Untersuchung des Hodens durch Aspirationsbiopsie zur Beurteilung der Fertilität. Urol Int 20: 176–189
Parker CE, Melnyk J, Fish C (1969) The XYY Syndrome. Am J Med 47: 801–808
Pasi A (1965) Häufigkeit des echten Klinefelter-Syndroms bei Autopsien. Schweiz Med Wochenschr 95: 1580–1584
Pasqualini RQ, Bur GE (1950) Sindrome hypoandrogenico con gametogenesis conservada: classification de la insufficiencia testicular. Rev Asoc Med Argent 64: 6–19
Pervaiz N, Hagedoorn J, Mininberg DT (1979) Electron microscopic studies of testes in Kallman syndrome. Urology 14: 267–269
Perwein E (1984) Incidence of Klinefelter's syndrome. In: Bandmann H-J, Breit R, Perwein E (eds) Klinefelter's syndrome. Springer, Berlin Heidelberg New York Tokyo, pp 8–11
Pesce CM (1987) The testicular biopsy in the evaluation of male infertility. Semin Diagn Pathol 4: 264–274
Plattner D (1962) Hypoplastische und keimepithelfreie Zonen in beidseits deszendierten Hoden als Zeichen einer partiellen Dysgenesie. Virchows Arch [A] 335: 598–616
Powers JM, Schaumburg HH (1981) The testis in adrenoleukodystrophy. Am J Pathol 102: 90–98
Prader A, Labhart A, Willi H (1956) Ein Syndrom von Adipositas, Kleinwuchs, Muskelhypotonie, Hypogenitalismus, Hypogonadismus und Diabetes mellitus. Schweiz Med Wochenschr 86: 1260–1261
Prader A, Schneider J, Züblin W, Frances JM, Rüedi K (1958) Die Häufigkeit des echten, chromatin-positiven Klinefelter-Syndroms und seine Beziehungen zum Schwachsinn. Schweiz Med Wochenschr 38: 917–922
Pryor JP, Cameron KM, Chilton CP, Ford TF, Parkinson MC, Sinokrot J, Westwood CA (1983) Carcinoma in situ in testicular biopsies from men presenting with infertility. Br J Urol 55: 780–784
Pusch H, Held KR, Schirren C, Grabski J (1980) Das XX-male Syndrom aus andrologischer Sicht. Andrologia 12 (3): 219–224
Ratcliffe SG (1984) Klinefelter's syndrome in children: A longitudinal study of 47,XXY boys identified by population screening. In: Bandmann H-J, Breit R, Perwein E (eds) Klinefelter's syndrome. Springer, Berlin Heidelberg New York Tokyo, pp 38–47
Reinberg Y, Manivel JC, Fraley EE (1989) Carcinoma in situ of the testis. J Urol 142: 243–247
Rogol AD, Mittal KK, White BJ, McGinniss MH, Lieblich JM, Rosen SW (1980) HLA-compatible paternity in two „fertile eunuchs" with congenital hypogonadotropic hypogonadism and anosmia (the Kallmann syndrome). J Clin Endocrinol Metab 51: 275–279
Roos B (1957) Zur pathologischen Histologie der endokrinen Organe bei Dystrophia myotonica Steinert: Abgrenzung gegen das echte Klinefelter-Syndrom. Schweiz Med Wochenschr 22: 672–676
Roosen-Runge EC, Barlow FD (1953) Quantitative studies on human spermatogenesis. I. Spermatogonia. Am J Anat 93: 143–169
Rørth M, Grigor KM, Daugaard G, Giwercman A, Skakkebaek NE (1987) Carcinoma-in-situ and cancer of the testis. Blackwell, Oxford London Edinburgh Boston Palo Alto Melbourne

Rowley MJ, O'Keefe KB, Heller CG (1969) Decreases in sperm concentration due to testicular biopsy procedure in man. J Urol 101: 347–349
Rubin P, Mattel A, Cesarini JP, Laffargue P, Vague J (1971) Etude en microscopie électronique de la cellule de Leydig dans la maladie de Klinefelter en périodes pré, per et postpubertaires. Ann Endocrinol (Paris) 32: 671–687
Saeger W (1981) Hypophyse. In: Doerr W, Seifert G (Hrsg) Spezielle pathologische Anatomie, Pathologie der endokrinen Organe, Bd 14/I. Springer, Berlin Heidelberg New York, S 1–226
Sargent JW, McDonald JR (1948) A method for the quantitative estimate of Leydig cells in the human testis. Proceedings of the staff meetings of the Mayo clinic 23: 249–254
Schaison G (1984) Hypogonadismes. In: Schaison G, Bouchard P, Mahoudeau J, Labrie F (eds) Médecine de la reproduction masculine. Flammarion, Paris, pp 251–290
Scheike O, Visfeldt J, Petersen B (1984) Breast carcinoma in association with the Klinefelter's syndrome. In: Bandmann H-J, Breit R, Perwein E (eds) Klinefelter's syndrome. Springer, Berlin Heidelberg New York Tokyo, pp 118–126
Schenck U, Schill W-B (1980) Vergleichende Untersuchung zwischen Hodenbiopsie und Biopsieausstrich bei Azoospermie. Andrologia 12: 268–275
Schirren C (1967) Klinik der Andrologie. Internist 8: 2–25
Schirren C (1982) Praktische Andrologie, 2. Aufl. Karger, Basel München Paris London New York Sydney
Schnyder CM (1986) Diagnose des Klinefelter-Syndroms an präpuberalen Hodenbiopsien bei Kryptorchismus. Inaug Diss Zürich
Schoysman R (1980) The interest of testicular biopsy in the study of male infertility. Acta Eur Fertil 2: 1–32
Schulze C (1988) Response of the human testis to long-term estrogen treatment: Morphology of Sertoli cells, Leydig cells and spermatogonial stem cells. Cell Tissue Res 251: 31–43
Schulze C, Holstein AF (1977) On the histology of human seminoma. Cancer 39: 1090–1100
Schulze C, Holstein AF (1978) Leydig cells within the lamina propria of seminiferous tubules in four patients with azoospermia. Andrologia 10: 444–452
Schulze C, Holstein AF, Schirren C, Körner F (1976) On the morphology of the human Sertoli cells under normal conditions and in patients with impaired fertility. Andrologia 8: 167–178
Schulze C, Holstein AF, Selberg W, Körner F (1978) Beitrag zur formalen Pathogenese des klassischen Seminoms. Schweiz Med Wochenschr 108: 1119–1126
Schulze W (1977) Licht- und elektronenmikroskopische Studien an den A-Spermatogonien von Männern mit intakter Spermatogenese und bei Patienten nach Behandlung mit Antiandrogenen. Andrologia 10: 307–320
Schulze W (1981) Normal and abnormal spermatogonia in the human testis. Fortschr Androl 7: 33–45
Schütte B (1980) Subfertilität des Mannes. Weiterführende diagnostische und therapeutische Maßnahmen. Ther Umsch 37: 487–493
Schütte B (1983) Zur Beurteilung der Hodenbiopsie bei subfertilen Männern anhand von Semidünnschnitt-Präparaten. Urologe 22: 12–20
Schütte B (1984a) Der Wert der Hodenbiopsie bei Patienten mit Oligozoospermie. Akt Dermatol 10: 88–96
Schütte B (1984b) Hodenbiopsie bei Subfertilität. Fortschritte der Andrologie 9. Grosse, Berlin
Schütte B (1988) The importance of fixatives for detection a carcinoma-in-situ (CIS) in testicular tissue. Andrologia 20: 422–425
Schütte B, Holstein AF, Schulze C, Schirren C (1981) Zur Problematik der Früherkennung eines Seminoms. Nachweis von Tumorzellen in der Biopsie aus den Hoden von 5 Patienten mit Oligozoospermie. Andrologia 13: 521–536
Shwachman H, Kowalski M, Khaw K-T (1977) Cystic fibrosis: a new outlook. 70 patients above 25 years of age. Medecine 56: 129–149
Siebenmann R (1958) Die Gonadendysgenesien: Klinefeltersyndrom, Turnersyndrom und echter Hermaphroditismus. Virchows Arch [A] 331: 417–440

Siebenmann R, Prader A (1958) Das echte Klinefelter-Syndrom vor der Pubertät. Schweiz Med Wochenschr 88: 607–610
Sigg C (1979) Klassifizierung tubulärer Hodenatrophien bei Sterilitätsabklärungen. Bedeutung der sogenannten bunten Atrophie. Schweiz Med Wochenschr 109: 1284–1293
Sigg C, Hedinger CE (1980) Keimzelltumoren des Hodens und atypische Keimzellen. Schweiz Med Wochenschr 110: 801–806
Sigg C, Hedinger CE (1981 a) Quantitative and ultrastructural study of germinal epithelium in testicular biopsy with „mixed atrophy". Andrologia 13: 412–424
Sigg C, Hedinger CE (1981 b) Atypical germ cells in testicular biopsy in male sterility. Int J Androl [Suppl] 4: 163–171
Sigg C, Hedinger CE (1983 a) Review. Zur Bedeutung der sogenannten atypischen Keimzellen des Hodens. Zentralbl Haut 148: 1027–1033
Sigg C, Hedinger CE (1983 b) The frequency and morphology of „giant spermatogonia" in the human testis. Virchows Arch [B] 44: 115–134
Sigg C, Hedinger CE (1984 a) Atypical germ cells of the testis. Comparative ultrastructural and immunohistochemical investigations. Virchows Arch [A] 402: 439–450
Sigg C, Hedinger CE (1984 b) Ultrastructure of the testis in Klinefelter's syndrome. In: Bandmann HJ, Breit R, Perwein E (eds) Klinefelter's syndrome. Springer, Berlin Heidelberg New York Tokyo, pp 137–146
Sigg C, Hornstein OP (1987) Das Spermiozytogramm. Grundlagen und diagnostische Anwendung in der Andrologie. Beiträge zur Dermatologie Band 12. Perimed, Erlangen
Simpson JL (1976) Disorders of sexual differentiation. Academic Press, New York San Francisco London
Skakkebaek NE (1972 a) Abnormal morphology of germ cells in two infertile men. Acta Pathol Microbiol Scand [A] 80: 374–378
Skakkebaek NE (1972 b) Possible carcinoma-in-situ of the testis. Lancet 2: 516–517
Skakkebaek NE (1978) Carcinoma in situ of the testis: frequency and relationship to invasive germ cell tumours in infertile men. Histopathology 2: 157–170
Skakkebaek NE, Heller CG (1973) Quantification of human seminiferous epithelium. I. Histological studies in 21 fertile men with normal chromosome complements. J Reprod Fertil 32: 179–189
Skakkebaek NE, Hammen R, Philip J, Rebbe H (1973 a) Quantification of human seminiferous epithelium. III. Histological studies in 44 infertile men with normal chromosome complements. Acta Pathol Microbiol Scand 81: 97–111
Skakkebaek NE, Hultén M, Philip J (1973 b) Quantification of human seminiferous epithelium. IV. Histological studies in 17 men with numerical and structural autosomal aberrations. Acta Pathol Microbiol Scand [A] 81: 112–124
Skakkebaek NE, Hultén M, Jacobsen P, Mikkelsen M (1973 c) Quantification of human seminiferous epithelium. II. Histological studies in eight 47,XYY men. J Reprod Fertil 32: 391–401
Skakkebaek NE, Berthelsen JG, Visfeldt J (1981) Clinical aspects of testicular carcinoma-in-situ. J Androl [Suppl] 4: 153–162
Skakkebaek NE, Berthelsen JG, Müller J (1982) Carcinoma-in-situ of the undescended testis. Urol Clin North Am 9: 377–385
Smals AGH, Kloppenborg PWC, Haelst UJG van, Lequin R, Benraad TJ (1978) Fertile eunuch syndrome versus classic hypogonadotrophic hypogonadism. Acta Endocrinol (Copenh) 87: 389–399
Sniffen RC (1950) The testis. I. The normal testis. Arch Pathol 50: 259–284
Sniffen RC, Howard RP, Simmons FA (1951) The testis III. Absence of germ cells, sclerosing tubular degeneration, „male climacteric". Arch Pathol 51: 293–311
Söderström KO (1984) Ultrastructure of the testis in Klinefelter's Syndrome. Arch Androl 13: 113–119
Söderström KO, Suominen J (1980) Histopathology and ultrastructure of meiotic arrest in human spermatogenesis. Arch Pathol Lab Med 104: 476–482
Söderström KO, Suominen J (1982) Human hypospermatogenesis. Arch Pathol Lab Med 106: 231–234

Sohval AR, Soffer LJ (1953a) Congenital familial testicular deficiency. Am J Med 14: 328–348
Sohval AR, Soffer LJ (1953b) Congenital testicular deficiency II. Defective Sertoli cell differentiation in hypogonadism of socalled „obscure origin". J Clin Endocrinol 13: 408–414
Sokal Z (1964) Morphology of the human testes in various periods of life. Folia Morph 23: 102–111
Städtler F (1982) Die Pathologie des Hodens bei Fertilitätsstörungen. Pathologe 3: 149–159
Städtler F (1984) Infertilität. In: Remmele W (Hrsg) Pathologie, Bd 3. Springer, Berlin Heidelberg New York Tokyo, S 198–201
Städtler F, Horn HJ (1973) Veränderungen an menschlichen Hoden während einer Antiandrogen-Behandlung. Dtsch Med Wochenschr 20: 1013–1019
Steiner H (1968) Das Prader-Labhart-Willi-Syndrom. Eine morphologische Analyse. Virchows Arch [A] 345: 205–227
Stieve H (1930) Männliche Genitalorgane. In: Möllendorf W von (Hrsg) Handbuch der mikroskopischen Anatomie des Menschen, Bd 7, Teil 2. Springer, Berlin, S 1–399
Strain GW, Zumoff B, Kream J, Strain JJ, Deucher R, Rosenfeld RS, Levin J, Fukushima DK (1982) Mild hypogonadotropic hypogonadism in obese men. Metabolism 31: 871–875
Sulser H, Hedinger CE (1970) Tubulusveränderungen der Hoden bei über 50jährigen Patienten mit sexchromatinpositivem Klinefelter-Syndrom. Virchows Arch [A] 350: 1–8
Summit RL (1979) Genetic forms of hypogonadism in the male. In: Steinberg AG, Bearn AG, Motulsky AG, Childs B (eds) Progress in medical genetics. New series, vol III. Saunders, Philadelphia London Toronto, pp 1–72
Taylor WB (1957) Rothmund's syndrome – Thomson's syndrome. Arch Dermatol 75: 236–244
Temtamy SA (1966) Carpenter's syndrome: Acrocephalopolysyndactyly. An autosomal recessive syndrome. J Pediatr 69: 11–120
Tillinger KG, Birke G, Franksson C, Plantin LO (1955) The steroid production of the testicles and its relation to number and morphology of Leydig cells. Acta Endocrinol (Copenh) 19: 340–348
Török L (1983) Veränderungen der Basalmembran der Tubuli seminiferi bei Fertilitätsstörungen. Dermatol Monatsschr 169: 514–520
Toledo SPA, Medeiros-Neto GA, Knobel M, Mattar E (1977) Evaluation of the hypothalamic-pituitary-gonadal function in the Bardet-Biedl syndrome. Metabolism 26: 1277–1291
Tonutti E, Weller O, Schuchardt E, Heinke E (1960) Die männliche Keimdrüse. Thieme, Stuttgart
Uehling D (1980) Cryptorchidism in the Prader—Willi syndrome. J Urol 124: 103–104
Usadel KH, Leuschner U, Schwedes U, Schade C, Schöffling K (1973) Über das Auftreten cholinerger Nervenfasern in den Tubuluswänden des Hodens bei primärem Hypogonadismus (Klinefelter-Syndrom, Kryptorchismus). Klin Wochenschr 51: 1016–1023
Valcke JC (1984) Hypogonadisme périphérique. In: Schaison G, Bouchard P, Mahoudeau J, Labrie F (eds) Médecine de la reproduction masculine. Flammarion, Paris, pp 269–290
Vermeulen A (1984) Activités testiculaires en fonction de l'âge. Sujet âgé. In: Schaisoin G, Bouchard P, Mahoudeau J, Labrie F (eds) Médecine de la reproduction masculine. Flammarion, Paris, pp 169–171
Volpé R, Metzler WS, Johnston MW (1963) Familial hypogonadotrophic eunuchoidism with cerebellar ataxia. J Clin Endocrinol 23: 107–115
Wagenknecht LV (1982) Obstruction in the male reproductive tract. In: Bain J, Schill W-B, Schwarzstein L (eds) Treatment of male infertility. Springer, Berlin Heidelberg New York, pp 221–248
Wallace DC, Murphy KJ, Kelly L, Ward WH (1973) The basal cell nevus syndrome. Report of a family with anosmia and a case of hypogonadotrophic hypogonadism. J Med Genet 10: 30–33
Walt H (1984) Untersuchungen an Spermienflagellen und Zilien mit pathologischer Motilität und Ultrastruktur. Schweiz Med Wochenschr 114: 1442–1450
Walt H, Emmerich P, Cremer T, Hofmann M-Cl, Bannwart F (1989) Supernumerary chromosome 1 in interphase nuclei of atypical germ cells in paraffin-embedded human seminiferous tubules. Lab Invest 61: 527–531

Wannarachue N, Ruvalcaba RHA (1975) Hypogonadism in Prader-Willi syndrome. Am J Ment Defic 79: 592–603

Weinstein RL, Kliman B, Scully RE (1969) Familial syndrome of primary testicular insufficiency with normal virilization, blindness, deafness and metabolic abnormalities. N Engl J Med 281: 969–977

Werder EA, Mürset G, Illig R, Prader A (1975) Hypogonadism and parathyroid adenoma in congenital poikiloderma (Rothmund-Thomson syndrome). Clin Endocrinol 4: 75–82

Wiedmer-Bridel J, Vogel A, Hedinger CE (1978) Elastic fibers in the tunica propria of the seminiferous tubules. Virchows Arch [B] 27: 267–277

Wong T-W, Horvath KA (1987) Pathological changes of the testis in infertility. In: Gondos B, Riddick DH (eds) Pathology of infertility. Thieme, New York Stuttgart, pp 265–289

Zang KD (1984) Genetics and cytogenetics of Klinefelter's syndrome. In: Bandmann H-J, Breit R, Perwein E (eds) Klinefelter's syndrome. Springer, Berlin Heidelberg New York Tokyo, pp 12–23

Zellweger H, Schneider HJ (1968) Syndrome of hypotonia-hypomentia-hypogonadism-obesity (HHHO) or Prader-Willi syndrome. Am J Dis Child 115: 588–598

Zollmann C, Börner A, Lauterbach H, Schreiber G (1988) Hodenhistologie bei Azoospermie. Diagnostische Wertigkeit der Plasmahormonwerte von FSH, LH, Testosteron und Prolaktin. Dermatol Monatsschr 174: 280–289

6. Kapitel: Hodengeschwülste

Die Klassifizierung der Hodentumoren macht erhebliche Schwierigkeiten, für die sich nach PUGH (1976) 3 Gründe anführen lassen: Erster und wichtigster Grund sei unsere mangelnde Kenntnis über den Ursprung der Teratome, zweiter die immer noch umstrittene Frage des Ursprungs und der Weiterentwicklung von Keimzellen. Als dritten Grund schließlich nennt PUGH die Tatsache, daß sich der Hoden wie das Ovar aus einem pluripotenten Gonadostroma entwickle, wobei die Grenzen zwischen epithelialen und nichtepithelialen Anteilen verwischt seien. Dieser letzten Behauptung kann man ohne weiteres zustimmen, wobei die Aussage nicht nur für die Tumoren der Gonaden, d. h. der Hoden und der Ovarien zutrifft, sondern auch für die Tumoren anderer Abkömmlinge des Mesoderms, wie z. B. der Nieren. Die beiden ersten Aussagen sind dagegen wohl nicht mehr ganz zutreffend. Wir kennen heute das Vorkommen von abnormen, sog. atypischen Keimzellen mit Übergang zum Seminom, möglicherweise auch zu nicht-seminomatösen Keimzelltumoren, wir kennen aber auch alle Entwicklungsstufen undifferenzierter Teratomformen in höher differenzierte Geschwülste, wobei man auf Grund von Therapieergebnissen sogar die Möglichkeit eines Überganges von embryonalen Karzinomen in ausgereifte Teratome annehmen darf. Trotzdem bestehen immer noch gewisse Klassifizierungsschwierigkeiten, gerade was die Unterteilung der Teratome mit ihren sehr verschiedenen Erscheinungsformen anbelangt. Die Abgrenzung der sogenannten Gonadenstromatumoren von den beiden anderen Tumorkategorien, den Seminomen und den Teratomen sowie den diesen nahestehenden Geschwülsten wie den embryonalen Karzinomen, die unter der Bezeichnung der nicht-seminomatösen Keimzelltumoren zusammengefaßt werden, ist unbestritten. Da die Keimzelltumoren wegen ihres fast durchwegs malignen Charakters und ihrer großen relativen Häufigkeit sowohl klinisch wie pathologisch-anatomisch ganz im Vordergrund stehen, seien sie an den Anfang der Ausführungen über die Hodentumoren gestellt.

A. Keimzelltumoren

I. Nomenklaturen

Von den verschiedenen früheren Einteilungsschemata der Hodentumoren haben sich eigentlich nur 2 Nomenklaturen weltweit durchgesetzt, nämlich die Klassifizierung der Weltgesundheitsorganisation (WHO) nach MOSTOFI u. SOBIN (1977), die weitgehend der amerikanischen Einteilung von MOSTOFI u. PRICE (1973) entspricht, und das Klassifizierungsschema des britischen „Testicular Tumor Panel and Registry" (TTPR) (COLLINS u. PUGH 1964; PUGH 1976). Es hat zwar nicht an Versuchen gefehlt, einfachere oder der Abstammung der Hodentumoren vielleicht besser angepaßte Gliederungen der Hodentumoren zu schaffen. So hat sich vor allem TEILUM (1976) um eine den Entwicklungsstadien der Gonaden entsprechendere Klassifizierung bemüht. Was den deutschsprachigen Raum anbelangt, sei ferner auf die von v. ALBERTINI veröffentlichten und in seinem Buch über die „Histologische Geschwulstdiagnostik" (1955, 1974) zusammengefaßten Arbeiten von ihm selbst und seinen Schülern verwiesen. Bei all diesen Versuchen ist es aber nicht gelungen, übersichtlichere und den sehr verschiedenen Erscheinungsformen der Hodentumoren trotzdem gerecht werdende Klassifizierungsschemata zu schaffen. Übersichten der historischen Entwicklung derartiger Versuche finden sich bei EDER (1968) und WURSTER (1976). Ich beschränke mich deshalb auf eine Darstellung der Entwicklung und des gegenwärtigen Standes der Nomenklaturen der WHO (MOSTOFI u. SOBIN 1977) und der britischen TTPR (PUGH 1976).

Die Nomenklatur der WHO beruht auf dem von FRIEDMANN u. MOORE (1946) vorgeschlagenen Klassifizierungsschema. Bei Kontrolle von 922 Hodengeschwülsten der Sammlung des Armed Forces Institute of Pathology in Washington stellten FRIEDMANN u. MOORE (1946) fest, daß sich 96 % der Tumoren folgenden 4 Typen oder ihren Kombinationen zuordnen lassen:

1. Seminom (Germinom),
2. Embryonales Karzinom mit der Untergruppe des Chorionepithelioms,
3. Teratom,
4. Teratokarzinom.

1 % der verbleibenden Tumoren wurden als Leydig-Zellgeschwülste aufgefaßt, 3 % betrafen seltenere oder unklassifizierbare Tumoren, die nicht weiter besprochen werden. Patienten mit Seminomen hatten eine relative günstige Prognose, im Gegensatz zu den übrigen Tumoren, wobei sich embryonale Karzinome und Choriokarzinome als besonders bösartig erwiesen. All diese Tumoren wurden auf Proliferationen der Keimzellen zurückgeführt und deshalb in einer Gruppe der Keimzelltumoren zusammengefaßt.

Die Klassifizierung von FRIEDMANN u. MOORE (1946) wurde von DIXON u. MOORE (1952) für den Tumoratlas der amerikanischen Armee übernommen und hat damit rasch weltweite Verbreitung gefunden (s. DIXON u. MOORE 1953). Die Zweitauflage dieses Buches über die Tumoren des männlichen Genitalsystems wurde von MOSTOFI u. PRICE (1973) verfaßt. Es ist daher fast selbstverständlich, daß dieses von MOSTOFI (1973) weiter bearbeitete Klassifizierungsschema mit geringen Abweichungen auch in die Nomenklatur der Weltgesundheitsorganisation von MOSTOFI u. SOBIN (1977) übertragen worden ist.

Tabelle 6.1, eine deutsche Übersetzung der Übersichtstabelle aus MOSTOFI u. SOBIN (1977), demonstriert das Klassifizierungsschema der WHO. Die Keimzelltumoren werden dabei in einer Gruppe I. A einzeln aufgelistet und in einem Abschnitt I. B mit ihren häufigsten Kombinationen gruppenweise zusammengefaßt. Die von COLLINS u. PUGH (1964) vorgeschlagene Nomenklatur des britischen „Testicular Tumour Panel and Registry" (TTPR) faßt ebenfalls gewisse Tumortypen zusammen wie Kombinationen von Seminomen mit nichtseminomatösen Keim-

Tabelle 6.1. Histologische Klassifizierung der Keimzelltumoren des Hodens nach der Weltgesundheitsorganisation (WHO; MOSTOFI u. SOBIN 1977)[a]

I. *Keimzelltumoren*[b]
A. Tumoren eines einzigen histologischen Typs
1. Seminom
2. Spermatozytäres Seminom
3. Embryonales Karzinom
4. Dottersacktumor (Embryonales Karzinom vom infantilen Typ, „Endodermal sinus"-Tumor)
5. Polyembryom
6. Choriokarzinom
7. Teratome
a) Reif
b) Unreif
c) Mit maligner Transformation
B. Tumoren von mehr als einem histologischen Typ
1. Embryonales Karzinom und Teratom (Teratokarzinom)
2. Choriokarzinom mit irgend einem andern Keimzelltumor
3. Andere Kombinationen von Keimzelltumoren

[a] Siehe auch Tabelle 6.3.
[b] Fortsetzung mit Liste der übrigen Hodentumoren, abgesehen von den Keimzelltumoren, s. Tabelle 6.11.

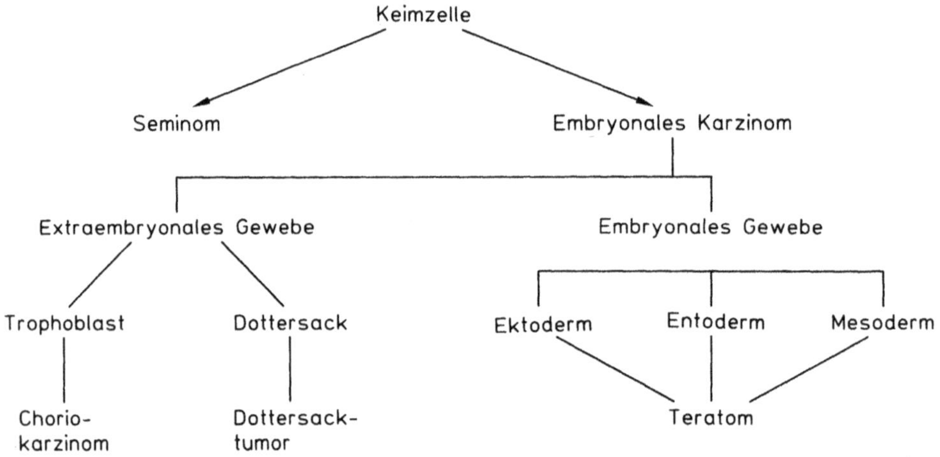

Abb. 6.1. Schematische Darstellung der Abstammung der Keimzelltumoren nach PIERCE u. ABELL (1970) und PUGH u. CAMERON (1976)

zelltumoren, vor allem aber verschiedene Manifestationen von Teratomen. Die britischen Autoren gehen dabei von der Annahme aus, daß das embryonale Karzinom die undifferenzierteste Form eines Teratoms darstelle, eine Annahme, die bei Betrachtung des Schemas von Abb. 6.1 auch gerechtfertigt erscheint. Dieses vereinfachte Schema nach PIERCE u. ABELL (1970) und PUGH u. CAMERON (1976) orientiert über die gegenwärtigen Vorstellungen, was die Abstammung der einzelnen Keimzelltumoren betrifft. Rein nomenklatorisch ist die Benennung eines embryonalen Karzinoms als undifferenziertes Teratom aber etwas fragwürdig, da ei-

Tabelle 6.2. Histologische Klassifizierung der Keimzelltumoren des Hodens nach Testicular Tumour Panel and Registry of Great Britain (TTPR) (PUGH 1976)[a]

1. Seminome
   a) Klassisches Seminom
   b) Spermatozytäres Seminom
2. Teratome
   a) Differenziertes Teratom (TD)
   b) Malignes Teratom vom Intermediärtyp (MTI) (mit differenzierten organoiden und undifferenzierten Anteilen)
   c) Malignes undifferenziertes Teratom (MTU) (ohne reife Gewebe oder organoide Anteile)
   d) Malignes trophoblastisches Teratom (MTT)
3. Kombinationstumor: Seminom und Teratom im gleichen Hoden

[a] Siehe auch Tabelle 6.3.

Tabelle 6.3. Vergleichende Darstellung der histologischen Klassifizierungen der Keimzelltumoren des Hodens nach Weltgesundheitsorganisation (WHO) und Testicular Tumour Panel and Registry of Great Britain (TTPR)[a]

WHO (MOSTOFI u. SOBIN 1977)	*TTPR* (PUGH 1976)
1. Seminome[b]	
Seminom	Seminom
Spermatozytäres Seminom	Spermatozytäres Seminom
2. Nichtseminomatöse Keimzelltumoren, Einzelformen	
Teratom	Teratom, differenziert (TD)
reif	reif
unreif	unreif
mit maligner Transformation	
Embryonales Karzinom	Malignes Teratom, undifferenziert (MTU)
Choriokarzinom	Malignes Teratom, trophoblastisch (MTT)
Dottersacktumor	Dottersacktumor
3. Nichtseminomatöse Keimzelltumoren, Kombinationsformen	
Teratokarzinom: Embryonales Karzinom und Teratom	Malignes Teratom, intermediär (MTI)
Choriokarzinom und andere nichtseminomatöse Keimzelltumoren	Malignes Teratom, trophoblastisch (MTT)
4. Kombinationen von Seminomen mit nichtseminomatösen Keimzelltumoren	

[a] Siehe auch Tabelle 6.1 und 6.2.
[b] Seminome mit Riesenzellen vom trophoblastischen Typ werden in beiden Klassifikationen nicht als besondere Seminomform aufgeführt.

ne teratomatöse Geschwulst definitionsgemäß aus Abkömmlingen verschiedener Keimblätter zusammengesetzt sein sollte und nicht einfach aus Verbänden relativ undifferenzierter Epithelien. Tabelle 6.2 entspricht der deutschen Übersetzung der britischen Klassifikation der Hodentumoren gemäß TTPR (PUGH 1976).

Beide Einteilungen haben ihre Vor- und Nachteile, wie zahlreiche vergleichende Untersuchungen und kritische Betrachtungen gezeigt haben (PAYOT 1971; MEIENBERG 1971; HEDINGER 1973, 1980; WURSTER 1976; MIKUZ 1979; MOSTOFI 1979, 1980; PARKINSON u. BEILBY 1980; PUGH u. PARKINSON 1981; v. HOCHSTETTER u.

Hedinger 1982). Es steht heute aber außer Zweifel, daß bei der zunehmenden Bedeutung der Tumormarker, was Diagnose der Hodentumoren und Nachkontrolle der Patienten anbelangt, detaillierte Angaben über die einzelnen, für die Markerbildung verantwortlichen Tumorkomponenten notwendig sind. Die histopathologischen Diagnosen müssen dieser Forderung gerecht werden, d. h. die verschiedenen Tumorkomponenten sollten mit der Diagnose erfaßt werden können, was bedeutet, daß sie in der Diagnose einzeln aufgelistet werden müssen. Die Nomenklatur der WHO wird diesen Forderungen eher gerecht als diejenige des britischen TTPR. Nistal u. Paniagua (1984), Javadpour (1986) und Talerman u. Roth (1986) halten sich in ihren Büchern wie Jacobsen u. Talerman (1989) in ihrem Atlas der Keimzelltumoren weitgehend an die Nomenklatur von Mostofi u. Sobin (1977). Im Gegensatz zu dieser Klassifizierung erlaubt die britische Nomenklatur, die sehr vielfältigen Hodentumoren in weniger zahlreichen Gruppen zusammenzufassen. Es hat sich bei uns in den letzten Jahren bewährt, in den histopathologischen Berichten die Diagnose nach dem Schema der WHO zu formulieren, gleichzeitig aber auch die entsprechende Diagnose nach britischer Nomenklatur aufzuführen, was, wie die vergleichende Tabelle 6.3 zeigt, ohne größere Schwierigkeiten gemacht werden kann. Auch in den folgenden, die einzelnen Tumorformen betreffenden Ausführungen werden wir gleich vorgehen, d. h. in erster Linie die Nomenklatur der WHO (Mostofi u. Sobin 1977) berücksichtigen, gleichzeitig aber auch auf die entsprechenden Begriffe der britischen Nomenklatur (Pugh 1976) hinweisen.

II. Erscheinungsformen der Keimzellgeschwülste

1. Seminome

a) Häufigkeit

Seminome stellen in allen Statistiken die häufigsten Hodengeschwülste dar. In der großen Serie des britischen Registers von insgesamt 2739 den Hoden betreffenden Geschwülsten beträgt der Anteil der reinen Seminome 39,5 % und der mit anderen Tumoren kombinierten Seminome 13,5 %, was für beide Formen zusammen 53 % entspricht (Pugh 1976). Nach Mostofi (1973), der sich auf das sehr große Untersuchungsgut des Armed Forces Institute of Pathology in Washington mit über 7000 registrierten Hodentumoren stützt, machen Seminome 35–71 % aller Hodentumoren aus, wobei Mostofi (1973) die große Streubreite der Häufigkeit seiner Serie auf Unterschiede der in den verschiedenen Spitälern untersuchten Populationen zurückführt. In kleineren Serien sind ähnliche Werte gefunden worden, die sich zwischen 40–50 % für reine und 3,3–10 % für kombinierte Seminome bewegen (Zusammenstellung bei Mikuz 1979). Die Werte sind aber etwas schwer vergleichbar, da die Auswahl der den Hoden betreffenden Geschwülste aus den vorliegenden Arbeiten nicht immer ganz klar hervorgeht. In einer eigenen Untersuchungsserie von 365 Hodentumoren fanden sich 171 reine und 48 mit anderen Tumorformen kombinierte Seminome, was 46,8 % reinen und 13,2 % kombinierten Seminomen entspricht (v. Hochstetter u. Hedinger, 1982).

Zuverlässiger sind Häufigkeitsangaben, die sich auf die Keimzelltumoren beschränken. Der Anteil der reinen Seminome inklusive der Seminome mit synzytialen Riesenzellen und der spermatozytären Seminome beträgt 37,4–52,8% aller Keimzelltumoren, derjenige mit Kombinationsgeschwülsten von Seminomen mit nichtseminomatösen Keimzelltumoren maximal 16,6% (PUGH 1976; v. HOCHSTETTER u. HEDINGER 1982; MOSTOFI et al. 1988). Auch diese Zahlen müssen mit Vorsicht interpretiert werden, vor allem was das Verhältnis der reinen Seminome zu kombinierten Keimzelltumoren mit nichtseminomatösen Anteilen anbelangt. Je sorgfältiger ein Hodentumor mikroskopisch kontrolliert wird, um so größer ist die Wahrscheinlichkeit, neben scheinbar reinen Tumoranteilen noch kleine Bezirke eines anderen Keimzelltumors zu finden. Vor allem kleine embryonal-karzinomatöse und dottersackähnliche Anteile können in scheinbar reinen Seminomen leicht übersehen werden, umgekehrt aber auch kleine seminomatöse Bezirke in scheinbar reinen nichtseminomatösen Keimzelltumoren (s. auch Abschnitt A. II. 3 dieses Kapitels).

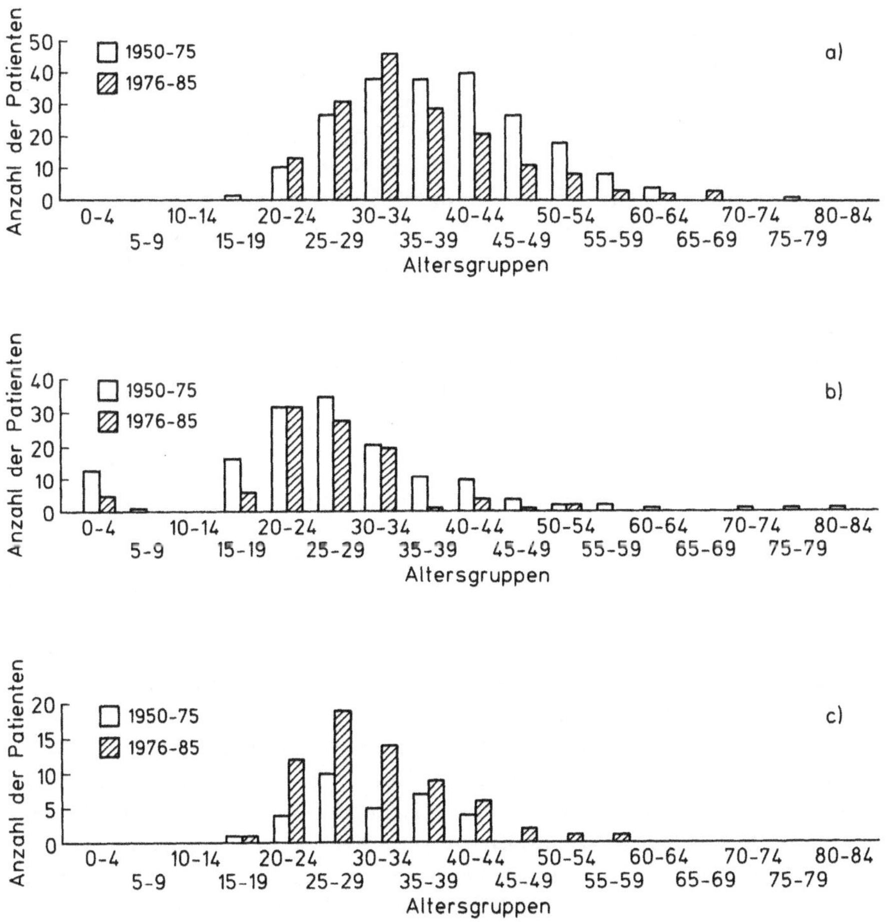

Abb. 6.2. a Altersverteilung der Seminome, **b** der nichtseminomatösen Keimzelltumoren und **c** der kombinierten Keimzelltumoren nach WAHL u. HEDINGER (1988)

Seminome treten im Gegensatz zu den nichtseminomatösen Keimzelltumoren bei etwas älteren Patienten auf. In einer eigenen Untersuchungsserie von 730 Patienten mit Keimzelltumoren (WAHL u. HEDINGER 1988) liegt das Maximum der Häufigkeit der Seminome zwischen 30–34 Jahren (Zeitpunkt der Orchiektomie), wobei aber zwischen 30 und 44 Jahren fast plateauartige Werte erreicht werden, im Gegensatz zu den nichtseminomatösen Keimzelltumoren, deren Häufigkeitsmaxima zwischen 20–29 Jahren liegen. Patienten mit Kombinationsgeschwülsten von Seminomen mit nichtseminomatösen Keimzelltumoren nehmen altersmäßig eine Zwischenstellung ein (Abb. 6.2). Eine ganz ähnliche Altersverteilung der Seminompatienten mit Maximum zwischen 25–39 Jahren haben auch THACKRAY u. CRANE (1976) gefunden, wobei sich das Plateau der hohen Häufigkeitswerte von 30–49 Jahren erstreckt. Es ist bemerkenswert, daß auch alte Patienten noch an Seminomen erkranken können. Bei Kindern kommen dagegen praktisch keine Seminome vor (ABELL u. HOLTZ 1963). PERRY u. SERVADIO (1980) haben zwar bei einem 8jährigen Knaben 2 Jahre nach Orchiopexie ein Seminom beobachtet, nach ihren Angaben der jüngste Patient mit einem derartigen Tumor.

Der rechte Hoden wird häufiger befallen als der linke Hoden, nach THACKRAY u. CRANE (1976) in einem Verhältnis von 7:6. In ihrer Serie von 729 Patienten hatten ferner 13 ein bilaterales Seminom, was 1,8% der Patienten entspricht. In unserer oben erwähnten Serie hatten 4 von 382 Seminompatienten, d. h. 1,05% bilaterale Seminome, wobei allerdings gewisse Unterschiede zwischen den Untersuchungsgruppen der Jahre 1950–1975 und 1976–1985 bestehen. In der früheren Gruppe von 1950–1975 hatten 2 von 213, d. h. 0,94% Seminompatienten doppelseitige Seminome, in der Gruppe von 1976–1985 dagegen 2 von 169, d. h. 1,18%. Die Zahlen dieser zweiten Gruppe dürften zu klein sein, da sich die Zweittumoren, die häufig erst nach vielen Jahren auftreten, wegen der relativ kurzen Nachbeobachtungszeit der Patienten noch nicht manifestieren konnten (WAHL u. HEDINGER 1988). PATEL et al. (1990) beobachteten bei 3 von 295 Patienten (1,02%) bilaterale Keimzelltumoren und zwar ausschließlich Seminome.

b) Klinische Symptome

Häufigstes klinisches Symptom ist eine Hodenschwellung. Gelegentlich äußern sich die Tumoren zuerst aber auch in ihren Metastasen, die vor allem abdominale oder supraklavikuläre Lymphknoten betreffen. Tabelle 6.4 aus THACKRAY u. CRANE (1976) orientiert über die Häufigkeit der klinischen Symptome bei 729 Patienten mit Seminomen, wobei die 1. Kolonne die Initialsymptome umfaßt, die 2. die bis zur Orchiektomie auftretenden Krankheitserscheinungen. Gynäkomastie kommt vor allem bei HCG- oder direkt östrogenproduzierenden Tumoren vor und ist damit bei Seminomen in erster Linie bei Formen mit synzytialen Riesenzellen zu erwarten. Heute, mit der bioptischen Kontrolle von Risiko-Patienten, werden immer häufiger vollkommen symptomlose Seminome erfaßt. Anderseits müssen gelegentlich aber auch heute noch bizarr vergrößerte Hoden mit enormen Tumormassen operiert werden. So haben kürzlich STEFFENS u. HOFSTÄDTER (1989) bei einem 59jährigen Mann ein 1 kg schweres HCG-positives Seminom beobachten können.

Tabelle 6.4. Klinische Symptome bei 729 Seminompatienten (Nach THACKRAY u. CRANE 1976)

Symptome	*Erste Symptome*	*Symptome bis zur Ochiektomie*
Schmerzen	71	147
Schwellung	581	632
Schweregefühl	8	14
Verhärtung	27	38
Metastasen	9	11
Hormonale Störungen	3	5
Andere Symptome	48	87
Keine Symptome	29	–
Keine Angaben	5	–
Gesamt	781	934

c) Makroskopische Befunde

Die befallenen Hoden sind meist eiförmig bis kugelig vergrößert und besitzen eine glatte, von der Tunica albuginea bedeckte Oberfläche. Ausnahmsweise kommen aber auch Tumoren mit vorquellenden und auf die Umgebung übergreifenden Tumorknoten vor. Die Schnittflächen der Tumormassen sind grauweiß, etwas glänzend, häufig relativ scharf gegen das umliegende Hodengewebe abgegrenzt. Fortgeschrittene Tumoren ersetzen das ganze Hodengewebe. Bei kleinen Tumo-

3
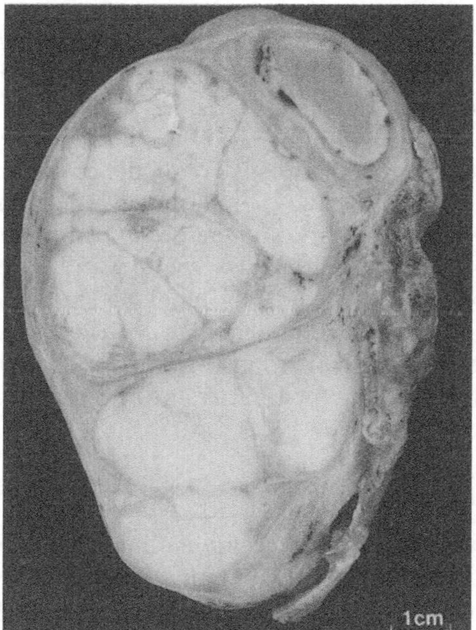

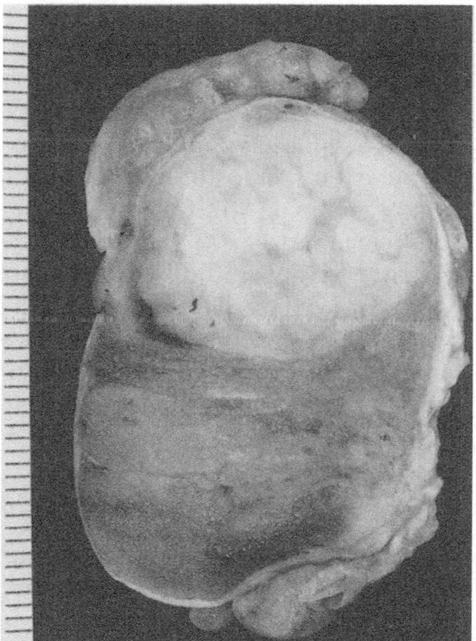
4

Abb. 6.3. Seminom des linken Hodens mit größerer Nekrose am Oberpol. 38jähriger Mann

Abb. 6.4. Kleines Seminom des rechten Hodens, erfaßt durch den Nachweis atypischer Keimzellen in der Hodenbiopsie anläßlich Sterilitätsabklärung. 40jähriger Mann

ren werden die grauweißen Tumormassen von braunen Säumen des restlichen Hodengewebes umschlossen. In gewissen Tumoren sind landkartenartige gelbliche Nekrosen zu sehen (Abb. 6.3, 6.4). Bei besonderer Verschleimungstendenz der Geschwülste muß schon makroskopisch die Diagnose eines spermatozytären Seminoms vermutet werden. Kleine fleckenförmige Blutungen sind dagegen Hinweise auf ein Seminom mit synzytialen Riesenzellen, da diese Zellen mikroskopisch häufig an größere Bluträume angelagert sind, die makroskopisch als kleine Blutungen imponieren. Derartige Seminome müssen mikroskopisch jedenfalls besonders sorgfältig auf das Vorkommen synzytialer Riesenzellen kontrolliert werden.

d) Mikroskopische Befunde

Mikroskopisch sind 4 Seminomtypen voneinander abzugrenzen, nämlich typische Seminome, Seminome mit synzytialen Riesenzellen, spermatozytäre Seminome und besonders aggressive Tumoren, die von MOSTOFI u. SOBIN (1977) auch in der Nomenklatur der WHO als anaplastische Seminome bezeichnet werden, möglicherweise aber Grenzsituationen, „border line tumours" zwischen Seminomen und embryonalen Karzinomen entsprechen. Je nach dem Ausbreitungsgrad wird von invasiven oder nichtinvasiven Seminomen, dem sog. Seminoma in situ gesprochen. MOSTOFI et al. (1988) betrachten Seminome mit synzytialen Riesenzellen nicht als Sonderformen der Seminome, sondern rechnen sie einfach den Kombinationstumoren von Seminomen mit einem nichtseminomatösen Keimzelltumor zu, eine Vereinfachung, die der besonderen Stellung derartiger Seminome jedoch kaum gerecht wird.

YOUNG et al. (1989) haben kürzlich einen weiteren Seminomtyp abgegrenzt, das „tubuläre Seminom", ein Seminom, das durch seine drüsenartigen und cribriformen Strukturen sowie seine Lymphozytenarmut charakterisiert ist. Dieser tubuläre Seminomtyp entspricht weitgehend der von DAMJANOV et al. (1980) beschriebenen Tumorform eines „cribriformen und sklerosierenden Seminoms ohne lymphoide Infiltrate". Derartige eher hellzellige Seminome erinnern an lipidreiche Sertoli-Zelltumoren. Die Kenntnis des Vorkommens dieser Seminomvariante ist daher differentialdiagnostisch wichtig, wie das schon COLLINS u. SYMINGTON (1964) hervorgehoben haben. Die Abgrenzung eines eigentlichen Sondertyps von Seminomen ist aber kaum gerechtfertigt, sieht man doch derartige tubulusähnliche und kribriforme Bezirke gelegentlich in sonst typischen Seminomen, besonders aber in Seminomen vom Borderlinetyp (s. Ausführungen unter δ dieses Abschnittes).

α) Typisches Seminom

Typische Seminome sind meist aus wechselnd großen Tumorzellballen aufgebaut, die von Bindegewebszügen umschlossen werden. Die Tumorzellen lassen in der Regel eine typische epitheliale Anordnung vermissen, sie liegen vielmehr nach ZOLLINGER (1981) „wie Nüsse in einem Sack" (Abb. 6.5). Strangförmige, netzartige und epithelähnlichere Anordnung kommen allerdings auch vor. Die Tumorzellen einer Geschwulst sind meist relativ einheitlich, was Zellgröße und Kerne anbelangt. Zwischen Seminomen verschiedener Patienten kommen dagegen recht un-

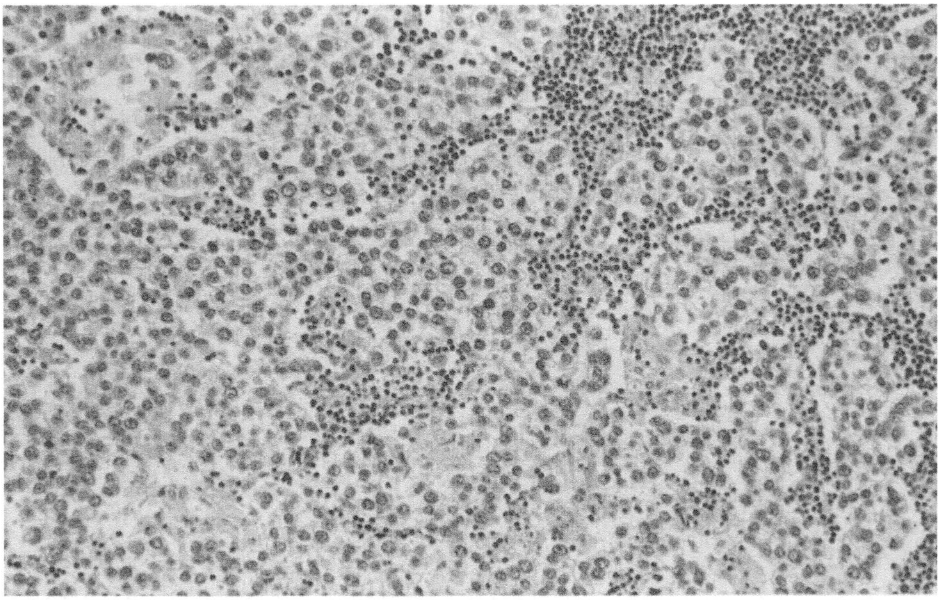

Abb. 6.5. Typisches Seminom mit ausgedehnten lymphozytären Infiltraten. 50jähriger Mann (HE $\times 140$)

terschiedliche Strukturen und zytologische Bilder vor. Bei all diesen Unterschieden müssen immer auch fixationsbedingte Artefakte in Betracht gezogen werden. Seminomzellen sind außerordentlich empfindlich und lassen bei geringsten Fixationsfehlern schwere Artefakte, vor allem Schrumpfungserscheinungen erkennen. Da Semikastrationspräparate häufig unzerlegt zur histologischen Untersuchung eingeschickt werden, weisen sie selbst bei Einlegen des gesamten Präparates in Fixierlösungen Zersetzungserscheinungen auf, da die Fixierlösungen wegen der Kapselbildung durch die Tunica albuginea gar nicht in das Tumorgewebe eindringen können. Es empfiehlt sich deshalb, kleine Tumorteile sofort separat zu behandeln und wie Hodenbiopsien zu fixieren (s. Kap. 5: C. I). Aber auch bei rascher und korrekter Fixierung kleiner Tumorteile ist wäßrige Formalinlösung ungeeignet, da die Tumorzellen wie normale Keimzellen schwerst alteriert werden.

Typische Seminomzellen sind etwas abgerundet und erinnern in ihrer Form durchaus an frühe Stadien der Keimzellentwicklung. Sie besitzen breite helle Zytoplasmasäume, die reichlich Glykogen, aber auch Fett enthalten. Die Kerne sind rundlich, häufig allerdings in nicht speziell fixierten Präparaten ovalär und gekerbt. Das Chromatin kann sehr verschieden dicht sein. Die Nukleolen sind meist plump. Bei gut und rasch fixierten Präparaten sind Mitosen in der Regel relativ häufig. Ihre Zahl ist als Maß zur Abgrenzung klassischer von anaplastischen Seminomen verwendet worden, nach v. Hochstetter (1981) ein eher wenig verläßliches Zeichen (s. sogenannte anaplastische Seminome). Elektronenoptisch lassen sich in klassischen Seminomen nach Holstein u. Körner (1974), 3, nach Holstein et al. (1987) 4 Typen von Seminomzellen abgrenzen, wobei sich die verschiedenen

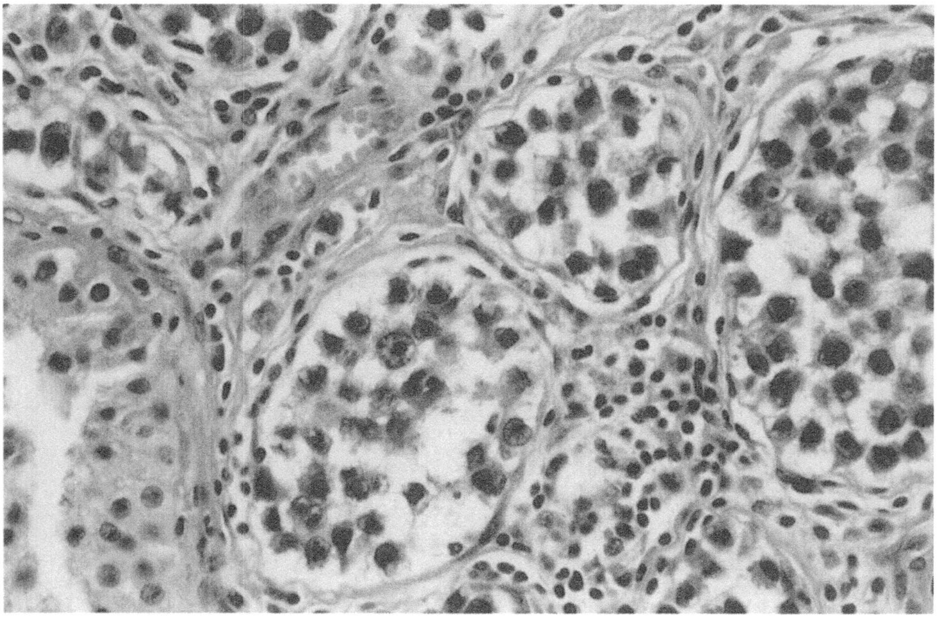

Abb. 6.6. Vorwiegend intratubuläres Seminom. 32jähriger Mann (HE × 360)

Formen vor allem in ihrem Glykogengehalt und ihren zytoplasmatischen Eigenschaften unterscheiden (s. unter e. dieses Abschnittes).

Im Gegensatz zum makroskopischen Bild mit relativ scharfer Tumorbegrenzung, sieht man mikroskopisch häufig auch in den Samenkanälchen der Tumorumgebung Seminomzellen, welche die unmittelbar dem Tumor anliegenden Samenkanälchen vollkommen ausfüllen, in entfernteren Bezirken dagegen meist nur noch im Sinne atypischer Keimzellen in einschichtiger Lage an der Basalmembran der Kanälchen erkennbar sind (Abb. 6.6). Recht typisch ist ferner das subepitheliale Vorwachsen von Seminomzellen im Rete testis und in der Epididymis (Abb. 6.7). Die Tumorzellen sind meist schon bei gewöhnlichen HE-Färbungen identifizierbar. DÜE u. LOY (1988) empfehlen immunhistologische Untersuchungen mit Antikörpern gegen Zytokeratin und Vimentin. Die Epithelien der Rete testis reagieren vor allem stark Zytokeratin-positiv, im Gegensatz zu den Seminomzellen.

Typische Seminome werden von Lymphozyten durchsetzt, gehäuft im Stroma, aber auch einzeln im Tumorgewebe selbst. In 18 % der Tumoren sind nach THACKRAY u. CRANE (1976) eigentliche Lymphfollikel vorhanden. Eine Häufung von

Abb. 6.7 a–c. Rete testis bei Seminom: Intra- und subepitheliale Ausbreitung von Tumorzellen. 32jähriger Mann, gleicher Tumor wie Abb. 6.38 und 6.59. **a, b** Immunhistologischer Nachweis von Zytokeratin: Stark positive Reaktion der Epithelien des Rete testis im Gegensatz zu den zytokeratinnegativen Tumorzellen des Seminoms. **c** Immunhistologischer Nachweis von Vimentin: Epithelien des Rete testis ebenfalls deutlich, aber weniger stark positiv als in b. Seminomzellen vorwiegend negativ. **a–c** HE × 130

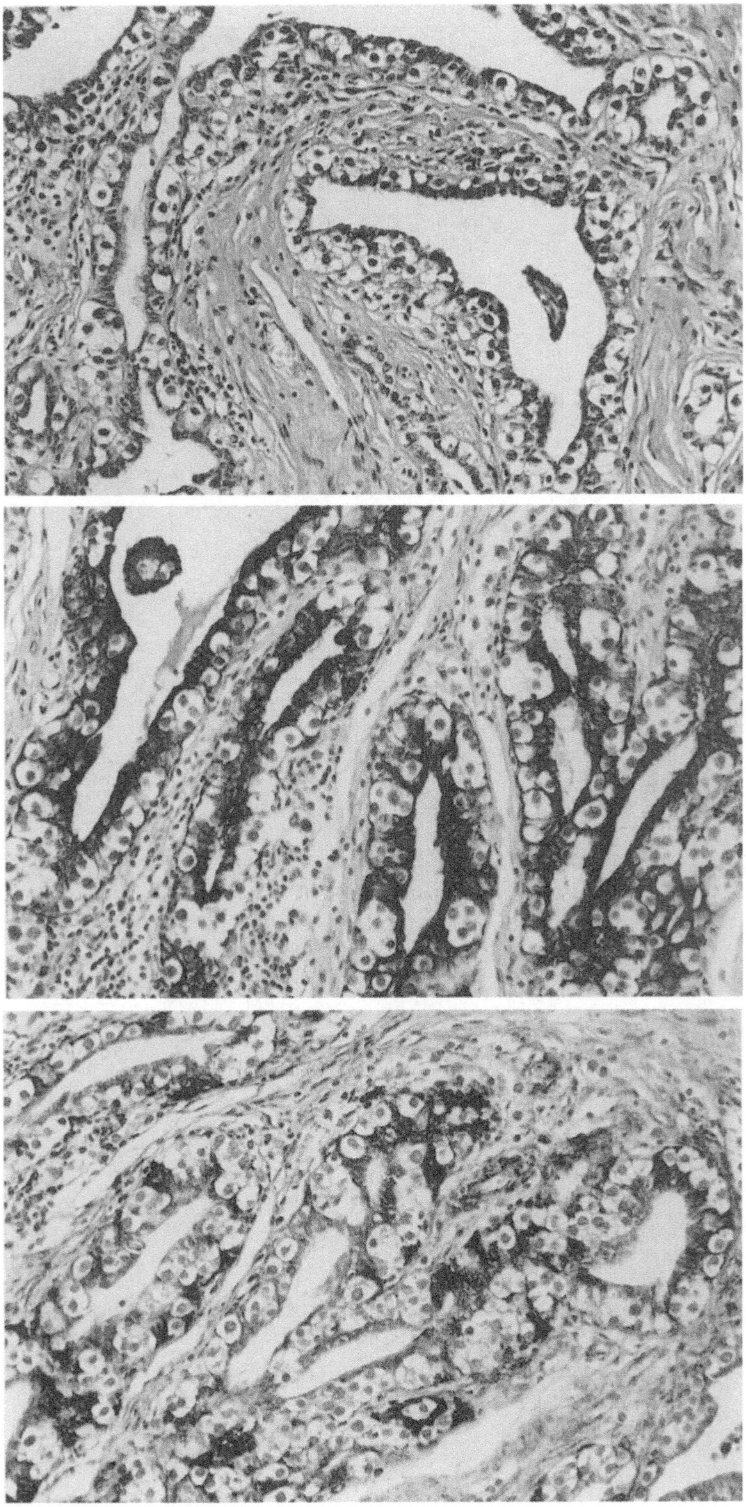

a
b
c

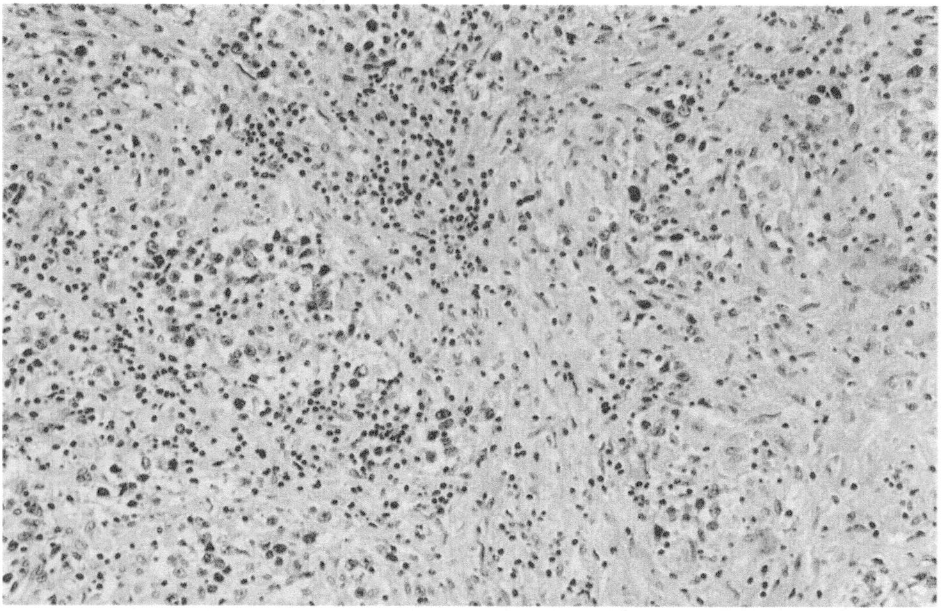

a

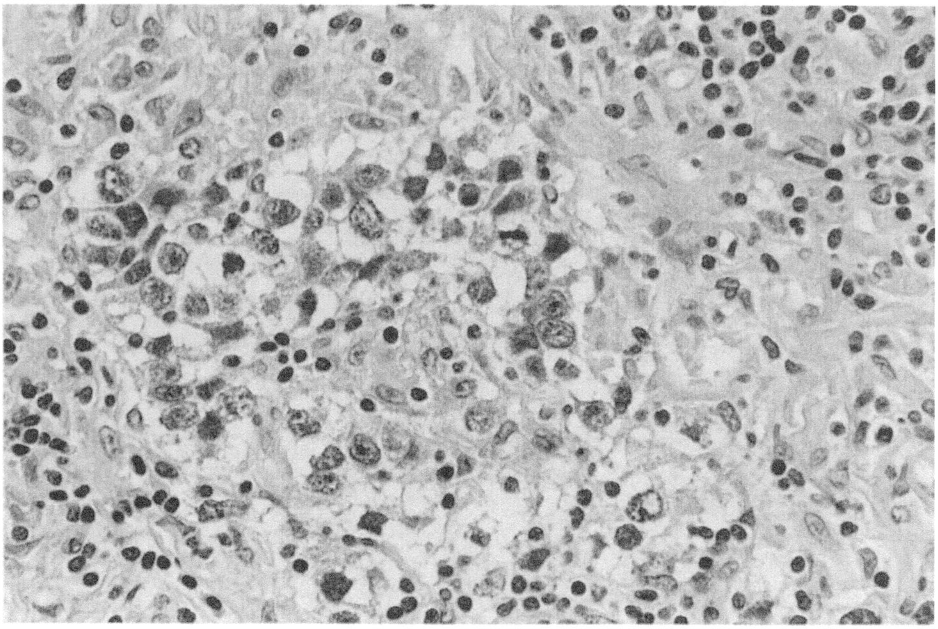

b

Abb. 6.8 a–d. Seminom mit ausgeprägter granulomatöser, in **d** sogar tuberkuloider Reaktion. 31jähriger Mann. (HE **a** × 140, **b**, **c** und **d** × 360

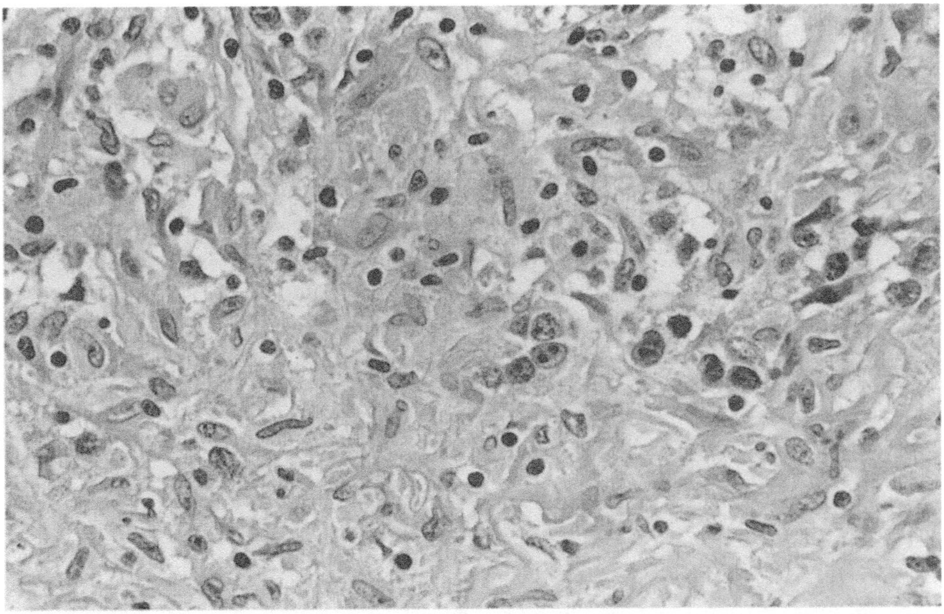
c

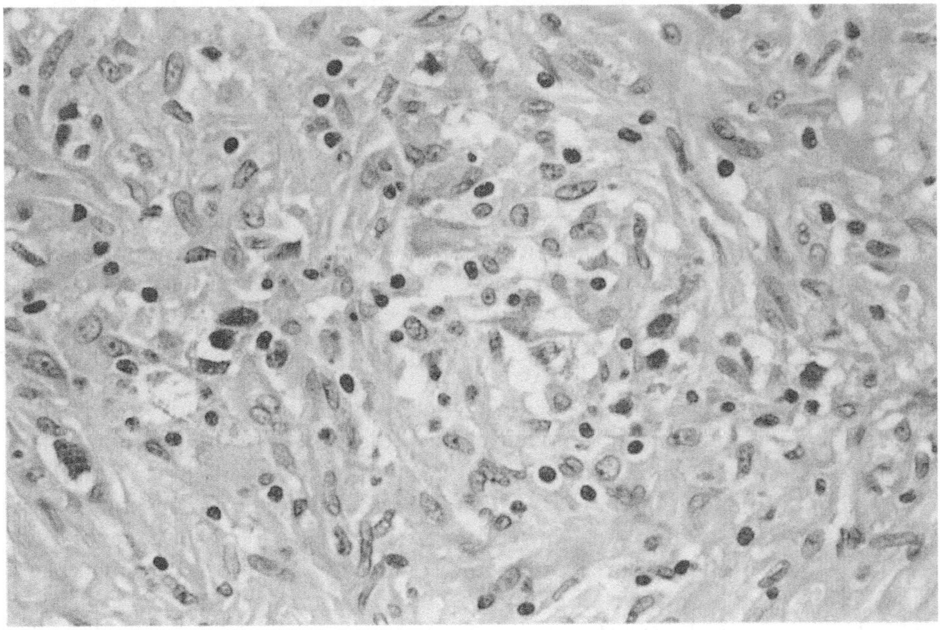
d

Abb. 6.8 c, d

Lymphozyten findet man ferner an der Tumorrandzone. Frühzeitig, selbst bei nur intratubulären Seminomen oder atypischen Keimzellen, tritt ferner eine histiozytäre Reaktion auf, wobei nicht nur interstitiell, sondern auch intratubulär lipidbeladene Makrophagen in Erscheinung treten (SCHÜTTE et al. 1988).

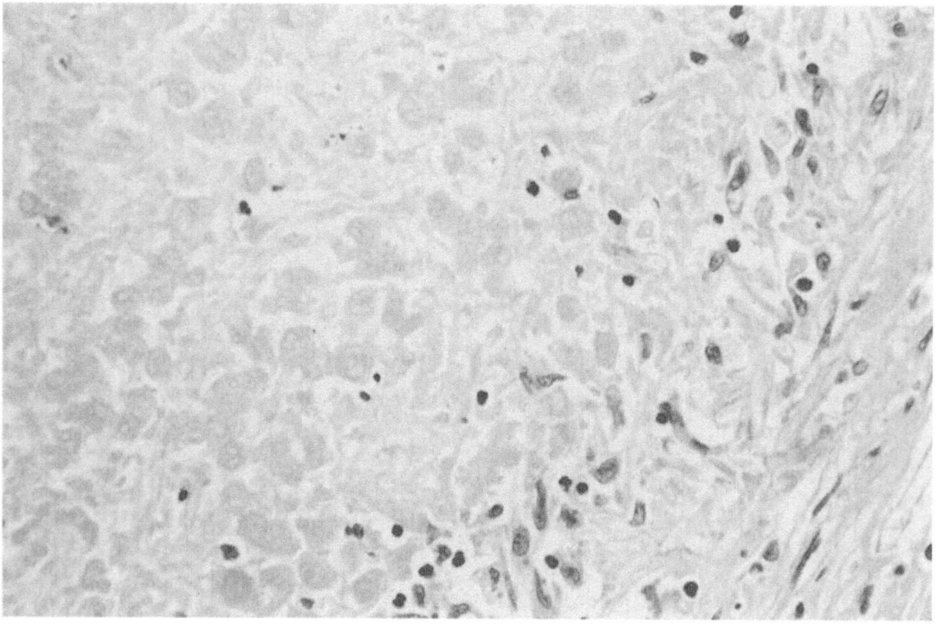

Abb. 6.9. Nekrotisches Seminom mit tuberkuloider Randreaktion. Im Gegensatz zur Tuberkulose in der Nekrose noch schattenhaft die Umrisse von Tumorzellen erkennbar. 48jähriger Mann (HE ×360)

Nicht ungewöhnlich, nach THACKRAY u. CRANE (1976) in einem Drittel der Fälle, sind eigentliche granulomatöse Reaktionen (Abb. 6.8). Auch hier sieht man alle Übergänge von einfacher Histiozytenproliferation mit oder ohne Langhans-Riesenzellen bis zu Granulomen, die tuberkuloiden Charakter haben können. Im Gegensatz zu typischen Tuberkeln fehlt aber eine Verkäsung. Kontakte mit Nekrosezonen des Tumors sind jedoch nicht ungewöhnlich und können damit doch zur Fehldiagnose einer Tuberkulose führen, insbesondere, wenn die Tumorzellen im Bereich derartiger granulomatöser Reaktionen weitgehend verschwunden sind. Besonders naheliegend sind derartige Fehldiagnosen bei Lymphknotenmetastasen mit ausgedehnten Tumornekrosen und ausgesprochener tuberkuloider Reaktion. In solchen Fällen müssen Tumorzellen, häufig nur noch isoliert erhalten, besonders sorgfältig gesucht werden (Abb. 6.9) (RICHTER u. LEDER 1979). Nicht nekrotisierende tuberkuloide Granulome wie z. B. Boeck-Granulome sind dank ihrer zirkulären Kapselbildung besser abgegrenzt und damit von der gewöhnlichen tuberkuloiden Reaktion in Seminome zu unterscheiden. Was die Differentialdiagnose auch zu anderen tuberkuloiden Reaktionen anbelangt, sei auf Kapitel der granulomatösen Hodenveränderungen verwiesen (Kap. 4: A. III). LAUKE et al. (1989) haben bei einem invasivem Seminom und bei intratubulären Formen gezeigt, daß es auch zu einer Reaktion der anliegenden Leydigzellen kommen kann, die eine ungewöhnlich große Zahl von Mitosen aufweisen.

Die entzündliche Reaktion führt schließlich zum weitgehenden Untergang des eigentlichen Tumorgewebes und zur Vernarbung, damit zum Bild der sog. ausge-

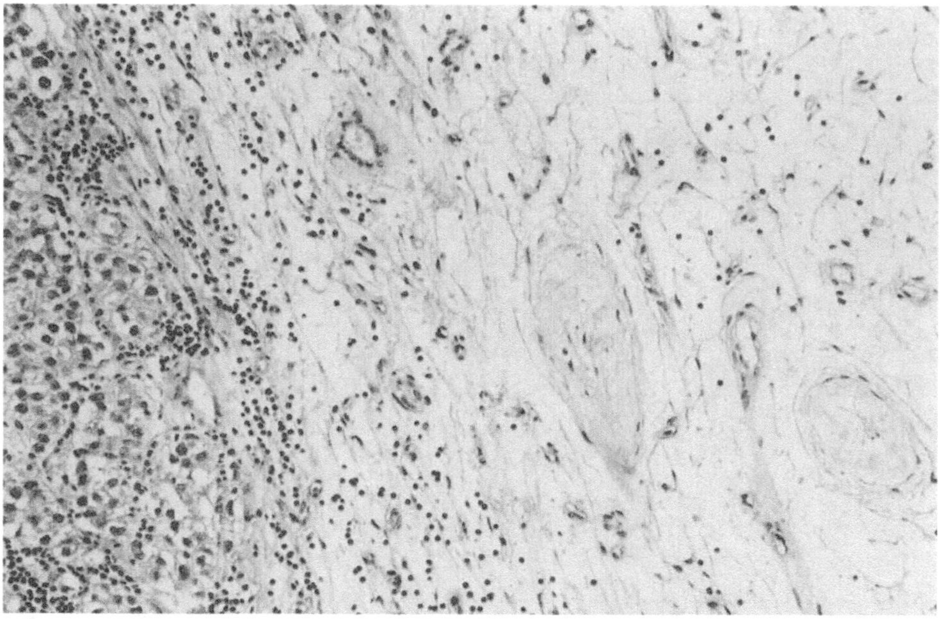

Abb. 6.10. Vernarbendes Seminom. 48jähriger Mann (HE × 140)

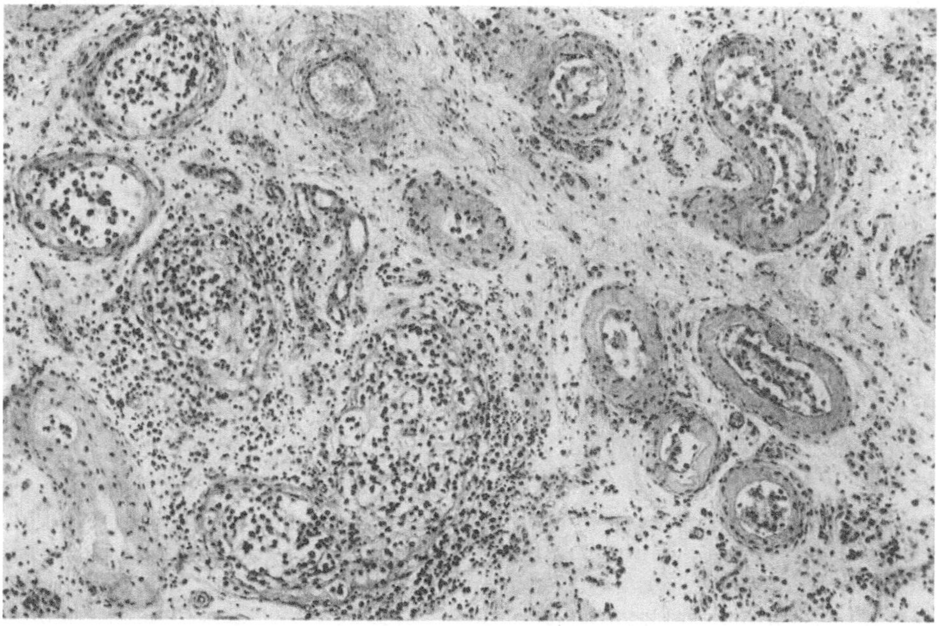

Abb. 6.11. Weitgehend ausgebranntes Seminom (HE × 60)

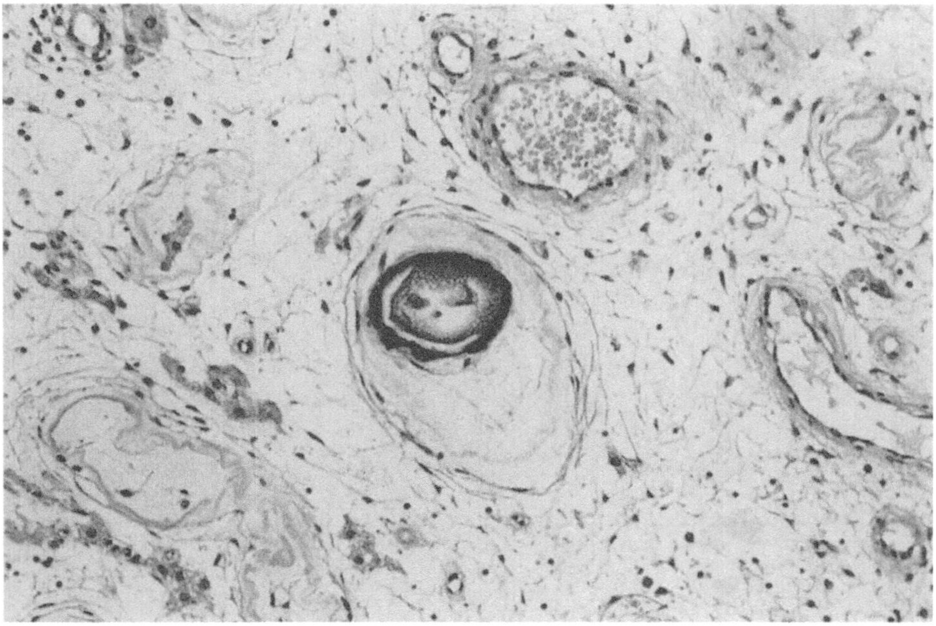

Abb. 6.12. Intratubulärer Psammomkörper in Umgebung eines weitgehend vernarbten Seminoms. 48jähriger Mann (HE × 360)

brannten Seminome (Abb. 6.10, 6.11). Derartige Narben sind je nach der Dimension des ursprünglichen Tumors ganz verschieden groß. Häufig sind sie nur sehr klein und werden erst bei sorgfältiger histologischer Kontrolle des Hodens erfaßt. Damit besteht die Gefahr, daß sie übersehen werden, was bei Vorliegen von Metastasen in retroperitonealen Lymphknoten ohne typischen Primärtumor im Hoden immer wieder zur Fehldiagnose eines primär retroperitonealen Seminoms führt. Primär retroperitoneale Seminome sind aber, falls sie überhaupt vorkommen, sicher ganz ungewöhnlich. Schließen Herde ausgebrannter Seminome Nekrosen ein, können in diesen häufig noch schattenhafte Reste einer dichten Zellpopulation gesehen werden, Reste des früheren Tumorgewebes und nicht einfach nur Narben- und Granulationsgewebe (Abb. 6.9). Recht typisch für Narben nach ausgebrannten Tumoren sind ferner die von AZZOPARDI et al. (1961) nachgewiesenen kalziumhaltigen Hämatoxylinkörper, rundliche kalkhaltige Massen, die meist in Tubulusresten liegen, und Hämosiderinablagerungen. Ferner findet man in Seminomumgebung und in ausgebrannten Tumorabschnitten häufig Psammomkörper (Abb. 6.12) (s. auch Kap. 6: A. II. 5).

β) Spermatozytäres Seminom

Diese Sonderform wurde 1946 von MASSON von den gewöhnlichen, von CHEVASSU (1906) beschriebenen Seminomen abgegrenzt (Literaturübersichten bei ROSAI et al. 1969a, b; SCULLY 1961; THACKRAY u. CRANE 1976; TALERMAN 1980a; WALTER 1980). Spermatozytäre Seminome betreffen vorwiegend ältere Patienten und machen praktisch nie Metastasen, abgesehen von den seltenen Formen mit

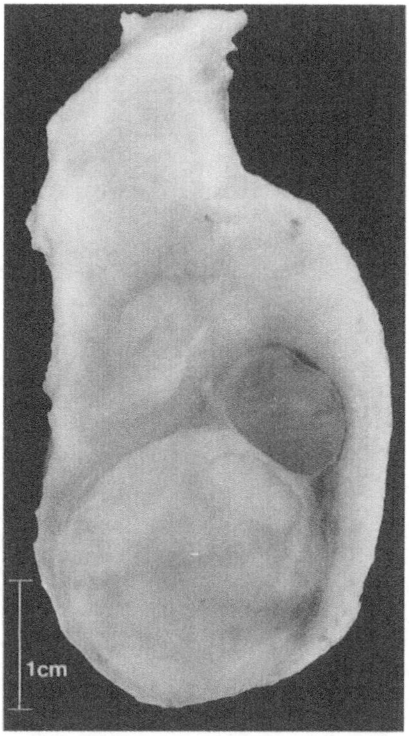

Abb. 6.13. Spermatozytäres Seminom mit eigenartig glasiger Schnittfläche. 84jähriger Mann

sarkomatöser Transformation. Makroskopisch läßt sich die Diagnose spermatozytärer Seminome, wie bereits betont, gelegentlich schon an der ödematösen Verquellungs- und Verschleimungstendenz derartiger Tumoren vermuten (Abb. 6.13, 6.14).

Auffällig ist vor allem aber ihr mikroskopisches Bild. Es fällt durch eine gewisse Unregelmäßigkeit, ja scheinbare Unruhe der Tumorzellen auf, die einen besonders malignen Prozeß vermuten läßt. Bei genauerer Betrachtung handelt es sich aber einfach um Gruppen verschieden großer Zellen mit entsprechend großen Kernen (Abb. 6.15). Mengenmäßig stehen nach WALTER (1980) und TALERMAN (1980) Zellen mit einem Durchmesser von 15–20 μm im Vordergrund. Ihre Kerne sind rund, das Chromatin ist feinkörnig, die Zytoplasmastämme sind eosinophil. Der zweite Typ entspricht meist gruppenweise angeordneten kleinen Zellen von 6–8 μm Durchmesser mit hyperchromatischen runden Kernen und schmalen Säumen eines deutlich azidophilen Zytoplasmas. Die Zellen des dritten Typs sind besonders groß. Ihr Durchmesser erreicht 50–150 μm. Sie sind weniger zahlreich und ungleichmäßiger verteilt. Ihre ebenfalls meist rundlichen Kerne weisen ein granuläres, fädiges oder dichtes Chromatin auf. Das Zytoplasma ist blaß bis ausgeprägt eosinophil (Abb. 6.15 b).

Ultrastrukturell lassen sich Zytoplasmabrücken zwischen den Zellen nachweisen. ROSAI et al. (1969 a, b) und WALTER (1980) vertreten daher die Ansicht, daß

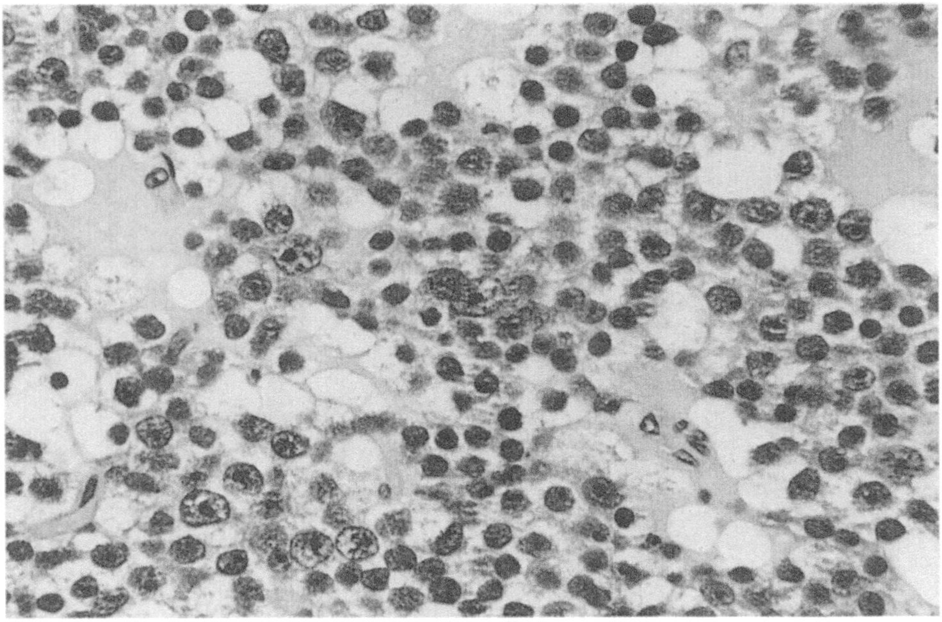

Abb. 6.14. Spermatozytäres Seminom, gleicher Patient wie Abb. 6.13. Auch mikroskopisch Verschleimungstendenz erkennbar (HE × 360)

diese Tumoren eine gewisse Differenzierung in Richtung der Spermatogenese erkennen lassen und daß damit die von MASSON (1946) gewählte Bezeichnung eines spermatozytären Seminoms durchaus gerechtfertigt sei.

Abgesehen von gewissen Diskussionen über die Nomenklatur der spermatozytären Seminome ist die Sonderstellung dieser Tumoren unbestritten, nicht nur was ihre Zytologie, sondern auch ihre Biologie und ihre Umgebungsreaktionen anbelangt. Spermatozytäre Seminome gehen häufig mit Ödem und Verschleimung einher, die sich nicht nur im Zwischengewebe, sondern auch im Tumorgewebe selbst durch Bildung lakunenartiger Bezirke äußern können (Abb. 6.14). Spermatozytäre Seminome wachsen häufig ausgedehnt intratubulär, was gewöhnliche Seminome zwar auch tun können, ausnahmsweise sogar nichtseminomatöse Keimzelltumoren, aber selten in dem bei spermatozytären Seminomen üblichen Ausmaß (Abb. 6.16). Spermatozytäre Seminome lösen ferner keine lymphozytären oder granulomatösen Reaktionen aus wie gewöhnliche Seminome. Auch fehlen bei spermatozytären Seminomen atypische Keimzellen in den Samenkanälchen der Tumorumgebung (MÜLLER et al. 1987).

Bilateralität ist bei spermatozytären Seminomen häufiger als bei gewöhnlichen Seminomen. Spermatozytäre Seminome treten ferner im Gegensatz zu gewöhnlichen Seminomen fast nur in normal deszendierten Hoden auf. TALERMAN (1980) hat allerdings in 2 Fällen einen gegenseitigen Kryptorchismus beobachtet. Spermatozytäre Seminome treten auch nie in Kombinationen mit anderen Keimzelltumoren auf wie die üblichen Seminome. Vor allem aber machen ausschließlich spermatozytäre Seminome praktisch keine Metastasen. Beobachtungen an-

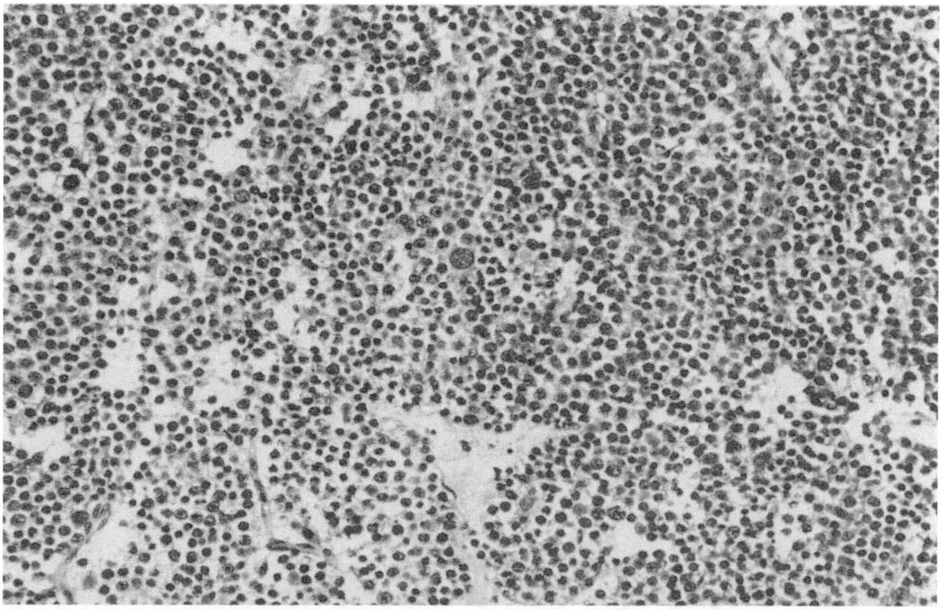

a

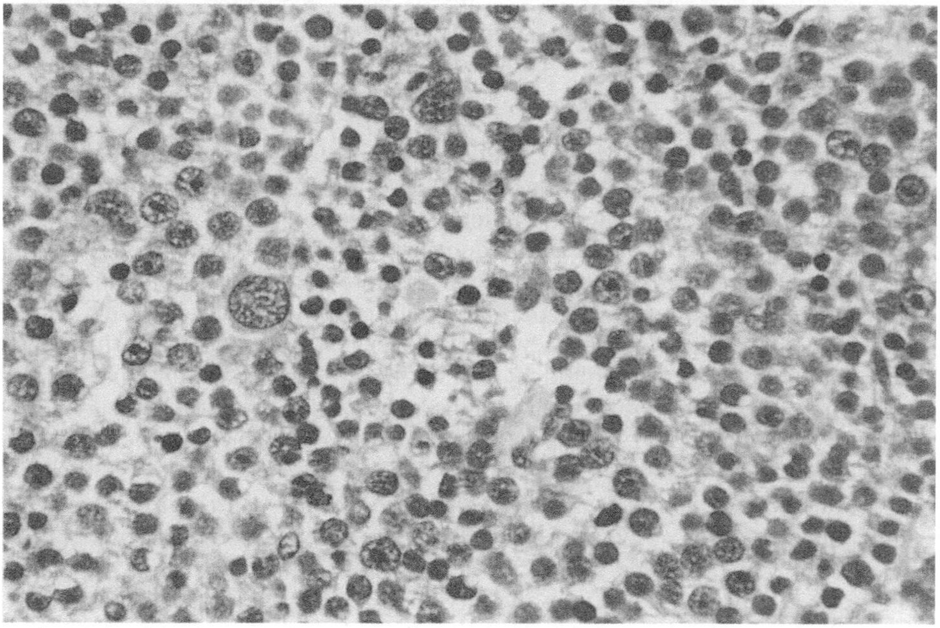

b

Abb. 6.15 a, b. Spermatozytäres Seminom mit ausgeprägten Unterschieden der Kerngrößen, Imitation der normalen Spermatogenese. Gleicher Patient wie Abb. 6.13 und 6.14. (HE **a** ×140, **b** ×360)

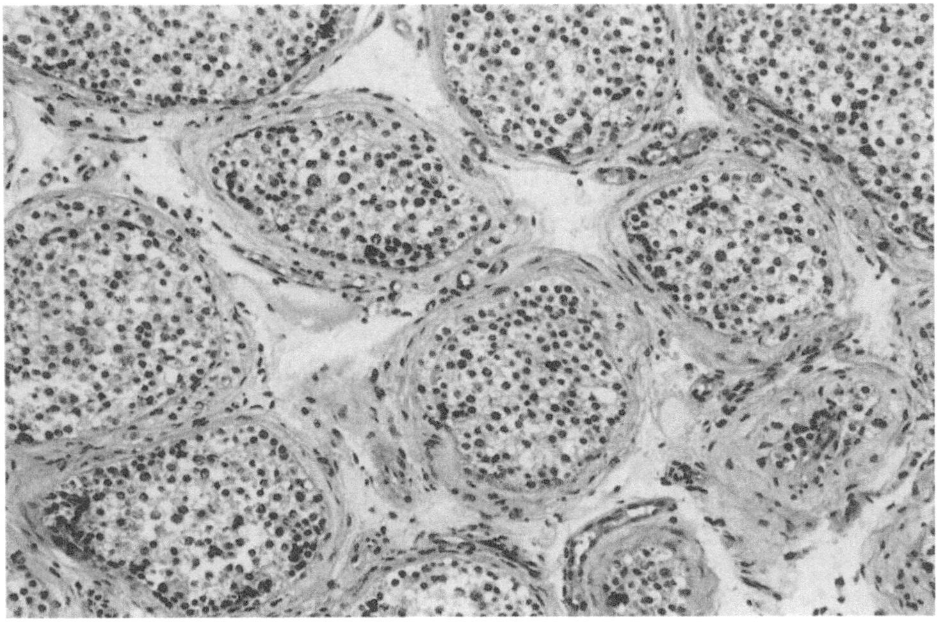

Abb. 6.16. Spermatozytäres Seminom, vorwiegend intratubuläres Wachstum. 65jähriger Mann (HE × 140)

geblich typischer spermatozytärer Seminome, die zu Metastasen geführt haben, wie sie z. B. von JACKSON u. MAGNER (1965) beschrieben wurden, sind ungenügend belegt oder entsprechen wahrscheinlich Verwechslungen mit anderen rundzelligen Tumoren, vor allem mit den im Hoden ja nicht so seltenen malignen Lymphomen. MATOSKA et al. (1988) haben jedoch über die Beobachtung eines 50jährigen Mannes mit metastasierendem spermatozytären Seminom berichtet, bei dem die Diagnose einer spermatozytären Seminomform gesichert scheint. Derartige Verläufe sind aber ganz ungewöhnlich, es sei denn, es handle sich um eine der ganz seltenen Formen spermatozytärer Seminome mit sarkomatöser Transformation, wie sie von FLOYD et al. (1988) und TRUE et al. (1988) kürzlich beschrieben worden sind.

Derartige *spermatozytäre Seminome mit sarkomatöser Transformation* weisen neben ungewöhnlich polymorphen Tumorzellen des spermatozytären Seminoms Übergänge in eigentlich sarkomatöse Bezirke auf. Diese entsprechen dabei meist undifferenzierten spindel- und polymorphzelligen Sarkomen (Abb. 6.17). Bei je einem Patienten von FLOYD et al. (1988) und TRUE et al. (1988) waren auch rhabdomyosarkomatöse Anteile nachweisbar. Die Tumoren haben eine ausgesprochene Metastasierungstendenz, wobei die Metastasen ausschließlich sarkomatöser Natur sind. Entsprechend ist die Prognose meist schlecht. Die von MOSTOFI und PRICE (1973) gemachte Beobachtung eines spermatozytären Seminoms mit malignen spindelzelligen Bezirken, als maligner Anteil eines Teratoms gedeutet, gehört nach MOSTOFI et al. (1988) auch in den Rahmen dieser spermatozytären Seminome mit sarkomatöser Transformation.

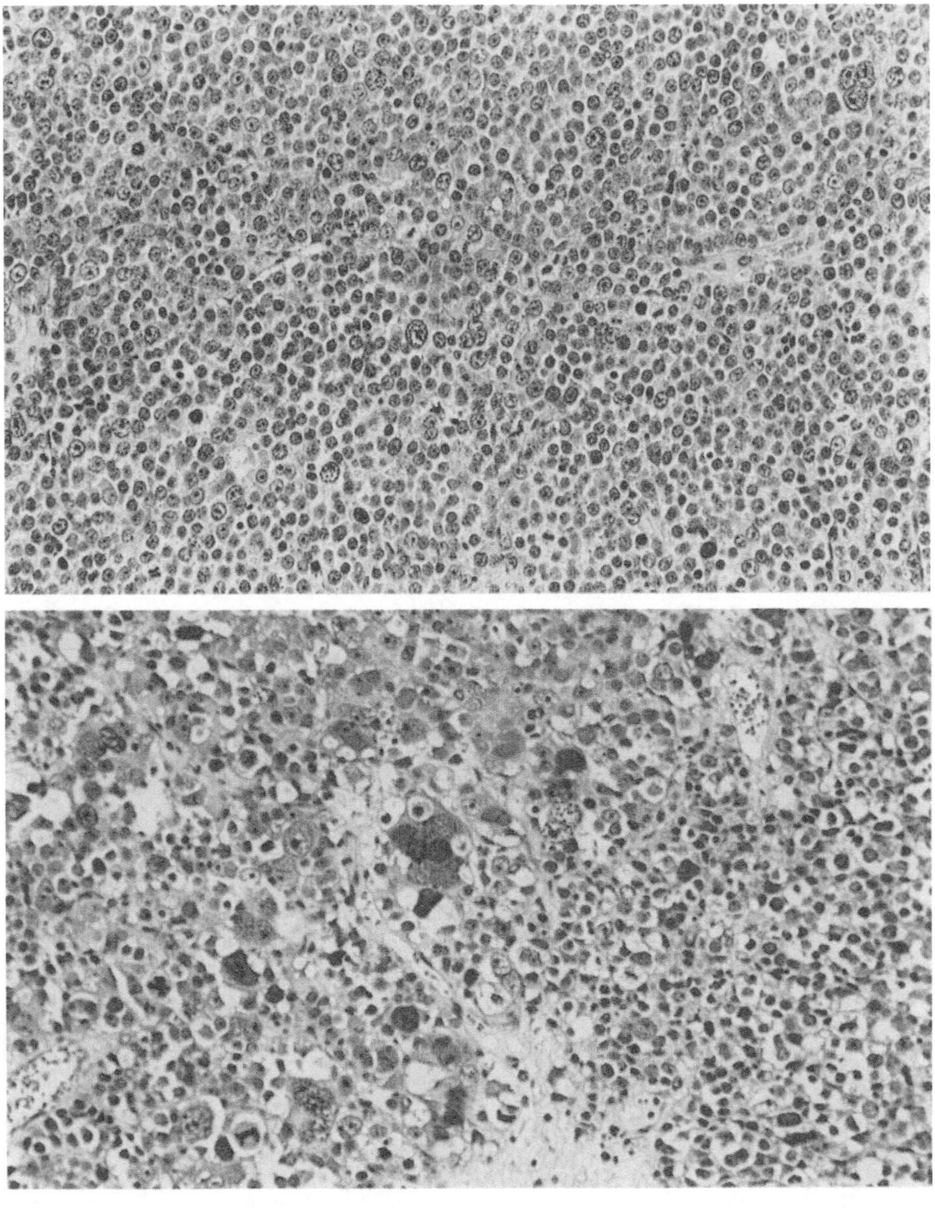

a

b

Abb. 6.17 a–d. Spermatozytäres Seminom mit Übergang in polymorphzelliges Sarkom. 39jähriger Mann. (HE **a** u. **b** ×140, **c** u. **d** ×360)

γ) Seminom mit synzytialen Riesenzellen

In an sich typisch gebauten Seminomen treten nicht selten synzytiale Riesenzellen auf, die durchaus den synzytialen Zellen eines Trophoblasten gleichen (Abb. 6.18). Sie lagern sich häufig auch wie diese an größere Bluträume an

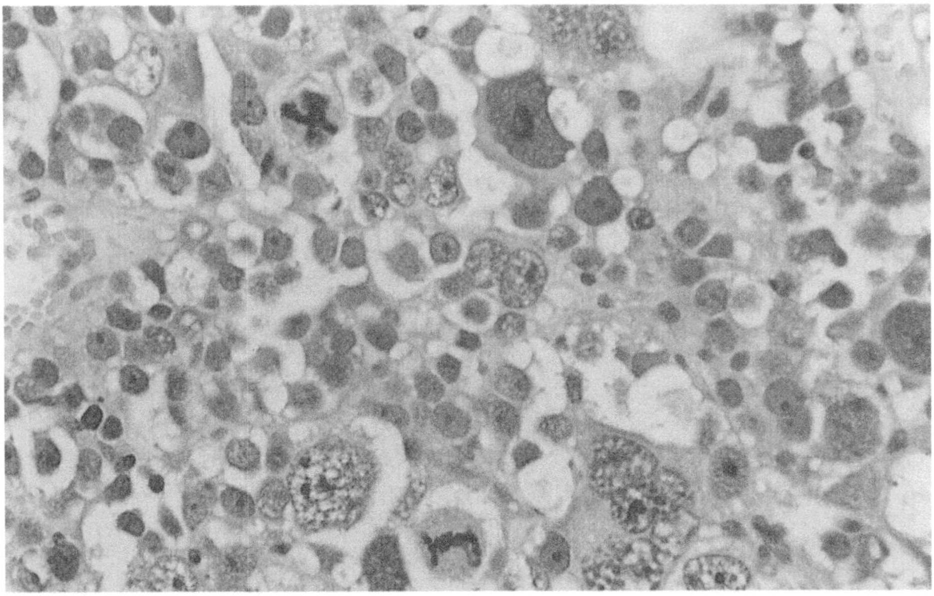

c

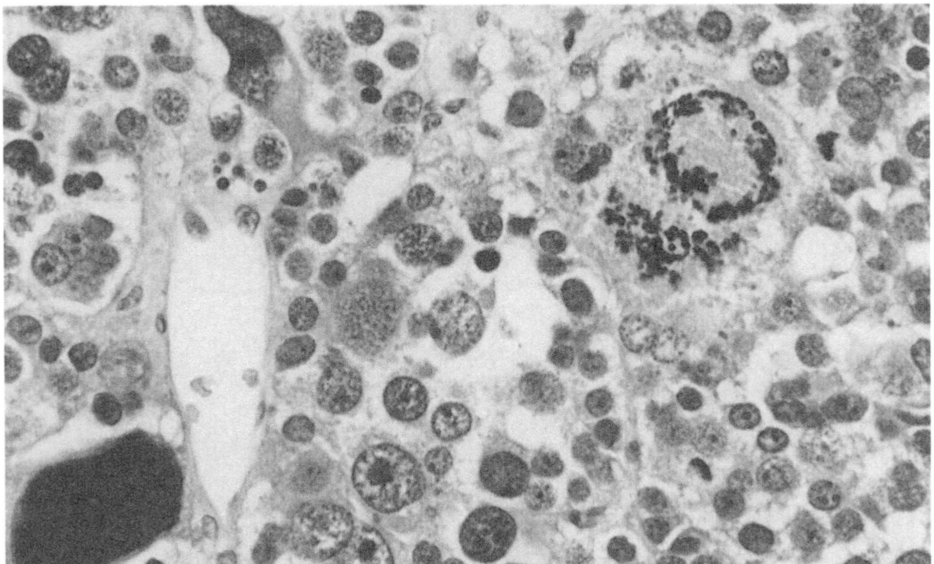

d

Abb. 6.17 c, d

(Abb. 6.19). Ihr Vorkommen kann deshalb schon makroskopisch vermutet werden, wenn die Schnittfläche eines an sich typischen Seminoms von kleinen Blutflecken durchsetzt wird, nicht etwa von ausgedehnten Hämorrhagien im Rahmen von Nekrosen (HEDINGER et al. 1979). THACKRAY u. CRANE (1976) stellten synzytiale Riesenzellen in 6 % der von ihnen untersuchten Seminome fest. Nach TALERMAN (1986) machen Seminome mit synzytialen Riesenzellen 6–8 % der gewöhnli-

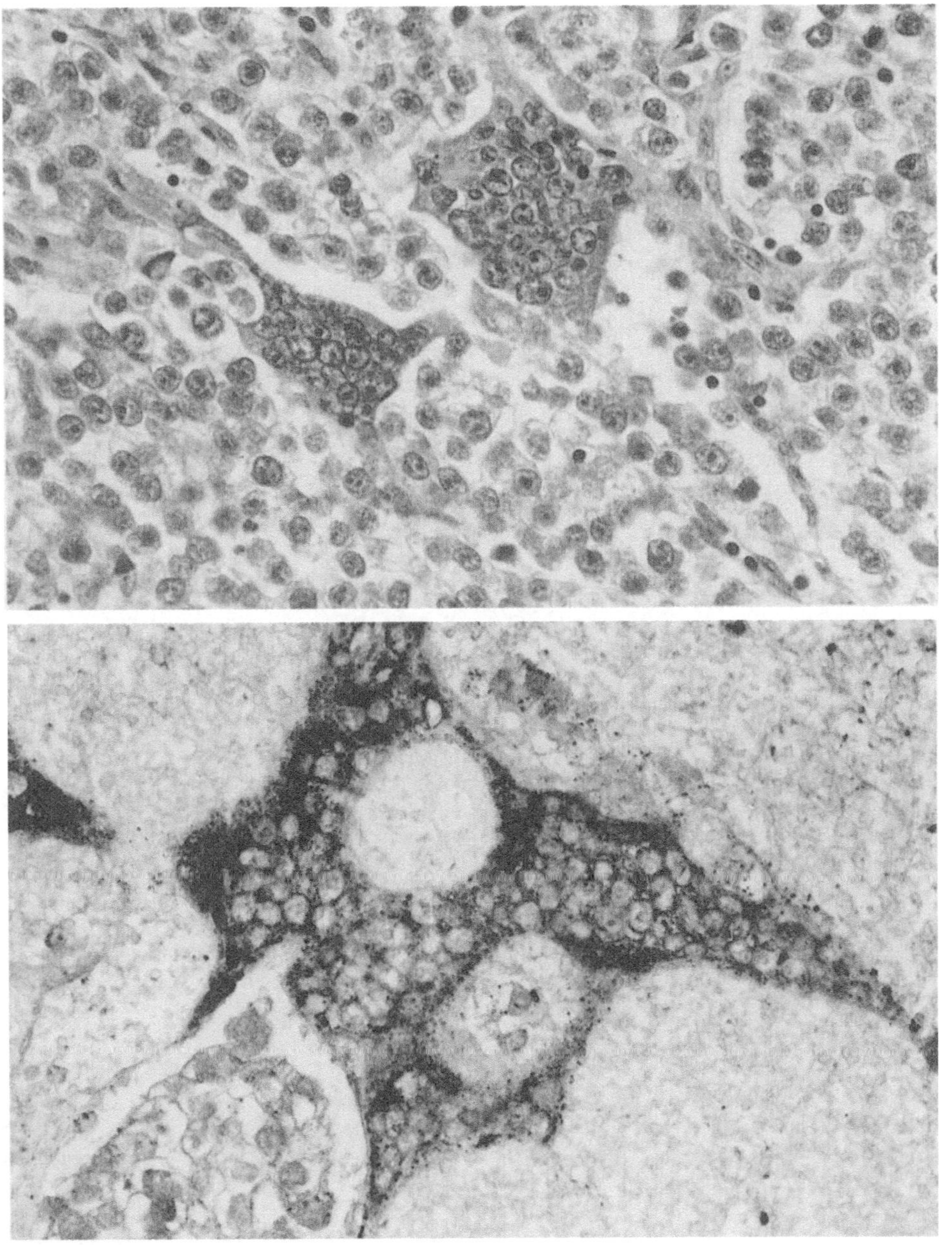

a

b

Abb. 6.18 a, b. Seminom mit synzytialen Riesenzellen. 25jähriger Mann (**a** HE ×360, **b** Immunreaktion mit anti-βHCG, ×360)

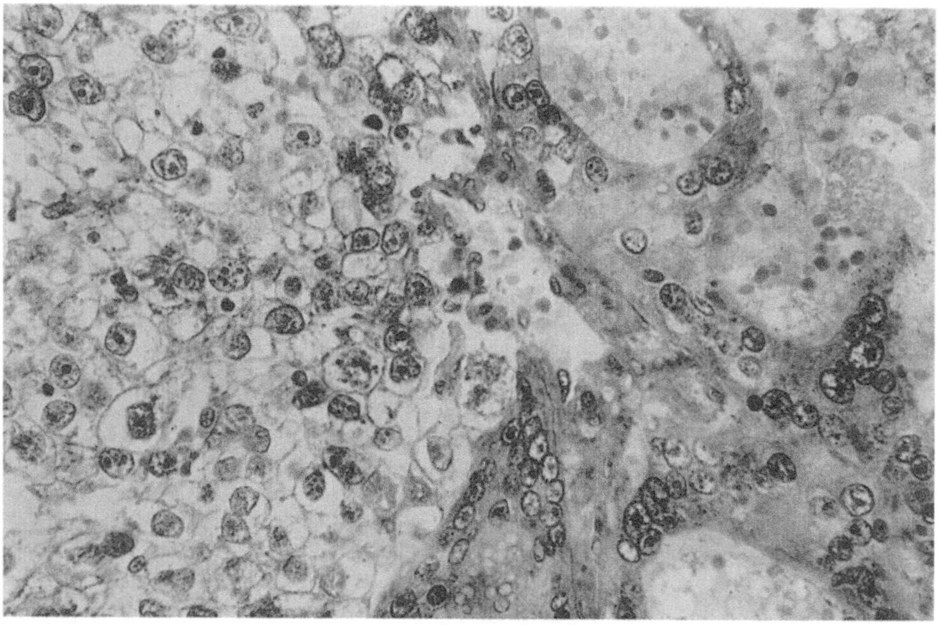

a

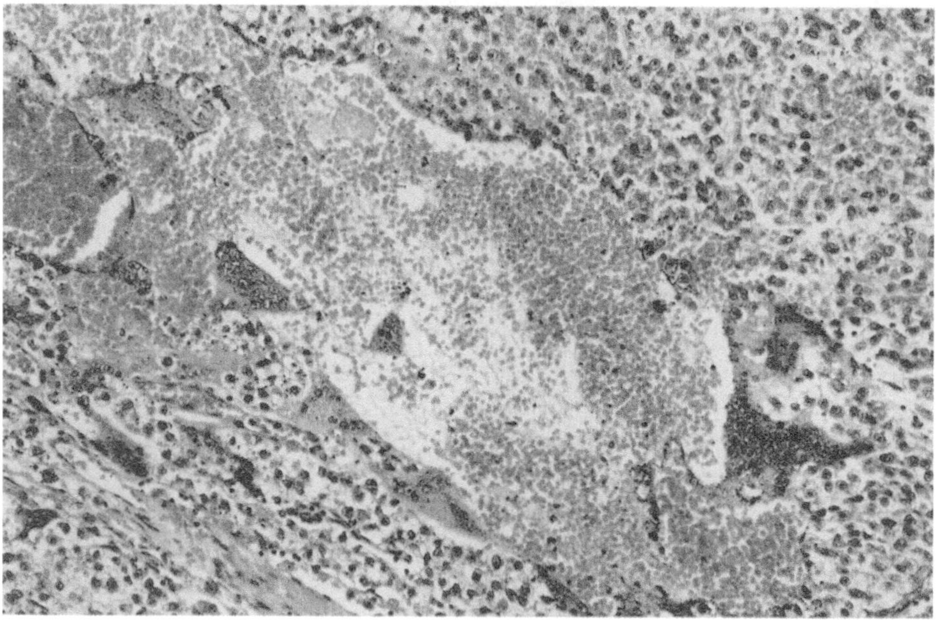

b

Abb. 6.19 a, b. Seminom mit synzytialen Riesenzellen: Anlagerung der Riesenzellen an größere Bluträume. 27jähriger Mann (HE **a** ×360, **b** ×140)

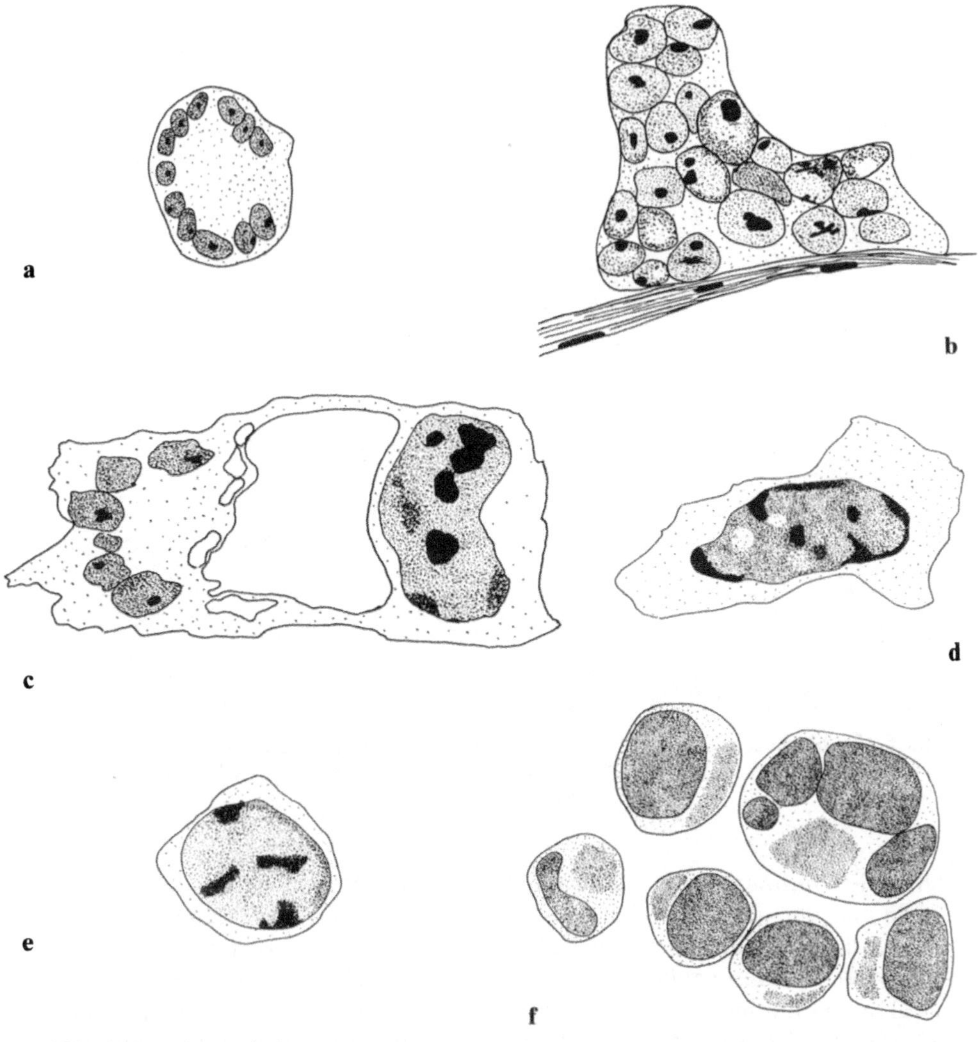

Abb. 6.20. Schematische Darstellung der in Seminomen vorkommenden Riesenzellen. **a** histiozytär, **b** neoplastisch Typ I, **c** und **d** Typ II, **e** Typ III, **f** Typ IV (Aus v. HOCHSTETTER et al. 1985)

chen Seminome aus. Bei systematischer Suche fanden v. HOCHSTETTER et al. (1985) synzytiale Riesenzellen sogar in 13,2 % ihrer reinen Seminome.

Seminome mit synzytialen Riesenzellen gehen in der Regel mit einem deutlich erhöhten Spiegel von Choriongonadotropin („human chorionic gonadotropin", HCG) im Serum einher (JAVADPOUR et al. 1978). Ganz leichte Steigerungen des HCG im Serum können auch bei gewöhnlichen Seminomen gefunden werden (s. RÜTHER et al. 1987). Differentialdiagnostisch stellt sich bei deutlich erhöhten Werten sofort die Frage nach dem Vorliegen einer Kombinationsgeschwulst, d. h. eines Seminomes, das mit einem nichtseminomatösen Keimzelltumor kombiniert sein könnte. Derartige Seminome müssen daher histologisch ganz sorgfältig nach klein-

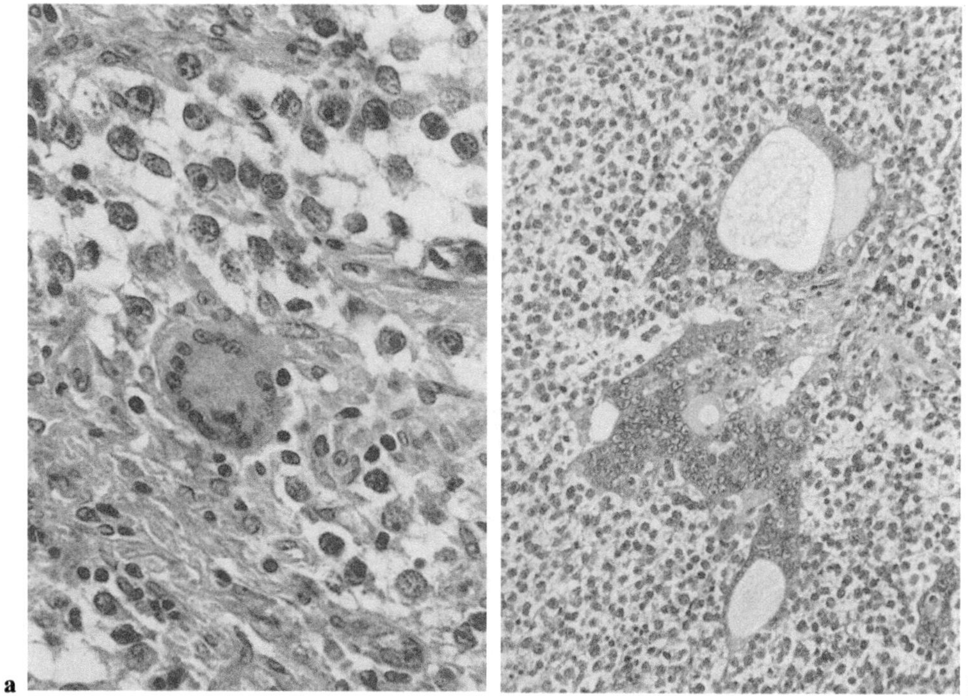

Abb. 6.21 a, b. Riesenzellen in und um Seminome. **a** Histiozytäre Riesenzelle. **b** Synzytiale Riesenzelle vom Typ I wie in Abb. 6.18 und 6.19 (HE **a** ×270, **b** ×105). (Aus v. HOCHSTETTER et al. 1985)

sten nichtseminomatösen Tumoranteilen abgesucht werden. Handelt es sich um Seminome, die ausschließlich synzytiale Riesenzellen und keine zusätzlichen nichtseminomatösen Keimzellanteile enthalten, dann darf vermutet werden, daß die synzytialen Riesenzellen Ursache des erhöhten HCG sind. Tatsächlich läßt sich das HCG immunhistologisch in diesen Zellen leicht nachweisen (KURMAN et al. 1977) (Abb. 6.18 b). Nach MORGAN et al. (1982) sollen derartige Seminome aggressiver sein als gewöhnliche Seminome. BARTSCH et al. (1979) und BOSMAN et al. (1980) lassen die Frage noch offen. Nach v. HOCHSTETTER et al. (1985) können derartige Seminome wie reine Seminome ohne Riesenzellen behandelt werden, da synzytiale Riesenzellen allein die Prognose der Seminome nicht zu verschlechtern scheinen. Läßt sich auch ein nur kleinster nichtseminomatöser Tumoranteil nachweisen, gehört der Tumor in die Gruppe der Kombinationstumoren (s. Kap. 6: A. II. 3).

v. HOCHSTETTER et al. (1985) unterscheiden abgesehen von den histiozytären Riesenzellen (Abb. 21 a) 4 Typen von Riesenzellen, die in Seminomen gefunden werden können (Abb. 6.20):

Typ I entspricht den klassischen synzytialen Riesenzellen mit dicht gepackten Kernen und nur schmalen Zytoplasmasäumen, in denen sich immunhistologisch βHCG nachweisen läßt (Abb. 6.21 b). Typ II ist ähnlich gebaut, besitzt aber weniger, dafür z. T. bizarr vergrößerte Kerne. Einkernige Zellen, möglicherweise einfach Anschnitte an sich mehrkerniger Zellen, weisen ähnliche große polymorphe

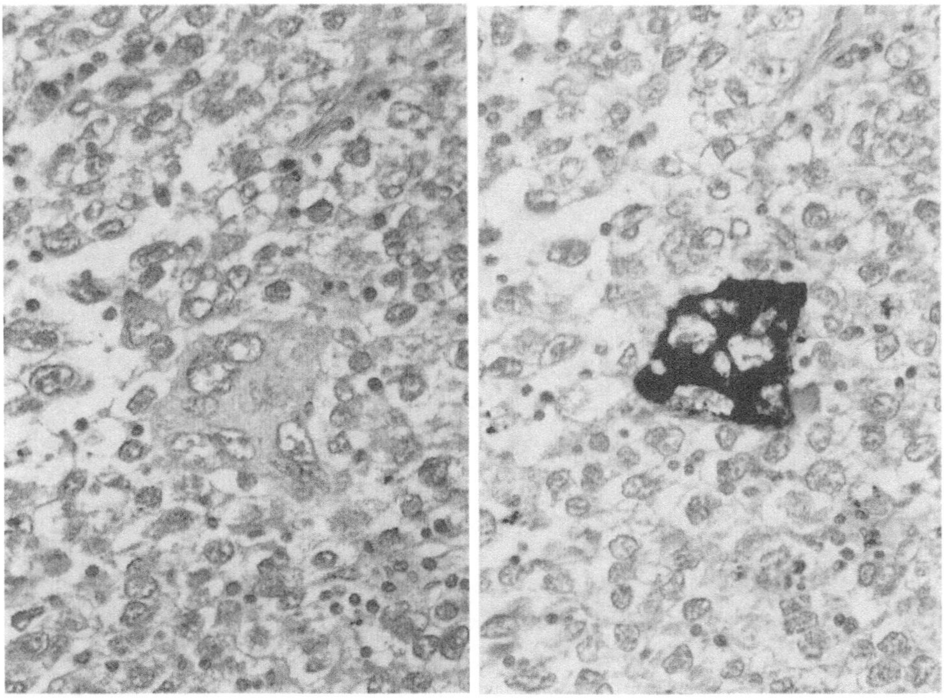

Abb. 6.22 a, b. Riesenzellen vom Typ II (**a** HE ×270, **b** anti-βHCG ×270). (Aus v. Hochstetter et al. 1985).

Kerne auf (Abb. 6.22, 6.23). Typ III entspricht eindeutig einkernigen Elementen mit schmaleren Zytoplasmasäumen. Bei Typ IV schließlich handelt es sich um mehrkernige Seminomzellen. Zellen des Typs III und IV sind immunhistologisch β-HCG-negativ, während Zellen des Typs I und II in rund zwei Dritteln der Tumoren eine positive Reaktion aufweisen.

Seminome mit synzytialen Riesenzellen dürfen nicht den von Friedman u. Pearlman (1970) als Seminome mit Trophokarzinomen bezeichneten Tumoren gleichgesetzt werden, verstehen Friedman u. Pearlman (1970) unter diesem Begriff doch die Kombination eines Seminoms mit einem embryonalen Karzinom, wobei sie statt von einem embryonalen Karzinom von einem Trophokarzinom sprechen. Bei ihrem Seminom mit Trophokarzinom handelt es sich somit entweder um die Kombinationsgeschwulst eines Seminoms mit einem embryonalen Karzinom oder um Grenzfälle zwischen Seminom und embryonalem Karzinom, um sog. anaplastische Seminome oder Borderlinetumoren, was die besondere Bösartigkeit der Geschwülste von Friedman u. Pearlman (1970) erklärt. Die Seminome mit synzytialen Riesenzellen haben dagegen keine besonders schlechte Prognose.

δ) Anaplastisches Seminom, Borderlinetumoren

Schon Friedman u. Moore (1946) fanden in ihrer Serie von Hodentumoren des Armed Forces Institute of Pathology Seminome, deren Zellen mit ihrem intensiv gefärbten Zytoplasma von den Tumorzellen üblicher Seminome abwichen

a 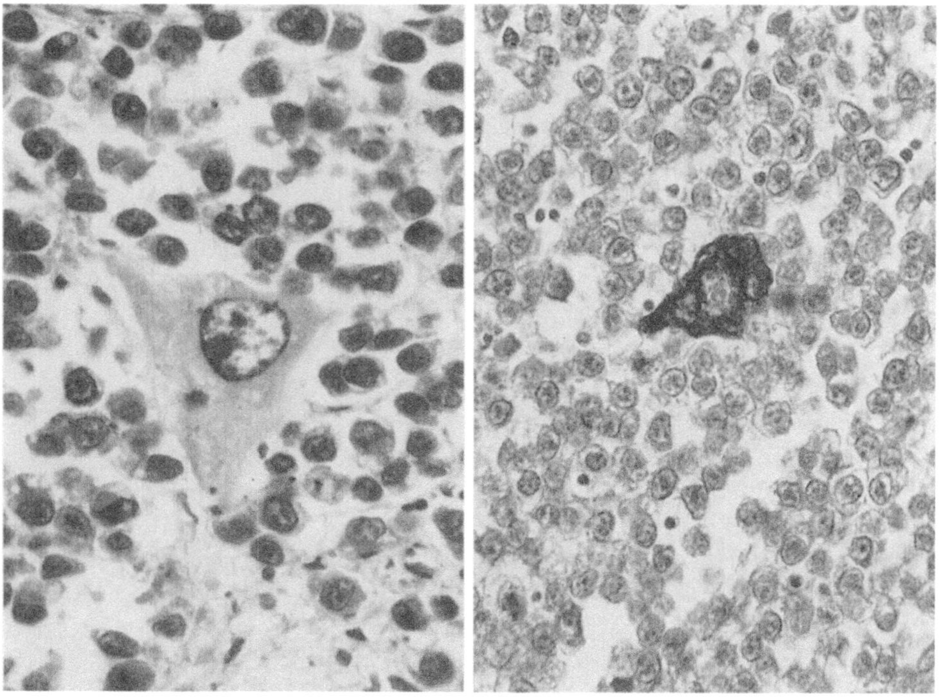 b

Abb. 6.23 a, b. Fraglich einkernige Riesenzellen vom Typ II (**a** HE ×420, **b** anti-βHCG ×270). (Aus v. HOCHSTETTER et al. 1985)

und deren Kerne vor allem besonders unregelmäßig und hyperchromatisch erschienen. Die Tumoren erinnerten etwas an embryonale Karzinome (Abb. 6.24) und wurden deshalb von FRIEDMAN u. MOORE (1946) als „anaplastische" Seminome oder „seminoide Karzinome" bezeichnet. MOSTOFI u. PRICE (1973) haben den Begriff des „anaplastischen oder aggressiven Seminomes" aufgegriffen und verwenden ihn für Seminomformen, deren Tumorzellen größere bläschenförmige Kerne aufweisen als gewöhnliche Seminome und die vor allem eine vermehrte mitotische Aktivität erkennen lassen: „An average of three or more mitotic figures per high power field would certainly indicate a rapidly growing tumor, and such a finding would justify the designation of anaplasia." Wir haben bereits bei den typischen Seminomen auf den relativen Wert dieses differentialdiagnostischen Kriteriums hingewiesen, findet man doch nach v. HOCHSTETTER (1981) auch in klassischen Seminomen nach guter und rascher Fixation häufig 3 und mehr Mitosen pro Gesichtsfeld bei starker Vergrößerung. Von größerer Bedeutung dürfte hingegen ein weiterer diagnostischer Hinweis von MOSTOFI u. PRICE (1973) sein, nämlich das Fehlen einer massiveren lymphozytären Infiltration oder einer deutlichen granulomatösen Reaktion in anaplastischen Seminomen. Tumoren mit derartigen Eigenschaften sollen nach MOSTOFI u. PRICE (1973) auch der Mehrzahl der metastasierenden Seminome zugrunde liegen. Schon FRIEDMAN u. MOORE (1946) weisen auf die prognostische Bedeutung der lymphoiden Infiltration in den Seminomen hin, da Patienten mit Seminomen ohne wesentliche lymphoide Durchsetzung der

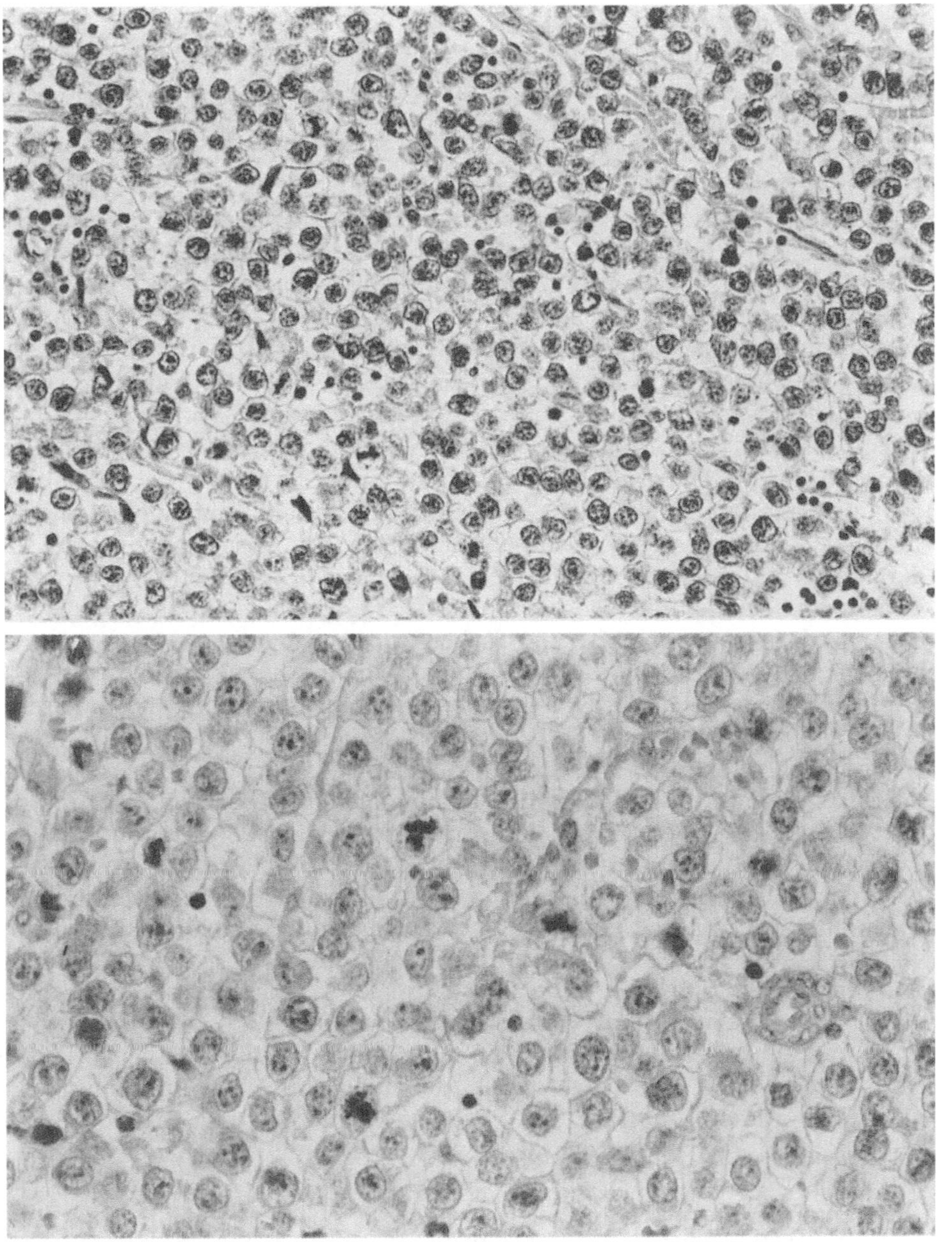

a

b

Abb. 6.24 a, b. Undifferenziertes, anaplastisches Seminom mit zahlreichen Mitosen. 31jähriger Mann (HE **a** ×360, **b** ×400)

Tumoren eine erhöhte Letalität hatten gegenüber Patienten mit lymphozytenreichen Tumoren. MOSTOFI u. SOBIN (1977) haben den Begriff des anaplastischen Seminoms zwar nicht in die Nomenklatur der WHO übernommen, empfehlen aber, bei Seminomen mit vielen Mitosen (3 pro Gesichtsfeld bei starker Vergrößerung) und beträchtlicher Kernpolymorphie auf diese Tumorform hinzuweisen. In seinem ergänzenden Bericht von 1980 hält MOSTOFI jedoch an der diagnostischen Untergruppe eines anaplastischen Seminoms fest.

THACKRAY u. CRANE (1976) sprechen dann von einem atypischen Seminom, wenn histopathologisch Zweifel bestehen, ob es sich überhaupt um ein Seminom oder nicht eher um ein malignes Lymphom oder ein anaplastisches Teratom, also um ein embryonales Karzinom handeln könnte. Tatsächlich begegnet man immer wieder Hodengeschwülsten, die an ein Seminom erinnern, die anderseits aber auch epithelähnliche Strukturen aufweisen, die etwas an Formationen rein solider embryonaler Karzinome oder solider Bezirke von Dottersacktumoren denken lassen. Führen immhunistologische Markerbestimmungen nicht weiter, dann muß gelegentlich sogar die Frage offen gelassen werden, ob es sich um ein Seminom oder einen seminomähnlichen nichtseminomatösen Keimzelltumor handelt. Wir verwenden in solchen Fällen nicht den Begriff eines atypischen Seminoms, sondern sprechen direkt von einem Grenzfall-, einem Borderlinetumor. Derartige Tumoren scheinen tatsächlich auch funktionell Grenzfallcharakter zu haben. So haben wir bei einer solchen Geschwulst bei Verpflanzung in die „Nude"maus vorübergehend eine HCG- und α-FP-Produktion beobachten können (WALT et al. 1986). Ähnliche Beobachtungen sind von der Arbeitsgruppe von RAGHAVAN et al. (1981) und MONAGHAN et al. (1982) gemacht worden, was sie zur Annahme von Übergängen zwischen Seminomen und soliden Dottersacktumoren veranlaßt hat.

DAMJANOV et al. (1980) haben einen seminomartigen Keimzelltumor beobachtet, der durch eine eigenartige kribriforme Struktur und ein breites infiltratfreies Zwischengewebe charakterisiert war. Trotz großem Primärtumor und massiven Abdominalmetastasen blieb der Patient nach operativer Tumorentfernung und Chemotherapie während einer 4jährigen Beobachtungszeit rezidivfrei. DAMJANOV et al. (1980) sprechen von einem cribriformen und sklerosierenden Seminom. Wie bereits in der Einleitung zu den Ausführungen über die mikroskopischen Befunde bei Seminomen besprochen, stellt sich die Frage, ob dieser Tumor nicht auch in die Gruppe der Grenzfalltumoren gehört, wie übrigens auch das von YOUNG et al. (1989) beschriebene tubuläre Seminom, dessen Tumorzellen z. T. Keratin-positiv waren.

Ultrastrukturell sollen nach JANSSEN u. JOHNSTON (1978) keine Unterschiede zwischen gewöhnlichen und anaplastischen Seminomen bestehen. Auch was Therapie und Prognose anbelangt sollen sich diese beiden Seminomtypen laut JOHNSON et al. (1975) und PERCARPIO et al. (1979) nicht unterscheiden. So lehnt auch TALERMAN (1986) eine Sonderform anaplastischer Seminome ab. SÖDERSTRÖM u. KELLOKUMPU-LEHTINEN (1985) fanden elektronenoptisch dagegen in 2 von 4 anaplastischen Seminomen undifferenzierte Zellen, die sie als Zwischenformen zwischen Seminomzellen und embryonalkarzinomatösen Elementen betrachten. COCKBURN et al. (1984) stellten bei 33 Patienten mit anaplastischen Seminomen eine deutlich verstärkte Tendenz zur Metastasenbildung fest, wie das bereits MOSTOFI u. PRICE (1973) und KADEMIAN et al. (1977) beobachtet haben. Auch die Untersuchungsresultate von THACKRAY u. CRANE (1976) sprechen für eine größere Malignität anaplastischer als gewöhnlicher Seminome. Nach unseren eigenen Erfahrungen ist jedenfalls die Beibehaltung einer Sondergruppe nicht eindeutig klassifizierbarer Seminome im Sinne einer Grenzsituation zwischen Seminomen und soliden embryonalen Karzinomen oder Dottersacktumoren wie oben ausgeführt berechtigt.

ε) Seminoma in situ, Carcinoma in situ, atypische Keimzellen (s. auch Kap. 5: C. II. 5)

In Umgebung von Keimzelltumoren treten in Samenkanälchen des an sich tumorfreien Hodengewebes der Tumorumgebung seminomartige Zellen auf, die von MARK u. HEDINGER (1965) als „atypische Keimzellen" bezeichnet worden sind (Abb. 6.25). WILMS hat schon 1896 auf intratubuläre Wucherungen von seminomartigen Zellen aufmerksam gemacht. In der Folgezeit haben sich vor allem HARTMANN et al. (1922), BANZER (1943), v. ALBERTINI (1943), SCHNYDER (1951), AZZOPARDI et al. (1961), MARK u. HEDINGER (1965) und MOSTOFI u. PRICE (1973) mit diesem Problem befaßt (Übersicht bei HEDINGER 1979). Bei systematischer Untersuchung findet man atypische Keimzellen in der Umgebung von 86,9–99% der Keimzelltumoren (Abb. 6.26, 6.27, 6.28) (SIGG u. HEDINGER 1980; JACOBSEN et al. 1981 b), mit Ausnahme der spermatozytären Seminome (MÜLLER et al. 1987) und der Dottersacktumoren bei Kindern (GUINAND u. HEDINGER 1981; MANIVEL et al. 1988). Atypische Keimzellen wurden früher vor allem als ungewöhnliche Zell-

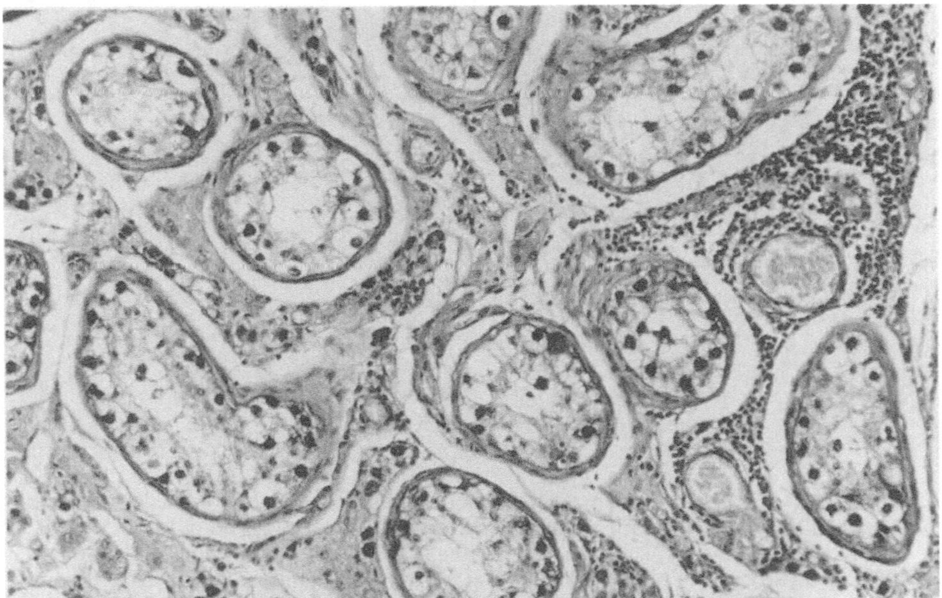

Abb. 6.25. Atypische Keimzellen in Umgebung eines Keimzelltumors des Hodens (HE ×140). (Aus MARK u. HEDINGER 1965)

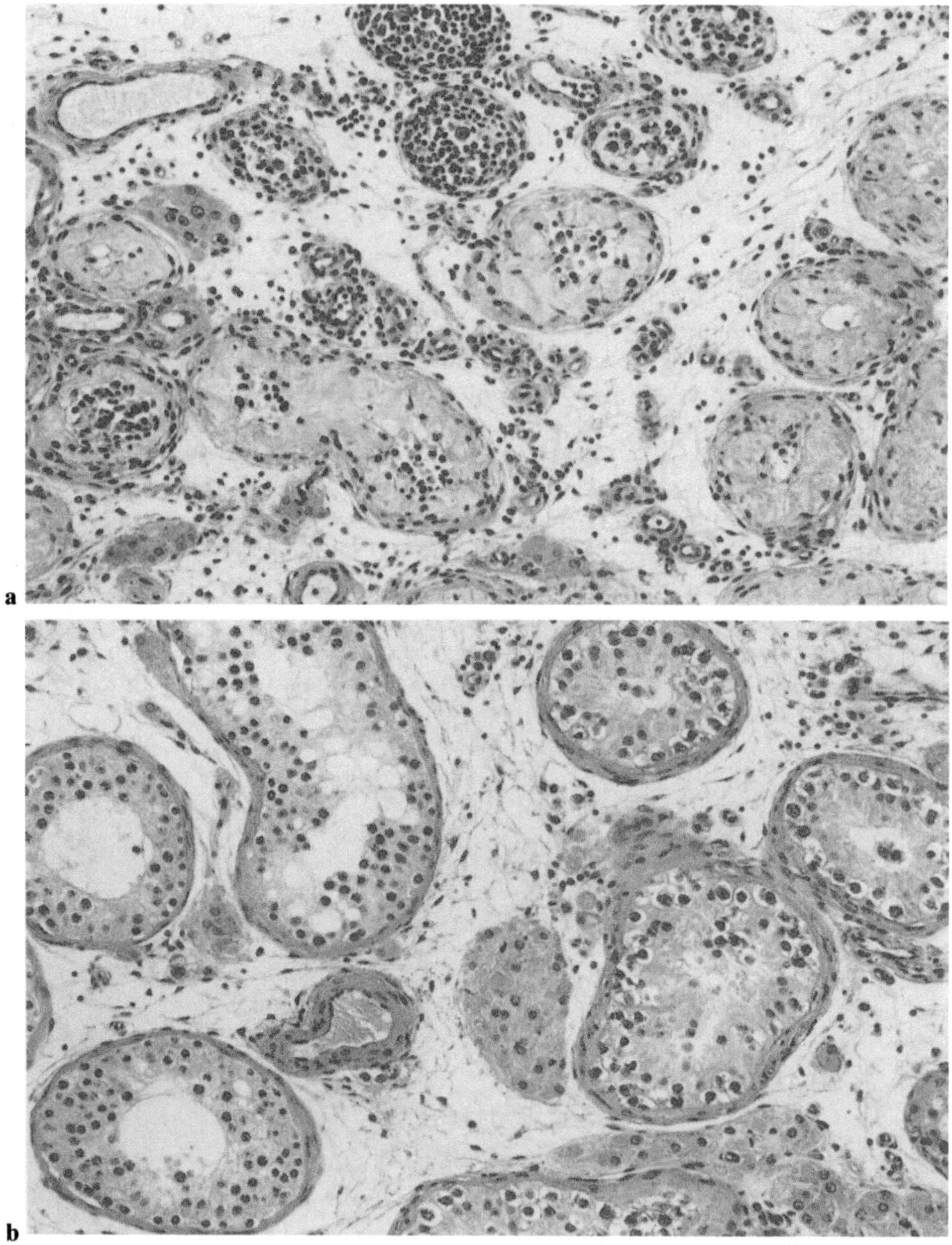

Abb. 6.26 a–d. Atypische Keimzellen bei bereits bestehendem Seminom des re. Hodens. 32jähriger Mann. **a** u. **b** Biopsie anläßlich Sterilitätsabklärung. Tubuläre Hodenatrophie mit weitgehendem Verlust des Keimepithels. Atypische Keimzellen besonders in **b** (HE ×140). **c** u. **d** Im nachträglich resezierten Hoden bereits invasives Seminom (HE **c** ×140, **d** ×360)

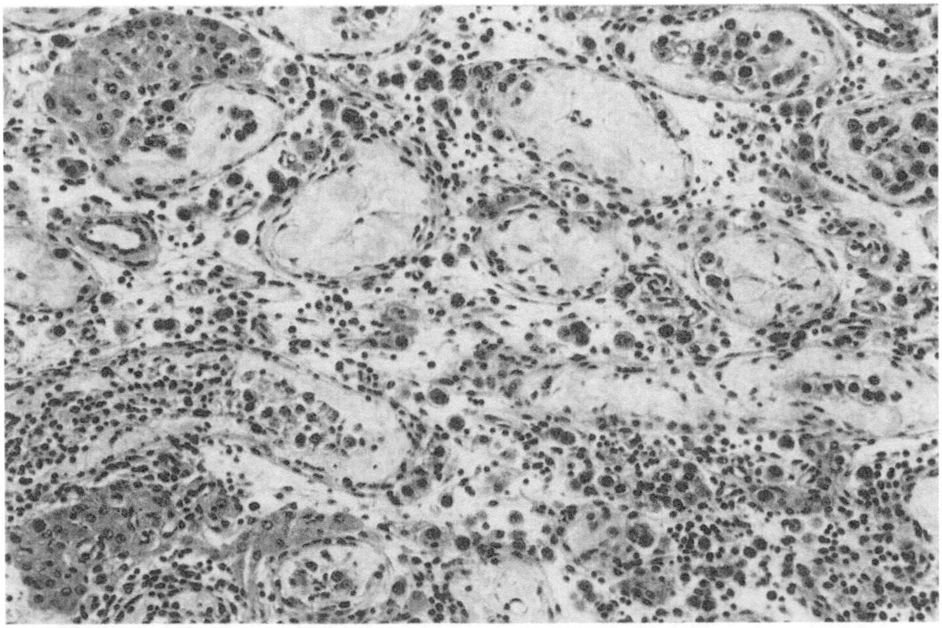

c

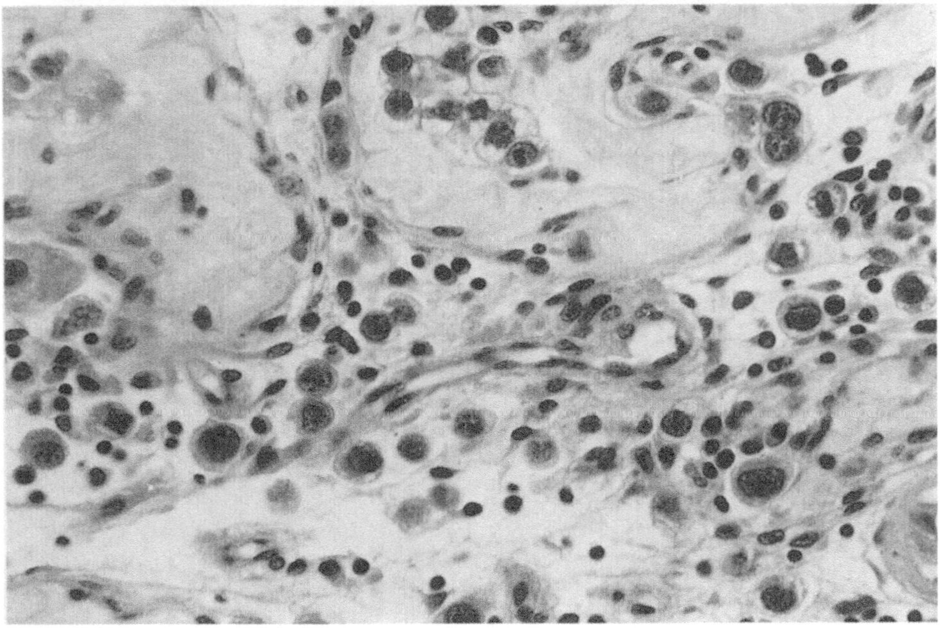

d

Abb. 6.26 c, d

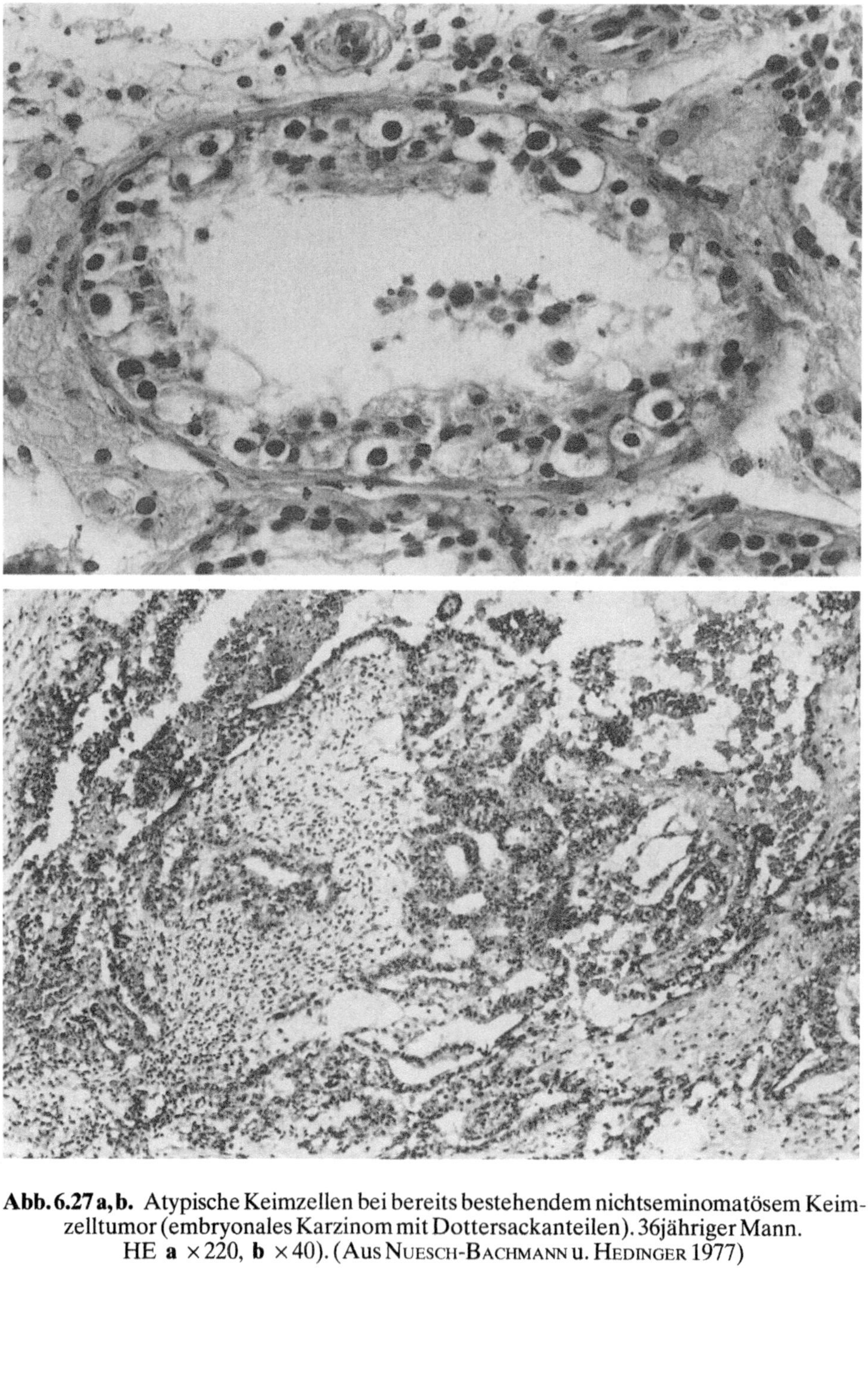

a

b

Abb. 6.27 a, b. Atypische Keimzellen bei bereits bestehendem nichtseminomatösem Keimzelltumor (embryonales Karzinom mit Dottersackanteilen). 36jähriger Mann. HE **a** ×220, **b** ×40). (Aus NUESCH-BACHMANN u. HEDINGER 1977)

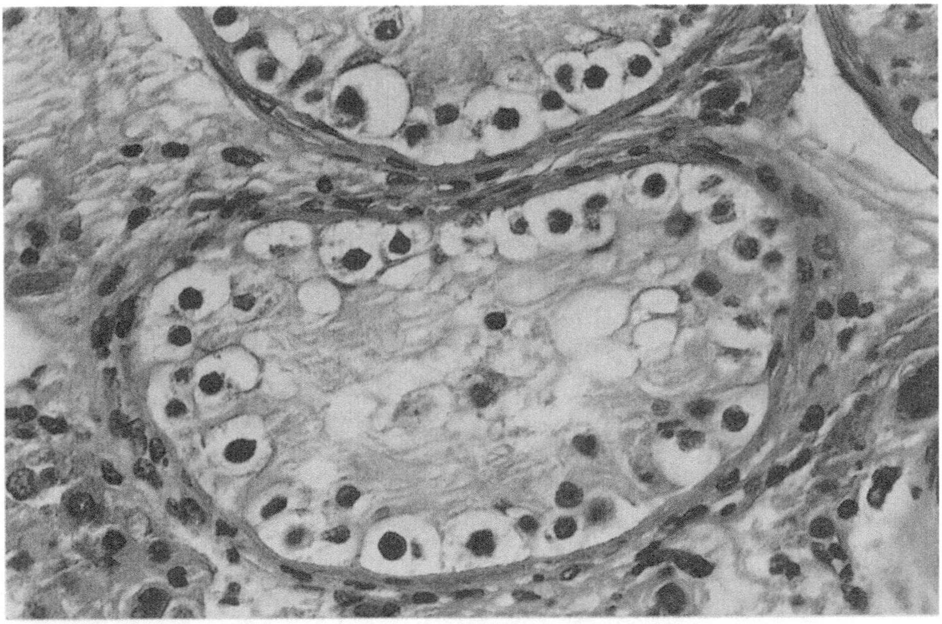

a

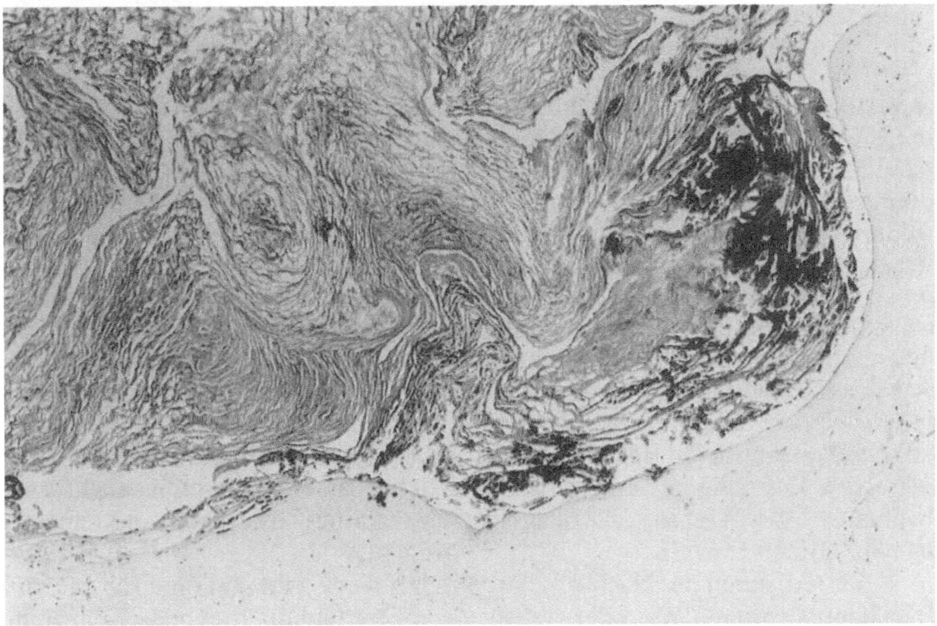

b

Abb. 6.28 a–c. Atypische Keimzellen **a** bei bereits bestehendem Teratomrest **b** und Seminom **c** 32jähriger Mann (HE **a** ×360, **b** u. **c** ×40). (Aus NUESCH-BACHMANN u. HEDINGER 1977)

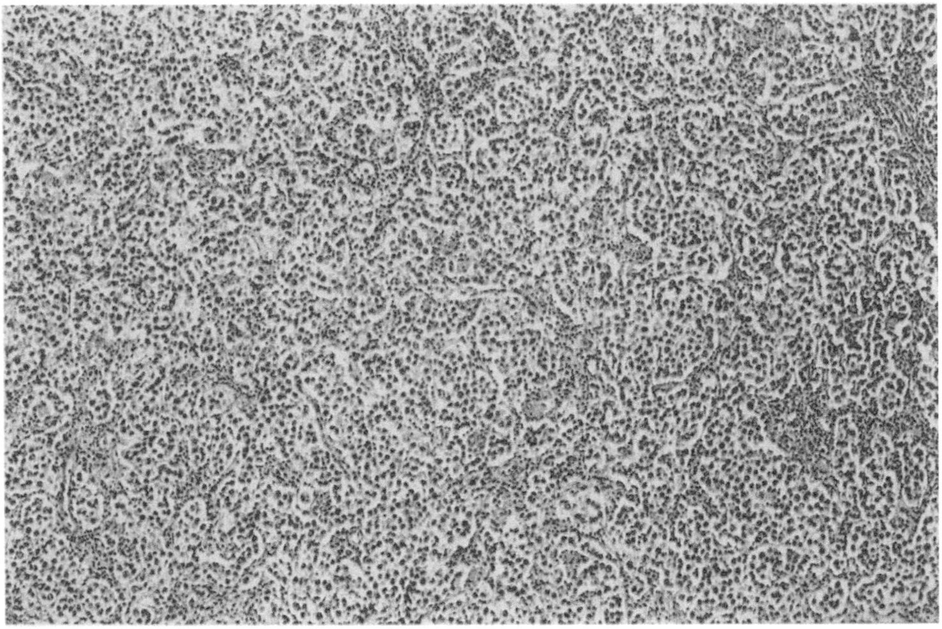

Abb. 6.28 c

reaktion auf einen bereits bestehenden Keimzelltumor interpretiert. Seit SKAKKEBAEK (1972 a, b, c) sie aber in Hodenbiopsien auch als Vorläufer erst später in Erscheinung tretender Keimzelltumoren erkannt hat, werden sie heute nicht mehr einfach als Reaktion, d. h. als sekundär veränderte Keimzellen in Umgebung bereits bestehender Keimzelltumoren, sondern als deren Ursprungszellen aufgefaßt (s. auch Kap. 5: C. II. 5. a). SKAKKEBAEK (1972 b) spricht deshalb von einem *Carcinoma in situ* (CIS), ein heute weit verbreiteter, wenn auch terminologisch unkorrekter Begriff. Eine Keimzelle, selbst atypisch, ist nicht einfach eine Epithelzelle, ein aus derartigen Zellen aufgebauter Tumor nicht einfach ein Karzinom. Atypische Keimzellen und Carcinoma in situ werden gegenwärtig aber häufig als Synonyma verwendet. HOLSTEIN, in einer Diskussionsbemerkung zu SKAKKEBAEK et al. (1987), lehnt beide Begriffe als unkorrekt ab. Atypie ist als Bezeichnung für derartige Zustände in der Terminologie der Pathologie allerdings nicht ungewöhnlich. MOSTOFI et al. (1988) sprechen von intratubulären malignen Keimzellen (ITMGC) statt von CIS.

Die Bedeutung des Nachweises atypischer Keimzellen für die Früherfassung von bereits vorhandenen oder erst später in Erscheinung tretenden Keimzelltumoren ist unbestritten. Das gilt besonders auch für Patienten mit erhöhtem Risiko für derartige Tumoren wie Kryptorchismus, Gonadenmißbildungen oder einseitigen Keimzelltumoren der Hoden mit klinisch noch tumorfreiem Gegenhoden (s. Kap. 2: A. I. 4 und C sowie Kap. 5: C. II. 5 a). Daß es sich bei atypischen Keimzellen auch morphologisch betrachtet um Vorläufer der Tumorzellen späterer Keimzelltumoren handeln kann, geht aus den Untersuchungen von HOLSTEIN u. KÖRNER (1974), SCHULZE u. HOLSTEIN (1977), SCHULZE et al. (1978) und SCHÜTTE et al.

(1981) hervor, die in Semidünnschnitten und elektronenoptisch alle Übergänge von intratubulären atypischen Keimzellen zu Seminomen belegen konnten (Übersichten bei HOLSTEIN et al. 1987, 1988). „Auch SIGG u. HEDINGER (1984) fanden keine ultrastrukturellen oder immunhistologischen Unterschiede zwischen atypischen Keimzellen, die zufälligerweise in Hodenbiopsien gefunden werden, und intratubulären atypischen Keimzellen in der Umgebung von Keimzelltumoren des Hodens (Abb. 6.29).

In Umgebung von Seminomen und nichtseminomatösen Keimzelltumoren findet man nicht nur diese meist der Basalmembran anliegenden atypischen Keimzellen, sondern Kanälchen, die vollkommen von seminomartigen Zellen ausgefüllt werden. Ähnliche mit seminomartigen Zellen ausgefüllte Kanälchen können in Zusammenhang mit Herden von atypischen, aber noch der Basalmembran anliegenden Keimzellen auch ohne benachbarten Keimzelltumor beobachtet werden. Bestehen keine Zeichen einer Invasion des die Samenkanälchen umgebenden Zwischengewebes mit Tumorzellen, spricht man bei derartigen Befunden mit Recht von einem *Seminoma in situ.* Damit kommt es aber sprachlich sehr leicht zu einer Verwechslung, ja Gleichsetzung des Begriffes eines Seminoma in situ mit demjenigen eines Carcinoma in situ, der ja auch für atypische Keimzellen allein Verwendung findet. Es wäre daher wünschenswert, wenn für diese präkanzeröse Situation allein nur der Begriff der „atypischen Keimzelle" und erst für den bereits deutlich proliferierenden, aber noch nicht invasiven Prozeß die Bezeichnung eines Seminoma in situ verwendet würde. Obschon bei gewöhnlicher lichtoptischer mikroskopischer Untersuchung atypische Keimzellen von Zellen eines Seminoma in situ, ja auch eines eigentlichen Seminoms praktisch nicht zu unterscheiden sind und obschon wie oben erwähnt Übergänge von atypischen Keimzellen in Seminomzellen nachgewiesen worden sind, empfehlen SKAKKEBAEK et al. (1987) atypische Keimzellen und Seminomzellen nicht einfach einander gleichzusetzen: „Thus, we believe that CIS germ cells are malignant gonocytes with the capacity to regress into more primitive embryonal cells, whereas seminoma cells are proliferative, malignant gonozytes which – possibly as an effect of ageing – have lost this transforming ability . . ." SKAKKEBAEK et al. (1987) möchten deshalb die gewöhnlichen Seminome in Gonozytome, die spermatozytären Seminome in Spermatozytome und ihr „Carcinoma in situ" in eine „Gonocytoma in situ" umbenennen. Die Vorschläge sind nicht uninteressant, führen aber zu einer weiteren Verwirrung in einem terminologisch bereits belasteten Gebiet. Zudem ist es fraglich, ob die von SKAKKEBAEK et al. (1987) vermuteten Entwicklungen und Zusammenhänge zwischen den verschiedenen Keimzelltumoren ganz der Realität entsprechen. Es sei nur auf die Ausführungen über die Stellung der anaplastischen Seminome im Abschnitt II. 1. d. δ dieses Kapitels verwiesen.

Atypische Keimzellen kommen nicht nur im tumorbefallenen Hoden vor, sondern nicht selten im scheinbar tumorfreien Hodenpartner (BERTHELSEN et al. 1979, 1982), nach VON DER MAASE et al. (1987) bei 5,4 % der Patienten, eine Häufigkeit, die auch von KLEINSCHMIDT et al. (1989 a, b) festgestellt worden ist. Derartige atypische Keimzellen werden als Frühform eines sich entwickelnden Keimzelltumors der Gegenseite aufgefaßt. Tatsächlich traten bei 7 der 27 Patienten mit derartigen atypischen Keimzellen im scheinbar tumorfreien Hoden innert 12 bis 88 Monaten ein zweiter Keimzelltumor auf. 8 der 27 Patienten, bei denen wegen ihres Ersttu-

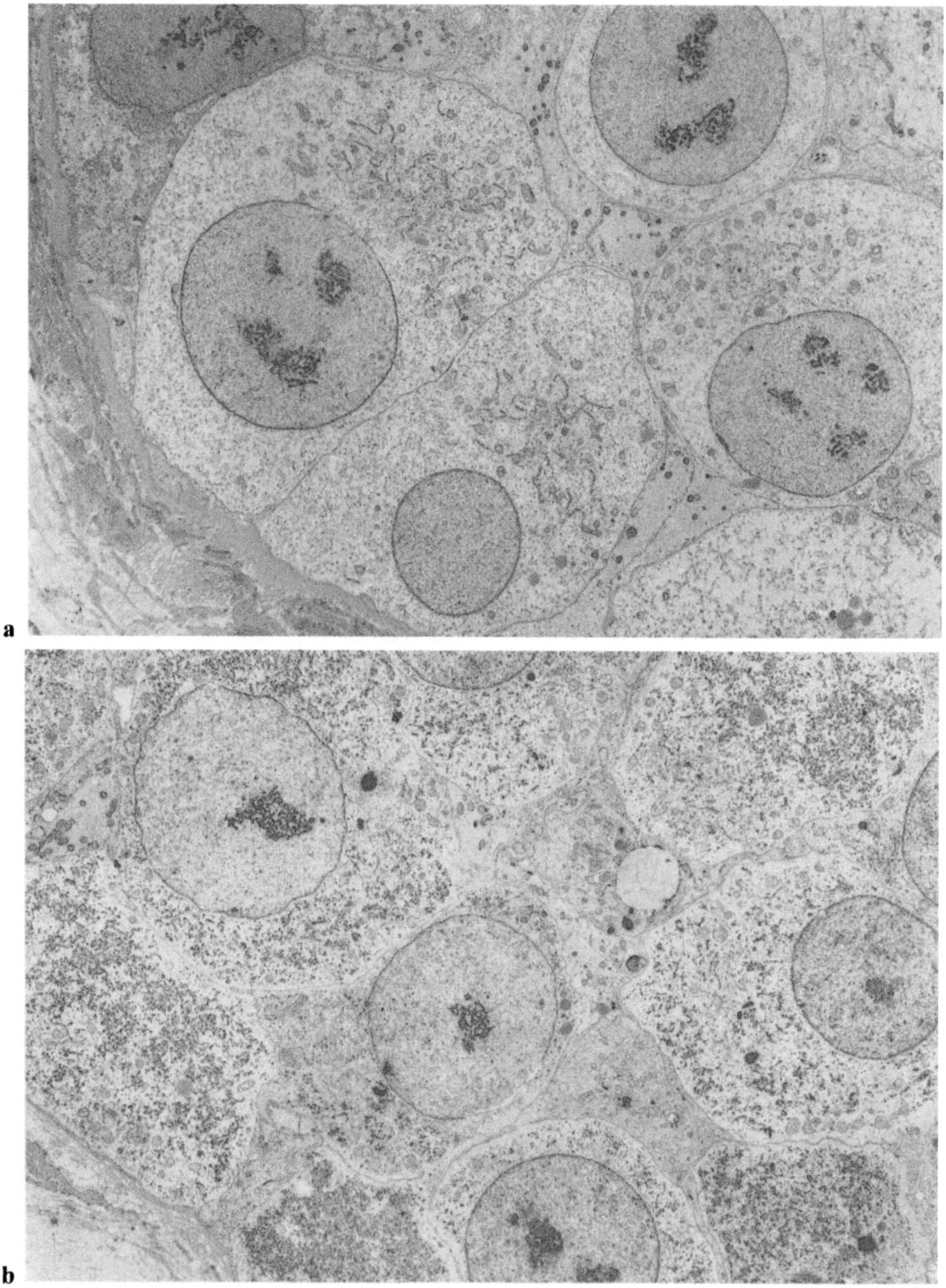

Abb. 6.29 a, b. Atypische Keimzellen, **a** bei bereits bestehendem Keimzelltumor. **b** in Hodenbiopsie bei Sterilitätsabklärung (×2250). (Aus SIGG u. HEDINGER 1984)

mors eine intensive Chemotherapie gemacht wurde, blieben dagegen tumorfrei (VON DER MAASE et al. 1987).

Primär extragonadale Keimzelltumoren, wie z. B. primär mediastinale Keimzelltumoren, gehen dagegen ohne derartige atypische Keimzellen in den Hoden einher. Finden sich bei einem scheinbar primär extragonadalen Keimzelltumor in der Hodenbiopsie trotzdem atypische Keimzellen, muß eine Metastase und nicht ein ungewöhnlich lokalisierter Primärtumor vermutet werden. In der Serie von 15 Fällen mit scheinbar primär extragonadalen Keimzelltumoren von DAUGAARD et al. (1987) waren bei 3 mediastinalen Primärtumoren keine atypischen Keimzellen in der Hodenbiopsie nachweisbar, dagegen bei 8 Patienten mit einem scheinbar primären retroperitonealen Keimzelltumor, von denen 3 bei weiterer Kontrolle einen histologisch bereits invasiven, klinisch aber nicht in Erscheinung tretenden Keimzelltumor des Hodens aufwiesen. Die von CHEN u. CHENG (1989) in Betracht gezogene Möglichkeit, daß es sich bei einem Seminoma in situ und einem gleichzeitigen retroperitonealen Seminom um 2 voneinander unabhängige Primärtumoren handeln könnte, ist ganz unwahrscheinlich.

Bei gewissen Keimzelltumoren des Hodens selbst wie z. B. bei den reinen Dottersacktumoren lassen sich wenigstens bei Kindern keine atypischen Keimzellen nachweisen (GUINAND u. HEDINGER 1981; MANIVEL et al. 1988). Das trifft in der Serie von GUINAND u. HEDINGER (1981) und MANIVEL et al. (1989) auch für die altersentsprechend ausgereiften Teratome des Kindes zu. MANIVEL et al. (1989) sahen auch bei Patienten mit Epidermoidzysten des Hodens keine atypische Keimzellen.

Die Bedeutung des Nachweises atypischer Keimzellen in Hodenbiopsien wird in Kap. 5: C. II. 5. a besprochen. Neuere Zusammenstellungen der Publikationen über die Probleme atypischer Keimzellen finden sich bei SIGG u. HEDINGER (1983), ergänzt durch BANNWART et al. (1988), MÜLLER et al. (1986), RØRTH et al. (1987), GONDOS u. MIGLOZZI (1987), GIWERCMAN et al. (1988) und REINBERG et al. (1989).

e) Elektronenoptische Befunde

Auf besondere elektronenoptische Befunde ist schon bei Besprechung der einzelnen Seminomtypen hingewiesen worden (neuere Übersicht bei ROTH u. GILLESPIE 1986 und HOLSTEIN et al. 1987, 1988). Typische Seminome (s. Abb. 6.56) und spermatozytäre Formen erinnern an Keimzellen und ihre verschiedenen Entwicklungsstufen. HOLSTEIN et al. (1987) unterscheiden 4 Typen von Tumorzellen, die noch strukturelle Eigenschaften von Keimzellen aufweisen und die sie als Tc-Zellen („tumour cells") vom Typ 1–4 bezeichnen (Abb. 6.30):

Tc1-Zellen findet man im basalen Kompartiment der Samenkanälchen in Lage der Spermatogonien, sie können aber auch in das Zwischengewebe auswachsen. Diese Zellen sind besonders glykogenreich und gleichen Gonozyten der Embryonalperiode, ihre Kerne sind aber wesentlich größer. Tc2-Zellen sind die vorherrschenden Elemente in Seminomen, gleichen Tc1-Zellen, sind jedoch weniger glykogenreich. Tc3-Zellen haben größere, häufig gelappte Kerne mit sehr großen Nukleolen. Auch sie schließen wie die Tc2-Zellen keine massivere Glykogenmengen im Zytoplasma ein im Gegensatz zu den Tc4-Zellen, die wie die Tc1-Zellen reichlich Glykogen enthalten und eher kleine, gebuchtete Kerne mit mehreren Nukleolen aufweisen (Abb. 6.30, 6.31).

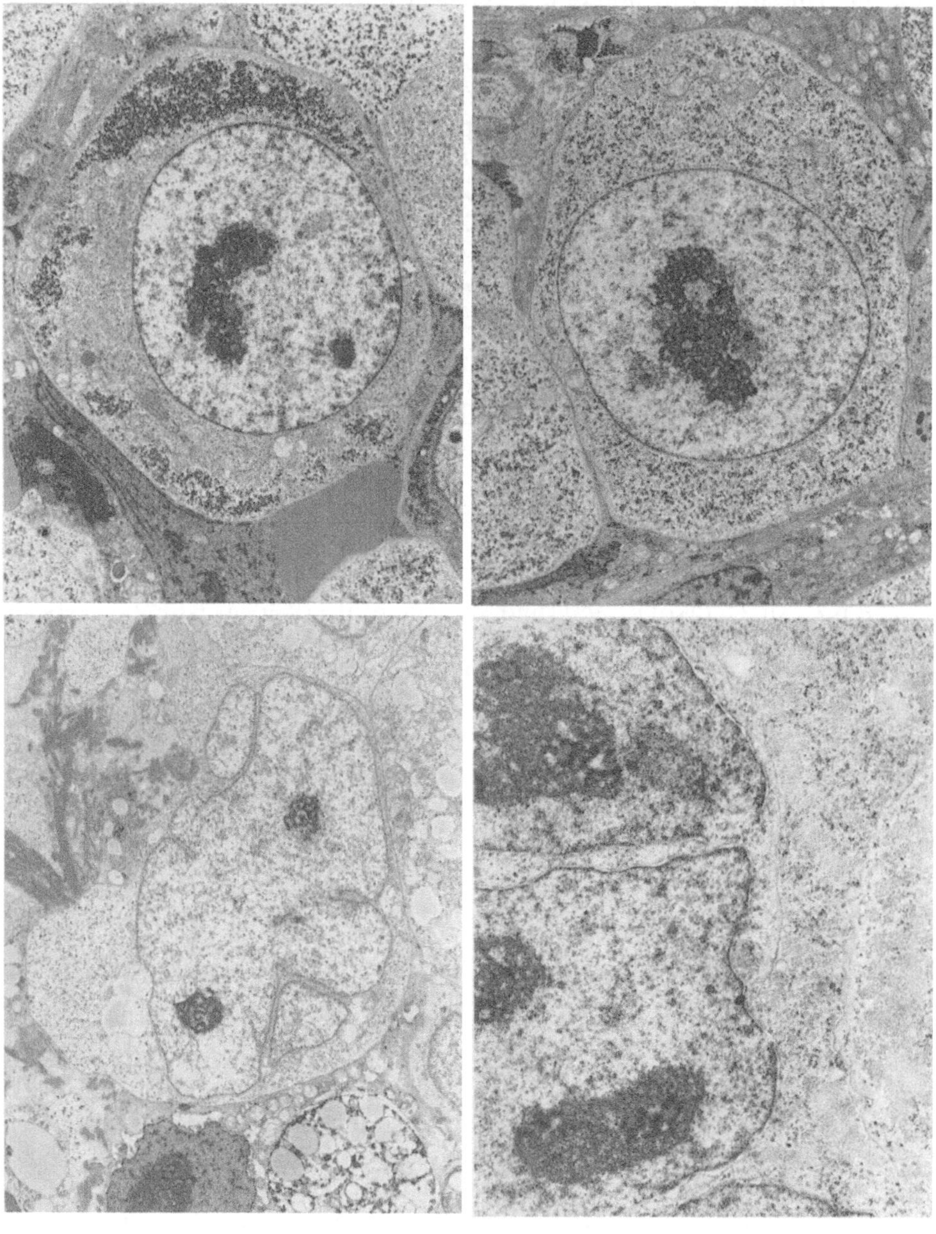

Abb. 6.30. Verschiedene Seminomzelltypen (aus HOLSTEIN et al. 1987). *Oben links* Typ Tc 1, *oben rechts* Typ Tc 2. *Unten links* Typ Tc 3, *unten rechts* Teil einer synzytialen Tumorzelle vom Typ T4

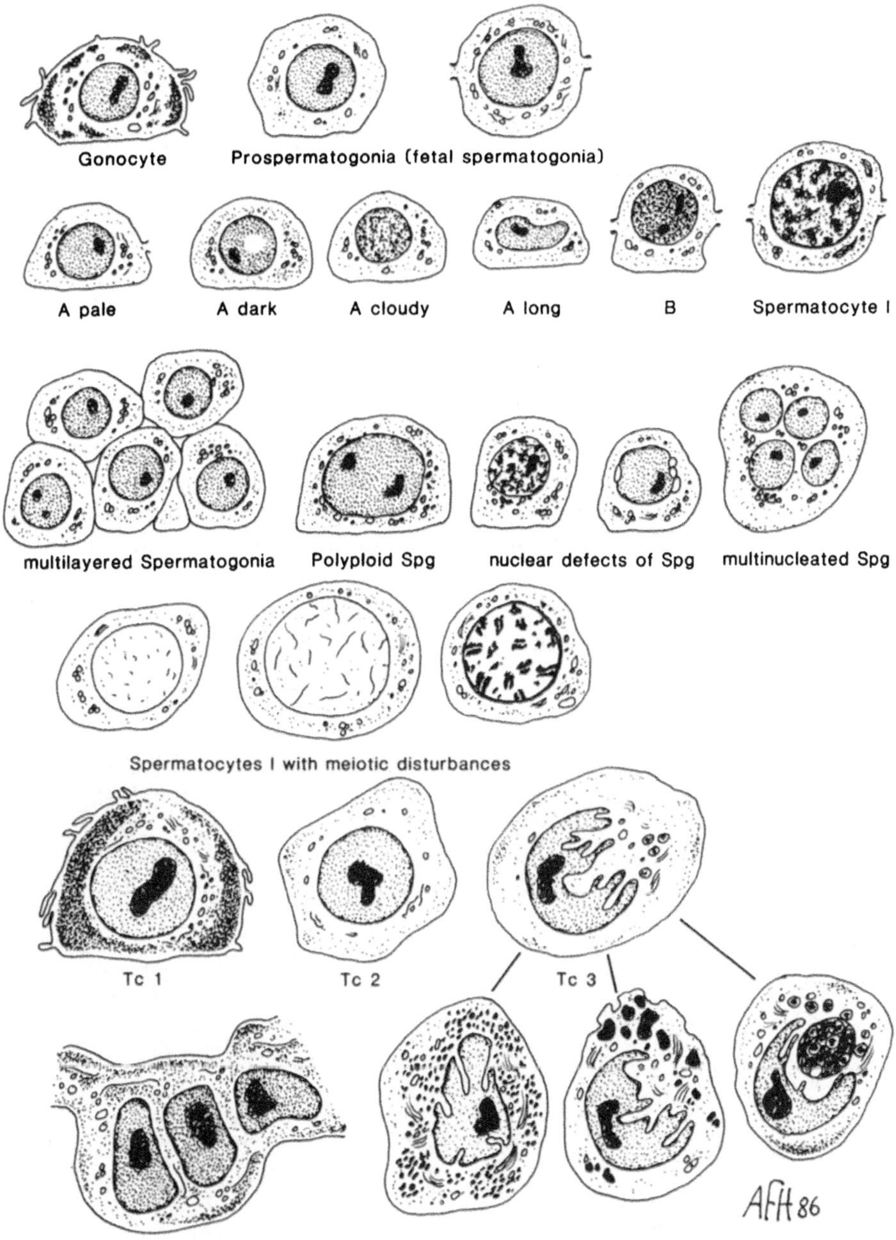

Abb. 6.31. Schematischer Vergleich von Seminomzellen mit Zellen der normalen Spermatogenese. (Aus HOLSTEIN et al. 1987)

HOLSTEIN et al. (1988) nehmen 2 Möglichkeiten der Seminomentwicklung an: Entweder überleben einzelne embryonale Keimzellen beim Erwachsenen und werden zum Ausgangspunkt der Seminome, oder Spermatogonien vom Typ A, neoplastisch transformiert, imitieren primitive Vorläuferzellen. Die besonders ausgeprägte Ähnlichkeit der Tc1-Zellen mit Gonozyten und ihr Vorkommen beim Carcinoma in situ, das als Vorläufer der Keimzelltumoren aufgefaßt wird, haben wie bereits besprochen SKAKKEBAEK et al. (1987) veranlaßt, für das klassische Seminom die Bezeichnung eines Gonozytoms vorzuschlagen. Was die elektronenoptischen Besonderheiten der verschiedenen Seminome anbelangt, sei auch auf entsprechende Ausführungen bei den einzelnen Seminomtypen verwiesen.

f) Tumormarker, Immunhistologie

Seminome mit synzytialen Riesenzellen gehen in der Regel mit einer *Erhöhung des Choriongonadotropins* im Serum einher, immunhistologisch in typischen Riesenzellen in seiner β-Fraktion (βHCG) spezifisch nachweisbar. Wie bereits betont müssen selbstverständlich andere nichtseminomatöse Komponenten von Keimzelltumoren, wie embryonal-karzinomatöse oder chorionepitheliomatöse Anteile ausgeschlossen werden, bevor die definitive Diagnose eines Seminoms mit synzytialen Riesenzellen allein gestellt werden darf.

a

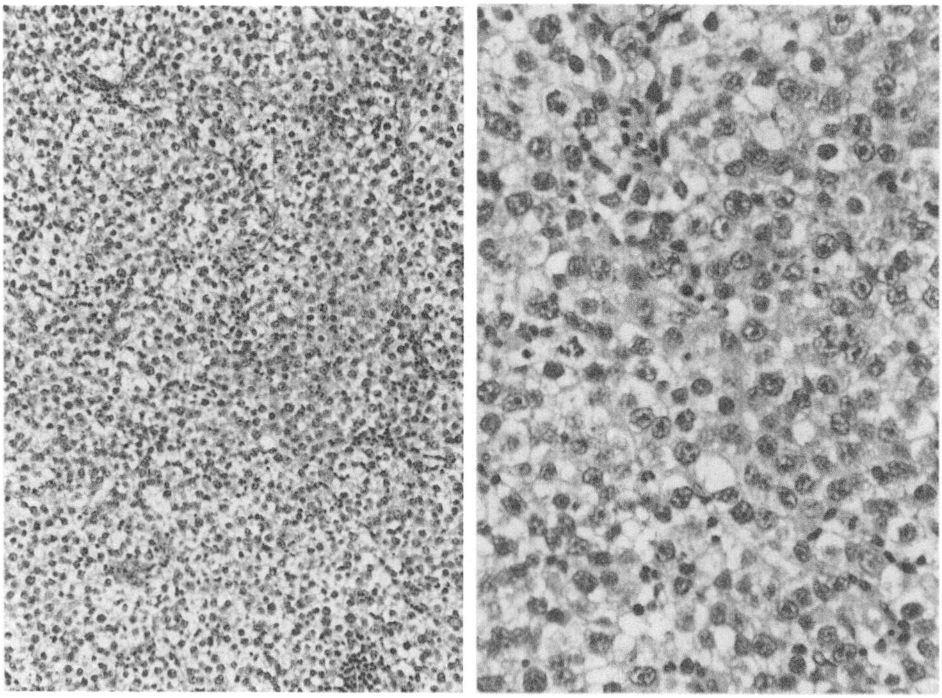

b

Abb. 6.32 a, b. Seminom des rechten Hodens. Vorerst Diagnose eines reinen Seminoms. 33jähriger Mann (HE a ×105, b ×270)

Ein *erhöhter α-Foetoproteinspiegel* (αFP) weist immer auf einen nichtseminomatösen Anteil in scheinbar reinen Seminomen hin, typischerweise auf Dottersackanteile oder auf embryonal-karzinomatöses Gewebe, das ohne entsprechende immunhistologische Untersuchung von soliden Anteilen eines Dottersacktumors gelegentlich kaum zu unterscheiden ist. Abbildungen 6.32, 6.33 zeigen ein typisches Seminom, bei dem erst nachträglich, nach Kenntnis eines erhöhten α-Foetoproteinspiegels und systematischer histologischer Kontrolle des Restgewebes, ein kleiner Dottersackanteil nachgewiesen werden konnte. Bei den von RAGHAVAN et al. (1981) publizierten Beobachtungen von Seminomen mit erhöhten αFP-Werten handelt es sich, soweit entsprechende histologische Untersuchungsergebnisse vorliegen, um Kombinationen mit Dottersacktumoren, embryonalen Karzinomen oder anderen undifferenzierten Tumoren. In einer späteren Arbeit wird die Möglichkeit derartiger Übergänge aber erneut diskutiert (RAGHAVAN et al. 1982).

Als eigentlicher Seminommarker kann gegenwärtig die *plazentare alkalische Phosphatase* bezeichnet werden. Es handelt sich dabei um ein hitzestabiles Enzym, das normalerweise von der reifen Plazenta gebildet wird. Diese „placental-like alkaline phosphatase" (PLAP) kann aber auch in Seminomzellen nachgewiesen werden, vor allem in sog. atypischen Keimzellen im Rahmen eines Carcinoma in situ (WAHREN et al. 1979; LANGE et al. 1982; UCHIDA et al. 1981;

a 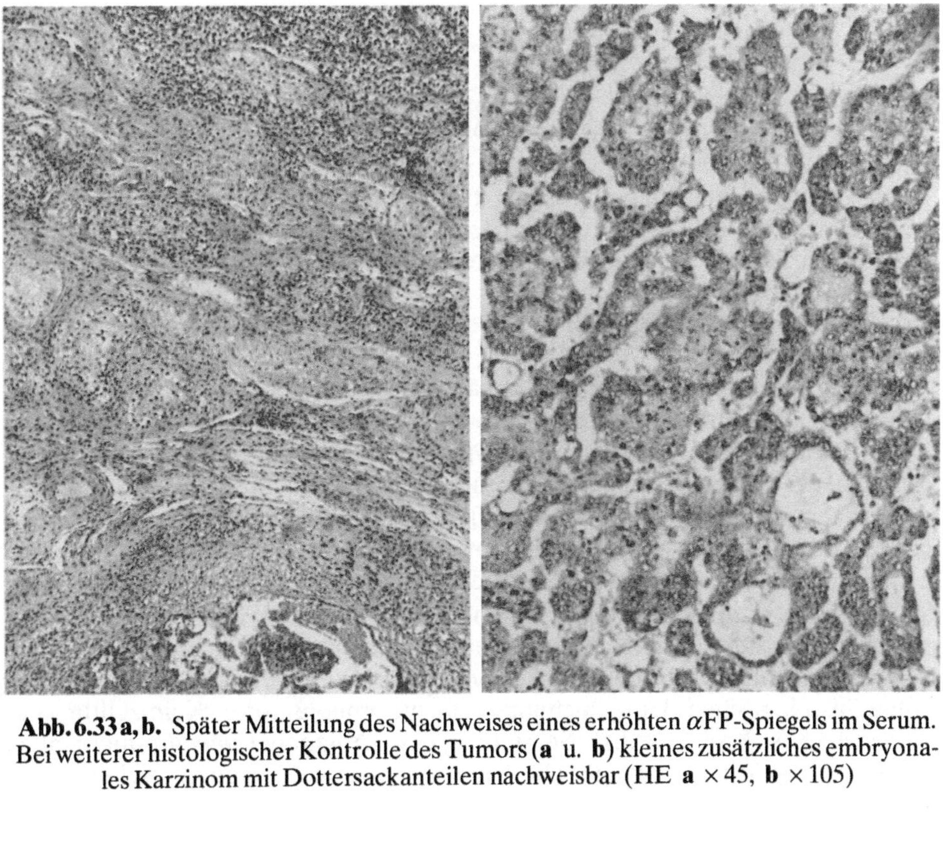 b

Abb. 6.33 a, b. Später Mitteilung des Nachweises eines erhöhten αFP-Spiegels im Serum. Bei weiterer histologischer Kontrolle des Tumors (**a** u. **b**) kleines zusätzliches embryonales Karzinom mit Dottersackanteilen nachweisbar (HE **a** ×45, **b** ×105)

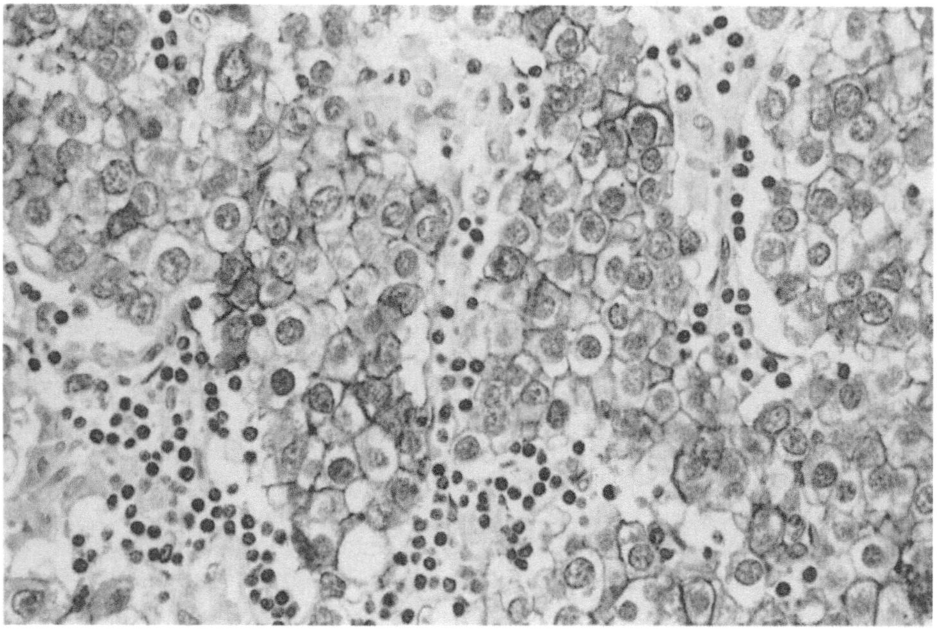

Abb. 6.34. Nachweis der plazentaartigen alkalischen Phosphatase (PLAP) in Seminomzellen, besonders deutlich an der Zellmembran. 50jähriger Mann (×360)

PAIVA et al. 1983; JACOBSEN u. NORGAARD-PEDERSEN 1984; HUSTIN et al. 1987; KOIDE et al. 1987; BURKE u. MOSTOFI 1988; HOFMANN et al. 1989). Es scheint sich um einen Zellmarker zu handeln, der vor allem im Frühstadium der malignen Keimzellentwicklung in Erscheinung tritt und der sich besonders deutlich an der Zellmembran äußert. Er eignet sich insbesondere zum Nachweis atypischer Keimzellen in sonst noch tumorfreien histologischen Präparaten, z. B. zum Nachweis atypischer Keimzellen in Hodenbiopsien. Bei ausgebildeten Seminomen fand JAVADPOUR (1986) bei 40% der Patienten erhöhte PLAP-Werte im Serum.

Als weiterer Marker sei *Ferritin* erwähnt, das ebenfalls in atypischen Keimzellen besonders deutlich nachgewiesen werden kann (Abb. 6.35) JACOBSEN et al. (1980), sich jedoch als Marker von atypischen Keimzellen nicht besonders bewährt hat (SIGG u. HEDINGER 1984). COHEN et al. (1984) messen ihm jedoch eine gewisse diagnostische Bedeutung zu. Schließlich kommt auch die *γ-Glutamyltranspeptidase* (γGT) als weiterer Seminommarker in Betracht. Untersuchungen mit dem monoklonalen Antikörper Ki-67 erlauben eventuell gewisse Rückschlüsse auf die Proliferationstendenz von Seminomen (DÜE et al. 1988).

Die diagnostische Bedeutung des immunhistologischen Nachweises der *Intermediärfilamente wie Keratin, Vimentin und Desmin* wird vor allem im Rahmen der immunhistologischen Untersuchungen nichtseminomatöser Keimzelltumoren besprochen (s. Kap. 6: II. 2. f). Seminomzellen enthalten *Vimentin,* meist allerdings nur in spärlicher Menge. Die Vimentin-positiven Filamente scheinen mit

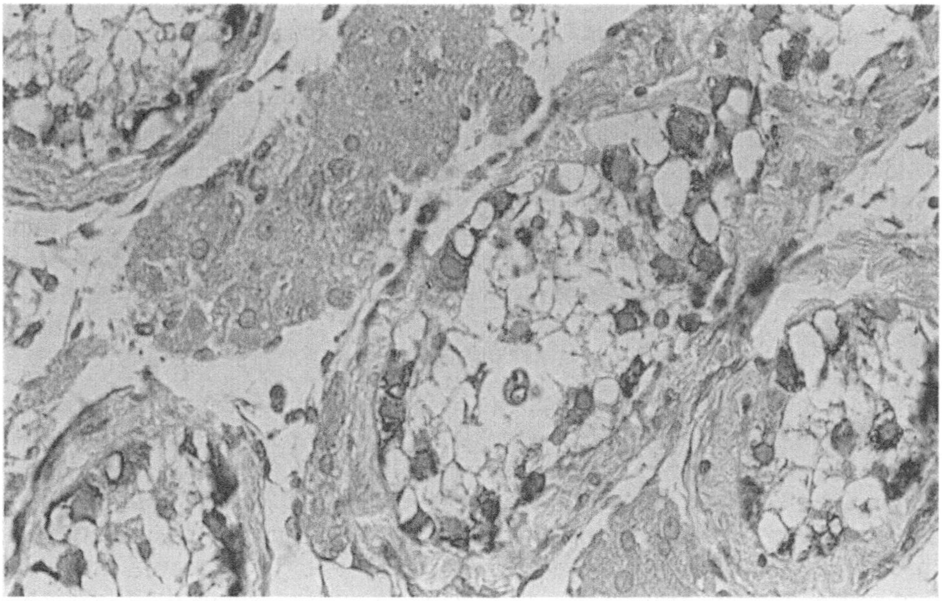

Abb. 6.35. Nachweis von Ferritin in atypischen Keimzellen. 31jähriger Mann (×360)

Desmosomen in Verbindung zu stehen, deren Vorkommen in Seminomzellen von einzelnen Untersuchern allerdings bestritten wird. Einzelzellen in Seminomen können auch *Keratin*-positiv sein, im Gegensatz zu den epithelialen Tumorzellen in nichtseminomatösen Keimzelltumoren, wie embryonalen Karzinomen und Teratokarzinomen, die praktisch immer Keratin-positiv sind (Miettinen et al. 1985; Ramaekers et al. 1985; Denk et al. 1987; Niehans et al. 1988).

2. Nichtseminomatöse Keimzelltumoren

Alle Keimzelltumoren, die nicht einer der genannten Seminomformen entsprechen, werden unter dem Überbegriff der „nichtseminomatösen Keimzelltumoren" zusammengefaßt, wobei jedoch betont werden muß, daß derartige nichtseminomatöse Tumoren relativ häufig in Kombination mit Seminomen auftreten. Aber auch innerhalb der Gruppe der nichtseminomatösen Keimzelltumoren sind Kombinationen verschiedener Tumorformen häufig, bei einzelnen Geschwulsttypen wie z. B. dem Chorionepitheliom sogar fast die Regel.

Die Gruppe der nichtseminomatösen Keimzelltumoren umfaßt gemäß Klassifikation der WHO das embryonale Karzinom, den Dottersacktumor, das Polyembryom, das Choriokarzinom und die verschiedenen Teratomformen (s. Tabelle 6.1). Diese Reihenfolge entspricht der Darstellung bei Mostofi u. Sobin (1977). Sie erscheint etwas willkürlich, da sie weder die heute bekannten Zusammenhänge zwischen den einzelnen Tumortypen noch deren Häufigkeit berücksichtigt. So steht entwicklungsmäßig gesehen der Dottersacktumor auf der gleichen Stufe wie das Choriokarzinom, handelt es sich doch um eine Tumorform, die heute ebenfalls von extraembryonalen Anteilen abgeleitet wird. Früher wurde der Dottersacktumor dagegen als infantile Form eines embryonalen Karzinoms aufgefaßt und trägt deshalb in der Klassifizierung der WHO auch noch die entsprechende Zweitbezeichnung eines „embryonalen Karzinoms vom infantilen Typ“. Das Polyembryom steht dagegen dem Teratom nahe, imitiert es doch die primitive Form derartiger Geschwülste.

Aber auch was die Häufigkeit der Einzelformen nichtseminomatöser Keimzelltumoren anbelangt, entspricht die Tabelle nicht ganz der Realität, sind reine Chorionepitheliome und Polyembryome beim Manne doch außerordentlich selten, im Gegensatz zum häufigsten, am Ende der Liste figurierenden Teratom.

a) Häufigkeit

In der großen Serie des britischen „Testicular Tumour Panel and Registry“ (TTPR) von 2739 Hodentumoren beträgt der Anteil reiner nichtseminomatöser Keimzelltumoren mit 869 Fällen 31,7 % aller Hodentumoren, derjenige der mit Seminomen kombinierten Formen mit 369 Fällen 13,5 %. Nichtseminomatöse Keimzelltumoren oder Kombinationstumoren, die derartige Anteile enthalten, machen also 45,2 % aller Hodengeschwülste aus (PUGH 1976). Reine nichtseminomatöse Keimzellgeschwülste sind mit 31,7 % deutlich weniger häufig als reine Seminome, deren Anteil 39,5 % beträgt.

Nach Untertypen der Teratome aufgeschlüsselt ergibt sich bei einer Gesamtzahl von 569 Teratomen nach PUGH u. CAMERON (1976) folgende Verteilung: 28 (4,9 %) differenzierte Teratome, 312 (54,8 %) Teratome vom Intermediärtyp, meist einem Teratokarzinom der Nomenklatur der WHO entsprechend, 208 (36,6 %) undifferenzierte Teratome, d. h. embryonale Karzinome oder Dottersacktumoren, und 21 (3,7 %) trophoblastische Tumoren, d. h. Keimzelltumoren mit chorionepitheliomatösen Anteilen. Wie diese Zusammenstellung zeigt, stehen Teratome vom Intermediärtyp, vorwiegend dem Teratokarzinom entsprechend, und undifferenzierte Teratome, die das embryonale Karzinom und den Dottersacktumor umfassen, mit einem Anteil von zusammen über 90 % häufigkeitsmäßig ganz im Vordergrund der nichtseminomatösen Keimzelltumoren. Leider fehlen in der Übersicht der ungewöhnlich großen Serie von Hodentumoren von MOSTOFI (1973) genauere Zahlenangaben, was die Häufigkeit der verschiedenen Formen nichtseminomatöser Keimzelltumoren anbelangt. Tabellen 6.5 und 6.6 aus seiner Übersicht der Histopathologie testikulärer Keimzelltumoren vermitteln jedoch die Prozentzahlen der meisten reinen und kombinierten Tumortypen (MOSTOFI et al. 1988).

Tabelle 6.5. Relative Häufigkeit von Keimzelltumoren mit nur einer einzigen Komponente (Nach MOSTOFI et al. 1988)

Seminome	26,9 %
Spermatozytäre Seminome	2,4 %
Embryonale Karzinome	3,1 %
Dottersacktumoren	2,4 %
Teratome, alle Formen	2,7 %
Choriokarzinome	0,03 %

Tabelle 6.6. Relative Häufigkeit kombinierter Keimzelltumoren (Nach MOSTOFI et al. 1988)

Embryonales Karzinom, Dottersacktumor, Teratom und synzytiotrophoblastische Riesenzellen	14,3 %
Seminom mit synzytiotrophoblastischen Riesenzellen	8,1 %
Embryonales Karzinom, Dottersacktumor, Teratom, Seminom und synzytiotrophoblastische Riesenzellen	7,4 %
Embryonales Karzinom, Dottersacktumor und Teratom	4,2 %
Dottersacktumor und Teratom	2,5 %
Embryonales Karzinom und Teratom	1,4 %
Andere Kombinationen	24,0 %

Was die Häufigkeit der Einzelkomponenten in nichtseminomatösen Keimzelltumoren anbelangt, sind sichere Angaben kaum zu machen, da in den meisten Zusammenstellungen von Hodentumoren derartige Kombinationsformen nicht entsprechend aufgeschlüsselt werden. In der Zusammenstellung von 1058 Keimzelltumoren des Hodens durch JACOBSEN et al. (1984), die eine derartige Unterteilung vorgenommen haben, beträgt in der Gruppe der nichtseminomatösen Geschwülste der Anteil der Tumoren, die nur eine Komponente aufweisen, 41 %, derjenige von Tumoren, die 2 oder mehr verschiedene Komponenten enthalten, dagegen 59 %. In der Gruppe der nichtseminomatösen Tumoren mit nur einer Komponente stehen die embryonalen Karzinome häufigkeitsmäßig mit 109 (75 %) von 145 Tumoren ganz im Vordergrund, gefolgt von den Teratomen mit 31 (21 %) von 145 Tumoren. Bei den Mischtypen mit 2 und mehr Komponenten überwiegen häufigkeitsmäßig ebenfalls die Kombinationen mit embryonal-karzinomatösen und teratomatösen Anteilen. In der Serie von v. HOCHSTETTER u. HEDINGER (1982) finden sich unter insgesamt 324 Keimzelltumoren des Hodens 107 nichtseminomatöse Keimzelltumoren, von denen 53 (49,5 %) nur eine Komponente aufweisen, nämlich 35 embryonale Karzinome, 13 Teratome und 5 Dottersacktumoren. In dieser Zusammenstellung und derjenigen von JACOBSEN et al. (1984) wird das Alter des Patienten nicht berücksichtigt, das tatsächlich aber eine wesentliche Rolle spielt. So findet man ausschließlich altersentsprechend ausgereifte Teratome fast nur bei Kleinkindern. Auch der reine Dottersacktumor betrifft vorwiegend Kinder, weshalb er ja anfänglich auch als „Orchioblastom" gedeutet wurde. Je mehr kindliche Hodentumoren untersucht werden, um so größer wird deshalb der Anteil nichtseminomatöser Keimzelltumoren, die nur ein Tumorelement aufweisen.

Wie die Seminomen befallen auch nichtseminomatöse Keimzelltumoren bevorzugt den rechten Hoden. So betrafen derartige Tumoren in der Serie von PUGH u. CAMERON (1976) bei 303 (55,5 %) Patienten den rechten, bei 239 (43,8 %) den linken und nur bei 4 (0,7 %) Patienten beide Hoden. Bilaterale Hodentumoren sind an sich häufiger. Ihr Anteil beträgt nach PUGH (1976) 3,14 %, wobei es sich aber in mehr als der Hälfte der Fälle um maligne Lymphome handelt. Bilaterale Keimzelltumoren entsprechen etwas häufiger bilateralen Seminomen oder Kombinationen von Seminomen mit nichtseminomatösen Keimzelltumoren als nichtseminomatösen Keimzellgeschwülsten (s. Kap. 6: A. II. 4).

Nichtseminomatöse Keimzelltumoren befallen jüngere Männer als Seminome. Wie Abb. 6.2b unserer eigenen Serie zeigt, liegt der Häufigkeitsgipfel für nichtseminomatöse Keimzelltumoren zwischen 20 und 29 Jahren, verschiebt sich also gegenüber Seminomen um fast 10 Jahre nach vorne (WAHL u. HEDINGER 1988). Auch in der Serie von PUGH u. CAMERON (1976) sind 48% der Patienten mit derartigen Tumoren nur 20–29 Jahre alt, 88,6% 15–45 Jahre. Bemerkenswerterweise sind 19 (3,4%) der Patienten jünger als 15 Jahre, ein Alter, in dem Seminome noch kaum vorkommen.

b) Klinische Symptome

Auch nichtseminomatöse Keimzelltumoren manifestieren sich klinisch wie Seminome vor allem in einer Hodenschwellung, die schmerzhaft sein kann. Häufiger als bei Seminomen lösen Metastasen erste Symptome derartiger Tumoren aus. Ein- oder beidseitige Gynäkomastien treten vor allem bei undifferenzierten Formen, d. h. embryonalen Karzinomen und Tumoren mit chorionepitheliomatösen Anteilen auf. Gynäkomastie kann erstes klinisches Zeichen eines Hodentumors sein. Bei ungeklärter Gynäkomastie und Fehlen eines palpierbaren Hodentumors empfiehlt sich deshalb eine Abklärung mit Ultraschall (s. BENSON 1988; CONWAY et al. 1988; JICHLINSKI u. ANDEREGG 1989).

c) Makroskopische Befunde

Das makroskopische Bild ist je nach Tumortypen recht verschieden. Embryonale Karzinome können auf der Schnittfläche das Bild von Seminomen imitieren, sie sind meist aber kleinzystisch verändert. Reifere Teratomanteile sind dagegen in der Regel von größeren Zysten durchsetzt. Chorionepitheliomatöse Bezirke neigen zu Blutungen. Nekrosen sind bei allen Formen häufig. In der Regel ist das makroskopische Bild daher viel bunter als bei Seminomen. Für die Besonderheiten der makroskopischen Befunde sei auf die Ausführungen über die einzelnen Tumortypen nichtseminomatöser Keimzelltumoren verwiesen.

d) Tumortypen nichtseminomatöser Keimzellgeschwülste, mikroskopische Befunde

α) Embryonales Karzinom

Als Einzelform und als Anteil kombinierter Keimzelltumoren stellt das embryonale Karzinom den häufigsten Tumortyp nichtseminomatöser Keimzellgeschwülste dar. Besondes in reiner Form kann es makroskopisch, ja sogar mikroskopisch einem Seminom gleichen. Im Gegensatz zum Seminom sind seine Schnittflächen häufig von kleinen Zysten durchsetzt. Nekrosen und Blutungsherde sind nicht ungewöhnlich (Abb. 6.36). Häufig ist das embryonale Karzinom nur Teil einer kombinierten Keimzellgeschwulst. Je nach der Kombination kann das makroskopische Bild daher sehr vielfältig sein. Die häufigste Kombinationsform, das Teratokarzinom, die Kombination eines embryonalen Karzinoms mit einem Teratom, schließt nicht selten größere zystische Bereiche ein.

Mikroskopisch ist das embryonale Karzinom durch eine Anhäufung relativ großer, epithelial angeordneter Zellen charakterisiert, die wie Seminomzellen

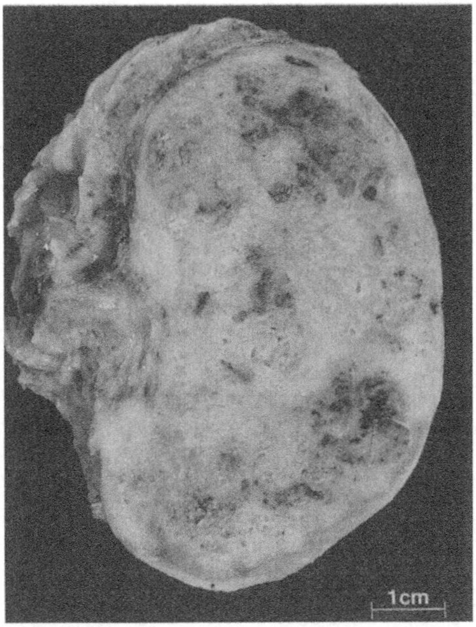

Abb. 6.36. Embryonales Karzinom. 25jähriger Mann

helle Zytoplasmasäume aufweisen können. Die Zellgrenzen embryonaler Karzinome sind aber weniger deutlich und die Kerne unregelmäßiger. Das histologische Bild ist damit unruhiger als dasjenige typischer Seminome. Neben soliden Bezirken kommen im Gegensatz zum Seminom häufig auch glanduläre und papilläre Strukturen vor (Abb. 6.37). Bei ausschließlich solid gebauten Tumoren kann die Unterscheidung vom Seminom erhebliche Schwierigkeiten machen (s. auch sog. Borderlinetumoren in diesem Kap. A. II. 1. d. δ). Wie bei Seminomen kommen auch bei embryonalen Karzinomen synzytiale Riesenzellen vor. Nekrosen, Blutungen sowie entzündliche Stromareaktionen sind häufig. Dagegen fehlen in der Regel die für Seminome typischen lymphoplasmazellulären oder granulomatösen Reaktionen.

Schwierigkeiten bereitet vor allem die Abgrenzung von Dottersacktumoren. So findet man in embryonal-karzinomatösen Bezirken häufig Strukturen, die auch einem Dottersacktumor zugerechnet werden können, umgekehrt entsprechen die in Dottersacktumoren vorkommenden hellzellig-soliden Abschnitte häufig weitgehend einem embryonalen Karzinom. Früher wurden derartige dottersackartige Bezirke einfach dem embryonalen Karzinom zugerechnet. Heute besteht dagegen die umgekehrte Tendenz, die Dottersackanteile in den Vordergrund zu stellen (s. Ulbright u. Roth 1987).

Die Abgrenzung der embryonalen Karzinome von den Dottersacktumoren wird durch den immunhistologischen Nachweis von αFP in Dottersacktumoren ganz wesentlich erleichtert. Auch in Kombinationstumoren, vor allem in Teratokarzinomen lassen sich mit dieser Methode Dottersackanteile viel leichter erfassen. Rein embryonal-karzinomatöse Bezirke sind α-FP-negativ im Gegensatz

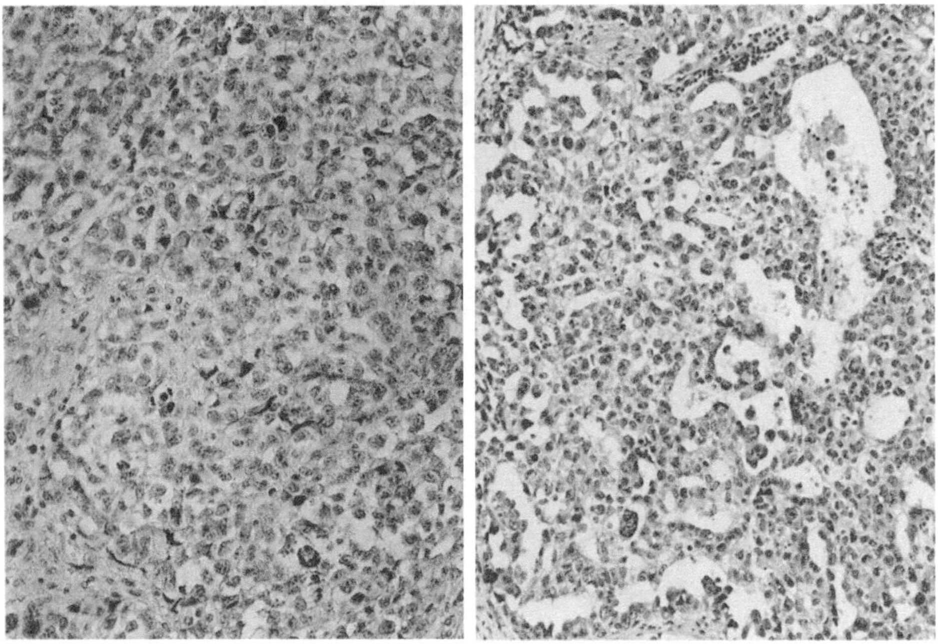

a b

Abb. 6.37 a, b. Embryonales Karzinom. 37jähriger Mann. **a** vorwiegend solid. **b** teilweise glandulär (HE ×90)

zu den Dottersacktumoren, die bei adäquater Fixierung immer einzelne αFP-positive Zellen aufweisen.

Auf Übergangsformen zwischen embryonalen Karzinomen, solid gebauten Dottersacktumoren und Seminomen ist schon bei Besprechung der Seminome vom anaplastischen Typ, bei den sog. Borderlinetumoren hingewiesen worden. Hier sind immunhistologische Untersuchungen vor allem auf αFP unentbehrlich. Der immunhistologische Nachweis von Zytokeratin erleichtert die Abgrenzung vom Seminom (Abb. 6.38). Die Tumorzellen von embryonalen Karzinomen sind wie übrigens auch diejenigen von Dottersacktumoren und chorionepitheliomatösen Herden Zytokeratin-positiv, während Seminome höchstens vereinzelt positive Zellen enthalten. Tumorzellen klassischer Seminome sind dagegen meist Vimentin-positiv im Gegensatz zu embryonalen Karzinomen, die nur gelegentlich Vimentin-positive Zellen einschließen (MIETTINEN et al. 1985; DENK et al. 1987). Embryonale Karzinome sollen ferner fast regelmäßig das in hämatopoietischen Geweben vorhandene Ki-1-Antigen exprimieren (PALLESEN u. HAMILTON-DUTOIT 1988) (s. auch unter A. II. 2. f dieses Kapitels).

Der mesenchymale Anteil embryonaler Karzinome kann recht zellreich sein und Übergänge zu neoplastischen Wucherungen aufweisen. Damit stellt sich differentialdiagnostisch die Frage der Abgrenzung zum Teratokarzinom, d.h. der Kombination eines embryonalen Karzinoms mit teratomatösen Anteilen. Solange es sich nur um „primitive“ neoplastische Mesenchymwucherungen handelt, rechnen MOSTOFI u. PRICE (1973) und MOSTOFI u. SOBIN (1977) derartige Tumoren noch

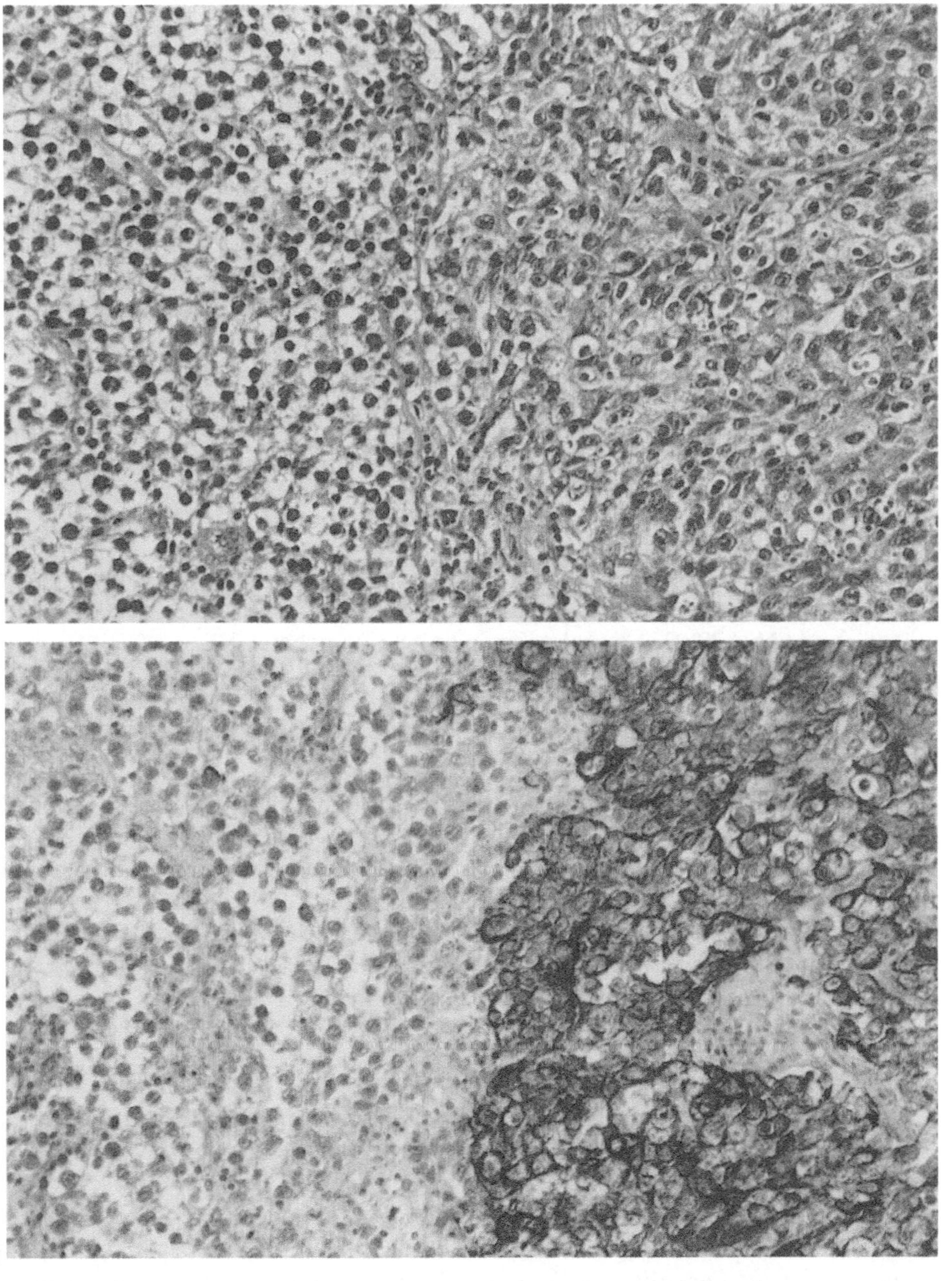

a

b

Abb. 6.38 a, b. Embryonales Karzinom (*rechts*) und Seminom (*links*): Nachweis von Zytokeratin in den Tumorzellen des embryonalen Karzinoms. 32jähriger Mann, gleicher Tumor wie Abb. 6.59. (**a** HE, **b** Immunhistologischer Nachweis von Zytokeratin, ×160)

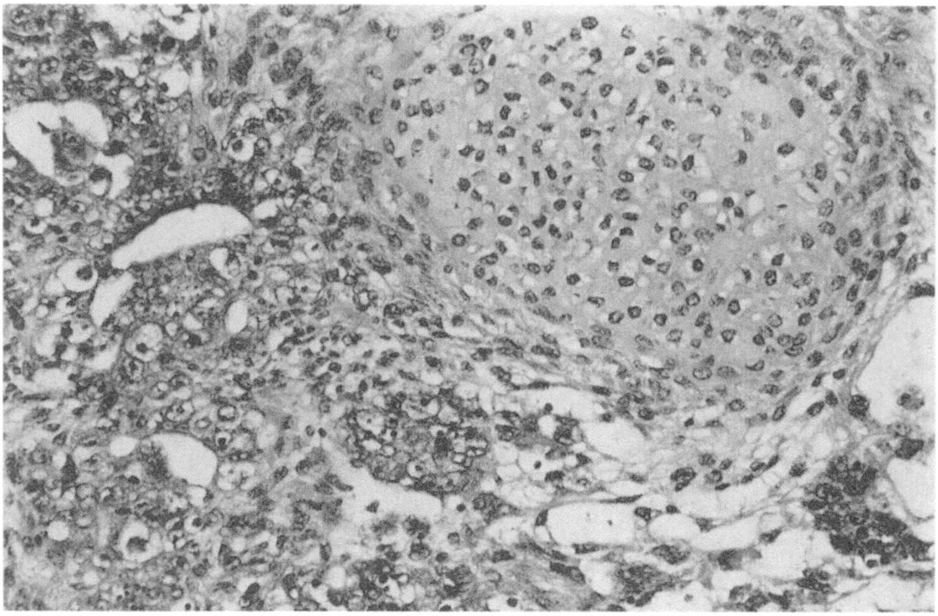

Abb. 6.39. Embryonales Karzinom mit Knorpelinsel (HE ×120)

zum embryonalen Karzinom (Abb. 6.39). Die Grenze zum Teratokarzinom wird damit aber etwas unscharf.

Embryonale Karzinome sind wie bereits betont häufig mit anderen Keimzelltumoren kombiniert. Da sie in der Regel abgesehen vom Choriokarzinom die undifferenzierteste und aggressivste Tumorkomponente einer derartigen Kombinationsgeschwulst darstellen, empfiehlt es sich, ihren räumlichen Anteil in einem solchen Tumor zu bestimmen und im histologischen Bericht zu erwähnen, damit sich der Kliniker eine gewisse Vorstellung über die Aggressivität derartiger Kombinationstumoren machen kann.

β) Dottersacktumor

Dottersacktumoren, die in reiner Form vor allem bei Kindern vorkommen, sind früher als hellzellige Adenokarzinome des kindlichen Hodens (MAGNER et al. 1956) oder Orchioblastome (TEOH et al. 1960) bezeichnet worden (Lit. bei WOODTLI u. HEDINGER 1974a, b). MOSTOFI u. PRICE (1973) verwenden im Atlas der amerikanischen Armee den Begriff eines infantilen (juvenilen) embryonalen Karzinoms, der, wie auch die von TEILUM (1959) eingeführte Bezeichnung eines „endodermal sinus tumor", in der Klassifikation der WHO von MOSTOFI u. SOBIN (1973) als Synonym des heute meist verwendeten Terminus eines Dottersacktumors verwendet wird. Reine, d.h. nicht mit anderen Keimzelltumoren kombinierte Dottersacktumoren betreffen vorwiegend Kleinkinder. So waren in einer eigenen Untersuchungsserie von 19 Kindern mit Dottersacktumoren alle weniger als 4 Jahre, 15 sogar weniger als 2 Jahre alt (WOODTLI u. HEDINGER 1974b). Atypische

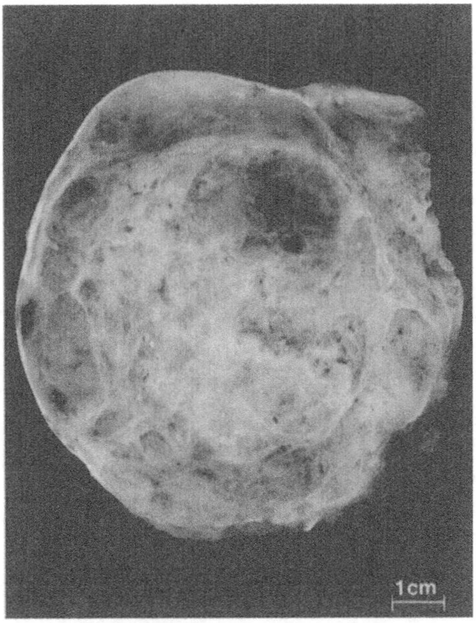

Abb. 6.40. Dottersacktumor mit kleinen Anteilen eines malignen Teratoms des linken Hodens. 17jähriger junger Mann

Keimzellen, in der Umgebung von Keimzelltumoren sonst häufig, sind bei derartigen kindlichen Tumoren nicht nachweisbar (GUINAND u. HEDINGER 1981; MANIVEL et al. 1988).

Der typische Dottersacktumor gleicht makroskopisch dem embryonalen Karzinom, hat allerdings gelegentlich eine etwas schleimige Schnittfläche (Abb. 6.40). Mikroskopisch ist er jedoch vielgestaltiger als embryonale Karzinome. Wie diese läßt er zwar solide Stränge, drüsenschlauchartige Formationen und Papillen erkennen. Die Tumorzellen fallen jedoch durch ihr gegenüber embryonalen Karzinomen deutlich helleres Zytoplasma auf. Häufig sind sie auch netzförmig angeordnet mit Übergang in kleinzystische Formationen. Als besonders charakteristisch gelten die sogenannten Duval-Körper, perivaskuläre Tumorproliferationen, die im histologischen Präparat knopfartig in eine Art Hohlraum des Tumorgewebes hineinragen (Abb. 6.41). Nach TALERMAN (1986) kommen in Dottersacktumoren folgende Formationen vor: Duval-Körper, die er als „Endodermalsinus"-Formationen bezeichnet, mikrozystische, papilläre, solide, glandulär-alveoläre, myxomatöse, makrozystische und polyembryomartige Herde sowie schließlich Bezirke, die an Lebergewebe erinnern. Derartige leberartige Herde findet man vor allem in Dottersacktumoren des Ovars (PRAT et al. 1982). JACOBSON u. JACOBSON (1983 a) sahen sie aber auch in 7 (19 %) von 37 Dottersacktumoren des Hodens, ULBRIGHT et al. (1986) in 22 % der Dottersacktumoren verschiedener Lokalisation. Schließlich kommen auch enterale und endometrioide Differenzierungen vor (ULBRIGHT et al. 1986; COHEN et al. 1986, 1987; CLEMENT et al. 1987). Das mikroskopische Bild von Dottersacktumoren kann daher sehr vielgestaltig

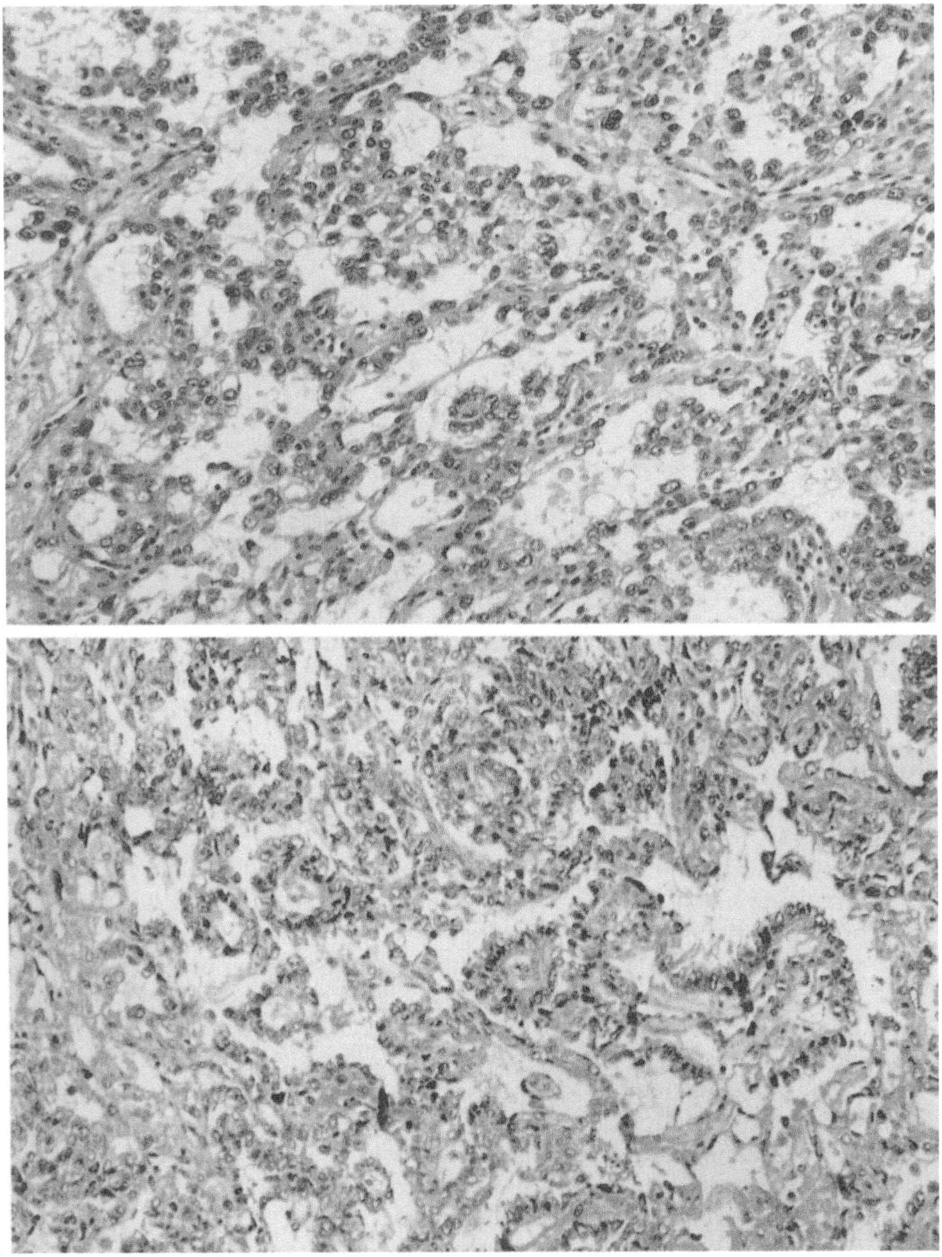

a

b

Abb. 6.41 a, b. Dottersacktumoren beim Kleinkind. In beiden Tumoren deutlich erkennbare Duval-Körper, besonders in **b**. **a** $2^3/_{12}$jähriges Kleinkind, Tumor des linken Hodens. **b** $3^1/_{12}$jähriges Kleinkind, Tumor des rechten Hodens (HE ×140)

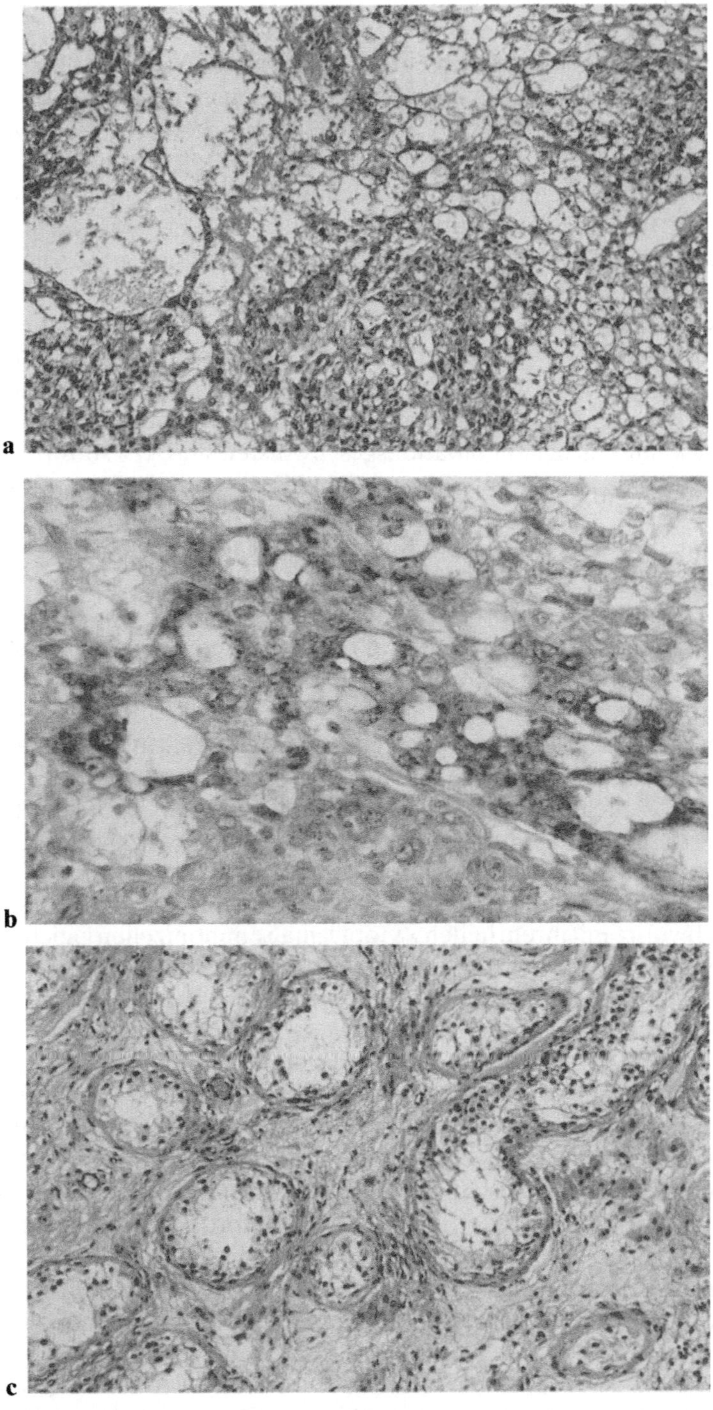

Abb. 6.42 a–c. Dottersacktumor des linken Hodens. 30jähriger Mann. **a** Netzartige Strukturen wie bei Dottersacktumoren der Kleinkinder (HE × 105). **b** Gewebsteile, die an ein embryonales Karzinom erinnern. Tumorzellen zum Teil αFP-positiv (× 270). **c** Restliches Hodengewebe. *Keine* atypischen Keimzellen erkennbar (HE × 105)

sein. Besonders beim Erwachsenen, bei dem reine Dottersacktumoren selten sind, muß zudem immer mit Übergängen zu embryonalen Karzinomen, Teratomen und polyembryomartigen Formationen gerechnet werden (Abb. 6.42). Nach MICHAEL et al. (1989) neigen Dottersacktumoren, die mesenchymal-spindelzellige, Keratin- und Vimentin-positive Bezirke einschließen, zu sarkomatösen Entwicklungen.

Recht typisch für Dottersacktumoren sind tropfenartige PAS-positive Einschlüsse, die in der Randzone αFP enthalten können (Abb. 6.43 a). Nach EGLEN u. ULBRIGHT (1987) sind die hyalinen Einschlüsse selbst in der Regel aber αFP-negativ (s. auch ULBRIGHT u. ROTH 1987). Charakteristisch sind ferner dicke, eosinophile Ablagerungen zwischen den Tumorzellen, die von TEILUM (1959) als Äquivalente der Basalmembran des Dottersackes von Ratten interpretiert werden. Tatsächlich bauen sie sich aus basalmembranartigen Lamellen auf (NOGALES-FERNANDES et al. 1977), in denen sich immunhistologisch Laminin nachweisen läßt (ULBRIGHT et al. 1986). Die Tumorzellen von reinen Dottersacktumoren und von Dottersackanteilen in Kombinationsgeschwülsten sind αFP-positiv (Abb. 6.43 b). Es ist dabei allerdings zu beachten, daß bei Fixation in wäßriger Formalinlösung die Nachweisbarkeit des αFP vollkommen verloren gehen kann. Dottersacktumoren sind ferner meist Zytokeratin-positiv (MIETTINEN et al. 1985; EGLEN u. ULBRIGHT 1987; NIEHANS et al. 1988).

Reine Dottersacktumoren kommen wie bereits erwähnt vorwiegend bei Kleinkindern vor. Beim Erwachsenen sind reine Formen selten. Dottersackanteile in kombinierten Keimzellgeschwülsten sind bei Erwachsenen dagegen häufig. Auch ohne besondere Färbungen oder immunhistologische Untersuchungen sind sie in Kombinationstumoren schon an ihrer besonderen Struktur erkennbar. So konnten sie WURSTER et al. (1972) allein mit üblichen Färbungen in 37 % der von ihnen untersuchten 122 nichtseminomatösen Keimzelltumoren verschiedenster Art und in 16 % der scheinbar reinen embryonalen Karzinome nachweisen, TALERMAN (1975) in 38 % von 68 nicht rein seminomatösen Keimzelltumoren. In Seminomen können kleine Herde allerdings leicht übersehen werden, da die Tumorzellen der Dottersackgeschwülste mit ihrem hellen Zytoplasma Seminomzellen gleichen. Aber auch in embryonalen Karzinomen kommen verschiedenste Übergangsformen vor, die früher wie bereits besprochen meist als besondere Entwicklungen embryonaler Karzinome interpretiert worden sind. Dank der immunhistologischen Nachweismethoden der αFP-Produktion können Dottersackanteile heute leichter erkannt und damit auch häufiger gefunden werden. So stellte TALERMAN (1980) Dottersackanteile in 28,7 % seiner 73 retrospektiv und 44 % seiner prospektiv untersuchten, nicht rein seminomatösen Keimzelltumoren fest. Auch LOGOTHELIS et al. (1984) wiesen in 37,5 % ihrer nichtseminomatösen Keimzelltumoren Elemente eines Dottersacktumors nach. STILLER et al. (1983) fanden Herde eines Dottersacktumors dagegen nur in 15,2 % ihrer Kombinationstumoren.

Prognostisch gesehen spielt es heute bei noch relativ wenig fortgeschrittener Erkrankung keine wesentliche Rolle mehr, ob embryonalkarzinomatöse Herde fälschlicherweise als Dottersackanteile oder umgekehrt gedeutet werden. Die noch von TALERMAN 1974, 1975 und 1980b vertretene Auffassung, daß derartige Dottersacktumoren eine besonders schlechte Prognose haben, trifft heute auch nach seiner Ansicht infolge der Verbesserung der Chemotherapieresultate nicht mehr zu (TALERMAN 1985, 1986). Bei fortgeschrittener Tumorerkrankung stellen

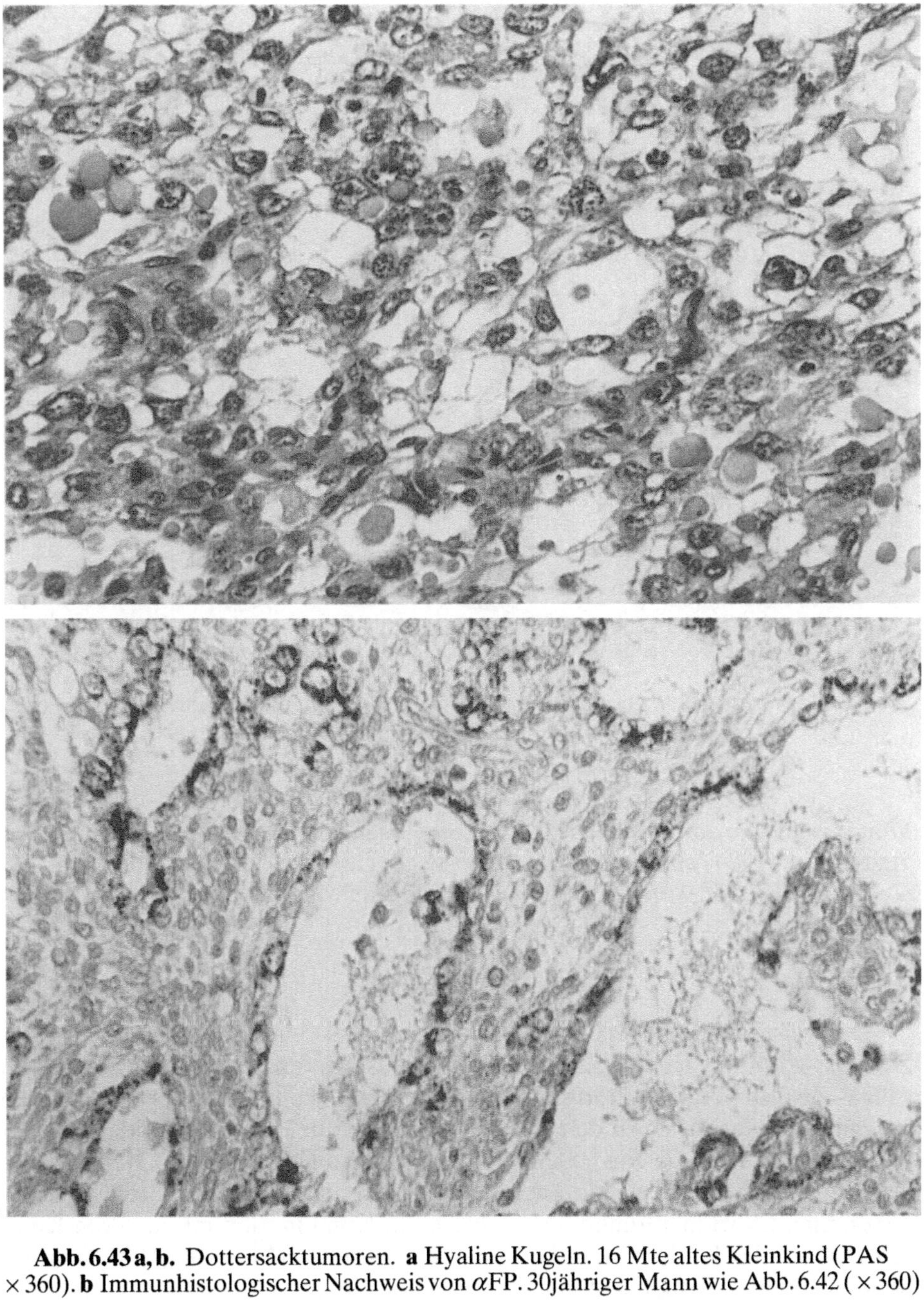

a

b

Abb. 6.43 a, b. Dottersacktumoren. **a** Hyaline Kugeln. 16 Mte altes Kleinkind (PAS × 360). **b** Immunhistologischer Nachweis von αFP. 30jähriger Mann wie Abb. 6.42 (× 360)

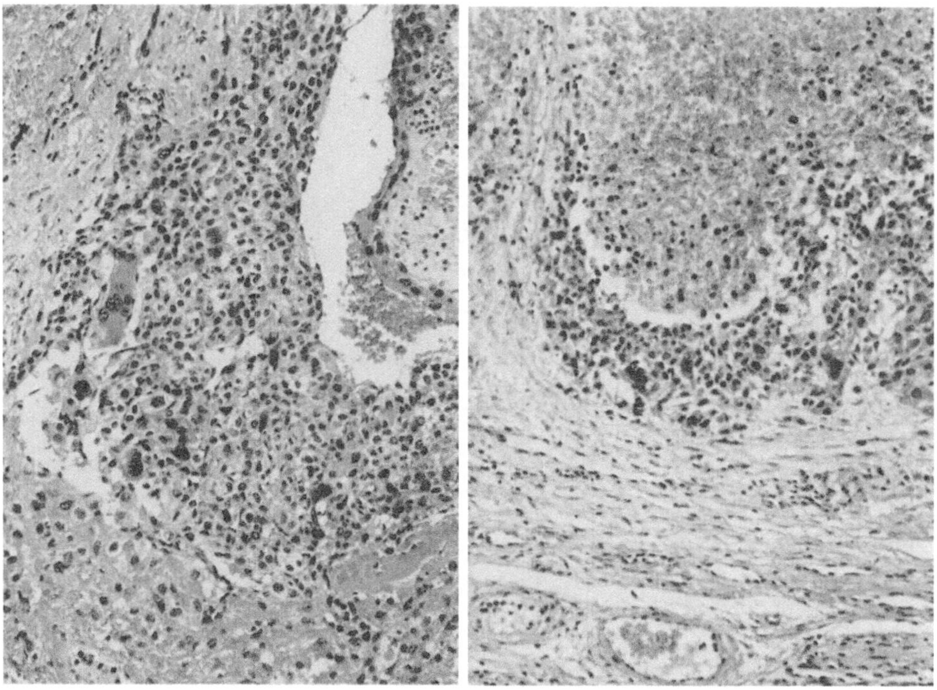

a b

Abb. 6.44 a, b. Choriokarzinomatöser Anteil in einem embryonalen Karzinom des rechten Hodens (**a**) mit ausgedehnten Nekrosen (**b**). 30jähriger Mann (HE × 105)

Dottersacktumoranteile in nichtseminomatösen Keimzelltumoren nach LOGOTHELIS et al. (1984) allerdings ein prognostisch schlechtes Zeichen dar. Auch nach VUGRIN et al. (1988) sollen Dottersackanteile die Prognose embryonaler Karzinome verschlechtern.

γ) Choriokarzinom

Das Choriokarzinom (Chorionepitheliom) des Mannes entspricht wie der Dottersacktumor einer extraembryonalen Ausdifferenzierungsform der Keimzellgeschwülste. Reine Choriokarzinome des Hodens kommen praktisch kaum vor, ganz im Gegensatz zu den gestationalen Chorionepitheliomen der Frau. So umfaßt die große Serie von 6000 Hodentumoren von MOSTOFI (1973) nur 18, diejenigen von 1058 Hodentumoren von JACOBSEN et al. (1984) nur 2 reine Choriokarzinome. Chorionepitheliomatöse Herde in Kombination mit anderen Keimzelltumoren des Hodens sind dagegen nicht so selten. MOSTOFI (1973) erwähnt über 500 derartige Beobachtungen unter seinen insgesamt 6000 Hodentumoren, was ungefähr 8 % entspricht, eine Zahl, die sich mit dem an unserer viel kleineren Serie gefundenen Prozentsatz deckt (V. HOCHSTETTER u. HEDINGER 1982). Auch nur kleine choriokarzinomatöse Herde in kombinierten Keimzelltumoren bestimmen wegen ihrer ganz besonderen Aggressivität und hämatogenen Metastasierungstendenz den Krankheitsverlauf. In der Klassifikation des britischen

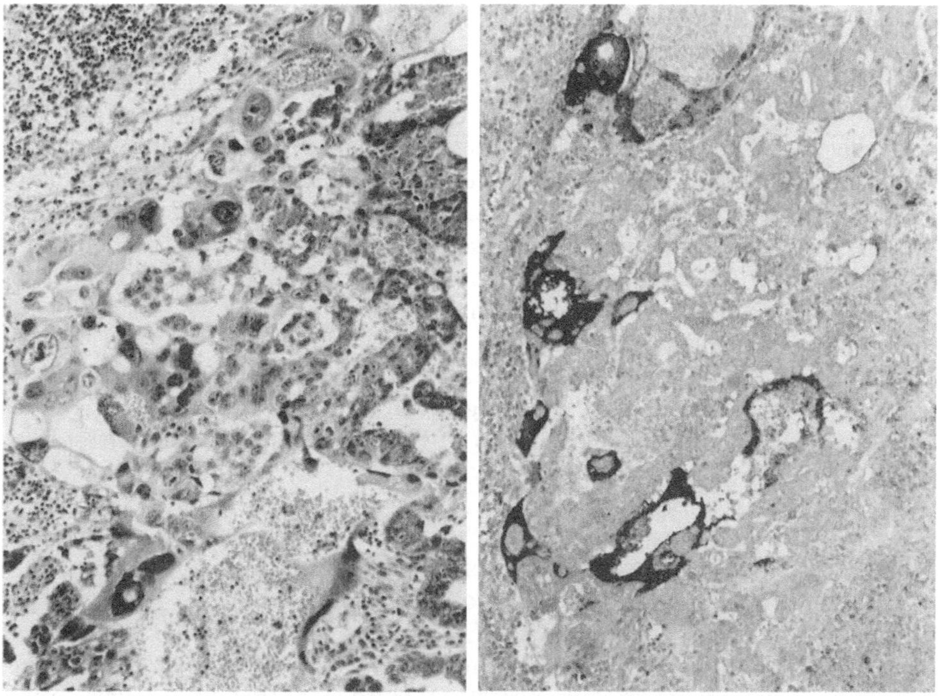

a b

Abb. 6.45 a, b. Choriokarzinomatöser Herd mit synzytialen Riesenzellen und Zytotrophoblastanteilen. Gleicher Patient wie Abb. 6.44. **a** HE × 105. **b** Immunhistochemische Reaktion mit anti-βHCG × 105

Tumorregisters (COLLINS u. PUGH 1964; PUGH 1976) werden deshalb alle Keimzelltumoren gleich welcher Kombination unter dem Begriffe eines trophoblastischen Teratoms zusammengefaßt, selbst wenn sie nur kleinste trophoblastische Herde enthalten. Heute hat allerdings auch diese Tumorform dank der effizienten Chemotherapie eine relativ gute Prognose.

Makroskopisch ist das Vorliegen choriokarzinomatöser Herde schon an ihrer ausgesprochenen Blutungstendenz zu vermuten. Ausgedehnte Nekrosen und Blutungen stehen im Vordergrund des makroskopischen Bildes. Intaktes Tumorgewebe ist häufig nur noch mikroskopisch in schmalen Säumen am Rande derartiger Nekrosen und Blutungen nachweisbar (Abb. 6.44). Entscheidend für die Diagnose ist der histologische Nachweis zottenartiger Strukturen, d. h. der Kombination von synzytialen Riesenzellen, den Synzytiotrophoblasten entsprechend, mit einkernigen Elementen, die den Zytotrophoblasten gleichen, wobei diese typischerweise von synzytialen Zellen gegenüber Lichtungen und Blutungen zottenartig bedeckt werden (Abb. 6.45).

Die Auffassungen, inwieweit zottenähnliche Strukturen für die Diagnose eines choriokarzinomatösen Herdes notwendig sind, gehen etwas auseinander. Nach PUGH u. CAMERON (1976) müssen deutlich erkennbare zottenartige Formationen mit synzytialen Riesenzellen und zytotrophoblastischen Zellen vorhanden sein, die sich nur insofern von normalen Plazentarzotten unterscheiden, als sie keinen zentralen Bindegewebskern aufweisen. Die diagnostischen Kriterien der WHO-Nomenklatur von MOSTOFI u. SOBIN (1977) sind weniger strikt, wird in der Definition doch nur von einem hochmalignen Tumor gesprochen, der aus Elementen aufgebaut ist, die den Synzytio- und Zytotrophoblasten entsprechen. Eigentlich zottenartige Formationen werden dagegen nicht verlangt. Tatsächlich kann die Forderung von PUGH u. CAMERON (1976) auch nur ausnahmsweise als erfüllt betrachtet werden. Der Nachweis einer angedeutet zottenartigen Kombination beider Zellarten bleibt diagnostisch aber entscheidend. Synzytiale Riesenzellen allein genügen nicht für die Diagnose eines choriokarzinomatösen Herdes, da derartige Zellen in verschiedenen Keimzelltumoren des Hodens vorkommen, besonders in Seminomen und embryonalen Karzinomen, und dabei die Prognose nicht zu verschlechtern brauchen.

Die praktische Bedeutung einer klaren Definition chorionepitheliomatöser Herde geht auch aus den Untersuchungen von ULBRIGHT u. LOEHRER (1988) hervor, die typische chorionepitheliomatöse Herde von choriokarzinomähnlichen Proliferationen („chorio-carcinoma-like lesions", CCLL) abgrenzen, wobei sie noch zwischen teratomatösen choriokarzinomähnlichen Läsionen („teratomatous CCLL") und zystischen atypischen choriokarzinomatösen Herden unterscheiden. Teratomatöse CCLL entsprechen Zysten, die von einem Epithel ausgekleidet werden, das an den Zytotrophoblasten erinnert. Synzytiale Riesenzellen fehlen, immunhistologische Untersuchungen auf βHCG fallen negativ aus. In den Zysten sind Mucikarmin-positive Schleimmassen nachweisbar. Zystische atypische choriokarzinomatöse Herden enthalten dagegen keinen Schleim, Reaktionen mit anti-βHCG fallen meist positiv aus, zum Teil allerdings nur in den zentralen fibrinoiden Massen. Beide Formen derart choriokarzinomähnlicher Herde werden vor allem bei Patienten mit Chemotherapie gesehen.

Alle 4 Patienten von ULBRIGHT u. LOEHRER (1988) mit zystischen atypischen choriokarzinomatösen Herden hatten vor einer Chemotherapie klinische Zeichen eines Choriokarzinoms. Nach Chemotherapie blieben die Blutwerte für HCG bei 2 dieser 4 Patienten leicht erhöht. Die atypischen choriokarzinomatösen Herde werden deshalb von ULBRIGHT u. LOEHRER (1988) als zystische, nur mit zytotrophoblastischen Zellen ausgekleidete chorionepitheliomatöse Herde gedeutet, wie das auch MAZUR et al. (1982) für entsprechende, in gestationalen Choriokarzinomen auftretende Herde annehmen. Die teratomatösen CCLL sollen dagegen nur choriokarzinomähnliche zystische Formationen in vorwiegend kombinierten Keimzelltumoren darstellen. Beide Formen werden vor allem in Metastasen, weniger häufig auch in Primärtumoren nach Chemotherapie gesehen und spielen deshalb diagnostisch eine untergeordnete Rolle, sind aber von Bedeutung für die Beurteilung der weiteren Therapie.

Choriokarzinomatöse Herde produzieren besonders große Mengen von Choriogonadotropin, das sich mit seiner β-Fraktion (βHCG) immunhistologisch vor allem in den synzytialen Zellen spezifisch nachweisen läßt. Immunhistologische Untersuchungen erleichtern damit das Erfassen auch kleiner choriokarzinomatöser Herde in sonst andersartig gebauten Keimzelltumoren. Vor allem erlaubt der positive Nachweis von βHCG in synzytialen Riesenzellen aber auch ihre Abgrenzung von mehrkernigen Riesenzellen anderer Natur, z. B. Fremdkörperriesenzel-

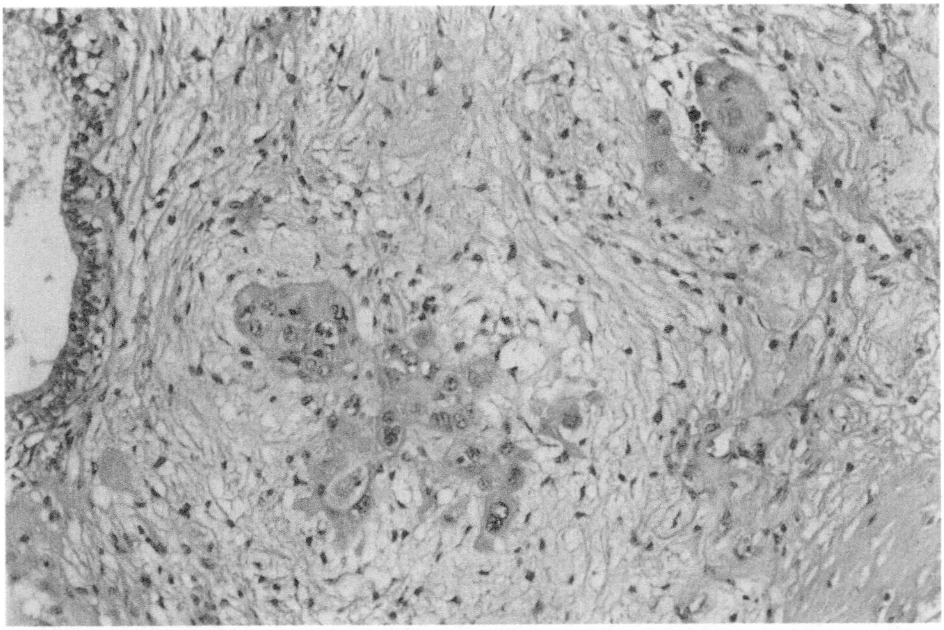

a

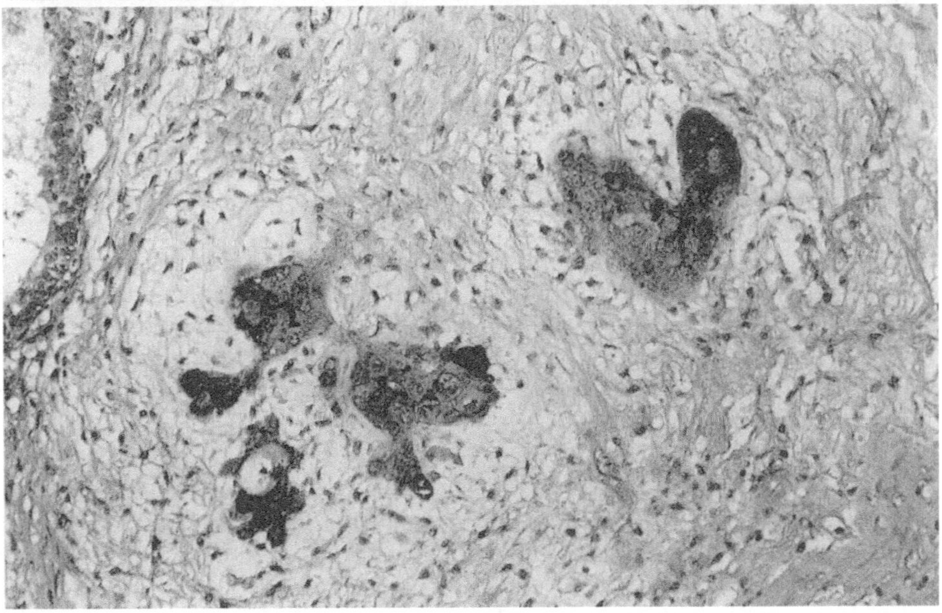

b

Abb. 6.46 a, b. βHCG-positive synzytiale Riesenzellen in einem Teratokarzinom. **a** HE. **b** Immunhistochemische Reaktion mit anti-βHCG, × 120. (Aus v. HOCHSTETTER u. HEDINGER 1982)

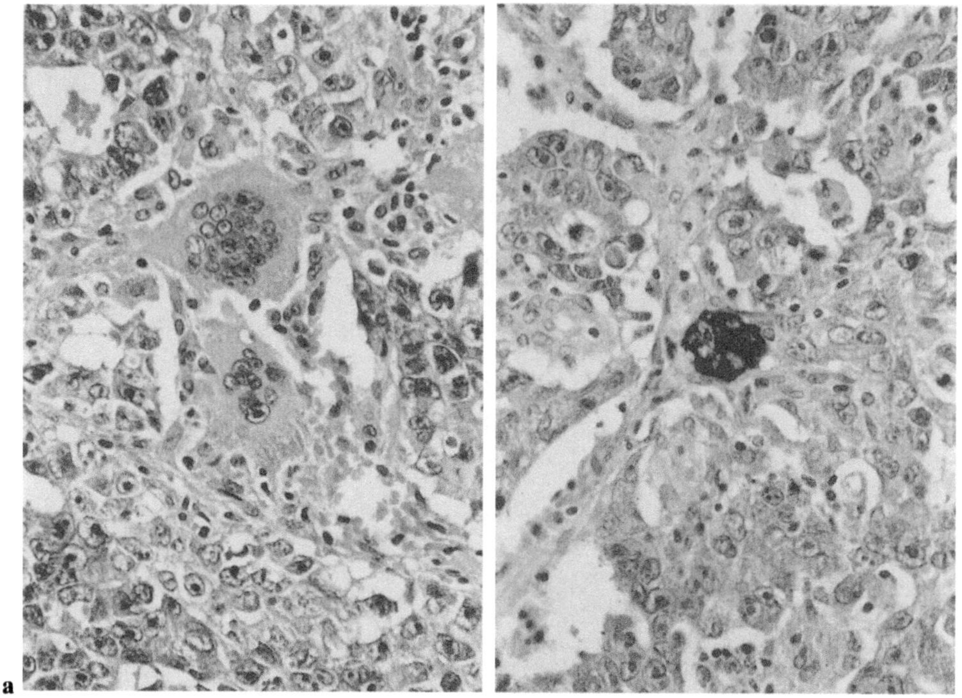

Abb. 6.47 a, b. Isolierte, βHCG-positive Zellen in einem embryonalen Karzinom. **a** HE. **b** Immunhistochemische Reaktion mit anti-βHCG, ×270

len, die in Kombinationsgeschwülsten im Rahmen resorptiver Vorgänge nicht ungewöhnlich sind (Abb. 6.46, 6.47).

Im Gegensatz zu den übrigen Keimzelltumoren des Hodens metastasieren choriokarzinomatöse Herde sehr rasch auch hämatogen. Lungenmetastasen können massive Lungenblutungen auslösen (BENDITT et al. 1988). Choriokarzinome führten deshalb früher meist zum raschen Tode des Patienten. Dank der modernen Chemotherapie hat sich heute aber auch die Prognose dieser aggressiven Tumoren entscheidend gebessert.

δ) Polyembryom

Keimzelltumoren, die vorwiegend aus Embryoidkörpern aufgebaut sind, werden als Polyembryome bezeichnet. Ein Embryoidkörper ist nach Definition der WHO (MOSTOFI u. SOBIN 1977) eine umschriebene embryoartige Formation, zusammengesetzt aus einer Gewebsplatte mit angrenzenden Kavitäten, umgeben von einem lockeren mesenchymalen Gewebe mit synzytiotrophoblastischen Elementen und tubulären, dottersackähnlichen Strukturen. Embryoidkörper erinnern an Frühstadien menschlicher Embryonen, wobei nach EVANS (1957) jedoch höchstens Stadien erreicht werden, die einer Altersphase normaler Embryonen bis zum 18. Tag entsprechen.

Gut entwickelte, sagittal geschnittene Embryoidkörper lassen tatsächlich eine Embryonalplatte erkennen, an die sich an der einen Seite die Amnion- und auf der

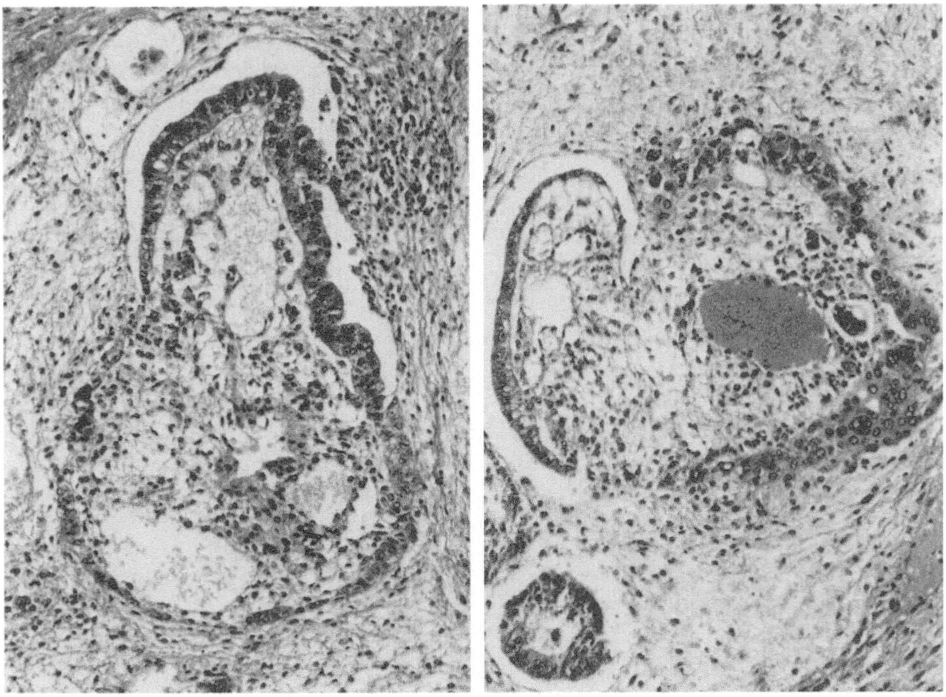

a b

Abb. 6.48 a, b. Embryoidkörper aus einem Teratokarzinom. 24jähriger Mann (HE ×105)

Gegenseite die Dottersackhöhle anlagern, umgeben von einem lockeren mesenchymalen Gewebe (Abb. 6.48). Im Dottersackgewebe läßt sich immunhistologisch αFP nachweisen, im Synzytiotrophoblasten des späteren Plazentarbereiches βHCG (Abb. 6.49). Eine eingehende Darstellung der Struktur und der Immunhistologie von Embryoidkörpern findet sich bei NAKASHIMA et al. (1988). Für vergleichende Untersuchungen zwischen normalen menschlichen Embryonen und Embryoidkörper sei besonders auf die Arbeiten von EVANS (1957) und JACOBSEN (1986) verwiesen.

Es ist das Verdienst von PEYRON (1936), erstmals auf diese Sonderform von Keimzelltumoren aufmerksam gemacht zu haben, die von ihm als Embryome bezeichnet worden sind. Da derartige Geschwülste aus zahlreichen Embryoidkörper aufgebaut sind, hat sich später der Begriff eines Polyembryoms eingebürgert, Tumoren, mit denen sich vor allem MELLICOW (1940), EVANS (1957), MARIN-PADILLA (1965) und GAILLARD (1968, 1972) befaßt haben. Sie wurden früher auf eine parthenogenetische Entwicklung primordialer Keimzellen zurückgeführt (MARIN-PADILLA 1965). Nach neuen experimentellen Untersuchungen entwickeln sich derartige Embryoidkörper wahrscheinlich aber nicht aus primitiven, in den Tumoren eingeschlossenen Keimzellen, sondern aus multipotenten malignen embryonalen Zellen des Tumors selbst (s. WALT u. HEDINGER 1984; TALERMAN 1986; DAMJANOV 1986; NIEDERBERGER et al. 1988).

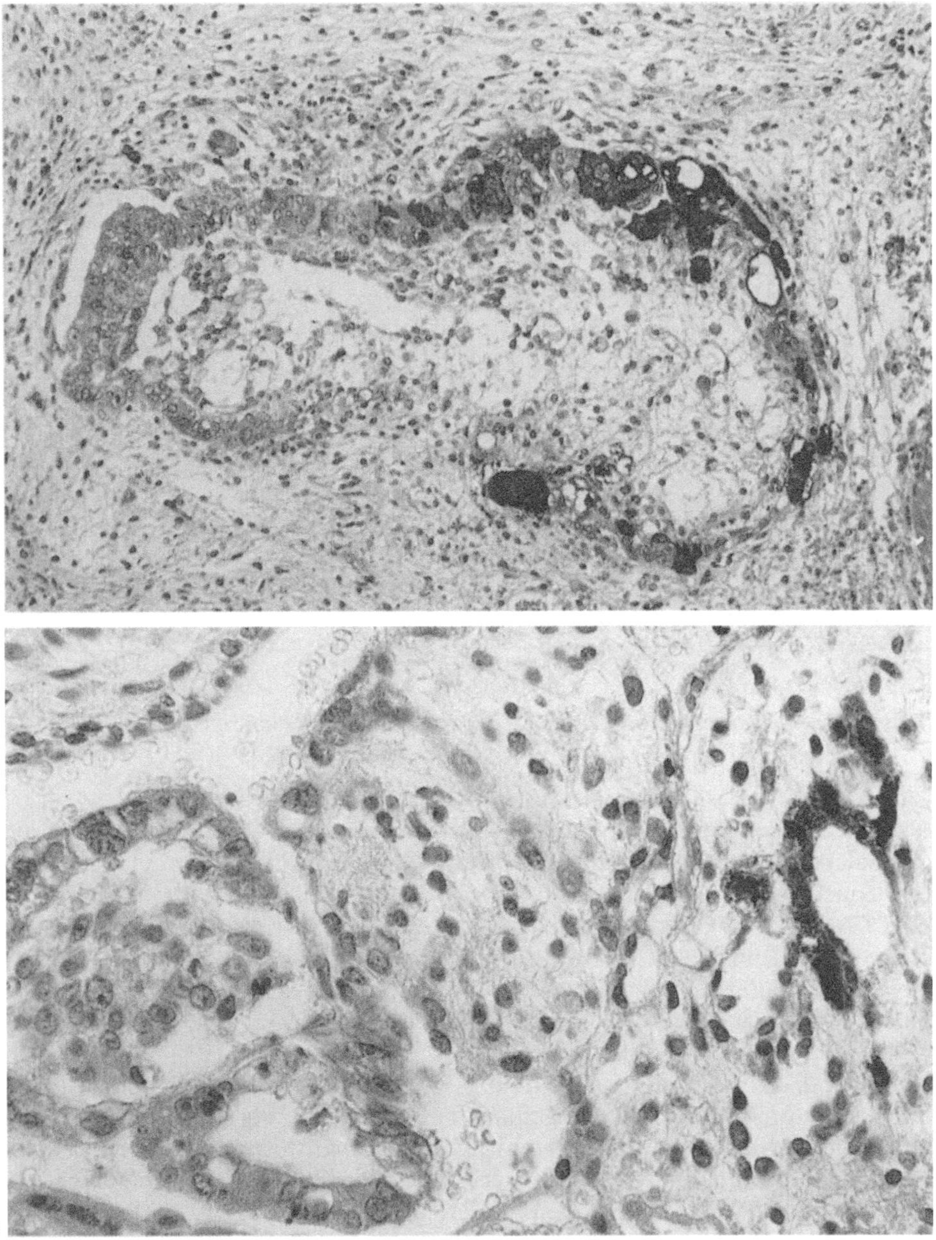

a b

Abb. 6.49 a, b. Embryoidkörper aus einem Teratokarzinom. Gleicher Patient wie Abb. 6.48. Immunhistochemischer Nachweis von βHCG **a** und αFP **b**. (**a** $\times$140, **b** $\times$360)

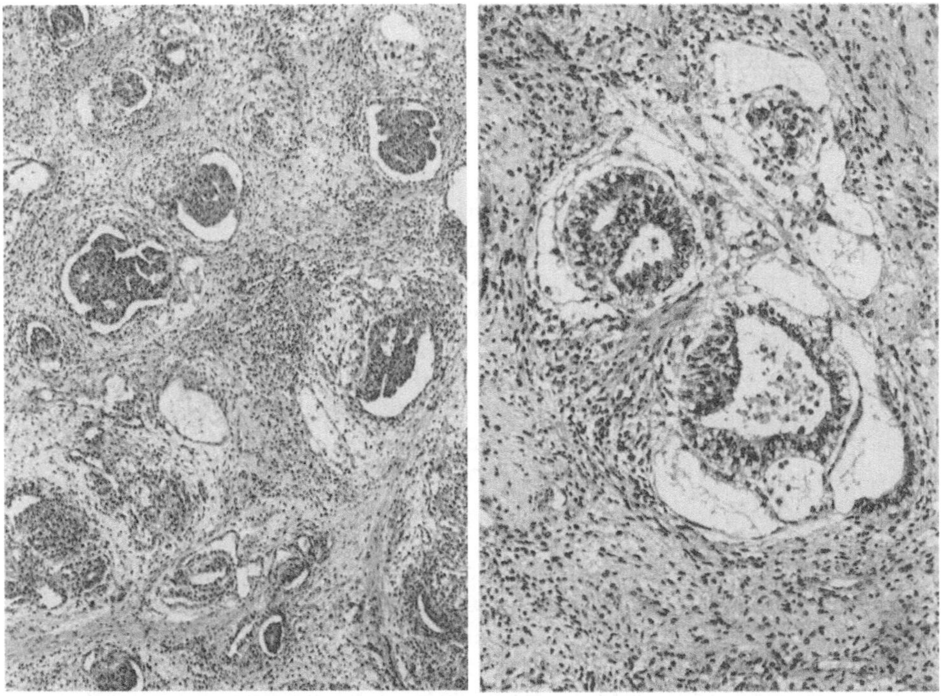

a b

Abb. 6.50 a, b. Polyembryomatöser Herd aus einem Teratokarzinom mit Dottersackanteilen. 22jähriger Mann (HE **a** × 45, **b** × 105)

Entsprechend dem Chorionkarzinom des Mannes kommen auch beim Polyembryom praktisch keine reinen Formen vor. Einzelne Embryoidkörper oder eventuell ganze Gruppen derartiger Formationen sind in kombinierten Keimzellgeschwülsten dagegen nicht ungewöhnlich (Abb. 6.50). So konnte JACOBSEN (1986) in 42 von 100 Keimzelltumoren, die embryonalkarzinomatöse Bezirke oder Dottersackanteile einschlossen, derartige Embryoidkörper nachweisen. Embryoidkörper können im histologischen Präparat ganz verschieden geformt sein, nicht nur eine Folge verschiedener Schnittebenen, sondern Ausdruck verschiedener, mehr oder weniger abnormer Entwicklungsstadien (s. MELLICOW 1940; EVANS 1957; MARIN-PADILLA 1965; GAILLARD 1968, 1972).

CARDOSO DE ALMEIDA u. SCULLY (1983) heben aus der Gruppe kombinierter Keimzelltumoren mit Embryoidkörpern eine Sonderform hervor, die sie als *diffuses Embryom* des Hodens bezeichnen. In 2 Hodentumoren beobachteten sie nicht einfach nur eine unregelmäßige, sondern eine relativ gleichförmige Durchsetzung des Tumors mit Anteilen eines Dottersacktumors und eines embryonalen Karzinoms sowie mit trophoblastischen Zellen, wobei die Dottersackelemente und die embryonal-karzinomatösen Anteile das ganze Präparat in bandartiger Anordnung kettenartig durchzogen. Im zweiten Fall waren auch leberzellartige Herde nachweisbar. Immunhistologisch konnte α-1-Antitrypsin, αFP, in den leberzellartigen Herden auch CEA und in den synzytialen Elementen HCG nachgewiesen werden.

Wie das Choriokarzinom hatten früher auch die vorwiegend aus Embryoidkörpern aufgebauten Tumoren eine besonders schlechte Prognose. Das trifft heute mit Einführung der modernen Chemotherapie wie beim Choriokarzinom nicht mehr zu.

ε) Teratom

Unter Teratomen versteht man ganz allgemein Geschwülste, die typischerweise aus Abkömmlingen aller 3 Keimblätter aufgebaut sind, d. h. aus ektodermalen, entodermalen und mesodermalen Anteilen. Diese Definition gilt auch für die Teratome des Hodens, wobei im Hoden wie im Ovar neben typischen Kombinationen auch mit nur einseitig ausdifferenzierten Tumoren gerechnet werden muß. Je nach dem Differenzierungsgrad des Tumorgewebes werden reife und unreife Teratome unterschieden. Reife Teratome sind nach der Definition der WHO (MOSTOFI u. SOBIN 1977) ausschließlich aus gut differenziertem Gewebe aufgebaut, häufig in organoider Anordnung, unreife Teratome dagegen aus unvollständig ausdifferenzierten Gewebsanteilen, wobei der Differenzierungsgrad nicht näher definiert wird. Im Tumoratlas der amerikanischen Armee (MOSTOFI u. PRICE 1973) werden die Differenzierungsgrade dagegen klarer abgegrenzt: Embryoidkörper würden eigentlich den unreifsten Formen von Teratomen entsprechen, werden aber, wie im vorstehenden Abschnitt δ ausgeführt, als Sonderform behandelt. Die Bezeichnung eines immaturen Teratoms wird für Geschwülste reserviert, die aus primitiven neuroektodermalen, entodermalen und mesodermalen Anteilen zusammengesetzt sind. Teratome der nächsten Reifungsstufe enthalten Knorpel, Knochen, Schleimdrüsen, Pflasterepithelien, Übergangsepithelien oder kubische Epithelien sowie glatte oder quergestreifte Muskulatur, also Elemente, die bis auf Gewebsebene ausgereift sind, aber noch keine organoiden Strukturen imitieren. Reife Teratome schließen dagegen derartige organoide Strukturen wie gastrointestinale und respiratorische Anteile und zahlreiche andere organoide Formationen wie abortive Augen, Pankreas, Leber, Plexus choroideus und Knochenmark sowie verschiedenste mesodermale Gewebe ein.

Von MOSTOFI u. SOBIN (1977) und MOSTOI u. PRICE (1973) werden embryonalkarzinomatöse Anteile aus dem Teratombegriff ausgeschlossen, obschon Teratome sehr häufig derartige Formationen aufweisen. Teratome irgend eines Reifegrades, kombiniert mit embryonal-karzinomatösen Anteilen, werden als Kombinationstumoren, als Teratokarzinome bezeichnet. In der Klassifikation des „Testicular Tumour Panel and Registry of Great Britain" (TTPR) (COLLINS u. PUGH 1964; PUGH 1976) werden die embryonalen Karzinome dagegen als undifferenzierteste Form eines Teratoms aufgefaßt und deshalb auch als undifferenzierte Teratome bezeichnet, ein bei rein embryonal-karzinomatösen Geschwülsten sicher fraglicher, in Anbetracht der häufigen Kombinationsformen mit höher differenzierten Tumorteilen aber praktisch vertretbarer Begriff (s. unter α dieses Abschnittes und v. HOCHSTETTER u. HEDINGER 1982).

In der Klassifikation der WHO von MOSTOFI u. SOBIN (1977) wird als weitere Untergruppe das Teratom mit maligner Transformation abgegrenzt, eine „extrem seltene Teratomform, die eine maligne Komponente enthält, wie man sie typischerweise in anderen Organen oder Geweben antrifft. Sarkome, Pflasterepithelkarzinome und Adenokarzinome stellen die häufigsten derartigen Komponenten dar." Diese Definition eines Hodenteratoms mit maligner Transformation lehnt sich an die Bezeichnung der im Ovar nicht so seltenen Dermoidzysten mit maligner Transformation an (Serov et al. 1973). Im Hoden sind Dermoidzysten aber ganz ungewöhnlich, geschweige denn Dermoidzysten mit maligner Transformation. Im Tumoratlas der amerikanischen Armee sprechen Mostofi u. Price (1973) auch vorsichtiger nicht von maligner Transformation, sondern nur von Teratomen mit histologisch malignen Bezirken oder Karzinomen. Bei den geweblich häufig sehr bunt zusammengesetzten Teratomen des Hodens ist es in der Regel kaum möglich, eine erst sekundäre maligne Transformation zu belegen. Talerman (1986) lehnt deshalb den Begriff eines Teratoms mit maligner Transformation des Hodens ab.

Die von v. Albertini (1955) und von v. Albertini u. Roulet (1974) als verkrebste Teratome bezeichneten Geschwülste des Hodens entsprechen nach heutiger Auffassung kombinierten Keimzelltumoren. Wurster (1976) hat den Begriff eines „präpuberalen undifferenzierten Teratoms" eingeführt, um die bei Kleinkindern besonders häufige hellzellige Tumorform, den heutigen Dottersacktumor, vom embryonalen Karzinom des Erwachsenen, dem undifferenzierten Teratom nach der britischen Nomenklatur, abzugrenzen. Auch diese Bezeichnung empfiehlt sich heute nicht mehr, da sie nur unnötige Verwirrung mit den unreifen Teratomen stiftet.

ε.1) Reife Teratome

Ausschließlich ausgereifte, geweblich dem Alter des Patienten entsprechende Hodenteratome kommen vor allem bei Kleinkindern vor. So betrug das Durchschnittsalter der von Houser et al. (1965) zusammengestellten 30 Fälle der Literatur 2,5 Jahre. In einer eigenen Serie von 13 Fällen lag das Alter der Patienten zwischen 6 Monaten und 6 Jahren (Woodtli u. Hedinger 1974a). Bei 2 dieser 13 Kinder soll aber schon bei der Geburt eine Hodenvergrößerung aufgefallen sein. Auch in der Untersuchungsreihe von Stiller et al. (1983), die 7 reife Teratome einschließt, betrug das Durchschnittsalter der Kinder mit derartigen Tumoren 2 Jahre. In der großen Untersuchungsserie von Pugh u. Cameron (1976) betrafen 15 der insgesamt 28 differenzierten Teratome Kinder unter 10 Jahre, 13 davon Kinder zwischen 0–4 Jahren.

Kindliche Hoden mit derartigen differenzierten Teratomen werden durch den Tumor etwas aufgetrieben. Bei 8 unserer 13 Fälle bestand eine Begleithydrozele. Ausnahmsweise liegt das Teratom zwar intraskrotal, aber außerhalb des eigentlichen Hodengewebes, und kann damit ausgeschält werden. Die Oberfläche derartiger Teratome ist leicht gehöckert, die Schnittfläche wird von unterschiedlich großen Zysten durchsetzt (Abb. 6.51). Mikroskopisch werden diese Zysten von ausgereiften Epithelien verschiedenster Art ausgekleidet, wie Darmepithelien, respiratorischen Epithelien und Pflasterepithel mit Hautanhangsgebilden (Abb. 6.52, 6.53a). Große, mit Haaren und Talg gefüllte Zysten, wie sie im Ovar häufig sind, treten in Hodenteratomen dagegen nicht auf. In einem einzigen Tumor fanden wir in einer Zyste eine abortive Haarbildung. Zwischen den Zysten liegt ein Bindegewebe, das mit Knorpelinseln, Knochen mit oder ohne Knochenmark sowie glatten und quergestreiften Muskelfasernbündeln durchsetzt ist. Wie bei den Dottersacktumoren lassen sich auch bei den altersentsprechenden Terato-

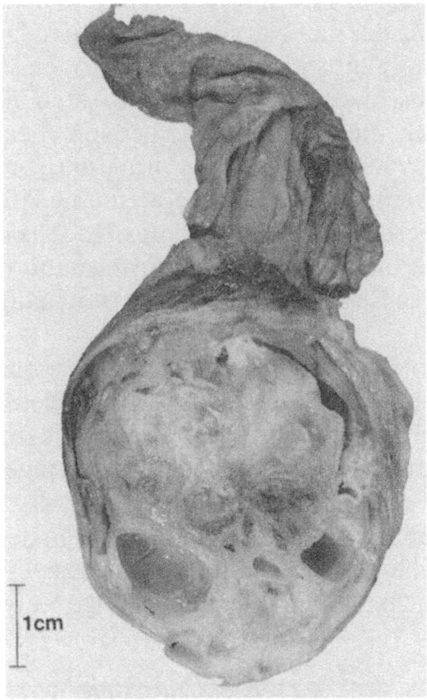

Abb. 6.51. Coaetanes, altersmäßig ausgereiftes Teratom des rechten Hodens. $1^{6}/_{12}$jähriges Kleinkind

men der Kleinkinder keine atypischen Keimzellen in der Tumorumgebung nachweisen (Abb. 6.53 b) (GUINAND u. HEDINGER 1981).

Neben ausgereiften Geweben kommen bei Kleinkindern auch unvollständig ausgereifte, dem Alter des Tumorträgers aber entsprechende Gewebe vor, vor allem unvollständig ausgereiftes Nieren- und Nervengewebe, was nicht als Zeichen der Malignität gedeutet werden darf. Bei älteren Kindern müssen unausgereifte Gewebsteile dagegen als Hinweis auf eine maligne Entwicklung gewertet werden. So mußten in der Untersuchungsserie von PUGH u. CAMERON (1976) die Teratome bei 3 Kindern im Alter von 12–14 Jahren wegen unvollständiger Ausdifferenzierung einzelner Gewebsbezirke als unreife Teratome, nach PUGHS (1976) Terminologie als malignes Teratom vom Intermediärtyp (MTI) klassifiziert werden. Zwei dieser 3 Kinder starben im Laufe eines Jahres an Metastasen. Die Unterscheidung unvollständig ausgereifter von undifferenzierten Geweben kann erhebliche Schwierigkeiten machen, Probleme, die vor allem bei den seltenen Teratomen von Kindern im Alter von 10–15 Jahren auftreten. Vor dem 10. Altersjahr sind derartige Tumoren dagegen fast ausnahmslos gutartig.

Beim Erwachsenen sind dagegen auch differenzierte Teratome als maligne zu betrachten. In der Regel sind die Metastasen undifferenzierter als der Primärtumor. Zwei der 12 Erwachsenen mit reifen Teratomen der Serie von PUGH u. CAMERON (1976) starben kurze Zeit nach Entfernung des Primärtumors an Metastasen, die bei einem Patienten einem embryonalen Karzinom, beim anderen einem Choa 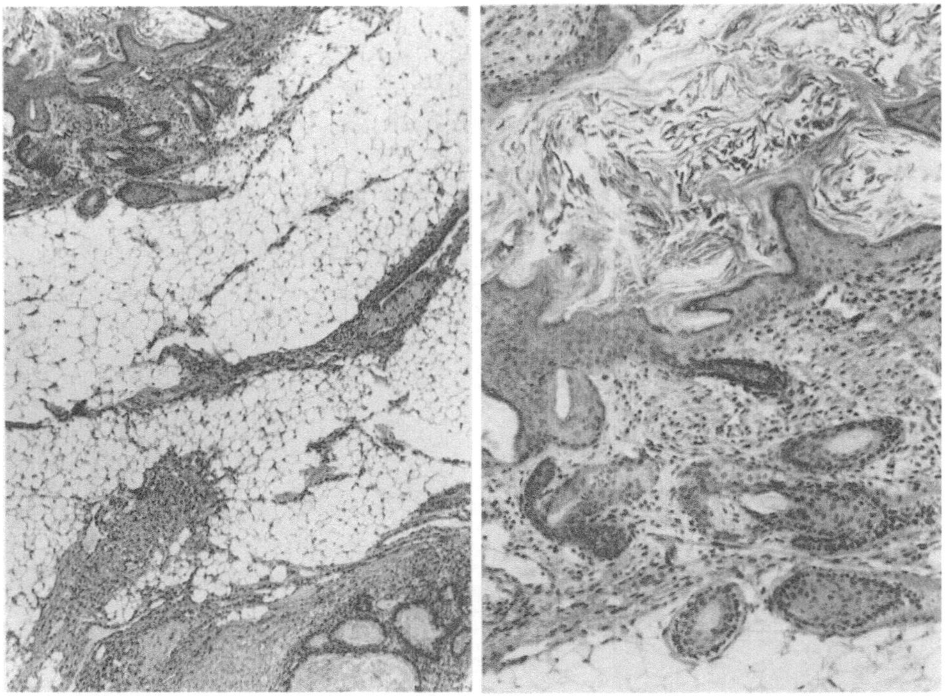 b

Abb. 6.52 a, b. Coaetanes, altersmäßig ausgereiftes Teratom des rechten Hodens. 10 Monate alter Säugling. **a** u. **b** Pflasterepithel mit Hautanhangsgebilden und schleimbildendes Epithel (HE **a** ×45, **b** ×105)

riokarzinom entsprachen. Der Verdacht liegt nahe, daß derartige embryonal-karzinomatöse oder choriokarzinomatöse Herde in den Primärtumoren übersehen worden sind, daß es sich also bei diesen nicht um ausschließlich ausgereifte Teratome, sondern um Kombinationstumoren, um Teratokarzinome gehandelt hat. Die Berechtigung der Empfehlung PUGHS, das Restmaterial aller Hodentumoren zu konservieren, um es bei besonderem klinischen Verlauf nachkontrollieren zu können, wird durch derartige Beobachtungen besonders deutlich demonstriert. In der Regel stellen ausgereifte teratomatöse Abschnitte in Hodentumoren des Erwachsenen ja nur Teilerscheinung eines Kombinationstumors, am häufigsten eines Teratokarzinoms, d.h. der Kombination eines Teratoms mit einem embryonalen Karzinom dar.

ε. 2) Unreife Teratome

Von unreifen Teratomen kann dann gesprochen werden, wenn Gewebsanteile eines Teratoms dem Entwicklungsstand des Tumorträgers nicht mehr entsprechen. So müssen z.B. unvollständig differenzierte neuroblastische Anteile, eine häufige Komponente in gutartigen Teratomen von Kleinkindern, in Teratomen von Erwachsenen als Zeichen einer unadäquaten Differenzierung und damit als Ausdruck der Malignität aufgefaßt werden. Das gleiche gilt auch für andere proliferierende Gewebsteile ektodermaler, entodermaler oder mesodermaler Ab-

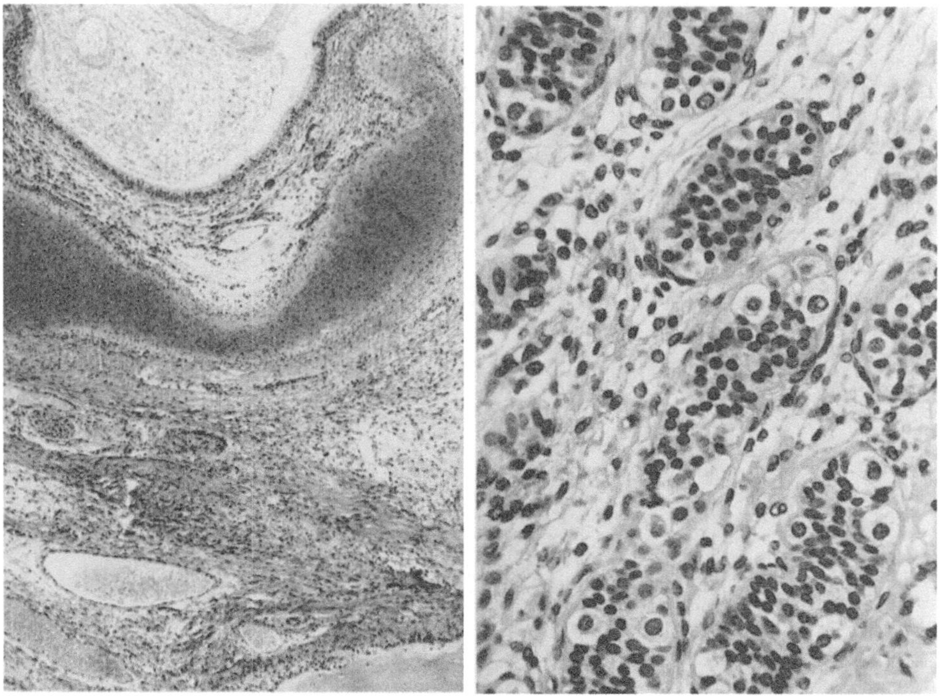

a b

Abb. 6.53 a, b. Coaetanes, altersmäßig ausgereiftes Teratom des rechten Hodens, gleicher Patient wie Abb. 5.52. **a** Anteile, die an einen Bronchus erinnern. **b** Restliches Hodengewebe: keine atypischen Keimzellen erkennbar. (HE **a** ×45, **b** ×270)

stammung. Handelt es sich um undifferenzierte Proliferationen epithelialer Natur, dann sind derartige Tumoren der Kategorie des Teratokarzinoms zuzurechnen (s. nachfolgender Abschnitt 3). Handelt es sich dagegen um differenzierte karzinomatöse oder sarkomatöse Herde, dann gehört ein derartiger Tumor nach dem Schema der WHO von MOSTOFI u. SOBIN (1977) in die Gruppe der Teratome mit maligner Transformation. Wie bereits erwähnt, ist dieser Begriff pathogenetisch betrachtet wahrscheinlich nicht ganz korrekt. Man spricht deshalb besser wie MOSTOFI u. PRICE (1973) von einem Teratom mit malignen Bezirken, deren Natur näher bezeichnet werden muß. Derartige Tumorformen sind im Hoden jedoch relativ selten. Viel häufiger sind Kombinationsformen mit unausgereiften malignen Geweben wie embryonal-karzinomatösen Bezirken, Dottersackanteilen oder chorionepitheliomatösen Herden.

ε. 3) Einseitig ausdifferenzierte Teratome

Definitionsgemäß ist ein Teratom aus Abkömmlingen mehrerer Keimblätter aufgebaut, in der Regel aus ektodermalen, entodermalen und mesodermalen Anteilen. Tumoren, die nur eine Komponente aufweisen, sollten korrekterweise deshalb nicht als Teratome bezeichnet werden. Trotzdem werden von gewissen Autoren einseitig ausdifferenzierte Tumoren den Teratomen zugeordnet, da sie in

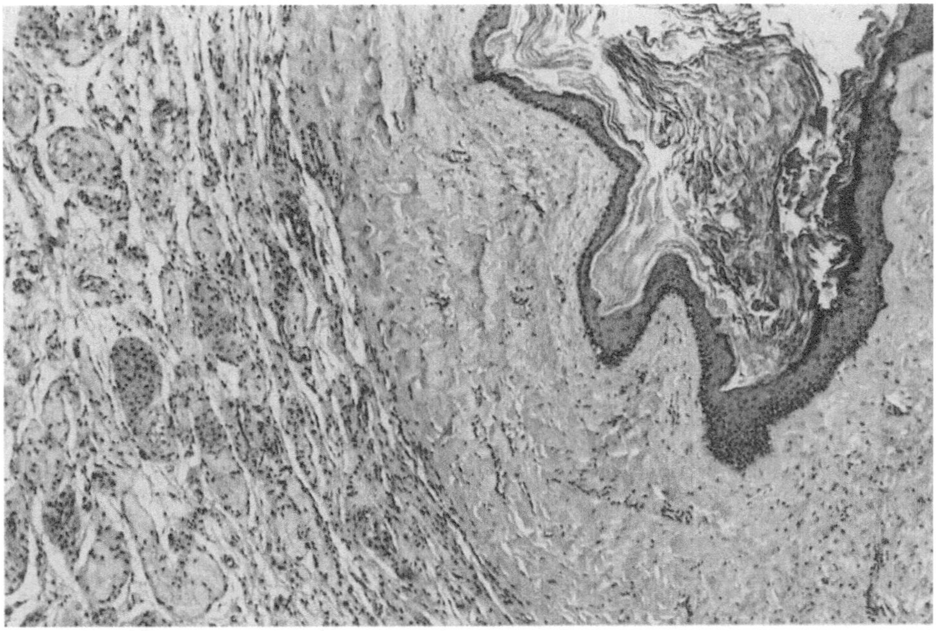

Abb. 6.54. Epidermoidzyste des linken Hodens. 39jähriger Mann (HE ×60)

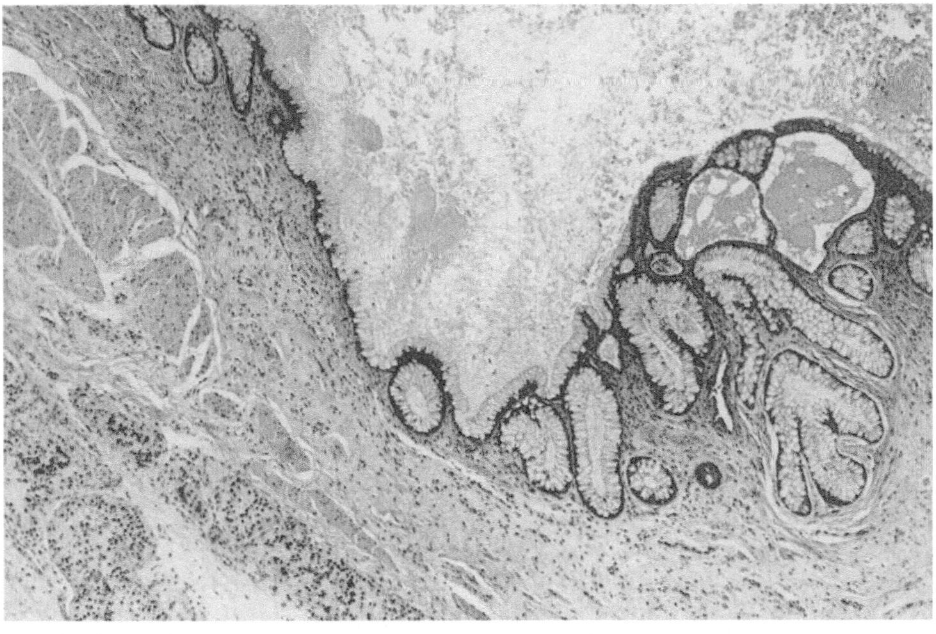

Abb. 6.55. Schleimzyste des rechten Hodens. 19jähriger Mann. Das gleichzeitige Vorliegen von glatter Muskulatur weist auf ein zystisches Teratom hin (HE ×60)

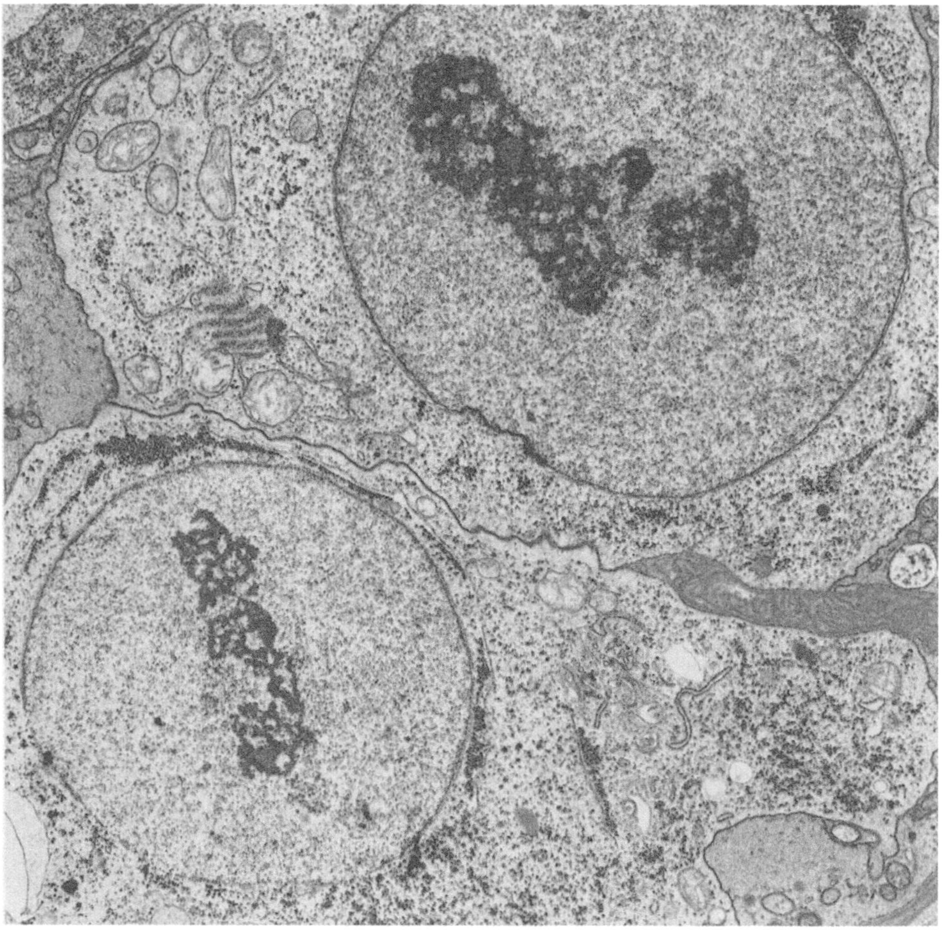

Abb. 6.56. Seminomzellen. Im Zytoplasma der oberen Seminomzelle die in Keimzellen besonders häufigen annulierten Lamellen. In der unteren Seminomzelle reichlich Glykogen (schwarz-gekörnt). 41jähriger Mann (× 6300)

Kombination mit Teratomen auftreten können. Das gilt z. B. für das seltene primäre *Karzinoid* des Hodens, das von TALERMAN (1986) unter dieser Rubrik besprochen wird. MOSTOFI u. SOBIN (1977) rechnen es dagegen je nach Vorhandensein oder Fehlen teratomatöser Zusatzkomponenten dem Teratom mit maligner Transformation oder den ungewöhnlichen Tumoren des Hodens zu (s. Kap. 6:D).

Der Gruppe einseitig differenzierter Teratome stehen aber sicher die *Pflasterepithelzysten* d. h. die *Dermoid- und Epidermoidzysten* des Hodens nahe (Abb. 6.54). Eigentliche *Dermoidzysten* mit Haaren und Talg kommen im Hoden im Gegensatz zum Ovar kaum vor. MOSTOFI u. PRICE (1973) bilden in ihrem Atlas eine derartige Zyste ab, die einer Dermoidzyste des Ovars durchaus gleicht. Schilddrüsengewebe soll in Dermoidzysten des Mannes nur selten, Pankreasgewebe dagegen häufig sein. Metastasen wurden von MOSTOFI u. PRICE nie beob-

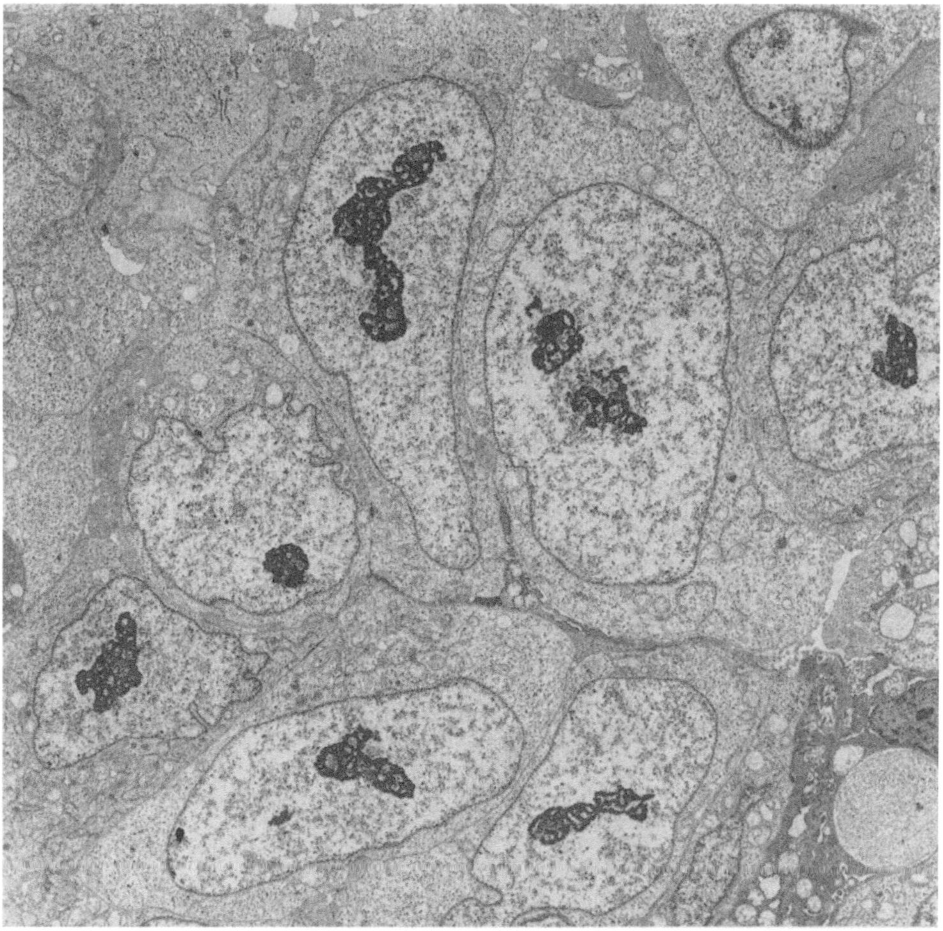

Abb. 6.57. Embryonales Karzinom in einem Teratokarzinom mit vorwiegend embryonalkarzinomatösen Anteilen. Epithelartig angeordnete Tumorzellen mit entsprechenden Zellverbindungen und einzelnen Mikrovilli. 27jähriger Mann (× 2600)

achtet. In einer eigenen Serie von 38 kindlichen Hodentumoren (Woodtli u. Hedinger 1974) waren bei 2 Kindern nur Zysten vorhanden, die auf Grund angedeuteter Anhangsgebilde ebenfalls als Dermoidzysten zu bezeichnen sind. Eine Zyste mit ausschließlich schleimbildendem Epithel und glatter Muskulatur, wie in Abb. 6.55 demonstriert, dürfte einem zystischen Teratom entsprechen.

Auch reine *Epidermoidzysten* sind selten. Das große Untersuchungsgut von Pugh (1976) mit annähernd 3000 Hodentumoren schließt nur 7 Epidermoidzysten ein. Shah et al. (1981) haben inklusive von 3 eigenen Fällen 141 Beobachtungen derartiger Zysten aus der Literatur zusammengestellt. Die Großzahl dieser Zysten machte sich als schmerzlose Hodenschwellung zwischen dem 20. und 40. Altersjahr bemerkbar. Shah et al. (1981) nehmen an, daß sich derartige Zysten aus Keimzellen entwickeln und empfehlen deshalb trotz dem meist gutarti-

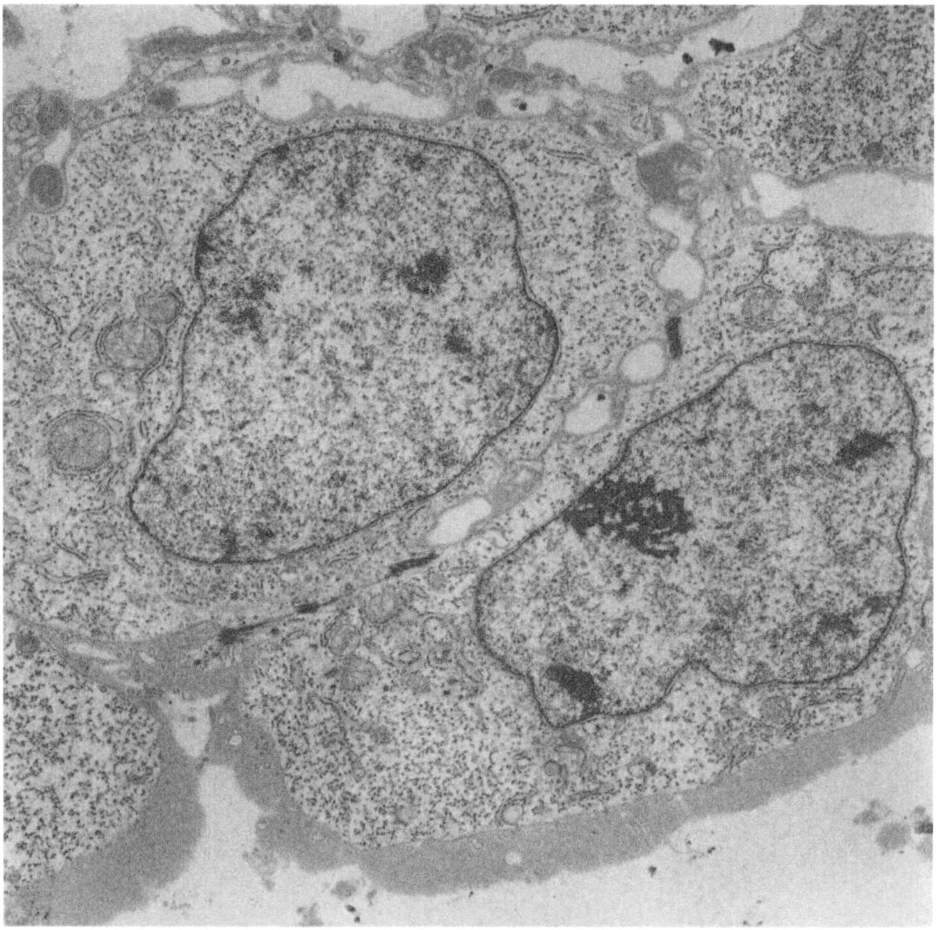

a

Abb. 6.58 a, b. Dottersacktumor. 25jähriger Mann. **a** Lockerere Zellanordnung als im embryonalen Karzinom der Abb. 6.57, Tumorzellen aber ebenfalls mit Desmosomen verbunden. Interzellulär osmiophile Ablagerungen (× 6300). **b** Ungleich stark ausgeprägt osmiophile Komponenten zwischen zwei Tumorzellen mit eingeschlossenen Mikrovilli (× 19800)

gen Charakter solcher Zysten eine Orchiektomie, damit allfällige maligne Herde sicher entfernt werden. Nach Malek et al. (1986) ist die Ausschälung einer isolierten Pflasterepithelzyste dann gerechtfertigt, wenn sich im Schnellschnitt keine zusätzlichen Gewebsanteile nachweisen lassen. Was kleine, meist zufällig erfaßte Zysten von Hoden und Hodenhüllen sowie multiple kleinzystische Veränderungen des Hodens anbelangt, sei auf die Ausführungen im Kap. 2:B.I.6 verwiesen.

e) Elektronenoptische Befunde

Embryonale Karzinome zeigen elektronenoptisch im Gegensatz zu den Seminomen (Abb. 6.56) eine Tendenz zu epithelialer Differenzierung (Abb. 6.57). So

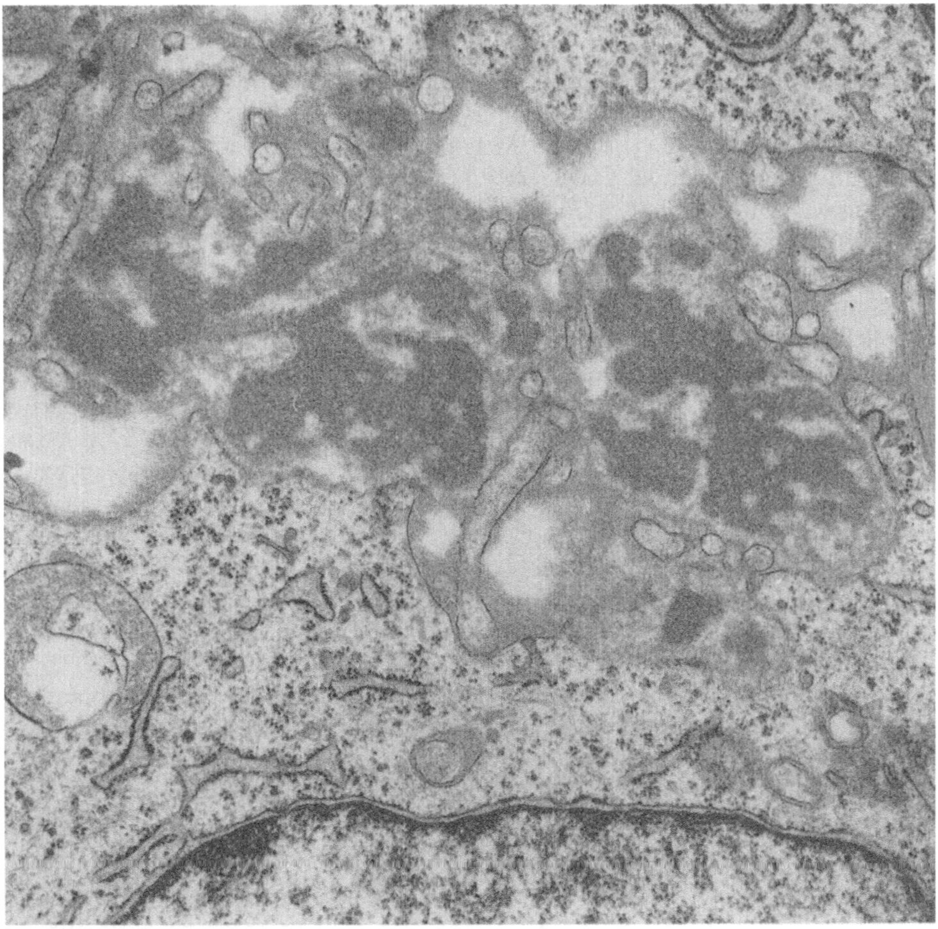

Abb. 6.58 b

werden Gruppen von Zellen von einer Basalmembran umschlossen, besonders ausgeprägt bei drüsenartigen Formationen. Apikal sind bei diesen epithelähnlichen Zellen spärliche rudimentäre Mikrovilli zu sehen. Bei angedeutet glandulären Strukturen ragen zahlreichere besser ausgebildete Mikrovilli in die drüsenartigen Lichtungen hinein. Die Kerne sind groß, unregelmäßig geformt und häufig tief gefurcht. Ihre Nukleolen sind groß, Mitosen sind zahlreich. Das Zytoplasma enthält massenhaft Ribosomen und Polysomen, eher spärlich Mitochondrien und im Gegensatz zu den Tumorzellen von Seminomen praktisch kein Glykogen. Je nach dem Differenzierungsgrad sind rudimentäre oder besser ausgestattete Golgi-Apparate vorhanden. Das endoplasmatische Retikulum und die Golgi-Komplexe sind bei undifferenzierten Tumorzellen eher spärlich. Besser differenzierte Tumorzellen embryonaler Karzinome besitzen dagegen ein ausgeprägteres endoplasmatisches Retikulum sowie zahlreiche Golgi-Komplexe. Apikal lassen sich bei Tumorzellen mit angedeutet glandulären Stukturen Schlußleisten in Form einer Zonula occludens nachweisen. Seitlich werden die Tumorzellen durch Desmosomen verbunden (PIERCE 1966).

Synzytiale Riesenzellen sind ähnlich gebaut, aber mehrkernig. Das Zytoplasma enthält ein endoplasmatisches Retikulum vom Zysternentyp mit bienenwabenartigen Strukturen. Mikrovilli ragen in sinusoidale Hohlräume hinein, die Fibrinmassen einschließen (PIERCE u. MIDGLEY 1966).

Solid gebaute Anteile von Dottersacktumoren zeigen eine ähnliche Ultrastruktur wie embryonale Karzinome (Abb. 6.58). Auffällig sind jedoch intra- und extrazytoplasmatische Ablagerungen von elektronendichtem Material, das nach NOGALES et al. (1977, 1978) z. T. basalmembranartigen Charakter hat. Intrazytoplasmatisch liegen diese Massen in zystischen Erweiterungen des endoplasmatischen Retikulum. Neben diesen basalmembranartigen Depots sind aber auch elektronendichtere feingranuläre intra- und extrazytoplasmatische kugelige Ablagerungen zu sehen, die den auch lichtmikroskopisch faßbaren hyalinen, partiell αFP-positiven Kugeln entsprechen sollen. Die basalmembranartigen Depots sind dagegen αFP-negativ (NAKANISHI et al. 1982). Das Zytoplasma enthält ferner zahlreiche Lysosomen, Mitochondrien und Golgi-Komplexe, z. T. auch reichlich Glykogen. Die oberflächlichen Epithelien besitzen einen dichten Besatz aus Mikrovilli (GONZALES-CRUSSI et al. 1976). Je nach der Entwicklungstendenz derartiger Tumoren treten auch ultrastrukturell Epithelveränderungen im Sinne von Darmepithelien, Leberzellen oder anderen Differenzierungen auf (PRAT et al. 1982; COHEN et al. 1987).

Was schließlich die elektronenmikroskopischen Befunde von Teratomen anbelangt, so sind je nach der Differenzierungsform derartiger Tumoren Zellen verschiedenster Gewebe zu sehen (neue Übersicht elektronenoptischer Befunde bei ROTH u. GILLESPIE 1986).

f) Tumormarker, Immunhistologie

Als *Tumormarker im Serum* kommen bei nichtseminomatösen Keimzelltumoren vor allem HCG und αFP in Frage. HCG wird fast ausnahmslos von synzytialen Riesenzellen gebildet, αFP vorwiegend von Anteilen eines Dottersacktumors. Obschon die Bildung beider Marker an spezielle Zellen oder Gewebe gebunden ist, findet man im Serum von Patienten mit nichtseminomatösen Keimzelltumoren in einem erstaunlich großen Prozentsatz erhöhte Werte von HCG und αFP oder von beiden Markern. Tabelle 6.7 aus JAVADPOUR (1980a) orientiert über die Zahlen markerpositiver Patienten, aufgeteilt nach Tumortyp, bei einem Kollektiv von 150 Patienten mit Seminomen und 256 Patienten mit nichtseminomatösen Keimzelltumoren. Bei den Seminomen hatten nur 10 von 130 (7,7 %) Patienten erhöhte HCG-Werte und kein einziger Patient erhöhte αFP-Werte. Dagegen lagen bei ungefähr 90 % der Patienten mit nichtseminomatösen Keimzelltumoren die Serumwerte von HCG oder αFP oder beider Marker zusammen über der Norm. Wie diese Zahlen demonstrieren, stellen HCG und αFP geeignete Marker dar, um den Krankheitsverlauf bei Patienten mit nichtseminomatösen Keimzelltumoren zu verfolgen.

In Tabelle 6.7 aus der Arbeit von JAVADPOUR (1980a) erstaunt der hohe Prozentsatz von 70,3 % Patienten mit embryonalen Karzinomen und erhöhten αFP-

Tabelle 6.7. Häufigkeit erhöhter HCG- und αFP-Werte im Blut von Patienten mit Keimzelltumoren (Nach JAVADPOUR 1980a)

	αFP	[%]	HCG	[%]	αFP + HCG	[%]
Seminom	0/130	(0,0)	10/130	(7,7)	10/130	(7,7)
Teratom	6/16	(37,5)	4/16	(25)	7/16	(44)
Embryonales Karzinom	102/145	(70,3)	87/145	(60)	127/145	(87,5)
Teratokarzinom	36/56	(64,2)	32/56	(57)	48/56	(85,7)
Choriokarzinom	0/5	(0)	5/5	(100)	5/5	(100)
Dottersacktumor	3/4	(75)	1/4	(25)	3/4	(75)

Werten. Man muß vermuten, daß diese Gruppe angeblicher embryonaler Karzinome eine erhebliche Zahl von Patienten einschließt, bei denen Dottersackanteile in embryonalkarzinomatösen Tumoren nicht erkannt worden sind. Das war früher, vor der systematischen Anwendung immunhistologischer Untersuchungen häufig der Fall (s. bei den Ausführungen über die Dottersacktumoren in diesem Kapitel unter A.II.2.d.β). Tatsächlich können ohne Anwendung von derartigen immunhistologischen Untersuchungen solide Bezirke in einem Dottersacktumor von soliden Anteilen eines embryonalen Karzinoms kaum sicher abgegrenzt werden. So fanden KURMAN et al. (1977) und BOSMAN et al. (1980) αFP-positive undifferenzierte mononukleäre Tumorzellen nicht nur in Dottersacktumoren, sondern auch in mehreren, als embryonale Karzinome klassifizierten Hodengeschwülsten. Auch in einer eigenen Untersuchungsserie (HORN et al. 1980) waren bei 4 von 11 Patienten mit reinen embryonalen Karzinomen die Serumwerte für αFP erhöht, allerdings weniger stark als bei Patienten mit Dottersacktumoren oder mit kombinierten Tumoren, die Dottersackanteile enthielten.

Bei derartigen Befunden handelt es sich offenbar nicht einfach um Interpretationsfehler embryonalkarzinomatöser histologischer Befunde, sondern um Tumoren, die an der Grenze zwischen embryonalen Karzinomen und Dottersacktumoren oder Teratomen liegen. Wenn embryonalkarzinomatöse Tumorzellen tatsächlich die Stammzellen von höher differenzierten nichtseminomatösen Keimzelltumoren wie Dottersacktumoren oder Teratomen darstellen, was nach den Untersuchungen von KLEINSMITH u. PIERCE (1964) und STEVENS (1968) zu vermuten ist, dann muß mit derartigen Übergangsformen zwischen embryonalen Karzinomen und Dottersacktumoren gerechnet werden (s. ANDREWS et al. 1984; DAMJANOV 1984, 1986). Tatsächlich haben wir in einem in die Nude-Maus verpflanzten undifferenzierten Keimzelltumor derartige Übergänge direkt verfolgen können (WALT et al. 1986). Bei erhöhten αFP-Werten müssen ferner immer auch andere Markerquellen in Betracht gezogen werden. So können z.B. auch gewisse differenzierte Teratomanteile αFP bilden (JACOBSEN et al. 1981a; LÖHRS et al. 1980; MORINAGA et al. 1983). In differenzierteren Teratomen treten ferner je nach Ausbildung entsprechender Gewebe auch andere Marker wie karzinoembryonales Antigen (CEA) (HEYDERMAN 1978, JACOBSEN et al. 1981a) oder neurale Antigene (TROJANOWSKI u. HICKEY 1984) in Erscheinung. JACOBSEN u. JACOBSEN (1983b) empfehlen ferner Hämoglobin F als Marker, das in Anteilen von Dottersacktumoren und in einzelnen Zellen von embryonalen Karzinomen gebildet wird.

Immunhistologisch sind für Diagnose und Abgrenzung nichtseminomatöser Keimzelltumoren ebenfalls HCG, vor allem die βHCG-Fraktion, und αFP von größter Bedeutung. Synzytiale Riesenzellen sind in nichtseminomatösen Keimzelltumoren wie in Seminomen mit derartigen Riesenzellen auch in gewöhnlicher Färbung meist leicht erkennbar. Die immunhistologisch positive Reaktion mit anti-βHCG läßt die Riesenzellen aber deutlicher in Erscheinung treten und erlaubt ihre Abgrenzung von anderen, z. B. histiozytären Riesenzellen. Abgesehen von den synzytialen Riesenzellen können, wie bereits bei den Serummarkern besprochen, auch einkernige Tumorzellen, ja Zellen, die weitgehend embryonalkarzinomatösen Elementen gleichen, eine positive Reaktion geben.

αFP läßt sich bei nichtseminomatösen Keimzelltumoren immunhistologisch vor allem in Zellen von Dottersacktumoren oder Dottersackanteilen nachweisen. Immunhistologische Untersuchungen mit Anti-αFP erleichtern deshalb bei ungewöhnlichen histologischen Bildern die Diagnose ganz wesentlich. Da reine Dottersacktumoren vor allem bei Kindern vorkommen, kann der Nachweis einer αFP-Produktion durch die Tumorzellen bei der Abklärung von schwer klassifizierbaren embryonalen Tumoren diagnostisch entscheidend sein (ABELEY 1974; WILKE u. HARMS 1979; WOLD et al. 1984). Immunhistologische Untersuchungen mit anti-αFP sind aber auch zur Erfassung undifferenzierter, vor allem solider Dottersackanteile in kombinierten Keimzelltumoren und zur Abgrenzung undifferenzierter Dottersacktumoren von embryonalen Karzinomen unerläßlich. Daß mit Übergangsformen zwischen Dottersacktumoren und embryonalen Karzinomen gerechnet werden muß, haben wir schon bei den Serummarker nichtseminomatöser Keimzelltumoren erwähnt. Was Marker wie PLAP, γGT und Ferritin anbelangt, die bei Seminomen von Bedeutung sind, sei auf die Besprechung der Seminommarker verwiesen (s. in diesem Kapitel A.II.1.f).

Neben den Untersuchungen mit den genannten Markern haben in den letzten Jahren auch immunhistologische Untersuchungen des Zytoskeletts von Keimzelltumoren an diagnostischer Bedeutung gewonnen. Im Gegensatz zu den Zellen typischer Seminome enthalten die Zellen embryonaler Karzinome und die karzinomatösen Epithelien von Teratokarzinomen regelmäßig *Zytokeratin*-positive Intermediärfilamente (s. Abb. 6.38). Je differenzierter die Epithelien, um so dichter und umso regelmäßiger sind die Keratinfilamente und die Desmosomen angeordnet. Auch die Tumorzellen von Choriokarzinomen, sowohl die Synzytiotrophoblasten wie die Zytotrophoblasten, enthalten regelmäßig Keratin. Sie besitzen auch zahlreiche Desmosomen. Was die verschiedenen Keratintypen anbelangt, sei auf die Arbeiten von MIETTINEN et al. (1985), DENK et al. (1987) verwiesen. Neuere Übersichten finden sich abgesehen von den beiden soeben genannten Arbeiten bei BATTIFORA et al. (1984), RAMAEKERS et al. (1985), EGLEN u. ULBRIGHT (1987), NIEHANS et al. (1988). Was die Immunhistologie der einzelnen Formen nichtseminomatöser Keimzelltumoren betrifft, sei auch auf die Ausführungen über die Einzeltypen verwiesen (s. in diesem Abschnitt 2.d, α–ε).

3. Kombinierte Keimzelltumoren

Keimzelltumoren des Hodens treten sehr häufig in kombinierter Form auf. Nach MOSTOFI u. PRICE (1973) entsprechen annähernd 40 % der Keimzelltumoren

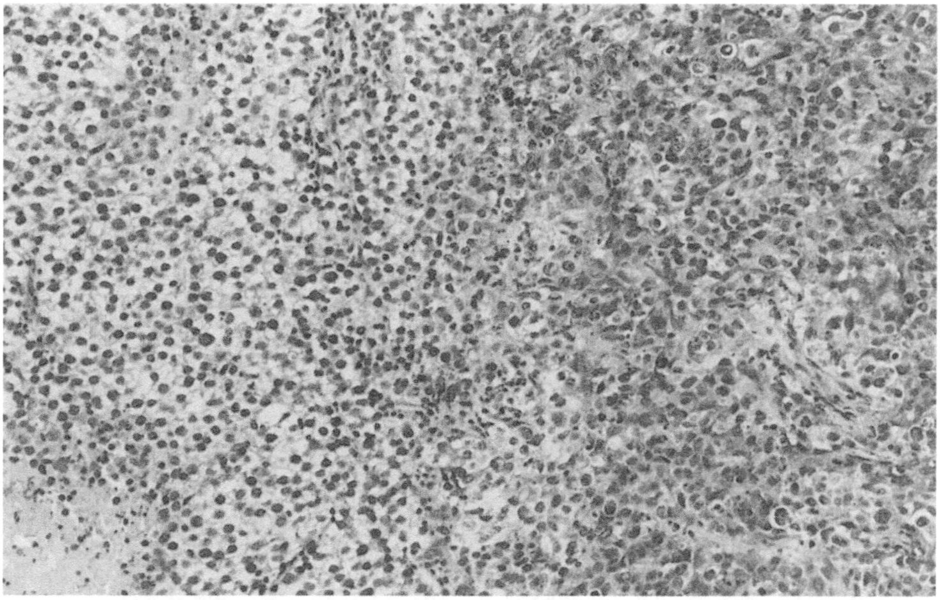

Abb. 6.59. Kombination eines Seminoms mit einem embryonalen Karzinom: *links* Seminom mit Nekrose, *rechts* embryonales Karzinom. 32jähriger Mann. (HE × 140; Präparat von Prof. G. MIKUZ, Innsbruck)

einer derartigen Kombination und zwar 24% der Kombination eines embryonalen Karzinoms mit einem Teratom, einem Teratokarzinom (s. Abb. 6.65 a, b), 13,4% der Kombination eines nichtseminomatösen Keimzelltumors mit einem Seminom (Abb. 6.59, 6.60) (wovon 6,4% der Kombination eines Teratoms und embryonalen Karzinoms mit einem Seminom, 5% der Kombination eines embryonalen Karzinoms mit einem Seminom, 2% der Kombination eines Teratoms mit einem Seminom) und ungefähr 1% der Kombination eines Teratoms und embryonalen Karzinoms mit einem Choriokarzinom. Anders zusammengestellt sollen folgende Kombinationen je ungefähr 3% der Keimzelltumoren ausmachen: Teratom und Choriokarzinom; Teratom, Choriokarzinom und Seminom; Teratom, embryonales Karzinom, Seminom und Choriokarzinom; Choriokarzinom und Seminom; Choriokarzinom und embryonales Karzinom; Choriokarzinom, embryonales Karzinom und Seminom.

Die Zahlen der sehr großen Serie von 2320 Keimzelltumoren des Hodens des „Testicular Tumour Panel und Registry of Great Britain" (TTPR) (PUGH 1976) sind etwas schwer vergleichbar, da die nichtseminomatösen Keimzelltumoren in Gruppen zusammengefaßt werden. Immerhin lassen sich folgende Kombinationen von Keimzelltumoren errechnen: Die insgesamt 1557 Keimzelltumoren, von denen vergleichbare Angaben vorliegen, schließen in der Gruppe der nicht seminomatösen Keimzelltumoren, die von PUGH u. CAMERON (1976) als Teratome bezeichnet werden, 312 (20%) maligne Teratome vom Intermediärtyp ein, eine Tumorkombination, die weitgehend dem Teratokarzinom gleichgesetzt werden

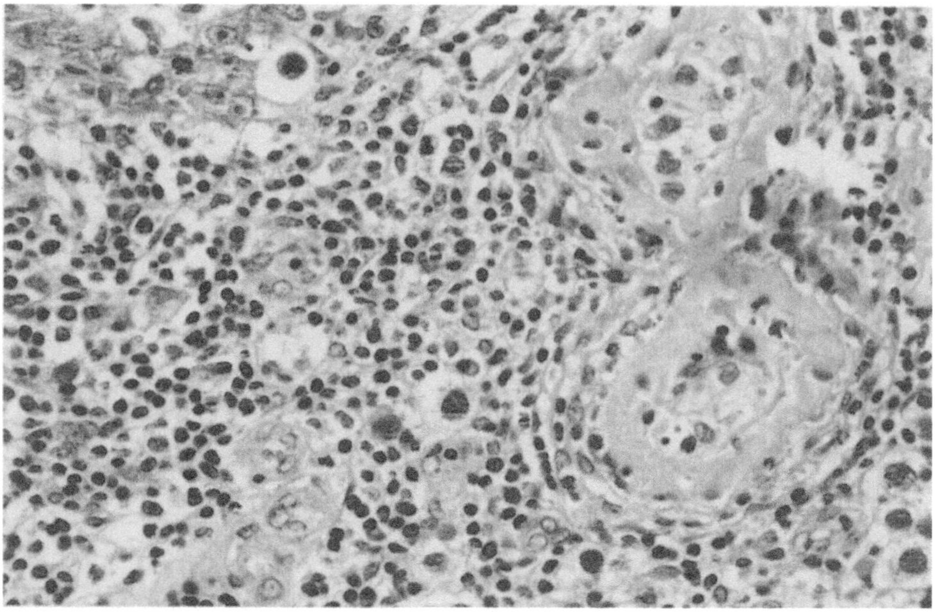
a

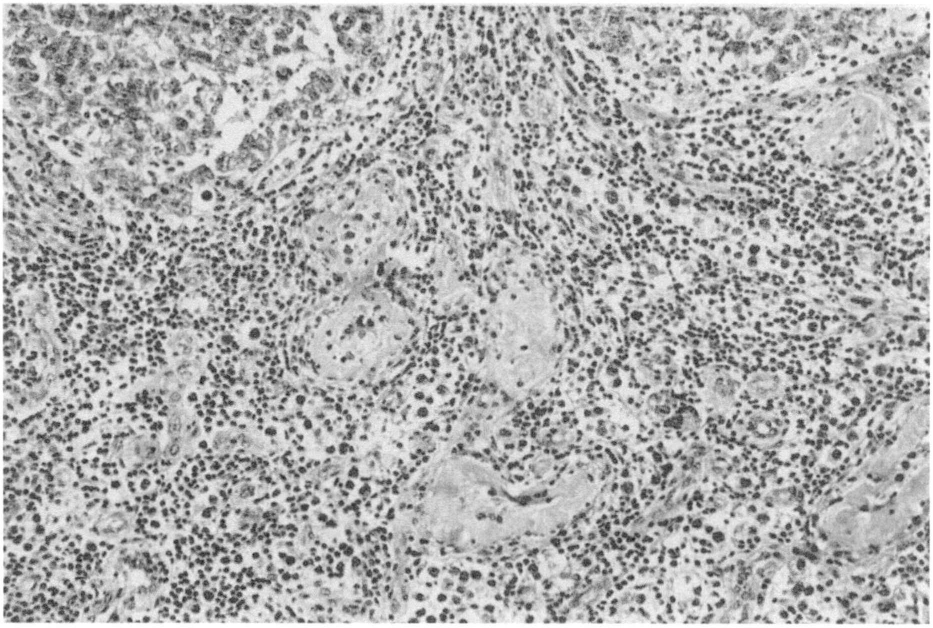
b

Abb. 6.60 a, b. Kombination eines embryonalen Karzinoms (rechts unten) mit einem vorwiegend intratubulären Seminom. 44jähriger Mann (HE **a** × 140, **b** × 340)

kann, 259 (16,6%) Tumoren entsprechen Kombinationen eines Seminoms mit einem nichtseminomatösen Keimzelltumor. Bei 21 (1,3%) Tumoren handelt es sich um trophoblastische Teratome, um die Kombination eines nichtseminomatösen Keimzelltumors mit einem Choriokarzinom. Rechnet man die Anteile von 20,0% maligner Teratome des Intermediärtyps, von 16,6% der Kombinationstumoren von Seminomen mit nichtseminomatösen Keimzelltumoren und von 1,3% der trophoblastischen Teratome zusammen, so kommt man auf einen Gesamtanteil kombinierter Keimzelltumoren von 37,9%, einen Wert, der fast mit der von MOSTOFI u. PRICE (1973) errechneten Zahl übereinstimmt. Die an kleineren Kollektiven gewonnenen Werte für Kombinationsgeschwülsten zeigen ähnliche Verteilungen (PAYOT 1971; MEIENBERG 1971; TEPPO 1973; v. HOCHSTETTER u. HEDINGER 1982; MIKUZ et al. 1984; ZWAVELING u. SOEBHAG 1985).

In all den genannten Zusammenstellungen wird die Kombination mit Anteilen von Dottersacktumoren nicht berücksichtigt. Wie bereits bei den Dottersacktumoren besprochen, sind Anteile derartiger Tumoren in Keimzellgeschwülsten des Erwachsenen jedoch häufig (s. unter A.II.2.d.β dieses Kapitels).

Bei Kombinationstumoren wird der Krankheitsverlauf in der Regel durch den bösartigen Anteil bestimmt. Es ist daher wichtig, alle Keimzelltumoren sorgfältig nach derartigen Herden abzusuchen. HERMANEK (1982) empfiehlt, Hodentumoren in Großflächenschnitten zu untersuchen. Aber selbst bei sorgfältigster mikroskopischer Prüfung zahlreicher Gewebsproben können dem Untersucher kleine Herde entgehen. Wie schon in anderem Zusammenhang erwähnt, empfiehlt es sich deshalb, das histologisch nicht verarbeitete Restmaterial von Hodentumoren zu konservieren, bis die Einzelheiten der klinischen Situation und die Ergebnisse allfälliger Markerbestimmungen bekannt sind, wenn möglich sogar bis der klinische Verlauf beurteilt werden kann. Dem Kliniker ist ferner zu raten, in jedem Falle sofort eine Bestimmung des αFP und des HCG im Blut vornehmen zu lassen. Ungewöhnlich hohe Werte von αFP weisen immer auf Dottersackanteile im Tumor hin. Erhöhte Gonadotropinwerte können durch synzytiale Riesenzellen allein verursacht sein, wie z.B. durch synzytiale Riesenzellen in Seminomen, was prognostisch gesehen keine wesentliche Bedeutung hat. Sie können aber auch Folge chorionepitheliomatöser Herde sein, die früher, vor Einführung der Chemotherapie, die Prognose entscheidend negativ beeinflußt haben.

Zusatzkomponenten einer kombinierten Keimzellgeschwulst brauchen die Prognose jedoch nicht nur zu verschlechtern. So sollen Kombinationstumoren von nichtseminomatösen Keimzelltumoren mit Seminomen eine etwas bessere Prognose haben als nichtseminomatöse Keimzelltumoren allein (HALLEY 1963a; TALERMAN 1974; PUGH 1976). Seminomanteile sollen die Prognose vor allem dann verbessern, wenn sie sich zwischen den nichtseminomatösen Tumoranteil und den Nebenhoden einschalten, wenn sie sozusagen die Abflußwege für den maligneren Tumoranteil blockieren (HALLEY 1963a).

4. Bilaterale Keimzelltumoren

Wie bereits bei den Seminomen kurz erwähnt, betreffen die Hodentumoren in der Serie des britischen Tumorregisters bei 3,14% von 1812 Patienten beide Hoden. Der Anteil von Patienten mit malignen Lymphomen beträgt dabei 1,54%, derjenige von Patienten mit Keimzelltumoren 1,38 % und derjenige von Patienten mit Metastasen oder kombinierten Gonaden-, Keimstrang- und Keimzelltumoren 0,22 % (PUGH 1976). Der Prozentsatz von Patienten mit beidseitigen Keimzelltumoren ist relativ niedrig. GILBERT u. HAMILTON (1940) beziffern die Häufigkeit bilateraler Keimzelltumoren mit 1,6 %. ARISTIZABAL et al. (1978) errechneten eine Häufigkeit von 1,56 %. Zahlen, die noch höher liegen (ABESHOUSE et al. 1955; BACH et al. 1983), schließen wie die Gesamtzahl von PUGH auch Nichtkeimzelltumoren, vor allem maligne Lymphome sowie Metastasen ein (Übersichten bei PUGH 1976; WAHL u. HEDINGER 1988).

In einer eigenen Untersuchungsserie von 730 Patienten mit Keimzelltumoren des Hodens hatten in einer ersten Gruppe von 397 Patienten der Jahre 1950–1975 vor Einführung der Chemotherapie und in einer zweiten Gruppe von 333 Patienten der Jahre 1976–1985 nach Einführung der Chemotherapie je 7 Patienten beidseitige Keimzelltumoren, was in der ersten Gruppe 1,8 %, in der zweiten Gruppe 2,1 % der Patienten entspricht. In beiden Gruppen hatten je 2 der 7 Patienten synchrone Keimzelltumoren und zwar beidseitige Seminome bei 2 Patienten, ein embryonales Karzinom und ein Teratokarzinom mit choriokarzinomatösen Anteilen beim 3. Patienten und ein Teratokarzinom mit Seminom auf der einen und ein Seminom auf der anderen Seite beim 4. Patienten. Metachrone und synchrone beidseitige Keimzelltumoren der Hoden zusammengenommen betrafen beidseitige Seminome oder Teratome je 4 der 14 Patienten. Bei 5 Patienten war ein Seminom der einen Seite mit einem nichtseminomatösen oder einem kombinierten Keimzelltumor der Gegenseite nachweisbar, und bei einem Patienten schließlich bestand bei beidseitigen nichtseminomatösen Keimzelltumoren auf der einen Seite ein zusätzliches Seminom. Bei den insgesamt 28 beidseitigen Hodentumoren handelte es sich also zusammengefaßt um 13 reine Seminome, 3 Kombinationen von nichtseminomtösen mit seminomatösen Keimzelltumoren und 12 nichtseminomatöse Keimzelltumoren (WAHL u. HEDINGER 1988).

Nach ARISTIZABAL et al. (1978) manifestieren sich bei nicht synchronen doppelseitigen Keimzelltumoren 54 % der Zweittumoren innerhalb der ersten 5 Jahren nach Auftreten des Ersttumors, weitere 21 % innerhalb der nächsten 5 Jahre und 20 % erst 10–20 Jahre nach der ersten Geschwulst. Ähnliche zeitliche Intervalle haben auch OSTERLIND et al. (1987) gefunden. In der zweiten Serie der Patienten mit Keimzelltumoren des Hodens von WAHL u. HEDINGER (1988), deren Nachbeobachtungszeit nur maximal 7 Jahre beträgt, sind deshalb sicher lange nicht alle zu erwartenden gegenseitigen Keimzelltumoren erfaßt worden. Die definitive Zahl der doppelseitigen Keimzelltumoren dürfte also wesentlich über dem gegenwärtigen Wert von 2,1 % liegen, was heißt, daß der relative Anteil doppelseitiger Keimzelltumoren im Steigen begriffen ist. Offenbar nimmt nicht nur die Zahl einseitiger Keimzelltumoren des Hodens zu, sondern auch der relative Anteil von bilateralen derartigen Tumoren. Auch in den Sammelzahlen des schweizerischen Krebsregisters ist dieser Trend zu erkennen (RAYMOND et al. 1987). Wahrscheinlich spielt, was die doppelseitigen Tumoren anbelangt, der Therapieerfolg der Ersttumoren eine wesentliche Rolle, indem erst dank neuer Behandlungen die zeitliche Möglichkeit geschaffen wird, einen Zweittumor des Gegenhodens zu entwickeln.

5. Ausgebrannte (okkulte) Keimzelltumoren

Wie ebenfalls bei Besprechung der Seminome schon erwähnt, können Keimzelltumoren weitgehend zurückgebildet werden oder sogar verschwinden (Abb. 6.61, 6.62). PRYM (1927) fand im Hoden eines Patienten mit metastasierendem Chorionepitheliom nur eine Narbe, kein aktives Tumorgewebe mehr. Er spricht deshalb von einer Spontanheilung des Hodentumors. MOSTOFI u. PRICE (1973) brauchen bei derartig weitgehend vernarbten Geschwülsten den Ausdruck eines „ausgebrannten" („burned out") Hodentumors. In der Regel sind meist aber noch kleine Tumorreste erhalten, so daß man wie MEARES u. BRIGGS (1972), GEROULANOS et al. (1975) und LEE u. GOLD (1976) eigentlich besser von einem okkulten Hodentumor sprechen würde.

Derartige Tumorreste äußern sich vor allem in Form kleiner Narbenherde, die bevorzugt in Nähe des Rete testis liegen. Sie schließen Reste atrophischer Tubuli und Hämosiderinablagerungen ein. Besonders charakteristisch sind runde und ovale Hämatoxylin-positive Einschlüsse, die durch eine Basalmembran vom umliegenden Narbengewebe abgegrenzt werden, die also in Tubulusresten zu liegen scheinen (Abb. 6.63). Sie bauen sich aus Phospholipiden, Proteinresten, DNA und in einzelnen Fällen auch aus Schleimsubstanzen und Calciumablagerungen auf (AZZOPARDI et al. 1961).

In der Regel findet man in derartigen Herden bei genauer Kontrolle auch noch Reste von Tumorgewebe oder doch Hinweise, daß ein Tumor vorgelegen haben muß (Abb. 6.64). In der Serie von AZZOPARDI et al. (1961) waren bei 8 von 17 Patienten im Narbenbereich kleine mit Pflaster- oder Zylinderepithel ausgekleidete Zystchen zu sehen, die als Reste eines nichtseminomatösen Keimzelltumors ge-

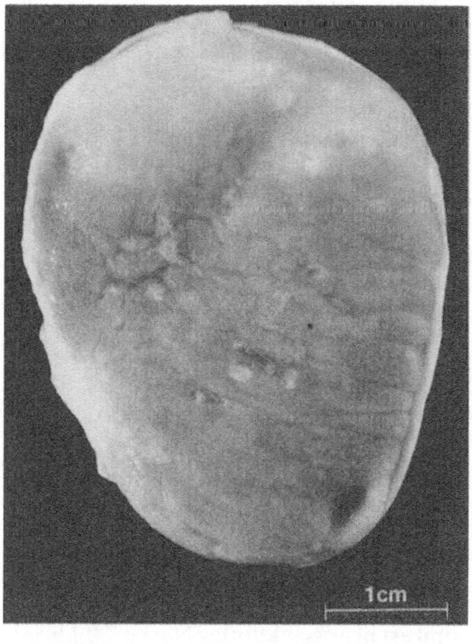

Abb. 6.61. Weitgehend vernarbtes Seminom. 41jähriger Mann

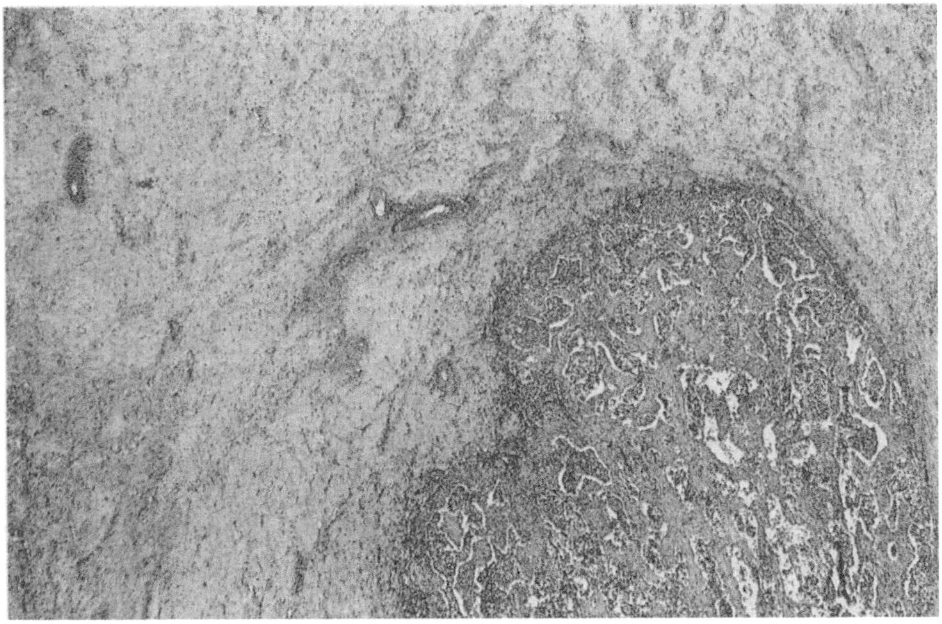

Abb. 6.62. Weitgehend vernarbtes Seminom. Gleicher Patient wie Abb. 6.61 (HE ×15). (Aus BAER u. HEDINGER 1977)

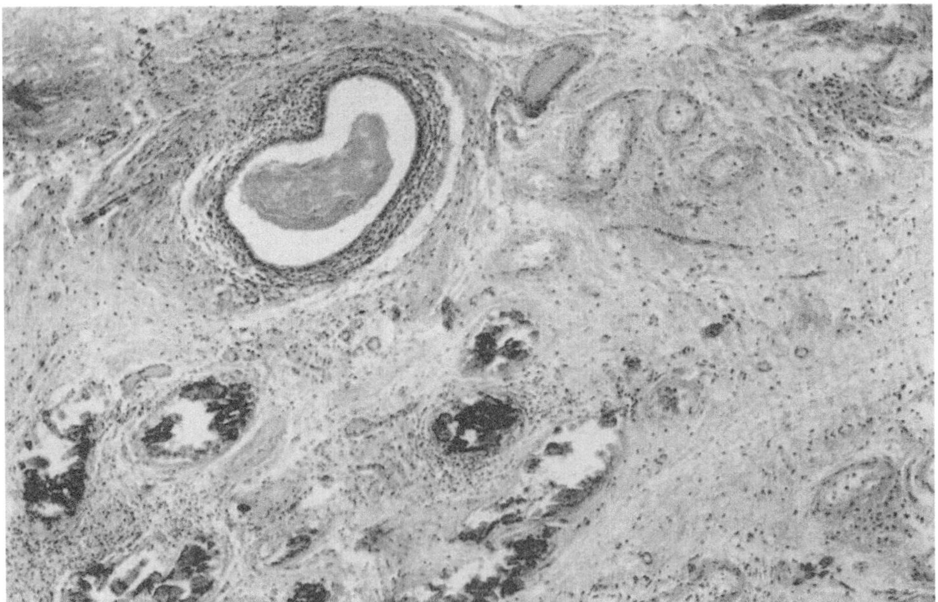

Abb. 6.63. Kleiner Teratomrest in ausgedehnter Narbe. 39jähriger Mann, Tod an metastasierendem Choriokarzinom (HE ×65). (Aus BAER u. HEDINGER 1977)

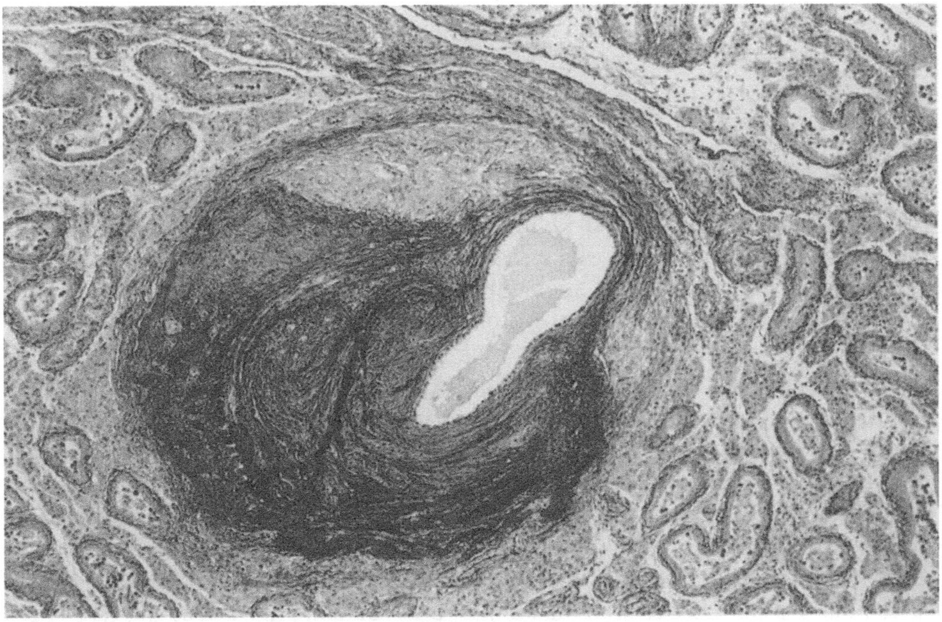

Abb. 6.64. Ausgebrannter Teratomrest in Nachbarschaft eines Seminoms. 33jähriger Mann (HE ×50). (Aus BAER u. HEDINGER 1977)

deutet werden können. In 4 Fällen fanden sich noch Seminomreste, und in 13 der 17 Beobachtungen waren in den umliegenden Samenkanälchen atypische Keimzellen zu sehen, ebenfalls Hinweis auf das Vorliegen eines Keimzelltumors. Auch in der Serie von BÄR u. HEDINGER (1977) waren bei 3 von 6 Patienten kleine teratomartige Herde, bei 2 Patienten kleine Seminomreste und bei einem Patienten nur eine Narbe nachweisbar. Atypische Keimzellen waren bei 3 der 6 Patienten vorhanden. Bei allen 17 Patienten von AZZOPARDI et al. (1961) und bei 5 der 6 Patienten von BÄR u. HEDINGER (1977) entsprachen die Metastasen embryonalen Karzinomen, Choriokarzinomen oder Kombinationen dieser beiden Tumortypen. Nur bei einem Patienten von BÄR u. HEDINGER (1977) handelte es sich um ein metastasierendes Seminom. GEROULANOS et al. (1975) fanden dagegen bei 6 von 14 Patienten mit okkulten Hodentumoren metastasierende Seminome.

Man darf wohl annehmen, daß alle Tumortypen von Keimzellgeschwülsten „ausbrennen“ können. Die Mehrzahl entspricht nach den vorliegenden Literaturzusammenstellungen aber nichtseminomatösen Geschwülsten, vor allem embryonalen Karzinomen mit oder ohne der Kombination mit einem Choriokarzinom. Die relativ kleine Zahl von Seminomen erstaunt, da ja gerade Seminome die Tendenz haben, sich durch immunologisch bedingte entzündliche Reaktionen selbst zu vernichten. Möglicherweise handelte es sich bei den weitgehend ausgebrannten Primärtumoren ursprünglich um Kombinationstumoren von Seminomen mit nichtseminomatösen Keimzelltumoren. Für eine derartige Situation sprechen die 4 Fälle von AZZOPARDI et al. (1961) mit Seminomresten im Narbenherd, bei denen in 3 Fällen auch Teratomreste in Form von Epithelzystchen zu sehen waren wie in einem Falle von BÄR u. HEDINGER (1977). Auffallenderweise bestanden die Reste ausgebrannter Hodenteratome in den Fällen von RATHER et al. (1954), AZZOPARDI et al. (1961) und BÄR u. HEDINGER (1977) trotz undifferenzierten Metastasen nur aus differenzierten Teratomanteilen. Man muß vermuten, daß offenbar vor allem der morphologisch undifferenzierte, zu den Metastasen führende Tumoranteil im Hoden vernarbte.

Okkulte Keimzelltumoren des Hodens äußern sich klinisch vor allem in ihren Metastasen. Entzieht sich der kleine Primärtumor der Diagnose, dann vermutet der Kliniker in erster Linie einen primär retroperitonealen Keimzelltumor. Ein derartiger Primärtumor darf aber nur dann angenommen werden, wenn andere Primärlokalisationen, vor allem primäre Hodentumoren sicher ausgeschlossen werden können. So mußten ABELL et al. (1965) aus ihrer Serie von 18 scheinbar primären retroperitonealen Seminomen 7 Fälle ausschalten. Bei 2 dieser 7 Patienten wurde der Primärtumor in undeszendierten retroperitonealen Hoden gefunden, bei 3 weiteren Patienten trat der primäre Hodentumor erst 1–3 Monate nach der retroperitonealen Metastase klinisch in Erscheinung, bei einem Patienten war ein atrophischer Hoden offenbar ohne histologische Kontrolle 20 Jahre vor dem Retroperitonealtumor anläßlich einer Herniotomie entfernt worden, und ein Patient schließlich konnte nicht weiter kontrolliert werden. In der Serie von 25 scheinbar primär mediastinalen Keimzelltumoren von ALIOTTA et al. (1988) mußten zwei Fälle nachträglich ausgeschlossen werden, da sich autoptisch Hodennarben nachweisen ließen. Nach ABELL et al. (1965) darf ein primär retroperitonealer Keimzelltumor deshalb nur dann diagnostiziert werden, wenn im Hoden sicher kein Tumorgewebe vorhanden ist – eine Forderung, die nur mit einer histologischen Untersuchung des Hodens durch Stufenschnitte erfüllt werden kann –, wenn der retroperitoneale Tumor selbst gonadales Gewebe enthält, wenn er gut abgekapselt ist und keine Zeichen einer Lymphknotenmetastase aufweist oder wenn er ganz hoch im Abdomen liegt und nur in Lymphknoten seiner Umgebung, nicht in tiefer liegenden Lymphknoten Tumorgewebe gefunden werden kann.

Am seltenen Vorkommen primär retroperitonealer Keimzelltumoren ist nach GONZALES-CRUSSI (1982) nicht zu zweifeln. Okkulte Primärtumoren des Hodens müssen aber wie bereits betont sicher ausgeschlossen werden, bevor man sich mit einer derartigen Diagnose zufriedengeben darf.

Okkulte Keimzelltumoren des Hodens sind nicht so selten. So machten die 6 Fälle von BÄR u. HEDINGER (1977) immerhin 10% der Autopsiefälle mit Keimzelltumoren der entsprechenden Untersuchungsperiode aus. Läßt sich der okkulte Primärtumor mit modernen bildgebenden Verfahren nicht erfassen, dann kann nur eine histologische Untersuchung des verdächtigen Hodens die Situation klären. Bei einseitiger Hodenatrophie, besonders wenn sie den Hoden auf der Seite des Retroperitonealtumors betrifft, sollte der atrophische Hoden entfernt werden. Hodenbiopsien sind bei Hodentumoren zwar kontraindiziert. Entschließt man sich aber trotzdem zu einem solchen Eingriff, dann sollte das Material in Nähe des Rete testis entnommen werden, da ausgebrannte Hodentumoren vorwiegend in diesem Gebiete zu finden sind (AZZOPARDI et al. 1961). Bei der histologischen Suche nach dem Primärtumor können atypische Keimzellen wegleitend sein (RICHTER u. LEDER 1979). Daß sich die Suche nach okkulten Tumoren lohnt, zeigen die Untersuchungsergebnisse von BÖHLE et al. (1986). Unter 16 Patienten mit primär extragonadaler Manifestation ihrer Keimzelltumoren wurden bei 10 der 12 Patienten, die an retroperitonealen Tumoren erkrankt waren, bei nachträglicher Kontrolle Hodenveränderungen gefunden, die auf einen primären okkulten Hodentumor hinwiesen. Bei 4 Patienten mit mediastinalen Tumorherden waren dagegen keine entsprechenden Hodenveränderungen zu sehen, was vermuten läßt, daß es sich um primär mediastinale Keimzelltumoren gehandelt hat. Ganz ähnliche Erfahrungen machten DAUGAARD et al. (1987). Bei 8 von 15 Patienten mit scheinbar primären extragonadalen Keimzelltumoren konnten sie in der Hodenbiopsie atypische Keimzellen, in 3 dieser 8 Fällen sogar invasive Keimzelltumoren nachweisen. Bei 3 mediastinalen Keimzelltumoren ohne retroperitoneale Metastasen waren in den Hodenbiopsien dagegen keine atypischen Keimzellen oder Tumoren zu sehen.

III. Metastasen von Keimzelltumoren

Keimzelltumoren metastasieren in der Regel vorerst auf dem Lymphwege. Da der Hoden im Rahmen des Deszensus durch sein Lymphgefäßsystem wie auch durch seine Blutgefäße mit seinem Ursprungsort verbunden bleibt, treten die Metastasen zuerst in paraaortalen und paracavalen abdominalen Lymphknoten bis auf Höhe der Abgangs- oder Einmündungsstelle der Nierengefäße auf. Rechts werden vor allem Lymphknoten auf Höhe des 3. bis 1., links des 2. bis 1. Lumbalwirbels betroffen. Nur in ungefähr 10 % der Fälle sind auch Lymhknoten der Aortenbifurkation und noch seltener Lymphknoten der Iliakalgegend befallen (RAY et al. 1974). Eine Metastasierung in inguinale Lymphknoten erfolgt nur, falls die äußeren Hodenhüllen vom Tumor durchwachsen werden oder falls früher Operationen im Skrotal- oder Inguinalbereich vorgenommen worden sind, wie z. B. eine transskrotale Varikozelektomie (BOWLES 1962) oder Orchidopexie (WITUS et al. 1959; WHEELER et al. 1983). BOILEAU u. STEERS (1984) empfehlen deshalb in derartigen Situationen Orchiektomie und zusätzliche Röntgenbestrahlung des betreffenden Skrotum bei Seminomen oder Orchiektomie und partielle Hemiskrotektomie bei nichtseminomatösen Keimzelltumoren. Nach LANTERI et al. (1982) und OZEN et al. (1988) ist eine derart aggressive Therapie dagegen nicht nötig.

Was die Häufigkeit der Seitenlokalisation retroperitonealer Metastasen betrifft, geben RAY et al. (1974) auf Grund einer Analyse der Lokalisation operativ entfernter retroperitonealer Lymphknotenmetastasen bei 283 Patienten folgende Reihenfolge an:

Primärtumor im rechten Hoden:
Ipsilaterale Lymphknotenmetastasen: Interaortocaval, präcaval, präaortal, paracaval, d. h. rechts der V. cava, Gegend der rechten Iliaca communis und schließlich auch der rechten A. iliaca externa.
Nachfolgende kontrolaterale Lymphknotenmetastasen:
Paraaortal, d. h. links der Aorta, Gegend der linken A. iliaca communis und schließlich auch der linken A. iliaca externa.

Primärtumor im linken Hoden:
Ipsilaterale Lymphknotenmetastasen: Paraaortal, d. h. links der Aorta, präaortal, Gegend der linken A. iliaca communis und schließlich auch der linken A. iliaca externa.

Nachfolgende kontralaterale Lymphknotenmetastasen:
Interaortocaval, präcaval, paracaval, d.h. rechts der V. cava, Gegend der rechten A. iliaca communis und schließlich auch der rechten A. iliaca externa.

Bei rechtsseitigen Primärtumoren fanden RAY et al. (1974) bei 85% der Patienten nur rechtsseitige und bei 13% ipsi- und kontralaterale Metastasen. Nur bei einem einzigen Patienten mit einem rechtsseitigen Hodentumor war eine ausschließlich kontralaterale Metastase nachweisbar. Bei linksseitigen Primärtumoren waren bei 80% nur die ipsilateralen, bei 20% neben den linksseitigen auch rechtsseitige Lymphknoten betroffen.

Bei Befall der retroperitonealen Lymphknoten sind Ein- und Durchbrüche in benachbarte Organe, besonders in Duodenum, Magen und Jejunum sowie in große Gefäße nicht ungewöhnlich (SWEETENHAM et al. 1988; MORGENTALER et al. 1988). Weitere lymphogene Metastasen sitzen ferner relativ häufig in mediastinalen und supraklavikulären Lymphknoten. Wie die Primärtumoren in den Hoden können auch Lymphknotenmetastasen, besonders Metastasen von Seminomen spontan weitgehend oder vollständig verschwinden. Nekrotische Lymphknotenmetastasen von Seminomen imitieren mit ihrer granulomatösen Reaktion gelegentlich eine Tuberkulose.

Lymphknotenmetastasen sind nicht selten erstes klinisch faßbares Symptom eines testikulären Keimzelltumors. Ist der Primärtumor sehr klein oder handelt es sich um einen ausgebrannten Primärtumor, besteht die Gefahr, daß vor allem retroperitoneale Metastasen als Primärgeschwulst interpretiert werden. Primär retroperitoneale abdominale Keimzelltumoren kommen aber kaum vor. Eine derartige Primärlokalisation darf deshalb nur dann angenommen werden, wenn Keimzelltumoren typischer Primärlokalisationen anderer Art sicher ausgeschlossen werden können. Als solche kommen neben dem Hoden die Epi- und Hypophysengegend, das vordere Mediastinum und die Präsakralgegend in Frage. Da die Primärtumoren im Hoden sehr klein sein können oder gelegentlich weitgehend ausbrennen, brauchen sie sich nicht nur in Hodenvergrößerungen zu äußern. Auch Hodenverkleinerungen können Hinweis auf eine primäre Hodengeschwulst sein (s. MEARES u. BRIGGS 1972; BÄR u. HEDINGER 1977; BOEHLE et al. 1986).

Hämatogene Metastasen entwickeln sich in der Regel erst sekundär, d.h. nach primärem Lymphknotenbefall, wobei in erster Linie Lunge und Leber, gefolgt von Hirn und Skelett betroffen werden. Das Skelett wird dabei von Seminommetastasen, das Hirn von choriokarzinomatösen Metastasen bevorzugt (JOHNSON et al. 1976; BREDAEL et al. 1982). Nach WILLIAMS u. EINHORN (1979) entwickeln sich Hirnmetastasen meist erst spät und bei fortgeschrittenen Krankheitszuständen. Choriokarzinome haben an sich eine besondere Neigung zu früher hämatogener Metastasierung. Derartige Metastasen sind häufig sehr stark blutig durchsetzt und können auch klinisch reine Blutungen vortäuschen. Hämoptysen sind damit nicht selten erstes Symptom choriokarzinomatöser Lungenmetastasen (BENDITT et al. 1988). In stark hämorrhagisch durchsetzten Metastasen müssen erhaltene Tumorreste unter Umständen sogar mikroskopisch sorgfältig gesucht werden.

Metastasen von Keimzelltumoren treten meist in den ersten 2 Jahren nach Erfassung des Primärtumors klinisch in Erscheinung. Ausnahmsweise manifestieren

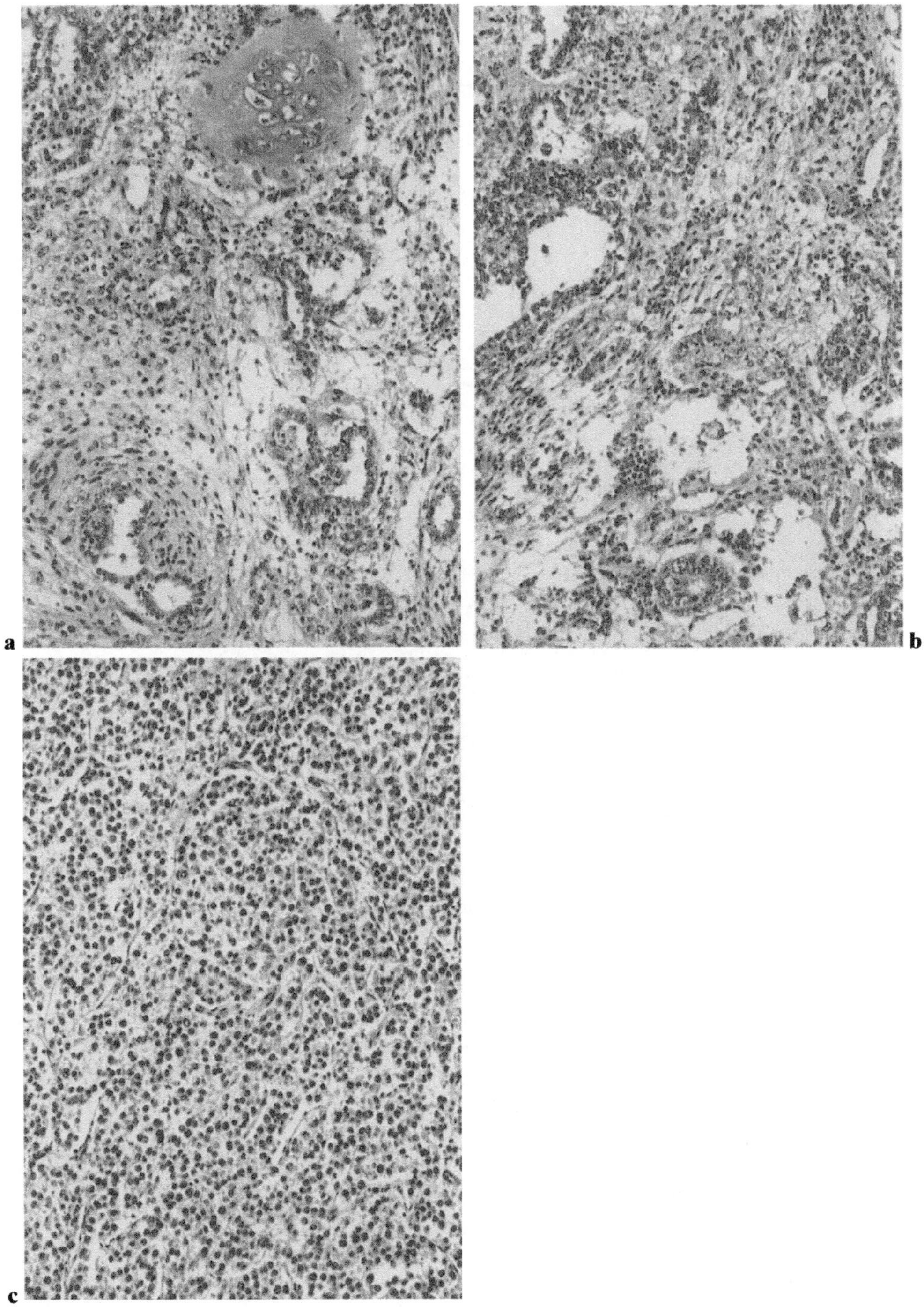

Abb. 6.65 a–c. Teratokarzinom **a** u. **b** mit Dottersackanteilen und **c** Seminom. 26jähriger Mann (HE ×105)

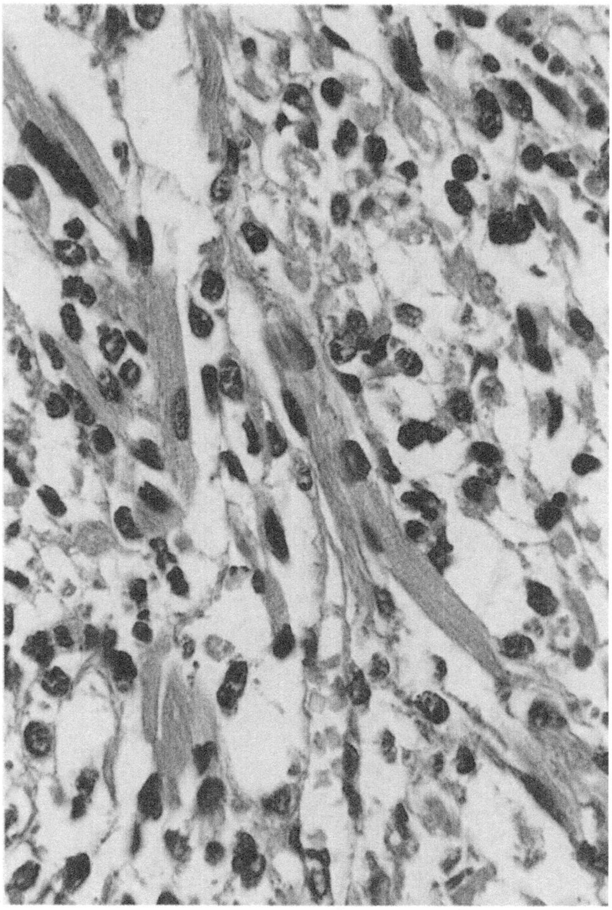

Abb. 6.66. Tod an ausschließlich rhabdomyosarkomatösen Metastasen. Gleicher Patient wie Abb. 6.65 (HE ×360)

sie sich aber auch erst Jahre nach Therapie des Primärtumors. So beobachteten WARHOL et al. (1983) eine Seminommetastase im terminalen Ileum 17 Jahre nach Orchiektomie wegen eines Seminoms. Auch Rezidive entwickeln sich in der Regel in den ersten Jahren nach Therapie. Patienten, die innerhalb dieser Periode kein Rezidiv aufweisen, sind mit großer Wahrscheinlichkeit geheilt (DELEO et al. 1988).

Was die Prognose der Keimzelltumoren und ihrer Metastasen anbelangt, sei auf Abschnitt A.V dieses Kapitels hingewiesen, in dem auch die histologischen Kriterien zur Prognosebeurteilung besprochen werden.

Das histologische Bild der Metastasen kann von demjenigen des Primärtumors deutlich abweichen. Das gilt in der Regel nicht für Seminome, es sei denn, in einer seminomatösen Primärgeschwulst sei ein nichtseminomatöser Tumoranteil übersehen worden oder es handle sich um ein „Borderlineseminom“ oder es liege eines der seltenen spermatozytären Seminome mit sarkomatöser Entwicklung vor. Erstaunlicherweise haben aber sowohl JOHNSON et al. (1976) wie BREDAEL et al. (1982) ausgerechnet bei Seminomen eine ausgesprochene Diskrepanz der histologischen Struktur zwischen Primärtumor und Metastasen gefunden. So entsprachen die Metastasen bei 3 der 19 Patienten mit primären Seminomen von JOHNSON et al. (1976) embryonalen Karzinomen, bei 2 Patienten Choriokarzinomen und bei einem Patienten der Kombination eines Choriokarzinoms mit einem embryonalen Karzinom. In der Serie von BREDAEL et al. (1982) hatten 7 von 16 Patienten mit angeblich reinen seminomatösen Primärtumoren embryonal-karzinomatöse, choriokarzinomatöse oder gemischt embryonal-choriokarzinomatöse Metastasen. Derartige Diskrepanzen zwischen Histologie der Primärtumoren und ihren Metastasen dürften in erster Linie Folge einer ungenügenden histologischen Untersuchung des Primärtumors sein. In einer eigenen vergleichenden Untersuchung von 61 Hodentumoren und ihren Metastasen entwickelten sich nur bei einem einzigen von 13 Patienten mit seminomatösen Primärtumoren embryonalkarzinomatöse Metastasen und zwar bei einem als anaplastisches Seminom klassifizierten Hodentumor (BÄR u. HEDINGER 1976). Derartige Tumoren gleichen ja embryonalen Karzinomen, können sogar gelegentlich nicht einmal eindeutig voneinander abgegrenzt werden und müssen deshalb unter Umständen als „Borderlinetumoren" taxiert werden (s. A.II.1.d.δ in diesem Kapitel).

Metastasen von nichtseminomatösen Keimzelltumoren zeigen im Gegensatz zu den Seminomen dagegen nicht selten ein ganz anderes Bild als der Primärtumor (Abb. 6.65, 6.66), eine Entwicklung, auf die schon DIXON u. MOORE (1952) hingewiesen haben. Vor Einführung einer erfolgreichen Chemotherapie waren die Metastasen nichtseminomatöser Keimzelltumoren meist undifferenzierter oder unreifer als der Primärtumor. So stellten BÄR u. HEDINGER (1976) in einer Serie von 6 Patienten, die an ihrem metastasierenden Hodentumor gestorben waren, bei histologischer Nachkontrolle des Primärtumors und ihrer Metastasen bei 12 Patienten mit nichtseminomatösen Keimzelltumoren eine Tendenz zur Bildung undifferenzierterer oder unreiferer und damit auch agressiverer Metastasen fest. Nur bei 2 Patienten mit ausschließlich embryonalkarzinomatösen Anteilen waren in den Metastasen teratomatöse, also höher differenzierte Anteile zu finden.

Seit Einführung einer erfolgreichen Chemotherapie hat sich die Situation geändert. Unterschiede des histologischen Bildes zwischen Primärtumor und Metastasen sind häufiger geworden, und die Metastasen sind in der Regel höher differenziert als der Primärtumor. Bereits nach Strahlenbehandlung, vor allem aber nach Chemotherapie ist es nicht ungewöhnlich, bei einem undifferenzierten Keimzelltumor, z.B. einem embryonalen Karzinom, nur vollkommen ausdifferenzierte Teratommetastasen zu finden, seien sie lymphogen oder hämatogen entstanden (Abb. 6.67, 6.68). Entsprechende Einzelbeobachtungen wurden von SNYDER (1969), DEES (1973) und MERRIN et al. (1975) gemacht. WILLIS u. HAJDU (1973) fanden bei 5 Patienten mit einem embryonalen Karzinom nach Röntgenbestrahlung oder Chemotherapie nur teratomatöse Metastasen, die ausschließlich aus differenzierten Gewebsteilen aufgebaut waren. MERRIN et al. (1976) sahen bei 8 von 16 Patienten und KI HONG et al. (1977) bei 12 Patienten eine solche Entwicklung.

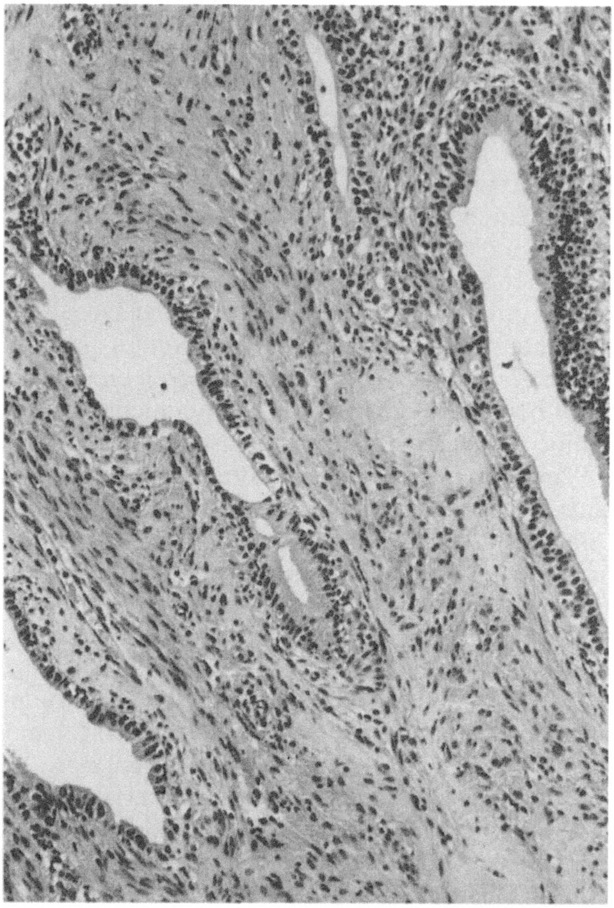

Abb. 6.67. Differenzierte retroperitoneale Lymphknotenmetastase 1 Jahr nach Chemotherapie eines embryonalen Karzinoms mit Dottersackanteilen. 22jähriger Mann (HE × 140)

Man kann sich aber nicht auf eine Differenzierung, d. h. auf den Übergang der Metastasen eines undifferenzierten Tumors in ausschließlich gutartigere Varianten verlassen. Derartige Restmetastasen sollten deshalb operativ entfernt werden. STOMPER et al. (1985) konnten in den abdominalen Restmassen bei 27 % der Patienten noch maligne Tumorteile nachweisen. Bei 33 % der Patienten handelte es sich um reife Teratome und bei 40 % der Patienten nur um Fibroseherde oder Nekrosen. Auch bei 25 von 37 Patienten von FOSSA et al. (1989) waren nach Chemotherapie nichtseminomatöser Keimzelltumoren in den Metastasen nur noch Nekrosen oder Fibrosen zu sehen, bei 11 reife Teratomanteile, bei einem Patienten jedoch ein noch vitaler undifferenzierter Resttumor. CALLERY et al. (1983) fanden in den Lungenmetastasen von 24 Patienten, deren Primärtumoren meist embryonalkarzinomatöse Anteile enthielten, nach Chemotherapie bei je 5 Patienten einzig Nekrosen oder differenzierte Tumoranteile, bei 7 Patienten eine Mischung difa b

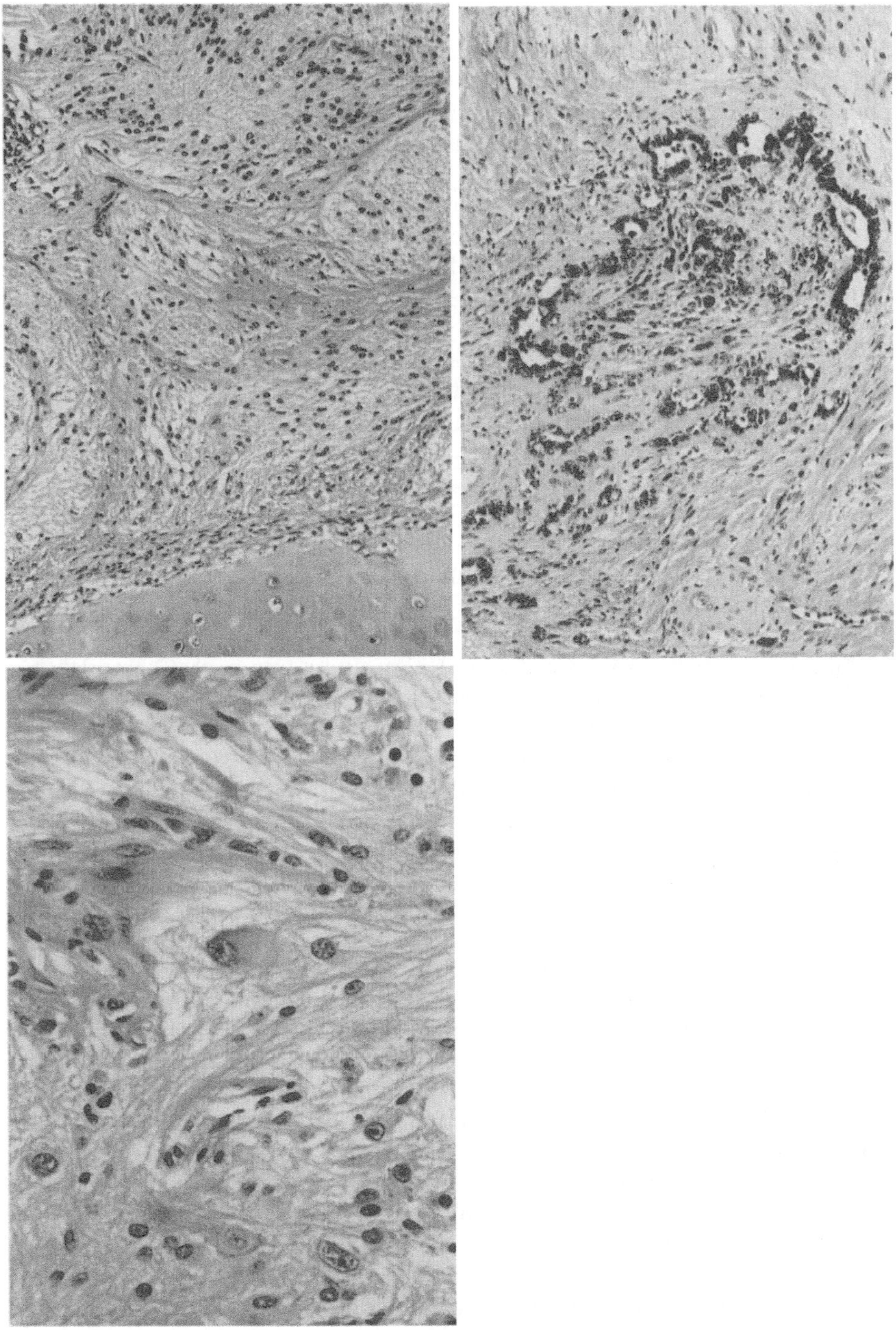

c

Abb. 6.68 a–c. Differenzierte retroperitoneale Lymphknotenmetastasen 1 Jahr nach Chemotherapie eines Teratokarzinoms mit Embryoidkörpern und Seminom. 23jähriger Mann. **b** Pigmentepithel einer Augenanlage. **c** Differenziertes Nervengewebe mit Ganglienzellen (HE **a** u. **b** ×105, **c** ×270)

ferenzierter und undifferenzierter Gewebe und bei 9 Patienten ausschließlich undifferenzierte Metastasen. EINHORN et al. (1981) stellten in retroperitonealen und pulmonalen Metastasen ähnliche Proportionen zwischen Karzinomresten, reifen oder unreifen Teratomanteilen oder ausschließlich Nekrose- und Fibroseherden fest.

OSTERHUIS et al. (1983) konnten in retroperitonealen Lymphknotenmetastasen nach Chemotherapie differenzierte Tumoranteile fast ausnahmslos nur bei solchen Patienten nachweisen, deren Primärtumoren bereits derartige Herde enthielten. Sie nehmen deshalb keine Höherdifferenzierung des Tumorgewebes in den Metastasen an, sondern eine selektive Destruktion undifferenzierter Tumoranteile durch die Chemotherapie. Nach GELDERMAN et al. (1986), deren Untersuchungen z.T. die gleichen Patienten wie bei OSTERHUIS et al. (1983) betreffen, können auf Grund histologischer Befunde an den Primärtumoren folgende Aussagen über die zu erwartende Gewebszusammensetzung der Metastasen gemacht werden: Enthält ein nichtseminomatöser Keimzelltumor des Hodens keine teratomatösen Anteile, dann sind nach Chemotherapie auch in den Metastasen keine teratomatösen Herde sondern nur Nekrosen oder Fibrosen zu erwarten, schließt der Primärtumor dagegen Teratomanteile ein, dann sind nach Chemotherapie auch in 50% der Metastasen Teratomanteile zu sehen.

Sind in resezierten Metastasen von Keimzelltumoren nach Chemotherapie nur Nekrosen oder reife Teratomanteile vorhanden, ist ein Rezidiv viel seltener als bei Patienten, bei denen sich in den Metastasen noch Reste des ursprünglichen Keimzelltumors nachweisen lassen, selbst wenn diese Metastasen operativ vollständig entfernt werden (GELLER et al. 1989). DAVEY et al. (1987) haben verschiedene Gewebe resezierter teratomatöser Metastasen zytologisch untersucht in der Hoffnung, Hinweise auf die Rezidivtendenz derartiger Metastasen zu erhalten; 9 ihrer 55 Patienten wiesen in den Metastasen bereits histologisch eindeutig maligne teratomatöse Elemente auf. In histologisch ausschließlich differenzierten Metastasen waren zytologisch auf Malignität verdächtige epitheliale und mesenchymale Zellen bei Patienten, die später ein Rezidiv entwickelten, zwar häufiger als bei rezidivfreien. Die Unterschiede waren statistisch aber nicht signifikant. Aufschlußreicher sind Bestimmungen der hormonalen Marker. Erhöhte HCG- oder αFP-Werte deuten auf das Vorliegen maligner Anteile in den Metastasen hin. Normalwerte schließen maligne Anteile aber nicht aus. So waren die Werte bei 12 von 22 Patienten von EINHORN et al. (1981) mit eindeutig karzinomatösen Metastasen normal.

Ausgereifte Teratommetastasen können nach Chemotherapie auch ohne maligne Anteile einen bösartigen Tumor imitieren. LOGOTHETIS et al. (1982) sprechen von einem „growing teratoma syndrome". Bei 6 Patienten, die wegen eines Teratokarzinoms, eines derartigen Tumors mit choriokarzinomatösen Anteilen oder eines embryonalen Karzinoms operiert worden waren, entwickelten sich langsam wachsende Herde in Lunge oder Retroperitonealgegend, die karzinomatöse Metastasen vermuten ließen. Histopathologisch handelte es sich aber nur um reife, z.T. durch große Zysten ungewöhnlich stark aufgetriebene Teratomherde. Nach operativer Entfernung dieser Herde blieben die Patienten auch ohne weitere Therapie geheilt.

Andererseits muß unter oder nach Chemotherapie aber auch mit ungewöhnlichen malignen, vor allem sarkomatösen Entwicklungen in teratomatösen Metastasen gerechnet werden. So beobachteten AHLGREN et al. (1984) bei einem Patienten sarkomatöse, insbesondere rhabdomyosarkomatöse Herde in sonst ausgereiften teratomatösen Metastasen in retroperitonealen Lymphknoten. ULBRIGHT et al. (1984) fanden sarkomatöse Bezirke bei 11 Patienten mit Keimzelltumoren des Hodens, des Mediastinum oder der Retroperitonealgegend, bei 5 Patienten bereits im Primärtumor, bei 10 Patienten aber erst in Metastasen oder Nachresektaten. Bei wiederholter histologischer Untersuchung war eine Progression des Befundes von Atypien bis zu vorwiegend sarkomatösen Herden zu beobachten. ULBRIGHT et al. (1984) nehmen an, daß die Chemotherapie durch Zerstörung der empfindlichen Gewebe der Keimzelltumoren die sarkomatösen Anteile sozusagen freigelegt habe. Die Prognose derartiger Tumoren soll aber nur durch rhabdomyosarkomatöse Anteile wesentlich verschlechtert werden. AHMED et al. (1985) stellten bei 17 von 560 Patienten mit Keimzelltumoren sarkomatöse oder karzinomatöse Entwicklungen fest, die als maligne Transformation von Teratomen gedeutet werden.

Die geschilderten Probleme von Resttumoren oder neuen Geschwulsttypen in Metastasen betreffen vor allem die nichtseminomatösen Keimzellgeschwülste. Aber auch bei Seminomen können ähnliche Fragen auftauchen. So stellten ELLISON et al. (1988) bei einem metastasierenden Seminom trotz adäquater Chemotherapie in den retroperitonealen Restmassen noch erhaltenes Tumorgewebe fest. Auf Grund einer Literaturzusammenstellung vermuten sie, daß bei 15–20% der Seminompatienten mit malignem Tumorgewebe in derartigen Restmassen zu rechnen sei, wobei es sich z.T. allerdings um nichtseminomatöses Tumorgewebe handelt, also offenbar um Hodengeschwülste, bei denen der nichtseminomatöse Tumoranteil im Primärtumor übersehen worden ist.

Was die Ursache der Unterschiede zwischen Primärtumor und Metastasen betrifft, müssen nach MOSTOFI et al. (1986) folgende Möglichkeiten in Betracht gezogen werden: In erster Linie ist an eine ungenügende histologische Kontrolle der Primärtumors zu denken. Ein derartiger Untersuchungsfehler ist wie bereits besprochen vor allem dann zu vermuten, wenn bei angeblich reinen Seminomen nichtseminomatöse Metastasen gefunden werden. Handelt es sich dagegen um eindeutig vom Primärtumor abweichende Metastasen, müssen Ausdifferenzierungen oder Ausreifungen der Metastasen in andere Gewebsformationen, Entwicklungen neuer Tumorformen aus erhaltenen malignen Keimzellen oder schließlich auch Einflüsse des umliegenden Gewebes auf die sich entwickelnden Metastasen angenommen werden. OSTERHUIS et al. (1983) lehnen, wie bereits geschildert, auf Grund der Resultate vergleichender Untersuchungen an Metastasen von Patienten ohne Chemotherapie und an Metastasen von Patienten nach Chemotherapie die Annahme einer unter dem Einfluß der Chemotherapie erfolgenden Differenzierung der Metastasen ab. Sie vermuten vielmehr, daß durch die Chemotherapie undifferenzierte Anteile derartigen Tumoren zugunsten ausgereifter Teratomanteile ausgeschaltet werden (neuere Literaturübersichten über die Probleme der Entwicklung und Behandlung von Metastasen bei SCHMOLL u. WEISSBACH 1988; ULBRIGHT u. ROTH 1987).

IV. Stadieneinteilung der Keimzelltumoren

Nach der neuesten Auflage des Klassifizierungsschema des TNM-Systems der „International Union against Cancer“ (UICC) von HERMANEK u. SOBIN (1987) gelten für die Stadieneinteilung bei Hodentumoren folgende Regeln: Der Tumortyp muß histologisch festgelegt werden. Auf ein histologisches „Grading“ soll dabei verzichtet werden, da ein derartiges „Grading“ bei Hodentumoren nicht möglich sei. Was die Relativität dieser Aussage anbelangt, sei auf unsere Ausführungen über die verschiedenen Typen der Seminome, ganz besonders über die sog. anaplastischen Formen verwiesen. Auch die Ausdehnung des Tumors muß morphologisch bestimmt werden. Die makroskopisch und histopathologisch erfaßten Befunde werden den in Tabelle 6.8 zusammengestellten Kategorien zugeteilt, wobei ‘p’ zum Ausdruck bringt, daß die Befunde morphologisch erfaßt worden sind. Was die Lymphknoten und die Fernmetastasen anbelangt, gelten zusätzlich folgende Allgemeinregeln:

N = Regionallymphknoten
- NX: regionale Lymphknoten können nicht beurteilt werden,
- N0: keine regionale Lymphknotenmetastasen,
- N1: Metastase in einem einzelnen Lymphknoten, nicht mehr als 2 cm im größten Durchmesser,
- N2: Metastase in einem einzelnen Lymphknoten, 2–5 cm im Durchmesser, oder in multiplen Lymphknoten, nicht mehr als 5 cm im Durchmesser,
- N3: Metastase in einem Lymphknoten von mehr als 5 cm Durchmesser.

M = Fernmetastasen
- MX: Fernmetastasen können nicht erfaßt werden,
- M0: keine Fernmetastasen,
- M1: Fernmetastasen.

Tabelle 6.8. TNM-Klassifikation der makroskopisch und histopathologisch erfaßten Ausbreitung von Hodentumoren (Nach HERMANEK u. SOBIN 1987)

pT	*Primärtumor*	
	pTX	Primärtumor kann nicht beurteilt werden (keine Orchiektomie durchgeführt)
	pT0	Histologisch nur Narbe oder kein sicherer Primärtumor
	pTis	Intratubuläres Tumorwachstum, präinvasiver Tumor
	pT1	Tumor auf Hoden beschränkt, inkl. Rete testis
	pT2	Tumor greift auf Tunica albuginea oder Epididymis über
	pT3	Tumorinvasion des Samenstranges
	pT4	Tumorinvasion des Skrotum
pN	*Regionäre Lymphknoten* (pN entsprechen N-Kategorien)	
	N0	keine Lymphknotenmetastasen
	N1	Befall eines Lymphknotens, Durchmesser unter 2 cm
	N2	Befall eines Lymphknotens, Durchmesser mehr als 2 cm, aber weniger als 5 cm, oder Befall mehrerer Lymphknoten, Durchmesser weniger als 2 cm
	N3	Lymphknotenmetastase, mehr als 5 cm Durchmesser
pM	*Fernmetastasen* (pM entsprechen M-Kategorien)	
	MX	Vorliegen von Fernmetastasen kann nicht beurteilt werden
	M0	keine Fernmetastasen
	M1	Fernmetastasen

Tabelle 6.9. TNM-Stadien der Ausbreitung von Hodentumoren (Nach HERMANEK u. SOBIN 1987)

Stadium 0	pTis	N0	M0
Stadium I	pT1	N0	M0
	pT2	N0	M0
Stadium II	pT3	N0	M0
	pT4	N0	M0
Stadium III	Jedes pT	N1	M0
Stadium IV	Jedes pT	N2, N3	M0
	Jedes pT	Jedes N	M1

Tabelle 6.10. Stadieneinteilung maligner Hodentumoren des Westdeutschen Tumorzentrums in Essen (Nach SCHMIDT 1983)

Stadium	
I	Tumor auf den Hoden beschränkt; nach Orchiektomie befinden sich αFP, β-HCG und LDH im Normbereich
II	Regionale lymphatische Metastasierung in den Samenstrang, die iliakalen, retroperitonealen und/oder paraaortalen Lymphknoten
II A	Radikale Lymphadenektomie unter Einschluß aller befallenen Herde; αFP, β-HCG und/oder LDH befinden sich im Normbereich
II B	Subtotale Entfernung der befallenen retroperitonealen Lymphknoten (maximal verbliebene Tumorreste 2–3 cm) und/oder αFP, β-HCG und/oder LDH erhöht
II C	Massiver retroperitonealer Lymphknotenbefall, nur palliative Operation möglich
III	Nachweis von Lymphknotenmetastasen beidseits des Diaphragma
IV	Viszerale Metastasierung (z. B. Lunge, Leber, Zentralnervensystem)
IV A	Minimale pulmonale Erkrankung: weniger als 5 Herde, kleiner als 2 cm
IV B	Fortgeschrittene pulmonale Metastasierung: mehr als 5 Herde und/oder größer als 2 cm
IV C	Lungenmetastasen mit retroperitonealem Befall
IV D	Lungenmetastasen und/oder zusätzlicher Befall der Leber bzw. anderer Organe

Die Kombination der Befunde erlaubt die in Tabelle 6.9 zusammengestellte Stadieneinteilung. Da auch ein Stadium 0 abgegrenzt wird, das dem Stadium des rein intratubulären Tumorwachstums entspricht, resultieren insgesamt 5 Stadien, von denen die 3 ersten Stadien, Stadium 0, Stadium I und Stadium II nur die Ausdehnung des Primärtumors betreffen, Stadium III den Primärtumor irgendwelcher Ausdehnung mit einer einzigen Lymphknotenmetastase und Stadium IV ausgedehnt lymphogen metastasierende Tumoren und Tumoren mit zusätzlichen Fernmetastasen.

Diese von der UICC entwickelte Stadieneinteilung ist nicht unbestritten (SCHROEDER et al. 1988) und stellt nur eine unter mindestens 15 anderen Stadieneinteilungen dar (neuere Übersichten bei SIDI et al. 1986; ILLIGER 1988). Vor allem wegen der therapeutischen Konsequenzen werden heute häufig wesentlich nuanciertere Stadieneinteilungen verwendet, besonders was die Metastasen anbelangt.

Tabelle 6.11. Ergänzte chirurgisch-pathologische Stadieneinteilung der Hodentumoren des American Joint Committee on Clinical Staging and End-Result Reporting (Nach BRUNNER u. OBRECHT 1985)

Stadium I – Der Tumor ist auf den Hoden und die angrenzenden Strukturen limitiert

T_1 Der Tumor ist auf den Hoden beschränkt
T_2 Der Tumor hat die Tunica albuginea überschritten
T_3 Der Tumor hat das Rete testis oder die Epididymis befallen
T_4 Invasion des Samenstrangs und/oder der Skrotalwand
- T_{4a} Befall des Samenstranges im Bereich des Leistenringes
- T_{4b} Invasion des Skrotum (oder die normale Schranke des Skrotum ist durchbrochen wie bei der Orchipexie oder der skrotalen Orchiektomie)

N_0 Alle retroperitonealen Lymphknoten und die umgebenden Gewebe sind tumorfrei

Stadium II – Der Tumor hat die Testisgrenzen überschritten, aber nicht die regionale Lymphknotenregion

N_1 Die Lymphknoten sind bei der Operation nicht sichtbar vergrößert, aber bei der histologischen Untersuchung mikroskopisch befallen
- N_{1a} 5 oder weniger Lymphknoten positiv
- N_{1b} Mehr als 5 Lymphknoten positiv

N_2 Die Lymphknoten sind vergrößert und mikroskopisch vom Tumor befallen; keine Ausbreitung in die umgebenden Gewebe
- N_{2a} Die größten Lymphknoten sind ≤ 2 cm im Durchmesser, und 5 oder weniger Lymphknoten sind befallen
- N_{2b} Die größten Lymphknoten sind > 2 cm im Durchmesser, und/oder mehr als 5 Lymphknoten sind befallen

N_3 Ausbreitung des Tumors von den Lymphknoten in die benachbarten Gewebe (makroskopisch und mikroskopisch); nach operativer Entfernung verbleibt nur wenig residualer Tumor
N_4 Der Tumor ist in die retroperitonealen Lymphknoten und in das umgebende Gewebe eingebrochen; nach operativer Entfernung verbleiben große Tumorreste

Stadium III – Disseminierte Metastasen jenseits der primären lymphatischen Drainagestation oder oberhalb des Diaphragma

A Der Tumor hat sich über das Zwerchfell hinaus ausgebreitet; er ist aber noch auf das lymphatische System beschränkt. Maximaler Durchmesser eines befallenen Lymphknotens 2 cm
B_1 Gynäkomastie mit oder ohne Erhöhung des HCG. Keine makroskopisch nachweisbaren Tumoren
B_2 Minimaler Lungenbefall:
bis zu 5 Metastasen in der Lunge. Der größte Durchmesser einer Metastase darf 2,0 cm nicht überschreiten
B_3 Fortgeschrittener Lungenbefall:
mediastinale oder hiläre Tumormassen, neoplastischer Pleuraerguß oder pulmonale Metastasen von mehr als 2,0 cm im Durchmesser
B_4 Minimaler abdominaler Befall:
minimaler pulmonaler Befall plus positives Lymphangiogramm oder positiver CT-Scan des Abdomen ohne Verlagerung der Ureteren oder palpable abdominale Tumoren
B_5 Fortgeschrittener abdominaler oder viszeraler Befall: palpable Tumormassen, Verlagerung der Ureteren durch vergrößerte periaortale Lymphknoten oder obstruktive Uropathie. Viszerale Metastasen, z.B. in Leber, Gastrointestinaltrakt und Gehirn (nicht in Lungen)

So ist nach SCHMIDT (1983) eine differenzierte Stadieneinteilung der Hodentumoren unerläßlich, „um stadiengerechte therapeutische Konsequenzen abzuleiten und die Ergebnisse der Therapiestudien vergleichbar zu machen". SCHMIDT (1983) verwendet die Stadieneinteilung des Westdeutschen Tumorzentrums in Essen (Tabelle 6.10). Diese entspricht in groben Zügen auch der Stadieneinteilung der multizentrischen Studiengruppe in Bonn (HECHT et al. 1988). Die vom „Intercontinental Workshop on Staging and Treatment of Testicular Cancer" vorgeschlagene Einteilung lehnt sich dagegen wieder mehr an die Klassifikation der UICC an (CAVALLI et al. 1980).

Britische Untersucher halten sich vor allem an die Klassifikation des Royal Marsden Hospital. Auch diese Klassifikation schließt wie die deutsche Einteilung 4 Kategorien ein, wobei Stadium IV der hämatogenen Metastasierungsphase entspricht (PECKHAM et al. 1979, 1985; ELLIS u. SIKORA 1987).

In Amerika sind dagegen Klassifikationen üblich, die nur 3 Hauptkategorien umfassen (s. JAVADPOUR 1979 a; FRALEY et al. 1980; MONTIE 1984). Nach BRUNNER u. OBRECHT (1985) hat sich v. a. die Stadieneinteilung des American Joint Committe on Clinical Staging and End-Result Reporting bewährt. Tabelle 6.11 aus ihrer Übersicht demonstriert diese etwas ergänzte chirurgisch-pathologisch-anatomische Stadieneinteilung.

Wie diese kurze Zusammenstellung demonstriert, kann heute noch nicht mit einer einheitlichen und allgemeingültigen Stadieneinteilung gerechnet werden. Absprachen zwischen den praktisch tätigen Pathologen und Klinikern ihres Einzugsgebietes sind deshalb unerläßlich.

V. Prognose der Keimzelltumoren

Hatten Seminome schon früher eine relativ gute Prognose, so hat sich auch die Prognose der nichtseminomatösen Keimzelltumoren seit Einführung der gezielten Chemotherapie wesentlich verbessert. Wie die kurvenmäßige Darstellung der Überlebenszeiten von Patienten mit nichtseminomatösen Keimzelltumoren der großen Untersuchungsserie von PUGH u. CAMERON (1976) vor Einführung der Chemotherapie zeigt, war die Prognose der Tumoren mit choriokarzinomatösen Anteilen, der trophoblastischen Teratome (MTT) nach der britischen Nomenklatur, aber auch diejenige der embryonalen Karzinome, weitgehend der Gruppe der malignen Teratome vom undifferenzierten Typ (MTU) der britischen Nomenklatur entsprechend, besonders schlecht. Heute können auch diese Patienten selbst bei metastatischen Prozessen durch adäquate Chemotherapie und eventuelle zusätzliche Radiotherapie oder operative Entfernung von Metastasen geheilt werden (neuere Übersichten bei SEEBER et al. 1983; BRUNNER u. OBRECHT 1985; JAVADPOUR 1986; BRUNNER et al. 1988).

Der Erfolg der modernen Therapie von Hodentumoren wird besonders deutlich durch die von KENNEDY et al. (1987) an einer Sammelstatistik von 2 zeitlich getrennten Patientengruppen gewonnenen Zahlen demonstriert. Die 1. Gruppe umfaßt 3285 Patienten, bei denen die Hodentumoren zwischen 1970 und 1975 diagnostiziert worden waren, deren Krankheitsverlauf also während mindestens 10 Jahre verfolgt werden konnte. Die 2. Gruppe betrifft 1887 Patienten, bei denen die Hodentumoren erst im Jahre 1983 erkannt worden waren, bei denen also nur eine kurze Nachbeobachtungszeit zur Verfügung stand. Der Anteil von Patienten mit einer Überlebenszeit von 10 Jahren beträgt bei Seminomen des Stadiums I, in dem sich 82,6% aller Seminompatienten befinden, 96,4%, bei nichtseminomatösen Keimzelltumoren des gleichen Stadiums, das allerdings nur 51,7% aller Patienten mit derartigen Tumoren betrifft, 87,1%. Der zunehmende Erfolg der modernen Therapie in den letzten Jahren wird vor allem durch die 1-Jahr-Überlebenszahl von Patienten mit nichtseminomatösen Keimzelltumoren im Stadium III demonstriert, stieg sie doch von 50,5% auf 78,4% an. KENNEDY et al. (1987) schließen die Zusammenfassung ihrer Arbeit mit dem lapidaren Satz ab: „Testis cancer can be cured in most patients."

Früher war vor allem die histopathologische Natur der Keimzelltumoren prognostisch entscheidend. Es ist nicht daran zu zweifeln, daß die Tumorart immer noch eine wesentliche Rolle spielt. Der Onkologe bestimmt heute aber, wenigstens was die nichtseminomatösen Keimzelltumoren anbelangt, sein therapeutisches Vorgehen weniger an der Tumorart als an der Metastasierungstendenz, d. h. am Tumorstadium. So reihen BRUNNER et al. (1988) die prognostisch wichtigen Faktoren bedeutungsmäßig folgendermaßen ein: 1. Stadium, 2. Durchmesser des größten Tumorherdes und Lokalisation des Tumors, 3. Höhe des Blutspiegels der Tumormarker und erst 4. Histologie, vor allem ob Seminom oder Nichtseminom. Die Bedeutung des histologischen Typs darf aber trotz dieser Verschiebung in der Wertskala der prognostisch wichtigen Faktoren nicht unterschätzt werden. So schreiben BRUNNER et al. (1985) an anderer Stelle wörtlich: „Auch der histologische Typ ist für das Resultat der Chemotherapie von Bedeutung. Vollständige Remissionen werden zwar bei allen Zelltypen erzielt, doch scheint deren Prozentsatz bei den embryonalen Karzinomen am höchsten, bei den Teratokarzinomen etwas geringer und bei den Choriokarzinomen am niedrigsten zu sein. Der histologische Typ beeinflußt zugleich das Ausmaß der Tumorausbreitung und damit das Stadium zu Beginn der Therapie."

Tatsächlich ist der histologische Typ der Keimzelltumoren auch heute noch für die Abschätzung des weiteren Krankheitsverlaufes und damit der Prognose nicht bedeutungslos. Das zeigt schon das unterschiedliche biologische Verhalten von Seminomen und nichtseminomatösen Keimzelltumoren. FUNG et al. (1988) untersuchten die Korrelation zwischen histopathologischem Befund und Metastasierungstendenz von nichtseminomatösen Keimzelltumoren im Stadium I. Wie bei Geschwülsten anderer Organe sind auch bei derartigen Hodentumoren Ausdehnung des Primärtumors und Zeichen von Tumoreinbrüchen in Venen und Lymphgefäße wichtige Kriterien zur Erfassung der Metatasierungstendenz. So nimmt mit steigenden Stadiengraden des Primärtumors auch der Prozentsatz von Patienten mit Lymphknotenmetastasen zu: 18% bei T1, 42% bei T2, 43% bei T3 und 75% bei T4. Bei Tumoren mit nachweisbarer Gefäßinvasion traten bei 14 von 30 Patienten (47%) Lymphknotenmetastasen auf, bei fehlender Invasion dagegen nur bei 6 von 30 Patienten (20%). Was die histologische Struktur anbelangt, erwies sich vor allem die Ausdehnung teratomatöser Anteile als prognostisch bedeutungsvoll: Tumoren mit weniger als 50% teratomatösen Anteilen lösten bei 18 von 41 Patienten (44%) Lymphknotenmetastasen aus, Tumoren mit mehr als 50% Teratomgewebe dagegen nur bei 2 von 19 Patienten (11%). Tumoren mit geringen Teratomanteilen enthielten entsprechend größere Bezirke embryonal-karzinomatösen Gewebes. Je höher der embryonal-karzinomatöse Anteil war, um so größer schien auch die Metastasierungstendenz zu sein, eine Korrelation die statistisch aber nicht eindeutig belegt werden konnte.

Dixon u. Moore (1952) sowie Moriyama u. Daly (1985) haben schon früher auf die Bedeutung der Gefäßinvasion zur Beurteilung der Prognose von Hodentumoren hingewiesen. So traten bei 25 der 29 Patienten von Moriyama u. Daly (1985), bei denen in den Tumoren Gefäßinvasionen nachgewiesen werden konnten, Rezidive auf. Auch Ellis u. Sikora (1987) machen auf die Bedeutung dieses Kriteriums aufmerksam. Gleichzeitig betonen sie aber auch die Bedeutung der histologischen Struktur, besonders der Anteile undifferenzierten teratomatösen Gewebes nach britischer Nomenklatur, Anteile die nach der Nomenklatur der WHO (Mostofi u. Sobin 1976) einem embryonalen Karzinom oder Dottersacktumor entsprechen. Bei Tumoren mit derartigen Bezirken traten in 46% der Fälle Rezidive auf, bei Geschwülsten ohne diese Herde dagegen nur in 27,5%. Auch Hoeltl et al. (1987) und Dunphy et al. (1988) weisen auf den Wert des Nachweises von Gefäßinvasionen für die Beurteilung der Metastasierungstendenz von Keimzelltumoren hin. So entwickelten alle 13 Patienten von Hoeltl et al. (1987) mit nichtseminomatösen Keimzelltumoren und histologisch nachweisbaren Gefäßeinbrüchen Metastasen, allerdings ohne adjuvante Chemotherapie, im Gegensatz zu 13 gleichbehandelten Patienten mit entsprechenden Tumoren aber ohne Gefäßeinbrüche, von denen nur 3 Metastasen aufwiesen. Auch bei Seminomen war der Nachweis von Gefäßeinbrüchen prognostisch aufschlußreich. 3 von 9 Seminompatienten mit Tumoreinbrüchen in Gefäße der Primärgeschwulst wiesen eine Tumorprogression auf, aber nur einer von 24 Patienten ohne nachweisbare Gefäßinvasion. Nach Dunphy et al. (1988), die nichtseminomatöse und kombinierte Keimzelltumoren im Stadium I untersuchten, sind Metastasen ebenfalls besonders häufig bei solchen Tumoren zu erwarten, bei denen sich histologisch eine Invasion von Lymphgefäßen nachweisen läßt oder bei denen embryonal-karzinomatöse Tumoranteile vorhanden sind.

Auf die prognostische Bedeutung einer sog. malignen Transformation, d.h. des Auftretens vorwiegend sarkomatöser Anteile in Keimzelltumoren haben wir bereits bei Besprechung der Metastasen hingewiesen. Nach Ahmed et al. (1985) soll die Prognose durch derartige Herde verschlechtert werden, nach Ulbright et al. (1984) vor allem dann, wenn es sich um rhabdomyosarkomatöse Bezirke handelt.

Der Wert fortlaufender Bestimmungen klassischer Tumormarker für die Beurteilung der Prognose ist unbestritten. Seminome gehen mit einer wesentlichen Erhöhung des HCG einher, falls sie synzytiale Riesenzellen einschließen, was die Prognose nicht verschlechtern soll. Deutlich erhöhte αFP-Werte sprechen bei Seminomen immer für eine eventuell verkannte Zusatzkomponente von Dottersackcharakter, d.h. für die Kombination eines Seminoms mit einem nichtseminomatösen Keimzelltumor, der Dottersackanteile einschließen muß. Leicht erhöhte αFP-Werte können allerdings auch durch embryonal-karzinomatöse Herde allein ausgelöst werden. Sie erreichen aber nie die Werte wie bei Anteilen von Dottersacktumoren (Talerman 1980b). Erhöhungen des αFP-Spiegels geringeren Grades können ferner durch Leberschädigungen verursacht werden. Bei Chemotherapie, Röntgenbestrahlung der Lebergegend oder Lebermetastasen muß an diese Möglichkeit gedacht werden (JAVADPOUR 1980b; ELLIS u. SIKORA 1987).

Nichtseminomatöse Keimzelltumoren führen nach JAVADPOUR (1980a) bei 90% der Patienten zu einer Erhöhung der Serumwerte von HCG und oder von αFP. Nach Entfernung des Primärtumors sprechen ungewöhnlich langsame Verminderungen der Markerwerte, gleichbleibende Markerspiegel oder sogar steigende Werte für Metastasen. Wiederanstiege der Marker bei vorher normalen oder reduzierten Werten sind als Ausdruck eines Rezidives aufzufassen, wobei ein Wiederanstieg nach Orchiektomie auf ein Stadium 2, nach retroperitonealer Lymphadenektomie auf ein Stadium 3 nach amerikanischer Nomenklatur hinweist (Übersichten bei JAVADPOUR 1979b, 1980a, 1986; BOSL et al. 1981; TORTI u. LUM 1986; ELLIS u. SIKORA 1987; DROZ et al. 1988).

Da die üblichen Markerbestimmungen, d.h. Bestimmungen von HCG und αFP, bei Seminomen nicht weiterführen, abgesehen von derartigen Tumoren mit synzytialen Riesenzellen und erhöhten HCG-Werten, ist nach anderen Markern gesucht worden. Für immunhistologische Darstellungen von Seminomzellen eignet sich, wie im Abschnitt A.II.1.f dieses Kapitels geschildert, die plazentare alkalische Phosphatase (PLAP). JAVADPOUR (1983) hat den Wert der Serumbestimmung der PLAP und gleichzeitig auch der Gamma-Glutamyl-Transpeptidase (γGT) bei Seminompatienten geprüft. Bei 12 von 30 (40%) Patienten mit einem aktiven Seminom waren die Serumwerte der PLAP erhöht und bei 10 von 30 (33%) Patienten die γGT. 80% der Patienten mit einem klinisch aktiven Seminom wiesen einen oder mehrere dieser beiden Marker auf. JAVADPOUR (1983) empfiehlt daher die Bestimmung dieser Marker für die Verlaufskontrolle von Seminompatienten, weist allerdings gleichzeitig darauf hin, daß neben der fehlenden Konstanz positiver Befunde auch falsch positive Reaktionen zu berücksichtigen seien.

Bei all diesen Betrachtungen über die Prognose von Keimzelltumoren darf nicht vergessen werden, daß derartige Tumoren wie Geschwülste anderer Organe auch sehr spät rezidivieren können. So sind in den letzten Jahren verschiedene Einzelbeobachtungen über Spätmetastasierungen veröffentlich worden. Der 48jährige Patient von WALDBAUM et al. (1976) erkrankte 15 Jahre nach rechtsseitiger Orchiektomie wegen eines Seminoms mit Anteilen eines embryonalen Karzinoms an einer linksseitigen Retroperitonealmetastase eines Choriokarzinoms, der Patient von WARHOL et al. (1983) nach 17jährigem freien Intervall an einer Seminommetastase und der 62jährige Patient von LUTHERER et al. (1985) 20 Jahre nach linksseitiger Orchiektomie wegen eines embryonalen Karzinoms an ausgedehnten retroperitonealen Lymphknotenmetastasen. BORGE et al. (1988) haben bei 15 Patienten, d.h. bei 1,5 % ihrer 1008 Patienten mit Keimzelltumoren des Hodens Rezidive nach 36 oder mehr Monaten beobachtet.

Gesamthaft betrachtet ist nicht daran zu zweifeln, daß sich die Prognose der Keimzelltumoren des Hodens in den letzten Jahren unter den modernen Behandlungsmethoden ganz entscheidend verbessert hat und daß die meisten Patienten von derartigen Geschwülsten tatsächlich geheilt werden können, wie das KENNEDY et al. (1987) betonen. Voraussetzung eines derartigen Behandungserfolges bleibt vor allem die Früherfassung der Tumoren. Das Stadium, in dem der Tumor erkannt wird, hat prognostisch gesehen immer noch größte Bedeutung.

VI. Ätiologie und Pathogenese der Keimzelltumoren

Die Ursache der Entstehung von Keimzelltumoren ist nicht geklärt. Unklar ist auch der Grund der zunehmenden Inzidenz derartiger Geschwülste. Bekannt sind dagegen begünstigende Faktoren ihres Auftretens wie Fehllagerungen des Hodens oder Entwicklungsstörungen der Gonaden. Auch bei noch vorhandenen oder bereits behandelten Keimzelltumoren eines Hodens besteht eine erhöhte Gefahr, auf der Gegenseite einen zweiten Keimzelltumor zu entwickeln. Das Risiko eines derartigen Zweittumors beträgt ungefähr 1–2% und liegt damit in der Größenordnung der Häufigkeit der Keimzelltumoren bei Kryptorchismus (s. Kap. 2:A I 4). Was die Häufigkeit und Besonderheiten derartiger Tumoren bei Entwicklungsstörungen der Gonaden betrifft, sei auf Kap. 2:C verwiesen. Nach SWERDLOW et al. (1987) soll auch bei Patienten mit durchgemachten Entzündungen, besonders Mumps, ein erhöhtes Tumorrisiko bestehen. TESSLER u. CATANESE (1987) stellten bei AIDS-Patienten eine gewisse Verschiebung der Häufigkeit testikulärer Keimzelltumoren zugunsten der nichtseminomatösen Geschwülste fest. Für genetische Faktoren, die die Entstehung von Keimzellgeschwülsten begünstigen könnten, spricht das Vorkommen derartiger Tumoren bei monozygoten Zwillingen (neue Literatur bei MARTIN u. DANE 1985; COBB u. FAWCETT 1988). HLA-Untersuchungen bei Seminompatienten ergeben nach DIECKMANN u. KEYSERLINGK (1988) dagegen keine sicheren Hinweise auf eine wesentliche Bedeutung genetischer Faktoren wenigstens für diese Tumorgruppe. Nach KLEIN et al. (1990) spielt eine Reduktion der Expression von HLA der Klasse I jedoch eine gewisse Rolle für die gesteigerte Malignität einzelner Keimzelltumoren. Eine ursächliche Beziehung zwischen Trauma und Hodentumoren wird nach wie vor abgelehnt (SWERDLOW et al. 1988).

Die enge Verwandtschaft der Keimzelltumoren ist unbestritten. Das gilt besonders für die nichtseminomatösen Keimzelltumoren. Den Seminomen dagegen wurde und wird auch heute noch eine gewisse Sonderstellung eingeräumt. Tatsächlich zeigen Seminome ein von den nichtseminomatösen Keimzelltumoren abweichendes biologisches Verhalten. Sie treten im Gegensatz zu den nichtseminomatösen Keimzelltumoren praktisch nie vor der Pubertät auf. Sie ändern ihre Charakter nicht, vorausgesetzt daß es sich um reine Seminome und nicht um Kombinationsformen mit anderen Keimzelltumoren handelt. Die Metastasen entsprechen auch bei längerem Krankheitsverlauf durchaus dem histologischen und zytologischen Bild des Primärtumors, im Gegensatz zu den nichtseminomatösen Keimzelltumoren, die sich in verschiedenen Richtungen entwickeln können. Seminome lassen sich nicht in Kulturmedien züchten im Gegensatz zu den nichtseminomatösen Keimzelltumoren, bei denen das wenigstens bei undifferenzierten Formen möglich ist.

Diese Sonderstellung der Seminome hat der von PIERCE u. ABELL (1970) vorgeschlagene Stammbaum der Keimzelltumoren Rechnung getragen (s. Einleitung zu diesem Kap. 6). Die Keimzelltumoren werden von einer gemeinsamen Stammzelle, einer Keimzelle abgeleitet. Maligne transformiert kann sie entweder zu Seminomen oder zu den verschiedenen nichtseminomatösen Keimzelltumoren führen, wobei die Tumorzelle embryonaler Karzinome sozusagen als untergeordnete Stammzelle der nichtseminomatösen Keimzelltumoren aufzufassen ist. Eine maligne Entwicklung der übergeordneten Stammzelle kann dagegen Ursache der nicht seltenen Kombinationstumoren, der Kombinationen von Seminomen mit nichtseminomatösen Keimzellgeschwülsten sein.

Mit den atypischen Keimzellen, dem Carcinoma in situ (CIS) von SKAKKEBAEK (1972b) oder der intratubulären malignen Keimzelle (ITMGC) von MOSTOFI (1980), glaubte man, diese eigentliche Stammzelle aller Keimzelltumoren gefunden zu haben, da sie sich in Umgebung praktisch aller derartiger Geschwülste nachweisen läßt, abgesehen von den spermatozytären Seminomen des Erwachsenen und den Dottersacktumoren sowie den reifen Teratomen bei Kindern. Dieser Annahme der atypischen Keimzelle als gemeinsame Stammzelle der Keimzellgeschwülste trägt der 1980 von MOSTOFI entworfene Stammbaum aller Keimzelltumoren Rechnung. MOSTOFI (1980) leitet dabei auch die spermatozytären Seminome trotz des Fehlens atypischer Keimzellen von dieser Stammzelle ab. Die spermatozytären Seminome nehmen auch insofern eine Sonderstellung ein, als sie die einzige Keimzellgeschwulst des Erwachsenen darstellen, die praktisch nie Metastasen macht.

Atypische Keimzellen sind von Tumorzellen der Seminome morphologisch nicht zu unterscheiden (s. A.II.1.d.ε in diesem Kapitel). Entspricht die atypische Keimzelle tatsächlich der Stammzelle aller Keimzellgeschwülste, dann müssen Seminome sozusagen als Stammzellgeschwülste aller Keimzelltumoren aufgefaßt werden. Bei einem derartigen Stammzelltumor ist eigentlich zu erwarten, daß er sich gelegentlich auch einmal in Richtung einer ausdifferenzierteren Form entwikkelt, daß somit gewisse Übergangsformen zwischen Seminomen und nichtseminomatösen Keimzelltumoren vorkommen sollten. Derartige Entwicklungen sind bei Seminomen jedoch nicht bekannt. Das reine Seminom bewahrt, wie bereits betont, selbst in den Metastasen seine ursprünglichen zytologischen Eigenschaften. Eine Ausnahme machen nur die ganz seltenen spermatozytären Seminome mit sarkomatöser Entwicklung, bei denen man sich gegenwärtig in Anbetracht der ganz wenigen Fälle allerdings noch kein rechtes Bild machen kann, von welchen Zellen dieser sarkomatöse Anteil ausgeht (s. A.II.1.d.β in diesem Kapitel).

Zwischenformen von Seminomen mit nichtseminomatösen Keimzelltumoren, nicht Übergänge von einem Seminom in andere Formen von Keimzellgeschwülsten, kommen dagegen vor. Das gilt vor allem für die Seminome mit synzytialen Riesenzellen, die sich biologisch trotz dieser Kombination wie reine Seminome verhalten. Nach SEHESTED u. JACOBSEN (1987) entsprechen die synzytialen Riesenzellen derartiger Tumoren denjenigen in anderen Keimzelltumoren. Die einkernigen Zellen dagegen gleichen Seminomzellen und lassen desmosomale Verbindungen mit den synzytialen Riesenzellen vermissen, im Gegensatz zu Zellen des Zytotrophoblasten, die mit den synzytialen Riesenzellen durch Desmosomen verbunden sind. Zwischenformen sind ferner bei den sog. anaplastischen Seminomen anzunehmen, Tumoren, die histologisch und zytologisch zwischen Seminomen, embryonalen Karzinomen und Dottersacktumoren stehen. Auch funktionell scheinen sie eine Zwischenstellung einzunehmen, konnten wir doch bei einem derartigen, in die nude-Maus verpflanzten Tumor eine vorübergehende HCG- und αFP-Produktion beobachten (WALT et al. 1986) (s. A.II.1.d.δ in diesem Kapitel). Auch RAGHAVAN et al. (1981, 1982) vermuten auf Grund von Markerbestimmungen derartige Übergänge. Die Seminome stehen offenbar nicht mehr einfach außerhalb der Reihe der übrigen Keimzelltumoren. Die Vermutung einer gemeinsamen, der Seminomzelle weitgehend entsprechenden Stammzelle aller Keimzelltumoren ist daher gerechtfertigt.

Tatsächlich sprechen auch die Ergebnisse von zytogenetischen Untersuchungen und DNA-Kontrollen für eine derartige enge Beziehung zwischen atypischen Keimzellen, Seminomen und nichtseminomatösen Keimzelltumoren. Atypische Keimzellen haben einen annähernd tetraploiden Chromosomensatz, d.h. einen DNA-Index von ungefähr 2. Seminome und nichtseminomatöse Keimzelltumoren besitzen dagegen Werte, die sich um einen triploiden Chromosomensatz bewegen, d.h. DNA-Indices um 1,5, wobei der DNA-Index für Seminome etwas höher liegt als für nichtseminomatöse Keimzelltumoren. Damjanov (1986) vermutet, daß die Entwicklung der Keimzelltumoren stufenweise erfolge, wobei es in einem ersten Schritt zur Bildung der polyploiden atypischen Keimzellen komme, Zellen, die noch nicht die volle Eigenschaft von Tumorzellen besitzen sollen. Erst in einem zweiten Schritt komme es zur eigentlichen malignen Transformation, wobei der zunehmende Chromosomenverlust, der bei nicht seminomatösen Hodentumoren größer ist als bei Seminomen, zu einer Steigerung der Malignität führe. Die Annahme einer derartigen Progression von atypischen Keimzellen zu Seminomen und nichtseminomatösen Keimzelltumoren nimmt die Seminome aus ihrer Sonderstellung heraus und erklärt die engen Beziehungen zwischen den verschiedenen Formen von Keimzelltumoren. Die Pathogenese der kindlichen Dottersacktumoren, in deren Umgebung keine atypischen Keimzellen nachgewiesen werden können, bleibt allerdings ungeklärt (neuere Übersichten bei Damjanov 1986, 1989; Müller et al. 1986; Osterhuis et al. 1989).

Neben Verschiebungen der Chromosomenzahl treten in den Chromosomen testikulärer Keimzelltumoren auch strukturelle Alterationen auf. Häufigste Anomalie ist das Isochromosom 12 p, das bei den verschiedensten Formen derartiger Tumoren gefunden wird (s. Delozier-Blanchet et al. 1987). Andere Abnormitäten betreffen auch Struktur und Zahl des Chromosoms 1 (s. Walt et al. 1989). Was die Expression von Onkogenen in menschlichen Keimzelltumoren anbelangt, sei auf die Zusammenstellungen von Tesch et al. (1988) verwiesen (neuere Übersichten bei Klein et al. 1988; Rukstalis u. DeWolf 1988).

B. Gonadenstromatumoren

I. Nomenklaturen

In Anlehnung an die Nomenklatur der Ovarialtumoren (Serov et al. 1973) wird in der Nomenklatur der Hodentumoren der WHO (Mostofi u. Sobin 1977) der Übergriff der „sex cord stromal tumours“ verwendet, d.h. der Keimstrang-Gonadenstromatumoren, die früher von Mostofi et al. (1959) als Tumoren des spezialisierten Gonadenstroma bezeichnet worden sind. Teilum (1976) spricht vereinfachend von Gonadenstromatumoren, eine Bezeichnung, an die ich mich auch in den folgenden Ausführungen halten werde. Der von Städtler (1984)

Tabelle 6.12. Histologische Klassifizierung der Keimstrang-Gonadenstromatumoren und der restlichen Hodentumoren nach dem Vorschlag Weltgesundheitsorganisation (WHO; MOSTOFI u. SOBIN 1977)

II. *Keimstrang-Gonadenstromatumoren*[a, b]

A. Gut differenzierte Formen
1. Leydig-Zelltumor
2. Sertoli-Zelltumor
3. Granulosazelltumor

B. Mischformen (die einzelnen Anteile sind zu bezeichnen)

C. Unvollständig differenzierte Formen

III. *Tumoren und tumorartige Veränderungen mit Keimzell- und Keimstrang-Gonadenstromaanteilen*

A. Gonadoblastom

B. Andere derartige Tumoren

IV. *Verschiedenartige Tumoren*

A. Karzinoid

V. *Tumoren des lymphatischen und hämatopoietischen Systems*

VI. *Metastasen*

[a] Keimzelltumoren (I) s. Tabelle 6.1.
[b] Im vorliegenden Text wird der vereinfachende Ausdruck eines Gonadenstromatumors verwendet.

noch weiter reduzierte Begriff eines Stromatumors wird den besonderen Eigenschaften des Gonadenstromas nicht ganz gerecht.

Die Gruppe der Gonadenstromatumoren umfaßt gemäß Nomenklatur der WHO (MOSTOFI u. SOBIN 1977) die in Tabelle 6.12 genannten Tumorformen. Was die gut differenzierten Formen anbelangt, den Leydig-Zelltumor, den Sertoli-Zelltumor und den Granulosazelltumor sowie ihre Mischformen, bestehen keine nomenklatorischen Schwierigkeiten. Dagegen bestehen gewisse Unklarheiten, was die Benennung unvollständig differenzierter Formen betrifft. Laut Nomenklatur der WHO (MOSTOFI u. SOBIN 1977) kann für diese Geschwülste das Synonym eines „Gonadenstromatumors" oder eines „Androblastoms" verwendet werden. Da die Bezeichnung „Gonadenstromatumor" als Überbegriff der ganzen Gruppe gebraucht wird, ist für die Benennung dieser unvollständig differenzierten Tumoren der von TEILUM (1976) gebrauchte Terminus eines Androblastoms geeigneter. TEILUM schreibt in deutscher Übersetzung wörtlich: „Dieser Terminus ist eine histogenetische und morphologische Bezeichnung von Tumoren bei beiden Geschlechtern, die vom undifferenzierten gonadalen Mesenchym abgeleitet werden und die histologisch verschiedene Entwicklungsphasen der männlichen Gonade reflektieren." TEILUM geht dann allerdings weiter und schließt in der Gruppe der Androblastome alle Übergangsformen bis zu ausgereiften Sertoli-Zelltumoren ein, behandelt den Granulosazelltumor und den Leydig-Zelltumor dagegen als besondere Einheiten. Damit entstehen wieder gewisse nomenklatorische Schwierigkeiten. So verwendet STÄDTLER (1984) den Begriff eines Androblastoms als Synonym für Sertoli-Zelltumoren. LAWRENCE et al. (1986) gehen diesen

Schwierigkeiten aus dem Wege, indem sie einfach von Keimstrang-Gonadenstromatumoren vom gemischten und unklassifizierbaren, unvollständig differenzierten Zelltyp sprechen.

Häufigkeitsmäßig stehen die Leydig-Zelltumoren ganz im Vordergrund. Sertoli- und Granulosazelltumoren sowie die unausgereiften Formen sind eher selten, falls die vor allem in retinierten Gonaden häufig vorkommenden knotigen Sertoli-Zellhyperplasien, die sog. hypoplastischen Zonen, nicht zu den Sertoli-Zelltumoren gerechnet werden (s. Kap. 2:B.I.1)

II. Einzelformen der Gonadenstromatumoren

1. Leydig-Zelltumor

a) Häufigkeit

Leydig-Zelltumoren stellen zwar die häufigsten Gonadenstromatumoren dar, sind aber viel seltener als Keimzelltumoren. In der Serie von 2739 Hodentumoren des britischen Registers (PUGH 1976) figurieren nach SYMINGTON u. CAMERON (1976) nur 43 (1,6%) derartige Geschwülste. MOSTOFI u. PRICE (1973) fanden bei insgesamt 6000 Hodentumoren eine Häufigkeit von annähernd 3%. Auch KIM et al. (1985) rechnen mit Häufigkeiten von 1–3%. In unserer eigener Serie von 365 Hodentumoren machen die 16 Leydigzelltumoren 4,4% aller Hodentumoren aus (v. HOCHSTETTER u. HEDINGER 1982).

Die Tumoren treten vorwiegend bei Erwachsenen auf. So betrug das Durchschnittsalter der Patienten in der Serie von KIM et al. (1985) 46,5 Jahre, liegt also deutlich über dem Durchschnittsalter von Patienten mit Keimzelltumoren, ganz besonders der nichtseminomatösen Formen. Leydig-Zelltumoren treten aber auch schon bei Kindern auf. Die Serie von KIM et al. (1985) schließt 3 derartige Beobachtungen ein, nämlich 3 Kinder im Alter von 2, $3^{10}/_{12}$ und $5^{7}/_{12}$ Jahren.

b) Klinische Symptome

Bei Kindern äußert sich der Leydig-Zelltumor vor allem in einer Pseudopubertas praecox. Differentialdiagnostisch muß er deshalb in erster Linie vom kongenitalen adrenogenitalen Syndrom abgegrenzt werden, das ebenfalls mit tumorartigen Hodenschwellungen einhergehen kann (s. Kap. 2:C.II.4). Beim Erwachsenen steht symptomatisch dagegen abgesehen von der tumorbedingten Hodenschwellung eine meist beidseitige Gynäkomastie im Vordergrund, die auf eine tumorbedingte Oestradiolvermehrung zurückgeführt wird. Bei der Hälfte der entsprechend untersuchten Patienten von KIM et al. (1985) wurde ein erhöhter Östradiolspiegel im Blut gefunden, dagegen erniedrigte Testosteronwerte. Eines ihrer 3 Kinder mit einem Leydig-Zelltumor hatte jedoch deutlich erhöhte Testosteronwerte im Blut. Bei beiden anderen Kindern war die Urinausscheidung der 17-Ketosteroide erhöht, bei einem davon auch die Ausscheidung des 17-Hydroxycorticoids. Die Tumoren sind fast ausnahmslos einseitig. Bei beidseitigen und mikroskopisch ähnlich strukturierten Geschwülsten muß vor allem auch an die Möglichkeit eines adrenogenitalen Syndroms mit Hyperplasie dystopen neben-

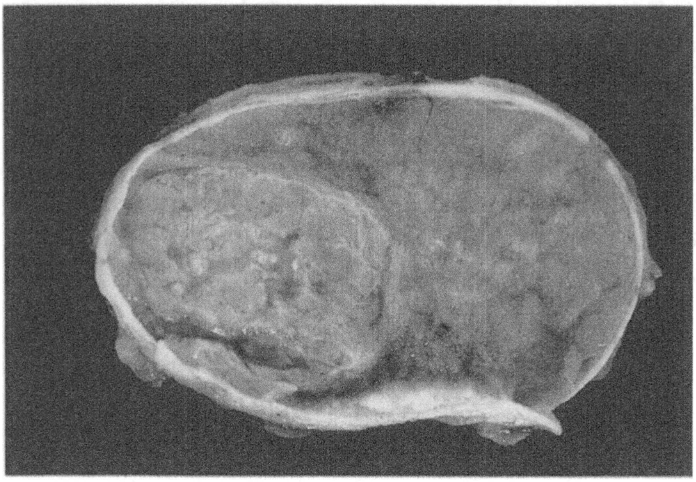

Abb. 6.69. Leydig-Zelltumor bei operativ korrigiertem Kryptorchismus. 20jähriger Mann mit beidseitiger Gynäkomastie

nierenrindenartigen Gewebes im Hoden gedacht werden. Die Kombination eines Leydig-Zelltumors mit gleichseitiger Nierenagenesie ist ungewöhnlich (HERING et al. 1982).

Ungefähr ein Zehntel der Leydig-Zelltumoren metastasiert (MOSTOFI u. PRICE 1973; SYMINGTON u. CAMERON 1976). In der Serie vom 40 Patienten mit Leydig-Zelltumoren von KIM et al. (1985) starben sogar 5 der 30, d. h. ein Sechstel der Patienten, deren Krankheitsverlauf durchschnittlich 4 Jahre verfolgt werden konnte, an ihrem Tumorleiden. Die mittlere Überlebenszeit von Patienten mit malignen Lyedig-Zelltumoren soll weniger als 2 Jahre betragen (GREM et al. 1986).

c) Makroskopische Befunde

Die Leydig-Zelltumoren sind meist scharf begrenzt und werden von einer dünnen Bindegewebskapsel vom anliegendem Hodengewebe getrennt (Abb. 6.69). KIM et al. (1985) fanden einen durchschnittlichen Durchmesser der Tumoren von 3 cm. In einem Fünftel ihrer Fälle waren die Tumoren unscharf begrenzt. Selten greift der Tumor auf Rete testis und Samenstrang über, in 4 der 40 Fällen von KIM et al. (1985) und 6 der 43 Fällen von SYMINGTON u. CAMERON (1976). Die Schnittflächen der Leydig-Zelltumoren sind gelbbraun, die Tumoren sind z. T. septiert.

d) Mikroskopische Befunde

Mikroskopisch erinnern die Tumorzellen an normalen Leydig-Zellen. Zellen und Kerne sind häufig aber ganz verschieden groß (Abb. 6.70, 6.71). KIM et al. (1985) unterscheiden 3 Zelltypen: Der häufigste Typ entspricht verschieden großen Zellen mit eher undeutlichen Grenzen, regelmäßigen runden und ovalen Kernen mit deutlicher Kernmembran und gut erkennbarem Nucleolus. Das Zytoplasma ist eosinophil, granuliert oder leicht vakuolisiert. Der 2. Zelltyp entspricht

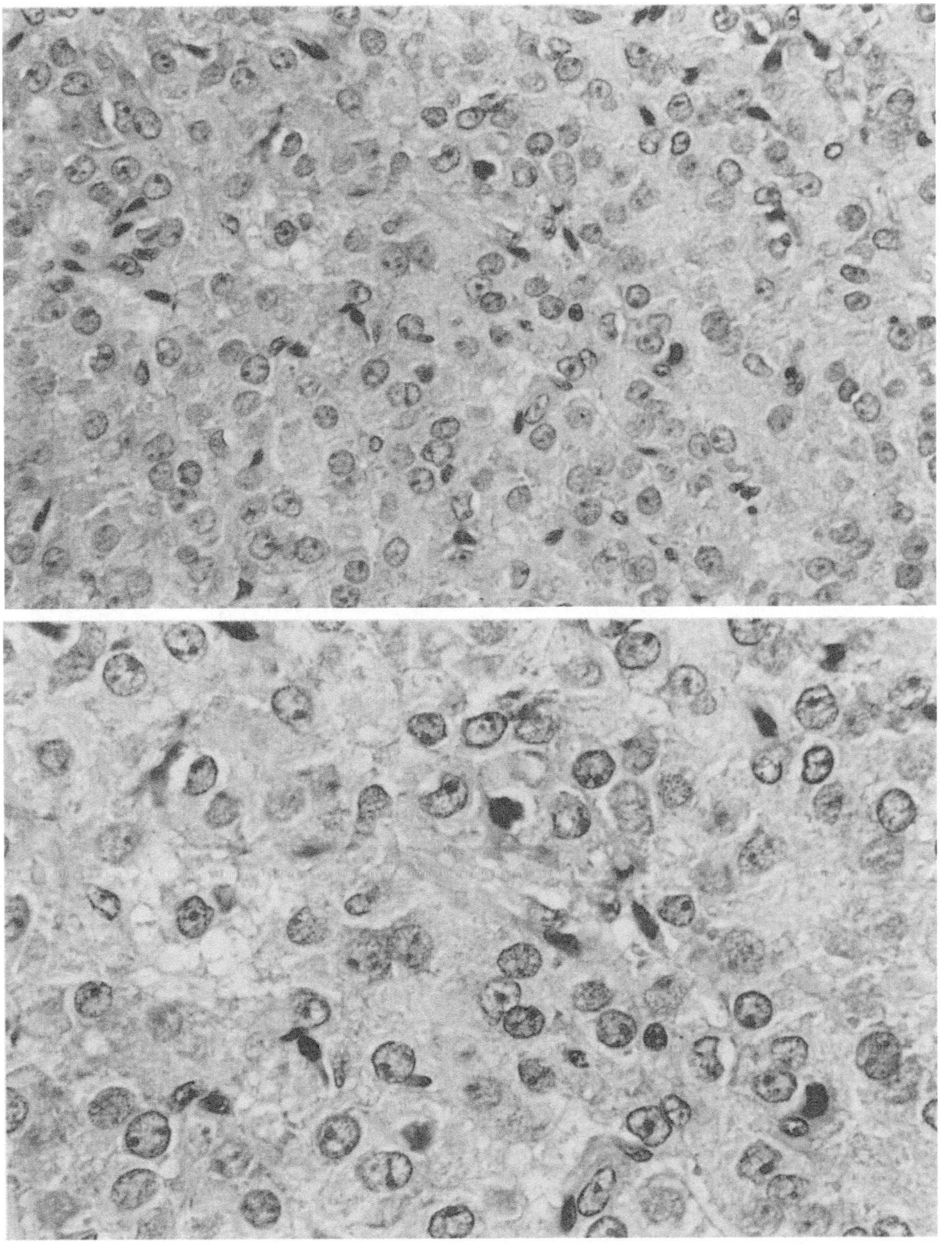

a

b

Abb. 6.70 a, b. Leydig-Zelltumor des rechten Hodens. 31jähriger Mann mit beidseitiger Gynäkomastie. **a** Übersicht (HE × 360). **b** In einzelnen Tumorzellen Reinke Kristalle andeutungsweise erkennbar, vor allem an umgebenden Aufhellungen des Zytoplasmas. (HE × 570; vgl. Abb. 6.73, 6.74)

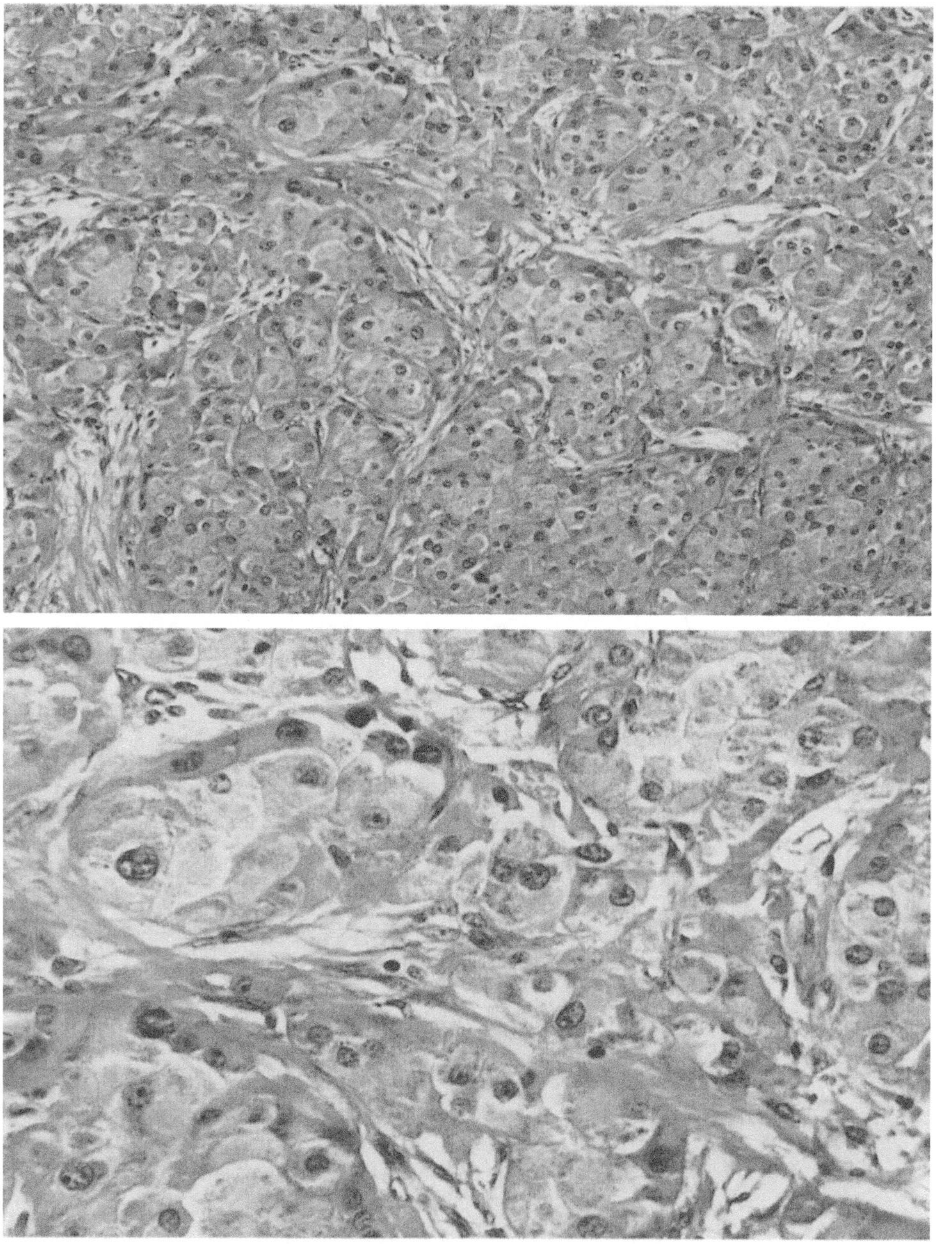

a

b

Abb. 6.71 a, b. Leydig-Zelltumor des rechten Hodens. $4^{9}/_{12}$jähriger Knabe mit Pseudopubertas praecox (HE **a** × 140, **b** × 360)

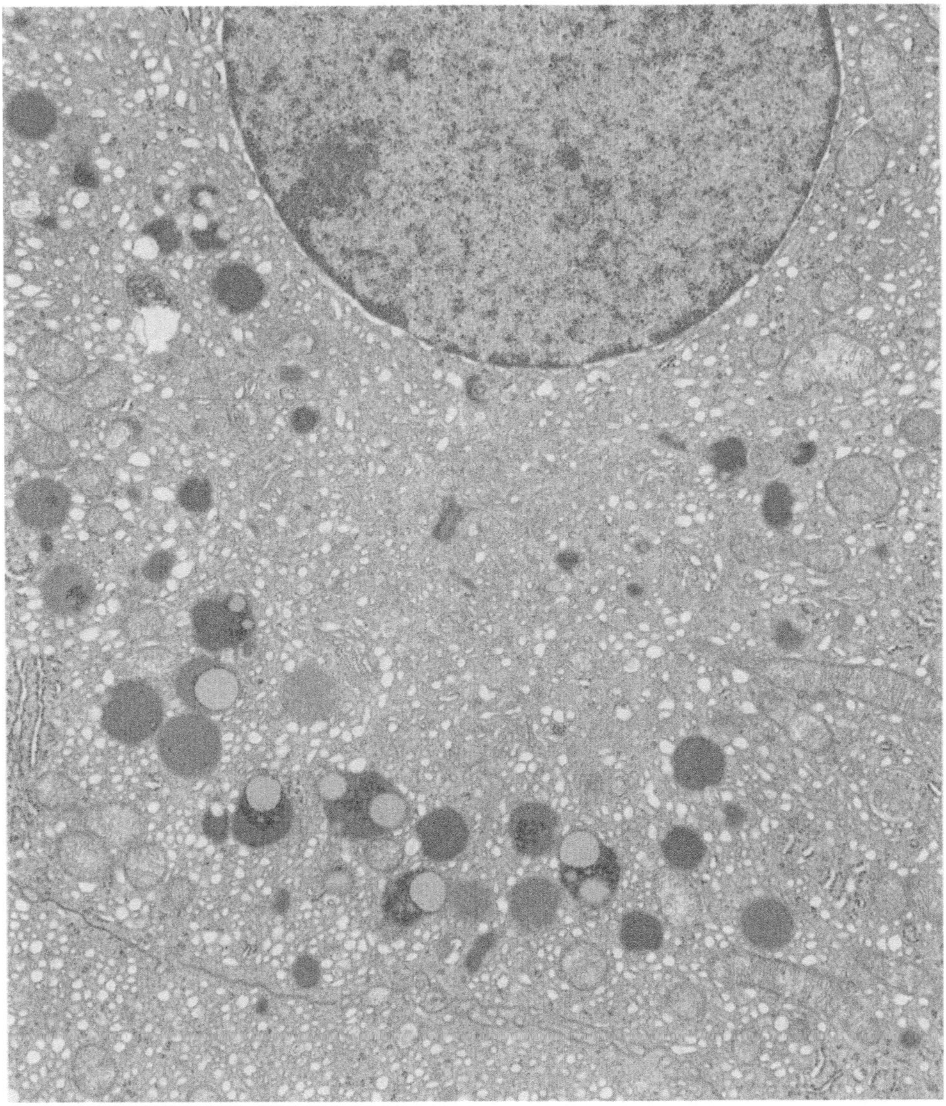

Abb. 6.72. Leydig-Zelltumor des rechten Hodens. $4^{9}/_{12}$jähriger Knabe, gleiches Kind wie Abb. 6.71. Reichlich glattes endoplasmatisches Retikulum mit vesikulären Strukturen, Melaninpigment × 10800

größeren Zellen mit eosinophilem feingranuliertem oder schaumigem Zytoplasma, deutlichen Zellgrenzen und kleinen bläschenförmigen Kernen mit einem oder mehreren Nukleolen. Der 3. Typ schließlich entspricht kleinen Zellen mit runden, hyperchromatischen Kernen. Mitosen können relativ zahlreich sein, sind nach SYMINGTON u. CAMERON (1976) aber kein zuverlässiges Zeichen der Malignität. Reinke-Kristalle sind nicht obligat. KIM et al. (1985) fanden sie nur in einem Drittel ihrer 40 Tumoren. Das umliegende Hodengewebe weist bei Erwachsenen mit

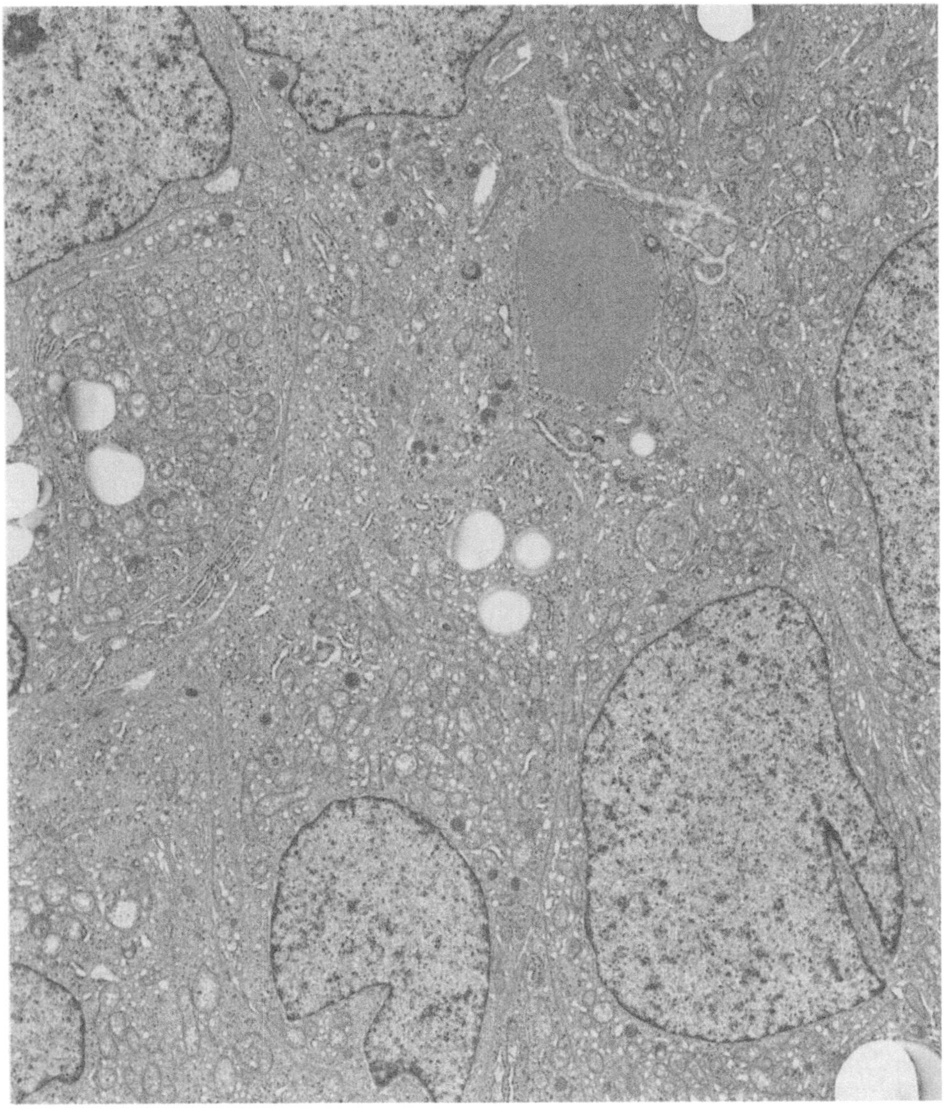

Abb. 6.73. Leydig-Zelltumor des rechten Hodens. 31jähriger Mann, gleicher Patient wie Abb. 6.70. Elektronenoptisch zahlreiche Reinke-Kristalle identifizierbar (× 5600)

Zeichen einer Östrogenaktivität des Tumors eine gewisse tubuläre Atrophie und eventuell sogar Sklerose auf. Bei Kindern mit Leydig-Zelltumoren und Pseudopubertas praecox kommt es dagegen zu einer vorzeitigen partiellen Reifung des Samenepithels (KIM et al. 1985).

Elektronenoptisch zeigen die Tumorzellen die typischen Formationen steroidproduzierender Zellen wie reichlich glattes endoplasmatisches Retikulum mit massenhaft vesikulären Strukturen, Mitochondrien mit tubulovesikulären Cristae

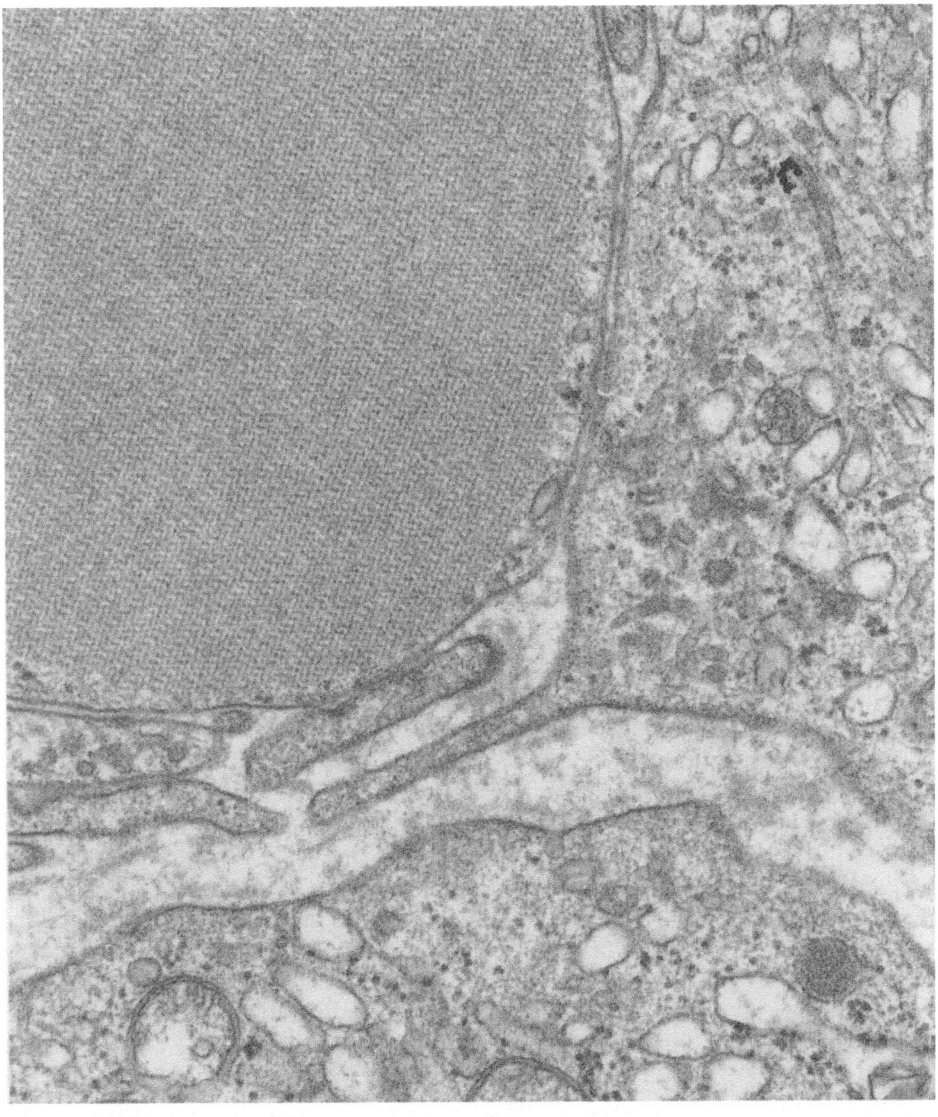

Abb. 6.74. Reinke-Kristall. Gleicher Leydig-Zelltumor wie Abb. 6.70 und 6.73 (× 53000)

und Lipidtropfen (Abb. 6.72, 6.73, 6.74). Auffällig sind Reinke-Kristalle und konzentrische lamelläre Strukturen, die ganze Knäuel bilden. Derartige wirbelartige Membranknäuel sollen in normalen Leydigzellen nicht vorkommen. (s. BEALS et al. 1965; DADOUNE et al. 1966; MURAKAMI et al. 1968; CARR et al. 1975; KAY et al. 1975; SOHVAL et al. 1977; MIKUZ et al. 1980; KATENKAMP u. STILLER 1980). Immunhistologisch haben DÜE et al. (1989) in den Tumorzellen Östrogen- und Progesteronrezeptoren nachweisen können, im Gegensatz zu normalen Leydigzellen. Die Tumorzellen exprimieren auch Zytokeratin und Vimentin.

Die histologische Unterscheidung zwischen benignen und malignen Leydig-Zelltumoren stößt auf größte Schwierigkeiten. Präpuberale Leydig-Zelltumoren sind nach der Zusammenstellung von 39 derartigen Beobachtungen durch JOHNSTONE (1967) nie maligne. Bösartige Formen treten vor allem bei älteren Patienten auf, haben eine kürzere Symptomendauer und lassen endokrine Symptome vermissen. Sie sind im allgemeinen auch größer, unscharfer begrenzt, greifen auf die umliegenden Strukturen über und brechen in Blut- und Lymphgefäße ein. Auch sollen zelluläre Atypien, Mitosen und Nekrosen bei malignen Formen häufiger sein als bei benignen (MOSTOFI u. PRICE 1973; DAVIS et al. 1981; SWORN u. BUCHANAN 1981; FELDMAN et al. 1982; KIM et al. 1985; GREM et al. 1986). Im Einzelfall ist am Primärtumor allein die Entscheidung zwischen Benignität oder Malignität jedoch kaum zu treffen. Bestimmend ist der Nachweis von Metastasen. Diese sitzen wie bei den Keimzelltumoren des Hodens in erster Linie in den paraaortalen und parakavalen abdominalen Lymphknoten, ferner in Leber, Lunge und Skelett. Ausnahmsweise können Metastasen erstes klinisches Zeichen eines Leydig-Zelltumors sein (LARGIADÈR, 1960).

e) Differentialdiagnose

Differentialdiagnostisch müssen vor allem knotige Leydig-Zellhyperplasien und Hyperplasien oder Tumoren aus nebennierenrindenartigem Gewebe in Betracht gezogen werden. Da beim Klinefelter-Syndrom die Hodenkanälchen mit zunehmendem Alter weitgehend verschwinden (SULSER u. HEDINGER 1970), resultieren schließlich fast reine Leydig-Zellwucherungen, die mit Leydig-Zelltumoren verwechselt werden können. Beim kongenitalen adrenogenitalen Syndrom, vor allem beim häufigsten 21-Hydroxylasemangel, können beidseitige Wucherungen dystopen nebennierenrindenartigen Gewebes in den Hoden auftreten, die einen beidseitigen Leydig-Zelltumor imitieren (HEDINGER 1954). Sie gehen jedoch im Gegensatz zu Leydig-Zelltumoren unter Cortisolbehandlung zurück wie die Hyperplasie der Nebennieren selbst (s. DOHM 1965; SIEBENMANN 1983, 1986; WILSON u. NETZLOFF 1983; ZACHMANN u. PRADER 1986). Die Zellen derartiger nebennierenrindenartiger Herde im Hoden sind epithelähnlicher aneinandergelagert als Leydig-Zellen, sie sind häufig auch sehr pigmenthaltig und erinnern an Zellen der Zona reticularis der Nebennierenrinde. Gleichartige Hyperplasien nebennierenrindenartigen Gewebes in den Hoden sind auch bei Nelson-Syndrom gesehen worden (JOHNSON u. SCHEITHAUER 1982). Was die Einzelheiten derartiger Hyperplasien nebennierenrindenartigen Gewebes betrifft, sei auf die Ausführung im Kap. 2:C.II.4 verwiesen.

Neben Hyperplasien treten im Hoden ausnahmsweise auch eigentliche Tumoren aus nebennierenrindenartigem Gewebe auf. So beschrieb WENZ (1953) einen nebennierenrindenartigen Hodentumor bei einem Patienten mit einseitiger Gynäkomastie und Hypertonie, klinische Symptome, die nach Entfernung des Hodentumors verschwanden. OESTERGAARD (1947) deutet einen feminisierenden Hodentumor bei einem Patienten mit Gynäkomastie ebenfalls als eine aus dystopem Nebennierenrindengewebe hervorgehende Geschwulst. Schließlich können auch sehr lipidreiche Sertoli-Zelltumoren und Hodenmetastasen das Bild eines Leydig-Zelltumors imitieren.

2. Sertoli-Zelltumor

a) Häufigkeit

Nach Mostofi u. Price (1977) beträgt der Anteil der Sertoli-Zelltumoren, inklusive der anderen Gonadenstromatumoren aber ohne die Leydig-Zellgeschwülste, weniger als 2% der Hodentumoren, nach Symington u. Cameron (1976) 1,2%. In unserer eigenen Serie machen die 2 Sertoli-Zelltumoren sogar nur 0,5% der 365 Hodentumoren aus. Derartige Geschwülste sind also sehr selten, ganz im Gegensatz zu den knotigen Proliferationen von Sertoli-Zellen, den hypoplastischen Zonen, wie sie vor allem in unvollständig deszendierten Hoden gesehen werden.

b) Klinische Symptome

In der Serie von Symington u. Cameron (1976) trat die Mehrzahl der Tumoren bei Patienten unter 40 Jahren auf, 7 von 24 Tumoren sogar in der ersten Dekade, wobei die Autoren allerdings keine scharfe Grenze zwischen reifen und unreifen d.h. undifferenzierten Formen ziehen. Sertoli-Zelltumoren treten meist einseitig auf, wobei rechte oder linke Seite ungefähr gleich häufig befallen werden. Doppelseitige Tumoren stellen eine seltene Ausnahme dar. Einzelbeobachtungen doppelseitiger Tumoren sind von Gabrilove et al. (1980) und Lange et al. (1960) gemacht worden. Ausnahmsweise äußern sich Sertoli-Zelltumoren auch in einer

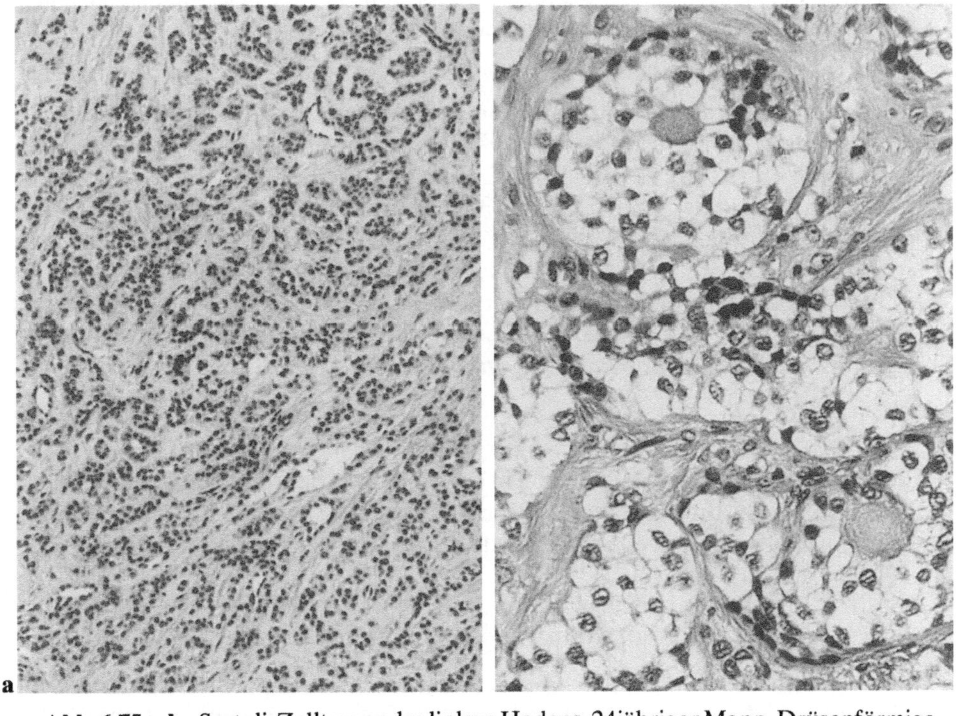

a b

Abb. 6.75 a, b. Sertoli-Zelltumor des linken Hodens. 24jähriger Mann. Drüsenförmige Strukturen und Formationen, die an sog. Ringtubuli erinnern (HE **a** × 105, **b** × 270)

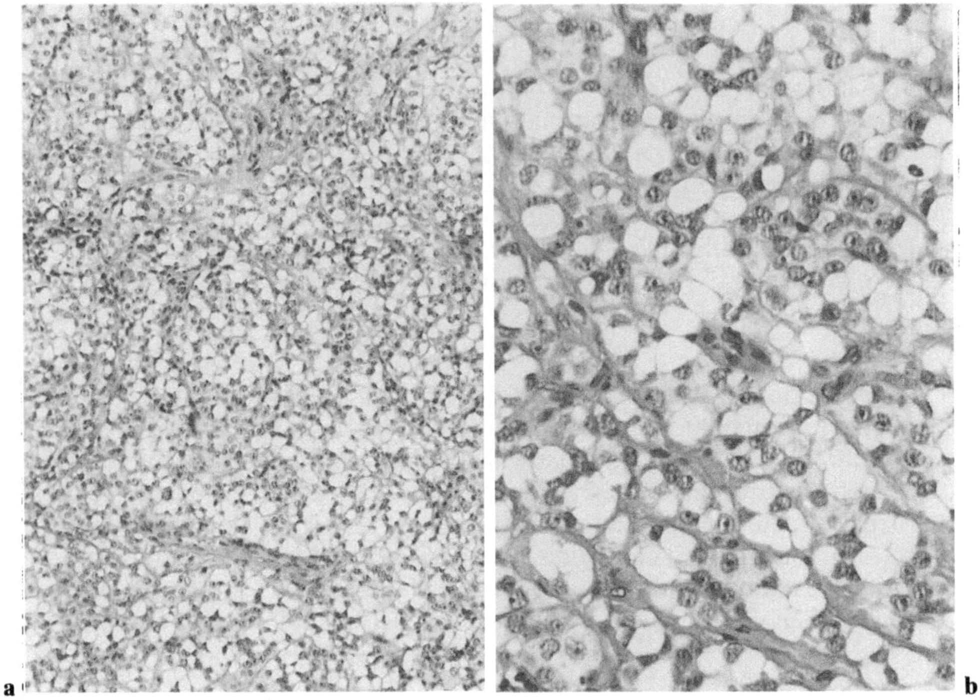

Abb. 6.76 a, b. Gleicher Tumor wie Abb. 6.75. Abschnitte mit vakuolisierten Tumorzellen, an Fettgewebe erinnernd (HE **a** × 105, **b** × 270)

endokrinen Aktivität, wobei feminisierende Auswirkungen mit Gynäkomastie und virilisierende Effekte mit Pseudopubertas praecox beobachtet wurden (Übersichten bei WEITZNER u. GROPP 1974; GABRILOVE et al. 1980). Die Mehrzahl der Sertoli-Zelltumoren ist gutartig. 6 der 32 Patienten von SYMINGTON u. CAMERON (1976) starben jedoch an Metastasen. LAWRENCE et al (1986) erwähnen unter 15 verschiedenartigen malignen Gonadenstromatumoren (abgesehen von den Leydig-Zellgeschwülsten) aus der Literatur 6 maligne Sertoli-Zelltumoren. Der jüngste Patient war 8 Jahre alt. Die Metastasen betreffen auch bei diesen Tumoren in erster Linie die retroperitonealen Lymphknoten.

c) Makroskopische Befunde

Makroskopisch sind die Tumoren in der Regel gut begrenzt mit gelappter weißer bis gelblicher Schnittfläche. Sie können recht groß werden und einen Durchmesser von bis 15 cm aufweisen. Ein Drittel der Tumoren von SYMINGTON u. CAMERON (1976) schloß Zysten ein.

d) Mikroskopische Befunde

Mikroskopisch findet man in typischen Fällen Zellstränge, meist lumenlos, die an Hodenkanälchen erinnern, die mit Sertoli-Zellen in einreihiger Lage gefüllt sind (Abb. 6.75, 6.76, 6.77). Daneben kommen aber auch Formen vor, in denen

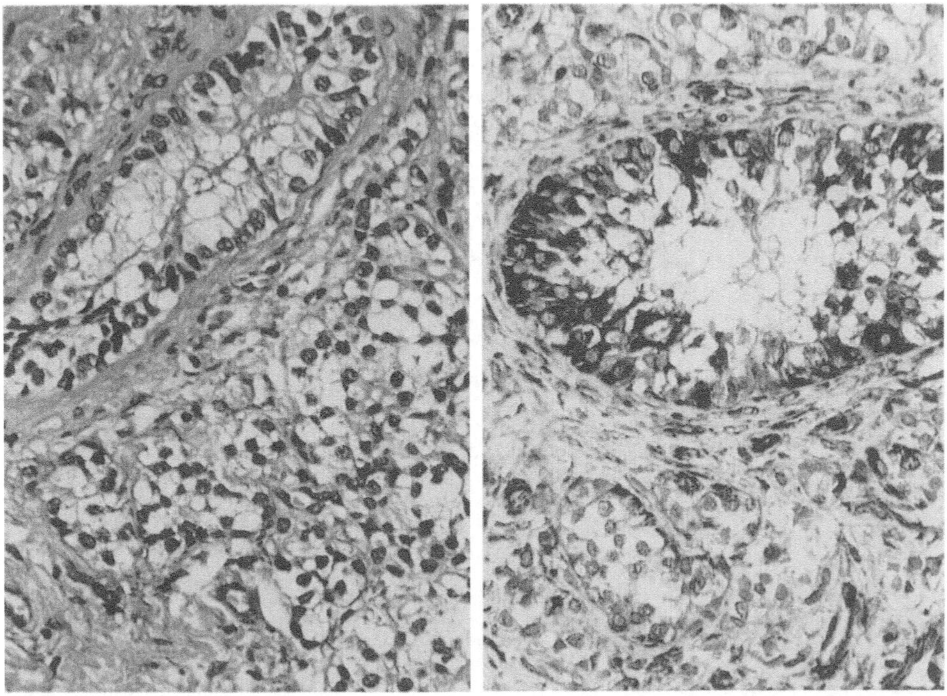

a b

Abb. 6.77 a, b. Gleicher Tumor wie Abb. 6.75 und 6.76. **a** gemischter Bezirk mit drüsenförmigen Formationen und soliden Gruppen vakuolisierter Tumorzellen (HE × 270). **b** Immunhistochemischer Nachweis von Vimentin in den Tumorzellen (Anti-Vimentin × 270)

sich die Zellstränge fast netzförmig auflösen. Übergänge zu undifferenzierten Tumoren weisen mehr oder weniger ausgeprägte Stromawucherungen auf und gleichen damit immer mehr mesenchymalen Proliferationen. Da die Sertoli-Zellen wie auch die Leydig-Zellen vom embryonalen Mesenchym der Hodenanlage abgeleitet werden, erstaunt eine derartige Entwicklung der Sertoli-Zelltumoren nicht (Abb. 6.78).

Die Zellen der Sertoli-Zelltumoren können ferner reichlich Fettsubstanzen einschließen und damit an Fettzellen erinnern. Teilum (1949, 1976) grenzt lipidhaltige Tumoren als besondere Form von den übrigen Sertoli-Zelltumoren des Hodens ab und bezeichnet sie als „Androblastoma tubulare lipoides“, eine Tumorform, die er entsprechenden Geschwülsten des Ovars gleichsetzt. Bei 2 Knaben trat eine derartige Geschwulst in Kombination mit einem Peutz-Jegher-Syndrom auf (Cantu et al. 1980; Dubois et al. 1982), wie das bei Keimstrangtumoren mit Ringtubuli des Ovars bekannt ist (Scully 1970 b).

Elektronenoptisch gleichen die Zellen von gut differenzierten Sertoli-Zelltumoren normalen Sertoli-Zellen. Sie sind länglich, ihr Zytoplasma enthält reichlich glattes endoplasmatisches Retikulum, Mitochondrien vom Cristatyp und Lipoidtropfen. Die Zellen sind untereinander verzahnt, Desmosomen sind zahlreich. Tubuläre Formationen werden ganz oder partiell von einer Basalmembran umschlossen (Able u. Lee 1969; Goellner u. Myers 1975; Wiederhold et al. 1982).

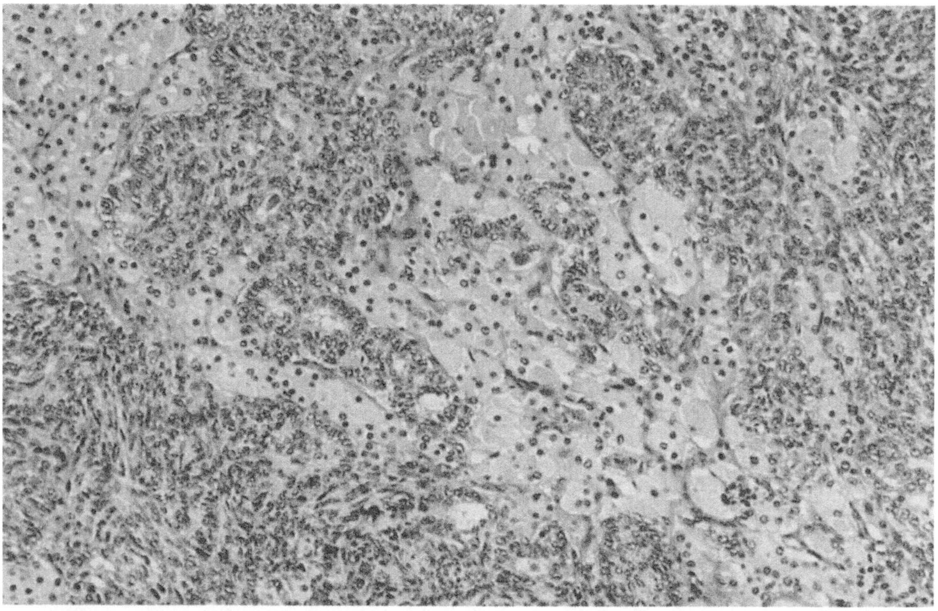

a

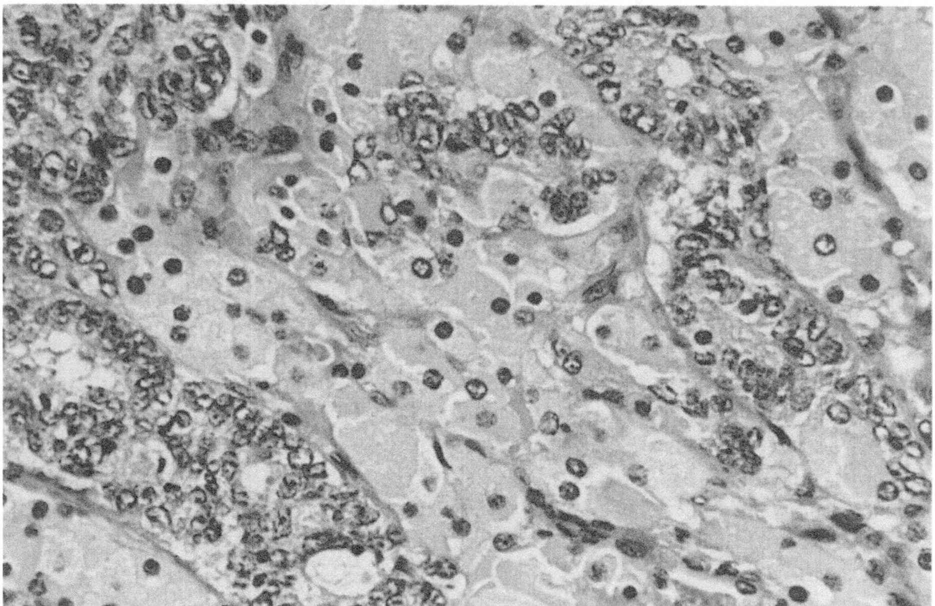

b

Abb. 6.78 a, b. Extragonadaler Sertoli-Leydig-Zelltumor aus der Beckengegend. 40jähriger Mann (HE **a** × 140, **b** × 360). (Aus MAURER et al. 1980)

In einem weniger differenzierten Tumor fanden EVANS u. GLICK (1977) in den Tumorzellen spärlich endoplasmatisches Retikulum, dagegen reichlich Mikrofilamente, Tumorzellen, die damit an kontraktile Elemente erinnerten.

e) Differentialdiagnose

Wie bereits mehrfach betont müssen Sertoli-Zelltumoren vor allem von den sog. *hypoplastischen Zonen* abgegrenzt werden, die besonders in kryptorchen, aber auch in normal gelagerten Hoden Jugendlicher vorkommen. LAWRENCE et al. (1986) sprechen wie BROWN (1976b) von hyperplastischen Sertoli-Zellknötchen, SYMINGTON u. CAMERON (1976) von Sertoli-Zellknötchen oder „congeries", ein Begriff, der auf HALLEY (1963b) zurückgeht. Wie systematische Untersuchungen gezeigt haben, kommen derartige Herde auch in normal deszendierten Hoden von Jugendlichen und Männern im Alter zwischen 15 und 34 Jahren vor. Zwischen 15 und 19 Jahren findet man sie sogar in fast der Hälfte normaler Hoden (HEDINGER et al. 1967). Sie entsprechen Bezirken eng aneinander gedrängter Epithelstränge, die aus Gruppen von unreifen, ausschließlich aus Sertoli-Zellen aufgebauten Kanälchen zusammengesetzt sind und häufig von einer verdickten Basalmembran umgeben werden (HUBER et al. 1968). Vor allem in ringartig erscheinenden Tubulusformationen, in sog. „Ringtubuli", die räumlich aber tatsächlich kugeligen Formationen entsprechen, sind konzentrisch geschichtete Konkremente eingeschlossen. Was die morphologische Einzelheiten derartiger hypoplastischer Zonen anbelangt, sei auf die Ausführungen in Kap. 2:B.I.1 verwiesen.

In retinierten Hoden sind hypoplastische Zonen nicht nur besonders häufig, sondern auch besonders groß, so daß sie auf der Schnittfläche kryptorcher Hoden als Knötchen sichtbar werden (HEDINGER u. PLATTNER 1961; PLATTNER 1962; SCHEIBLI 1968). Diese hypoplastischen Zonen stehen den sog. *tubulären Adenomen*, wie sie in den retinierten Hoden bei testikulärer Feminisierung gesehen werden, sicher ganz nahe. Tatsächlich faßt TEILUM (1976) derartige Adenome nicht als eigentliche Tumoren auf, sondern als „nichtneoplastische sog. tubuläre Adenome", die im Gegensatz zu den tubulären Androblastomen des Ovars (d. h. Sertoli-Zelltumoren oder tubulären Adenomen Pick) keine Lichtungen in ihren Epithelsträngen aufweisen.

3. Großzelliger verkalkender Sertoli-Zelltumor

Unter dem Begriff eines großzelligen verkalkenden Sertoli-Zelltumors grenzen PROPPE u. SCULLY (1980) eine Sonderform Sertoli-zellähnlicher Geschwülste ab, die vor allem bei Jugendlichen auftreten. So beträgt das Durchschnittsalter der 12 Patienten ihrer Publikation 14,8 Jahre, wobei ein einziger Patient mit 44 Jahren sowohl altersmäßig wie wegen seines metastasierenden Tumors aus der Reihe fällt. Ohne Berücksichtigung dieses Patienten, andererseits unter Einbezug der von PEREZ-ATAYDE et al. (1983) und WAXMAN et al. (1984) mitgeteilten Einzelbeobachtungen sinkt das Durchschnittsalter auf 12,5 Jahre. Im Vordergrund der klinischen Erscheinungen steht, was die Gonaden anbelangt, eine einseitige oder bei der Hälfte der Patienten beidseitige Hodenvergrößerung. Bemerkenswert sind familiäres Vorkommen derartiger Tumoren und Kombinationen mit familiären

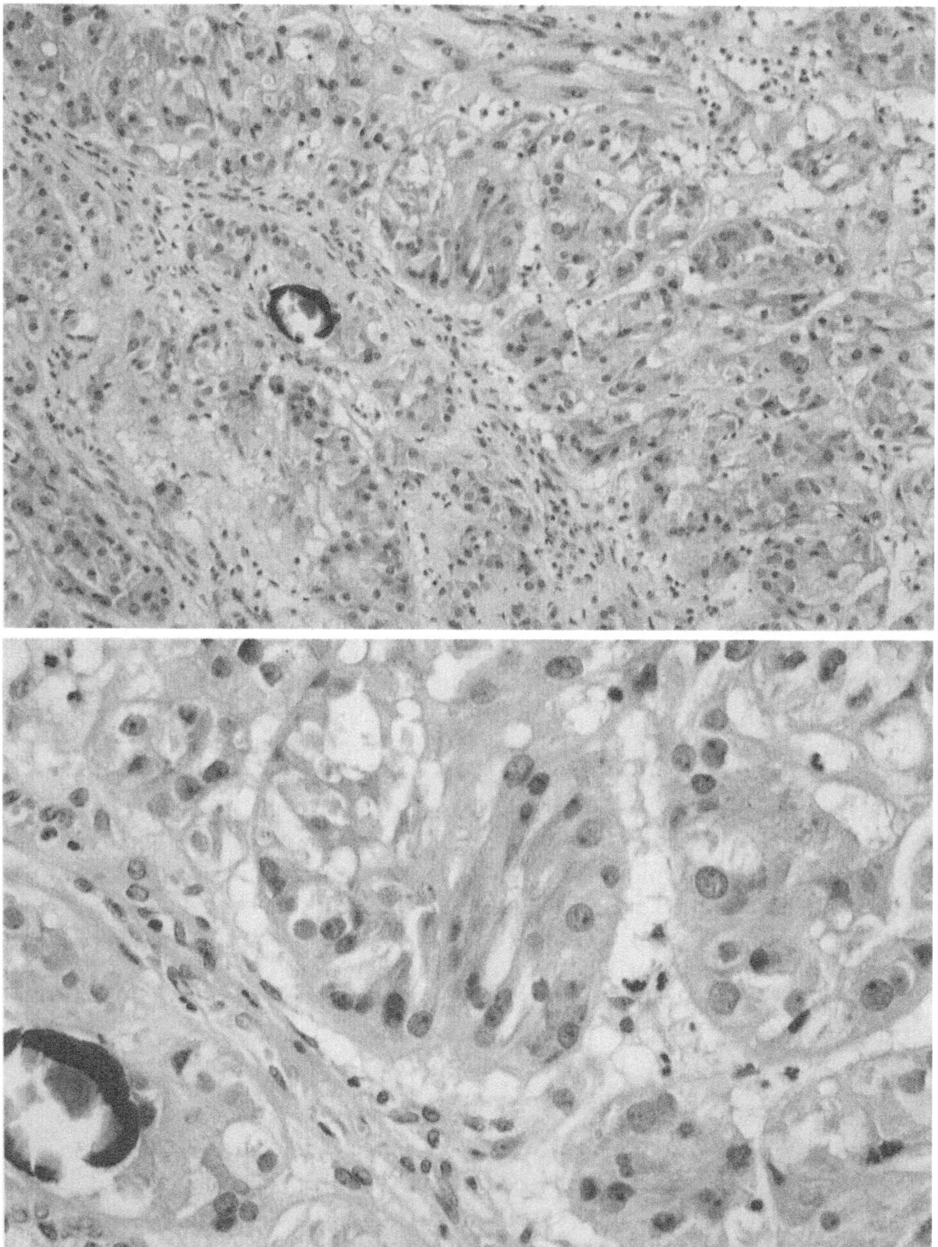
a
b

Abb. 6.79 a, b. Großzellig-verkalkender Sertoli-Zelltumor. 9jähriger Knabe. Solide Tumorzellstränge mit herdförmigen Verkalkungen (HE **a** × 140, **b** × 360)

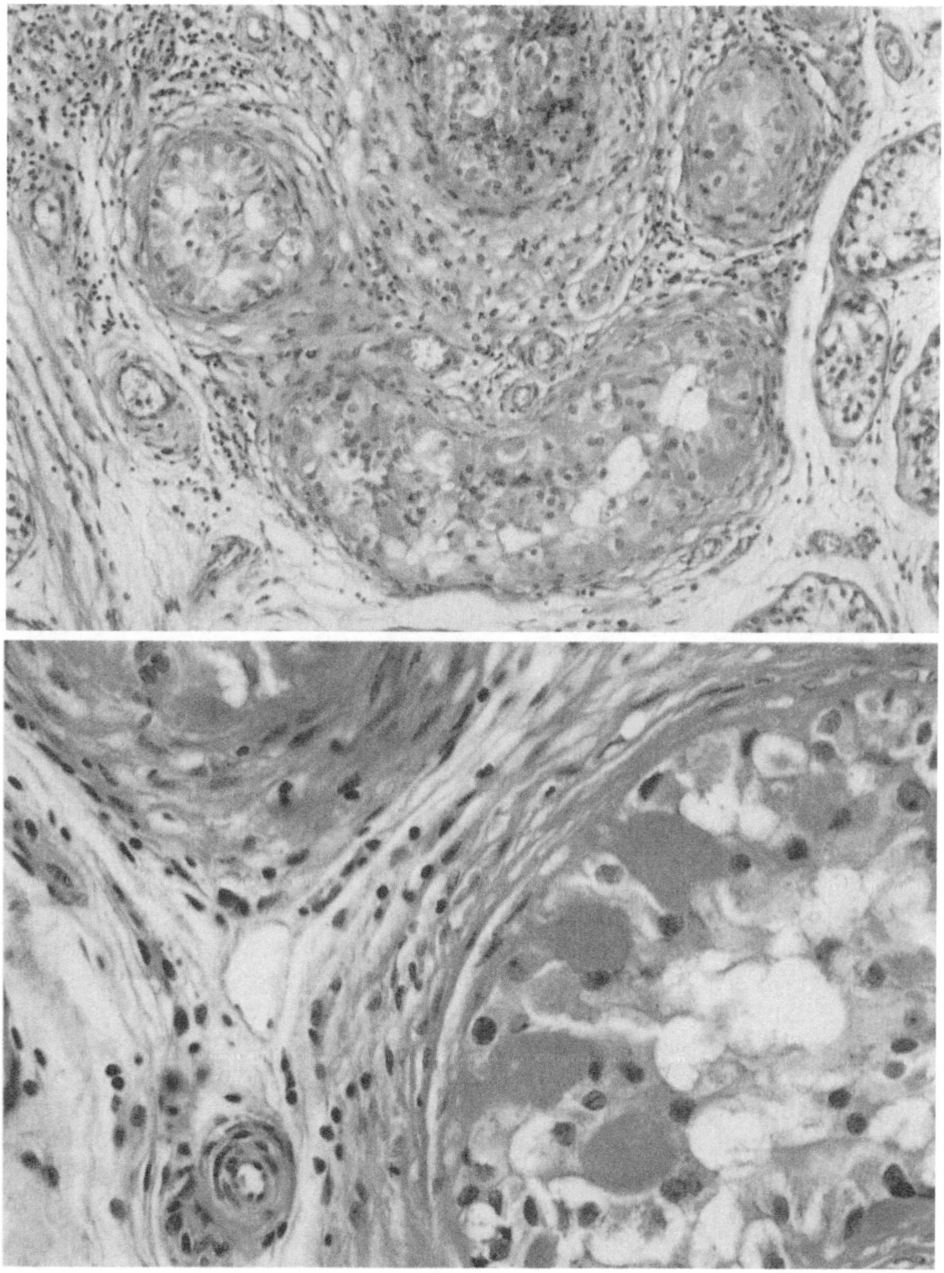

a

b

Abb. 6.80 a, b. Gleicher Tumor wie Abb. 6.79. Vorwiegend intratubuläres Tumorwachstum (HE **a** × 140, **b** × 360)

Herzmyxomen und endokrinen Störungen, insbesondere mit einer bilateralen mikronodulären Rindenhyperplasie der Nebennieren und ausnahmsweise auch mit Hypophysenadenomen. Die Patienten gehören damit z. T. in den Rahmen des eigenartigen familiären Symptomenkomplexes der Kombination einer mikronodulären Hyperplasie der Nebennieren mit Herzmyxomen und fleckförmigen Hautpigmentierungen, das nach dem Namen der Erstbeschreibenden (SCHWEIZER-CAGIANUT et al. 1982) als Swiss-Syndrom bezeichnet werden kann (Übersichten bei HEDINGER 1987; CARNEY et al. 1985, 1986a, 1986b).

Die Tumoren können das Hodengewebe weitgehend ersetzen und sind von eher derber Konsistenz. Palpatorisch sind sie gut begrenzt. Mikroskopisch sind die Grenzen allerdings meist unscharf. Die relativ großen Tumorzellen sind in soliden Strängen und Nestern angeordnet, z. T. wachsen sie auch intratubulär. Ihre Zytoplasmasäume sind breit und eosinophil, die Kerne sind unauffällig (Abb. 6.79, 6.80). Im einzigen Fall mit Metastasen waren auch Mitosen zu sehen. Besonders charakteristisch sind Verkalkungen, z. T. in Form lamellär geschichteter Knoten. Nach ultrastrukturellen Kriterien stammen derartige Tumoren von Sertoli-Zellen ab. So wiesen WAXMAN et al (1984) in den Tumorzellen elektronenoptisch Charcot-Böttcher-Kristalle nach und leiten die Tumoren deshalb wie PROPPE u. DICKERSIN (1982), PEREZ-ATAYDE et al. (1983) und BUCHINO et al. (1989) von Sertoli-Zellen ab. Unklar bleibt vorläufig die Beziehung zur mikronodulären Nebennierenhyperplasie und ihren fast tumorartigen Wucherungen.

4. Granulosazelltumoren

a) Granulosazelltumor vom adulten Typ

Ausnahmsweise werden auch im Hoden Granulosazelltumoren vom adulten Typ wie im Ovar beobachtet. Ein typisches Beispiel findet sich bereits in der Übersicht der Hodentumoren von MELICOW (1955). Nach LAWRENCE et al. (1986) wurden bis 1986 5 derartige Tumoren in der Literatur beschrieben. Drei weitere Fälle stammen aus dem großen Beobachtungsgut von SCULLY, Mitautor der Übersicht von LAWRENCE et al. (1986). Eine neue Einzelbeobachtung wurde von GAYLIS et al. 1989 gemacht. Die Tumoren entsprechen makroskopisch und mikroskopisch denjenigen des Ovars. Sie sind relativ groß, messen bis 13 cm im Durchmesser. Die Schnittflächen sind gelappt, grauweiß. Mikroskopisch sind die Tumoren vorwiegend mikrofollikulär strukturiert mit Einschlüssen, die an Call-Exner-Körper erinnern. Die Kerne der Tumorzellen sind gerkerbt. Bei einem Patienten führte ein derartiger Tumor zu ausgedehnten Metastasen.

b) Granulosazelltumor vom juvenilen Typ

Im Gegensatz zu diesen seltenen Tumoren vom adulten Typ sollen Granulosazelltumoren vom juvenilen Typ den häufigsten Gonadenstromatumor von Neugeborenen und Kleinkindern darstellen. Der Tumor geht mit einer Hodenschwellung einher. Er formt meist Zysten mit knotigen soliden Anteilen. Die Zysten enthalten wäßrige, schleimige Flüssigkeit (Abb. 6.81). In den knotigen Bezirken bilden die Tumorzellen Stränge, rundliche Herde und Follikel mit unreifen, an Granulosazellen erinnernden Elementen. Auch in diesen Bezirken sind Ver-

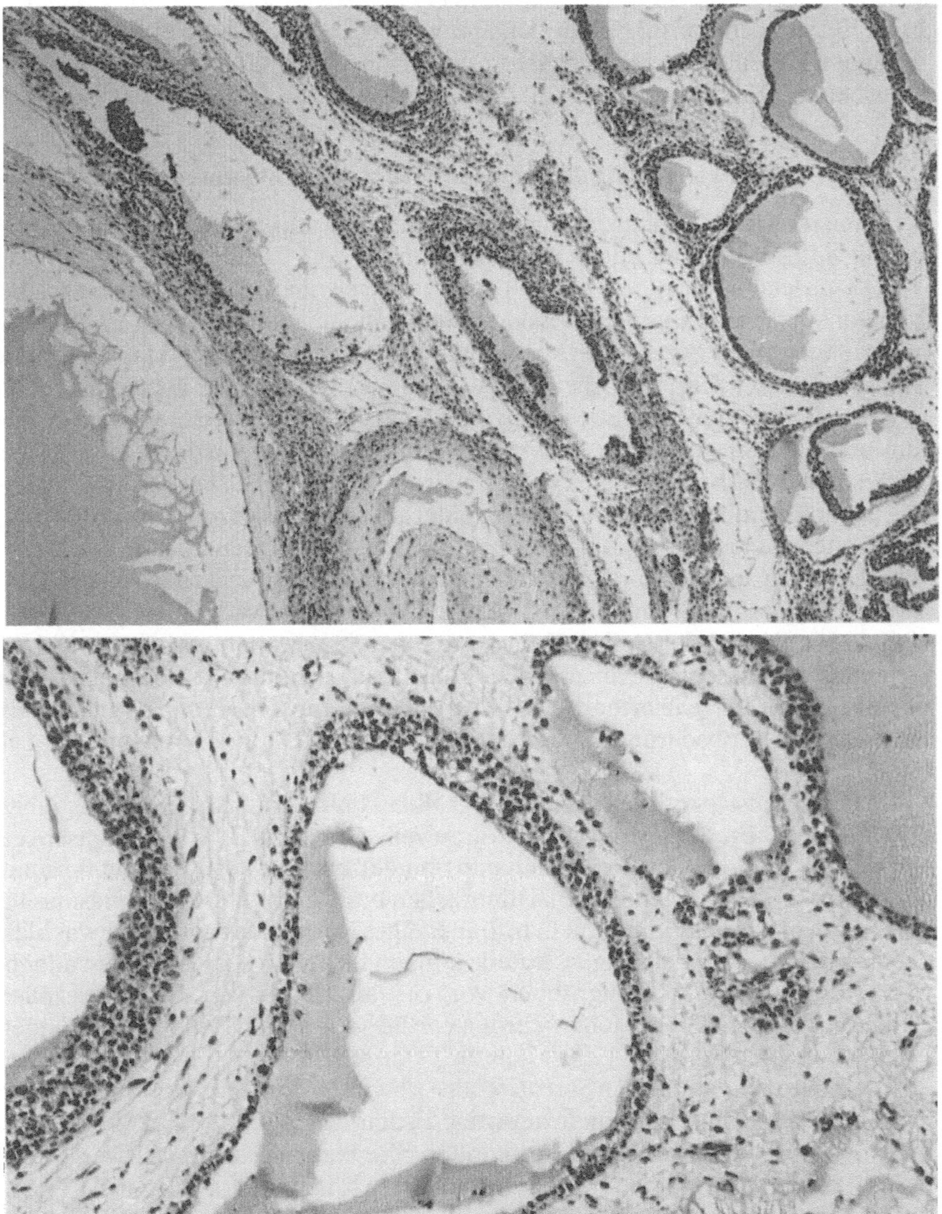

a
b

Abb. 6.81 a, b. Graulosazelltumor vom juvenilen Typ. 2 Tage alter Säugling. Zystische, mit mehrschichtigem Epithel ausgekleidete Formationen (HE **a** × 60, **b** × 140)

schleimungen des Zwischengewebes und Hyalinosen zu sehen. Rezidive oder maligne Verläufe sind bisher nicht bekannt geworden (LAWRENCE et al. 1985). Bei einzelnen Patienten bestehen gleichzeitig Störungen der Gonaden- oder Genitalentwicklung (NISTAL et al. 1988).

5. Unvollständig differenzierte Gonadenstromatumoren

(Gonadenstromatumoren vom gemischten und unklassifizierbaren, unvollständig differenzierten Zelltyp, Androblastome)

Dieser letzten Gruppe werden Tumoren zugeordnet, die an die beschriebenen Gonadenstromatumoren erinnern, diesen aber nicht ganz entsprechen. LAWRENCE et al. (1986) bezeichnen sie deshalb als gemischte oder unklassifizierbare Tumoren. Neben Bezirken, die Formationen von Sertoli- oder Granulosazelltumoren gleichen, kommen in solch unvollständig differenzierten Gonadenstromatumoren auch sarkomartige Stromawucherungen vor. Derartige Tumoren betreffen in der Hälfte der Fälle Kinder, in einem Drittel der Fälle sogar Säuglinge. Die Tumoren äußern sich vor allem in einer schmerzlosen Hodenvergrößerung, selten auch in einer Gynäkomastie. Bei Kindern unter 10 Jahren sind die Tumoren als gutartig einzustufen, bei älteren Kindern oder Erwachsenen soll ein Drittel der Tumoren dagegen maligne sein (s. CAMPBELL u. MIDDLETON 1981; EBLE et al. 1984). Die bei den Sertoli-Zelltumoren bereits erwähnte Arbeit von GABRILOVE et al. (1980) schließt verschiedene Einzelfälle ein, die in den Rahmen dieser unvollständig differenzierten Gonadenstromatumoren gehören. Das gleiche gilt auch von den Beobachtungen von EVANS u. GLICK (1977) und WIEDERHOLD et al. (1982).

Makroskopisch sind die verschieden großen Tumoren meist scharf abgegrenzt, etwas gelappt. Ihre Schnittflächen sind grauweiß oder gelblich. Mikroskopisch setzen sich die Tumoren aus Epithelien und Spindelzellen in wechselndem Ausmaß zusammen. Die epithelähnlichen Tumorzellen besitzen breitere Zytoplasmasäume, die reichlich Lipide einschließen können. Ihre Kerne sind rund und etwas bläschenförmig. Die spindelzelligen Anteile können sarkomartiges Aussehen annehmen. Ferner kommen Zellgruppen vor, die an Herde von Granulosazellen erinnern. Tubuläre Formationen werden von Sertoli-artigen Zellen ausgekleidet. Nach YOUNG u. TALERMAN (1987) sollten Tumoren, in denen eindeutig tubuläre Strukturen zu sehen sind, den Sertoli-Zellgeschwülsten zugeordnet werden. MIETTINEN et al. (1986) haben in einem derartigen Tumor vor allem epitheliales Keratin und nur wenig Vimentin nachweisen können. Sie glauben deshalb, daß wenigstens ein Teil dieser sog. Stromatumoren epithelialer Abstammung sei. EVANS u. GLICK (1977) und GRECO et al. (1984) fanden in Gonadenstromatumoren bei einem Kind und 2 Erwachsenen dagegen vorwiegend spindelzellige Anteile. In diesen Spindelzellen konnten sie elektronenoptisch Fibrillen nachweisen, wie sie in glatten Muskelzellen gesehen werden. Die Tumoren werden deshalb auf Zellen des Gonadenstroma zurückgeführt, die sich normalerweise in peritubuläre kontraktile Elemente differenzieren. Auch KOSMEHL et al. (1987) fanden in einem derartigen Tumor neben epithelähnlichen Zellen, die an Leydig-Zellen erinnern, Spindelzellen mit Fibrillen. (Übersichten bei MOSTOFI et al. 1959; LAWRENCE et al. 1986; YOUNG und TALERMAN 1987).

C. Hodentumoren mit Keimzell- und Gonadenstromaanteilen

Neben den bisher beschriebenen beiden Haupttypen von Hodengeschwülsten, den Keimzell- und Gonadenstromatumoren, kommen selten auch Kombinationsformen mit Keimzellen und Gonadenstromaanteilen vor. Ihr hauptsächlicher Vertreter ist das von Scully (1953) erstmals abgegrenzte Gonadoblastom. Eine weitere Kombinationsgeschwulst dieser Art ist der von Talerman 1972 vorerst im Ovar, später aber auch im Hoden beobachtete gemischte Keimzell- und Gonadenstromatumor. Ein Teil der Geschwülste dieser Gruppe entwickelt sich nur bei Patienten mit Gonadendysgenesien (s. Kap. 2:C I)

1. Gonadoblastom

Gonadoblastome treten praktisch ausschließlich in dysgenetischen Gonaden auf. Vier Fünftel der 74 Patienten von Scully (1970 a) waren phänotypisch weiblich, meist virilisiert, ein Fünftel der Patienten war dagegen phänotypisch männlich, hatte in der Regel aber einen Kryptorchismus, eine Hypospadie und intern weiblich ausdifferenzierte Geschlechtsorgane. Bei 27 der 74 Patienten waren die Gonadoblastome bilateral. Insgesamt wurden bei diesen 74 Patienten 101 Gonadoblastome gefunden, 24 nur mikroskopisch. 22 traten in einer Streakgonade auf, 18 in einem Hoden und 61 in einer Gonade unklarer Natur. In 9 von 16 Fällen, in denen sich das Gonadoblastom in einem Hoden entwickelte, bestand auf der Gegenseite eine Streakgonade.

Die Gonadoblastome nehmen oft die ganze Gonade ein, können aber auch nur kleine, einzig mikroskopisch fassbare Herde bilden. Größere Tumoren haben nach Scully (1970 a) einen Durchmesser von höchstens 8 cm, falls sie nicht einen zusätzlichen Keimzelltumor aufweisen. Mikroskopisch ist der Tumor durch eine Kombination von Keimzellen und kleineren epithelartigen Zellen charakterisiert, die an unreife Sertoli- und Granulosazellen erinnern. Ferner sind häufig Leydig-Zellen oder luteinisierte Stromazellen des Ovars nachweisbar. Die Keimzellen gleichen Seminomzellen, Mitosen sind relativ zahlreich. Die kleinen epithelartigen Zellen umgeben entweder Hohlräume mit hyalinem Material, ein Bild, das an Call-Exner-Körper erinnert, oder sie liegen an der Peripherie von Zellnestern und tubulären Strukturen, die Keimzellen einschließen. Sie umgeben aber auch einzelne Keimzellen follikelartig. Die hyalinen Massen können konfluieren und die Tumorzellen weitgehend ersetzen. Ferner kommt es häufig zu Verkalkungen, zuerst in Form von Psammomkörpern, dann aber auch von ausgedehnten fibrokalzifizierten Massen. Vor allem aber werden die Gonadoblastome von Seminomen überwachsen (Abb. 6.82). Seltener kommen zusätzlich aber auch andere Keimzelltumoren oder sogar Karzinome vor (Scully 1970 a).

2. Gemischter Keimzell- und Gonadenstromatumor

Auch bei dieser, dem Gonadoblastom nahestehenden Tumorform handelt es sich um eine Kombination von Keimzellen mit Elementen des Gonadenstromas (Talerman 1972). Im Gegensatz zum Gonadoblastom tritt dieser Tumor jedoch in

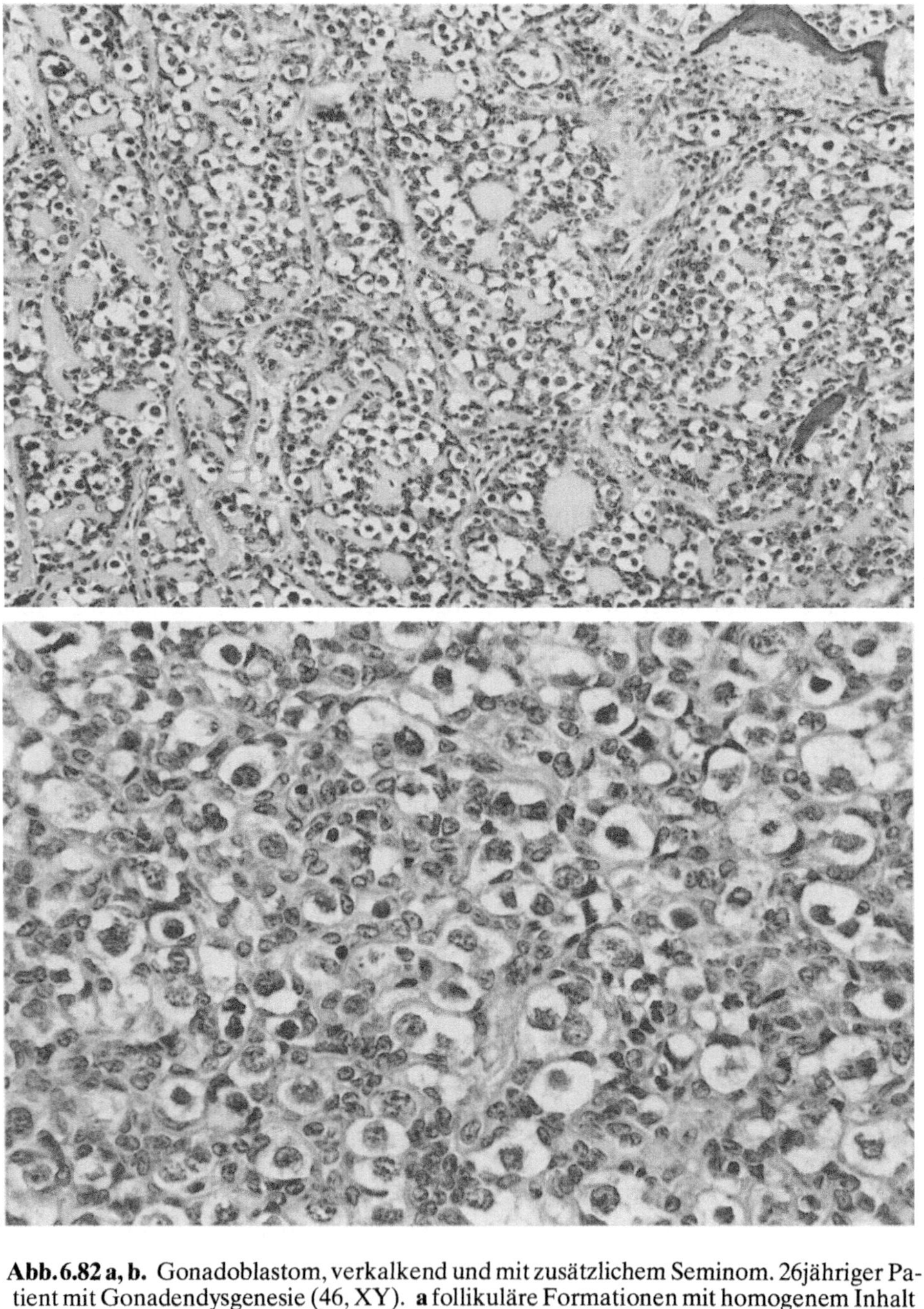

a

b

Abb. 6.82 a, b. Gonadoblastom, verkalkend und mit zusätzlichem Seminom. 26jähriger Patient mit Gonadendysgenesie (46, XY). **a** follikuläre Formationen mit homogenem Inhalt noch vereinzelt erkennbar. **b** Überwachsen des Tumors mit Seminomzellen (HE **a** × 140, **b** × 360)

normalen Gonaden auf, vor allem im Ovar, seltener aber auch im Hoden. Die Gonaden sind einseitig befallen. Die Tumoren sind größer als Gonadoblastome und können nach TALERMAN (1980c) einen Durchmesser von bis 18 cm erreichen. Massive Hyalinisierung und Verkalkungen fehlen. Mikroskopisch lassen sich 3 hauptsächliche Strukturtypen unterscheiden: lange schmale und verzweigte solide Stränge aus eher kleinzelligen Keimstrangderivaten mit größeren Keimzellen, umgeben von einem lockeren Stroma – dicht liegende tubulusähnliche, aber solide Stränge, in denen Keimzellen eingelagert sind – zellreiche solide Bezirke mit dicht liegenden Stromazellen, die Gruppen von Keimzellen einschließen. Die Tumoren sind in der Regel gutartig. Im Gegensatz zum Gonadoblastom werden sie nur ausnahmsweise von anderen neoplastischen Keimzellderivaten überwachsen (TALERMAN 1980c). Ultrastrukturell sollen sich die gemischten Keimzell- und Gonadenstromatumoren von den Gonadoblastomen durch die Ausbildung von Interzellularbrücken zwischen den Keimzellen unterscheiden, die beim Gonadoblastom fehlen (BOLEN 1981).

D. Verschiedenartige Hodentumoren

In dieser Untergruppe werden in der Klassifikation der WHO (MOSTOFI u. SOBIN 1977) nur die Karzinoide erwähnt, falls sie nicht Teil eines Teratoms oder Metastasen eines extratestikulären Karzinoides sind (s. A.II.2.d.ε in diesem Kapitel). Im Tumoratlas der amerikanischen Armee nehmen MOSTOFI u. PRICE (1973) dagegen bei Karzinoiden von vornherein eine einseitige Differenzierung eines Teratoms an, wie bei den einfachen Epidermoidzysten und dem melanotischen Hamartom, dem sog. Retinalanlagetumor des Hodens. Unter dem Titel „seltene und ungewöhnliche Tumoren" weisen sie ferner auf mesenchymale und unklassifizierbare Tumoren hin sowie auf die ganz seltenen Brenner-Tumoren des Hodens und auf Geschwülste des Rete testis. YOUNG u. SCULLY (1986b) fassen in einem Abschnitt über „verschiedene neoplastische und nichtneoplastische Veränderungen" alle bisher nicht besprochenen testikulären und paratestikulären Tumoren sowie Zysten, Entzündungen und Kreislaufstörungen zusammen. Relativ klar gegliedert wird die Gruppe ungewöhnlicher Hodentumoren bei PUGH (1976) mit je einem Kapitel über „verschiedenartige Tumoren vom epithelialen Typ" (BROWN 1976), „paratestikuläre Tumoren des Binde- und Muskelgewebes" (GOWING 1976) sowie „maligne Lymphome", ebenfalls von GOWING (1976). Ich halte mich in meinen folgenden Ausführungen nach Möglichkeit weiter an die Nomenklatur der WHO von MOSTOFI u. SOBIN (1977), schließe in dieser Gruppe aber auch die Hodentumoren vom Typ der Ovarialgeschwülste ein.

1. Karzinoide des Hodens

Karzinoide des Hodens entsprechen derartigen Tumoren des Verdauungstraktes. Sie zeigen die gleichen histochemischen und immunhistologischen Eigenschaften wie z.B. Argentaffinität und positive Reaktion auf Antikörper gegen Chromogranin und Synaptophysin (Abb. 6.83). Da Hodenkarzinoide ihre Hormone direkt in den großen Kreislauf abgeben, kann die einfache Palpation eines der-

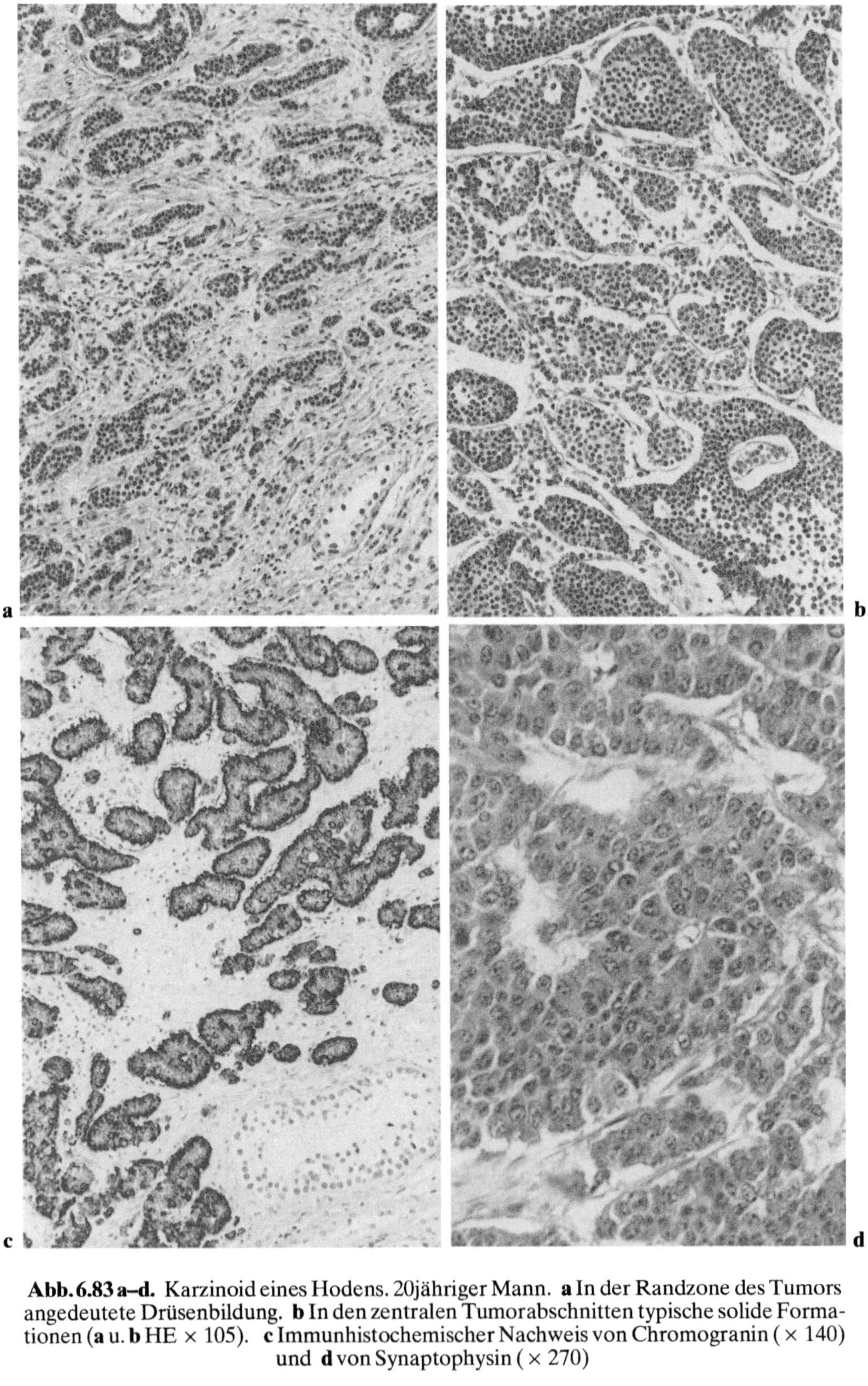

Abb. 6.83 a–d. Karzinoid eines Hodens. 20jähriger Mann. **a** In der Randzone des Tumors angedeutete Drüsenbildung. **b** In den zentralen Tumorabschnitten typische solide Formationen (**a** u. **b** HE × 105). **c** Immunhistochemischer Nachweis von Chromogranin (× 140) und **d** von Synaptophysin (× 270)

artigen Tumors einen Flush auslösen. Bei Karzinoiden des Verdauungstraktes, deren Hormone in das Portalsystem gelangen und damit in der Leber abgebaut werden können, tritt ein Flush in der Regel erst dann auf, wenn Lebermetastasen vorhanden sind, die eine Hormonausscheidung in das Cavasystem ermöglichen. Da sich primäre Karzinoide des Hodens und des Verdauungstraktes histologisch nicht unterscheiden, kann an einem derartigen Hodentumor allein nicht entschieden werden, ob es sich um den Primärtumor oder eine Metastase handelt, es sei denn, es lassen sich neben dem Karzinoid andere Gewebsanteile nachweisen, die auf ein primäres Teratom und damit auf eine primäre testikuläre Geschwulst hinweisen. Sind keine Teratomanteile zu sehen, darf die Diagnose eines primären Hodenkarzinoids nur gestellt werden, wenn sich ein metastasierendes Karzinoid anderer Primärlokalisation sicher ausschließen läßt. Altersmäßig unterscheiden sich die Patienten kaum (WURSTER et al. 1975).

Nach Zusammenstellungen von größeren Serien und kasuistischen Mitteilungen über Karzinoiden des Hodens aus der Literatur handelt es sich bei ungefähr einem Drittel derartiger Tumoren um Metastasen. Bei den primär testikulären Karzinoiden lassen sich nur in ungefähr einem Fünftel der Fälle andere Teratomanteile nachweisen. Bei der Mehrzahl der Tumoren muß somit ein primäres, reines Hodenkarzinoid angenommen werden (BERDJIS u. MOSTOFI 1977; TALERMAN et al. 1978). Nach TALERMAN et al. (1978) hat keines der primären Karzinoide metastasiert. HOSKING et al. (1981) beobachteten jedoch bei einem Patienten 17 Jahre nach Entfernung eines derartigen Hodentumors die Entwicklung von Metastasen mit einem ausgeprägten Karzinoidsyndrom. Auch TERHUNE et al. (1988) weisen im Rahmen einer kasuistischen Mitteilung auf Beobachtungen von metastasierenden primären Hodenkarzinoiden hin. Ausnahmsweise sitzen die Karzinoide nicht im Hoden selbst, sondern im Samenstrang (BERDJIS u. MOSTOFI 1977).

2. Hodentumoren vom Typ der Ovarialgeschwülste

Im Hoden kommen selten Geschwülste vor, die dem Typ der Müller-Tumoren oder den Brenner-Tumoren des Ovars entsprechen. Sie sitzen vor allem im Hoden selbst, befallen aber auch die Tunica vaginalis und die paratestikulären Gewebe. Nach einer Zusammenstellung von YOUNG u. SCULLY (1986a) sind unter 14 Fällen folgende Einzeltypen beobachtet worden: 5 seröse Zystadenome, 4 Brenner-Tumoren und je ein muzinöses Zystadenom oder Zystadenokarzinom, ein endometrioides Adenoakanthom, ein hellzelliges Adenokarzinom und ein Tumor vom gemischtzelligen Typ. Derartige Geschwülste sind in der Regel gutartig. Nach YOUNG u. SCULLY (1986a) verhielt sich nur ein Tumor, das hellzellige Adenokarzinom, klinisch bösartig. Möglicherweise gehört aber auch die von HAAS et al. (1987) gemachte Beobachtung eines Zystadenokarzinoms des Rete testis in diesen Rahmen. Differentialdiagnostisch müssen besonders bei papillär gebauten Tumoren Mesotheliome ausgeschlossen werden, vor allem wenn die Geschwülste paratestikulär gelagert sind, ferner Metastasen.

Was den Ursprung derartiger Tumoren anbelangt, werden verschiedene Möglichkeiten in Betracht gezogen. Nach YOUNG u. SCULLY (1986a) könnten seröse, endometrioide und muzinöse Tumoren, Geschwülste vom Müller-Typ, von der Appendix testis, einem Rest des Müller-Ganges ausgehen, besonders wenn die

Tumoren in der Gegend des Oberpoles des Hodens lokalisiert sind. Für Brenner-Tumoren kommen als Ausgangspunkt, wie bei diesen Geschwülsten des Ovars, Walthard-Zellnester im Bereiche der Tunica vaginalis in Frage. Für all diese Tumorformen muß aber wie bei den Epidermoidzysten (s. A.II.2.d.ε u.3 in diesem Kapitel) auch die Möglichkeit einer einseitigen Ausdifferenzierung von Teratomen erwogen werden. Schließlich ist auch an intersexuelle Entwicklungsstörungen mit Ausbildung von Ovarteilen zu denken (neuere Literaturübersichten bei YOUNG u. SCULLY 1986a; AXIOTIS 1988).

E. Maligne Lymphome

Wie in anderen an sich nicht lymphomatösen Organen kommen auch im Hoden primäre maligne Lymphome vor. Sie befallen vor allem ältere Männer zwischen 50 und 80 Jahren, am häufigsten nach GOWING (1976a) die Altersgruppe zwischen 70 und 80 Jahren. Die Lymphome äußern sich klinisch als schmerzlose Hodenschwellung, wobei nicht selten beide Hoden befallen werden, allerdings nicht immer synchron. Die Frage, ob es sich um primäre maligne Hodenlymphome oder nur um Teilmanifestation eines generalisierten malignen Lymphoms handelt, kann häufig nicht sicher beantwortet werden. 23 der 32 Patienten von TALERMAN (1977) mit Primärmanifestation der Erkrankung in den Hoden starben innert 2 Jahren an einem generalisierten malignen Lymphom. Nur 5 Patien-

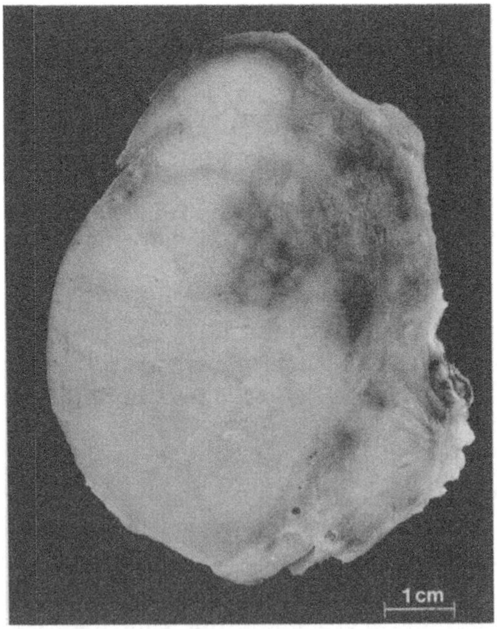

Abb. 6.84. Malignes Lymphom vom zentroblastischen Typ. 67jähriger Mann mit ausgedehnter Tumorausbreitung und Befall beider Hoden. Übergreifen des Tumors auf den Nebenhoden

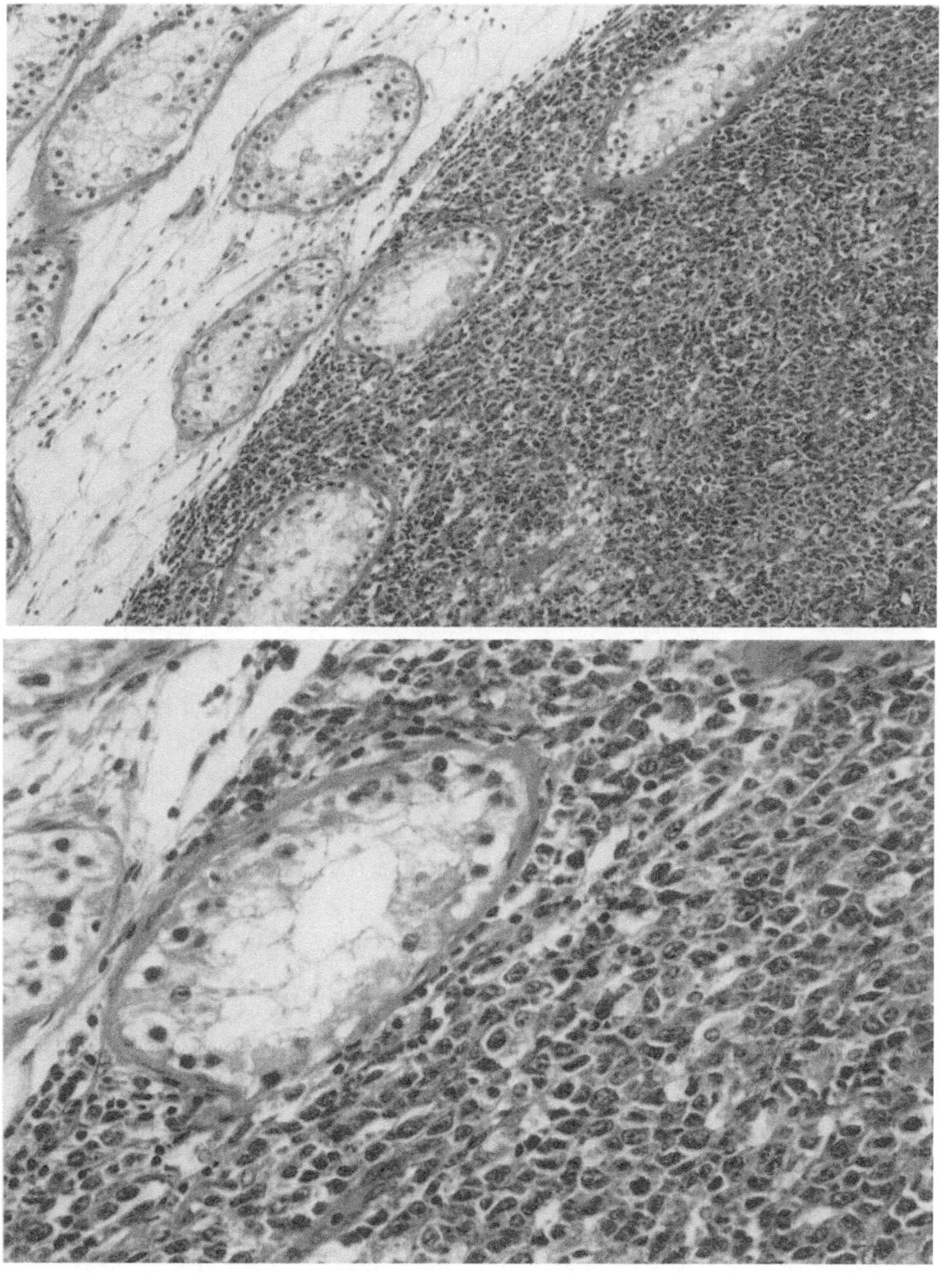

a

b

Abb. 6.85 a, b. Malignes Lymphom eines Hodens. Tumorinfiltration mit relativ unversehrten Samenkanälchen der Randzone. 48jähriger Mann (HE, **a** × 140, **b** × 360)

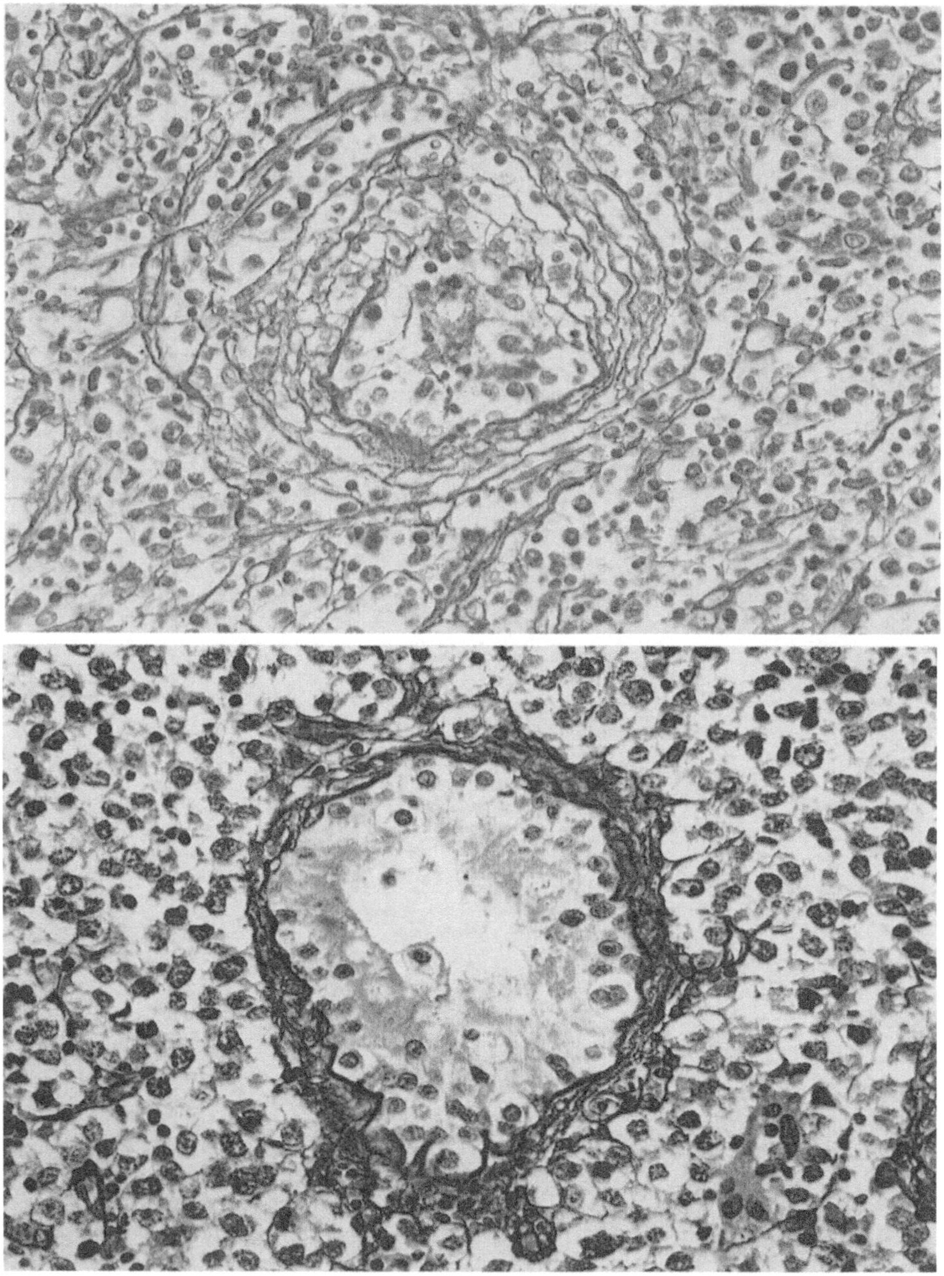

a

b

Abb. 6.86. a Malignes Lymphom eines Hodens. Gleicher Patient wie Abb. 6.85. Silberfasernetz des Tumors kontinuierlich in dasjenige des Samenkanälchens übergehend. **b** Zum Vergleich Silberfasernetz eines Seminoms ohne wesentliche Beziehung zwischen Tubuluswand und Tumor. 26jähriger Mann (**a** u. **b** Versilberung × 360)

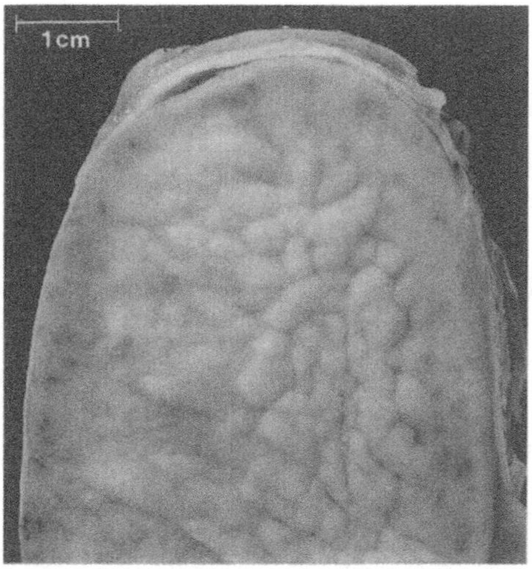

Abb. 6.87. Knotige Metastasen eines medullären Plasmozytoms im rechten Hoden. 64jähriger Mann

ten überlebten 2,5–5 Jahre nach Orchiektomie ohne weitere Tumormanifestation.

Die tumordurchsetzten Hoden können sehr stark vergrößert sein. Ihre Schnittflächen sind meist ziemlich homogen, grauweiß, abgesehen von fleckigen gelblichen Nekrosen. Der makroskopische Befund erinnert damit wie auch das mikroskopische Bild an ein Seminom (Abb. 6.84). Im Gegensatz zum Seminom greifen die malignen Lymphome häufig schon makroskopisch sichtbar auf Nebenhoden und Samenstrang über. Mikroskopisch sind die meisten Hodenlymphome dem diffusen histiozytären Typ nach Rappaport zuzurechnen (Sussman et al. 1977; Paladugu et al. 1980; Duncan et al. 1980), dem diffusen zentroblastischen malignen Lymphom oder dem immunoblastischen Sarkom nach der Kieler Nomenklatur (Schwarze et al. 1981; Streuli et al. 1983; Nonomura et al. 1989; Wilkins et al. 1989), dem „large cell, non cleaved“ und dem immunoblastischen Lymphom nach der „working formulation“ (Turner et al. 1981). Hodgkin-Lymphome kommen im Hoden dagegen praktisch nicht vor. Maligne Lymphome des Hodens sind häufig mit Lymphomen gleicher Histologie der Haut, des Zentralnervensystems und des Waldeyer-Rachenrings kombiniert (s. Streuli et al. 1983, Doll u. Weiss 1986).

Mikroskopisch wird das Hodengewebe diffus von Tumorzellen infiltriert, wobei die ursprünglichen Strukturen aber relativ lange erkennbar bleiben. Im Gegensatz zum Seminom, das die anliegenden Samenkanälchen zerstört, schieben sich die Tumorzellen des malignen Lymphomes weit zwischen den Samenkanälchen vor, so daß diese in ihren Umrissen noch lange zu sehen sind. Die Spermatogenese geht allerdings verloren (Abb. 6.85). Die Tumorzellen wachsen in die Hülle der Samenkanälchen ein, wobei es zur Bildung eines unscharf vom Tumorgewebe abgegrenzten Silberfasernetzes kommt, ganz im Gegensatz zu Seminomen, wo der tubuläre Silberfaserring lange erhalten bleibt und nicht im Fasernetz des Tumorgewebes aufgeht (Abb. 6.86). Typischerweise werden auch die Venen-

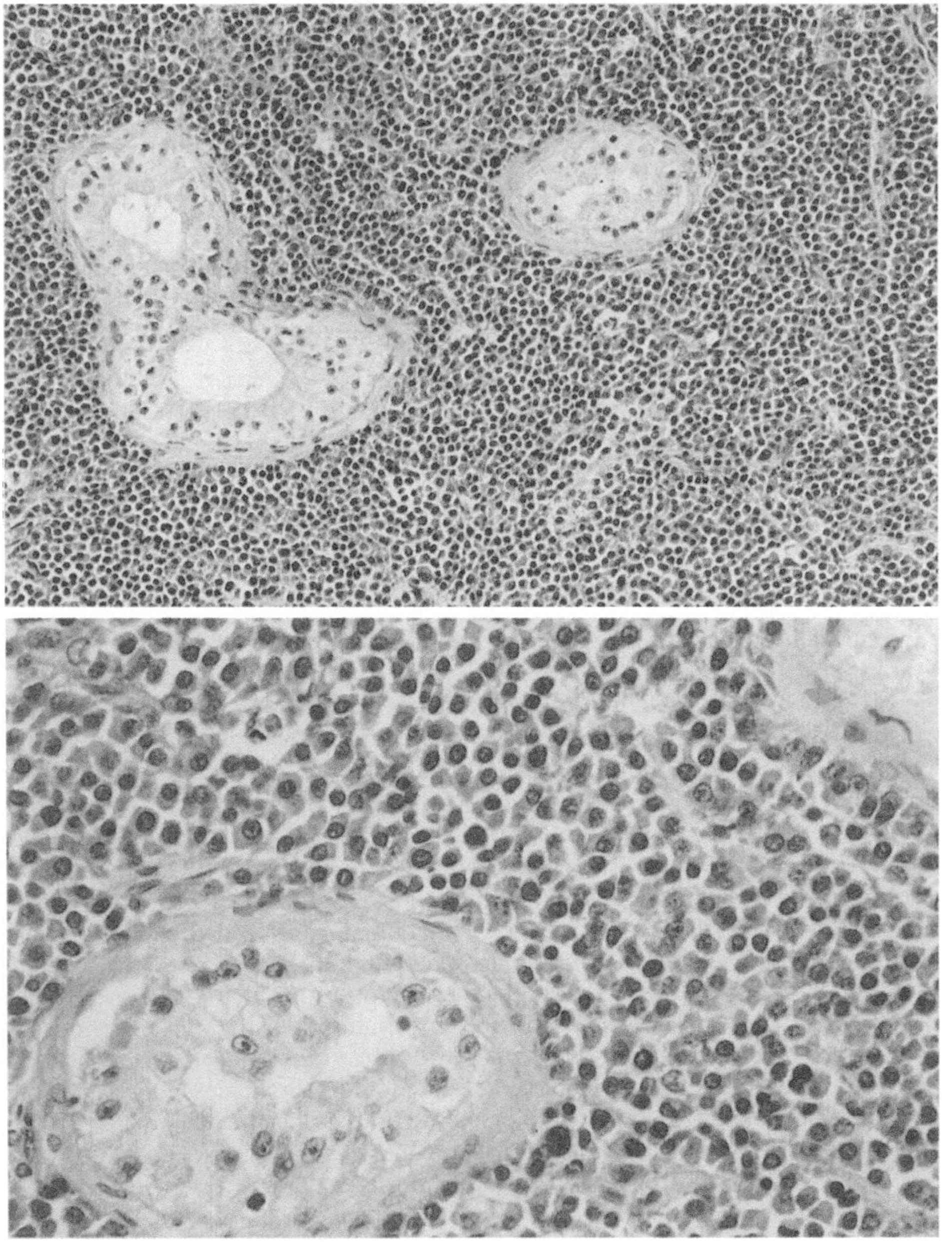

a

b

Abb. 6.88 a, b. Hodenmetastasen eines medullären Plasmozytoms. Gleicher Patient wie Abb. 6.87. Wie bei malignem Lymphom der Abb. 6.85 Samenkanälchen relativ gut erhalten (HE **a** × 140, **b** × 360)

wände vom Tumorgewebe infiltriert. Das Rete testis kann wie bei Seminomen subepithelial vom Tumor durchsetzt werden. Die Tumorzellen maligner Lymphome wachsen aber nicht wie Seminomzellen in den Tubuluslichtungen vor, sie sind kleiner als Seminomzellen und sie enthalten im Gegensatz zu Seminomzellen nur wenig Glykogen. Ferner fehlen bei malignen Lymphomen granulomatöse Reaktionen. Die Differentialdiagnose zwischen einem Seminom und einem malignen Lymphom kann aber trotzdem Schwierigkeiten bereiten (s. GOWING 1976a).

Bei malignen Lymphomen im Hoden muß, wie bereits betont, in erster Linie immer die Möglichkeit eines primär extratestikulären Tumors mit sekundärem Befall des Hodens in Betracht gezogen werden. Das gilt ganz besonders für medulläre Plasmozytome, bei denen Hodenmetastasen nicht ungewöhnlich sind, wobei diese nicht selten erste klinische Manifestation einer derartigen Erkrankung darstellen (Abb. 6.87, 6.88) (MELICOW u. CAHILL 1954; LEVIN u. MOSTOFI 1970). Ausnahmsweise kommen aber auch primäre Plasmozytome des Hodens vor (s. TERZIAN et al. 1987).

Vor allem bei Kindern muß ferner mit leukämischen Infiltraten im Hoden gerechnet werden. Die Hoden können damit Ausgangspunkt von Rezidiven werden (neuere Übersicht bei SMITH et al. 1984; MILLER et al. 1990). Zum Nachweis derartiger Tumorherde im Hoden wird die sonst bei Testesgeschwülsten abgelehnte Nadelbiopsie empfohlen (GILL et al. 1989). Bei Säuglingen lassen sich in einem Viertel der Fälle auch unter hämatopoietisch normalen Bedingungen Blutbildungsherde im Hoden nachweisen (CALAME 1969). Eine Hodenbeteilung bei kindlichen Leukämien ist daher nicht erstaunlich. Gerade bei Kindern können sich ferner Burkitt-Lymphome zuerst als Hodentumor manifestieren.

F. Metastasen

Hodenmetastasen bei unbekanntem Primärtumor müssen wie in jedem anderen Organ dann vermutet werden, wenn das histologische Bild der im Hoden in Erscheinung tretenden Geschwulst keiner der bekannten testikulären Tumorformen entspricht. Derartige Situationen sind relativ selten. Im britischen Register der Hodentumoren wurden auf 2739 Geschwülste nur 24 (0,9%) klinisch offenbar als Primärtumoren imponierende Metastasen gefunden. Prostata-, Bronchus- und Darmkarzinome waren besonders häufig, gefolgt von Pankreaskarzinomen, malignen Melanomen und Blasenkarzinomen (BROWN 1976a). Eine ähnliche Häufigkeit von Metastasen und Lokalisation der Primärtumoren stellten auch PRICE u. MOSTOFI (1957) fest. Gemäß einer Literaturzusammenstellung von 125 Fällen und 2 eigenen Beobachtungen von HAUPT et al. (1984) stehen Prostatakarzinome wie in der Serie von PATEL et al. (1989) als Primärtumoren häufigkeitsmäßig ganz im Vordergrund, gefolgt von Lungenkarzinomen, malignen Melanomen sowie Dickdarm-, Nieren-, Magen- und Pankreaskarzinomen (Abb. 6.89). Laut MEACHAM et al. (1988) sollen auch Neuroblastommetastasen relativ häufig sein.

Bei systematischer histologischer Kontrolle der Hoden von Verstorbenen mit metastasierenden Tumoren ist ein klinisch nicht besonders in Erscheinung tretender Tumorbefall gar nicht so selten. So fand LUDWIG (1963) bei Autopsien und systematischer Untersuchung der Hoden bei 2 von 32 Patienten mit ausgedehnt me-

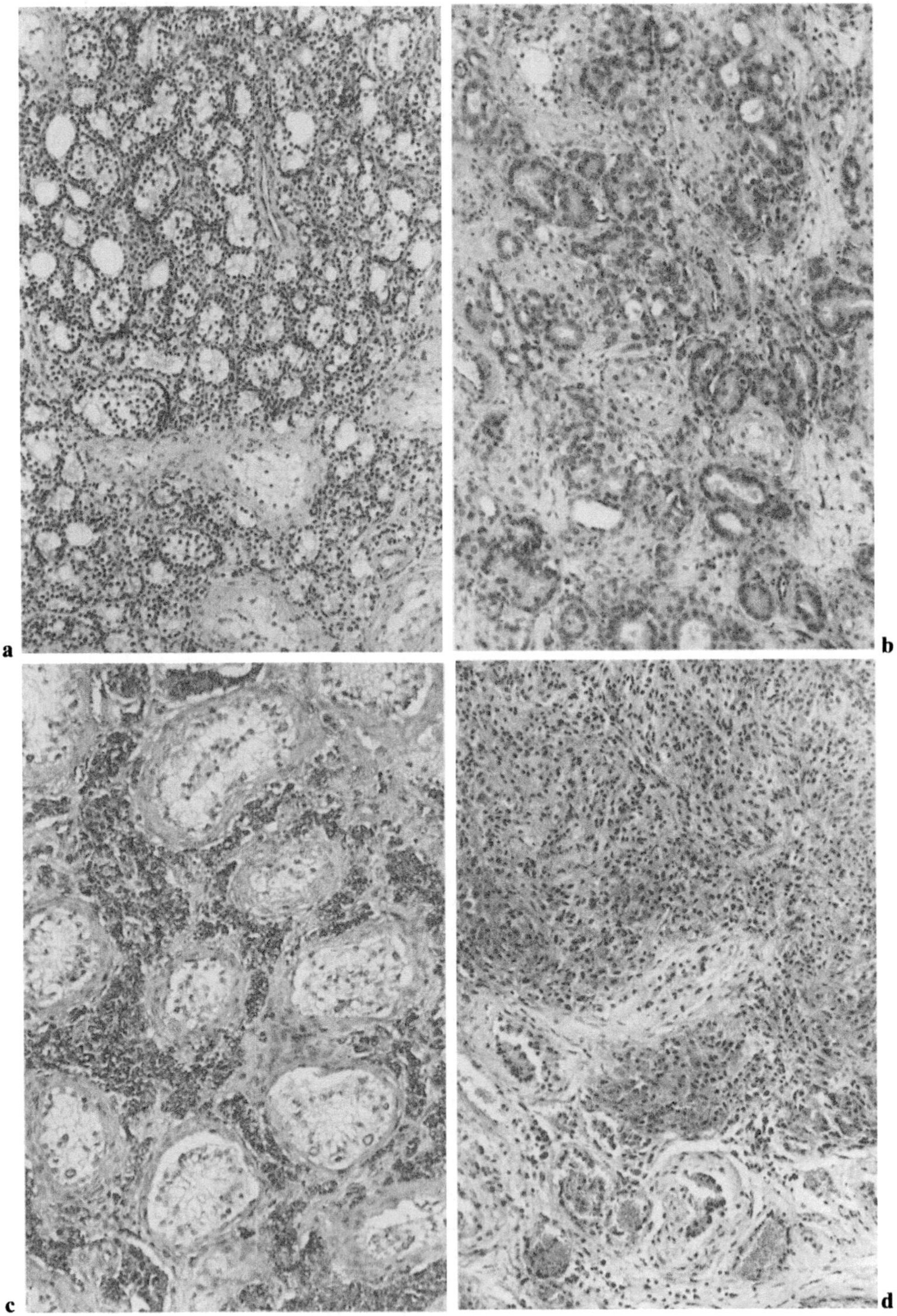
a
b
c
d

tastasierenden Tumoren Hodenmetastasen. TILTMAN (1979) stellte in einem entsprechenden Untersuchungsgut bei 6 von 248 Patienten mit metastasierenden soliden Tumoren Hodenmetastasen fest, was 2,4% der Patienten entspricht.

In der Mehrzahl der Fälle dürfte die Metastasierung hämatogen erfolgt sein. Man muß aber auch mit lymphogen ausgelösten Hodenmetastasen rechnen. Das gilt besonders für Prostatakarzinome und maligne Nierengeschwülste. Nierentumoren, besonders die hellzelligen Adenokarzinome der Niere, die sog. Hypernephrome mit ihrer Neigung zu Gefäßinvasionen haben zudem die Tendenz, sich über die V. renalis und die V. spermatica auf den Nebenhoden und damit auch auf die Hodengegend auszudehnen (s. Karzinome der Epididymis in Abschnitt G VI dieses Kapitels). ZUK et al. (1988) ziehen schließlich auch eine Metastasierung über die Peritonealhöhle und einen offenen Processus vaginalis in Betracht. So beobachteten sie bei einem 23jährigen Manne einen Tumorbefall des Hodens durch ein verschleimendes Magenkarzinom. Sie sprechen direkt von einem „Krukenberg“-Tumor des Hodens.

G. Tumoren von Rete testis, Epididymis, Samenstrang, Hodenhüllen und Hodenanhängen

Diese Gruppe umfaßt verschiedenartigste Tumoren, deren Ursprung häufig nicht genau zu bestimmen ist, die meist allerdings von den Hodenhüllen oder der Epididymis ausgehen. Man könnte sie somit abgesehen von den Tumoren des Rete testis auch als paratestikuläre Geschwülste bezeichnen, ein Begriff, der bei den Weichteilsarkomen üblich ist. In der großen britischen Tumorserie stehen häufigkeitsmäßig die Weichteiltumoren ganz im Vordergrund, gefolgt von den nur halb so häufigen Adenomatoidtumoren. Alle anderen Tumoren sind selten oder stellen ausgesprochene Raritäten dar.

I. Paratestikuläre Weichteiltumoren

Die paratestikulären Weichteiltumoren sind fast ausnahmslos maligne. Unter 62 derartige Tumoren der Serie des britischen Registers der Hodentumoren von GOWING (1976b) figurieren nur 7 angeblich benigne Weichteilgeschwülste, Fibrome, Lipome oder Leiomyome. Alle restlichen Tumoren entsprechen Sarkomen und zwar 22 Rhabdomyosarkomen oder embryonalen Sarkomen, 15 Leiomyosarkomen, 10 Fibrosarkomen, 5 nicht näher klassifizierbaren Sarkomen und 3 Liposarkomen. Rhabdomyosarkome und embryonale Sarkome befallen vor allem Kinder und Jugendliche, die übrigen Sarkome dagegen ältere Patienten über 40 Jahre.

Abb. 6.89 a–d. Hodenmetastasen. **a** u. **b** Hodenmetastasen eines Prostatakarzinoms. **a** Metastase imitiert Sertoli-Zelltumor des Hodens. 70jähriger Mann. **b** 43jähriger Mann. **c** Hodenmetastase eines kleinzelligen anaplastischen Bronchuskarzinoms. 48jähriger Mann. **d** Hodenmetastase eines malignen Melanoms. 43jähriger Mann. (**a–d** HE × 105)

1. Gutartige paratestikuläre Weichteiltumoren

Gutartige paratestikuläre Weichteiltumoren sind wie bereits betont seltener als maligne. In einer eigenen Serie von 15 paratestikulären Geschwülsten fanden wir 5 gutartige Tumoren, 3 Leiomyome, ein Lymphangiom und ein fragliches Neurinom. Sie betrafen alle Patienten im Alter von 16–20 Jahren (SCHRÖDER u. HEDINGER 1970). Weitere Beispiele gutartiger Tumoren des paratestikulären Gewebes stellen die Beobachtungen von Leiomyomen (CHIARAMONTE 1988), Hämangiomen (SHENTAL et al. 1982), Angioleiomyomen (SHAPIRO et al. 1982) und eines Angiomyolipoms (CASTILLENTI und BERTIN 1989) dar. FORD u. SINGH (1988) entfernten bei einem 6 Monate alten Knaben eine paratestikuläre Dermoidzyste.

2. Maligne paratestikuläre Weichteiltumoren

a) Rhabdomyosarkome

Rhabdomyosarkome stellen nicht nur im Bereiche der Hodens, sondern ganz allgemein den häufigsten malignen Weichteiltumor der Kinder dar. So machen sie in einer Sammelstatistik von DEHNER (1987) 53% der Weichteilsarkome aus. Ein Fünftel dieser Tumoren geht von der Urogenitalgegend aus. In einer Serie von 20 paratestikulären Rhabdomyosarkomen der amerikanischen Studiengruppe für Rhabdomyosarkome (RANEY et al. 1978) betrug das Durchschnittsalter der 1,7–19 Jahre alten Patienten 9 Jahre. Die Primärtumoren hatten einen Durchmesser von durchschnittlich 7 cm. 13 von insgesamt 20 Tumoren entsprachen nur einem histologischen Typ, davon 12 einem embryonalen und einer einem alvolären Rhabdomyosarkom, 7 dagegen einem vorwiegend embryonalen Mischtyp. Die Tumoren haben eine ausgesprochene Tendenz zur Metastasierung in retroperitoneale Lymphknoten. So wiesen 6 der 15 Patienten, d. h. 40% bei denen retroperitoneale Lymphknoten untersucht werden konnten, Metastasen auf. Diese ausgesprochene Metastasierungstendenz gilt ganz allgemein für Rhabdomyosarkome der Urogenitalgegend (LAWRENCE et al. 1987). Bei konsequenter chirurgischer und zytostatischer Behandlung sowie Strahlentherapie kindlicher Tumoren ist die Prognose aber nicht schlecht.

Wie bei den Metastasen von Keimzelltumoren bereits besprochen, können rein rhabdomyosarkomatöse Metastasen eines malignen Hodenteratoms ein primäres Rhabdomyosarkom anderer Lokalisation vortäuschen. Möglicherweise gehört auch die ungewöhnliche Beobachtung von NISTAL et al. (1989) eines metastasierenden Rhabdomyosarkoms von Hoden und Samenstrang bei einem 12jährigen Knaben mit atypischen Keimzellen im Resthoden in diesen Rahmen.

α) Alveoläres Rhabdomyosarkom

Alveoläre Rhabdomyosarkome sind aus Nestern relativ kleiner rundlicher Zellen aufgebaut, die locker aneinander liegen. Sie besitzen häufig gekerbte, gelappte oder nierenförmige Kerne. Die Tumorzellnester werden von Bindegewebssepten umgeben, wobei die Tumorzellen, die diesen anliegen, eine gewisse Polarität erkennen lassen. Sie scheinen füßchenförmig mit ihrem Zytoplasma an

a

b

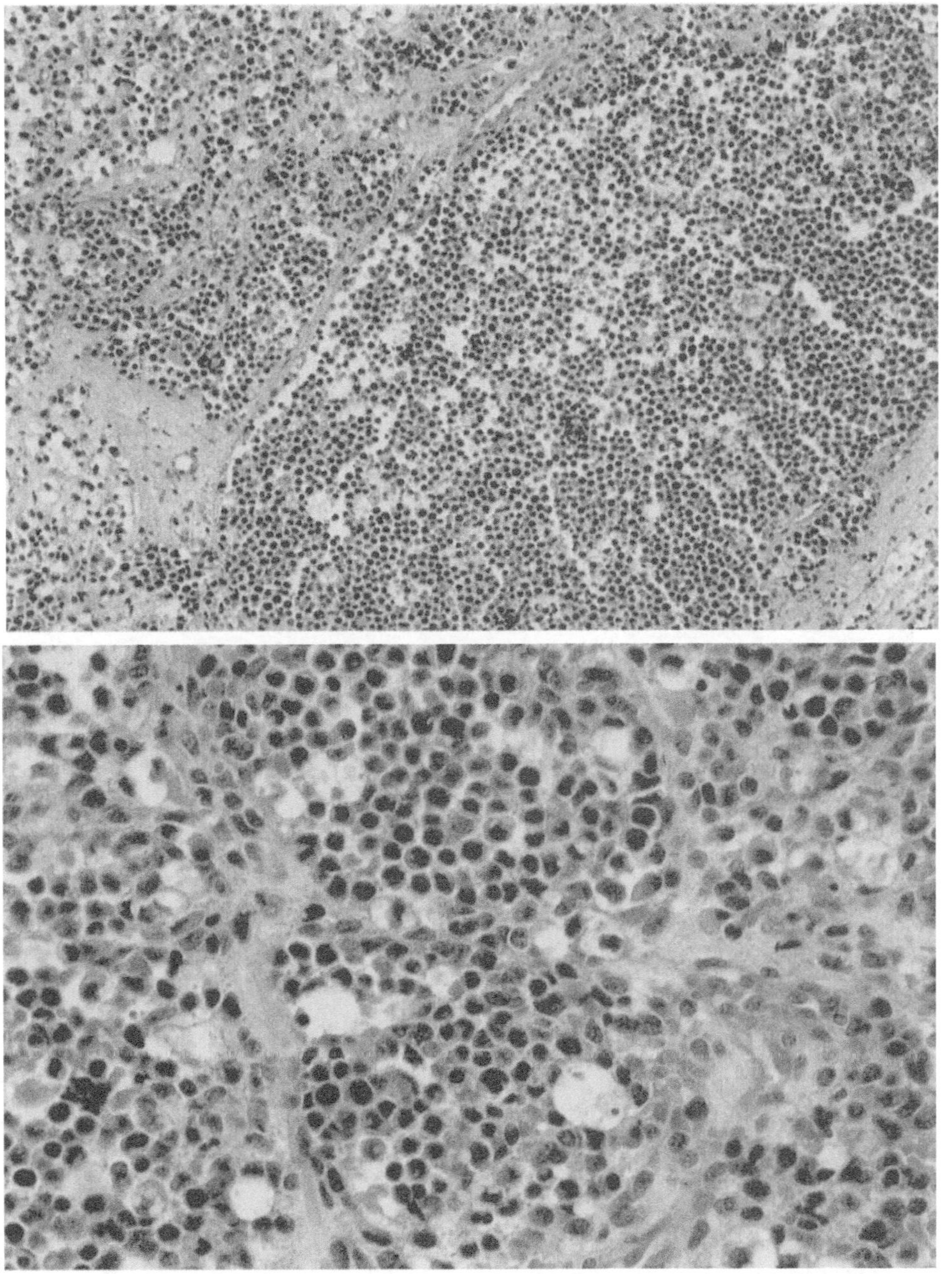

Abb. 6.90 a, b. Alveoläres paratestikuläres Rhabdomyosarkom. 8jähriger Knabe (HE **a** × 140, **b** × 360)

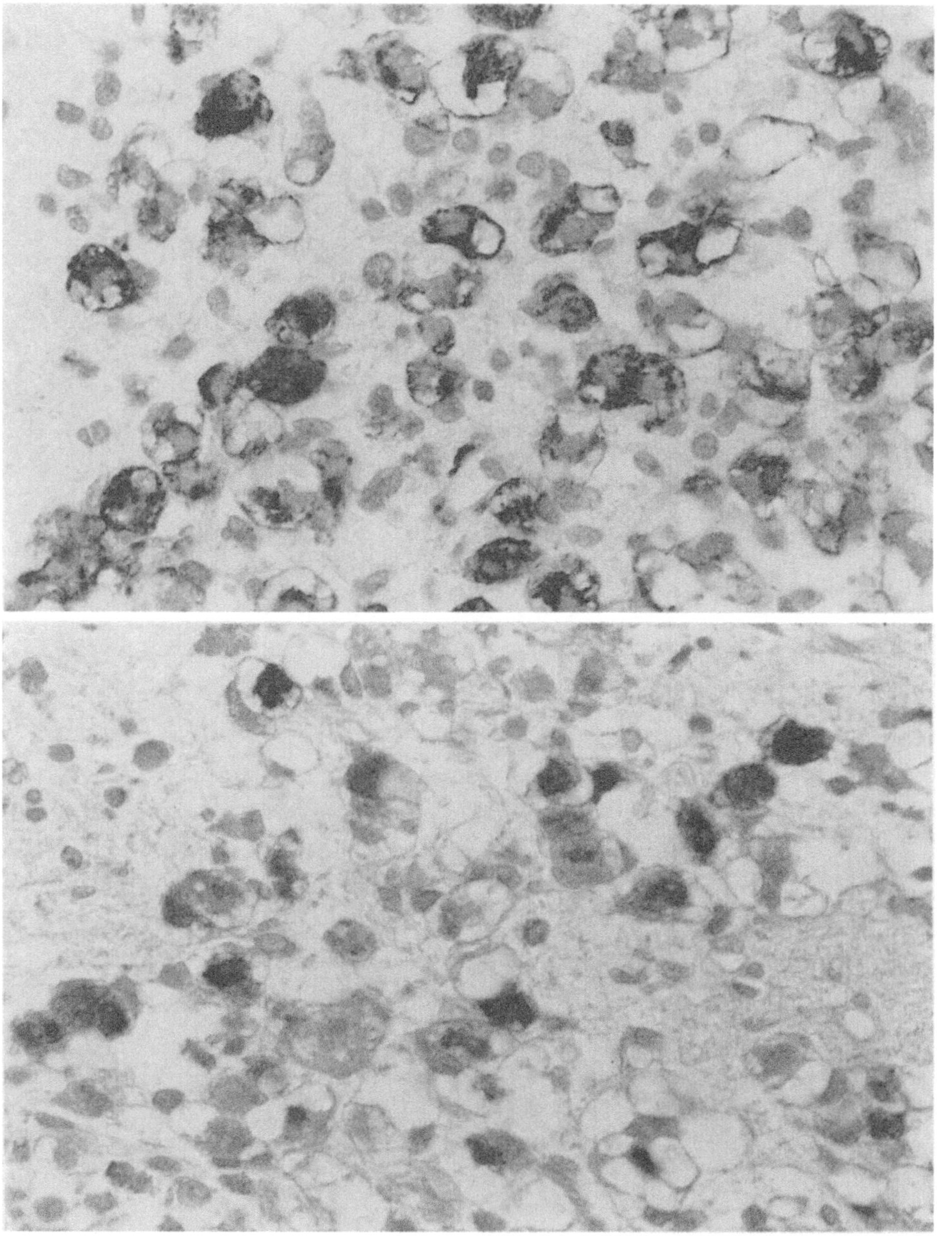

a

b

Abb. 6.91 a, b. Alveoläres paratestikuläres Rhabdomyosarkom. Gleicher Tumor wie Abb. 6.90. **a** Immunhistochemischer Nachweis von Actin, **b** von Myoglobin (**a** u. **b** × 500)

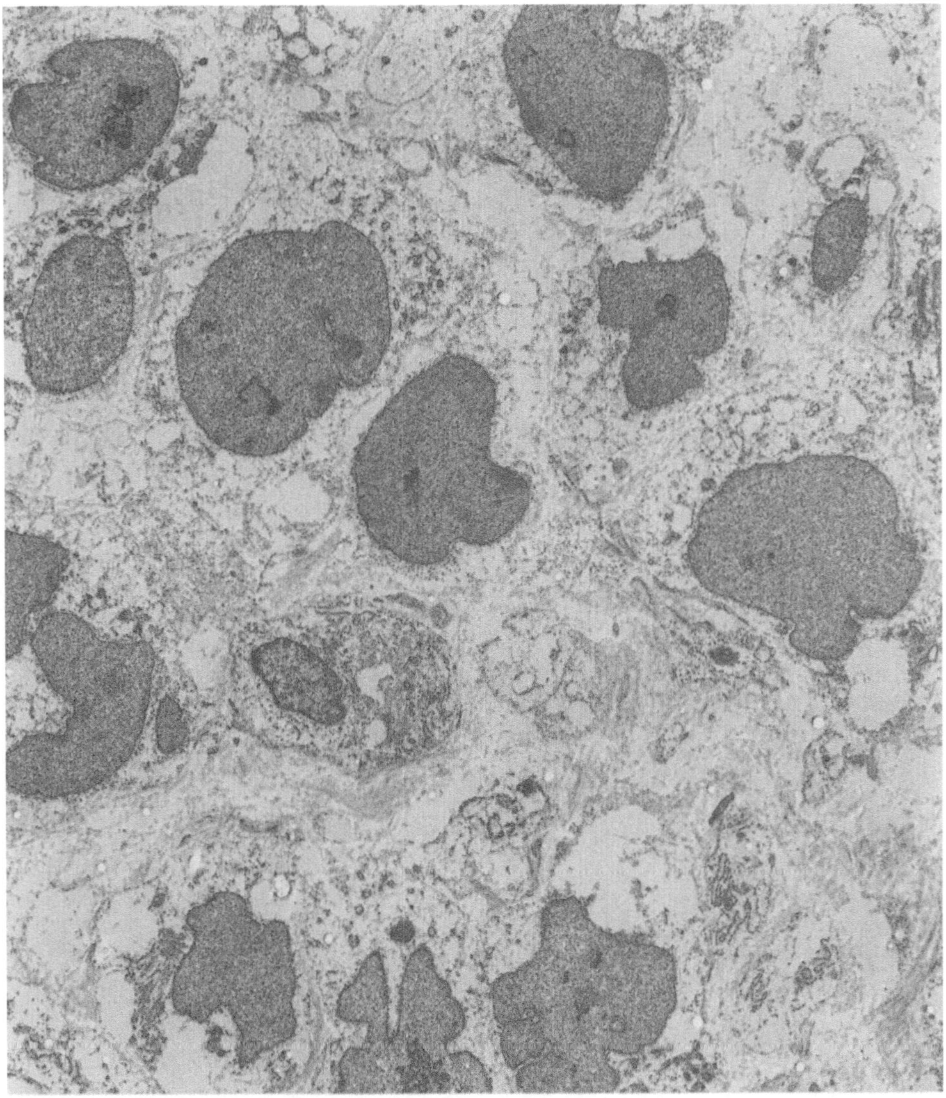

a

Abb. 6.92 a, b. Alveoläres Rhabdomyosarkom. Trotz schlechten Erhaltungszustandes – Tumorgewebe formalinfixiert – fibrilläre Strukturen in den Tumorzellen erkennbar, in **b** mit deutlicher Querstreifung (**a** × 3500, **b** × 6900)

den fibrösen Septen zu haften, während die Kerne gegen das Zentrum der Tumornester verlagert sind. Die zentral gelegenen Tumorzellen sind abgerundet und häufig nur schlecht erhalten. Nekrosen führen zu den zentralen Lücken in den Tumorzellnestern und damit zum alveolären Bild (Abb. 6.90). Mehrkernige Zellen sind häufig. Diffuse Knochenmetastasen können einen leukämischen Befall vortäuschen (MECHTERSHEIMER et al. 1989). Die Diagnose läßt sich nach GONZALES-

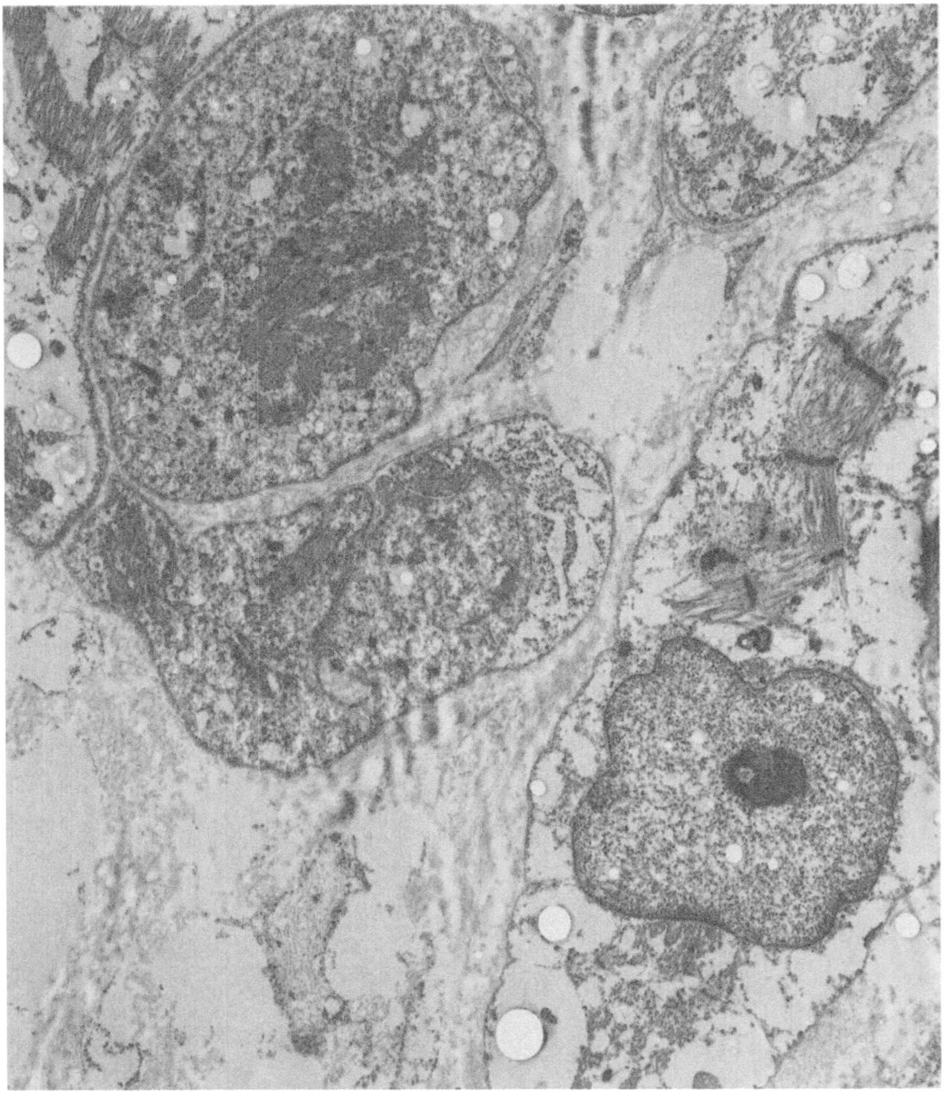

Abb. 6.92b

CRUSSI u. BLACK-SCHAFFER (1979) vor allem am typischen histologischen Bild stellen, weniger an den zytologischen Eigenschaften der Tumorzellen. Heute hilft allerdings die Immunhistologie diagnostisch weiter (Abb. 6.91). Nach MIETTINEN et al. (1982) lassen sich in den Tumorzellen Myoglobin, Desmin und Actin nachweisen, nach AUTIO-HARMAINEN et al. (1986) in den Basalmembranen um die Tumorzellen auch Kollagen Typ IV und Laminin. Elektronenoptisch sind intrazelluläre Fibrillen, bei ganz unreifen Formen aber noch keine Querstreifung zu sehen (Abb. 6.92).

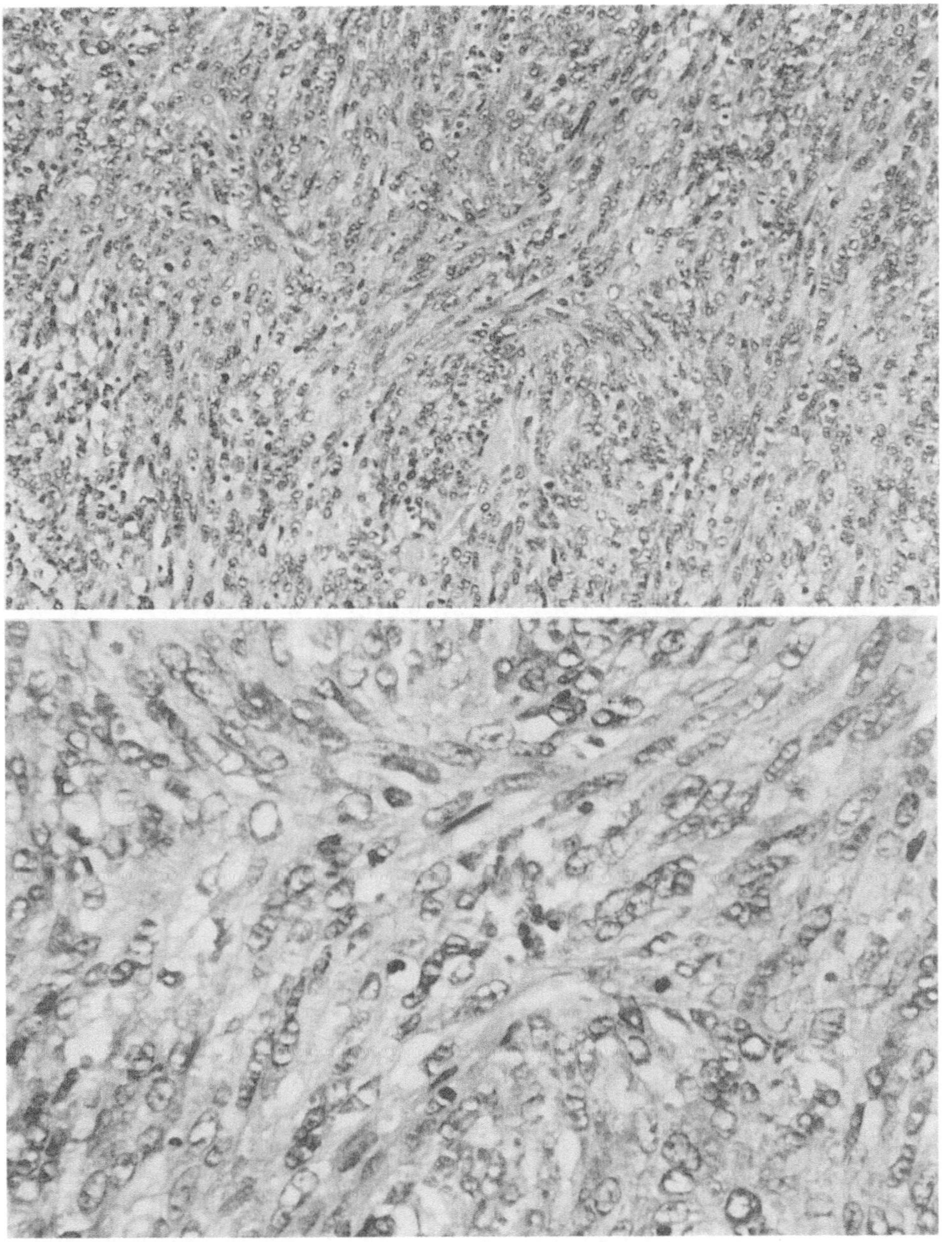

a

b

Abb. 6.93 a, b. Embryonales paratestikuläres Rhabdomyosarkom. 9jähriger Knabe (HE **a** × 140, **b** × 360)

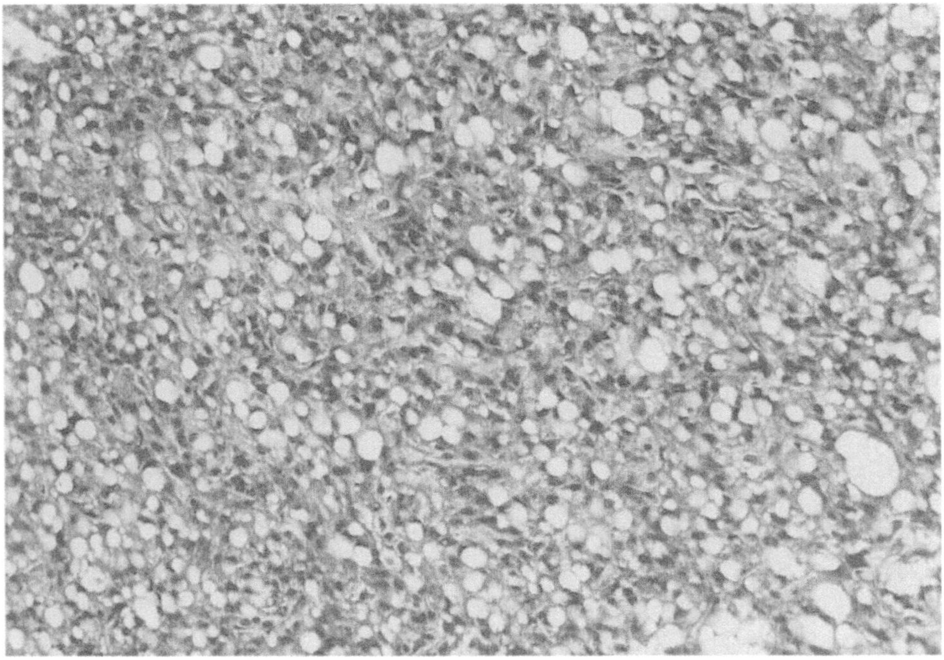

Abb. 6.94. Paratestikuläres Liposarkom (HE × 140). (Aus SCHROEDER u. HEDINGER 1970)

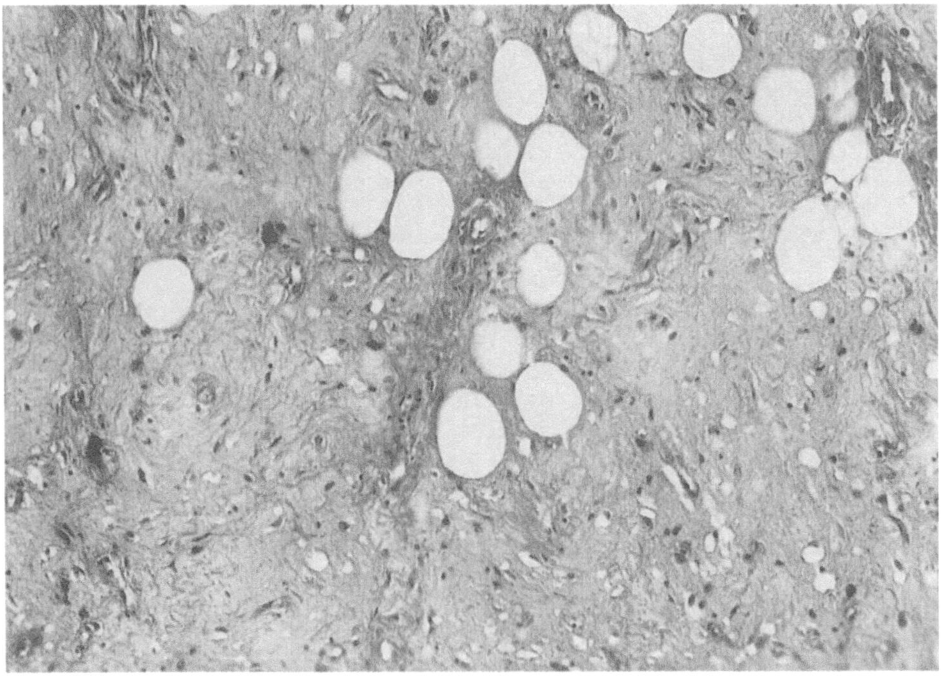

Abb. 6.95. Paratestikuläres myxoides Liposarkom. 51jähriger Mann. (HE × 140). (Aus SCHROEDER u. HEDINGER 1970)

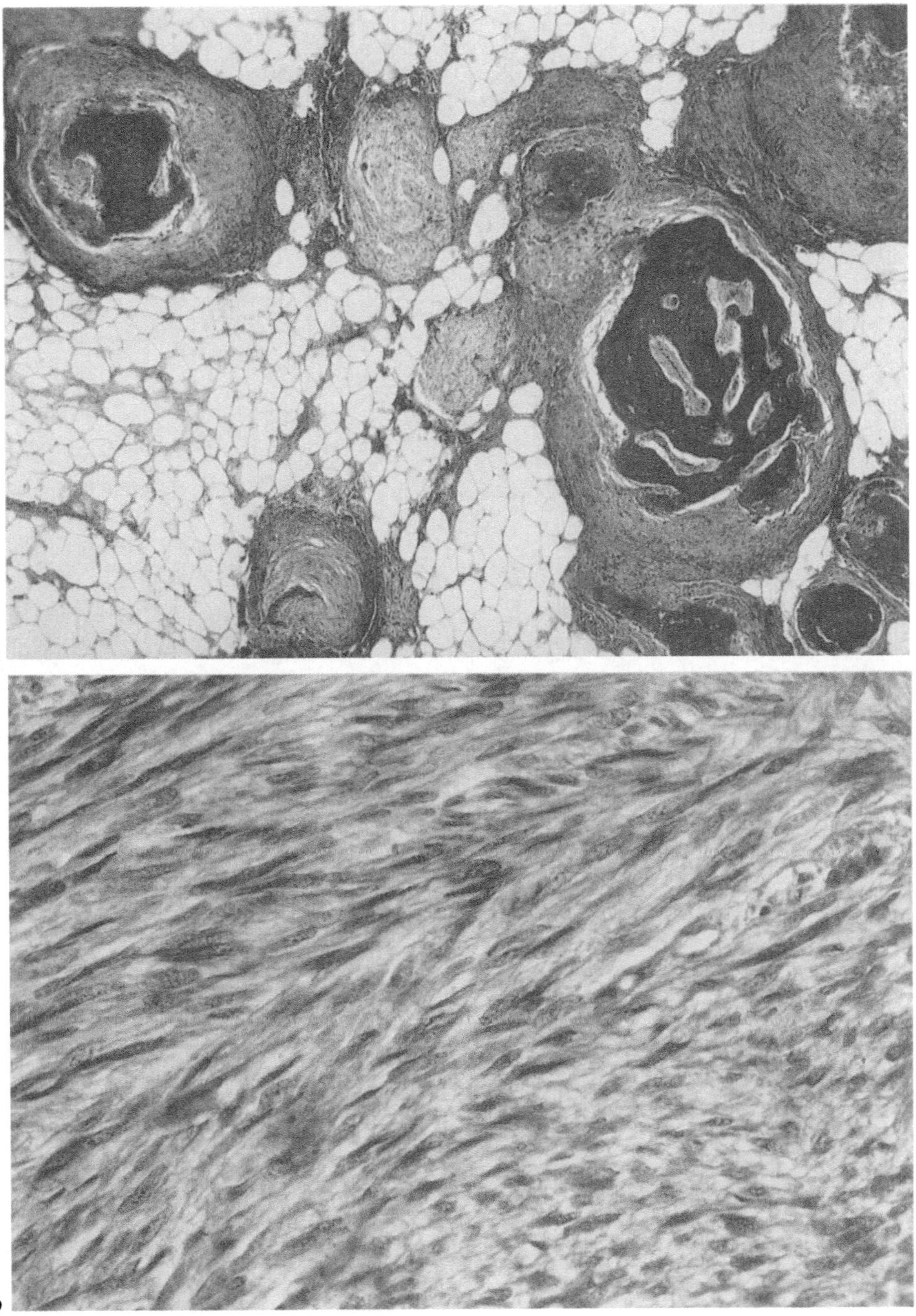

a

b

Abb. 6.96 a, b. Paratestikulärer mesenchymaler Mischtumor. 54jähriger Mann. **a** Primärtumor (HE × 30). **b** Fibrosarkomatöses Rezidiv 3 Jahre später. Tod an Metastasen (HE × 240). (Aus SCHROEDER u. HEDINGER 1970)

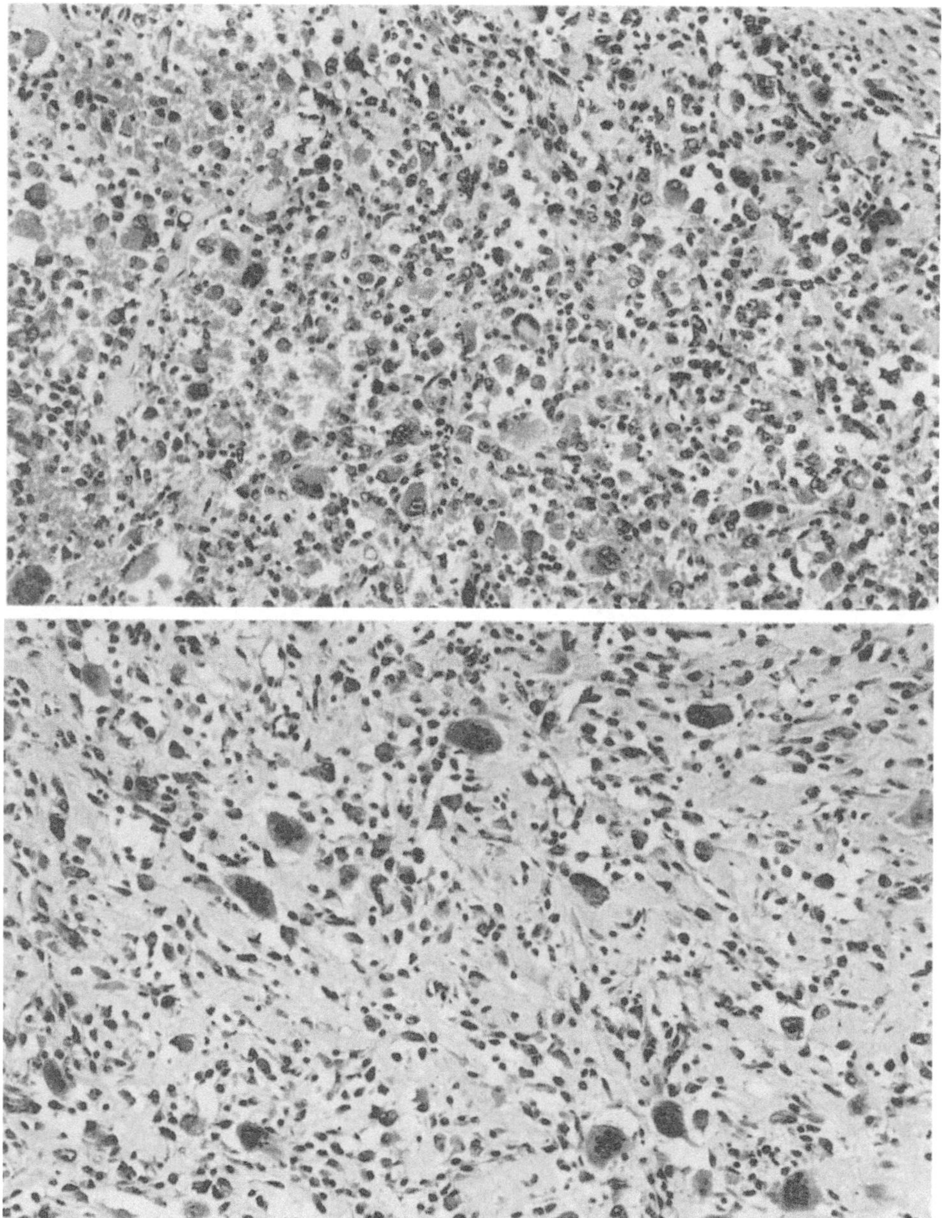

a b

Abb. 6.97 a, b. Paratestikulärer sog. maligner Riesenzelltumor der Weichteile. 86jähriger Mann (**a** u. **b** HE × 140)

β) Embryonales Rhabdomyosarkom

Embryonale Rhabdomyosarkome setzen sich aus rundlichen und spindeligen Zellen zusammen, die in eine myxoide Grundsubstanz eingelagert sind (Abb. 6.93). In den häufig ziemlich breiten eosinophilen Zytoplasmasäumen dieser Spindelzellen läßt sich gelegentlich eine Querstreifung nachweisen. Auch hier helfen elektronenoptische und immunhistologische Untersuchungen diagnostisch weiter.

γ) Pleomorphes Rhabdomyosarkom

Pleomorphe Rhabdomyosarkome treten wie die übrigen paratestikulären Weichteilsarkome fast ausschließlich bei älteren Männern auf. Sie zeigen histologisch das typische Bild der relativ groß- und polymorphzelligen Rhabdomyosarkome mit meist deutlich ausgebildeter Querstreifung.

b) Leiomyosarkom, Fibrosarkom, Liposarkom, malignes fibröses Histiozytom

Derartige Tumoren betreffen wie die pleomorphen Rhabdomyosarkome ebenfalls vorwiegend Männer über 40 Jahren abgesehen von den Liposarkomen, die in der Serie von Gowing (1976b) bei 2 Männern von 29 und 30 Jahren auftraten (Abb. 6.94, 6.95, 6.96). Nicht ganz ungewöhnlich sind primäre, vom Samenstrang ausgehende maligne fibröse Histiozytome, auch entzündliche Formen (s. Watanabe et al. 1988; Algaba et al. 1989; De Bruin et al. 1989). Ausnahmsweise kommen auch andere maligne Weichteiltumoren vor. So sahen wir bei einem alten Manne einen paratestikulären Riesenzelltumor, wie er üblicherweise in den Weiteilen der Hüft- und Beingegend auftritt (Abb. 6.97) (Guccion u. Enzinger 1972). Stein et al. (1984) beobachteten einen malignen mesothelialen Tumor des Samenstranges, der neben fibrosarkomatösen Anteilen auch osteosarkomatöse, chondrosarkomatöse und liposarkomatöse Bezirke einschloß, nach Angaben der Autoren erst die 3. Beobachtung eines derartigen Tumors am Samenstrang. Recht ungewöhnlich ist auch der Fall eines anscheinend reinen und primär intratestikulären Leiomyosarkoms von Yachia u. Auslaender (1989), als dessen Ausgangspunkt glatte Muskelfasern der Gefäße oder der Wandungen der Samenkanälchen des Hodens vermutet werden. Falls diese histogenetische Deutung zutrifft, müßte der Tumor eigentlich den Gonadenstromatumoren zugeordnet werden.

II. Adenomatoidtumor

Adenomatoidtumoren entwickeln sich vor allem im Nebenhoden, besonders im Nebenhodenschwanz. Sie treten aber auch in beiden Blättern der Tunica vaginalis, in der Tunica albuginea, im Spaltraum zwischen Hoden und Nebenhoden und ausnahmsweise im Samenstrang auf. Der Hoden selbst wird dagegen nicht betroffen. Der gleiche Tumor wird bei der Frau in Uterus und Tuben gefunden, besonders am Tubenwinkel.

Beim Mann äußert sich der Adenomatoidtumor als relativ kleines kugeliges derbes Knötchen. Sein Durchmesser erreicht ausnahmsweise 5 cm, in der Regel

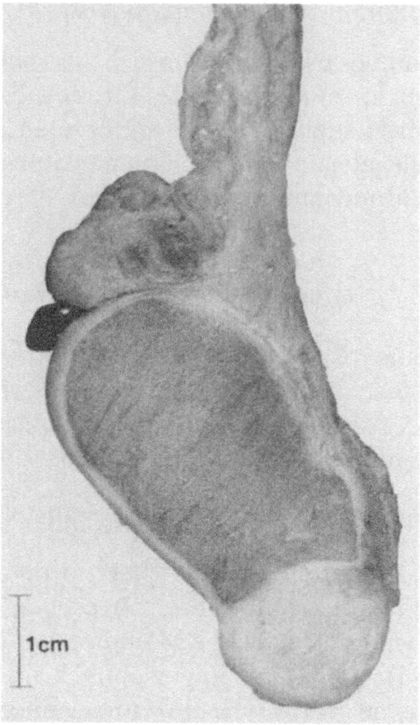

Abb. 6.98. Adenomatoidtumor des linken Nebenhodens. Gleichseitige Nierenagenesie. 41jähriger Mann

sind die Knötchen aber viel kleiner. Die Schnittflächen sind grau, derb und erinnern etwas an ein Leiomyom (Abb. 6.98). Das histologische Bild ist recht charakteristisch. Es wird beherrscht von parallel und netzförmig angeordneten soliden und drüsenartigen Zellsträngen, zwischen denen ein z. T. lockeres, z. T. auch hyalinisiertes Bindegewebe liegt. Herdförmig sind ferner Lymphozyteninfiltrate und glatte Muskelfasern zu sehen. Die Zellen der epithelartigen Stränge besitzen breite Zytoplasmasäume, die größere Vakuolen einschließen. Es kommt damit zur Andeutung drüsenartiger Formationen, wobei die Lichtungen typischerweise von Zytoplasmabrücken unterbrochen werden (Abb. 6.99). Die Lichtungen sind optisch leer oder enthalten schwach Alcianblau- und PAS-positives Material. Je nach Vorwiegen eines Tumoranteiles können die Tumoren einen mehr fibromatösen oder leiomyomatösen Eindruck machen. Zum Teil erinnern sie auch an Lymphangiome (Übersicht bei BROTH et al. 1968; LAUPER 1962). LEHTO et al. (1983) leiten die Adenomatoidtumoren auf Grund immunhistologischer Untersuchungen vom Mesothel ab. Die typischen epithelähnlichen Tumorzellen sind Keratin-positiv, aber Vimentin-negativ. Sie reagieren auch nicht mit endothelialen Markern. Elektronenoptische Untersuchungen machen einen mesothelialen Ursprung der Adenomatoidtumoren ebenfalls wahrscheinlich (s. SÖDERSTRÖM 1982).

Die Adenomatoidtumoren sind gutartig, einfache Exzision genügt. Die Tumoren haben aber eine Tendenz, auf anliegende Strukturen, besonders den Hoden überzugreifen, was nach MILLER u. LIEBERMAN (1968) nicht als Malignitätszeichen

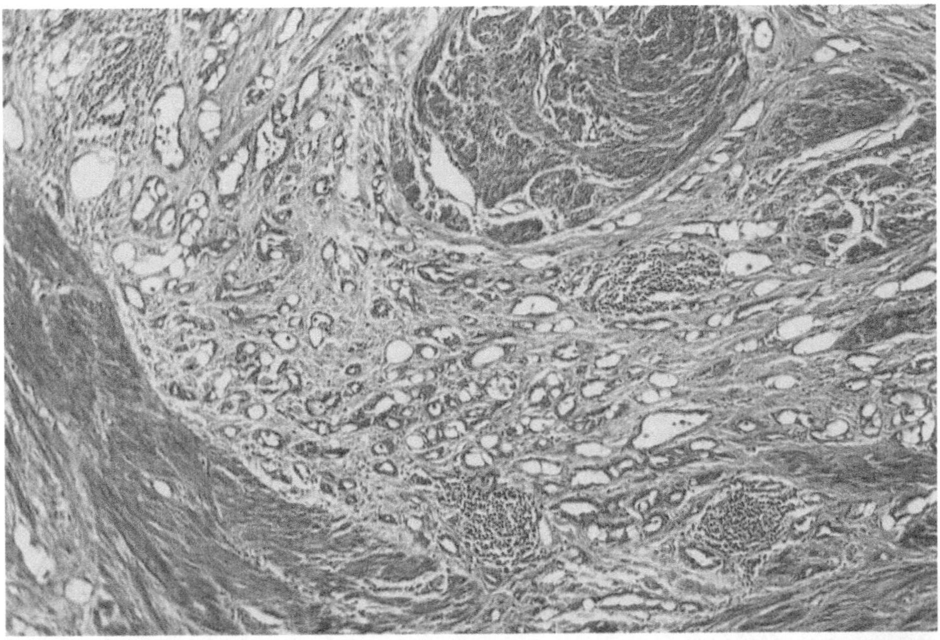

a

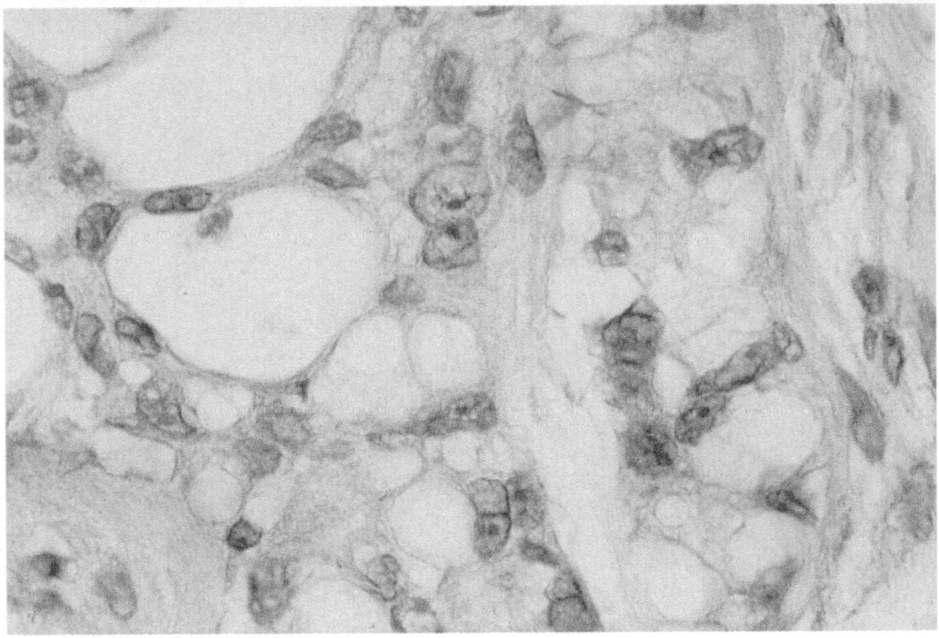

b

Abb. 6.99 a, b. Adenomatoidtumoren des Nebenhodens. **a** Drüsenartige Formationen mit Bündeln glatter Muskelfasern und Lymphozyteninfiltraten. 71jähriger Mann (Masson × 60). **b** Typische Zytoplasmabrücken über die drüsenartigen Lichtungen. 36jähriger Mann (HE × 570)

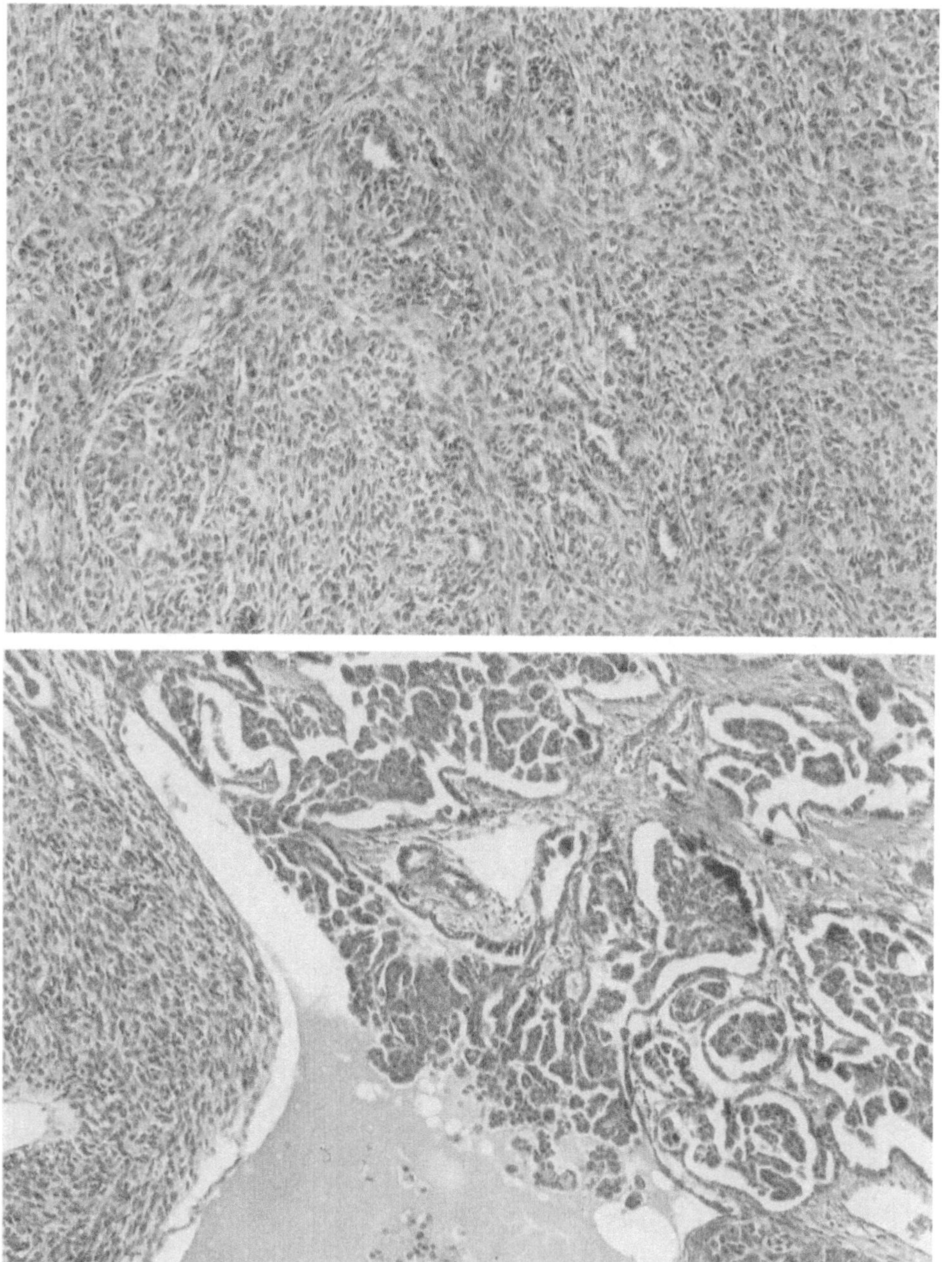

a

b

Abb. 6.100 a, b. Paratestikuläres Mesotheliom. 70jähriger Mann (**a** u. **b** HE × 60)

aufgefaßt werden darf. Ganz vereinzelte Berichte über maligne Formen sind daher mit Vorsicht zu interpretieren (FISHER u. KLIEGER 1966; SÖDERSTRÖM u. LIEDBERG 1966). Ausnahmsweise sind Adenomatoidtumoren mit urogenitalen Mißbildungen kombiniert z.B. mit einer Agenesie der gleichseitigen Niere (Abb. 6.98). NOGALES et al. (1979) haben die Kombination eines Adenomatoidtumors mit einem Brenner-Tumor in der Tunica vaginalis des Hodens beobachtet.

III. Mesotheliom

Die Tunica vaginalis, entwicklungsmäßig einer Ausstülpung der Serosa des Abdominalraumes entsprechend, kann wie diese Ausgangspunkt eines Mesothelioms werden. Mesotheliome der Tunica vaginalis sind aber relativ selten. Sie sind als maligne zu betrachten. Klinisch äußern sie sich vor allem in einer einseitigen Hydrozele mit Rezidivneigung. McDONALD et al. (1983) haben bei einem Patienten aber auch einen bilateralen Tumor beobachtet (neuere Übersichten bei ANTMAN et al. 1984; DRESSLER et al. 1988; GROVE et al. 1989).

Makroskopisch äußern sich die Mesotheliome in einer Verdickung der Tunica vaginalis, wobei die Innenseite mit papillenartigen Vorwölbungen bedeckt wird. Mikroskopisch sind papilläre und tubuläre, daneben aber auch solide Wucherungen kubischer epithelähnlicher Zellen zu sehen, wobei wie bei Mesotheliomen anderer Lokalisation auch biphasische Proliferationen vorkommen, d. h. Wucherungen epithelialer und spindelzelliger Art (Abb. 6.100, 6.101). Im Papillenstroma können Psammomkörper gefunden werden. Elektronenoptische Befunde und immunhistologisches Verhalten der Tumoren weisen auf eine mesotheliale Abstammung hin (MIKUZ u. HÖPFEL-KREINER 1982).

Differentialdiagnostisch müssen vor allem tumorartige mesotheliale Proliferationen im Rahmen chronischer Entzündungen der Tunica vaginalis (Abb. 6.102) und die sog. Pseudofibrome oder nodulären Periorchitiden abgegrenzt werden (s. Kap. 4:B I), anderseits aber auch metastatische Prozesse. Diese können hämatogen entstehen oder durch direktes Übergreifen von Tumoren aus dem Abdominalraum bei offenem Processus vaginalis. Umgekehrt können maligne Mesotheliome der Tunica vaginalis in das Peritoneum und in die retroperitonealen Lymphknoten metastasieren (s. ANTMAN et al. 1984). FLIGIEL u. KANEKU (1976) sowie PRESCOTT et al. (1988) diskutieren auch bei malignen Mesotheliomen der Tunica vaginalis die Möglichkeit einer Auslösung der Tumoren durch Asbest.

IV. Melanotisch neuroektodermaler Tumor

Der melanotische neuroektodermale Tumor, auch als Retinalanlagetumor oder melanotisches Hamartom bezeichnet, manifestiert sich fast ausnahmslos bei Säuglingen und zwar fast ausschließlich im Kopfbereich. Nach der großen Literaturzusammenstellung von CUTLER et al. (1981) betrafen aber 3 von 158 dieser an sich sehr seltenen melanotischen neuroektodermalen Tumoren die Epididymis. MOSTOFI u. PRICE (1973) fanden in der sehr großen Serie der amerikanischen Armee auch nur 3 derartige Tumoren, ebenfalls in der Epididymis, YOUNG u. SCULLY

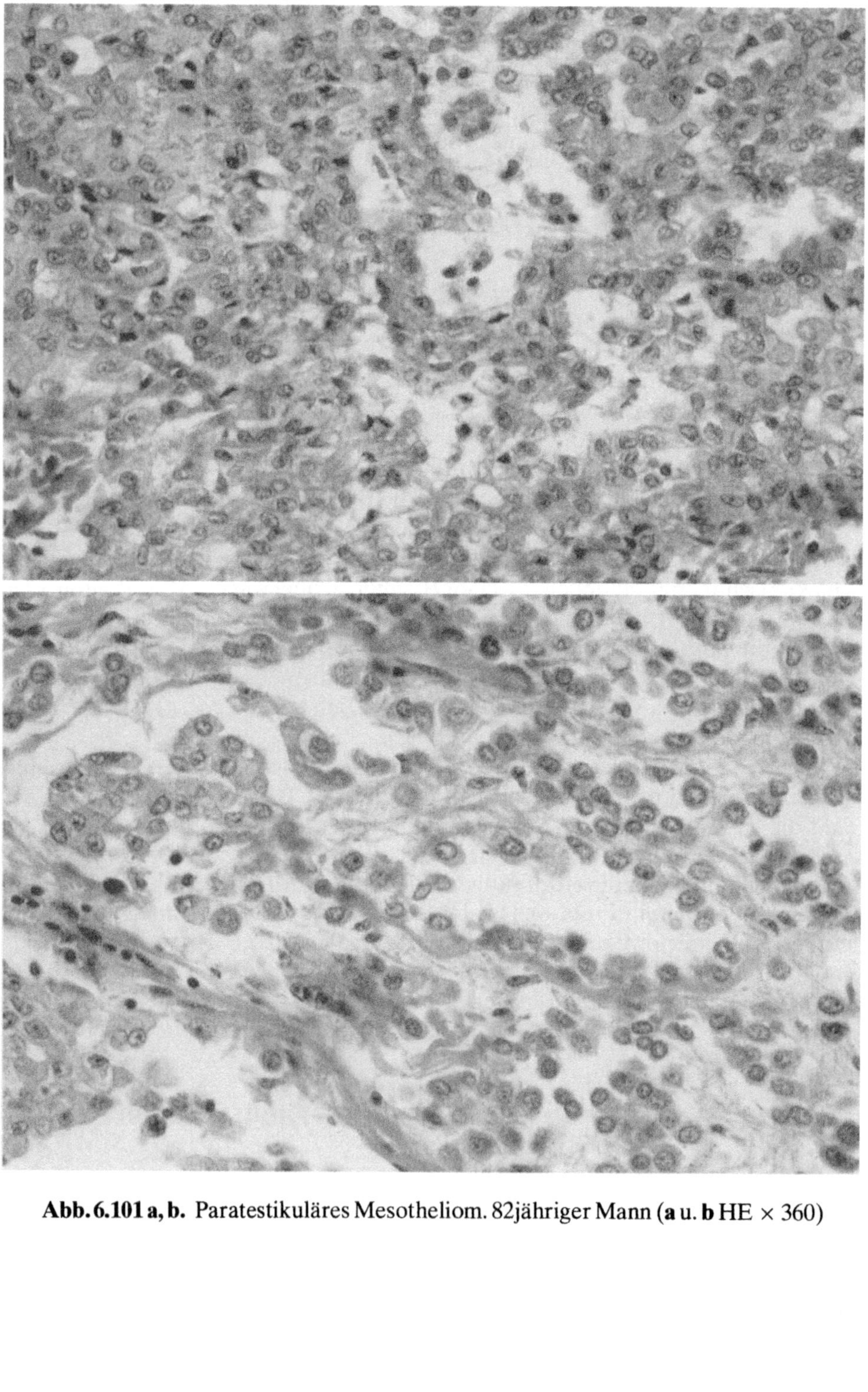

a

b

Abb. 6.101 a, b. Paratestikuläres Mesotheliom. 82jähriger Mann (**a** u. **b** HE × 360)

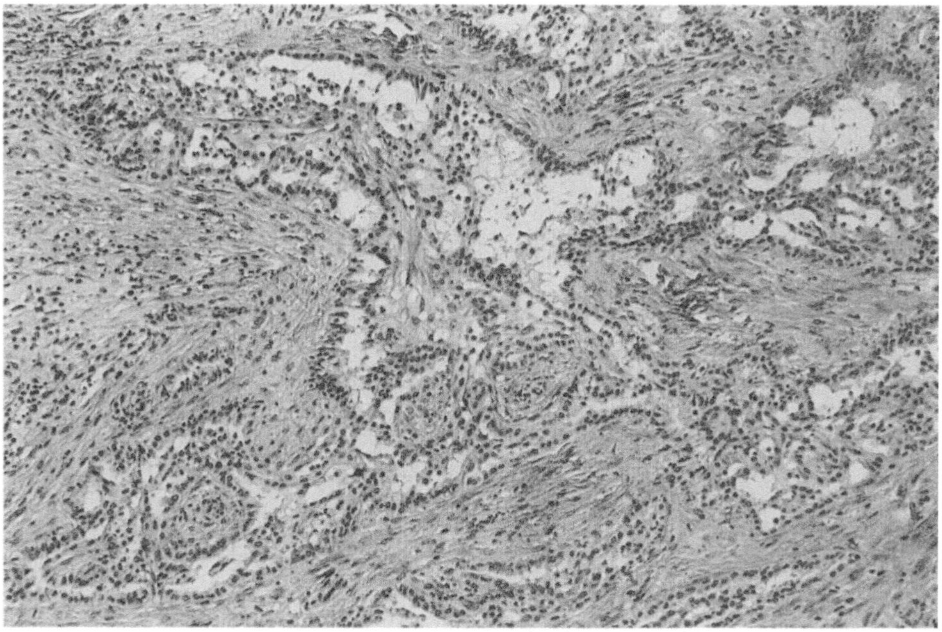

Abb. 6.102. Tumorartige Mesothelproliferation bei nekrotisierender Orchitis. 28jähriger Mann (HE × 80)

(1986b) in ihrem großen Untersuchungsgut sogar nur einen einzigen. Die meisten Tumoren manifestieren sich wie auch im Falle von MURAYMA et al. (1989) bereits bei Säuglingen. Nur ein Kind war 2 Jahre alt. Die Tumoren sitzen dem Hoden dicht auf, sind aber scharf begrenzt und infiltrieren ihn nicht. Die Schnittflächen sind braun oder schwarz gefleckt. Mikroskopisch bauen sich die Tumoren aus melaninhaltigen kubischen Zellen und kleinen an ein Neuroblastom erinnernden Elementen auf, die in ein breites fibröses Stroma eingelagert sind. Beim Patienten von JOHNSON et al. (1983) entwickelten sich Lymphknotenmetastasen. Nach YOUNG u. SCULLY (1986b) waren aber alle 7 Patienten mit melanotisch neuroektodermalen Tumoren der Epididymis, die nachkontrolliert werden konnten, nach 1–4 Jahren gesund.

V. Adenome

Derartige Tumoren kommen vor allem im Nebenhoden vor, selten auch im Rete testis und im Ductus deferens. Die Nebenhodenadenome entsprechen meist papillären Zystadenomen. Sie sind nicht häufig, einzig PRICE (1971) berichtet über eine größere eigene Untersuchungsserie. Die Tumoren weisen Drüsenschläuche und Papillen auf, die von einschichtig gelagerten Epithelien mit einem auffällig hellen glykogenreichen Zytoplasma ausgekleidet und bedeckt werden (Abb. 6.103). Der Zysteninhalt ist kolloidartig. In ungefähr der Hälfte der Fälle sind die Tumoren beidseitig. Besonders bei bilateralen Formen muß an eine Hip-

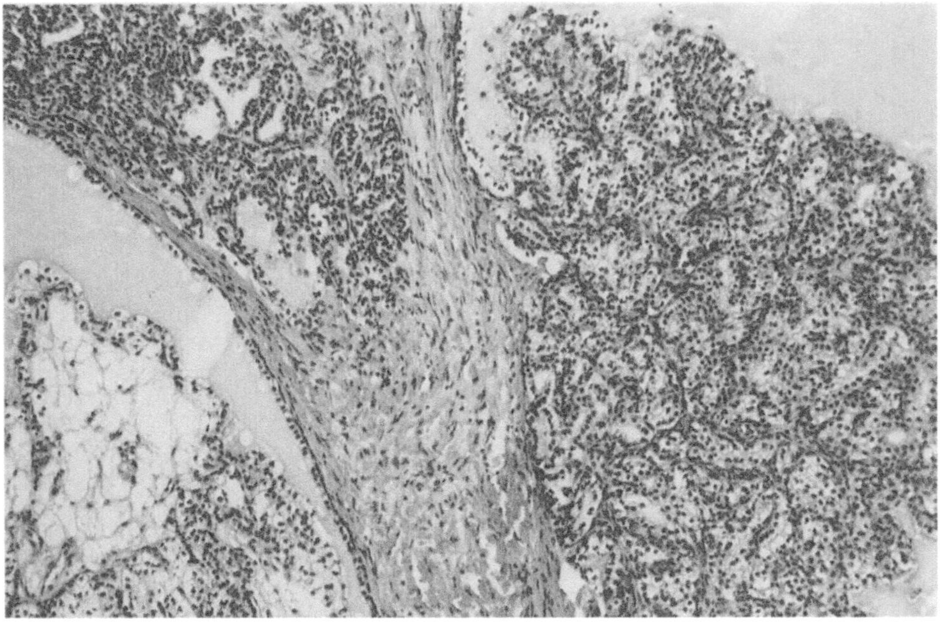

Abb. 6.103. Papilläres Zystadenom der Epididymis. 38jähriger Mann (HE × 80)

pel-Lindau-Krankheit gedacht werden. Nach einer Literaturübersicht von WERNERT et al. (1986) betrafen 65% der bilateralen und 18% der unilateralen Zystadenome Patienten mit dieser Krankheit.

VI. Karzinome

Karzinome sind selten. Auch sie können Rete testis, Nebenhoden und ausnahmsweise sogar den Ductus deferens betreffen.

1. Karzinome des Rete testis

In der Serie des britischen Tumorregisters mit 2739 testikulären und 202 paratestikulären Tumoren gelangten nur 2 Karzinome des Rete testis zur Beobachtung, die einen 47 und einen 55 Jahre alten Patienten betrafen (SYMINGTON u. CAMERON 1976). Ein Patient starb 5 Monate, der andere 2 Jahre nach der Orchiektomie. Beide Patienten hatten Metastasen. Die Karzinome waren mikroskopisch papillär, tubulär und solid gebaut. VISSCHER et al. (1989) haben ein biphasisches, aus papillär-glandulären und spindelzelligen Anteilen bestehendes Retekarzinom beobachtet. Nach einer Literaturzusammenstellung von NOCHOMOVITZ u. ORENSTEIN (1984) traten zwei Drittel der Retekarzinome bei Männern über 50 Jahre auf. In einem Viertel der Beobachtungen bestand eine gleichzeitige Hydrozele. Ultrastrukturell gleichen die Tumorzellen der eigenen Fälle von NOCHOMOVITZ u. ORENSTEIN (1984) wie bei der Einzelbeobachtung von MRAK et al. (1990) den Epi-

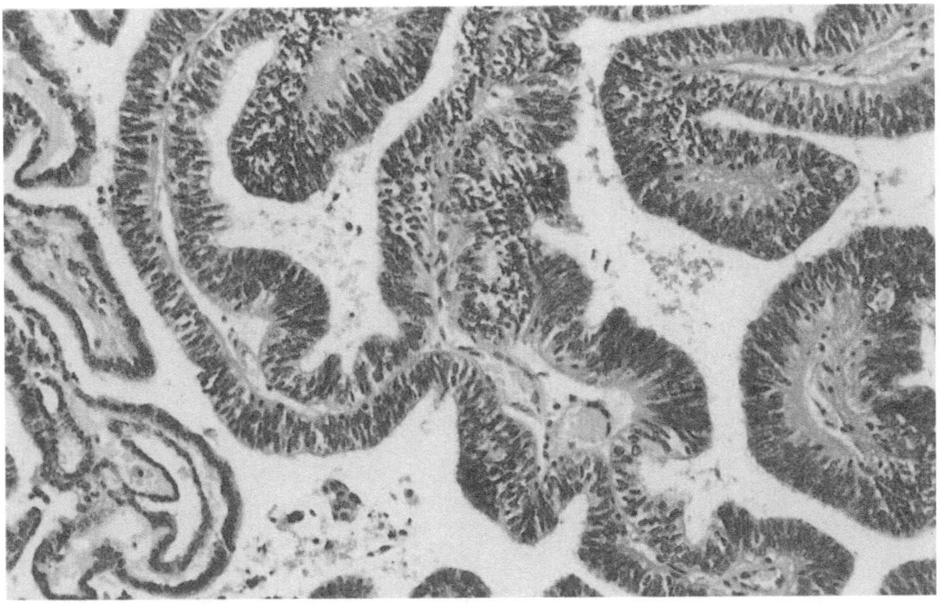

Abb. 6.104. Karzinom des Rete testis. Seitlich noch erhaltene Retereste. 49jähriger Mann (HE × 140)

thelien des Rete testis. WATSON u. JACOB (1989) stellten in einer derartigen Geschwulst eine Sertoli-zellartige Differenzierung fest. Ungefähr die Hälfte der Patienten der Serie von NOCHOMOVITZ u. ORENSTEIN (1984) starb innerhalb von 2 Jahren nach der Orchiektomie an Metastasen. Der anläßlich der Orchiektomie klinisch noch metastasenfreie Patient von CRISP-LINDGREN et al. (1988) starb sogar nur 4 Monate später an seinem metastasierenden Tumor.

Bei all diesen Fällen muß man sich fragen, ob nicht ein primär extratestikuläres Malignom mit einer Metastase im Rete testis vorliegen könnte. Jedenfalls läßt sich diese Möglichkeit in vielen Fällen kaum mit Sicherheit ausschließen (Abb. 6.104). Auch müssen relative Hyperplasien des Rete testis bei atrophischem Hoden und die sog. adenomatöse Hyperplasie von NISTAL u. PANIAGUA (1988) ausgeschlossen werden (CHANNER u. MACIVER 1989).

2. Karzinome der Epididymis

Auch bei den angeblich primären Karzinomen der Epididymis muß immer zuerst eine Metastase in Betracht gezogen werden. Hypernephroide Karzinome der Niere können über Lymph- und Blutgefäße auf den Nebenhoden und Hoden übergreifen, wobei sie im Nebenhoden das Bild eines primären hellzelligen Nebenhodenkarzinomes vortäuschen (Abb. 6.105). Wegen der besonderen Gefäßbeziehungen wird eine derartige Kombination vor allem auf der linken Seite gesehen (HEDINGER u. GILLET 1964) (Abb. 6.106). Viel seltener sind rechtsseitige Metastasen, v. a. bei ebenfalls rechtsseitigen Nierentumoren (Übersicht bei DIECKMANN et al. 1988). So beobachteten MÜLLER u. HAMMER (1978) bei einem

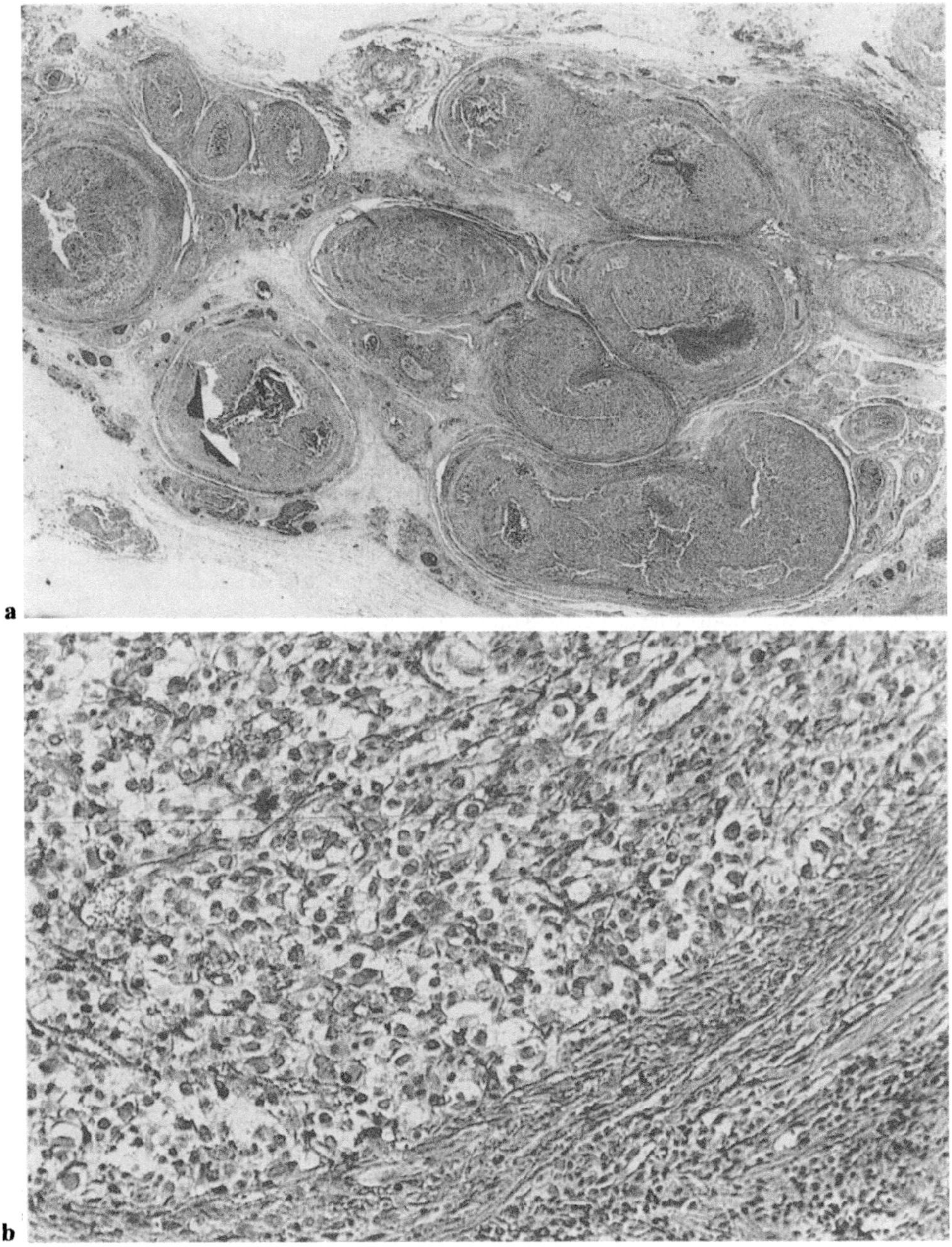

Abb. 6.105 a, b. Hypernephroides Karzinom der linken Niere, über die Vena spermatica auf den linken Nebenhoden übergreifend. 44jähriger Mann (HE **a** × 35, **b** × 200). (Aus GILLIET u. HEDINGER 1964)

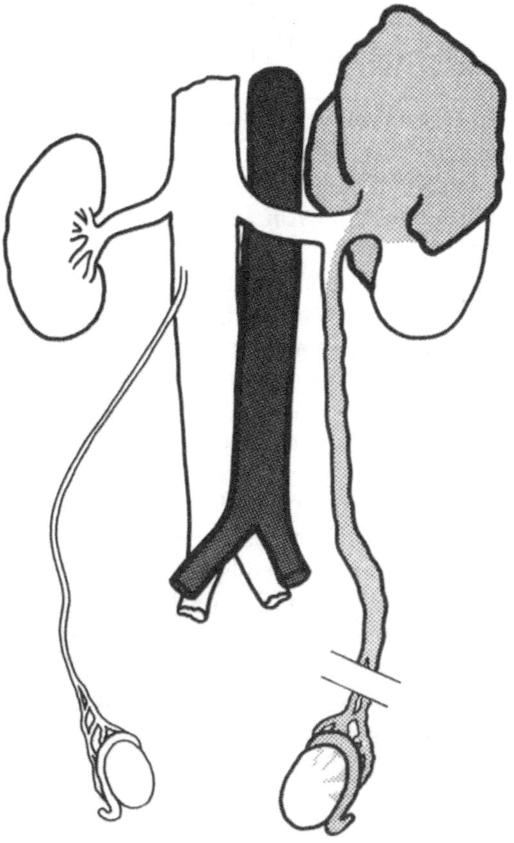

Abb. 6.106. Schematische Darstellung der Tumorausbreitung. (Aus GILLIET u. HEDINGER 1964)

derartigen rechtseitigen Nierenkarzinom eine einzige, 8 Jahre nach Entfernung des Primärtumors in Erscheinung tretende Spätmetastase im rechten Nebenhoden. Primäre Nebenhodenkarzinome dürfen wie Retekarzinome nur dann angenommen werden, wenn eine Metastase sicher ausgeschlossen werden kann, was häufig kaum möglich ist.

3. Karzinome der Appendices testis

Wie bereits bei den Hodengeschwülsten vom Typ der Ovarialtumoren diskutiert (s. in diesem Kapitel D.2) muß mit der Möglichkeit gerechnet werden, daß die Hodenanhänge, die Appendices testis, Ausgangspunkt solcher Geschwülste werden. Der Beweis einer derartigen Entwicklung ist in den meisten Fällen aber kaum zu erbringen. BROWN (1976a) sah im großen Material des britischen Registers der Hodentumoren einen einzigen Fall, bei dem ein papilläres Adenokarzinom von der Appendix testis hätte ausgehen können. Eine ähnliche Beobachtung wurde von BAILEY et al. (1955) gemacht.

H. Ungewöhnliche Tumoren, Metastasen oder geschwulstähnliche Veränderungen

Bei der relativen Häufigkeit von Teratomen des Hodens ist es nicht erstaunlich, daß gelegentlich ungewöhnliche, wahrscheinlich auf einer einseitigen Ausdifferenzierung von Teratomen beruhende Tumoren der Hodengegend auftreten. Als Beispiel sei die Beobachtung von Mathew und Prabhakaran (1981) eines Osteosarkoms genannt.

Ungewöhnliche Primärtumoren können ferner durch Metastasen vorgetäuscht werden, z. B. durch eine Neuroblastommetastase bei unerkanntem Primärtumor in den Nebennieren (Yamashina et al. 1988) oder durch ein entlang dem Samenstrang vorwachsendes Prostatakarzinoms, das als Primärkarzinom des Vas deferens imponiert (Thompson u. Pilcher 1935).

Als Beispiele geschwulstähnlicher Prozesse seien die Beobachtungen der Skrotalbeteiligung bei einer retroperitonealen Fibrose (Debruyne et al. 1982) und eines ungewöhnlich großen fibrösen Pseudotumors der Hodenhüllen bei Schistosomiasis (Elem 1989) angeführt. Die Zysten der Hodengegend und der paratestikulären Strukturen werden bei den Ausführungen über Epidermoidzysten und zystische Teratome sowie bei den zystischen Mißbildungen der Tunica albuginea besprochen. Auch die übrigen in der WHO-Nomenkatur (Mostofi u. Sobin 1977) aufgeführten tumorartigen Veränderungen des Hodens werden, soweit sie nicht schon in der Differentialdiagnose der einzelnen Hodentumoren erwähnt worden sind, in den entsprechenden Kapiteln behandelt. Das gilt ganz besonders für die Orchitiden und die fibromatöse Periorchitis.

Literatur

Abelev GI (1974) α-fetoprotein as a marker of embryo-specific differentiations in normal and tumor tissues. Transplant Rev 20: 1–37

Abell MR, Holtz F (1963) Testicular neoplasms in infants and children. I. Tumors of germ cell origin. Cancer 16: 965–971

Abell MR, Fayos JV, Lampe I (1965) Retroperitoneal germinomas (seminomas) without evidence of testicular involvement. Cancer 18: 273–290

Abeshouse BS, Tiongson A, Goldfarb M (1955) Bilateral tumors of testicles: review of literature and report of case of bilateral simultaneous lymphosarcoma. J Urol 74: 522–532

Able ME, Lee JC (1969) Ultrastructure of Sertoli-cell adenoma of the testis. Cancer 23: 481–486

Ahlgren AD, Simrell CR, Triche TJ, Ozols R, Barsky SH (1984) Sarcoma arising in a residual testicular teratoma after cytoreductive chemotherapy. Cancer 54: 2015–2018

Ahmed T, Bosl GJ, Hajdu SI (1985) Teratoma with malignant transformation in germ cell tumors in men. Cancer 56: 860–863

Albertini A von (1943) Zur Histogenese der Seminome. Schweiz Med Wochenschr 73: 1091–1092

Albertini A von (1955) Histologische Geschwulstdiagnostik. Thieme, Stuttgart

Albertini A von, Roulet FC (1974) Histologische Geschwulstdiagnostik, 2 Aufl. Thieme, Stuttgart

Algaba F, Trias I, Castro C (1989) Inflammatory malignant fibrous histiocytoma of the spermatic cord with eosinophilia. Histopathology 14: 319–321

Aliotta PJ, Castillo J, Englander LS, Nseyo UO, Huben RP (1988) Primary mediastinal germ cell tumors. Cancer 62: 982–984
Andrews PW, Damjanov I, Simon D, Banting GS, Carlin C, Dracopoli NC, Fogh J (1984) Pluripotent embryonal carcinoma clones derived from the human terotocarcinoma cell line Terra-2. Lab Invest 50: 147–161
Antman K, Cohen S, Dimitrov NV, Green M, Muggia F (1984) Malignant mesothelioma of the tunica vaginalis testis. J Clin Oncol 2: 447–451
Aristizabal S, Davis JR, Miller RC, Moore MJ, Boone MLM (1978) Bilateral primary germ cell testicular tumors. Cancer 42: 591–597
Ashley DJB (1973) Origin of teratomas. Cancer 32: 390–394
Autio-Harmainen H, Apaja-Sarkkinen M, Martikainen J, Taipale A, Rapola J (1986) Production of basement membrane laminin and type IV collagen by tumors of striated muscle. An immunohistochemical study of rhabdomyosarcomas of different histologic types and a benign vaginal rhabdomyoma. Hum Pathol 17: 1218–1224
Axiotis CA (1988) Intratesticular serous papillary cystadenoma of low malignant potential. Am J Surg Pathol 12: 56–63
Azzopardi JG, Mostofi FK, Theiss EA (1961) Lesions of testes observed in certain patients with widespread choriocarcinoma and related tumors. The significance and genesis of hematoxylinstaining bodies in the human testis. Am J Pathol 38: 207–225
Bach DW, Weissbach L, Hartlapp JH (1983) Bilateral testicular tumor. J Urol 129: 989–991
Bär W, Hedinger CE (1976) Comparison of histologic types of primary testicular germ cell tumors with their metastases. Virchows Arch [A] 370: 41–54
Bär W, Hedinger CE (1977) Ausgebrannte (okkulte) Hodentumoren. Hodenläsionen bei klinisch scheinbar primär extratesticulären malignen Keimzelltumoren. Virchows Arch [A] 377: 67–78
Bailey GN, Willis RA, Wilson JV (1955) A case of adenocarcinoma of the appendix testis. J Pathol Bacteriol 69: 326–328
Bannwart FB, Sigg C, Hedinger CE (1988) Morphologie, Biologie und therapeutische Konsequenzen der atypischen Keimzellen des Hodens. Zentralbl Haut 154: 861–866
Banzer A (1943) Zur Histogenese der Seminome des Hodens. Schweiz Z Pathol 6: 1–19
Bartsch G, Mikuz G, Weissteiner G, Daxenbichler G (1979) β-HCG-positive Seminome. Actuel Urol 10: 259–264
Battifora H, Sheibani K, Tubbs RR, Kopinski MI, Sun T (1984) Antikeratin antibodies in tumor diagnosis. Distinction between seminoma and embryonal carcinoma. Cancer 54: 843–848
Beals TF, Pierce GB, Schroeder CF (1965) The ultrastructure of human testicular tumors. I. Interstitial cell tumors. J Urol 93: 64–73
Benditt JO, Farber HW, Wright J, Karnad AB (1988) Pulmonary hemorrhage with diffuse alveolar infiltrates in men with high-volume choriocarcinoma. Ann Intern Med 674–675
Benson CB (1988) The role of ultrasound in diagnosis and staging of testicular cancer. Semin Urol 6: 189–202
Berdjis CC, Mostofi FK (1977) Carcinoid tumors of the testis. J Urol 118: 777–782
Berthelsen JG, Skakkebaek NE, Mogensen P, Sørensen BL (1979) Incidence of carcinoma in situ of germ cells in contralateral testis of men with testicular tumours. Br Med J 2: 363–364
Berthelsen JG, Skakkebaek NE, Maase H v der, Sørensen BL, Mogensen P (1982) Screening for carcinoma in situ of the contralateral testis in patients with germinal testicular cancer. Br Med J 285: 1683–1686
Böhle A, Studer UE, Sonntag RW, Scheidegger JR (1986) Primary or secondary extragonadal germ cell tumors? J Urol 135: 939–943
Boileau MA, Steers WD (1984) Testis tumors: the clinical significance of the tumor-contaminated scrotum. J Urol 132: 51–54
Bolen JW (1981) Mixed germ cell-sex cord stromal tumor. A gonadal tumor distinct from gonadoblastoma. Am J Clin Pathol 75: 565–573
Borge N, Fossa AD, Ous S, Stenwig AE, Lien HH (1988) Late recurrence of testicular cancer. J Clin Oncol 6: 1248–1253

Bosl GJ, Lange PH, Fraley EE, Goldman A, Nochomovitz LE, Rosai J, Waldmann TA, Johnson K, Kennedy BJ (1981) Human chorionic gonadotropin and alphafetoprotein in the staging of nonseminomatous testicular cancer. Cancer 47: 328–332

Bosman FT, Giard RWM, Nieuwenhuijen Kruseman AC, Knijnenburg GK, Spaander PJ (1980) Human chorionic gonadotrophin and alpha-fetoprotein in testicular germ cell tumours: a retrospective immunhistochemical study. Histopathology 4: 673–684

Bowles WT (1962) Inguinal node metastases from testicular tumor developping after varicocelectomy. J Urol 88: 266–267

Bredael JJ, Vugrin D, Whitmore WF (1982) Autopsy findings in 154 patients with germ cell tumors of the testis. Cancer 50: 548–551

Broth G, Bullock WK, Morrow J (1968) Epididymal tumors: 1. Report of 15 new cases including review of literature. 2. Histochemical study of the so-called adenomatoid tumor. J Urol 100: 530–536

Brown NJ (1976a) Miscellaneous tumours of epithelial type. In: Pugh RCB (ed) Pathology of the testis. Blackwell Scientific, Oxford London Edinburgh Melbourne, pp 304–316

Brown NJ (1976b) Congenital anomalies. In: Pugh RCB (ed) Pathology of the testis. Blackwell Scientific, Oxford London Edinburgh Melbourne, pp 61–78

Bruin MJFM de, Pelger RCM, Meijer WS, Giard RWM (1989) Malignant fibrous histiocytoma of the spermatic cord. J Urol 142: 131–133

Brunner KW, Obrecht JP (1985) Tumoren des Hodens. In: Gross R, Schmidt CG (eds) Klinische Onkologie. Thieme, Stuttgart New York, pp 33.1–33.23

Brunner KW, Sonntag RW, Joss R (1988) Hodentumoren – eine heilbare Krankheit? Schweiz Rundsch Med 77: 560–564

Buchino JJ, Buchino JJ, Uhlenhuth ER (1989) Large-cell calcifying Sertoli cell tumor. J Urol 141: 953–954

Burke AP, Mostofi FK (1988) Placental alkaline phosphatase immunohistochemistry of intratubular malignant germ cells and associated testicular germ cell tumors. Hum Pathol 19: 663–670

Calame A (1969) L'hematopoièse testiculaire chez l'enfant. Virchows Arch [A] 347: 225–234

Callery CD, Holmes EC, Vernon S, Huth J, Coulson WF, Skinner DG (1983) Resection of pulmonary metastases from nonseminomatous testicular tumors. Cancer 51: 1152–1158

Campbell CM, Middleton AW (1981) Malignant gonadal stromal tumor: case report and review of the literature. J Urol 125: 257–259

Cantu JM, Rivera H, Ocampo-Campos R, Bedolla N, Cortes-Gallegos V, Gonzales-Mendoza A, Diaz M, Hernandez A (1980) Peutz-Jeghers syndrome with feminizing Sertoli cell tumor. Cancer 46: 223–228

Cardoso de Almeida PC, Scully RE (1983) Diffuse embryoma of the testis. Am J Surg Pathol 7: 633–642

Carney JA, Gordon H, Carpenter PC, Shenoy BV, Go VLW (1985) The complex of myxomas, spotty pigmentation, and endocrine overactivity. Medicine (Baltimore) 64: 270–283

Carney JA, Hruska LS, Beauchamp GD, Gordon H (1986a) Dominant inheritance of the complex of myxomas, spotty pigmentation, and endocrine overactivity. Mayo Clin Proc 61: 165–172

Carney JA, Headington JT, Su WPD (1986b) Cutaneous myxomas. Arch Dermatol 122: 790–798

Carr J (1972) The ultrastructure of an interstitial-cell neoplasm of the testis that produced large amounts of ground substance. J Pathol 197: 223–224

Castillenti TA, Bertin AP (1989) Angiomyolipoma of the spermatic cord: case report and literature review. J Urol 142: 1308–1309

Cavalli F, Monfardini S, Pizzocaro G (1980) Report on the international workshop on staging and treatment of testicular cancer. Eur J Cancer 16: 1367–1372

Channer JL, MacIver AG (1989) Glandular changes in the rete testis: metastatic tumour or adenomatous hyperplasia. J Pathol 157: 81–83

Chen KTK, Cheng AC (1989) Retroperitoneal seminoma and intratubular germ cell neoplasia. Hum Pathol 20: 493–495

Chevassu M (1906) Tumeurs du testicule. Steinheil, Paris
Chiaramonte RM (1988) Leiomyoma of tunica albuginea of testis. Urology 31: 344–345
Clement PB, Young RH, Scully RE (1987) Endometrioid-like variant of ovarian yolk sac tumor. A clinicopathological analysis of eight cases. Am J Surg Pathol 11: 767–778
Cobb RA, Fawcett DP (1988) Monozygotic twins with three different germ cell tumours. Br J Urol 61: 262–263
Cockburn AG, Vugrin D, Batata M, Hajdu S, Whitmore WF (1984) Poorly differentiated (anaplastic) seminoma of the testis. Cancer 53: 1991–1994
Cohen C, Shulman G, Budgeon LR (1984) Immunohistochemical ferritin in testicular seminoma. Cancer 54: 2190–2194
Cohen MB, Mulchaney KM, Molnar JJ (1986) Ovarian endodermal sinus tumor with intestinal differentiation. Cancer 57: 1580–1583
Cohen MB, Friend DS, Molnar JJ, Talerman A (1987) Gonadal endodermal sinus (yolk sac) tumor with pure intestinal differentiation: a new histologic type. Pathol Res Pract 182: 609–616
Collins DH, Pugh RCB (1964) The pathology of testicular tumours. Br J Urol 36: Suppl.
Collins DH, Symington T (1964) Sertoli-cell tumour. Br J Urol 36: Suppl. 52–61
Conway GS, MacConnel T, Wells G, Slater SD (1988) Importance of scrotal ultrasonography in gynaecomastia. Br J Med 297: 1176–1177
Crisp-Lindgren N, Travers H, Wells MW, Cawley LP (1988) Papillary adenocarcinoma of rete testis. Autopsy findings, histochemistry, immunhistochemistry, ultrastructure, and clinical correlations. Am J Surg Pathol 12: 492–501
Cutler LS, Chaudry AP, Topazian R (1981) Melanotic neuroectodermal tumor of infancy: an ultrastructure study, literature review, and reevaluation. Cancer 48: 257–270
Dadoune J-P, Abelanet R, Delarue J (1966) A propos de l'étude ultrastructurale des cellules de Leydig du testicule d'un pseudohermaphrodisme mâle et d'un adénome leydigien. Ann Anat Pathol 11: 369–384
Damjanov I (1984) Recent advances in the understanding of the pathology of testicular germ-cell tumors. World J Urol 2: 12–17
Damjanov I (1986) Testicular germ cell tumors as model of carcinogenesis and embryogenesis. In: Javadpour N (ed) Testicular cancer. Thieme, New York, pp 73–87
Damjanov I (1989) Editorial: Is seminoma a relative or a precursor of embryonal carcinoma? Lab Invest 60: 1–3
Damjanov I, Niejadlik DC, Rabuffo JF, Donadio JA (1980) Cribriform and sclerosing seminoma devoid of lymphoid infiltrates. Arch Pathol Lab Med 104. 527–530
Daugaard G, Maase H v der, Olsen J, Rørth M, Skakkebaek NE (1987) Carcinoma-in-situ-testis in patients with assumed extragonadal germ-cell tumours. Lancet 2: 528–529
Davey DD, Ulbright TM, Loehrer PJ, Einhorn LH, Donohue JP, Williams SD (1987) The significance of atypia within teratomatous metastases after chemotherapy for malignant germ cell tumors. Cancer 59: 533–539
Davis S, Di Martino NA, Schneider G (1981) Malignant interstitial cell carcinoma of the testis. Cancer 47: 425–431
Debruyne FMJ, Bogman MJJ, Ypma AFG (1982) Retroperitoneal fibrosis in the scrotum. Eur Urol 8: 45–48
Dees JE (1973) Metastatic embryonal cell carcinoma of testis: an apparent 8-year cure. J Urol 110: 90–92
Dehner LP (1987) Pediatric surgical pathology, 2nd edn. Williams & Wilkins, Baltimore London Los Angeles Sydney
DeLeo M, Greco FA, Hainsworth JD, Johnson DH (1988) Late recurrences in long-term survivors of germ cell neoplasms. Cancer 62: 985–988
Delozier-Blanchet CD, Walt H, Engel E, Vuagnat P (1987) Cytogenetic studies of human testicular germ cell tumours. Int J Androl 10: 69–77
Denk H, Moll R, Weybora W, Lackinger E, Vennigerholz F, Beham A, Franke WW (1987) Intermediate filaments and desmosomal plaque proteins in testicular seminomas and non-seminomatous germ cell tumours as revealed by immunhistochemistry. Virchows Arch [A] 410: 295–307

Dieckmann K-P, Keyserlingk HJ (1988) HLA association of testicular seminoma. Klin Wochenschr 66: 337–339

Dieckmann K-P, Düe W, Loy V (1988) Intrascrotal metastasis of renal cell carcinoma. Eur Urol 15: 297–301

Dieckmann K-P, Hamm B, Düe W, Bauer HW (1988) Simultaneous bilateral testicular germ cell tumors with dissimilar histology. Urol Int 43: 305–309

Dixon FJ, Moore RA (1952) Tumors of the male sex organs, Fascicles 31 b and 32. Atlas of tumor pathology. Armed Forces Institute of Pathology, Washington

Dixon FJ, Moore RA (1953) Testicular tumors. A clinicopathol. study. Cancer 6: 427–454

Dohm G (1965) Die Nebennierenrinde im Kindesalter. Springer, Berlin Heidelberg New York

Doll DC, Weiss RB (1986) Malignant lymphoma of the testis. Am J Med 81: 515–524

Dressler W, Permanetter W, Peters H-P, Wieland WF (1988) Malignes Mesotheliom der Tunica vaginalis testis. Pathologe 9: 318–321

Droz JP, Kramar A, Ghosn M, Piot G, Rey A, Theodore C, Wibault P, Court BH, Perrin JL, Travagli JP, Bellet D, Caillaud JM, Pico JL, Hayat M (1988) Prognostic factors in advanced nonseminomatous testicular cancer. Cancer 62: 564–568

Dubois RS, Hoffman WH, Krishnan TH, Rising JA, Tolia VK, Sy DA, Chang C-H (1982) Feminizing sex cord tumor with annular tubules in a boy with Peutz-Jeghers syndrome. J Pediatr 101: 568–571

Düe W, Loy V (1988) Evidence of interepithelial seminoma spread into the rete testis by immunostaining of paraffin sections with antibodies against cytokeratin and vimentin. Urol Res 16: 389–393

Düe W, Dieckmann K-P, Loy V (1988) Immunohistological determination of proliferative activity in seminomas. J Clin Pathol 41: 304–307

Düe W, Dieckmann K-P, Loy V, Stein H (1989) Immunhistological determination of oestrogen receptor, progesterone receptor, and intermediate filaments in Leydig cell tumours, Leydig cell hyperplasia, and normal Leydig cells of the human testis. J Pathol 157: 225–234

Duncan PR, Checa F, Gowing NFC, McElwain TJ, Peckham MJ (1980) Extranodal non-Hodgkin's lymphoma presenting in the testicle. A clinical and pathological study of 24 cases. Cancer 45: 1578–1584

Dunphy CH, Ayala AG, Swanson DA, Logothetis C (1988) Clinical stage I nonseminomatous and mixed germ cell tumors of the testis. A clinicopathologic study of 93 patients on a surveillance protocol after orchiectomy alone. Cancer 62: 1202–1206

Eble JN, Hull MT, Warfel KA, Donohue JP (1984) Malignant sex cord-stromal tumor of testis. J Urol 131: 546–550

Eder M (1968) Hodentumoren. Langenbecks Arch Klin Chir 322: 783–792

Eglen DE, Ulbright TM (1987) The differential diagnosis of yolk sac tumor and seminoma. Usefulness of cytokeratin, alphafetoprotein, and alpha-1-antitrypsin immunperoxidase reactions. Am J Clin Pathol 88: 328–332

Einhorn LH, Williams SD, Mandelbaum I, Donohue JP (1981) Surgical resection in disseminated testicular cancer following chemotherapeutic cytoreduction. Cancer 48: 904–908

Elem B, Patil PS, Lambert TK (1989) Giant fibrous pseudotumor of the testicular tunics in association with schistosoma haematobium infection. J Urol 141: 376–377

Ellis M, Sikora K (1987) Review. The current management of testicular cancer. Br J Urol 59: 2–9

Ellison MF, Mostofi FK, Flanigan RC (1988) Treatment of the residual retroperitoneal mass after chemotherapy for advanced seminoma. J Urol 140: 618–620

Evans HL, Glick AD (1977) Unusual gonadal stromal tumor of the testis. Arch Pathol Lab Med 10: 317–320

Evans RW (1957) Developmental stages of embryo-like bodies in teratoma testis. J Clin Pathol 10: 31–39

Feldman PS, Kovacs K, Horvath E, Adelson GL (1982) Malignant Leydig cell tumor: clinical, histologic and electron microscopic features. Cancer 49: 714–721

Fisher ER, Klieger H (1966) Epididymal carcinoma (malignant adenomatoid tumor, mesonephric, mesodermal carcinoma of epididymis). J Urol 95: 568–572

Fligiel Z, Kaneko M (1976) Malignant mesothelioma of the tunica vaginalis propria testis in a patient with asbestos exposure: A case report. Cancer 37: 1478–1484
Floyd C, Ayala AG, Logothetis CJ, Silva EG (1988) Spermatocytic seminoma with associated sarcoma of the testis. Cancer 61: 409–414
Ford J, Singh S (1988) Paratesticular dermoid cyst in 6-month-old infant. J Urol 139: 89–90
Fossa SD, Ous S, Lien HH, Stenwig AE (1989) Post-chemotherapy lymph node histology in radiologically normal patients with metastatic nonseminomatous testicular cancer. J Urol 141: 557–559
Fraley EE, Lange PH, Williams RD, Ortlip SA (1980) Staging of early nonseminomatous germ-cell testicular cancer. Cancer 45: 1762–1767
Friedman M, Pearlman AW (1970) „Seminoma with trophocarcinoma". Cancer 26: 46–64
Friedman NB, Moore RA (1946) Tumors of the testis. Military Surgeon 99: 573–593
Fung CY, Kalish LA, Brodsky GL, Richie JP, Garnick MB (1988) Stage I nonseminomatous germ cell testicular tumor: prediction of metastatic potential by primary histopathology. J Clin Oncol 6: 1467–1473
Gabrilove JL, Freiberg EK, Leiter E, Nicolis GL (1980) Feminizing and non-feminizing Sertoli cell tumors. J Urol 124: 757–767
Gaillard JA (1968) La morphogenèse embryoïde dans les tumeurs germinales. Ann Anat Pathol 13: 97–118
Gaillard JA (1972) Synopsis sur les dysembryomes immatures. Ann Anat Pathol 17: 487–500
Gaylis FD, August C, Yeldani A, Nemcek A, Garnett J (1989) Granulosa cell tumor of the adult testis: ultrastructural and ultrasonographic characteristics. J Urol 141: 126–127
Geldermann WAH, Koops HS, Sleijfer DT, Oosterhuis JW, Oldhoff J (1986) Treatment of retroperitoneal residual tumor after PVB chemotherapy of nonseminomatous testicular tumors. Cancer 58: 1418–1421
Geller NL, Bosl GJ, Chan EYW (1989) Prognostic factors for relapse after complete response in patients with metastatic germ cell tumors. Cancer 63: 440–445
Geroulanos S, Sulmoni A, Kurth KH, Steinmann B (1975) Okkulte Hodenkarzinome. Z Urol 68: 265–271
Gilbert JB, Hamilton JB (1940) Studies in malignant testis tumors. III. Incidence and nature of tumors in ectopic testes. Surg Gynecol Obstet 71: 731–743
Gill B, Kogan S, Rossman B, Santorineou M, Radel E, Reda E, Levitt S (1989) Needle biopsy in the diagnosis of testicular leukemia in children. J Urol 141: 1169–1171
Giwercman A, Müller J, Skakkebaek NE (1988) Carcinoma in situ of the undescended testis. Semin Urol 4: 110–119
Goellner JR, Myers RP (1975) Sertoli cell tumor. Case report with ultrastructural findings. Mayo Clin Proc 50: 459–463
Gondos B, Migliozzi JA (1987) Intratubular germ cell neoplasia. Semin Diagn Pathol 4: 292–303
Gonzales-Crussi F, Black-Schaffer S (1979) Rhabdomyosarcoma of infancy and childhood. Am J Surg Pathol 3: 157–171
Gonzales-Crussi F, Roth LM (1976) The human yolk sac and yolk sac carcinoma. Hum Pathol 7: 675–691
Gowing NFC (1976a) Malignant lymphoma of the testis. In: Pugh RCB (ed) Pathology of the testis. Blackwell Scientific, Oxford London Edinburgh Melbourne, pp 334–355
Gowing NFC (1976b) Paratesticular tumours of connective tissue and muscle. In: Pugh RCB (ed) Pathology of the testis. Blackwell Scientific, Oxford London Edinburgh Melbourne, pp 317–333
Greco MA, Feiner HD, Theil KS, Mufarrij AA (1984) Testicular stromal tumor with myofilaments: ultrastructural comparison with normal gonadal stroma. Hum Pathol 15: 238–243
Grem JL, Robins HI, Wilson KS, Gilchrist K, Trump DL (1986) Metastatic Leydig cell tumor of the testis. Cancer 58: 2116–2119
Grove A, Jensen ML, Donna A (1989) Mesotheliomas of the tunica vaginalis testis and hernial sacs. Virchows Archiv [A] 415: 283–292
Guccion JG, Enzinger FM (1972) Malignant giant cell tumor of soft parts. Cancer 29: 1518–1529

Guinand S, Hedinger CE (1981) Cellules germinales atypiques intratubulaires et tumeurs germinales testiculaires de l'enfant. Ann Pathol 4: 251–257
Haas G, Ohorodnik JM, Farah RN (1987) Cystadenocarcinoma of the rete testis. J Urol 137: 1232–1233
Halley JBW (1963 a) Pathology and survival in testicular neoplasia. Cancer 16: 1269–1280
Halley JBW (1963 b) The growth of Sertoli cell tumors: a possible index of differential gonadotrophin activity in the male. J Urol 90: 220–229
Hartmann, Ménétrier, Peyron, Isch-Wall (1922) Coexistence de deux types néoplasiques distincts: choriome et épithelioma séminifère sur le même testicule. Bull Cancer (Paris) 11: 319–344
Haupt HM, Mann RB, Trump DL, Abeloff MD (1984) Metastatic carcinoma involving the testis. Clinical and pathologic distinction from primary testicular neoplasms. Cancer 54: 709–714
Hecht T, Thriemer M, Arnold H, Dölken G, Sommerkamp H, Wannenmacher M (1988) Derzeitiger Stand der Therapie maligner Hodentumoren. Dtsch Med Wochenschr 113: 1113–1116
Hedinger CE (1954) Beidseitige Hodentumoren und kongenitales adrenogenitales Syndrom. Schweiz Z Allg Pathol Bakteriol 17: 743–750
Hedinger CE (1973) Zur Klassifizierung der Hodentumoren. Actuel Urol 4: 157–168
Hedinger CE (1979) Frühe neoplastische Veränderungen des Hodens. Verh Dtsch Ges Pathol 63: 231–241
Hedinger CE (1980) Pathologie der Hodentumoren. Pathologe 1: 179–187
Hedinger CE (1987) Kombination von Herzmyxomen mit primärer nodulärer Dysplasie der Nebennierenrinde, fleckförmigen Hautpigmentierungen und myxomartigen Tumoren anderer Lokalisation – ein eigenartiger familiärer Symptomenkomplex („Swiss syndrome"). Schweiz Med Wochenschr 117: 591–594
Hedinger CE, Plattner D (1961) Dysgenetische, sogenannte hypoplastische Zonen in retinierten und beidseits normal deszendierten Hoden. Pathol Microbiol 24: 227–233
Hedinger CE, Gilliet FC (1964) Symptomatische Varikozele bei hypernephroidem Nierenkarzinom. Ther Umsch 21: 142–144
Hedinger CE, Huber R, Weber E (1967) Frequency of so-called hypoplastic or dysgenetic zones in scrotal and otherwise normal human testes. Virchows Arch [A] 342: 165–168
Hedinger CE, Hochstetter AR von, Egloff B (1979) Seminoma with syncytiotrophoblastic giant cells. Virchows Arch [A] 383: 59–67
Hering F, Morales-Ruiz M, Uelft W von, Olzschewski M (1982) Leydig cell tumor of testis in combination with left renal agenesis. Eur Urol 8: 188–190
Hermanek P (1982) Untersuchung von Hodentumoren in Großflächenschnitten. Pathologe 3: 160–163
Hermanek P, Sobin LH (1987) TNM Classification of malignant tumours, 4th ed. Springer, Berlin Heidelberg New York London Paris
Heyderman E (1978) Multiple tissue markers in human malignant testicular tumours. Scand J Immunol 8: 119–126
Hochstetter AR von (1981) Mitotic count in seminomas – an unreliable criterion for distinguishing between classical and anaplastic types. Virchows Arch [A] 390: 63–69
Hochstetter AR von, Hedinger CE (1982) The differential diagnosis of testicular germ cell tumors in theory and practice. Virchows Arch [A] 396: 247–277
Hochstetter AR von, Sigg C, Saremaslani P, Hedinger CE (1985) The significance of giant cells in human testicular seminomas. Virchows Arch [A] 407: 309–322
Hoeltl W, Kosak D, Pont J, Hawel R, Machacek E, Schemper M, Honetz N, Marberger M (1987) Testicular cancer: prognostic implications of vascular invasion. J Urol 137: 683–685
Hofmann MC, Jeltsch W, Brecher J, Walt H (1989) Alkaline phosphatase isozymes in human testicular germ cell tumors, their precancerous stage, and three related cell lines. Cancer Res 49: 4696–4700
Holstein AF, Körner F (1974) Light and electron microscopical analysis of cell types in human seminoma. Virchows Arch [A] 363: 97–112
Holstein AF, Schütte B, Becker H, Hartmann M (1987) Morphology of normal and malignant germ cells. Int J Androl 10: 1–18

Holstein AF, Roosen-Runge EC, Schirren C (1988) Illustrated pathology of human spermatogenesis. Grosse, Berlin
Horn J, Hedinger CE, Grob PJ (1980) α1-Fetoprotein und Hodentumoren. Schweiz Med Wochenschr 110: 642–647
Hosking DH, Bowman DM, McMorris SL, Ramsey EW (1981) Primary carcinoid of the testis with metastases. J Urol 125: 255–256
Houser R, Izant RJ, Persky L (1965) Testicular tumors in children. Am J Surg 110: 876–892
Huber R, Weber E, Hedinger CE (1968) Zur mikroskopischen Anatomie der sog. hypoplastischen Zonen des normal descendierten Hodens. Virchows Arch [A] 344: 47–53
Hustin J, Collette J, Franchimont P (1987) Immunohistochemical demonstration of placental alkaline phosphatase in various states of testicular development and in germ cell tumours. Int J Androl 10: 29–35
Illiger HJ (1988) Therapie von Hodentumoren. Welche Stadieneinteilung sollte benutzt werden? In: Schmoll HJ, Weissbach L (eds) Diagnostik und Therapie von Hodentumoren. Springer, Berlin Heidelberg New York London Paris Tokyo, pp 3–7
Jackson JR, Magner D (1965) Spermatocytic seminoma. Cancer 18: 751–755
Jacobsen GK (1986) Histogenetic considerations concerning germ cell tumours. Morphological and immunhistochemical comparative investigation of the human embryo and testicular germ cell tumours. Virchows Arch [A] 408: 509–525
Jacobsen GK, Jacobsen M (1983 a) Possible liver cell differentiation in testicular germ cell tumours. Histopathology 7: 537–548
Jacobsen GK, Jacobsen M (1983 b) Immunhistochemical demonstration of hemoglobin F (HbF) in testicular germ cell tumors. Oncodevelopmental Biol Med 4: C 45–C 51
Jacobsen GK, Norgaard-Pedersen B (1984) Placental alkaline phosphatase in testicular germ cell tumours and in carcinoma-in-situ of the testis. Acta Pathol Microbiol Immunol Scand 92: 323–329
Jacobsen GK, Talerman A (1989) Atlas of germ cell tumours. Munksgaard, Copenhagen
Jacobsen GK, Jacobsen M, Clausen PP (1981 a) Distribution of tumor-associated antigens in the various histologic components of germ cell tumors of the testis. Am J Surg Pathol 5: 257–266
Jacobsen GK, Henriksen OB, Maase H von der (1981 b) Carcinoma in situ of testicular tissue adjacent to malignant germ-cell tumors. Cancer 47: 2660–2662
Jacobsen GK, Barlebo H, Olsen J, Schultz HP, Sarklint H, Sogaard H, Vaeth M (1984) Testicular germ cell tumours in Denmark 1976–1980. Acta Radiol Oncol 23: 239–247
Janssen M, Johnston WH (1978) Anaplastic seminoma of the testis. Cancer 41: 538–544
Javadpour N (1979 a) Staging procedures and the role of surgery in testicular cancer. Cancer Treat Rep 63: 1637–1641
Javadpour N (1979 b) Applications of biologic tumor markers in testicular cancer. Cancer Treat Rep 63: 1643–1647
Javadpour N (1980 a) The role of biologic tumor markers in testicular cancer. Cancer 45: 1755–1761
Javadpour N (1980 b) Significance of elevated serum alphafetoprotein (AFP) in seminoma. Cancer 45: 2166–2168
Javadpour N (1983) Multiple biochemical tumor markers in seminoma. A double-blind study. Cancer 52: 887–889
Javadpour N (1986) Principles and management of testicular cancer. Thieme, Stuttgart New York
Javadpour N, McIntire KR, Waldmann TA (1978) Human chorionic gonadotrophin (HCG) and alpha-fetoprotein (AFP) in sera and tumor cells of patients with testicular seminoma. Cancer 42: 2768–2772
Jichlinski P, Anderegg A (1989) L'apport de l'échotomographie scrotale et abdominale dans l'évaluation des tumeurs malignes du testicule. Ther Umsch 46: 171–177
Johnson DE, Gomez JJ, Ayala AG (1975) Anaplastic seminoma. J Urol 114: 80–82
Johnson DE, Appelt G, Samuels ML, Luna M (1976) Metastases from testicular carcinoma. Urology 8: 234–239
Johnson RE, Scheithauer B (1982) Massive hyperplasia of testicular adrenal rests in a patient with Nelson's syndrome. Am J Clin Pathol 77: 501–507

Johnson RE, Scheithauer BW, Dahlin DC (1983) Melanotic neuroectodermal tumor of infancy. A review of 7 cases. Cancer 52: 661–666

Johnstone G (1967) Prepubertal gynaecomastia in association with an interstitial-cell tumour of the testis. Br J Urol 39: 211–220

Kademian M, Bosch A, Caldwell WL, Jaeschke W (1977) Anaplastic seminoma. Cancer 40: 3082–3086

Katenkamp D, Stiller D (1980) Zwischenzelltumoren des Hodens beim Kind. Zentralbl Allg Pathol 124: 528–539

Kay S, Fu Y-S, Koontz WW, Chen ATL (1975) Interstitial-cell tumor of the testis. Am J Clin Pathol 63: 366–376

Kennedy BJ, Schmidt JD, Winchester DP, Peace BL, Natarajan N, Mettlin C (1987) National survey of patterns of care for testis cancer. Cancer 60: 1921–1930

KiHong W, Wittes RE, Hadju ST, Svotkovic E, Whitmore WF, Golbey RB (1977) The evolution of mature teratoma from malignant testicular tumors. Cancer 40: 2987–2992

Kim I, Young RH, Scully RE (1985) Leydig cell tumors of the testis. A clinicopathological analysis of 40 cases and review of the literature. Am J Surg Pathol 9: 177–192

Klein B, Klein T, Konichezky M, Nyska A, Livini E, Levine I, Zamir R, Kooperman O, Lurie H (1990) The expression of HLA Class I antigens in germ cell testicular cancer. Am J Clin Pathol 93: 202–207

Klein EA, Fair WR, Chaganti RSK (1988) Molecular and cytogenetic events in urologic tumors. Semin Urol 4: 2–21

Kleinschmidt K, Kemper J, Holstein AF (1989a) Carcinoma in situ of the testis in the presence of contralateral germ cell tumor. Eur Urol 16: 74–77

Kleinschmidt K, Weissbach L, Holstein AF (1989b) Früherkennung des kontralateralen Zweitkarzinoms bei Hodentumorpatienten durch das Carcinoma in situ testis. Urologe [A] 28: 281–284

Kleinsmith LJ, Pierce GB Jr (1964) Multipotentiality of single embryonal carcinoma cells. Cancer Res 24: 1544–1551

Koide O, Iwai S, Baba K, Iri H (1987) Identification of testicular atypical germ cells by an immunohistochemical technique for placental alkaline phosphatase. Cancer 60: 1325–1330

Kosmehl H, Kiss F, Langbein L (1987) Stromatumor des Hodens mit Leydigzellkomponente. Zentralbl Allg Pathol 133: 557–564

Kurman RJ, Scardino PT, McIntire KR, Waldmann TA, Javadpour N (1977) Cellular localization of alpha-fetoprotein and human chorionic gonadotropin in germ cell tumors of the testis using an indirect immunoperoxidase technique. Cancer 40: 2136–2151

Lange J, Léger MH, Etcheverry M (1960) Androblastome testiculaire: observation d'une forme bilatérale chez l'enfant. J Urol Med Chir 66: 259–263

Lange PH, Millan JL, Stigbrandt T, Vessella RL, Ruoslahti E, Fishman WH (1982) Placental alkaline phosphatase as a tumor marker for seminoma. Cancer Res 42: 3244–3247

Lanteri VJ, Choudhury M, Pontes JE, Wajsman Z, Beckley S, Murphy JP (1982) Treatment of testicular tumors arising in patients with previous inguinal and/or scrotal surgery. J Urol 127: 58–59

Largiadèr F (1960) Maligner Tumor der Leydigschen Zwischenzellen des Hodens. Frankf Z Pathol 70: 630–639

Lauke H, Behrens K, Holstein A-F (1989) Leydig cell mitoses in human testes bearing early germ cell tumors. Cell Tissue Res 255: 475–479

Lauper N (1962) Adenomatoidtumoren des männlichen und weiblichen Genitaltraktes. Frankf Z Pathol 72: 1–15

Lawrence WD, Young RH, Scully RE (1985) Juvenile granulosa cell tumor of the infantile testis. A report of 14 cases. Am J Surg Pathol 9: 87–94

Lawrence WD, Young RH, Scully RE (1986) Sex cord-stromal tumors. In: Talerman A, Roth LM (eds) Pathology of the testis and its adnexa. Churchill Livingstone, New York Edinburgh London Melbourne, pp 67–92

Lawrence W Jr, Hays DM, Heyn R, Tefft M, Crist W, Beltangady M, Newton W, Wharam M (1987) Lymphatic metastases with childhood rhabdomyosarcoma. A report from the intergroup rhabdomyosarcoma study. Cancer 60: 910–915

Lee YTN, Gold RH (1976) Localization of occult testicular tumor with scrotal thermography. JAMA 236: 1975–1976
Lehto V-P, Miettinen M, Virtanen I (1983) Adenomatoid tumor: immunhistological features suggesting a mesothelial origin. Virchows Arch [B] 42: 153–159
Levin HS, Mostofi FK (1970) Symptomatic plasmacytoma of the testis. Cancer 25: 1193–1203
Logothetis CJ, Samuels ML, Trindade A, Johnson DE (1982) The growing teratoma syndrome. Cancer 50: 1629–1635
Logothetis CJ, Samuels ML, Trindade A, Grant C, Gomez L, Ayala A (1984) The prognostic significance of endodermal sinus tumor. Histology among patients treated for stage III nonseminomatous germ cell tumors of the testis. Cancer 53: 122–128
Löhrs U, Nathrath W, Torhorst J, Lamerz R, Mann K (1980) Vergleichende histologische, immunhistochemische und serologische Untersuchungen maligner Hodentumoren. Verh Dtsch Ges Pathol 64: 443
Ludwig J (1963) Experimentelle und statistische Untersuchungen über metastatische Hodengeschwülste. Schweiz Med Wochenschr 49: 1740–1743
Lutherer S, Salahmeh S, Terhost B (1985) Spätmetastasierung eines embryonalen Hodenkarzinoms nach 20jährigem krankheitsfreiem Intervall. Tumordiagn Ther 6: 159–162
Maase H von der, Rørth M, Walbom-Jørgensen S, Sørensen BL, Christophersen IS, Hald T, Jacobsen GK, Berthelsen JG, Skakkebaek NE (1986) Carcinoma in situ of contralateral testis in patients with testicular germ cell cancer: study of 27 cases in 500 patients. Br Med J 293: 1398–1401
Maase H von der, Giwercman A, Müller J, Skakkebaek NE (1987) Management of carcinoma-in-situ of the testis. Int J Androl 10: 209–220
Magner D, Campbell JS, Wiglesworth FW (1956) Testicular adenocarcinoma of clear cells, occuring in infancy. Cancer 9: 165–175
Malek RS, Rosen JS, Farrow GM (1986) Epidermoid cyst of the testis: a critical analysis. Br J Urol 58: 55–59
Manivel JC, Simonton S, Wold LE, Dehner LP (1988) Absence of intratubular germ cell neoplasia in testicular yolk sac tumors in children. Arch Pathol Lab Med 112: 641–645
Manivel JC, Reinberg Y, Niehans GA, Fraley EE (1989) Intratubular germ cell neoplasia in testicular teratomas and epidermoid cysts. Correlation with prognosis and possible biologic significance. Cancer 64: 715–720
Marin-Padilla M (1965) Origin, nature and significance of the „embryoids" of human teratomas. Virchow Arch [A] 340: 105–121
Mark GJ, Hedinger CE (1965) Changes in remaining tumor-free testicular tissue in cases of seminoma and teratoma. Virchows Arch [A] 340: 84–92
Martin WMC, Dane TEB (1985) Testicular germ cell tumors in monozygotic twins: case report and review of the literature. J Urol 134: 765–767
Masson P (1946) Etude sur le séminome. Rev Canad Biol 5: 361–387
Mathew T, Prabhakaran K (1981) Osteosarcoma of the testis. Arch Pathol Lab Med 105: 38–39
Matoska J, Ondrus D, Hornak M (1988) Metastatic spermatocytic seminoma. Cancer 62: 1197–1201
Mazur MT, Lurain JR, Brewer JI (1982) Fatal gestional choriocarcinoma. Clinicopathologic study of patients treated at a trophoblastic disease center. Cancer 50: 1833–1846
McDonald RE, Sago AL, Novicki DE, Bagnall JW (1983) Paratesticular mesotheliomas. J Urol 130: 360–361
Meacham RB, Mata JA, Espada R, Wheeler TM, Schum CW, Scardino PT (1988) Testicular metastasis as the first manifestation of colon carcinoma. J Urol 140: 621–622
Meares EM, Briggts EM (1972) Occult seminoma of the testis masquerading as primary extragonadal germinal neoplasms. Cancer 30: 300–306
Mechtersheimer G, Haas R, Katus HA, Möller P (1989) Leukämieverdächtige Panzytopenie als Initialsymptom eines alveolären Rhabdomyosarkoms des Hodens. Pathologe 10: 252–256

Meienberg O (1971) Zur Frage der Klassifizierung von Hodentumoren unter besonderer Berücksichtigung der Einteilung nach Collins und Pugh. Virchows Arch Abt [A] 353: 10–26
Melicow MM (1940) Embryoma of testis. J Urol 44: 333–344
Melicow MM (1955) Classification of tumors of testis: a clinical and pathological study based on 105 primary and 13 secondary cases in adults, and 3 primary and 4 secondary cases in children. J Urol 73: 547–574
Melicow MM, Cahill GF (1954) Plasmacytoma (multiple myeloma) of testis: a report of four cases and review of the literature. J Urol 71: 103–113
Merrin C, Baumgartner G, Wajsman Z (1975) Benign transformation of testicular carcinoma by chemotherapy. Lancet 1: 43–44
Merrin C, Takita H, Weber R, Wajsman Z, Baumgartner G, Murphy GP (1976) Combination radical surgery and multiple sequential chemotherapy for the treatment of advanced carcinoma of the testis (stage III). Cancer 37: 20–29
Michael H, Ulbright TM, Brodhecker CA (1989) The pluripotential nature of the mesenchyme-like component of yolk sac tumor. Arch Pathol Lab Med 113: 1115–1119
Miettinen M, Lehto V-P, Badley RA, Virtanen I (1982) Alveolar rhabdomyosarcoma. Demonstration of the muscle type of intermediate filament protein, desmin, as a diagnostic aid. Am J Pathol 108: 246–251
Miettinen M, Virtanen I, Talerman A (1985) Intermediate filament proteins in human testis and testicular germ-cell tumors. Am J Pathol 120: 402–410
Miettinen M, Salo J, Virtanen I (1986) Testicular stromal tumor: ultrastructural, immunhistochemical, and gel electrophoretic evidence of epithelial differentiation. Ultrastruct Pathol 10: 515–528
Mikuz G (1979) Klassifizierungsprobleme der Hodengeschwülste. Pathologe 1: 40–46
Mikuz G, Höpfel-Kreiner I (1982) Papillary mesothelioma of the tunica vaginalis propria testis. Virchows Arch [A] 396: 231–238
Mikuz G, Schwarz S, Höpfel-Kreiner I, Greber F (1980) Leydig cell tumor of the testis. Morphological and endocrinological investigations in two cases. Eur Urol 6: 293–300
Mikuz G, Kiesler J, Scheiber K, Dietze O (1984) Morphology and incidence of testicular tumors in Western Austria (1945–1980). Zentralbl Allg Pathol 129: 91–100
Miller DR, Leikin SL, Albo VC, Palmer NF, Sather HN, Hammond GD (1990) The prognostic value of testicular biopsy in childhood acute lymphoblastic leukemia: a report from the childrens cancer study group. J Clin Oncol 8: 57–66
Miller F, Lieberman MK (1968) Local invasion in adenomatoid tumors. Cancer 21: 933–939
Monaghan P, Raghavan D, Neville AM (1982) Ultrastructural studies of xenografted human germ cell tumors. Cancer 49: 683–697
Montie JE (1984) Testicular cancer: diagnosis and staging. Semin Urol 2: 194–203
Morgan DAL, Caillaud JM, Bellet D, Eschwege F (1982) Gonadotrophin-producing seminoma: a distinct category of germ cell neoplasm. Clin Radiol 33: 149–153
Morgenthaler A, Garnick MB, Richie JP (1988) Metastatic testicular teratoma invading the inferior vena cava. J Urol 140: 149–150
Morinaga S, Ojima M, Sasano N (1983) Human chorionic gonadotropin and alpha-fetoprotein in testicular germ cell tumors. An immunohistochemical study in comparison with tissue concentrations. Cancer 52: 1281–1289
Moriyama N, Daly JJ, Keating MA, Lin CW, Prout GR Jr (1985) Vascular invasion as a prognostic factor of metastatic disease in nonseminomatous germ cell tumors of the testis: importance in „surveillance only“ protocols. Cancer 56: 2492–2498
Mostofi FK (1973) Testicular tumors. Cancer 32: 1186–1201
Mostofi FK (1979) Comparison of various clinical and pathological classifications of tumors of testes. Semin Oncol 6: 26–30
Mostofi FK (1980) Pathology of germ cell tumors of testis. Cancer 45: 1735–1754
Mostofi FK, Price EB Jr (1973) Tumors of the male genital system. Fascicle 8. Atlas of tumor pathology 2nd series. Armed Forces Institute of Pathology, Washington
Mostofi FK, Sobin LH (1977) Histological typing of testis tumours. World Health Organization, Geneva

Mostofi FK, Theiss EA, Ashley DJB (1959) Tumors of spezialized gonadal stroma in human male patients. Cancer 12: 944–957
Mostofi FK, Sesterhenn IA, Davis CJ Jr (1987) Immunpathology of germcell tumors of the testis. Semin Diagn Pathol 4: 320–341
Mostofi FK, Sesterhenn IA, Davis CJ (1988) Developments in histopathology of testicular germ cell tumors. Semin Urol 6: 171–188
Mrak RE, Husain MM, Schaefer RF (1990) Ultrastructure of metastatic rete testis adenocarcinoma. Arch Pathol Lab Med 114: 84–88
Müller J (1987) Abnormal infantile germ cells and development of carcinoma-in-situ in maldeveloped testes: a stereological and densimetric study. Int J Androl 10: 543–567
Müller J, Berthelsen JG, Skakkebaek NE (1986) Carcinoma in situ and invasive growth of testicular cancer. In: Javadpour N (ed) Principles and management of testicular cancer. Thieme, New York, pp 120–132
Müller J, Skakkebaek NE, Parkinson MC (1987) The spermatocytic seminoma: views on pathogenesis. Int J Androl 10: 147–156
Müller P, Hammer C (1978) Nebenhodentumor – Spätmetastase eines hypernephroiden Karzinoms. Z Urol Nephrol 71: 129–130
Murakami M, Gohara S, Yoshida T, Shigematsu S (1968) Elektronenmikroskopische Beobachtung bei einem Leydigzelltumor eines Erwachsenen. Endokrinologie 52: 335–351
Murayama T, Fujita K, Ohashi T, Matsushita T (1989) Melanotic neuroectodermal tumor of the epididymis in infancy: a case report. J Urol 141: 105–106
Nakanishi I, Kawahara E, Kajikawa K et al. (1982) Hyaline globules in yolk sac tumor. Histochemical, immunhistochemical and electron microscopic studies. Acta Pathol Jpn 32: 733
Nakashima N, Murakami S, Fukatsu T, Nagasaka T, Fukata S, Ohiwa N, Nara Y, Sobue M, Takeuchi J (1988) Characteristics of „embryoid body" in human gonadal germ cell tumors. Hum Pathol 19: 1144–1154
Niederberger M, Delozier-Blanchet CD, Hedinger CE, Walt H (1988) Differences between subcutaneous and intraperitoneal forms of three human testicular teratocarcinomas in nude mice. Cancer 61: 1571–1578
Niehans GA, Manivel C, Copland GT, Scheithauer BW, Wick MR (1988) Immunhistochemistry of germ cell and trophoblastic neoplasms. Cancer 62: 1113–1123
Nistal M, Paniagua R (1984) Testicular and epididymal pathology. Thieme, Stuttgart New York
Nistal M, Paniagua R (1988) Adenomatous hyperplasia of the rete testis. J Pathol 154: 343–346
Nistal M, Redondo E, Paniagua R (1988) Juvenile granulosa cell tumor of the testis. Arch Pathol Lab Med 112: 1129–1132
Nistal M, Fachal C, Paniagua R (1989) Testicular carcinoma in situ associated with rhabdomyosarcoma of the spermatic cord. J Urol 142: 358–360
Nochomovitz LE, Orenstein JM (1984) Adenocarcinoma of the rete testis. Case report, ultrastructural observations, and clinicopathologic correlates. Am J Surg Pathol 8: 625–634
Nogales FF, Silverberg SG, Bloustein PA, Martinez-Hernandez A, Pierce GB (1977) Yolk sac carcinoma (endodermal sinus tumor). Cancer 39: 1462–1474
Nogales FF, Matilla A, Nogales-Ortiz F, Galera-Davidson HL (1978) Yolk sac tumors with pure and mixed polyvesicular vitelline patterns. Hum Pathol 9: 553–566
Nogales FF, Matilla A, Ortega I, Alvarez T (1979) Mixed Brenner and adenomatoid tumor of the testis. An ultrastructural study and histogenetic considerations. Cancer 43: 539–543
Nonomura N, Aozasa K, Ueda T, Okuyama A, Matsuda M, Hida S, Yoshida O, Kobashi Y, Shima N, Yamabe H (1989) Malignant lymphoma of the testis: histological and immunohistological study of 28 cases. J Urol 141: 1368–1371
Nüesch-Bachmann I, Hedinger CE (1977) Atypische Spermatogonien als Präkanzerose. Schweiz Med Wochenschr 107: 795–801
Oestergaard E (1947) Feminizing tumor of the testis. Presumably aberrant adrenocortical tumor. J Clin Endocrinol 7: 438–445
Oosterhuis JW, Suurmeyer JH, Sleyfer DT, Koops HS, Oldhoff J, Fleuren G (1983) Effects of multiple-drug chemotherapy (cis-diammine-dichloroplatinum, bleomycin, and

vinblastine) on the maturation of retroperitoneal lymph node metastases of nonseminomatous germ cell tumors of the testis. Cancer 51: 408–416
Oosterhuis JW, Castedo SMJ, Jong B de, Cornelisse CJ, Dam A, Sleijfer DT, Koops HS (1989) Ploidy of primary germ cell tumors of the testis. Lab Invest 60: 14–21
Osterlind A, Berthelsen JG, Abildgaard N, Hansen O, Jensen HH, Johansen B, Munck-Hansen J, Rasmussen LH (1987) Incidence of bilateral testicular germ cell cancer in Denmark 1960–1984: preliminary findings. Int J Androl 10: 203–208
Ozen H, Altug U, Bakkaloglu MA, Remzi D (1988) Significance of scrotal violation in the prognosis of patients with testicular tumours. Br J Urol 62: 267–270
Paiva J, Damjanov I, Lange PH, Harris H (1983) Immunohistochemical localization of placental like alkaline phosphatase in testis and germ-cell tumors using monoclonal antibodies. Am J Pathol 111: 156–165
Paladugu RR, Bearman RM, Rappaport H (1980) Malignant lymphoma with primary manifestation in the gonad. A clinicopathologic study of 38 patients. Cancer 45: 561–571
Pallesen G, Hamilton-Dutoit SJ (1988) Ki-1 (CD 30) antigen is regularly expressed by tumor cells of embryonal carcinoma. Am J Pathol 133: 446–450
Parkinson C, Beilby JOW (1980) Testicular germ cell tumours: should current classification be revised. Invest Cell Pathol 3: 135–140
Patel SR, Richardson RL, Kvols L (1989) Metastatic cancer to the testes: a report of 20 cases and review of the literature. J Urol 142: 1003–1005
Patel SR, Richardson RL, Kvols L (1990) Synchronous and metachronous bilateral testicular tumors. Cancer 65: 1–4
Payot M (1971) Le problème de la classification des tumeurs testiculaires (selon Collins et Pugh). Schweiz Med Wochenschr 101: 149–155
Peckham MJ et al. (1985) Prognostic factors in advanced non-seminomatous germ-cell testicular tumours: result of a multicentre study. Lancet 1: 8–11
Peckham MJ, McElwain TJ, Barrett A, Hendry WF (1979) Combined management of malignant teratoma of the testis. Lancet 2: 267–270
Percarpio B, Clements JC, McLeod DG, Sorgen SD, Cardinale FS (1979) Anaplastic seminoma. Cancer 43: 2510–2513
Perez-Atayde AR, Nunez AE, Carroll WL, Murthy ASK, Vaitukaitis JL, Watson DJ, Bauer SB, Kozakewich HPW (1983) Large-cell calcifying Sertoli cell tumor of the testis. An ultrastructural, immunocytochemical, and biochemical study. Cancer 51: 2287–2292
Perry C, Servadio C (1980) Seminoma in childhood. J Urol 124: 932–933
Peyron A (1936) Sur la coexistence de l'embryome et du séminome sur le même testicule. Bull Cancer (Paris) 25: 422–426
Pierce GB Jr (1966) Ultrastructure of human testicular tumors. Cancer 19: 1963–1983
Pierce GB, Abell MR (1970) Embryonal carcinoma of the testis. Pathol Ann 5: 27–60
Pierce GB Jr, Midgley AR Jr (1963) The origin and function of human syncytiotrophoblastic giant cells. Am J Pathol 43: 153–173
Plattner D (1962) Hypoplastische und keimepithelfreie Zonen in beidseits deszendierten Hoden als Zeichen einer partiellen Dysgenesie. Virchows Arch [A] 335: 598–616
Prat J, Bhan AK, Dickersin GR, Robboy SJ, Scully RE (1982) Hepatoid yolk sac tumor of the ovary (endodermal sinus tumor with hepatoid differentiation). A light microscopic, ultrastructural and immunhistochemical study of seven cases. Cancer 50: 2355–2368
Prescott S, Taylor RE, Sclare G, Busuttil A (1988) Malignant mesothelioma of the tunica vaginalis testis: a case report. J Urol 140: 623–624
Price EB Jr (1971) Papillary cystadenoma of epididymis. Arch Pathol 91: 456–470
Price EB Jr, Mostofi FK (1957) Secondary carcinoma of the testis. Cancer 10: 592–595
Proppe KH, Dickersin GR (1982) Large-cell calcifying Sertoli cell tumor of the testis. Light microscopic and ultrastructural study. Hum Pathol 13: 1109–1114
Proppe KH, Scully RE (1980) Large-cell calcifying Sertoli cell tumor of the testis. Am J Clin Pathol 74: 607–619
Prym P (1927) Spontanheilung eines bösartigen, wahrscheinlich chorionepitheliomatösen Gewächses im Hoden. Virchows Arch [A] 265: 239–258
Pugh RCB (1976) Pathology of the testis. Blackwell Scientific, Oxford London Edinburgh Melbourne

Pugh RCB, Cameron KM (1976) Teratoma. In: Pugh RCB (ed) Pathology of the testis. Blackwell Scientific, Oxford London Edinburgh Melbourne, pp 199–244
Pugh RCB, Parkinson C (1981) The origin and classification of testicular germ cell tumours. Int J Androl [Suppl] 4: 15–24
Raghavan D, Heyderman E, Monoghan P, Gibbs J, Ruoslahti E, Peckham MJ, Neville AM (1981) Hypothesis: when is a seminoma not a seminoma? J Clin Pathol 34: 123–128
Raghavan D, Sullivan AL, Peckham MJ, Neville AM (1982) Elevated serum alphafetoprotein and seminoma. Clinical evidence for a histologic continuum? Cancer 50: 982–989
Ramaekers F, Feits W, Moesker O, Schaart G, Herman C, Debruyne F, Vooijs P (1985) Antibodies to cytokeratin and vimentin in testicular tumour diagnosis. Virchows Arch [A] 408: 127–142
Raney RB, Hays DM, Lawrence W, Soule EH, Tefft M, Donaldson MH (1978) Paratesticular rhabdomyosarcoma in childhood. Cancer 42: 729–736
Rather LJ, Gardiner WR, Frerichs JB (1954) Regression and maturation of primary testicular tumors with progressive growth of metastases. Stanf Med Bull 12: 12–25
Ray B, Hajdu SI, Whitmore WF (1974) Distribution of retroperitoneal lymph node metastases in testicular germinal tumors. Cancer 33: 340–348
Raymond L, Enderlin F, Levi F, Leyvraz S, Pellaux S, Schüler G, Torhorst J, Tuyns A (1987) Données épidémiologiques récentes sur les cancers testiculaires controlatéraux en Suisse. Schweiz Krebs Bulletin 3/7: 17–20
Reinberg Y, Manivel JC, Fraley EE (1989) Carcinoma in situ of the testis. J Urol 142: 243–247
Richter HJ, Leder L-D (1979) Lymph node metastases with PAS-positive tumor cells and massive epitheloid granulomatous reaction as diagnostic clue to occult seminoma. Cancer 44: 245–249
Rørth M, Grigor KM, Daugaard G, Giwercman A, Skakkebaek NE (1987) Carcinoma-in-situ and cancer of the testis. Biology and treatment. Blackwell, Oxford London Edinburgh Boston Palo Alto Melbourne
Rosai J, Silber I, Khodadoust K (1969a) Spermatocytic seminoma I. Cancer 24: 92–102
Rosai J, Khodadoust K, Silber I (1969b) Spermatocytic seminoma II. Cancer 24: 103–116
Roth LM, Gillespie JJ (1986) Ultrastructure of testicular tumors. In: Talerman A, Roth LM (eds) Pathology of the testis and its adnexa. Churchill Livingstone, New York Edinburgh London Melbourne, pp 155–169
Rukstalis DB, DeWolf WC (1988) Molecular biological concepts in the etiology of testicular and other urologic malignancies. Semin Urol 6: 161–170
Rüther U, Rassweiler J, Lüthgens M, Bäuerle K, Jipp P, Schmidt CG, Eisenberger F, Krauss B, Kruse-Jarres JD, Schlegel G (1987) Bedeutung von β-hCG beim reinen Seminom. Tumordiagn Ther 8: 246–250
Scheibli P (1968) Häufigkeit von sogenannten Ringtubuli mit intratubulären Körperchen in normal deszendierten und fehlgelagerten Knabenhoden. Virchows Arch [A] 344: 249–256
Schmidt CG (1983) Hodentumoren – ein Durchbruch? Schweiz Med Wochenschr 113: 1293–1300
Schmoll H-J, Weissbach L (1988) Diagnostik und Therapie von Hodentumoren. Springer, Berlin Heidelberg New York London Paris Tokyo
Schnyder UW (1951) Beiträge zur Lehre der chorialen Carcinome des Hodens. Schweiz Z Allg Pathol 14: 298–322
Schröder FH, Cooper EH, Debruyne MJ, Denis L, Newling DWW, Pavone-Macaluso M, Smith PH, Sylvester R (1988) TNM Classification of genitourinary tumours 1987 – position of the EORTC genitourinary group. Br J Urol 62: 502–510
Schröder R, Hedinger CE (1970) Paratestikuläre Tumoren. Schweiz Med Wochenschr 100: 1281–1287
Schulze C, Holstein AF (1977) On the histology of human seminoma. Cancer 39: 1090–1100
Schulze C, Holstein AF, Selberg W, Körner F (1978) Beitrag zur formalen Pathogenese des klassischen Seminoms. Schweiz Med Wochenschr 108: 1119–1126

Schütte B, Holstein AF, Schulze C, Schirren C (1981) Zur Problematik der Früherkennung eines Seminoms. Nachweis von Tumorzellen in der Biopsie aus den Hoden von 5 Patienten mit Oligozoospermie. Andrologia 13: 521–536
Schütte B, Holstein AF, Schirren C (1988) Macrophages lysing seminoma cells in patients with carcinoma-in-situ (CIS) of the testis. Andrologia 20: 295–303
Schwarze EW, Dühmke E, Hoffmann L (1981) Maligne Lymphome der Testes unter besonderer Berücksichtigung der Non-Hodgkin-Lymphome mit isoliertem Hodenbefall. Onkologie 4: 256–257
Schweizer-Cagianut M, Salomon F, Hedinger CE (1982) Primary adrenocortical nodular dysplasia with Cushing's syndrome and cardiac myxomas. Virchows Arch [A] 397: 183–192
Scully RE (1953) Gonadoblastoma. A gonadal tumor related to the dysgerminoma (seminoma) and capable of sex-hormone production. Cancer 6: 445–463
Scully RE (1961) Spermatic seminoma of the testis. A report of 3 cases and review of the literature. Cancer 14: 788–794
Scully RE (1970a) Gonadoblastoma. A review of 74 cases. Cancer 25: 1340–1356
Scully RE (1970b) Sex cord tumor with annular tubules a distinctive ovarian tumor of the Peutz-Jeghers syndrome. Cancer 25: 1107–1121
Seeber S, Schütte J, Niederle N, Schmidt CG (1983) Neue Ergebnisse der Behandlung metastasierter Hodentumoren im Früh- und Spätstadium. Tumordiagn Ther 4: 45–54
Sehested M, Jacobsen GK (1987) Ultrastructure of syncytiotrophoblast-like cells in seminomas of the testis. Int J Androl 10: 121–126
Serov SF, Scully RE, Sobin LH (1973) Histological typing of ovarian tumours. World Health Organization, Geneva
Shah KH, Maxted WC, Chun B (1981) Epidermoid cysts of the testis. Cancer 47: 577–582
Shapiro A, Shiloni E, Okon E (1982) Vascular leiomyoma of the testicular adnexa. Eur Urol 8: 123–124
Shental J, Fischelovitz J, Sudarsky M, Rizescu J (1982) Hemangioma of the tunica albuginea testis. Eur Urol 8: 370–371
Sidi AA, Lange PH, Fraley EE (1986) Staging of testicular cancer. In: Javadpour N (ed) Testicular cancer. Thieme, Stuttgart New York, pp 216–233
Siebenmann RE (1983) The pathology of gonads and adrenal cortex in intersex. Prog Pediatr Surg 16: 149–193
Siebenmann RE (1986) Pathology of the congenital adrenogenital syndrome. In: Labhart A (ed) Clinical endocrinology, ed 2. Springer, Berlin Heidelberg New York London Paris Tokyo, pp 427–431
Sigg C, Hedinger CE (1980) Keimzelltumoren des Hodens und atypische Keimzellen. Schweiz Med Wochenschr 110: 801–806
Sigg C, Hedinger CE (1983) Zur Bedeutung der sogenannten atypischen Keimzellen des Hodens. Zentralbl Haut 148: 1027–1033
Sigg C, Hedinger CE (1984) Atypical germ cells of the testis. Virchows Arch [A] 402: 439–450
Skakkebaek NE (1972a) Abnormal morphology of germ cells in two infertile men. Acta Pathol Microbiol Scand A 80: 374–378
Skakkebaek NE (1972b) Possible carcinoma-in-situ of the testis. Lancet 2: 516–517
Skakkebaek NE, Berthelsen JG, Giwercman A, Müller J (1987) Carcinoma-in-situ of the testis: possible origin from gonocytes and precursor of all types of germ cell tumours except spermatocytoma. Int J Androl 10: 19–28
Smith SD, Trueworthy RC, Klopovich PM, Vats TS, Snodgrass W (1984) Management of children with isolated testicular leukemia. Cancer 54: 2854–2858
Smithers DW (1969) Maturation in human tumours. Lancet 2: 949–952
Snyder RN (1969) Completely mature pulmonary metastasis from testicular teratocarcinoma. Cancer 24: 810–819
Sohval AR, Churg J, Suzuki Y, Katz N, Gabrilove JL (1977) Electron microscopy of a feminizing Leydig cell tumor of the testis. Hum Pathol 8: 621–634
Söderström J, Liedberg CF (1966) Malignant „adenomatoid" tumour of the epididymis. Acta Pathol Microbiol Scand 67: 165–168

Söderström K-O (1982) Origin of adenomatoid tumor. A comparison between the structure of adenomatoid tumor and epididymal duct cells. Cancer 49: 2349–2357
Söderström K-O, Kellokumpu-Lehtinen P (1985) Anaplastic seminoma: a clinical, histological and ultrastructural study. Exp Clin Cancer Res, pp 383–390
Städtler F (1984) Männliches Genitale. In: Remmele W (ed) Pathologie, Bd 3. Springer, Berlin Heidelberg New York Tokyo, pp 131–201
Steffens J, Hofstädter F (1989) β-HCG-positive seminoma of testis weighing 1 kg in a 59-year-old man. Eur Urol 16: 151–152
Stein BS, Petersen RO, Conger KB (1984) Malignant mesenchymoma of the spermatic cord. J Urol 131: 551–552
Stevens LC (1967) The biology of teratomas. Adv Morphogenesis 6: 1–31
Stiller D, Katenkamp D, Pressler H, Kosmehl H (1983) Keimzelltumoren des Hodens: histologische Klassifikation von 552 Fällen entsprechend der WHO-Nomenklatur. Zentralbl Allg Pathol 128: 85–100
Stomper PC, Jochelson MS, Garnick MB, Richie JP (1985) Residual abdominal masses after chemotherapy for nonseminomatous testicular cancer: correlation of CT and histology. AJR 145: 743–746
Streuli R, Maurer R, Graf C, Rhyner K (1983) Non-Hodgkin-Lymphome des Hodens. Schweiz Med Wochenschr 113: 771–778
Sulser H, Hedinger CE (1970) Tubulusveränderungen der Hoden bei über 50jährigen Patienten mit sexchromatinpositivem Klinefelter Syndrom. Virchows Arch [A] 350: 1–8
Sussman EB, Hajdu SI, Lieberman PH, Whitmore WF (1977) Malignant lymphoma of the testis: a clinicopathologic study of 37 cases. J Urol 118: 1004–1007
Sweetenham JW, Whitehous JM, Williams CJ, Mead GM (1988) Involvement of the gastrointestinal tract by metastases from germ cell tumors of the testis. Cancer 61: 2566–2570
Swerdlow AJ, Huttly SRA, Smith PG (1987) Testicular cancer and antecedent diseases. Br J Cancer 55: 97–103
Swerdlow AJ, Huttly SRA, Smith PG (1988) Is the incidence of testis cancer related to trauma or temperature? Br J Urol 61: 518–521
Sworn MJ, Buchanan R (1981) Malignant interstitial cell tumor of the testis. Hum Pathol 12: 72–77
Symington T, Cameron KM (1976) Endocrine and genetic lesions. In: Pugh RCB (ed) Pathology of the testis. Blackwell Scientific, Oxford London Edinburgh Melbourne, pp 259–303
Talerman A (1972) A distinctive gonadal neoplasm related to gonadoblastoma. Cancer 30: 1219–1224
Talerman A (1974) Yolk sac tumor associated with seminoma of the testis in adults. Cancer 33: 1468–1473
Talerman A (1975) The incidence of yolk sac tumor (endodermal sinus tumor) elements in germ cell tumors of the testis in adults. Cancer 36: 211–215
Talerman A (1977) Primary malignant lymphoma of the testis. J Urol 118: 783–786
Talerman A (1980a) Spermatocytic seminoma. Cancer 45: 2169–2176
Talerman A (1980b) Endodermal sinus (yolk sac) tumor elements in testicular germ-cell tumors in adults: comparison of prospective and retrospective studies. Cancer 46: 1213–1217
Talerman A (1980c) The pathology of gonadal neoplasms composed of germ cells and sex cord stroma derivatives. Pathol Res Pract 170: 24–38
Talerman A (1985) Germ cell tumours. Ann Pathol 3: 145–157
Talerman A (1986) Germ cell tumors. In: Talerman A, Roth LM (eds) Pathology of the testis and its adnexa. Churchill Livingstone, New York Edinburgh London Melbourne, pp 29–56
Talerman A, Roth LM (1986) Pathology of the testis and its adnexa. Churchill Livingstone, New York Edinburgh London Melbourne
Talerman A, Gratama S, Miranda S, Okagaki T (1978) Primary carcinoid tumor of the testis. Cancer 42: 2696–2706
Teilum G (1949) Estrogen-producing Sertoli cell tumors (androblastoma tubulare lipoides) of the human testis and ovary. Homologous ovarian and testicular tumors. J Clin Endocrinol 9: 301–318

Teilum G (1959) Endodermal sinus tumors of the ovary and testis. Cancer 12: 1092–1105
Teilum G (1976) Special tumors of ovary and testis, 2nd ed. Munksgaard, Copenhagen
Teoh TB, Steward JK, Willis RA (1960) The distinctive adenocarcinoma of the infant testis: an account of 15 cases. J Pathol Bact 80: 147–156
Teppo L (1973) Testicular cancer in Finnland. Acta Pathol Microbiol Scand [Suppl] 238: 1–80
Terhune DW, Manson AL, Jordon GH, Peterson N, Auman JR, McDonald GR (1988) Pure primary testicular carcinoid: A case report and discussion. J Urol 139: 132–133
Terzian N, Blumenfrucht MJ, Yook CR, Seebode JJ, Sporer A (1987) Plasmacytoma of the testis. J Urol 137: 745–746
Tesch H, Fürbass R, Casper J, Schmoll H-J, Bromson DL (1988) Ausprägung von zellulären Onkogenen in menschlichen Teratomzellinien. In: Schmoll H-J, Weissbach L (eds) Diagnostik und Therapie von Hodentumoren. Springer, Berlin Heidelberg New York London Paris Tokyo, pp 544–555
Tessler AN, Catanese A (1987) Aids and germ cell tumors of testis. Urology 30: 203–204
Thackray AC, Crane WAJ (1976) Seminoma. In: Pugh RCB (ed) Pathology of the testis. Blackwell Scientific, Oxford London Edinburgh Melbourne, pp 164–198
Thompson GJ, Pilcher F Jr (1935) Carcinoma of the vas deferens. Report of a case. J Urol 34: 714–717
Thompson J, Williams CJ, Whitehouse JMA, Mead GM (1988) Bilateral testicular germ cell tumours: an increasing incidence and prevention by chemotherapy. Br J Urol 62: 374–376
Tiltman AJ (1979) Metastatic tumours in the testis. Histopathology 3: 31–37
Torti FM, Lum BL (1986) Management of disseminated testicular cancer. In: Javadpour N (ed) Principle and management of testicular cancer. Thieme, Stuttgart New York, pp 258–294
Trojanowski JQ, Hickey WF (1984) Human teratomas express differentiated neural antigens. An immunohistochemical study with anti-neurofilament, anti-glial filament, and anti-myelin basic protein monoclonal antibodies. Am J Pathol 115: 383–389
True LD, Otis CN, Delprado W, Scully RE, Rosai J (1988) Spermatocytic seminoma of the testis with sarcomatous transformation. Am J Surg Pathol 12: 75–82
Turner RR, Colby TV, McKintosh FR (1981) Testicular lymphomas: a clinicopathologic study of 35 cases. Cancer 48: 2095–2102
Uchida T, Shimoda T, Miyata H, Shikata T, Iiono S, Suzuki H, Oda T, Hirano K, Sugiura M (1981) Immunoperoxidase study of alkaline phosphatase in testicular tumor. Cancer 48: 1455–1462
Ulbright TM, Loehrer PJ (1988) Choriocarcinoma-like lesions in patients with testicular germ cell tumors. Two histological variants. Am J Surg Pathol 12: 531–541
Ulbright TM, Roth LM (1987) Recent developments in the pathology of germ cell tumors. Semin Diagn Pathol 4: 304–319
Ulbright TM, Loehrer PJ, Roth LM, Einhorn LH, Williams SD, Clark SA (1984) The development of non-germ cell malignancies within germ cell tumors. A clinicopathologic study of 11 cases. Cancer 54: 1824–1833
Ulbright TM, Roth LM, Brodhecker CA (1986) Yolk sac differentiation in germ cell tumors. A morphologic study of 50 cases with emphasis on hepatic, enteric, and parietal yolk sac features. Am J Surg Pathol 10: 151–164
Visscher DW, Talerman A, Rivera LR, Mazur MT (1989) Adenocarcinoma of the rete testis with a spindle cell component. A possible metaplastic carcinoma. Cancer 64: 770–775
Vugrin D, Chen A, Feigl P, Laszlo J (1988) Embryonal carcinoma of the testis. Cancer 61: 2348–2352
Wahl C, Hedinger CE (1988) Bilaterale Keimzelltumoren des Hodens. Schweiz Med Wochenschr 118: 427–433
Wahren B, Holmogren PA, Stigbrand T (1979) Placental alkaline phosphatase, alphafetoprotein and carcinoembryonic antigen in testicular tumors. Tissue typing by means of cytologic smears. Int J Cancer 24: 749–753
Waldbaum RS, Katz RB, Susin M, Perlmutter M (1976) Late recurrence of testicular tumor (choriocarcinoma). J Urol 116: 261–262

Walt H, Hedinger CE (1984) Differentiation of human testicular embryonal carcinoma and teratocarcinoma grown in nude mice and soft-agar cultures. Cell Differ 15: 81–86
Walt H, Arrenbrecht S, Delozier-Blanchet CD, Keller PJ, Nauer R, Hedinger CE (1986) A human testicular germ cell tumor with borderline histology between seminoma and embryonal carcinoma secreted beta-human chorionic gonadotropin and alpha-fetoprotein only as a xenograft. Cancer 58: 139–146
Walt H, Emmerich P, Cremer T, Hofmann MC, Bannwart F (1989) Supernumerary chromosome 1 in interphase nuclei of atypical germ cells in paraffin-embedded human seminiferous tubules. Lab Invest 61: 527–531
Walter P (1980) Séminome spermatocytaire. Virchows Arch [A] 386: 175–187
Warhol M, Nickoloff B, Weinberg D (1983) Seminoma metastasis to the terminal ileum after a 17-year disease-free interval. Cancer 52: 1957–1958
Watanabe K, Ogawa A, Komatsu H, Yamashita T, Nobuo I (1988) Malignant fibrous histiocytoma of the scrotal wall: A case report. J Urol 140: 151–152
Watson PH, Jacob VC (1989) Adenocarcinoma of the rete testis with sertoliform differentiation. Arch Pathol Lab Med 113: 1169–1171
Waxman M, Damjanov I, Khapra A, Landau SJ (1984) Large cell calcifying Sertoli tumor of the testis. Light microscopic and ultrastructural study. Cancer 54: 1574–1581
Weitzner S, Gropp A (1974) Sertoli cell tumor of testis in childhood. Am J Dis Child 128: 541–543
Wenz W (1953) Gutartiger Hodentumor mit einseitiger Gynäkomastie und Hypertonie. Schweiz Med Wochenschr 83: 677–689
Wernert N, Goebbels R, Prediger L (1986) Papillary cystadenoma of the epididymis. Case report and review of the literature. Pathol Res Pract 181: 260–262
Wheeler JS, Babayan RK, Hong WK, Krane RJ (1983) Inguinal node metastases from testicular tumors in patients with prior orchiopexy. J Urol 129: 1245–1247
Wiederhold MD, Gonzales-Crussi F, Ou DW, Yokohama MM (1982) Ultrastructure of an undifferentiated Sertoli cell tumor of the testicle. Urol Int 37: 297–313
Wilke H, Harms D (1979) Alpha-1-fetoprotein im Tumorgewebe. Dtsch Med Wochenschr 43: 1527–1529
Wilkins BS, Williamson JMS, O'Brien CJ (1989) Morphological and immunohistological study of testicular lymphomas. Histopathology 15: 147–156
Williams SD, Einhorn LH (1979) Brain metastases in disseminated germinal neoplasms. Incidence and clinical course. Cancer 44: 1514–1516
Willis GW, Hajdu SI (1973) Histologically benign teratoid metastasis of testicular embryonal carcinoma: report of five cases. Am J Clin Pathol 59: 338–343
Wilms M (1896) Die teratoiden Geschwülste des Hodens, mit Einschluß der sog. Cystoide und Enchondrome. Beitr Pathol 19: 233–366
Wilson BE, Netzloff ML (1983) Primary testicular abnormalities causing precocious puberty Leydig cell tumor, Leydig cell hyperplasia, and adrenal rest tumor. Ann Clin Lab Sci 13: 315–320
Witus WS, Sloss JH, Valk WL (1959) Inguinal node metastases from testicular tumors developing after orchiopexy. J Urol 81: 669–671
Wold LE, Kramer SA, Farrow GM (1984) Testicular yolk sac and embryonal carcinomas in pediatric patients: comparative immunohistochemical and clinicopathologic study. Am J Clin Pathol 81: 427–435
Woodtli W, Hedinger CE (1974a) Hodentumoren im Kindesalter. Schweiz Med Wochenschr 104: 650–658
Woodtli W, Hedinger CE (1974b) Endodermal sinus tumor or orchioblastoma in children and adults. Virchows Arch [A] 364: 93–110
Wurster K (1976) Klassifizierung testikulärer Keimzellgeschwülste. Thieme, Stuttgart
Wurster K, Hedinger CE, Meienberg O (1972) Orchioblastomartige Herde in Hodenteratomen von Erwachsenen. Zur Frage der Eigenständigkeit des Orchioblastoms. Virchows Arch [A] 357: 231–242
Wurster K, Brodner O, Rossner JA, Grube D (1976) A carcinoid occuring in the testis. Virchows Arch [A] 370: 185–192
Yachia D, Auslaender L (1989) Primary leiomyosarcoma of the testis. J Urol 141: 955–956

Yamashina M, Kayan H, Katayama I, Shibuya A (1988) Congenital neuroblastoma presenting as a paratesticular tumor. J Urol 139: 796–797
Young R, Scully RE (1986a) Testicular and paratesticular tumors and tumor-like lesions of ovarian common epithelial and Müllerian types. Am J Clin Pathol 86: 146–152
Young RH, Scully RE (1986b) Miscellaneous neoplasms and nonneoplastic lesions. In: Talerman A, Roth LM (eds) Pathology of the testis and its adnexa. Churchill Livingstone, New York Edinburgh London Melbourne, pp 93–129
Young RH, Talerman A (1987) Testicular tumors other than germ cell tumors. Semin Diagn Pathol 4: 342–360
Young RH, Finlayson N, Scully RE (1989) Tubular seminoma. Arch Pathol Lab Med 113: 414–416
Zachmann M, Prader A (1986) The adrenogenital syndrome. In: Labhart A (ed) Clinical endocrinology, 2nd ed. Springer, Berlin Heidelberg New York London Paris Tokyo, pp 425–443
Zollinger HU (1981) Pathologische Anatomie Bd II Spezielle Pathologie. Thieme, Stuttgart New York
Zuk RJ, Trotter SE, Baithun SI (1989) „Krukenberg" tumour of the testis. Histopathology 14: 214–216
Zwaveling A, Soebhag R (1985) Testicular tumors in the Netherlands. Cancer 55: 1612–1617

7. Kapitel: Epididymis und Ductus deferens

Epididymis und Ductus deferens stehen anatomisch und funktionell in enger Verbindung mit dem Hoden. Das gilt nicht nur für die Normalverhältnisse, sondern auch für die Entwicklungsstörungen und Erkrankungen von Nebenhoden und Ductus deferens. Kombinierte, Hoden und Nebenhoden betreffende krankhafte Prozesse sowie die Nebenhodentumoren sind deshalb z. T. bereits in den vorstehenden Kapiteln über die Hodenpathologie behandelt worden. In den hier anschließenden Ausführungen über pathologische Veränderungen an Epididymis und Ductus deferens beschränke ich mich auf kurze Zusammenfassungen oder auf Störungen, die in den vorstehenden Kapiteln kaum oder gar nicht erwähnt worden sind.

A. Entwicklung, Anatomie und Histologie von Epididymis und Ductus deferens

Nebenhoden und Ductus deferens entwickeln sich in enger Beziehung zum Hoden (s. Kap. 1). Die Ductuli efferentes des Nebenhodenkopfes gehen aus Tubuli der Urniere hervor, der Ductus epididymidis und der Ductus deferens aus dem Wolff-Gang.

Der voll entwickelte *Nebenhoden* liegt der Dorsalseite des Hodens an mit dem Kopf am oberen Hodenpol, wo die Ductuli efferentes die Verbindung zwischen dem Rete testis und dem Ductus epididymidis herstellen (Abb. 7.1). In Kopf, Körper und Cauda des Nebenhodens ist der Ductus epididymidis zickzackartig aufgeknäuelt. Am Unterpol der Cauda geht er nach kranial abbiegend in den Ductus deferens über. Der Durchmesser der Lichtung des Ductus epididymidis vermindert sich sukzessive vom Kopf bis zum Schwanz und erweitert sich erst wieder am Übergang in den Ductus deferens (Abb. 7.2). Die Gefäß- und Nervenversorgung des Nebenhodens entspricht weitgehend derjenigen des Hodens. An der Blutzufuhr für die distalen Teile des Corpus epididymidis und der Cauda ist aber auch die A. ductus deferentis beteiligt.

Die Ductuli efferentes des Nebenhodenkopfes werden von einem mehrreihigen Epithel ausgekleidet, dessen hochzylindrische Epithelien Kinozilien oder einen Besatz mit Mikrovilli aufweisen, Zellen die resorptive Eigenschaften haben dürften. Dazwischen liegen Zellen, deren Kuppen mit Vesikeln in die Kanälchenlichtung hineinragen und in diese abgeschnürt werden können. Die Epithelien sitzen einer Basalmembran auf, an die eine schmale Lamina propria mit spärlichen kleinen, vorwiegend zirkulär angeordneten glatten Muskelzellen anschließt. Der Ductus epididymidis besitzt ebenfalls ein zweireihiges Epithel mit hohen Zylin-

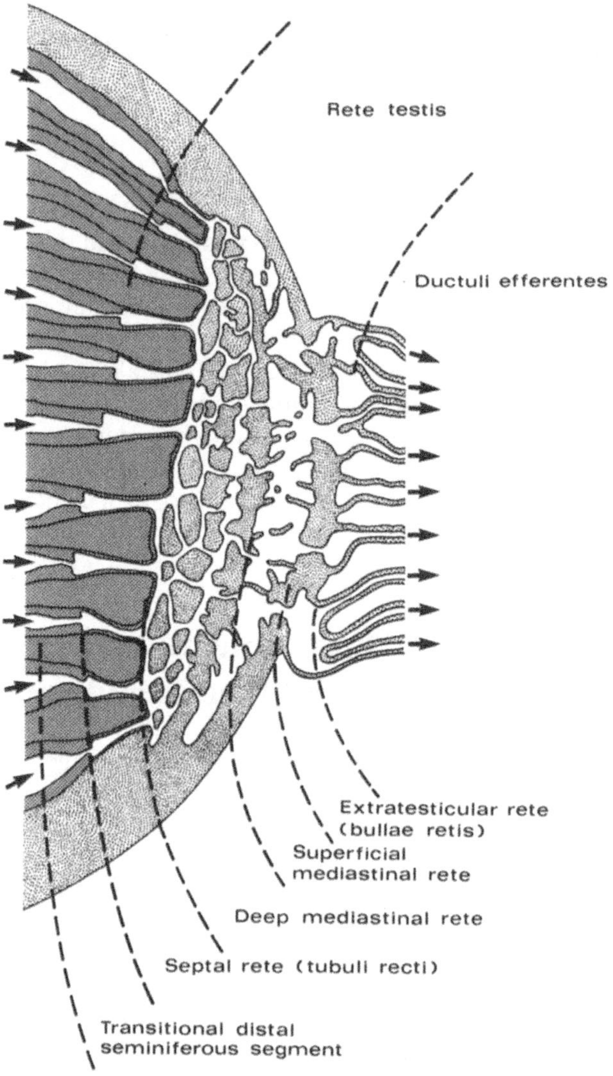

Abb. 7.1. Schematische Darstellung der Verbindungen zwischen Hodenkanälchen, Rete testis und Ductuli efferentes des Nebenhodens. (Aus KRETSER et al. 1982)

derzellen und Basalzellen. Die hochprismatischen Zellen weisen Stereozilien auf, Zilien, die Bündel von Mikrofilamenten einschließen und durch Zytoplasmabrücken miteinander verbunden sind. Der Muskelmantel nimmt an Ausdehnung zu. Am Übergang vom Corpus zur Cauda epididymidis treten größere glatte Muskelfasern auf, zuerst zweischichtig, anschließend dreischichtig angeordnet wie im Ductus deferens (s. BAUMGARTEN et al. 1971).

Was die Funktion anbelangt, dienen die Ductuli efferentes des Nebenhodenkopfes abgesehen von ihrer Bedeutung als Verbindungselemente zwischen Rete

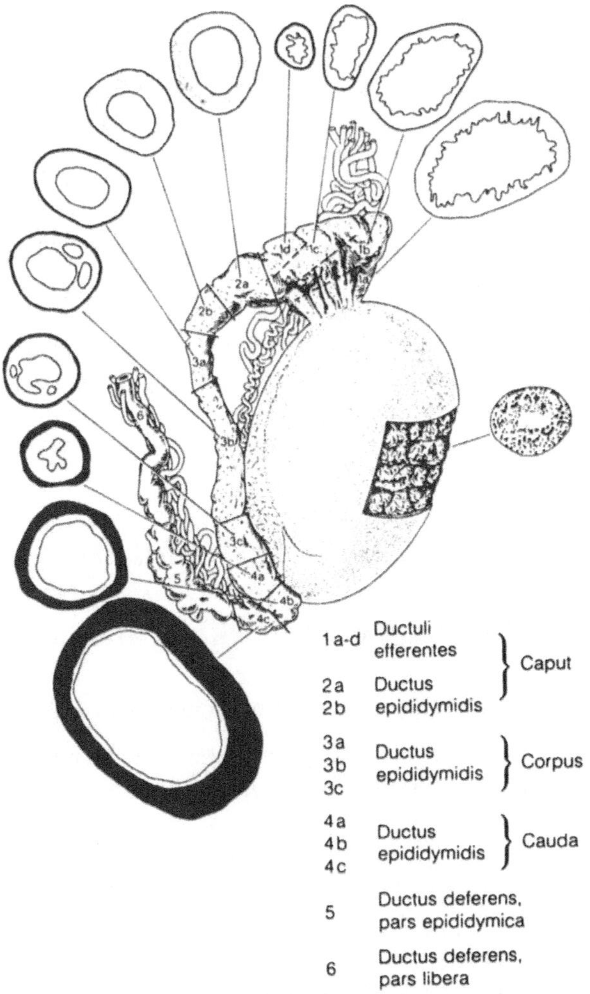

Abb. 7.2. Schematische Darstellung des Nebenhodens mit Ductus deferens. (Aus Holstein 1985)

testis und Ductus epididymidis der Resorption der im Hoden produzierten Flüssigkeit. Im Nebenhoden erfolgt ferner erst die vollständige Ausreifung der Spermatozoen.

Der *Ductus deferens* wird von einem niedrigeren zweireihigen Epithel ausgekleidet, das im Anfangsteil noch Stereozilien aufweist. Die anschließende Lamina propria enthält reichlich elastische Fasern. Der 1–1,5 mm dicke Muskelmantel ist dreischichtig mit einer inneren und äußeren Längsmuskulatur und einer dazwischen liegenden Ringmuskelschicht. In der anliegenden Tunica propria sind größere Blutgefäße und Nervengeflechte eingeschlossen. Die Gefäßversorgung erfolgt über die A. ductus deferentis, die aus der A. umbilicalis, einem Ast der A. iliaca interna stammt.

Der Ductus deferens erweitert sich vor dem Eintritt in die Prostata zur Ampulle, geht in der Prostata in den Ductus ejaculatorius über und endet im Colliculus seminalis. Er hat eine Gesamtlänge von 35–40 cm. Die Länge eines Ductulus efferens des Nebenhodens beträgt gestreckt ungefähr 12 cm, diejenige des Ductus epididymidis 6 m (Übersichten bei STIEVE 1930; HOLSTEIN 1969; 1985; de Kretser et al. 1982).

Die *Hoden- und Nebenhodenanhänge* umfassen die Appendix testis, die Appendix epididymidis, die Ductuli aberrantes des Nebenhodens und die Paradidymis. Die Appendix testis sitzt breitbasig am oberen Hodenpol neben dem Nebenhodenkopf. Sie entspricht dem Ende des Müller-Ganges. Funktionell soll sie für Flüssigkeitsresorption aus dem Cavum testis von Bedeutung sein. Die Appendix epididymidis wird vom blinden Ende des Wolff-Ganges abgeleitet. Sie schließt eine Zyste mit zweireihigem Flimmerepithel ein. Die Ductuli aberrantes und die Kanälchen der oberhalb des Nebenhodenkopfes liegenden Paradidymis entsprechen Resten von Kanälchen des Mesonephros (Einzelheiten s. HOLSTEIN 1969, 1985 und STIEVE 1930).

B. Pathologie von Epididymis und Ductus deferens

I. Mißbildungen, Entwicklungsstörungen

1. Fehlen von Hoden, Nebenhoden und Ductus deferens

Einseitige *Agenesie der Niere* und der ableitenden Harnwege kann mit einem vollkommenen Fehlen von Hoden, Nebenhoden und ableitenden Samenwegen einhergehen.

2. Fehlen von Hoden und Nebenhoden

Wie im Kap. 2.II im Rahmen der Ausführungen über *Monorchie* oder *Anorchie* besprochen, fehlt bei derartigen Zuständen in der Regel nicht nur der Hoden, sondern auch der entsprechende Nebenhoden. Der Ductus deferens ist dagegen erhalten. Er endet blind in einem narbenartigen Bindegewebe, das Kalkreste einschließen kann. Derartige Verluste von Hoden und Nebenhoden dürften in der Regel Folge einer intrauterinen Torsion mit Nekrose und anschließendem Abbau von Hoden und Nebenhoden sein.

3. Vollkommenes oder partielles Fehlen von Epididymis und Ductus deferens

Meist fehlt bei derartigen Zuständen der Nebenhoden nicht vollständig, der Nebenhodenkopf bleibt erhalten. Damit braucht es nicht zu Störungen des Hodens zu kommen, da die Spermien im Nebenhodenkopf abgebaut und resorbiert werden können (PRIESEL 1924). Fehlt der Nebenhodenkopf, resultiert eine schwere Hodenstörung.

Partielles Fehlen von Nebenhoden und Ductus deferens beobachtet man vor allem bei Patienten mit *zystischer Fibrose* (Mukoviszidose) (Abb. 7.3) (KAPLAN et al. 1968; DENNING et al. 1968). LANDING et al. (1969) konnten mittels Mikrodissek-

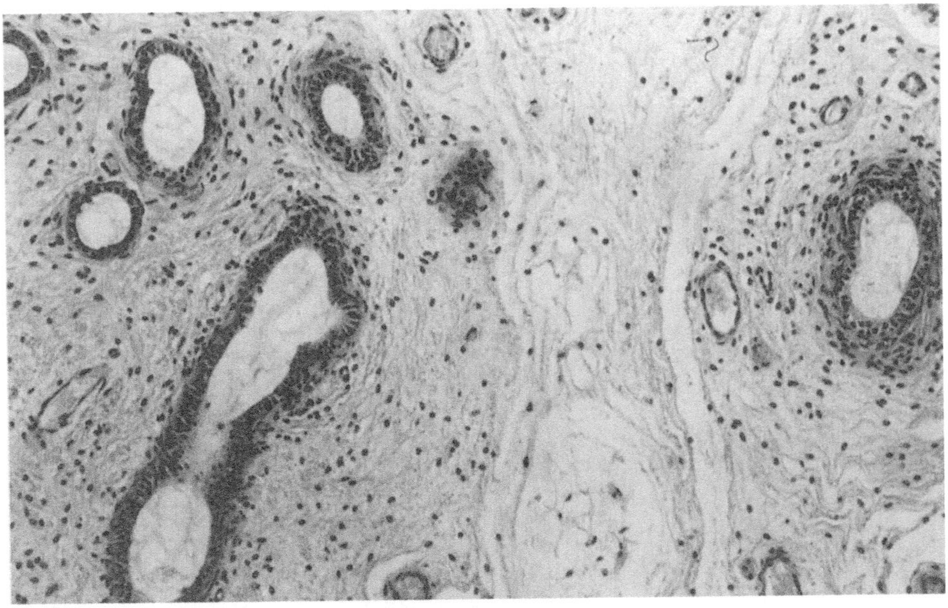

Abb. 7.3. Nebenhodenrest bei Mukoviszidose. Nur noch einzelne, z. T. erweiterte und mit Sekretmassen gefüllte Nebenhodenkanälchen vorhanden, kein Vas deferens nachweisbar. 8 Monate alter Säugling (HE × 140)

tion oder Untersuchung in Serienschnitten von Epididymis und Ductus deferens bei 32 Patienten mit zystischer Fibrose folgende Abweichungen von der Norm nachweisen: Bei 28 Patienten Fehlen von Epididymis und Vas deferens, bei 3 Patienten Atrophic dcr Epididymis mit oder ohne sichere Atresie des Vas deferens und nur bei einem Patienten Normalverhältnisse. Ähnliche Fehlentwicklungen und Häufigkeiten fanden auch HOLSCLAW et al. (1971). Der Nebenhodenkopf war in der Regel noch partiell erhalten mit erweiterten, blind endigenden Ductuli efferentes. Der Ductus deferens fehlte dagegen meist weitgehend wie auch die Samenblasen. HOLSCLAW et al. (1971) machen zudem auf die Häufigkeit von Hernien, Hydrozelen und Kryptorchismus bei Patienten mit Mukoviszidose aufmerksam. Als Ursache der Mißbildung von Epididymis und ableitenden Samenwege wird eine intrauterine, durch die Grundkrankheit ausgelöste Fehlentwicklung der Samenwege vermutet. Die obstruktive Azoospermie kann Leitsymptome einer unerkannten Mukoviszidose sein (STERN et al. 1977, 1982). Eine derartige Fehlentwicklung der Samenwege ist aber nicht obligat, Patienten mit Mukoviszidose brauchen nicht steril zu sein (TAUSSIG et al. 1972; neuere Übersichten bei SANT'AGNESE u. DAVIS 1979; FEIGELSON u. PECAU 1986).

4. Fehlen des Ductus deferens

Der Ductus deferens kann auch isoliert betroffen sein. In der Regel liegen jedoch gleichzeitige Mißbildungen des Nebenhodens und häufig auch der Samenblasen vor (MICHELSON 1949; GOLDSTEIN u. SCHLOSSBERG 1988).

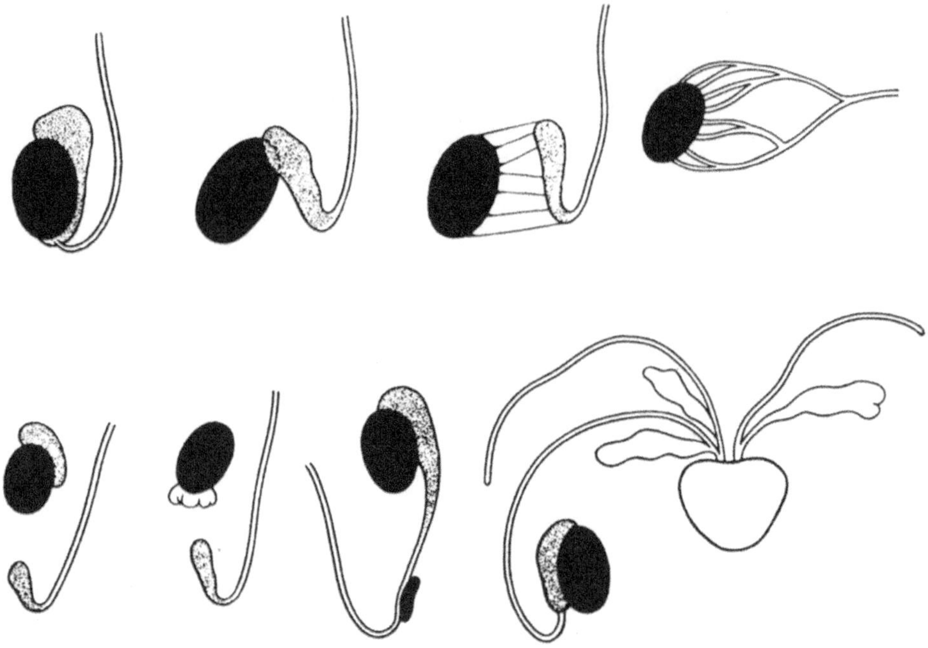

Abb. 7.4. Schematische Darstellung typischer Fehlbildungen des Nebenhodens. (Aus OBERNDORFER 1931)

5. Verdoppelungen

Verdoppelungen des Hodens und seiner abführenden Samenwege werden im Kap. 2: A. III besprochen. Ausnahmsweise kommen aber auch Verdoppelung des Nebenhodens oder des Ductus deferens allein vor.

6. Fehlbildungen

OBERNDORFER (1931) weist anhand eines demonstrativen Schemas (Abb. 7.4) auf frühere Mitteilungen und Beobachtungen typischer Fehlbildungen von Nebenhoden und Ductus deferens hin. Derartige Fehlentwicklungen werden vor allem in Zusammenhang mit einem Kryptorchisums gesehen (s. Kap. 2: A, I, 5.b). Häufigste Fehlbildung ist eine abnorm gestreckte Epididymis mit einer verlängerten Schlingenbildung des Ductus deferens (MARSHALL u. SHERMETA 1979; MININBERG 1987) oder eine unterentwickelte Epididymis (HADZISELIMOVIC 1982, 1983). GILL et al. (1989) fanden bei operativer Korrektur eines ein- oder beidseitigen Kryptorchismus von 174 Knaben bei 81 (43%) der 187 Hoden abnorme Strukturen der Epididymis und des Ductus deferens, und zwar bei 20 der 81 kryptorchen Hoden Störungen der Verbindung zwischen Hoden und Nebenhoden und bei 48 der 81 kryptorchen Hoden Anomalien des Aufhängeapparates des Nebenhodens oder eine abnorme Schlingenbildung des Ductus deferens. Es ist nicht erstaunlich, daß der Kryptorchismus so häufig mit Fehlbildungen des Ductus deferens kombiniert ist, setzt das Gubernakulum doch an der Epididymis an und kann damit seine Funktion nur erfüllen, wenn die Normalverbindung zwischen Epididymis und Hoden gewährleistet ist und Nebenhoden sowie Ductus deferens normale Form und Ausdehnung haben.

7. Fehllagerungen

Fehllagerungen von Nebenhodengewebe sind ungewöhnlich. Ayano et al. (1982) beobachteten bei einem Manne mit beidseits normal deszendierten Hoden einen retroperitonealen Knoten, der aus Gewebsteilen aufgebaut war, die an Nebenhoden und Ductus deferens erinnerten. Ähnliche Formationen wurden auch im Zusammenhang mit Nierenhypoplasien oder -agenesien gesehen (Cicchino et al. 1951; Anderson et al. 1960).

8. Zysten

Auf Zysten des *Nebenhodens* und seiner Anhänge ist bereits im Kap. 2:B.V hingewiesen worden. Derartige Zysten können wie die hellzelligen papillären Adenome des Nebenhodens Zeichen einer v. Hippel-Lindau-Krankheit sein (s. Nicolaij et al. 1979). Sie werden ferner relativ häufig bei Patienten beobachtet, deren Mütter während der Gravidität Diäthylstilböstrol erhalten haben (s. Whitehead u. Leiter 1981).

Gewinnen Nebenhodenzysten Anschluß an das Gangsystem oder gehen sie wegen einer Abflußbehinderung sogar von diesem aus, enthalten sie Spermien. Derartige *Spermatozelen* treten isoliert oder multipel auf. Sie betreffen neben dem Rete testis vor allem die Ductuli efferentes des Nebenhodenkopfes. Sie können aber auch von den Hydatiden ausgehen. Ihr Inhalt ist milchig, in eingedicktem Zustand häufig auch gelblich. Die Flüssigkeit enthält neben Spermien abgeschilferte Epithelien und besonders bei eingedicktem Sekret reichlich Cholesterinkristalle. Die Spermien werden z. T. in Makrophagen phagozytiert. Beim Spermienabbau kommt es zur Ablagerung brauner lipofuszinartiger Pigmente.

Am *Ductus deferens* werden abgesehen von den kleinzystischen Veränderungen im Rahmen der sogenannten Vasitis nodosa selten auch *isolierte Zysten* gesehen. Priesel (1931) bildet in seiner Übersicht der Mißbildungen der männlichen Geschlechtsorgane eine derartige Zyste ab, die von einem Zylinderepithel ausgekleidet war. Zystenartige Erweiterungen treten am Ductus deferens vor allem im Bereiche der Ampulle auf.

II. Kreislaufstörungen und traumatische Schädigungen von Epididymis und Ductus deferens

1. Kreislaufstörungen

Die häufigsten Kreislaufstörungen des Skrotalinhaltes, Varikozelen sowie Torsionen und ihre Folgen, betreffen in erster Linie den Hoden. Sie werden deshalb für Hoden, Nebenhoden und Samenstrang sowie Hoden- und Nebenhodenanhänge gemeinsam im Kap. 3:A.I und II besprochen.

Blutungen, meist traumatisch ausgelöst, können ausschließlich im Nebenhoden oder Samenstrang auftreten, wobei im Samenstrang die A. spermatica, die A. ductus deferentis und die reichlich vorhandenen Venen als Quelle massiver

Blutungen in Frage kommen. Auch Gefäßanomalien oder entzündliche Gefäßprozesse können selten einmal vorwiegend im Bereiche der Samenstränge lokalisiert sein. So beobachteten BUMPERS et al. (1989) eine ausschließlich den Samenstrang betreffende arteriovenöse Mißbildung.

2. Traumatische Schädigungen

Auch bei Verletzungen stehen die Hodenschädigungen in der Regel im Vordergrund. Ihre Probleme werden deshalb vor allem im Kap. 3:B, das die Hodenverletzungen betrifft, behandelt. Isolierte Nebenhodenrupturen oder umschriebene Verletzungen des Ductus deferens sind jedoch möglich (s. FINGERHUT et al. 1982). Häufigstes, den Ductus deferens allein betreffendes „Trauma" dürfte ohne Zweifel die Vasektomie sein.

Vasektomie

Nach HALLAN u. MAY (1988) werden in Großbritannien gegenwärtig ungefähr 100000 Vasektomien pro Jahr durchgeführt. Annähernd 1% derart sterilisierter Männer verlangt später eine Rekanalisierung, d. h. eine Behebung des operativ gesetzten Unterbruches der Samenleiter. Dieser nicht selten geäußerte Wunsch einer späteren Rekonstruktion stellt den Chirurgen vor die Aufgabe, eine genügend ausgedehnte Resektion vorzunehmen, um die spontane Überbrückungstendenz des Ductus deferens zu vermeiden, eine Resektion, die aber doch nicht so massiv sein darf, daß eine spätere Rekonstruktion nicht mehr möglich ist. Die Spontanüberbrückung erfolgt in der Regel über ein Spermiengranulom. Nach PUGH u. HANLAY (1969) soll der Durchmesser größter Spermiengranulome maximal 17 mm betragen. Bei Resektion eines durchschnittlich 22,5 mm langen Samenleitersstückes mit Markierung der Resektionsränder fanden HALLAN u. MAY (1988) röntgenologisch unmittelbar nach der Operation aber einen durchschnittlichen Abstand der Resektionsränder von nur 10,5 mm, der sich später sogar auf 7 mm reduzierte. Sie betrachten die einfache Resektion deshalb als ungenügend und empfehlen, den proximalen Stumpf in die Tunica vaginalis zu versenken, um eine Rekanalisation zu verhindern.

Nach FRICK (1983) kommt es trotz korrekter Resektion bei 0,5% der Operierten zu einer spontanen Reanastomosierung. Bei 2,5% der Patienten treten ferner Wundinfektionen, bei 0,4%–4,2% Hämatome und bei 2% Spermiengranulome auf. LEADER et al. (1974) stellten bei 2711 Vasektomien folgende wesentliche Komplikationen fest: 28 Epididymitiden, 20 Verwachsungen zwischen Ductus deferens und Haut, 18 Ligaturabzesse, je 15 Ductus-deferens-Hautfisteln oder Hämatome, 7 spontane Rekanalisierungen und 3 Fehlexzisionen mit erhaltenem Ductus deferens.

Rekonstruktionsversuche sollen bei 90% der früher vasektomierten Patienten erfolgreich sein, was die Durchgängigkeit der Samenwege anbelangt, und bei 60–70%, was spätere Schwangerschaften betrifft. Nach einer Sammelstatistik von ENGELMANN et al. (1990) kam es nach Revasostomie bei 73% der Patienten zu einer Rekanalisation mit 47% Graviditäten, bei Vasoepididymostomie dagegen nur bei 45% zu einer Rekanalisation mit 18% Graviditäten.

Bei über 50% der Männer mit einem Status nach Vasektomie sind Spermienantikörper nachweisbar. FISCH et al. (1989) fanden ferner ein verstärktes Ansprechen von LH und FSH auf eine einmalige intravenöse Verabreichung von

Gonadotropin-releasing-Hormon, was auf eine gestörte Tubulus- und Leydig-Zellfunktion schließen läßt. Die immer wieder behauptete größere Anfälligkeit für Allgemeinkrankheiten, insbesondere Arteriosklerose und ihre Komplikationen, konnte von PETITTI et al. (1983) an einem Kollektiv von 4385 vasektomierten Männern dagegen nicht bestätigt werden.

Der Pathologe wird bei Vasektomien oder Rekonstruktionsversuchen vor allem mit 3 Problemen konfrontiert:

1. Kontrolle, ob tatsächlich beidseits Stücke des Ductus deferens reseziert worden sind und nicht Teile eines makroskopisch als Ductus deferens imponierenden Gewebsstranges, z. B. eines Gefäßes oder eines Nerven: Der Nachweis, daß es sich tatsächlich um Teile des Ductus deferens handelt, läßt sich an Gefrierschnitten der Resektionsstücke leicht erbringen.

2. Histologische Kontrolle ungewöhnlicher Verdickungen oder eigentlicher Granulome im Bereich der Resektionsstümpfe oder des Verlaufes der Samenleiter: In der Regel handelt es sich bei derartigen Verdickungen um umschriebene Entzündungsherde, um die sog. Vasitis nodosa, d. h. um Spermiengranulome mit mehr oder weniger stark ausgeprägter Narbenbildung (s. Abschnitt B.IV dieses Kapitels).

3. Hodenbiopsien zur Beurteilung der Hodenfunktion vor Rekonstruktionsversuchen: Die Unterbindung des Samenabflusses durch die Vasektomie führt zu einer Rückstauung in den distalen Samenwegen, die mit einer Ektasie der Samenwege, d. h. des distalen Teiles des Ductus deferens, der Epididymis mit Ductus epididymidis und Ductuli efferentes, des Rete testis und sogar der Samenkanälchen einhergehen kann. In der Regel wird allerdings der gestörte Abfluß durch eine vermehrte Resorption und einen gesteigerten Spermienabbau im Bereiche der Epididymis weitgehend kompensiert. JAROV et al. (1985) fanden bei Patienten nach Vasektomie im Vergleich zu nicht operierten Vergleichspersonen eine deutliche Verdickung der Tunica propria der Samenkanälchen, eine Vergrößerung der Fläche der Tubulusquerschnitte sowie eine Reduktion der Sertoli-Zellen und der Spermatiden pro Tubulusquerschnitte. Bei 23% der Vasektomierten bestand zudem eine herdförmige interstitielle Fibrose, ein für die spätere Fertilität ungünstiges Zeichen. Auch GUPTA et al. (1975) stellten einen Monat nach Vasektomie ähnliche, allerdings vorübergehende Hodenveränderungen fest. Gleichzeitig beobachteten sie noch nach einem Intervall von bis 3,5 Jahren eine mäßige Leydig-Zellvermehrung, was sie an die alte Steinach-Theorie eines Verjüngungseffektes durch Vasektomie denken läßt (s. auch Kap. 5:C.II,1 Hodenbiopsien bei Verschlußazoospermie).

III. Degenerative Veränderungen von Epididymis und Ductus deferens

1. Amyloidose

Im Gegensatz zur Samenblase ist eine Amyloidose von Nebenhoden und Samenstrang relativ selten. Sie kann im Rahmen einer primären, einer sekundären oder einer familiären Amyloidose beobachtet werden, wobei meist sowohl Hoden wie Genitaltrakt befallen sind (TRIPATHI u. DESAUTELS 1969; ANDERSSON u. HOFER

1974; NISTAL et al. 1989). Bei der sog. senilen Amyloidose konnten ISHII et al. (1983) dagegen keine Amyloiddepots im Hoden nachweisen. Die Amyloidablagerungen sind im Bereiche von Nebenhoden und Ductus deferens vor allem in den Gefäßwänden erkennbar, wo sie zu einer Homogenisierung und Verbreiterung der Muskelschicht führen. Im Hoden liegen Amyloiddepots auch in der Tunica propria der Samenkanälchen (s. Abb. 5.44). Ungewöhnlich sind massive, mit einer tumorartigen Vergrößerung des Hodens einhergehende Amyloidosen (HANDELSMAN et al. 1983; s. auch Kap. 5:C,II,5.d).

2. Verkalkungen

Kalkablagerungen betreffen vor allem die Muskelschichten des Ductus deferens, wobei in der Randzone auch Verknöcherungen auftreten können. Früher wurden derartige Verkalkungen als Altersveränderungen oder Folge von Entzündungen gedeutet (OBERNDORFER 1931). Heute werden sie vor allem bei Patienten mit einem Diabetes mellitus gesehen. Nach CULVER u. TANNENHAUS (1960) leiden ungefähr 70% der Männer mit derartigen Verkalkungen, die sich röntgenologisch leicht darstellen lassen, an einem Diabetes mellitus. Die Kalkspangen in der Muskulatur des Ductus deferens erinnern an entsprechende Formationen in der Media muskulärer Arterien, an die Mönckeberg-Mediasklerose, die ja ebenfalls vor allem bei Diabetikern gesehen wird.

3. Steinbildungen

Selten einmal treten in der Lichtung der Samenwege größere kalziumhaltige Konkremente auf. Bei dem Patienten von KÜPELI et al. (1989) ergaben sich differentialdiagnostische Schwierigkeiten bei der Abgrenzung eines derartigen radioopaken Konkrementes von einem Ureterstein.

IV. Entzündungen von Epididymis und Ductus deferens

Wie in Kap. 4 geschildert gehen viele Hodenentzündungen vom Nebenhoden aus. Umgekehrt können aber auch primäre Hodenentzündungen sekundär auf Nebenhoden und Samenstrang übergreifen. Die Entzündungen von Hoden und Nebenhoden werden deshalb gemeinsam in Kap. 4 besprochen.

Bei einzelnen Entzündungsformen steht der Nebenhoden ganz im Vordergrund. Das gilt vor allem für die eitrigen Entzündungen und für die sich in der Regel in einer verkäsenden Form äußernden Tuberkulose. Aber auch bei derartigen Epididymitiden bleibt der Hoden meist nicht unbeteiligt. Sie werden deshalb ebenfalls in Kap. 4 geschildert.

Nebenhodenentzündungen können hämatogen ausgelöst werden. Sehr häufig handelt es sich allerdings um die Folgen einer aszendierenden, von den Harnwegen ausgehenden Infektion. Begünstigt werden derartige Infektionen des Nebenhodens und der ableitenden Samenwege durch Behinderungen des Abflusses, die auf Mißbildungen, neuralen Störungen oder mechanischen Beeinträchtigungen der Funktion der Samenwege beruhen können. Aber auch bei primären Entzündungen von Hoden oder Nebenhoden greift der Prozeß häufig auf den Ductus deferens über.

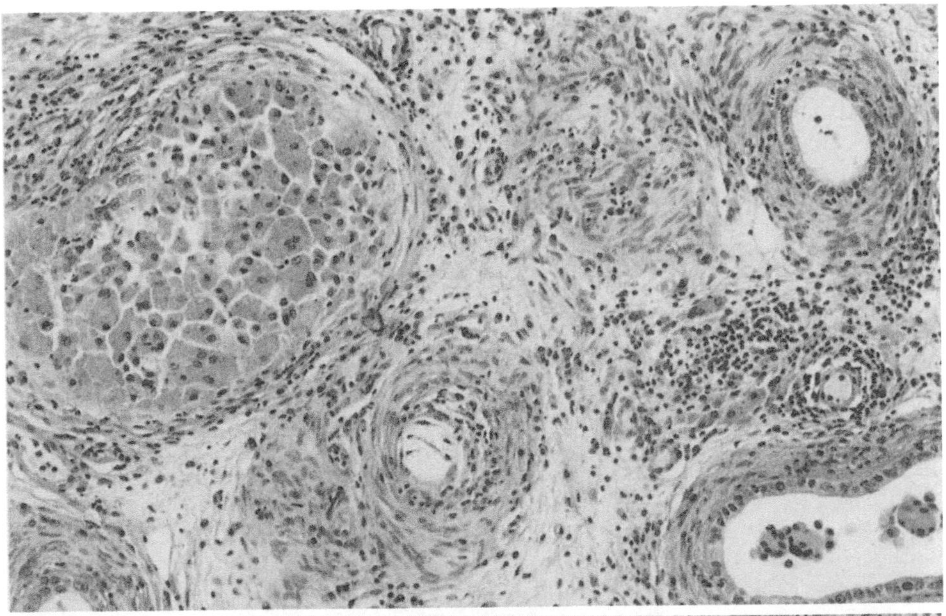

a

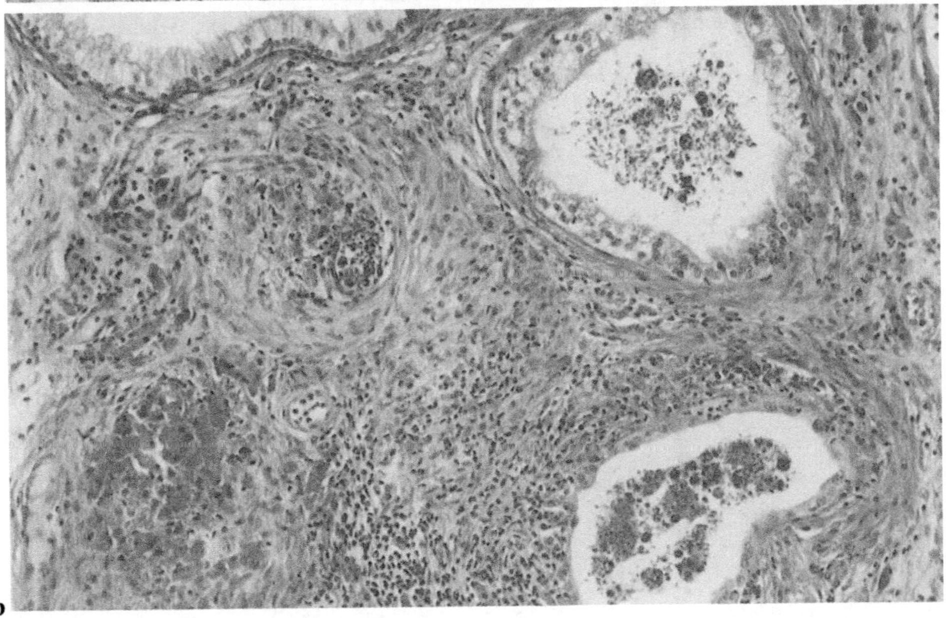

b

Abb. 7.5 a, b. Spermiengranulom der Epididymis bei Verschlußazoospermie. 34jähriger Mann (**a** HE × 140, **b** PAS × 140)

Bei allen Entzündungen des Ductus deferens und des Nebenhodens, besonders des Nebenhodenschwanzes, besteht die Gefahr eines Verschlusses der ableitenden Samenwege. Bei beidseitigem Befall kommt es damit zur Verschlußazoospermie (s. Kap. 5:C.II.1).

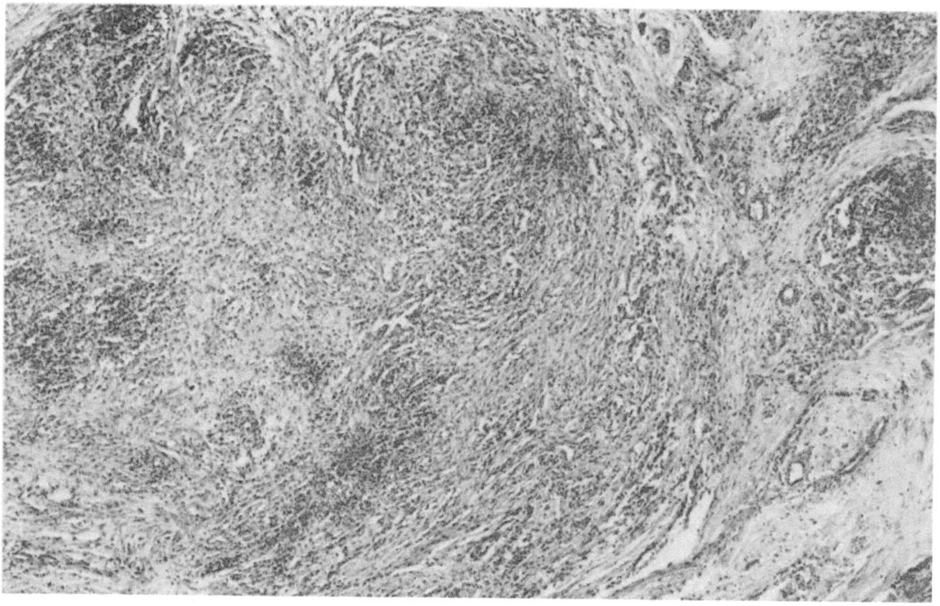

Abb. 7.6. Spermiengranulom am Ductus deferens nach Vasektomie. 31jähriger Mann (HE × 60)

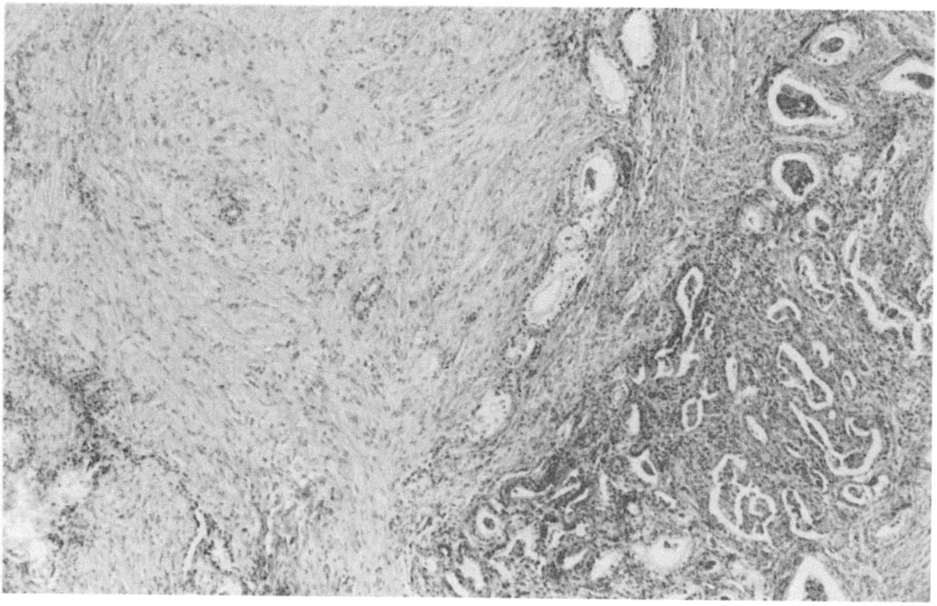

Abb. 7.7. Adenomartige Epithelwucherungen im Bereiche der Resektionsstelle nach Vasektomie (HE × 140)

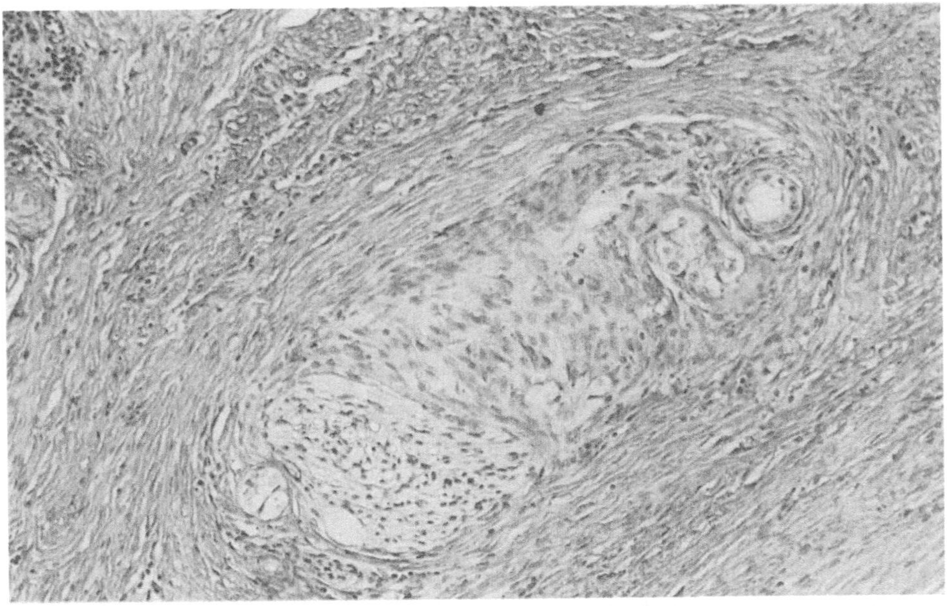

Abb. 7.8. Einwachsen drüsenförmiger Epithelstränge in das perineurale Gewebe (HE × 140)

Die Behinderung des Samenabflusses führt zu einer Ektasie der vor der Störung liegenden Samenwege und damit u. U. zum Austritt von Spermien in das Zwischengewebe. Derartige Spermienextravasate lösen granulomatöse Reaktionen, sog. *Spermiengranulome* aus, wie bereits im Kap. 4:A,III.7 geschildert (Abb. 7.5, s. auch Abb. 4.21). Sie können Hoden, Nebenhoden und Ductus deferens betreffen. Vernarbende Graulome hinterlassen häufig gelbbraune Pigmenteinlagerungen.

Die Bildung von Spermiengranulomen setzt einen Epithelunterbruch mit Eindringen von Spermien in das Zwischengewebe voraus (Wegelin 1921; Priesel 1924). Spermiengranulome entwickeln sich deshalb besonders häufig im Zusammenhang mit Vasektomien (Abb. 7.6). Sie treten am Ductus deferens aber auch ohne nachweisbares Trauma auf. Besonders eindrücklich ist in dieser Beziehung die Beobachtung von Benjamin et al. (1943). Bei einem 27jährigen Mann, der über rezidivierende Schmerzen in der Gegend des linken Samenstranges klagte, konnten bereits makroskopisch knotige Verdickungen palpiert werden, die am freigelegten Samenstrang grauweißen derben Knötchen des Ductus deferens entsprachen. Histologisch handelte es sich um z. T. mit Spermien gefüllte Epithelbuchten mit ausgeprägter entzündlicher Reaktion. Da das Bild an eine Salpingitis nodosa erinnerte, prägten die Autoren den Begriff der „Vasitis nodosa". Die Erkrankung kommt spontan vor, häufig handelt es sich allerdings um die Komplikation einer Vasektomie (Civantos et al. 1972; Taxy 1978).

Die befallenen Abschnitte des Ductus deferens sind knotig aufgetrieben. Mikroskopisch sieht man Epithelbuchten, die Spermien enthalten können. Diese Epithelproliferationen durchsetzen die ganze Muskelwand und erwecken damit den Eindruck eines invasiv wachsenden Adenokarzinoms (Abb. 7.7). Der Verdacht auf Malignität wird noch verstärkt durch drüsenförmige, in Nerven einwachsende Epithelstränge (Abb. 7.8), Veränderungen, die im Bereiche der Prostata als Zeichen eines Karzinoms interpretiert werden, allerdings auch dort gelegentlich bei gutartigen Veränderungen gesehen werden (GOLDMAN u. AZZOPARDI 1982; ZIMMERMAN et al. 1983). In der Regel werden derartige Proliferationsherde von einer ausgeprägten entzündlichen Reaktion begleitet. Man begegnet ihnen besonders häufig bei histologischer Kontrolle der Resektionsstücke nach Vasektomien, wo sie für die ausgeprägte Regenerations- und Rekanalisierungstendenz des Ductus deferens verantwortlich sein dürften.

V. Tumoren von Epididymis und Ductus deferens

Die Geschwülste von Hoden, Epididymis, Samenstrang und Hodenhüllen werden im Kap. 6 gemeinsam besprochen, wo auch die geschwulstartigen Veränderungen behandelt werden.

Literatur

Anderson JC, Payne RA, Jighe J (1960) Unilateral renal hypoplasia with vestigial epididymal tubules. Br J Urol 32: 273–276

Andersson R, Hofer P-A (1974) Genitourinary disturbances in familial and sporadic cases of primary amyloidosis with polyneuropathy. Acta Med Scand 195: 49–58

Ayano Y, Omori K, Ogata J, Ikegami K (1982) Retroperitonel epididymal structures in adult male. Eur Urol 8: 52–53

Baumgarten HG, Holstein AF, Rosengren E (1971) Arrangement, ultrastructure, and adrenergic innervation of smooth musculature of the ductuli efferentes, ductus epididymidis and ductus deferens of man. Z Zellforsch 120: 37–79

Benjamin JA, Robertson TD, Cheetham JG (1943) Vasitis nodosa: a new clinical entity simulating tuberculosis of the vas deferens. J Urol 49: 575–582

Bumpers PM, Hulbert WC, Jimenez JF (1989) Arteriovenous malformation of the spermatic cord. J Urol 141: 103–104

Cicchino FE, Yates TM, Chappell BS (1951) Vestigial epididymal structures in unilateral renal aplasia. J Urol 66: 667–672

Civantos F, Lubin J, Rywlin AM (1972) Vasitis nodosa. Arch Pathol 94: 355–361

Culver GJ, Tannenhaus J (1960) Calcification of the vas deferens in diabetes. JAMA 173: 648–651

Denning CR, Sommers SC, Quigley HJ (1968) Infertility in male patients with cystic fibrosis. Pediatrics 41: 7–17

Engelmann UH, Schramek P, Tomamichel G, Deindl F, Senge Th (1990) Vasectomy reversal in central Europe: results of a questionnaire of urologists in Austria, Germany and Switzerland. J Urol 143: 64–67

Feigelson J, Pecau Y (1986) Anomalies du sperme, des déférents et de l'épididyme dans la mucoviscidose. Presse Méd 15: 523–525

Fingerhut A, Lesaget F, Pourchet J, Ronat R, Champault G, Patel JC (1982) Les lésions traumatiques des bourses. J Chir (Paris) 119: 479–484

Fisch H, Laor E, BarChama N, Witkin SS, Tolia BM, Reid RE (1989) Detection of testicular endocrine abnormalities and their correlation with serum antisperm antibodies in men following vasectomy. J Urol 141: 1129–1132

Frick J (1983) Familienplanung. In: Hohenfellner R, Zingg EJ (Hrsg) Urologie in Klinik und Praxis, Bd 2. Thieme, Stuttgart New York, S 1169–1175

Gill B, Kogan S, Starr S, Reda E, Levitt S (1989) Significance of epididymal and ductal anomalies associated with testicular maldescent. J Urol 142: 556–558

Goldman RL, Azzopardi JG (1982) Benign neural invasion in vasitis nodosa. Histopathology 6: 309–315
Goldstein M, Schlossberg S (1988) Men with congenital absence of the vas deferens often have seminal vesicles. J Urol 140: 85–86
Gupta AS, Kothari LK, Dhruva A, Bapna R (1975) Surgical sterilization by vasectomy and its effect on the structure and function of the testis in man. Br J Surg 62: 59–63
Hadziselimovic F (1982) Pathogenesis and treatment of undescended testes. Eur J Pediatr 139: 255–265
Hadziselimovic F (1983) Cryptorchidism. Springer, Berlin Heidelberg NewYork
Hallan RI, May ARL (1988) Vasectomy: How much is enough?. Br J Urol 62: 377–379
Handelsman DJ, Yue DK, Turtle JR (1983) Hypogonadism and massive testicular infiltration due to amyloidosis. J Urol 129: 610–612
Holsclaw DS, Perlmutter AD, Jockin H, Shwachman H (1971) Genital abnormalities in male patients with cystic fibrosis. J Urol 106: 568–574
Holstein AF (1969) Morphologische Studien am Nebenhoden des Menschen. Thieme, Stuttgart
Holstein AF (1985) Die männlichen Geschlechtsorgane. In: Fleischhauer K, Staubesand J, Zenker W (Hrsg) Makroskopische und Mikroskopische Anatomie des Menschen. 2. Bd Kreislauf und Eingeweide, ed 14. Urban&Schwarzenberg, München Wien Baltimore, S 460–514
Ishii T, Hosoda Y, Ikegami N, Shimada H (1983) Senile amyloid deposition. J Pathol 139: 1–22
Jarow JP, Budin RE, Dym M, Zirkin BR, Noren S, Marshall FF (1985) Quantitative pathologic changes in the human testis after vasectomy. N Engl J Med 313: 1252–1256
Kaplan E, Shwachman H, Perlmutter AD, Rule A, Khaw K-T, Holsclaw DS (1968) Reproductive failure in males with cystic fibrosis. N Engl J Med 279: 65–69
Kretser de DM, Temple-Smith PD, Kerr JB (1982) Anatomical and functional aspects of the male reproductive organs. In: Bandhauer K, Bartsch G, Kretser de DM, Eshkol A, Frick J, Glezerman M, Kerr JB, Lunenfeld B, Pöldinger W, Rohr HP, Scharfetter F, Temple-Smith PD (eds) Disturbances in male fertiliy. Springer, Berlin Heidelberg New York, pp 1–131
Küpeli S, Safak M, Yaman S (1989) Vas deferens calculus. J Urol 141: 378
Landing BH, Wells TR, Wang C-I (1969) Abnormality of the epididymis and vas deferens in cystic fibrosis. Arch Pathol 88: 569–580
Leader AJ, Axelrad SD, Frankowski R, Mumford SD (1974) Complications of 2,711 vasectomies. J Urol 111: 365–369
Marshall FF, Shermeta DW (1979) Epididymal abnormalities associated with undescended testis. J Urol 121: 341–343
Michelson L (1949) Congenital anomalies of the ductus deferens and epididymis. J Urol 61: 384–390
Mininberg DT (1987) The epididymis and testicular descent. Eur J Pediatr 146, Suppl. 2: 28–30
Nicolaij D, Vogel-Kerebyn C, Van Den Bergh R, Steeno OP (1979) Bilateral epididymal cysts as the first clinical manifestation of von Hippel-Lindau-disease. A case report. Andrologia 3: 234–235
Nistal M, Santamaria L, Codesal J, Paniagua R (1989) Secondary amyloidosis of the testis: an electron microscopic and histochemical study. Appl Pathol 7: 2–7
Oberndorfer S (1931) Die inneren männlichen Geschlechtsorgane. In: Henke F, Lubarsch O (Hrsg) Handbuch der speziellen Pathologischen Anatomie und Histologie, Bd 6, 3. Teil, Männliche Geschlechtsorgane. Springer, Berlin. S 427–865
Petitti DB, Klein R, Kipp H, Friedman GD (1983) Vasectomy and the incidence of hospitalized illness. J Urol 129: 760–762
Priesel A (1924) Ueber das Verhalten von Hoden und Nebenhoden bei angeborenem Fehlen des Ductus deferens, zugleich ein Beitrag zur Frage des Vorkommens von Zwischenzellen im menschlichen Nebenhoden. Virchows Arch [A] 249: 246–304
Priesel A (1931) Die Missbildungen der männlichen Geschlechtsorgane. In: Henke F, Lubarsch O (Hrsg) Handbuch der speziellen pathologischen Anatomie und Histologie. Bd 6, 3. Teil, Männliche Geschlechtsorgane. Springer, Berlin S 1–182

Pugh RCB, Hanley GH (1969) Spontaneous recanalisation of the divided vas deferens. Br J Urol 41: 340–347
Sant'Agnese PA, Davis P (1979) Cystic fibrosis in adults. Am J Med 66: 121–132
Stern RC, Boat TF, Doershuk CF, Tucker AS, Miller RB, Matthews LW (1977) Cystic fibrosis diagnosed after age 13. Twenty-five teenage and adult patients including three asymptomatic men. Ann Intern Med 87: 188–191
Stern RC, Boat TF, Doershuk CF (1982) Obstructive azoospermia as a diagnostis criterion for the cystic fibrosis syndrome. Lancet 1: 1401–1403
Stieve H (1930) Männliche Genitalorgane. In: Möllendorf, W. v. (Hrsg) Handbuch der mikroskopischen Anatomie des Menschen. Bd 7, 2. Teil. Springer, Berlin
Taussig LM, Lobeck CC, Sant'Agnese PA, Ackerman DR, Kattwinkel J (1972) Fertility in males with cystic fibrosis. N Engl J Med 287: 586–589
Taxy JB (1978) Vasitis nodosa. Arch Pathol Lab Med 102: 643–647
Tripathi VNP, Desautels RE (1969) Primary amyloidosis of the urogenital system: a study of 16 cases and brief review. J Urol 102: 96–101
Wegelin C (1921) Ueber Spermiophagie im menschlichen Hoden. Beitr. Pathol 69: 281–294
Whitehead ED, Leiter E (1981) Genital abnormalities and abnormal semen analyses in male patients exposed to diethylstilbestrol in utero. J Urol 125: 47–50
Zimmerman KG, Johnson PC, Paplanus SH (1983) Nerve invasion by benign proliferating ductules in vasitis nodosa. Cancer 51: 2066–2069

Prostata

G. Dhom

unter Mitarbeit von N. Wernert

Mit 128 Abbildungen und 32 Tabellen

A. Anatomie, Entwicklung und Funktion der Prostata

I. Anatomie

1. Makroskopie und Gliederung der Prostata

Größe und Gewicht der annähernd kastanienförmigen Prostata hängen von Alter und Hormonsituation ab (Literaturübersicht bei Aumüller 1979). Das Gewicht liegt bei 21–25 Jahre alten Männern zwischen 17 und 28 g. Die Maße an der Vorderfläche werden mit 3,1–4,2 cm für die Länge und 3,5–5 cm für die Breite angegeben. Der Sagittaldurchmesser der Prostata beträgt 1,7–2,3 cm. Das Drüsenparenchym umfaßt 30–50 Läppchen, zu denen 15–30 exkretorische Gänge gehören, die überwiegend in die Furchen lateral des Colliculus seminalis münden. Auf einem Querschnitt (Stieve 1930, Abb. 1) erkennt man die spaltförmige Lichtung der Harnröhre, die symphysenwärts konvex gebuchtet ist. Der Colliculus seminalis wölbt sich von dorsal herein. Eine Untergliederung in „Lappen", wie sie Lowsley (1912) ursprünglich am Embryo beschrieben hat, ist nicht zu sehen, vielmehr lassen sich 3 konzentrisch angeordnete Regionen von zunehmender Größe erkennen (Franks 1954a): Im Zentrum liegt die Urethra. Die hufeisenförmig ausgebildete sog. Außendrüse bildet die Hauptmasse des Organs. Ventralwärts zur Blase hin ist das Hufeisen offen, hier sieht man Muskulatur, Bindegewebe und reichliche Gefäße, auch quergestreifte Muskelfasern strahlen hier ein. Die Außendrüse umschließt eine kleine Gruppe von unterschiedlich langen Drüsen, die die sog. Innendrüse bilden. Außen- und Innendrüse sind durch eine oft wenig markante fibromuskuläre „Kapsel" voneinander getrennt.

Ein jüngeres Konzept der Prostatauntergliederung stammt von McNeal (1968, 1972, 1978), das sich bei der Aufarbeitung der Prostata in der sagittalen Ebene darstellt: Auch hier werden eine zentrale und eine periphere Zone unterschieden. Die zentrale Zone (28% der Drüsenmasse) hat die Form eines Konus, der die Ductus ejaculatorii umgibt. Seine Basis liegt am Blasenhals, seine Spitze am Colliculus seminalis. Dieser Konus wird im Bereich seiner distalen Hälfte annähernd schalenförmig von der peripheren Zone umgeben. Sie weist in ihrem Verlauf von proximal nach distal zunächst eine posteriore und laterale, im Bereich des Colliculus seminalis dann auch eine ventrale Ausdehnung auf.

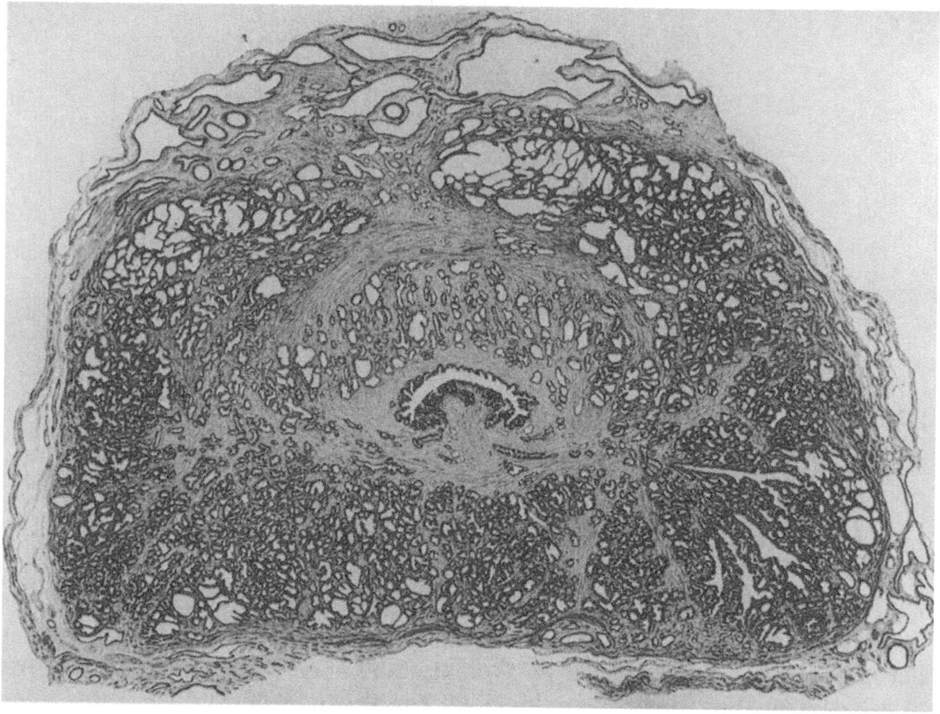

Abb. 1. Prostata eines 19jährigen Mannes. Im Zentrum ist der Querschnitt der Urethra zu sehen. Deutlich sind inneres und äußeres Drüsenfeld zu unterscheiden. (Aus STIEVE 1930)

2. Histologie

Die Prostata ist eine zusammengesetzte tubuloalveoläre Drüse (STIEVE 1930), deren Stroma von reichlicher glatter Muskulatur durchsetzt ist. Man erkennt 30–70 tubuloalveoläre Drüsen, die jeweils aus einem Hauptgang und zahlreichen Verzweigungen bestehen (Übersicht bei AUMÜLLER 1979). Das Zylinderepithel bildet in die Lichtung vorspringende Falten mit einem gefäßführenden Bindegewebe oder nur zellulär aufgebaute Leisten, in denen die Kerne der oft langgestreckten Zylinderzellen in unterschiedlicher Höhe liegen. Das Epithel erscheint hier deutlich mehrreihig, aber nicht mehrschichtig. Unter dem Zylinderepithel trifft man teils in geschlossener Formation, teils einzeln liegend kleine Basalzellen an. Die Höhe der Zylinderzellen variiert stark, insbesondere in weitlumigen Abschnitten der Drüsen sieht man ein eher niedriges bis flaches Zylinderepithel, Leisten und Falten können hier vollständig fehlen (STIEVE 1930). Es handelt sich offenbar nur um verschiedene Funktionsformen des gleichen Zelltyps. Signifikante Unterschiede der Epithelausstattung zwischen Außen- und Innendrüse bzw. zwischen den einzelnen Drüsengruppen sind nicht auszumachen (STIEVE 1930; FRANKS 1983). FRANKS (1983) ist der wahrscheinlich richtigen Auffassung, daß die von McNEAL (1983) beschriebenen Unterschiede im Epithel der Innen- und Außendrüse nur verschiedene Sekretionszustände widerspiegeln.

In der Epithelausstattung der Prostata sind 3 Zelltypen zu unterscheiden:

a) das sekretorische Epithel,
b) die Basalzellen,
c) die endokrinen Zellen.

a) Sekretorisches Epithel

Die gleichförmigen runden bis ovalen Zellkerne des sekretorischen Epithels liegen in den hochprismatischen Zellen in unterschiedlicher Höhe. Das Zytoplasma ist wabig-schaumig, die Zellgrenzen sind lichtmikroskopisch markant dargestellt. Auf Flachschnitten tritt ein Wabenmuster deutlich hervor, das auch im Ausstrich des Feinnadelpunktates deutlich wird.

Ultrastrukturell (Abb. 2) werden 4 Typen der sekretorischen Drüsenzelle unterschieden (Kastendieck 1977). Die reife, sekretorisch aktive Drüsenzelle zeigt einen zonalen Aufbau. Infra- und paranukleär finden sich kleine Mitochondrien, schmale Schläuche des endoplasmatischen Retikulum (ER) sowie vereinzelt Lipidtröpfchen. Supranukleär liegen das gutentwickelte Golgi-Feld, Mitochondrien, rauhes endoplasmatisches Retikulum und Granula vom Aussehen primärer Lysosomen. Die apikale Zone ist durch reife Sekretgranula gekennzeichnet, die ihren Inhalt merokrin freisetzen. An der Zelloberfläche sind Mikrovilli sowie kugelartige Zytoplasmavorwölbungen ausgebildet, die im Sinne einer apokrinen Sekretion abgeschnürt werden. Der Kontakt zu Nachbarzellen wird durch eine lumennahe Zona occludens und daruntergelegene kleine Desmosomen hergestellt.

Unreife, sekretorisch inaktive Drüsenzellen sind eher kubisch, mit spärlichen Organellen und einem kleinen Golgi-Apparat sowie nur vereinzelten, meist unreifen, sekretorischen Vakuolen ausgestattet. Zeichen der Sekretion fehlen. Diese Zellen entsprechen offenbar heranreifenden Drüsenzellen.

Ein weiterer Zelltyp, ebenfalls ohne Zeichen der sekretorischen Aktivität, ist durch zahlreiche Lysosomen und deutliche Zytoplasmaprotrusionen gekennzeichnet. Dieser Typ wird als Ruheform der sekretorisch aktiven oder als Vorstufe der degenerativen Drüsenzelle interpretiert. Diese vierte, gelegentlich in den Azini vorkommende degenerative Zellform zeichnet sich durch einen heterochromatinreicheren Kern, eine vakuoläre Zytoplasmaumwandlung sowie durch einen atrophischen Golgi-Apparat mit Zeichen einer gesteigerten Autophagie aus.

Histochemisch lassen sich im Zytoplasma der sekretorischen Zellen saure und neutrale Mucopolysaccharide darstellen, reichliche Lipide und – als wichtigste anorganische Komponente – Zink. Unter den Enzymen kommt der sauren Prostataphosphatase (SPP) die Hauptbedeutung zu, sie wird heute üblicherweise immunhistochemisch dargestellt.

Zusammen mit dem prostataspezifischen Antigen (PSA) (Abb. 3) ist die SPP der wichtigste Marker des sekretorischen Epithels der Prostata. Beide Marker kommen in allen Abschnitten der Prostata in gleicher Intensität vor. Basalzellen, endokrine Zellen und Transitionalepithel sind SPP- und PSA-negativ (Jöbsis et al. 1978; Aumüller et al. 1981; Jöbsis et al. 1981; Dhom 1984; Song et al. 1985; Caselitz et al. 1986 a; Nagel et al. 1987; Wernert 1987; Wernert et al. 1987 a).

Intermediärfilamente sind die Keratine 8 und 18, weiter lassen sich nachweisen Erdnußlektin (PNA), CEA und α_1-Antichymotrypsin. Auch Vimentin kann

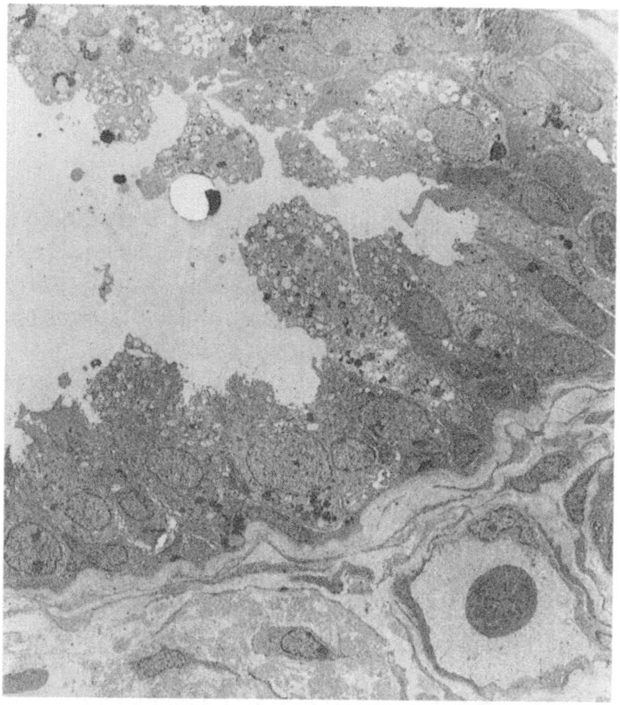

a

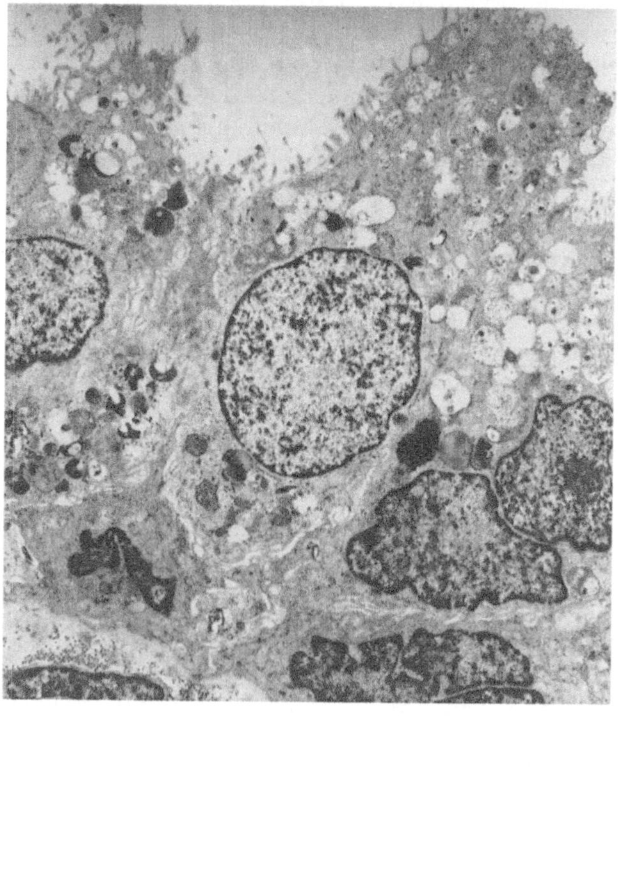

b

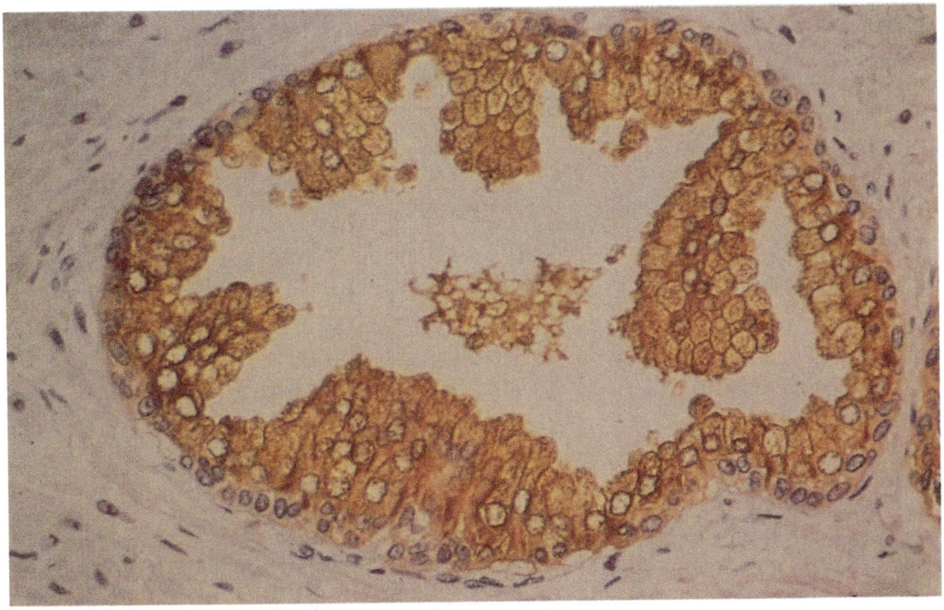

Abb. 3. Immunhistochemische Darstellung des sekretorischen Epithels: Nachweis des prostataspezifischen Antigens (PSA). Aufnahme N. WERNERT

schwachpositiv dargestellt sein. Die AB0-Blutgruppenantigene sind ebenfalls im sekretorischen Epithel darzustellen. Der Östrogen- und der Progesteronrezeptor lassen sich im sekretorischen Epithel nicht nachweisen (WERNERT et al. 1988a). Ein immunhistochemischer Nachweis des Androgenrezeptors steht bis jetzt noch aus.

b) Basalzellen

Unter dem sekretorischen Epithel sind teils als kontinuierliches Band, teils einzeln liegend kleine, keilförmige, polygonale oder flache Basalzellen nachweisbar (STIEVE 1930; FISHER u. JEFFREY 1965; KASTENDIECK 1977). Entlang einer dünnen Basalmembran und um Drüsenzellen können Zytoplasmaausläufer elektronenmikroskopisch nachgewiesen werden (BRANDES et al. 1964; KASTENDIECK 1977). Untereinander sowie mit angrenzenden Abschnitten sekretorischer Epithelien sind die Basalzellen durch komplizierte Verzahnungen der Zellmembranen verbunden (BRANDES et al. 1964; MAO u. ANGRIST 1966; KASTENDIECK 1977; HOHBACH 1979).

Abb. 2. a Normales Drüsenepithel der menschlichen Prostata. Unterschiedliche Stadien der sekretorischen Aktivität. Kleine trianguläre Basalzellen. Deutlich abgrenzbare Basalmembran. Aufnahme K. HINKELDEY × 1100. **b** Sekretorische und Basalzellen der menschlichen Prostata. Zahlreiche Sekretvakuolen, Mikrovilli und Lysosomen im Zytoplasma des sekretorischen Epithels. Schmaler Zytoplasmasaum der keilförmigen Basalzelle. Aufnahme K. HINKELDEY × 3000

Tabelle 1. Immunhistochemie der reifen Prostata nach der Pubertät

			Keratine										
		SPP, PSA	7	8	18	19	Stratum corneum	Vimentin	PNA	CEA	ACT	AB0	ER PR
Drüsen, Gänge, Utrikulus	Basalzelle												(+)
	Basalzellhyperplasie	–	(+)	–	–	+	+	–	+	–	–	(+)	+
	sekretorisches Epithel	+	(+)	+	+	+	–	(+)	+	+	+	(+)	–
Plattenepithelmetaplasie		–	(+)	–	–	(+)	+	–	+	+	–	(+)	?
Urothel (prostatische Gänge und Urethra)		–	+	+	+	+	+	–	(+)	+	(+)	+	+
Epithel von Ductus ejaculatorii und Samenblasen		–	+	+	+	+	+	(+)	+	+	(+)	+	–

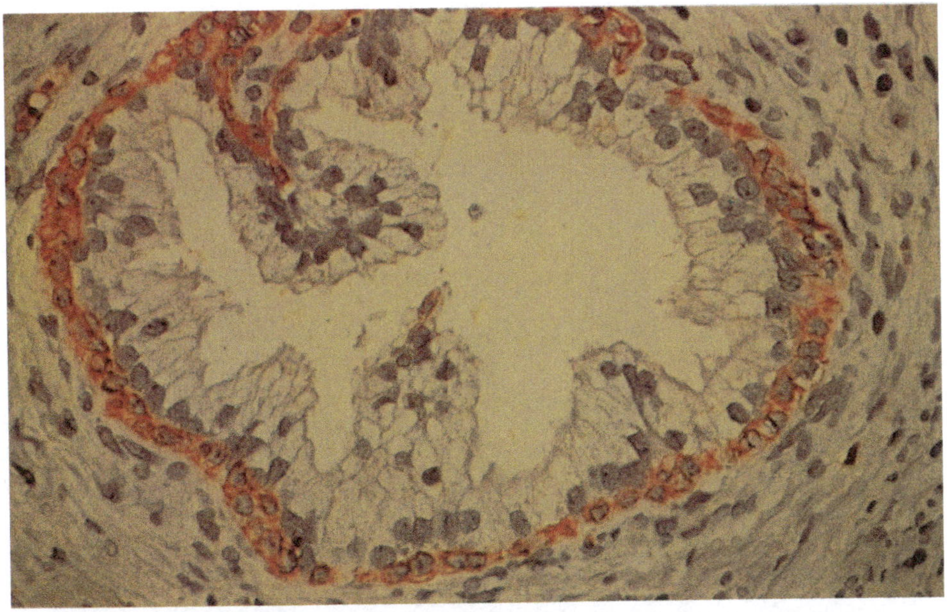

Abb. 4. Immunhistochemische Darstellung der Basalzellen in einer Prostatadrüse: Nachweis des Keratins vom Typ des Stratum corneum. Aufnahme N. WERNERT

Zu Nachbarzellen sind Desmosomen ausgebildet. Der Organellengehalt des Zytoplasma entspricht lediglich einer Grundausstattung an endoplasmatischem Retikulum und Ribosomen, Mitochondrien sind jedoch reichlich vorhanden. Ein Golgi-Apparat ist nur rudimentär nachweisbar, Sekretvakuolen fehlen.

Immunhistochemisch unterscheiden sich die Basalzellen vom sekretorischen Epithel (Tabelle 1): SPP und PSA sind negativ, dagegen wird ein Keratin vom Typ des Stratum corneum exprimiert (Abb. 4), dabei handelt es sich um die Keratine 7 und 19 (SCHLEGEL et al. 1980a; AUMÜLLER 1984; GOWN u. VOGEL 1984; BRAWER et al. 1985; WERNERT et al. 1986a; WERNERT 1987; WERNERT et al. 1987a). Im Gegensatz zum sekretorischen Epithel sind der Östrogenrezeptor (ER-ICA-Test) und der Progesteronrezeptor in den Basalzellen positiv darzustellen (WERNERT et al. 1988a).

c) Endokrine Zellen

Die endokrinen Zellen der Prostata sind seit langem bekannt (PRETL 1944; FEYRTER 1951 a, b; HAMPERL 1952). In den Drüsenazini kommen sie meist nur vereinzelt vor, reichlicher sind sie in den großen Gängen erkennbar. In großer Zahl sind sie im Epithel des Utriculus, verstreut auch im Urothel der prostatischen Urethra nachweisbar. Im Epithel der Ductus ejaculatorii sowie der Samenblasen fehlen sie (FETISSOF et al. 1983; WERNERT 1987). Die mit Versilberungsmethoden darstellbaren endokrinen Zellen sind sternförmig und können zipflige Zytoplasmaausläufer zeigen. Die Ausstattung mit endokrinen Granula ist ultrastrukturell variabel (DI SANT'AGNESE u. JENSEN 1984b). CAPELLA et al. (1981) sowie FETISSOF

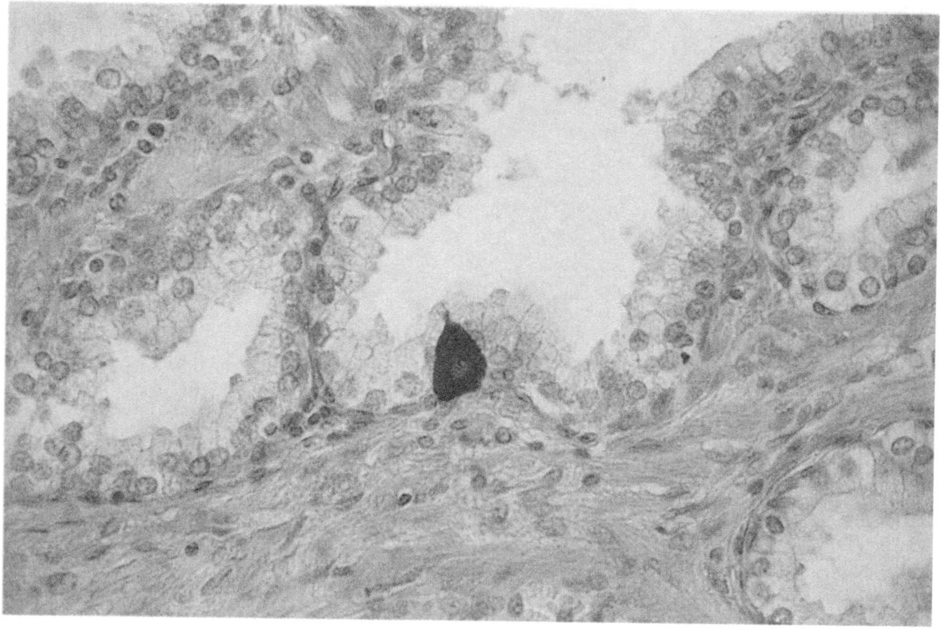

Abb. 5. Endokrine Zelle in einer Prostatadrüse. Immunhistochemischer Nachweis von Serotonin. Aufnahme N. WERNERT

et al. (1983) unterscheiden 2 Zelltypen nach Form und Größe der Granula. Immunhistochemisch sind die endokrinen Zellen neuronspezifisch-Enolase (NSE)- und Chromogranin-positiv. Sie enthalten bevorzugt Serotonin (Abb. 5), ein TSH-artiges Antigen sowie selten Kalzitonin (ABRAHAMSSON et al. 1986). Für Somatostatin wurden positive (DI SANT'AGNESE u. JENSEN 1984a; ABRAHAMSSON et al. 1986) sowie negative (FETISSOF et al. 1983; WERNERT 1987) Befunde erhoben. Eine Reihe weiterer Polypeptidhormone kommt nur in den von den endokrinen Zellen sich ableitenden Tumoren vor (s. Kap. „Ungewöhnliche Prostatakarzinome").

d) Stroma

Die Komponenten des Prostatastroma (Übersicht bei AUMÜLLER 1979) sind glatte Muskulatur und Bindegewebe mit kollagenen, retikulären und elastischen Fasern. Letztere kommen überwiegend in zentralen Prostataanteilen vor (s. Kap. „Entwicklung").

Die interlobulären Bündel glatter Muskulatur ziehen von der Region des Colliculus seminalis radiär zur Prostatakapsel. Um größere Gänge sind die glatten Muskelfaserzüge längs wie zirkulär angeordnet. Die Drüsenazini werden von einer schmalen Bindegewebsschicht mit wenigen elastischen Fasern umgeben. Hierauf folgen zirkulär verlaufende glatte Muskelzellen und Bindegewebe, so daß die Muskelkontraktion zur Azinusentleerung führt.

Der Apex prostatae wird von Skelettmuskelfasern des Diaphragma urogenitale umgeben. Quergestreifte Muskulatur kommt auch in ventralen Prostataanteilen vor. An der Prostatakapsel werden von außen nach innen ein Stratum vasculosum mit Gefäßen des Plexus venosus prostaticus, ein Stratum fibrosum, das dorsal Bündel überwiegend unmyelinisierter Nervenfasern enthält, und ein Stratum musculare unterschieden.

3. Gefäßversorgung und Innervation

Die arterielle Gefäßversorgung der Prostata (Übersicht bei AUMÜLLER 1979) verläuft meist über die A. vesicalis inferior, daneben auch über die A. rectalis superior oder die A. obturatoria. Diese Gefäße geben auf beiden Seiten die prostatischen Arterien ab. Sie versorgen über einen periurethralen Plexus die inneren sowie über einen Kapselplexus die peripheren Prostataabschnitte. In der reifen Prostata sind die Arterien typischerweise korkenzieherartig gewunden. Mit der Pubertät entwickeln sich, besonders in den Kapselarterien, semilunare, elastische Intimakissen.

Die kapillare Durchblutung (Übersicht bei AUMÜLLER 1979) ist durch die peripuberale Ausbildung eines dichten, korbartigen Kapillargeflechts mit Sinusoiden um die Drüsenazini gekennzeichnet. Nach dem 45. Lebensjahr nimmt die kapillare Vaskularisation wieder ab. Die Sinusoide verschwinden. Terminale Abschnitte der prostatischen Gänge werden vom periurethralen Maschenwerk versorgt. Interstitiell kommen nur wenige Kapillaren vor. Venös wird die Prostata von einem periurethralen sowie einem Kapselplexus (im Stratum vasculosum) drainiert (Übersicht bei AUMÜLLER 1979). Der Kapselplexus ist Teil des Plexus venosus vesicoprostaticus.

Lymphgefäße (Übersicht bei AUMÜLLER 1979) sind in der Prostata zahlreich. Sie beginnen nahe den Alveoli und reichen bis zur Drüsenkapsel, wo sie ein Netzwerk ausbilden, das mit den Lymphgefäßen von Samenblasen und Harnblase verbunden ist. Die meisten Lymphgefäße der Prostata enden in den Lymphonodi iliaci externi oder interni. Allerdings stehen auch entferntere Lymphknoten in direkter Verbindung mit der Drüse.

Die Innervation der Prostata (Übersicht bei AUMÜLLER 1979) verläuft über den Plexus pelvinus. Die prostatischen Ganglien liegen superolateral des Eintritts der größeren Gefäße. Die größte Zahl der Axone ist um die Drüsenazini entwickelt. Die Endigungen liegen nahe der Basalmembran. Neben einem sekretorischen Effekt haben die Azinusnerven eventuell auch eine „trope" Wirkung. Zusätzlich zu den Drüsen werden auch die glatten Muskelfasern und die Gefäße innerviert.

4. Colliculus seminalis

Der spindelförmige Colliculus seminalis (Übersicht bei AUMÜLLER 1979) liegt im Bereich der Hinterwand der prostatischen Urethra. Seine Länge beträgt 12–15 mm, seine durchschnittliche Breite 3 und seine Höhe 4 mm. Zentral auf dem Colliculus oder etwas darunter liegt die Öffnung des Utriculus prostaticus. Die Ductus ejaculatorii münden in unmittelbarer Nachbarschaft. In den lateralen Furchen beidseits des Colliculus (Sinus prostatici) liegen die Öffnungen der prostatischen Gänge. Die urethralen Drüsen münden fast alle im Bereich des proximalen Segments der prostatischen Urethra.

5. Utriculus prostaticus

Histologisch entspricht der reife Utriculus einer variablen Struktur mit länglich verzweigten, tubulären, ovalen oder angedeutet sternförmigen Varianten (Abb. 6, 7). Das papillär aufgefaltete Epithel unterscheidet sich nicht von dem der Prostatadrüsen und besteht aus Basalzellen und sekretorischem Zylinderepithel. Eine vielschichtige, urothelartig anmutende Basalzellage kann vorkommen.

Utriculus und Ductus ejaculatorii liegen in einer Bindegewebsschicht mit zahlreichen, plexusartigen und meist dickwandigen Gefäßen, überwiegend ohne spezifischen Aufbau (Abb. 6). Im Bindegewebe kommen reichliche, elastische Fasern vor (MCCARTHY et al. 1927; OBERNDORFER 1931). Die Bindegewebszone wird meist von einer Schicht glatter Muskulatur mit kleinen Nervenästen umgeben (RÜDINGER 1883; SPRINGER 1898; HELLER u. SPRINZ 1921; MOORE 1937 a; WERNERT et al. 1986 b; WERNERT 1987).

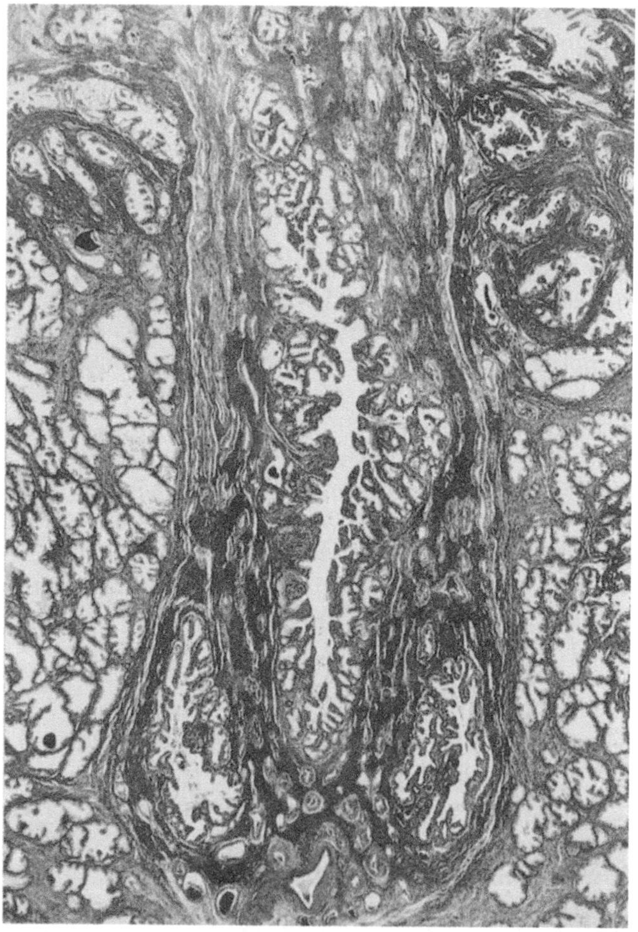

Abb. 6. Utriculus prostaticus bei einem 53jährigen Mann. Aufnahme N. WERNERT

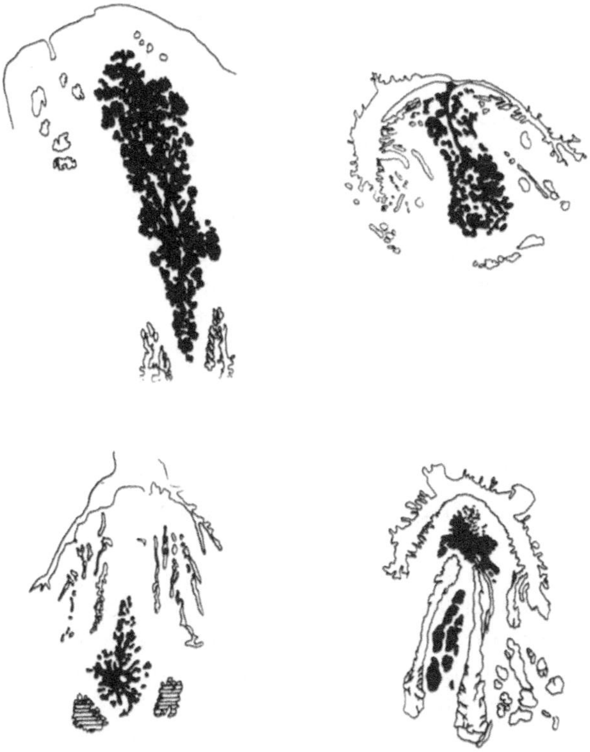

Abb. 7. Morphologische Varianten des Utriculus prostaticus *(schwarz)* im Erwachsenenalter. Darstellung von N. WERNERT

Die Embryogenese des Utriculus ist immer noch umstritten. Nach MEYER (1909) und anderen Autoren (HELLER u. SPRINZ 1921; ZONDEK u. ZONDEK 1974a) wird der Utriculus von den verschmolzenen Enden der Müller-Gänge gebildet. Nach VILAS (1932) geht er aus dem Epithel des Sinus urogenitalis hervor, das den kaudalen Abschnitt der vereinigten Müller-Gänge nach dem 3. Fetalmonat in Form der kranial vorwachsenden Sinusepithelsäule ersetzt. Diese Säule erhält in der 2. Hälfte der Fetalzeit ein Lumen und bildet den Utriculus.

Komplizierter sind die Befunde von GLENISTER (1962): Im 3. Fetalmonat entwickelt sich eine Hyperplasie des Epithels der Wolff-Gänge über ihrer Mündungsstelle auf dem Colliculus seminalis. Hier endet in unmittelbarer Nachbarschaft das verschmolzene kaudale Ende der Müller-Gänge, so daß es in diesem Bereich zu einer Mischung von Epithel der Wolff- und Müller-Gänge sowie des Sinus urogenitalis kommt. Dieses gemischte Epithel wächst im 4. Fetalmonat in Form des sinuutrikularen Strangs nach kranial und verdrängt dabei das kaudale Segment der Müller-Gänge. Im 5. Fetalmonat erhält der Strang ein Lumen. Nur der direkt benachbarte Anteil der Müller-Gänge bleibt erhalten und beteiligt sich am Aufbau des Utrikulus.

Neuere Befunde (WERNERT et al. 1986b; WERNERT 1987) zeigen, daß sich das Utrikulusepithel von der Fetalzeit bis zum Erwachsenenalter immunhistochemisch nicht vom Epithel der Prostatadrüsen unterscheidet und somit offenbar aus dem Epithel des Sinus urogenitalis hervorgeht. Nach eigenen Ergebnissen (Wernert 1987) besteht die Auskleidung des länglichen Utrikulus in der 22. Fetalwoche noch aus undifferenziertem Epithel. In der weiteren Fetalzeit wird der einfach tubulär oder zystisch gebaute Utrikulus, wie viele Drüsen zentraler Prostataanteile, von metaplastischem Plattenepithel ausgekleidet (Meyer 1909; Andrews 1951; Glenister 1962; Zondek u. Zondek 1972, 1974 a; Wernert et al. 1986 b; Wernert 1987). Von der Geburt bis zur Pubertät entwickelt sich eine Formdifferenzierung des Utrikulus mit Ausbildung solider Aussprossungen, die sich verzweigen und ein Lumen erhalten, das von undifferenziertem Epithel ausgekleidet wird (Wernert et al. 1986 b; Wernert 1987). Nach der Pubertät ist eine variable und komplizierte Struktur ausgebildet, deren Epithelauskleidung sich nicht von der reifer Prostatadrüsen unterscheidet.

II. Entwicklung, Embryologie, Wachstum der fetalen und kindlichen Prostata

Die ersten knospenartigen Drüsenanlagen der menschlichen Prostata sprossen im 3. Fetalmonat oder später in variabler Lokalisation und Zahl in der Umgebung der Öffnungen von Wolff- und Müller-Gängen aus dem Epithel des Sinus urogenitalis aus (Glenister 1962; Übersicht bei Aumüller 1979). Gewöhnlich wachsen beidseits zunächst 1–2 Knospen nach lateral und kaudal (Aumüller 1979). Etwas später entwickeln sich lateral, kranial und ventral weitere Knospen (Aumüller 1979). Im weiteren Verlauf kommt es nach Johnson (1920) zur Ausbildung verschiedener Knospengruppen. Das Konzept einer Gliederung der Prostata in 3 Lappen von Lowsley (1912) ist allerdings umstritten (Lit. bei Aumüller 1979). Nach Glenister (1962) gehen die Drüsen der sog. Innenzone der Prostata, wie auch Teile des Utriculus prostaticus aus einem gemischten Epithel (Epithel der Wolff- und Müller-Gänge sowie des Sinus urogenitalis) über dem Colliculus seminalis hervor, während das Epithel des Sinus urogenitalis die alleinige Matrix der Drüsen peripherer Prostataabschnitte bildet. Die endgültige Zahl der Drüsenknospen ist um den 4. Fetalmonat erreicht (Übersicht bei Aumüller 1979). Bis zur 22. Fetalwoche kommt es zu einer Reduktion der anterioren Drüsen. In Kontinuität mit der Urethramuskulatur wird die Muskelkapsel der Prostata ausgebildet.

Passend zu den Befunden von Glenister (1962), nach denen die zelluläre Histogenese der Drüsen von Innen- und Außenzone unterschiedlich ist, vollzieht sich der Verzweigungsprozeß der Drüsen peripherer Prostataabschnitte (Abb. 8) nach eigenen Ergebnissen (Wernert 1987) schneller als der der Drüsen innerer Prostataanteile, der zeitlich etwa dem des Utrikulus parallel geht. Am Ende der Fetalzeit sind die Drüsen zentraler Prostataabschnitte überwiegend noch unverzweigt und weit (Abb. 9). Hier fügt sich auch ein, daß durch plazentare Östrogene induzierte Plattenepithelmetaplasien weitgehend auf Drüsen zentraler Prostataanteile sowie auf den Utrikulus beschränkt sind (Meyer 1909; Andrews 1951; Glenister 1962; Zondek u. Zondek 1972, 1974 a; Wernert 1987).

Auch zeigt das Stroma zentraler und peripherer Prostataanteile nach eigenen Untersuchungen (ab der 22. Fetalwoche) deutliche Unterschiede: Es entspricht in

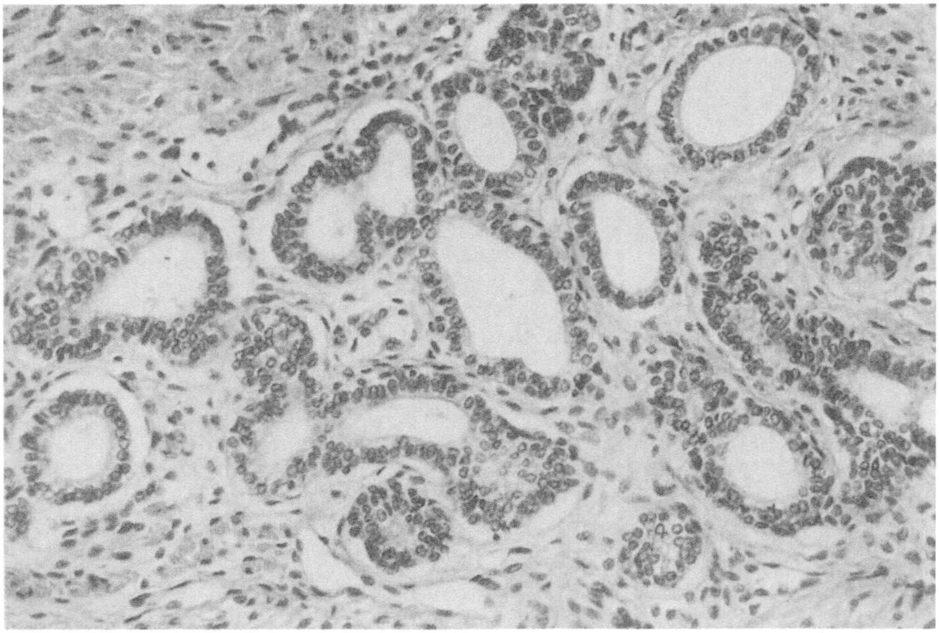

Abb. 8. Verzweigte, kleinlumige Prostatadrüsen in der Außenzone: 36. Schwangerschaftswoche. Aufnahme N. WERNERT

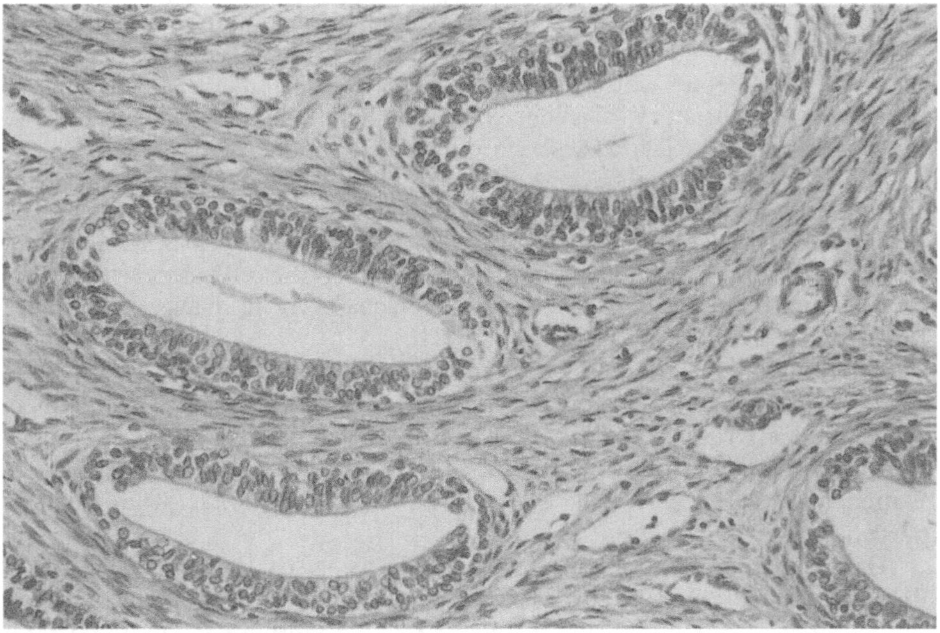

Abb. 9. Weitlumige Prostatadrüse in der Innenzone. 36. Schwangerschaftswoche. Breites Stroma mit glatter Muskulatur. Aufnahme N. WERNERT

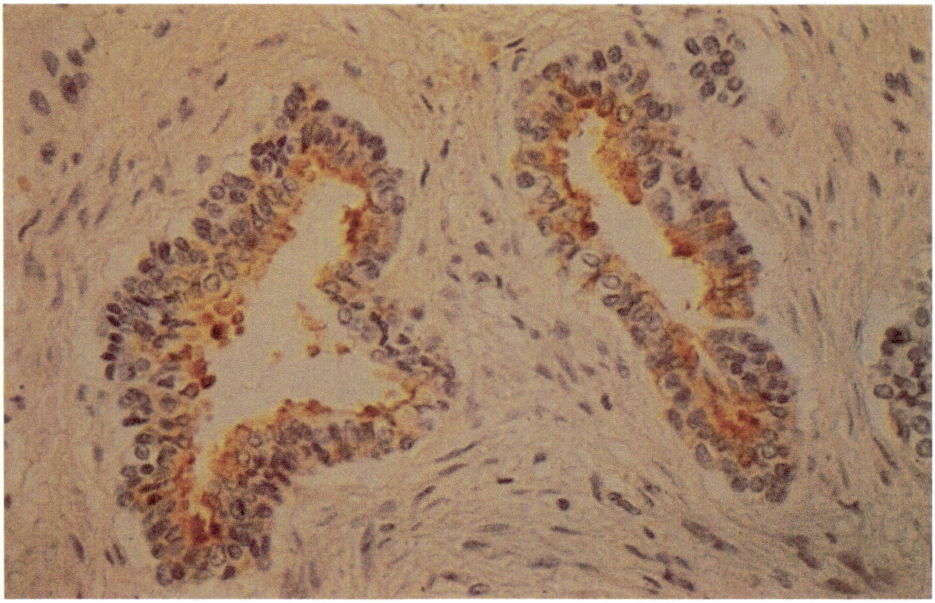

Abb. 10. Nachweis des prostataspezifischen Antigens im unreifen, sekretorischen Epithel: 2 Tage altes Neugeborenes. Aufnahme N. WERNERT

der 22. Woche innen einem breiten, kollagenfaserreichen Bindegewebskern, der die prostatischen Gänge nach peripher begleitet und bis zum Ende der Fetalzeit an Ausdehnung abnimmt. Dem gegenüber findet sich in der 22. Fetalwoche im äußeren Drüsenfeld bereits eine schmale Schicht glatter Muskulatur, die bis zum Ablauf der Fetalzeit breiter wird als der zentrale Stromakern. Erst ab der 31. Fetalwoche strahlen spärliche glatte Muskelfasern in das zentrale Bindegewebe.

Die fetalen Prostatadrüsen werden von ein- bis mehrreihigem, kubischem oder niedrigzylindrischem Epithel ausgekleidet (Abb. 8, 9). Das Sekret ist ab der 26. Woche PAS-positiv (Lit. bei AUMÜLLER 1979). Auch die prostatischen Gänge besitzen mehrreihiges undifferenziertes Zylinderepithel (WERNERT 1987). SPP und PSA sind bereits ab der 24.–29. Schwangerschaftswoche im Drüsenepithel der Innen- und Außenzone nachweisbar (Abb. 10).

Die postnatale Entwicklung der Prostata ist, nach Wegfall des Einflusses der plazentaren Östrogene, zunächst durch eine Rückbildung der Plattenepithelmetaplasien in den Drüsen, etwa bis zur 4. Lebenswoche, gekennzeichnet (ANDREWS 1951; WERNERT 1987) (Abb. 11). Im Utriculus prostaticus kann das metaplastische Plattenepithel bis zum 3. (WERNERT 1987) bzw. 4. Lebensmonat (ANDREWS 1951) persistieren.

Das Drüsenepithel bleibt bis zur Pubertät histologisch unreif (WERNERT 1987). Immunhistochemisch kann sich allerdings bereits im 9. Lebensjahr eine Differenzierung in Basalzellen und sekretorisches Zylinderepithel andeuten (WERNERT 1987) (Abb. 12). In zentralen Anteilen der prostatischen Gänge wird Urothel ab dem 5. Lebensmonat beobachtet.

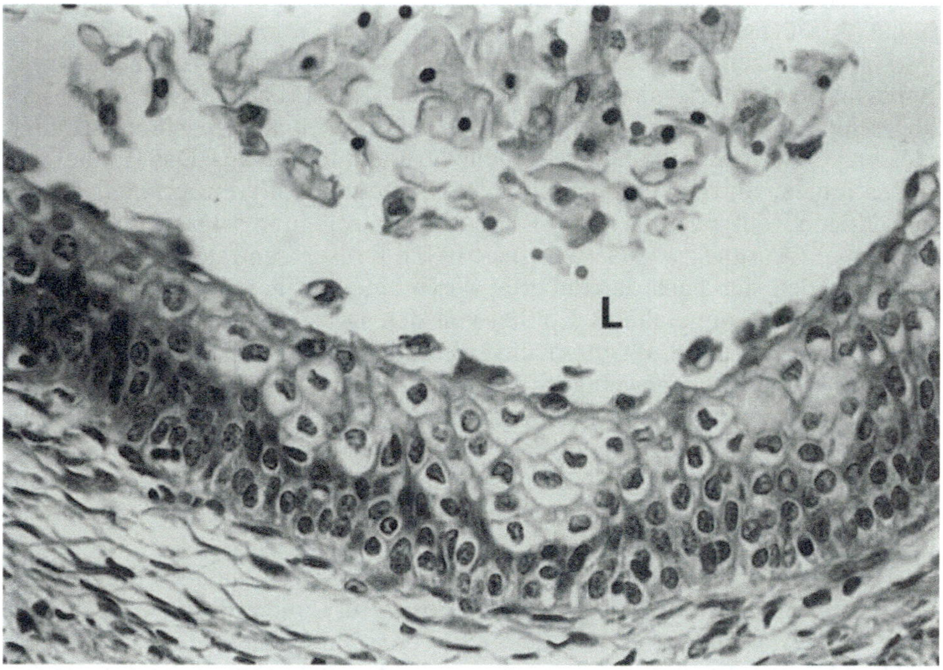

Abb. 11. Metaplastisches, desquamierendes Plattenepithel in einer Prostatadrüse beim Neugeborenen. Aufnahme J. M. GOKEL, Pathologisches Institut München

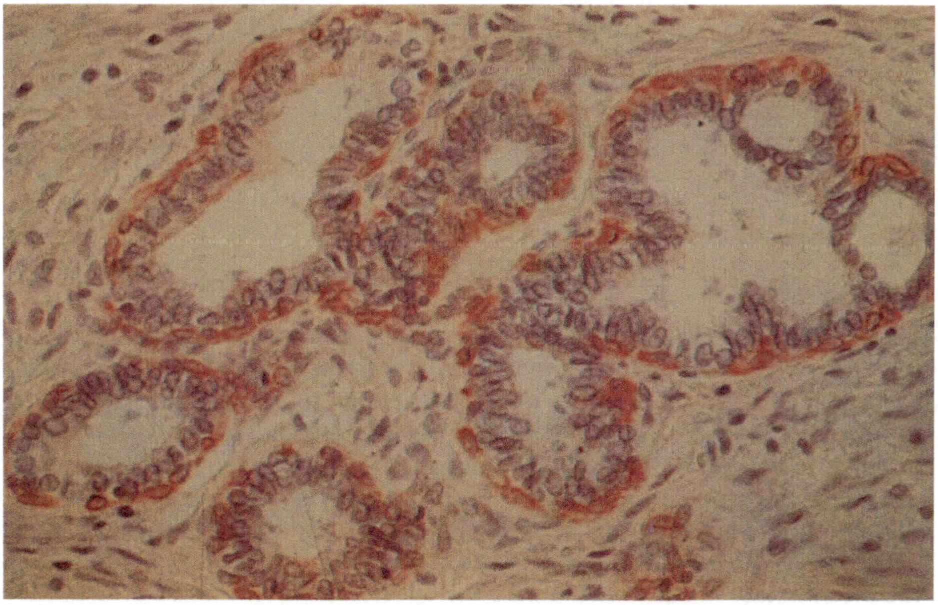

Abb. 12. Immunhistochemische Darstellung der Basalzellen in einer prämaturen Drüse eines 9jährigen Jungen: Keratin vom Typ des Stratum corneum. Aufnahme N. WERNERT

Mit Beginn der Pubertät wird die endgültige externe Form der Prostata ausgebildet (Aumüller 1979).

Das Einsetzen der testikulären Androgensekretion führt zu einem Wachstums- und Differenzierungsprozeß der Prostata, der bis zum 18.–22. Lebensjahr abgeschlossen ist (Lit. bei Aumüller 1979). Die Drüsengänge wachsen im Durchmesser, verzweigen sich und bilden neue Drüsenknospen aus. Das Epithel wird über schmalen Stromakernen papillär aufgefaltet und differenziert in die beiden endgültigen Zelltypen der reifen Prostata, Basalzelle und sekretorisches Zylinderepithel (Aumüller 1979; Wernert 1987). Drüsen zentraler Prostataanteile unterscheiden sich nach der Pubertät durch einen größeren Durchmesser und stärker papillär aufgefaltetes Epithel von den Drüsen peripherer Prostataabschnitte (McNeal 1968; Wernert, unveröffentlicht).

Der zentrale, bindegewebige Stromakern der Prostata nimmt von der Geburt bis zur Pubertät weiter an Ausdehnung ab und entspricht schließlich nur noch einer schmalen Zone, die die zentralen prostatischen Gänge nach peripher begleitet und jetzt reichliche elastische Fasern enthält (Wernert, unveröffentlicht). Glatte Muskulatur hat sich bis zur Pubertät reichlich entwickelt (Wernert, unveröffentlicht).

Histochemisch sind die Drüsen beim Kind nur schwach, während der Pubertät und in der reifen Prostata dagegen kräftig positiv für Lipide (Bangert 1971). Proteine werden im Sekret erst ab dem 18. Lebensjahr nachgewiesen (Aumüller 1979). PAS-positives und alzianophiles Material kommen bereits beim Neugeborenen und im 2. Lebensmonat in einigen Azini vor (Aumüller 1979). Bis zur Pubertät werden nur saure Mucopolysaccharide (Hyaluronsäure oder ihre Derivate) nachgewiesen (Aumüller 1973, 1979). Mit Beginn der Pubertät findet sich in einer zunehmenden Drüsenzahl wieder PAS-positives Sekret, das eventuell einer Mischung aus neutralen Mucopolysacchariden und Sialomucinen entspricht (Aumüller 1973, 1979).

Nach ultrastrukturellen Untersuchungen bei einem 6jährigen (Lit. bei Aumüller 1979) enthalten die luminalen Drüsenepithelien in diesem Alter nur wenige intrazytoplasmatische Organellen. Nur in einzelnen Zellen werden apikale sekretorische Granula gesehen.

III. Funktion der Prostata

Die Prostata ist ein klassisches Zielorgan für zirkulierende Androgene. Sie bewirken die fetale Entwicklung (Lit. bei Schweikert et al. 1984) und das puberale Wachstum der Drüse; während der Geschlechtsreife sind sie für den Bestand der morphologischen Struktur und für die funktionelle Leistung verantwortlich. Maßgebliches Androgen ist Testosteron, das fast ausschließlich in den Leydig-Zwischenzellen des Hodens produziert wird. Im Serum steht an SHBG-gebundenes Testosteron im Austausch mit dem freien, biologisch wirksamen Hormonanteil. Testosteron gelangt durch freie Diffusion in die Prostatazelle und wird hier durch die 5α-Reduktase in das intrazelluläre Wirkhormon Dihydrotestosteron (DHT) umgewandelt (Übersicht bei Senge 1983). In geringem Maße kann die Prostata von adrenal sezernierten Testosteronvorstufen Androstendion (4-Androsten-

3,17-dion) zur Synthese von Testosteron und DHT nutzen (Übersicht bei KLEIN et al. 1988). DHT wird durch die 3α- bzw. 3β-Hydroxysteroiddehydrogenase in die Desaktivierungsprodukte Androstan-3α,17β-Diol und Androstan-3β,17β-Diol (3α- und 3β-diole) überführt (Übersicht bei SENGE 1983; VOIGT u. KRIEG 1984; KLEIN et al. 1988). DHT bindet spezifisch mit hoher Affinität an das im Zytoplasma vorhandene, hochmolekulare Androgenrezeptorprotein (Übersicht bei MANON et al. 1977; SENGE 1983). dessen biochemische Struktur inzwischen aufgeklärt ist (BRINKMANN 1988). Der Hormon-Rezeptor-Komplex gelangt nach einem Aktivierungsschritt in den Zellkern und geht hier eine hochaffine und spezifische Bindung mit Liganden des Kernchromatins ein. Über die Aktivierung spezifischer Gene mit Synthese von RNS- und strukturellen wie sekretorischen Proteinen wird die Hormonwirkung vermittelt (Übersicht bei MANON et al. 1977; AUMÜLLER 1983 a, b; SENGE 1983).

Die Prostata reagiert sehr rasch auf DHT: Die Proteine Spermin und Spermidin werden innerhalb 30 min produziert (Übersicht bei SENGE 1983). Durch ultrastrukturelle Autoradiographie ist für die Rattenprostata gezeigt, daß Proteine allgemein im rauhen endoplasmatischen Retikulum synthetisiert, anschließend im Golgi-Apparat verpackt werden und dann in die Sekretvakuolen gelangen (Übersicht bei AUMÜLLER 1979).

Der Androgenrezeptor kommt nicht nur im Epithel, sondern auch im Prostatastroma vor (KYPRIANOU u. DAVIES 1986). Allerdings ist seine Konzentration im Epithel höher (s. Übersicht bei AUMÜLLER 1983 a, b).

Das Prostatasekret (Übersicht bei AUMÜLLER 1979, 1983 a, b) enthält Ionen (Natrium^{+}, Kalzium^{++}, Kalium^{+}, Chlorid^{-}, Zink^{++} und Zitrat), eine Vielzahl von Enzymen (unter anderem saure Phosphatase), Lipide (Cholesterin und Cholesterinester, freie Fettsäuren), Proteasen (Plasminogenaktivator oder verwandte Substanzen), die aliphatischen Polyamine Spermin und Spermidin, Immunglobuline sowie Serumproteine (Lactoferrin, Transferrin, Coeruloplasmin) und Hormone (Steroid- und Proteohormone), die vom Epithel filtriert oder konzentriert werden.

Zitrat und Proteasen wird eine Bedeutung für die Spermienmobilität beigemessen. Zitrat könnte aufgrund seiner großen Pufferkapazität einen optimalen pH des Seminalplasma erhalten. Proteasen sollen für die Durchdringung des Zervixschleims und eventuell auch der Zona pellucida verantwortlich sein. Für Zinkionen wird eine Rolle bei der Feed-back-Kontrolle der Prostatasekretion diskutiert. Spermin und Spermidin sind für die Kristallisation des Ejakulats, Proteasen für seine Verflüssigung und Koagulation verantwortlich. Den sauren Phosphatasen (lysosomal oder sekretorisch und androgenabhängig) wird für die Fertilisationskapazität keine Bedeutung beigemessen. Darüber hinaus kommen im Prostatasekret Immunglobuline sowie ein immunsuppressiver Faktor vor, der für die geringe Antigenität der Spermien mitverantwortlich sein soll. Nach experimentellen Befunden beim Hund ist die Entleerung des Prostatasekrets während der Ejakulation nerval und cholinergisch gesteuert (Übersicht bei AUMÜLLER 1979).

Androgenentzug führt an der Prostata zu Gewichtsabnahme und Sekretionsverlust sowie Beeinträchtigung der Proteinsynthese (Übersicht bei SENGE 1983). Nach elektronenmikroskopischen Befunden an der Rattenprostata (Übersicht bei

AUMÜLLER 1979) kommt es in den sekretorischen Epithelien zu einer Reduktion von rauhem endoplasmatischem Retikulum und Golgi-Apparat, zur Ausbildung autophagischer Vakuolen und zu einer Verfettung. Testosteronsubstitution bei kastrierten und hypophysektomierten Labortieren ermöglicht die fast komplette Wiederherstellung der normalen Prostatastruktur (Übersicht bei AUMÜLLER 1979).

Neben Testosteron wird anderen Hormonen eine Bedeutung für die Erhaltung von Prostatawachstum und -funktion zugeschrieben (Übersicht bei AUMÜLLER 1979): Prolactin erhöht die Fähigkeit der Prostata, selektiv Androgene zu akkumulieren. Bei hypophysektomierten Tieren wirken Prolactin und Androgene synergistisch stimulierend auf Prostatawachstum und Sekretion. Experimentelle Hemmung der Prolactinsekretion bei der Ratte führt zu regressiven Epithelveränderungen in der dorsalen Prostata.

Insulin verhindert regressive Veränderungen und die Atrophie von Epithelien der ventralen Rattenprostata in der Kultur (Lit. bei AUMÜLLER 1979). Daneben wirkt es synergistisch mit Androgenen. Dies trifft schließlich für eine Reihe weiterer Hormone (Progesteron, Glukokortikoide, ACTH und STH) zu.

Die zirkulierenden Androgene Testosteron und Androstendion können von der Prostata nicht nur in DHT, sondern über die Aromatase auch in Oestron und Oestradiol umgewandelt werden (Übersicht bei TUNN u. SCHWEIKERT 1983; SCHWEIKERT et al. 1988). Die extratestikuläre Aromatisierung von Androgenen stellt die wichtigste Quelle der Östrogenproduktion beim Mann dar, da nur ca. 10% der Östrogene vom Hoden synthetisiert werden (Übersicht bei TUNN u. SCHWEIKERT 1983).

Biochemisch enthalten die normale Prostata und das nodulär-hyperplastische Gewebe den Östrogenrezeptor (WAGNER et al. 1975; PERTSCHUK et al. 1979; KIRDANI et al. 1984; ROBEL et al. 1985). Dabei kommen Rezeptor und Östradiol überwiegend im Prostatastroma vor (KOZAK et al. 1982; SENGE 1983; KIRDANI et al. 1984).

Auch der Progesteronrezeptor wurde biochemisch in der normalen Prostata, der nodulären Hyperplasie wie auch im Prostatakarzinom nachgewiesen (EKMAN et al. 1979; ROBEL et al. 1985; WOLF et al. 1985; LÄMMEL et al. 1986).

Immunhistochemisch finden sich Östrogen- wie Progesteronrezeptor in der humanen Prostata ausschließlich intranukleär (WERNERT et al. 1988a). Vorzugsweise werden sie im fibromuskulären Stroma gesehen (Abb. 13). Normale Basalzellen sind fokal, hyperplastische Basalzellen ausgedehnt positiv. Die Kerne des sekretorischen Epithels enthalten weder den Östrogen- noch den Progesteronrezeptor. Das Urothel der prostatischen Gänge ist teilweise positiv. Der Östrogenrezeptor wurde immunhistochemisch auch in der normalen und hyperplastischen Hundeprostata nachgewiesen (SCHULZE u. BARRACK 1987a).

Die Funktion der endokrinen Zellen der Prostata ist unbekannt.

Die funktionelle Bedeutung der Basalzellen ist noch nicht eindeutig geklärt. Immunhistochemisch bestehen deutliche Unterschiede zwischen dem sekretorischen Epithel und der Basalzelle. Bemerkenswert ist der lange bekannte Dualismus der Reaktion des Prostataepithels auf Östrogengaben: Das sekretorische Epithel atrophiert, die Basalzellen proliferieren und bilden eine Plattenepithelmetaplasie aus. Östrogenrezeptoren kommen nur in den Basalzellen, nicht aber im sekretorischen Epithel vor (WERNERT et al. 1988a). Es ist unwahrscheinlich,

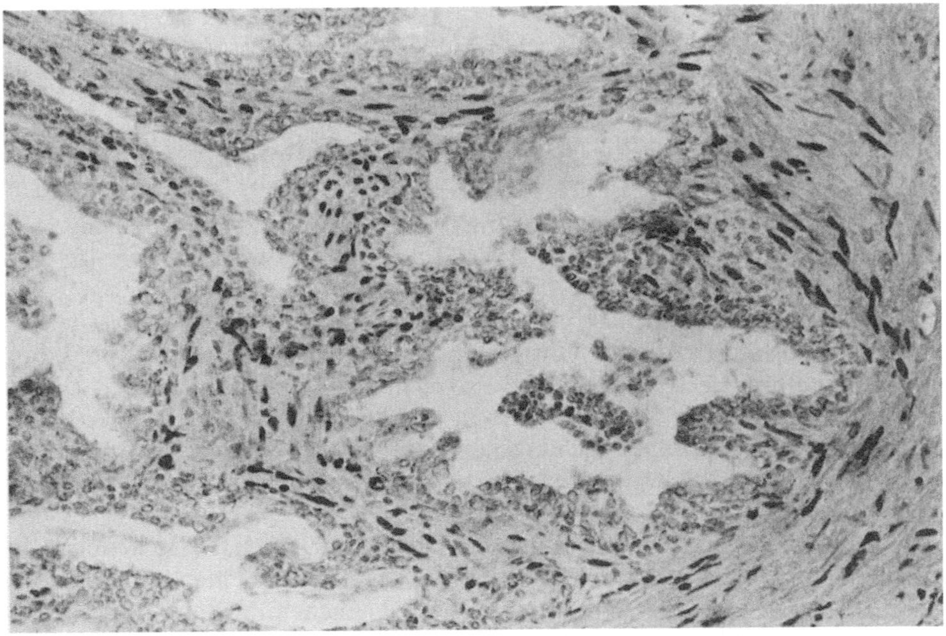

Abb. 13. Immunhistochemische Darstellung des Östrogenrezeptors (ER-ICA-Test) in Stromazellen der menschlichen Prostata. Drüsenepithel negativ. Aufnahme N. WERNERT

daß die Basalzellen die Reservezellen des sekretorischen Epithels sind: Dagegen spricht nicht nur der oben genannte Dualismus und die differente immunhistochemische Ausstattung. Die insgesamt nur seltenen Mitosen konnten AUMÜLLER et al. (1983a) in der puberalen Prostata nur im sekretorischen Epithel, nicht in den Basalzellen nachweisen. In der Prostata der Ratte ist autoradiographisch der H3-Thymidin-Markierungsindex in den Basalzellen niedriger als im sekretorischen Epithel (AUMÜLLER et al. 1980). Dazu paßt, daß die Markierung mit Ki67 in der menschlichen Prostata eher im sezernierenden Epithel als in den Basalzellen zu finden ist (WERNERT et al., unveröffentlicht).

Die Basalzellen können offenbar auch nicht als Myoepithelien betrachtet werden. Immunhistochemisch bestehen für die Zytokeratinausstattung zwar Gemeinsamkeiten (CASELITZ et al. 1986; WERNERT 1987), Vimentin wird jedoch im Gegensatz zu den Myoepithelien der Speicheldrüsen nicht exprimiert (WERNERT 1987). Ob Aktin und Myosin in der Basalzelle nachweisbar sind, ist noch offen. Alkalische Phosphatase kommt in den Basalzellen der Prostata – im Gegensatz zur Myoepithelzelle – nicht vor. Elektronenmikroskopisch bestehen zwischen Myoepithelien der Mamma und der Speicheldrüsen und den Basalzellen der Prostata erhebliche Unterschiede. Insbesondere fehlt es den Basalzellen an der reichen Ausstattung mit Myofilamenten und Intermediärfilamentbündeln (MAO u. ANGRIST 1966; KASTENDIECK 1977). Dagegen sind die Basalzellen der Prostata untereinander und mit den Zellmembranen des sekretorischen Epithels eng verzahnt. Vieles spricht dafür, daß die Basalzellen eine Funktion im Stoffaustausch zwischen den Kapillaren und dem sekretorischen Epithel ausüben (Aumüller 1979; Wernert 1987). Auch dürften sie an der Ausbildung der Basalmembran beteiligt sein, die im Bereich der Drüsenazini freilich auffallend dünn ausgebildet ist.

IV. Prostataanaloge Drüsen beim weiblichen Geschlecht

Prostataanaloge, paraurethrale Drüsen bei Frauen sind lange bekannt (Virchow 1853; Pollen u. Dreilinger 1984; Tepper et al. 1984; Zaviadic 1984a, b; Zaviadic et al. 1985).

Derartige Drüsen, die als Prostatamarker saure Prostataphosphatase (SPP) und/oder prostataspezifisches Antigen enthalten, werden in 60–80% der untersuchten Urethrae nachgewiesen, sind also nicht immer angelegt (Pollen u. Dreilinger 1984; Wernert 1987; Wernert et al. 1987a). Sie sind schon gegen Ende der Fetalzeit nachweisbar. Nach eigenen Ergebnissen liegen sie im Bereich der kaudalen zwei Drittel der Urethra, vorzugsweise in dorsalen und lateralen Abschnitten.

Histologisch handelt es sich um tubuloalveoläre Drüsen, die sich morphologisch und immunhistochemisch (Abb. 14) während des gesamten Lebens im wesentlichen wie die fetalen und präpuberalen männlichen Prostatadrüsen verhalten, also unreif und rudimentär bleiben.

Die Drüsen gehören zu langgestreckten Gangstrukturen, die von urothelartigem Epithel ausgekleidet werden und in das Urethralumen münden. Im Gang-

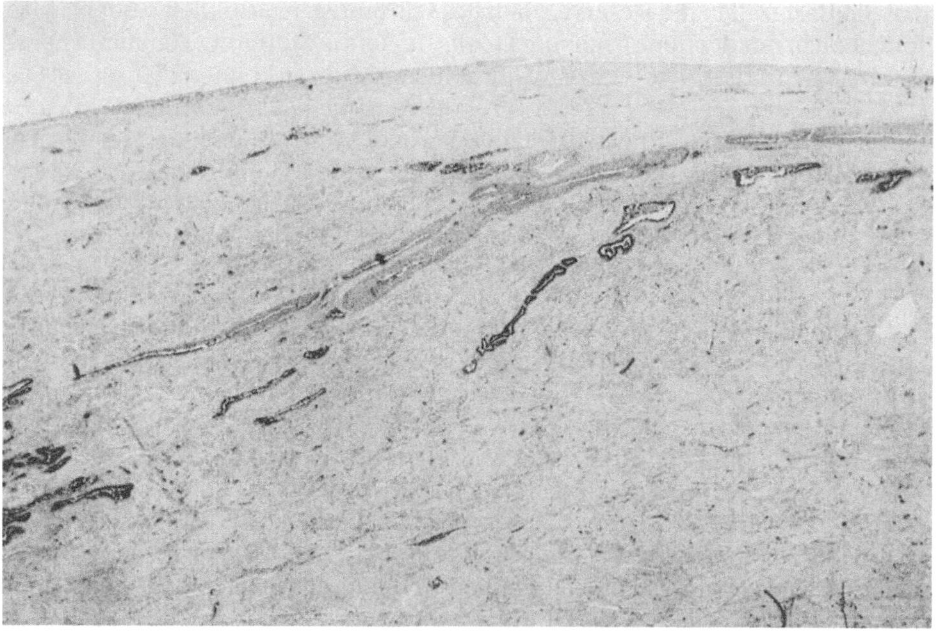

Abb. 14. Prostataanaloge Drüsen im urethralen Stroma. 85jährige Frau. Immunhistochemischer Nachweis des prostataspezifischen Antigens *(schwarz)*. Aufnahme N. Wernert

und Drüsenepithel finden sich einzelne endokrine Zellen, die positiv für Serotonin und neuronenspezifische Enolase (NSE) sind. Eine eigene Stromakomponente, wie in der männlichen Prostata, fehlt um Drüsen und Gänge. Eine biologische Bedeutung der prostataanalogen Drüsen ist nicht wahrscheinlich.

Im Material des Armed Forces Institute of Pathology (A. F. I. P., Washington, DC) gibt es 3 SPP- und PSA-positive Prostatakarzinome von weiblichen Patienten (Mostofi u. Sesterhenn, mündliche Mitteilung).

B. Entwicklungsstörungen der Prostata

I. Aplasie und Hypoplasie

Die Aplasie der Prostata kommt offenbar nur bei tiefgreifenden Mißbildungen des unteren Körperendes, bei Kloakenpersistenz und tiefen Blasenspalten vor (Priesel 1931). Eine Hypoplasie ist bei allen Formen des angeborenen primären und sekundären Testosteronmangels zu erwarten: Bei kongenitaler Anorchie („vanishing testis"), bei Leydig-Zellaplasie, bei Defekten der Testosteronbiosynthese sowie bei allen Formen des angeborenen hypogonadotropen Hypogonadismus (Eunuchismus): Übersicht bei Labhart (1986), Prader (1986).

Beim 5α-Reduktasedefekt ist die Umwandlung von Testosteron zu Dihydrotestosteron defekt. Die Testosteronproduktion ist normal bis leicht erhöht, Dihydrotestosteron ist im Plasma stark erniedrigt. Der Enzymdefekt ist in testosteronabhängigen Geweben, also auch in der Prostata lokalisiert. Es besteht ein intersexuelles, männliches Genitale, die puberale Entwicklung des Penis, der Stimmbruch und die Muskelentwicklung sind normal. Die Prostata bleibt klein (Prader 1986). Beim Klinefelter-Syndrom ist die Prostata meist normal oder nur gering hypoplastisch (Labhart 1986).

Eine schwere Hypoplasie der Prostata wird beim Prunebelly-Syndrom (Bauchdeckenaplasiesyndrom) beschrieben (Deklerk u. Scott 1978; Moerman et al. 1984). In allen 7 Fällen von Moerman et al. (Neugeborene und Säuglinge von 2 und 8 Monaten) fehlen im Prostatastroma glatte Muskelfasern, die Drüsenzahl ist beträchtlich reduziert oder die Drüsen fehlen vollständig. Die prostatische Urethra ist zystisch dilatiert, so daß eine funktionelle urethrale Obstruktion resultiert. Auch der Utrikulus ist hyperplastisch.

II. Ektopes Prostatagewebe

Ektopes Prostatagewebe wurde in Einzelfällen subvesikal beschrieben (Butterick et al. 1971; Gutierrez u. Nesbit 1967; Spiro u. Levine 1974). Definitionsgemäß darf kein Zusammenhang mit dem an regelhafter Stelle gelegenen Organ bestehen. Im Fall von Spiro u. Levine fand sich eine 4 × 4 cm große Masse hinter dem Trigonum vesicae, die das Rektum komprimierte. Histologisch fand sich das Bild einer benignen nodulären Hyperplasie. Mit der vorausgehend enukleierten, gleichfalls nodulär-hyperplastischen Prostata bestand kein Zusammenhang.

III. Zysten im Bereich der Prostata

Bei den Zysten im Bereich der Prostata sind zu unterscheiden (Abb. 15):

1. Utrikuluszysten,
2. Zysten der Müller-Gänge,
3. Retentionszysten der Prostata,
4. Zysten der Ductus ejaculatorii,
5. Samenblasenzysten,
6. Samenleiterzysten.

Zwischen Utrikulus- und Müller-Gangzysten wird nicht immer unterschieden (SCHUHRKE u. KAPLAN 1978). Tatsächlich handelt es sich sowohl embryologisch wie klinisch um verschiedene Entitäten (MYERS et al. 1969; POPPEL et al. 1983). Der Utrikulus geht nach heutiger Ansicht aus dem Urogenitalsinus hervor (s. Kap. „Utrikulus"), während die Müller-Gänge mesodermalen Ursprungs sind. Ein erweiterter Utriculus bzw. Utriculuszysten sind häufig mit Pseudohermaphroditismus masculinus bzw. mit Hypospadie verknüpft (HOVARTH 1948; MYERS et al. 1969; ZONDEK u. ZONDEK 1980; DEVINE et al. 1980), während die Müller-Gangzysten ohne anderweitige Genitalfehlbildungen bei Erwachsenen beobachtet werden (PRIESEL 1931; RIESLER u. GRIFFIN 1964; KÜHN u. SCHROTT 1986).

Der Grad der intersexuellen Umprägung und die Häufigkeit von Erweiterungen und Zystenbildungen des Utrikulus sind korreliert (HOWARD 1948; DEVINE et al. 1980; POPPEL et al. 1983). Die im Bereich des Kollikulus gelegenen Utriculuszy-

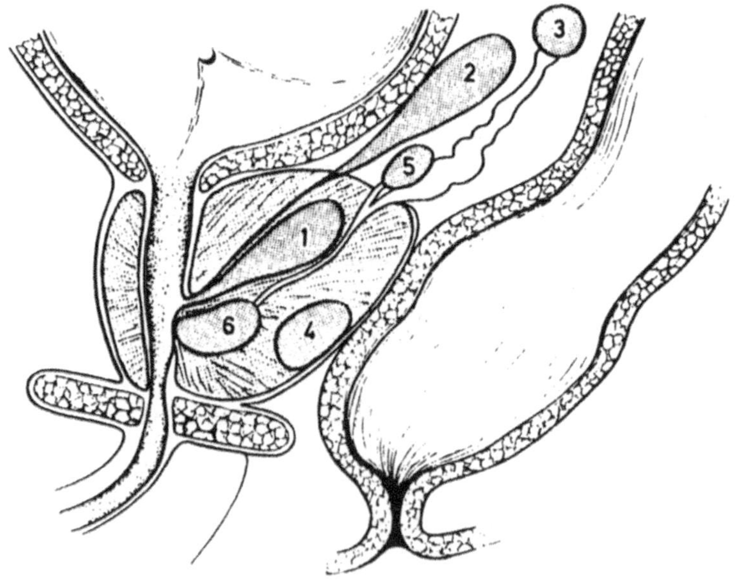

Abb. 15. Schema der Zysten im Bereich der Prostata: *1* Utriculuszyste, *2* Müller-Gangzyste, *3* Samenblasenzyste, *4* Retentionszyste in der Prostata, *5* Samenleiterzyste, *6* Zyste des Ductus ejaculatorius. (Aus KÜHN u. SCHROTT 1986)

sten können beim Säugling zur Harnwegsobstruktion führen. Der Eingang in die Zyste ist urethroskopisch darstellbar. Der wie ein Divertikel der Urethra imponierende, erweiterte Utriculus füllt sich bei retrograder Darstellung mit Kontrastmitteln und ist so röntgenologisch darstellbar. Im Fall des 2 Monate alten, männlichen Pseudohermaphroditen von MYERS et al. (1969) war die 6×3×3 cm große Zyste mit klarem Urin gefüllt, die posteriore Urethra abgeknickt, beide Ureteren waren seitlich ausgebogen. In der Zystenwand sind unreife Prostatadrüsen nachweisbar. Utriculuszysten können mit flachem Zylinderepithel oder mit Transitionalzellepithel ausgekleidet sein.

Die Müller-Gangzysten liegen median und kranial der Prostata zwischen den Samenblasen (PRIESEL 1931; RIESLER u. GRIFFIN 1964; KÜHN u. SCHROTT 1986). Sie können autoptische Zufallsbefunde sein, größere Zysten führen zur Dysurie, gelegentlich zur Hämaturie und zu akuter Harnsperre. Klinisch manifestieren sich solche Zysten im Erwachsenenalter, genitale Fehlbildungen gehören nicht zum Befund der Müller-Gangzysten. Bei rektaler Palpation imponieren die Zysten als prall-elastische, z.T. fluktuierende Resistenz oberhalb der normal großen Prostata. Die Größe der Zysten schwankt in weiten Grenzen, sie können bis mannskopfgroß sein und mehrere Liter einer rotbraunen, hämorrhagischen Flüssigkeit enthalten. Spermien gehören nicht zum Inhalt der Müller-Gangzysten. Histologisch ist die Zystenwand von einem kubischen, einzeiligen Epithel ausgekleidet. Die Exstirpation großer Zysten kann außerordentliche Schwierigkeiten bereiten, auch Rezidive werden beschrieben. Dabei ist die Abgrenzung gegenüber echten Kystomen offenbar nicht immer möglich (SCHUHRKE u. KAPLAN 1978). Auf dem Boden der Zysten können sich Karzinome, papilläre intrazystische Adenokarzinome und Plattenepithelkarzinome entwickeln (SCHUHRKE u. KAPLAN 1978; BARETT u. KELALIS 1976).

Die Retentionszysten der Prostata liegen im Prostatagewebe selbst und haben meist keine klinische Bedeutung. Sie werden selten größer als 1 cm, RIESLER u. GRIFFIN (1964) beschreiben eine 2½ cm große Prostatazyste (über Samenblasenzysten und Zystadenome s. Kap. „Gutartige Geschwülste der Samenblase“).

C. Atrophie der Prostata

Mit fortschreitendem Alter erfährt die Prostata eine zunehmende Atrophie. Atrophische Azini sind vom 40. Lebensjahr an (MOORE 1936), teilweise schon ab dem 30. Lebensjahr (FRANKS 1954a) zu finden. Die präsenile Involution hat dabei vor dem 60. Lebensjahr eine raschere Gangart, während im Senium der Befund zunehmend stationär wird. Vereinzelt wird im hohen Lebensalter auch eine verzögerte Involution gesehen (MOORE 1936). Kastration führt zu einer markanten Involution (MOORE 1936), dies ist auch experimentell gut belegt (BRANDES et al. 1962; HELMINEN u. ERICCSON 1971; LEAV et al. 1971; HOHBACH 1977).

Die Atrophie betrifft in erster Linie das äußere Drüsenfeld. Bei gleichzeitiger nodulärer Hyperplasie der Innenzone entsteht der Eindruck, daß die Atrophie der Außenzone vorwiegend Folge der Kompression ist. Tatsächlich ist der Grad der Atrophie aber unabhängig von der Ausdehnung der nodulären Hyperplasie und in unterschiedlichem Ausmaß in allen senilen Drüsen zu finden.

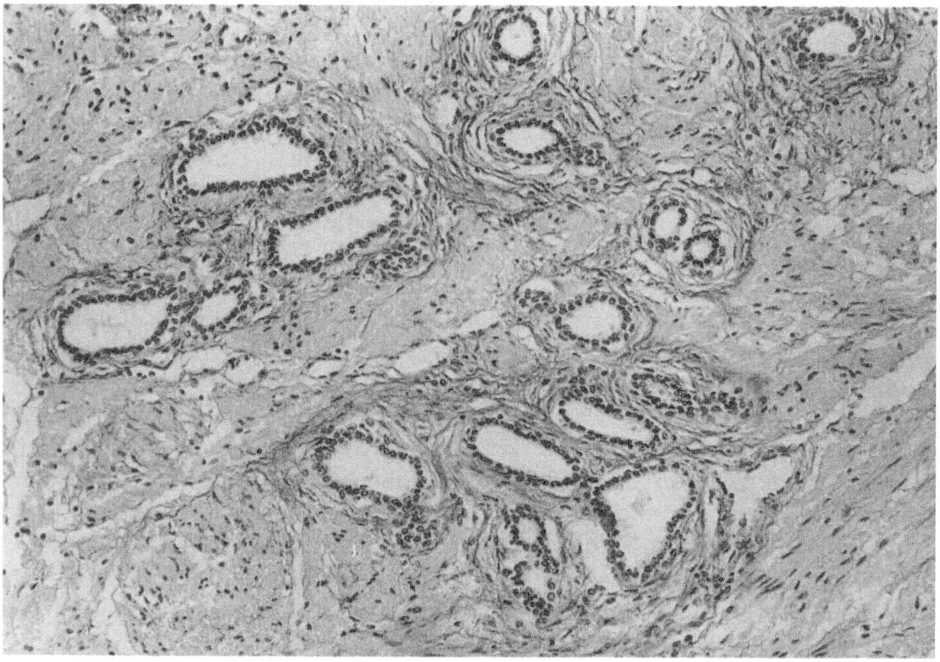

Abb. 16. Atrophie der Prostatadrüsen

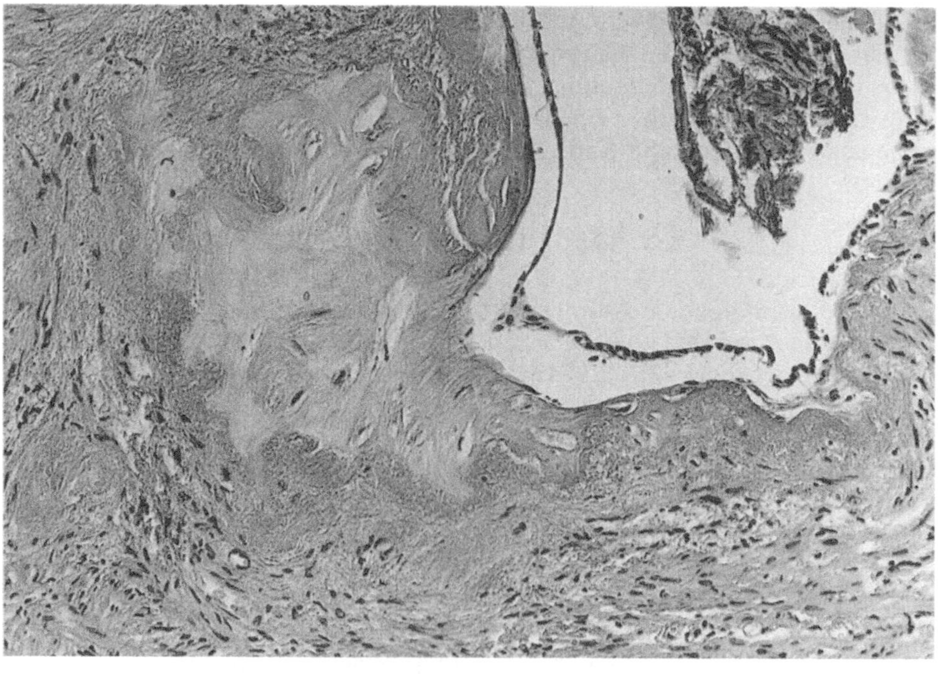

Abb. 17. Sklerosierende Atrophie der Prostata mit hyalinem Narbenfeld

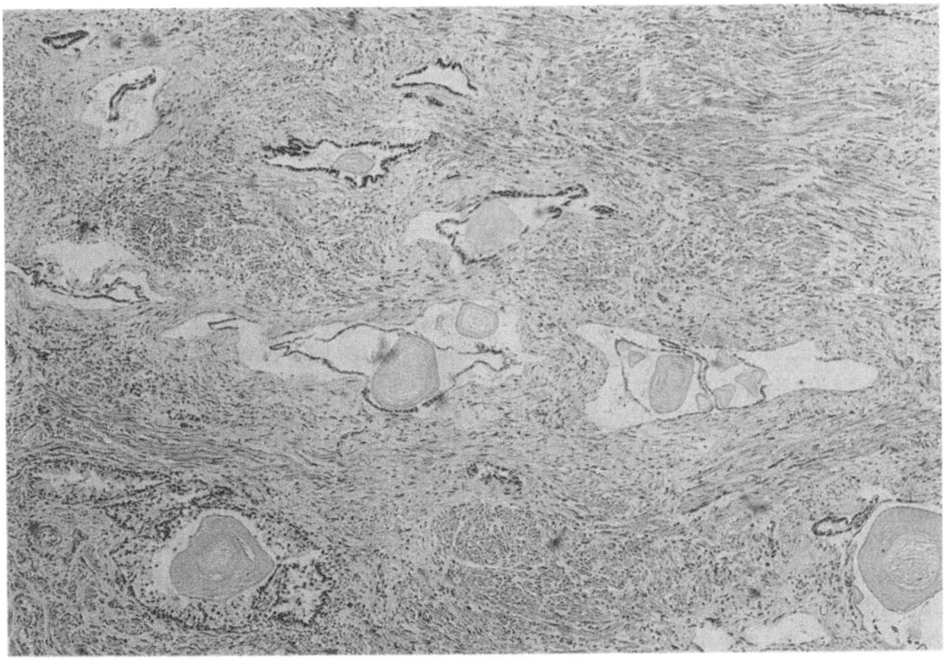

Abb. 18. Hochgradige sklerosierende Atrophie der Prostata mit Corpora amylacea

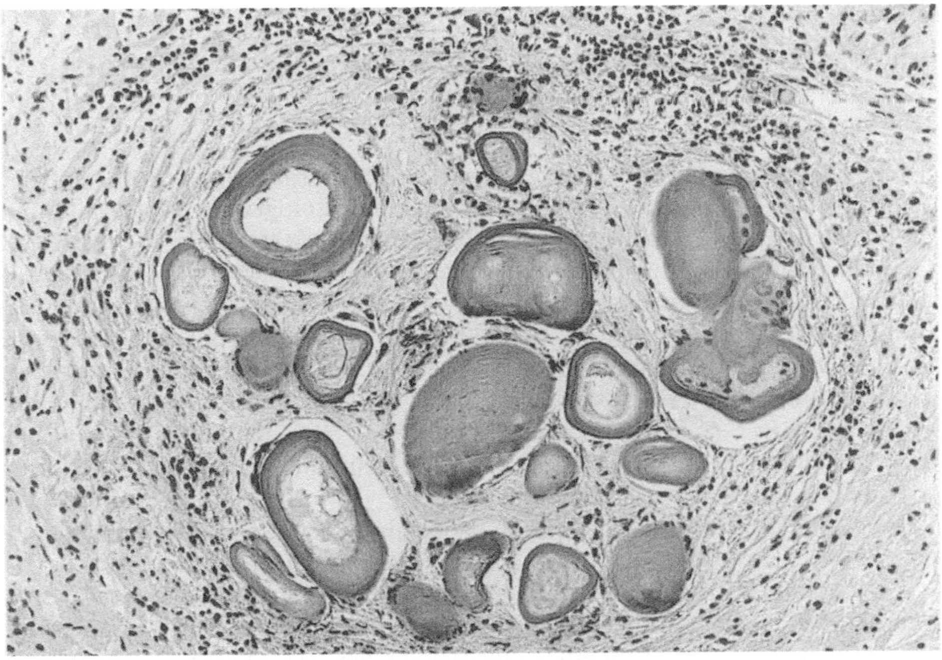

Abb. 19. Narbenfeld ohne Epithelreste mit eingeschlossenen Corpora amylacea

Die Atrophie betrifft Epithel und die glatten Muskelzellen im Stroma (Abb. 16). Das Drüsenepithel wird flach, die Epitheleinfaltungen gehen verloren. Zytoplasma und Zellkern des Epithels nehmen an Volumen ab, saure Prostataphosphatase und PSA können verloren gehen. Da die Basalzellen erhalten bleiben, kann das Epithel betont zweireihig erscheinen. Die Drüsenlichtung kann eng und spaltförmig werden, besonders in der Peripherie aber sieht man auch erweiterte Drüsen, die mit einem ganz flachen Epithel ausgekleidet sind. Vielfach werden in der Lichtung Corpora amylacea gesehen, im übrigen erscheinen die Azini teils leer, teils sind sie mit einer schwach färbbaren Flüssigkeit gefüllt.

Die sklerotische Atrophie (Moore 1936; Franks 1954[a]) tritt bevorzugt erst nach dem 60. Lebensjahr auf. Das flache, atrophische Gangepithel wird von einem breiten, kollagenen, hyalinen Band umzogen (Abb. 17). Ganze Läppchen können in das sklerotische Bindegewebe eingelagert sein und bei schweren Graden der sklerotischen Atrophie sind größere Felder oder die gesamte Außendrüse in den Prozeß einbezogen. Das Gangepithel geht schließlich zugrunde, es bleiben hyaline Narbenfelder zurück (Abb. 18). Die kokardenartig gewellten, hyalinen Bänder markieren die ursprünglichen Drüsengänge. Häufig sind in solchen Narbenfeldern noch Corpora amylacea eingeschlossen (Abb. 19). Dabei können Fremdkörperriesenzellen angelagert sein. Im Stroma gehen die glatten Muskelzellen zugrunde und werden durch kollagenes Bindegewebe ersetzt. Die elastischen Fasern erscheinen vermehrt (Liavag 1967). Lymphozytäre und histiozytäre Infiltrate sind eine regelmäßige Begleiterscheinung der sklerotischen Atrophie. Daß umgekehrt eine Prostatitis auch zur Atrophie und Sklerose führen kann, darf als sicher gelten (Liavag 1967).

D. Hyperplasien und sog. atypische Hyperplasie der Prostata

In der alternden Prostata sind Atrophie und Hyperplasie regelmäßig und parallel auftretende Prozesse, die zu sehr variablen histologischen Mustern führen. Die normale Drüsenarchitektur kann dabei erheblich gestört sein. Wenn zugleich ein atypisches Zellmuster mit Kernatypien und vergrößerten Nukleolen beobachtet wird, ist die Abgrenzung der Befunde vom Karzinom teilweise schwierig. Der Vielfalt der Bilder entspricht die Vielfalt der Nomenklatur, wobei sowohl Störungen der Drüsenarchitektur wie auch zytologische Atypien mit den Begriffen „atypische Hyperplasie" (Kastendieck 1977, 1980; Helpap 1980), „large acinar atypical hyperplasia" (Kovi et al. 1988), „adenosis" (Brawn 1982), „duct-acinar dysplasia" (Mcneal 1988) oder „prostatic intraepithelial neoplasia" PIN (Bostwick u. Brawer 1987) beschrieben werden.

Die im Gefolge einer Atrophie zu beobachtenden Gangproliferationen wurden von Franks (1954) als postatrophische Hyperplasien bezeichnet.

Um zu einer Ordnung der Befunde zu kommen, die auch prognostisch different sind, erscheint es notwendig, die Prozesse, die sich im inneren Drüsenfeld abspielen, scharf von denen zu unterscheiden, die das äußere Drüsenfeld bevorzugen (Tabelle 2).

Tabelle 2. Hyperplasien in der Prostata

Inneres Drüsenfeld	Äußeres Drüsenfeld
I. Benigne noduläre Hyperplasie ohne Epithelatypien	I. Einfache intraduktale Epithelhyperplasie
a) Mit gewöhnlichem Drüsenbild	II. Primäre atypische Hyperplasie in präexistenten Drüsen: Dysplasie
b) Mit mikroadenomatöser Hyperplasie	III. Sekundäre, postatrophische Hyperplasie
c) Mit Basalzellhyperplasie	a) Postatrophische, lobuläre Hyperplasie
d) Mit cribriformer Hyperplasie	b) Sklerotische Atrophie mit Hyperplasie
II. Benigne noduläre Hyperplasie mit Epithelatypien	
a) In einer adenomatösen Hyperplasie	
b) In einer Basalzellhyperplasie	
c) In einer cribriformen Hyperplasie	

Die hyperplastischen Epithelveränderungen des inneren Drüsenfeldes spielen sich im Rahmen der benignen nodulären Hyperplasie ab (s. Kap. „Benigne noduläre Hyperplasie der Prostata"). Außerhalb der knotigen Hyperplasie kommen in den großen, periurethralen Gängen urotheliale Hyperplasien und Dysplasien hinzu, die bis zum Urothelkarzinom reichen (s. Kap. „Transitionalzellkarzinom").

Das intraduktal-papilläre Karzinom der großen Gänge kann hier außer Betracht bleiben (s. Kap. „Duktales, papilläres Karzinom der Prostata").

Bei der BNH (s. Kap. „Benigne noduläre Hyperplasie der Prostata") kommen gutartige Epithelvarianten mit mikroadenomatösen, basalzelligen oder cribriformen Mustern in einem kleinen Prozentsatz der Fälle vor. Für die Zuordnung solcher Epithelvarianten zur nodulären Hyperplasie ist es v. a. wichtig, daß sie in einem umgrenzten Knoten liegen. Eine entsprechende Stromaproliferation erleichtert – wenn ausgeprägt – die Einordnung des Befundes.

Die Epithelvarianten der nodulären Hyperplasie zeigen sehr selten Atypien des Kernmusters. Bei der mikroadenomatösen Hyperplasie kann die Abgrenzung von einem nodulären hochdifferenzierten Karzinom der Innendrüse jedoch sehr problematisch sein, der Nachweis von Basalzellen spricht für die mikroadenomatöse Hyperplasie.

Die Entwicklung einer Basalzell- oder einer cribriformen, nodulären Hyperplasie in ein Karzinom wurde bis jetzt noch nicht beschrieben. Prognostisch sind die Epithelvarianten im Rahmen der nodulären Hyperplasie insgesamt also ohne wesentliches Gewicht.

Die physiologischen Alterungsprozesse im äußeren Drüsenfeld sind im wesentlichen von der Atrophie bestimmt (s. Kap. „Atrophie der Prostata").

Da die weitüberwiegende Zahl der Karzinome jedoch in diesem äußeren Drüsenfeld entsteht, verdienen Epithelproliferationen hier besondere Aufmerksamkeit. Dies gilt v. a. für die hyperplastischen Prozesse in den präexistenten Drüsen und Drüsengängen. Man findet langstreckig ausgebildete, mehrreihige Epithelproliferationen, die durch ihre dunklere Anfärbung schon bei schwacher Vergrößerung auffallen. Wird hier ein atypisches Kernmuster beobachtet, ist der Begriff Dysplasie (McNeal u. Bostwick 1985; McNeal 1988) oder atypische Hyperplasie (Kastendieck 1977, 1980; Helpap 1980), im englischen Sprachraum auch „large acinar atypical hyperplasia" (Kovi et al. 1988), gerechtfertigt.

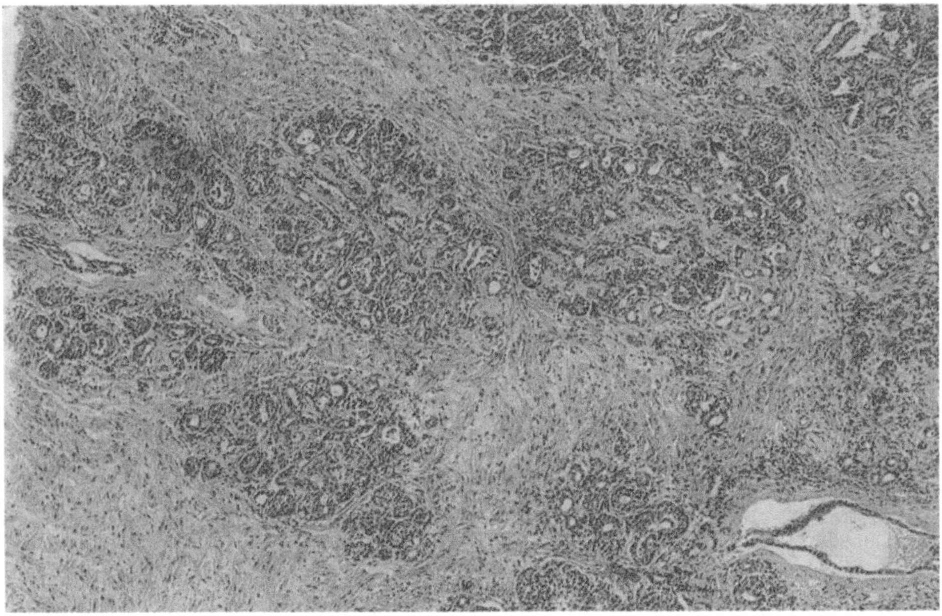

Abb. 20. Postatrophische, lobuläre Hyperplasie der Prostata: Übersicht

Diese dysplastischen Herde sind es, die häufig in unmittelbarer Nachbarschaft eines manifesten Karzinoms vorkommen. KOVI et al. (1988) sehen sie in 68,8% der Fälle nur im äußeren Drüsenfeld und lediglich in 2,6% im inneren Drüsenfeld – bzw. in den großen periurethralen Gängen (s. Kap. „Intraduktale Dysplasie des Prostataepithels").

Die im Gefolge der Atrophie zu beobachtenden postatrophischen Epithelproliferationen im äußeren Drüsenfeld sind ausführlich von FRANKS (1954) beschrieben worden.

Bei der postatrophischen, lobulären Hyperplasie sieht man innerhalb eines Läppchens einen zentralen, manchmal erweiterten Gang, der von kleinen, regelmäßigen Drüsenschläuchen, die aus ihm hervorgehen, umgeben ist (Abb. 20). Das Gangepithel ist flach (Abb. 21), immunhistochemisch sind PSA und SPP nur noch herdförmig positiv, die Basalzellen sind erhalten und können durch ihr typisches Keratinmuster prägnant dargestellt werden (WERNERT 1987). Die Lumina des zentralen Ganges und der umgebenden Drüsenschläuche erscheinen leer. Kernatypien und insbesondere vergrößerte Nukleolen können bei der postatrophischen, lobulären Hyperplasie gelegentlich beobachtet werden (Abb. 22). Im umgebenden Stroma sieht man oft eine lymphozytäre Infiltration (FRANKS 1954).

Die postatrophische, lobuläre Hyperplasie ist keine prämaligne Läsion. LIAVAG (1967) „demonstriert 4–5 h nach Colcemidgabe" präoperativ Mitosen in den Drüsen der postatrophischen Hyperplasie und faßt den Prozeß als Regeneration nach vorausgehendem Zellverlust auf. Zu einer Ausreifung des Epithels mit sekretorischer Aktivität kommt es nicht.

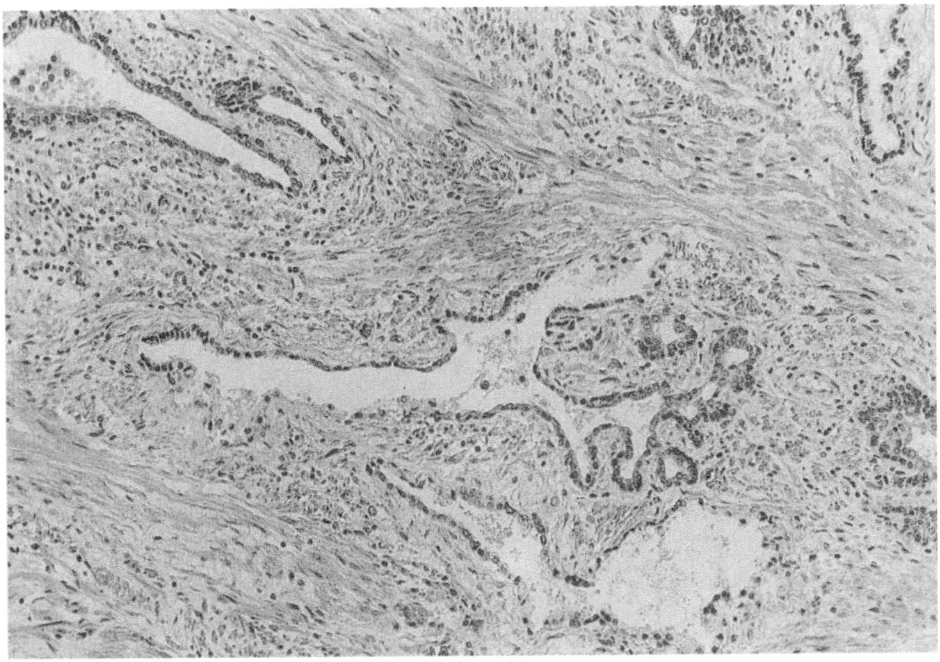

Abb. 21. Postatrophische Hyperplasie mit kleinlumigen drüsigen Aussprossungen

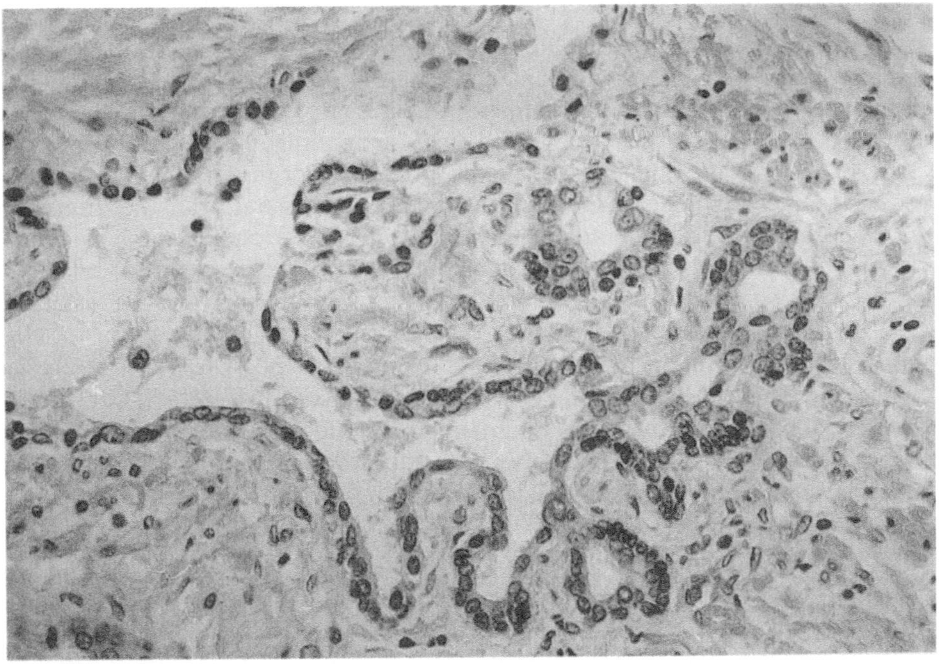

Abb. 22. Gering atypisches Kernmuster mit kleinen Nukleolen in den Aussprossungen bei postatrophischer Hyperplasie. Kein Karzinom

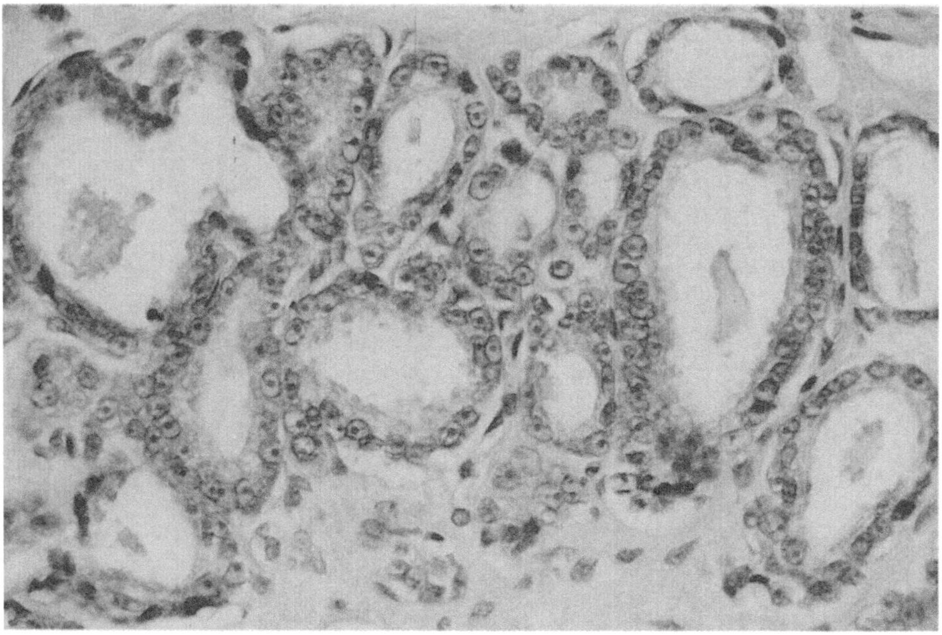

Abb. 23. Ausgeprägte, kleinlumige Proliferate mit gering atypischem Kernmuster (Nukleolen) bei postatrophischer Hyperplasie. Organoider Aufbau. Kein Karzinom

Bei der sklerotischen Atrophie mit Hyperplasie sieht man zentral gleichfalls einen größeren Gang. Er ist von einem wechselnd breiten, hyalinen Band eingeschlossen. Aus dem Gang gehen kleine Epithelaussprossungen hervor, die teils als solide Knospen imponieren, teils unregelmäßig Lichtungen enthalten. Die Kerne sind größer, unregelmäßig und bläschenförmig, auch vergrößerte Nukleolen werden beobachtet. An der einzelnen Epithelknospe ist ein invasives Wachstum nicht mit Sicherheit auszuschließen, der Gesamtaspekt, insbesondere die Zuordnung der Drüsenproliferate zu dem zentralen Gang, lassen aber den Prozeß von einem infiltrierend wachsenden Karzinom abgrenzen (Abb. 23). Franks (1954) ist der Ansicht, daß die postsklerotische Hyperplasie mit atypischem Kernmuster eine Präkanzerose ist. Im Einzelfall freilich ist es meist unmöglich, den Beweis des „Übergangs" aus einem solchen Prozeß in ein Karzinom zu führen. In Stanzbiopsien oder auch im TUR-Material kommen Grenzfälle vor, in denen die Entscheidung: „Karzinom – ja oder nein" schwierig ist und weitgehend von der Erfahrung des Pathologen abhängt. Im eigenen Beobachtungsgut mit zahlreichen Konsiliarfällen mußte unter 1191 Stanzbiopsien nur 7mal das Urteil auf „Karzinomverdacht" beschränkt bleiben (Dhom 1988).

I. Benigne noduläre Hyperplasie der Prostata (BNH)

1. Häufigkeit

Die benigne noduläre Hyperplasie (BNH) wird mit steigendem Lebensalter zunehmend häufiger. Eine Sammelstatistik mit Autopsiedaten von 1075 Prostaten (BERRY et al. 1984, Tabelle 3) zeigt, daß zwischen dem 50. und 60. Lebensjahr ca. 42% der Prostaten eine noduläre Hyperplasie zeigen und daß in den höchsten Altersklassen die Werte über 80% liegen. Unterscheidet man zwischen mikroskopischem und makroskopischem Nachweis, so wird der bereits makroskopisch erkennbare Befund ab dem 50. Lebensjahr häufiger (Tabelle 4, FRANKS 1954 b). Entsprechend steigt mit dem Lebensalter das Prostatagewicht an (Tabelle 3, BERRY et al. 1984).

Dem puberalen Wachstumsschub bis zur 3. Lebensdekade folgt ein langsames Gewichtswachstum bis in das höchste Lebensalter, gleichmäßig nimmt aber auch die Streuung der Werte zu.

Mit Hilfe einer linearen Regressionsanalyse der aus der Literatur gesammelten Daten finden BERRY et al. (1984) eine Verdoppelungszeit des Prostatagewichtswachstums in der Pubertät (10.–20. Lebensjahr) von 3 Jahren, in der frühen Phase der BNH (31.–50. Lebensjahr) von 4,5 Jahren und in der mittleren Phase (51.–70. Lebensjahr) von 10 Jahren.

Ohne noduläre Hyperplasie bleibt das Gewicht der Prostata während des Lebens konstant bei 20 g.

Tabelle 3. Das durchschnittliche Prostatagewicht in Relation zum Lebensalter. (Nach BERRY et al. 1984)

n = 925	
Alter (Jahre)	g/Standardabweichung
1–10	1,4 ± 0,4
11–20	10,8 ± 3,8
21–30	18,1 ± 4,0
31–40	19,1 ± 2,7
41–50	20,2 ± 3,2
51–60	22,6 ± 4,5
61–70	27,1 ± 5,1
71–80	30,9 ± 13,0
81– > 90	38,8 ± 12,8

Tabelle 4. Mikroskopisch und makroskopisch erkennbare benigne noduläre Hyperplasie der Prostata (n = 212) (FRANKS 1954 b)

Lebensalter	20–29	30–39	40–49	50–59	60–69	70–79	über 80
Nur mikroskopisch erkennbare BNH	0/4	0/8	2/18	6/38	16/54	20/70	6/19
Makroskopisch erkennbare BNH	0/4	0/8	1/18	9/38	24/54	34/70	10/19
Gesamt	0/4	0/8	3/18	15/38	40/54	54/70	16/19

Der Häufigkeit des morphologischen Nachweises der BNH steht die klinische Diagnose und die Häufigkeit des operativen Eingriffes gegenüber. In einer prospektiven Studie an fast 2000 gesunden Probanden finden GLYNN et al. (1985) bei 50- bis 59jährigen eine Inzidenzrate von 0,0313, die bei 70- bis 87jährigen 0,0592 erreicht. Die Wahrscheinlichkeit, daß ein 40jähriger Mann bis zu seinem 80. Lebensjahr wegen einer BNH operiert wird, wird mit 0,29 angegeben. Dies ist ein wesentlich höherer Wert, als ihn LYTTON et al. (1968) mit ca. 10% angegeben haben.

2. Epidemiologie

Über die Inzidenz und die Mortalitätsraten der BNH liegen nur unsichere Daten vor (ROTKIN 1983), da die klinische Diagnose nicht standardisiert ist und die Mortalität dieser gutartigen Erkrankung primär von der Qualität der ärztlichen Versorgung einer Bevölkerung abhängt. Vergleichende pathologisch-anatomische Studien liegen nur vereinzelt vor. Die entwickelten Länder Europas, darunter auch die Bundesrepublik Deutschland, sollen zu den Populationen mit verhältnismäßig hoher Mortalitätsrate gehören (23/100000): WHO-Statistik 1980.

Zwischen der schwarzen und der weißen Bevölkerung in den USA bestehen keine Häufigkeitsunterschiede (ROTKIN 1983). Niedrige Inzidenz- und Mortalitätsraten werden für die Chinesen und Japaner angegeben (LYTTON 1983). Jüdische Männer haben ein höheres relatives Risiko als Nichtjuden (GLYNN et al. 1985).

Fallkontrollstudien über Risikofaktoren haben widersprüchliche Ergebnisse erbracht (ROTKIN 1983; GLYNN et al. 1985). Eine positive Korrelation zwischen Hypertonie, Diabetes mellitus und BNH hat sich nicht bestätigen lassen. Zigarettenraucher sollen ein geringeres Risiko als Nichtraucher haben, keine Beziehungen konnten zwischen dem Familienstand, Kaffee- und Alkoholgenuß und der BNH gefunden werden.

Ein kausaler Zusammenhang zwischen dem Prostatakarzinom und der BNH besteht nicht. Beide Erkrankungen sind altersabhängig, entwickeln sich aber in verschiedenen Zonen der Drüse: Die noduläre Hyperplasie im inneren, das Karzinom im äußeren Drüsenfeld. Nur 13 von 350 latenten Krebsherden wurden isoliert im inneren Drüsenfeld gefunden (BRESLOW et al. 1977). Eine kleine Gruppe inzidenter Karzinome entwickelt sich zweifelsfrei auf dem Boden einer nodulären Hyperplasie: Sie werden als noduläre, hochdifferenzierte Karzinome in Adenomektomiepräparaten zufällig entdeckt (s. Kap. „Inzidentes Prostatakarzinom"). Für die Frage des Zusammenhanges der nodulären Hyperplasie und dem klinisch bedeutsamen Prostatakrebs spielt diese Gruppe keine Rolle.

Die epidemiologischen Studien, die eine kausale Beziehung zwischen der BNH und dem Prostatakarzinom nachweisen wollten (ARMENIAN et al. 1974), konnten nicht bestätigt werden (GREENWALD et al. 1974; HODGES u. WAN 1983).

3. Morphologie

a) Makroskopische Befunde

Die makroskopischen Formen der BNH sind in älteren Monographien mustergültig dargestellt worden (TANDLER u. ZUCKERKANDL 1922; OBERNDORFER 1931; RANDALL 1931). TANDLER u. ZUCKERKANDL (1922) unterscheiden 2 Grundtypen, dabei sind insbesondere die topographischen Beziehungen zum Blasenboden, zum Blasensphinkter, wie auch zur prostatischen Harnröhre unterschiedlich. Beide Typen kommen auch kombiniert vor (RANDALL 1931; OBERNDORFER 1931; RANDALL u. HINMAN 1983).

Typus I nach Tandler u. Zuckerkandl

Dieser Typus entspricht der Ausbildung des sog. Mittellappens der Prostata. In die vesikale Harnröhrenmündung wölben sich die knolligen Wucherungen vor, so daß beim Blick in die Harnblase von oben ein knolliger Tumor die Harnröhrenmündung völlig bedecken kann (Abb. 24). In einem anderen Fall sieht man die spaltförmige Harnröhrenmündung hufeisenförmig von den Knoten umgeben, schließlich kann die knollige Masse auch gestielt in die Blase hereinragen und das

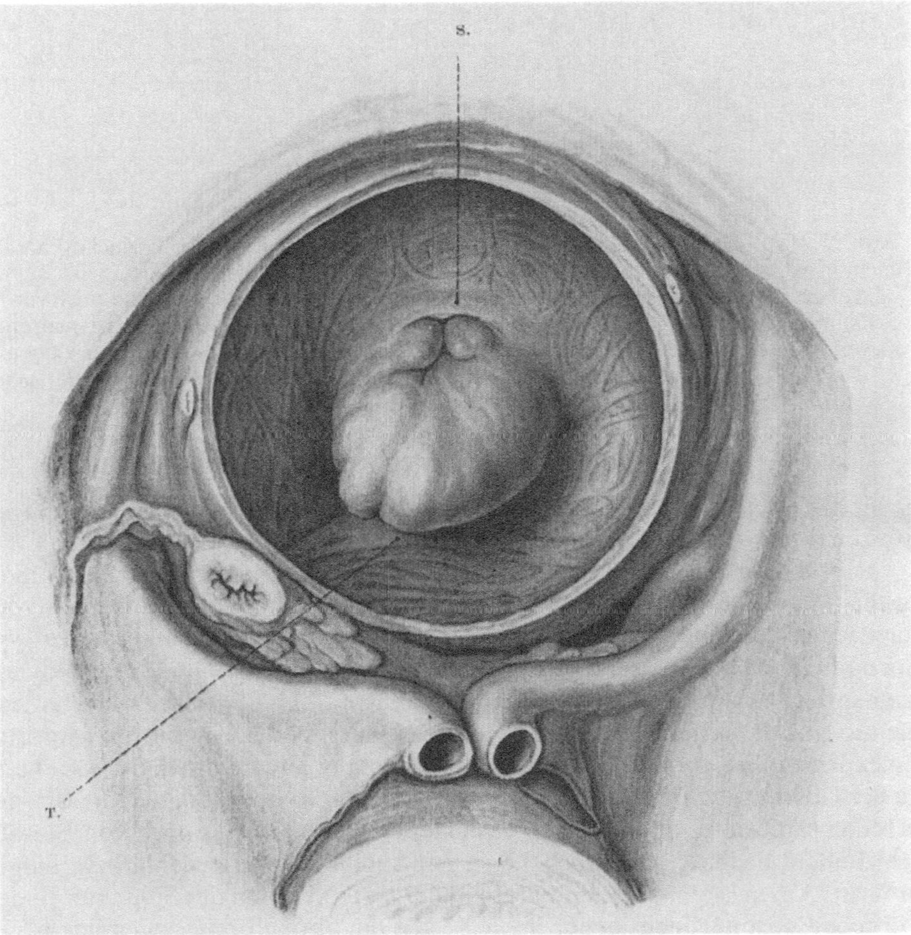

Abb. 24. Typ I einer nodulären Hyperplasie der Prostata nach Tandler u. Zuckerkandl. Die knollige Geschwulst ragt in die Harnblase hinein und verschließt das Orificium internum der Urethra. (Aus TANDLER u. ZUCKERKANDL 1922; *T* Trigonum vesicae; *S* Sphinkter)

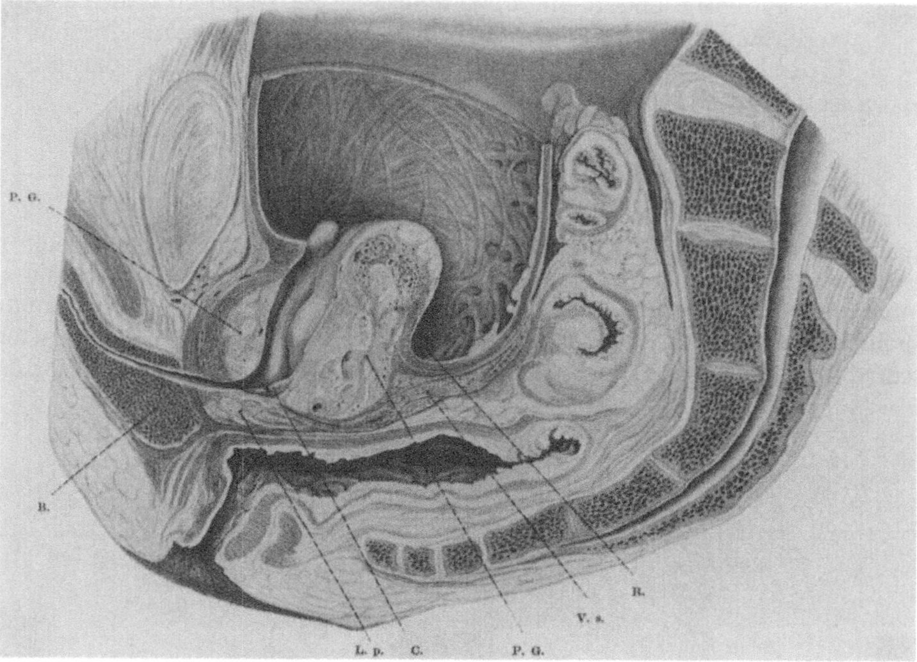

Abb. 25. Typ I einer nodulären Hyperplasie der Prostata nach Tandler u. Zuckerkandl. Mächtig in die Harnblase vorspringender sog. Mittellappen. Die Geschwulst grenzt nur an die obere prostatische Harnröhre an. Der in die Blase ragende Teil wird nur noch von Schleimhaut, nicht mehr von Muskulatur bedeckt. Die prostatische Urethra ist in ihrem oberen Anteil erweitert und verlängert. Mächtige Balkenblase. (Aus TANDLER u. ZUCKERKANDL 1922; *PG* „Prostatageschwulst"; *C* Colliculus; *VS* Samenblase; *R* Retroprostatischer Rezessus der Harnblase)

Orificium internum der Urethra überlagern. In Einzelfällen haben die knolligen Massen die Blasenlichtung nahezu vollständig ausgefüllt.

Bei rektaler Untersuchung ist die Prostata nicht oder nur wenig vergrößert tastbar, da die „Seitenlappen" bei reiner Ausprägung dieses Mittellappentypus nicht vergrößert sind. Erst auf dem Sagittalschnitt wird die Beziehung dieses Typs der nodulären Hyperplasie zu den Nachbarorganen deutlich. Die knotige Wucherung springt weit in die Lichtung der Harnblase vor (Abb. 25). Sakralwärts hat sich ein retroprostatischer Rezessus der Harnblase ausgebildet. Nur die obere prostatische Harnröhre, proximal des Colliculus seminalis, hat unmittelbare Beziehung zu der Geschwulst. Die Muskulatur der Harnblase überdeckt den in die Blasenlichtung ragenden Teil nicht mehr, vielmehr wird dieser nur noch von Blasenschleimhaut bedeckt. Entsprechend ist der Sphinkter weit gedehnt bzw. aufgebraucht. Am ausgeschälten Präparat kann man die Region des Sphinkter in der Form eines Schnürringes beobachten, so daß ein birnenförmiges Gebilde resultiert. Die Außendrüse der Prostata, dem sog. Lobus posterior entsprechend, liegt an der Basis unterhalb des Colliculus seminalis, der Rektumwand zugewandt. Die obere prostatische Harnröhre ist stark in die Länge gezogen und in allen ihren Di-

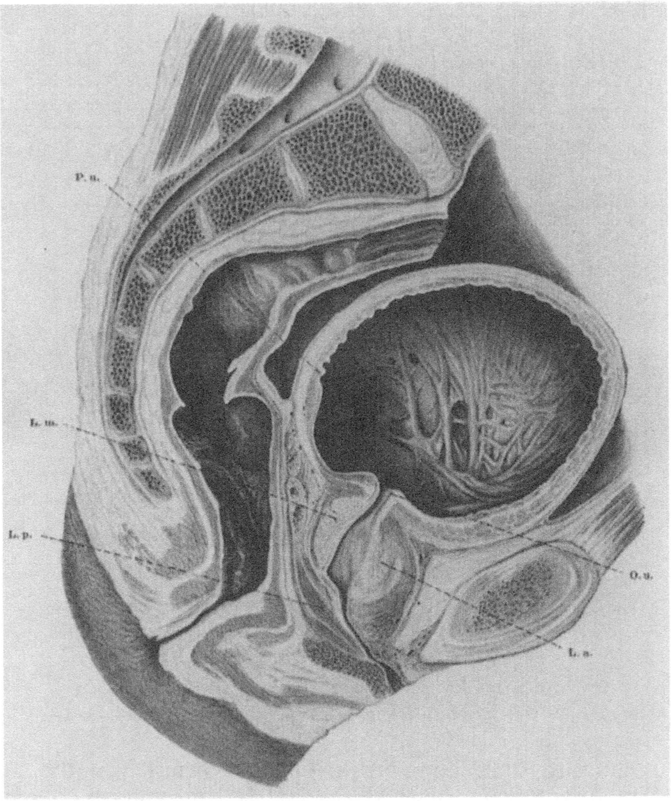

Abb. 26. Typ II einer nodulären Hyperplasie der Prostata nach Tandler u. Zuckerkandl. Der Blasenboden ist angehoben. Der enge Sphinkter umkreist die Blasenmündung. Die Blasenmuskulatur reicht bis an das Orificium internum. Die prostatische Urethra ist erweitert. Balkenblase mit Pseudodivertikeln. (Aus Tandler u. Zuckerkandl 1922; *Lp* Lobus posterior der Prostata; *Lm* Lobus medius der Prostata; *Ou* Orificium urethrae; *La* Lobus anterior der Prostata)

mensionen erweitert. Gegen die untere prostatische Harnröhre ist sie in einem stumpfen Winkel abgeknickt. Die Distanz zwischen Colliculus seminalis und Sphinkter kann 8 cm und mehr betragen (Tandler u. Zuckerkandl 1922). Die Blasenmündung, normalerweise als flaches Grübchen ausgebildet, wird spaltförmig eingeengt oder erscheint als klaffender Trichter.

Typus II nach Tandler u. Zuckerkandl

Beim Typus II nach Tandler u. Zuckerkandl betrifft die knollige Wucherung die sog. Seitenlappen der Prostata (bilateraler Typ: Randall 1931). Es kommt zu keinem Vorwachsen in die Blasenlichtung hinein, der Blasenboden bleibt flach, wird aber als Ganzes angehoben. Eine Dehnung des Sphinkters oder ein „Durchbruch" durch den Sphinkter findet nicht statt. Auf dem Sagittalschnitt erkennt man, daß die Blasenmuskulatur und der Sphinkter über den Knoten liegen

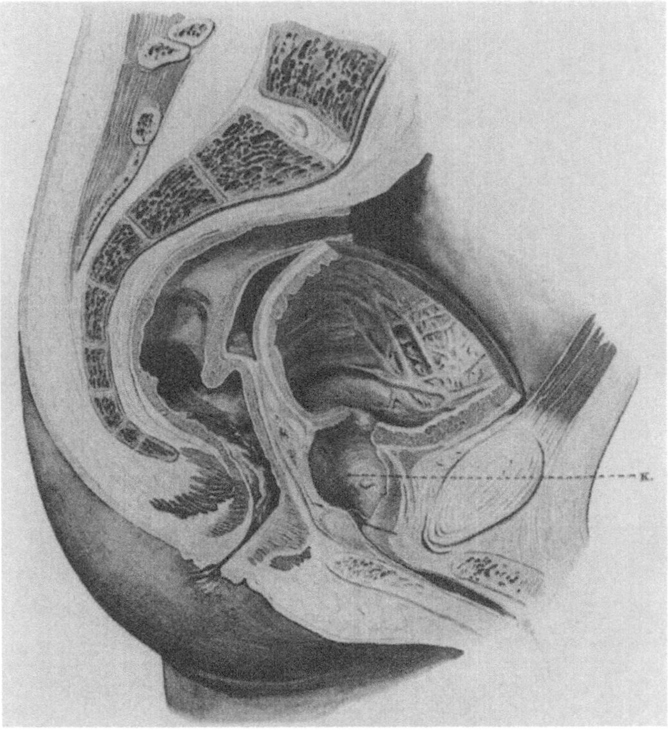

Abb. 27. Zustand nach Enukleation der „Prostatageschwulst" von Abb. 26. Der dorsale und ventrale Anteil der Prostata sind als Kapsel *(K)* stehengeblieben. Der Sphinkter ist intakt. (Aus Tandler u. Zuckerkandl 1922)

(Abb. 26), die Verhältnisse sind noch eindeutiger am Zustand nach Enukleation zu überblicken (Abb. 27).

Die knotige Wucherung ist meist bilateral symmetrisch, es kann aber auch ein deutlicher Größenunterschied zwischen den „Seitenlappen" bestehen (Randall u. Hinman 1983). Die obere Harnröhre wird auch bei diesem Typus verlängert und kann bis 6 cm lang sein. Die Außendrüse der Prostata umgibt die Knoten als eine 3–12 mm dicke Schale, dies wird besonders auf Transversalschnitten deutlich.

Bei der rektalen Untersuchung des bilateralen Typs ist die Prostata mehr oder weniger erheblich vergrößert zu tasten. Median ist eine tiefe Rinne ausgebildet, die bei gleichzeitiger Vergrößerung des „Mittellappens" wieder verstrichen erscheint.

Beide Typen von Tandler u. Zuckerkandl sind häufig kombiniert. Die Prostata scheint dann aus 3 knolligen Lappen zu bestehen, wie man u. a. an Operationspräparaten nach Ausschälen der Knoten im Zusammenhang sehen kann (Abb. 28).

b) Morphologische Folgen der Harnwegsobstruktion

Im Mittelpunkt der funktionellen Folgen der BNH steht die Entleerungsstörung der Harnblase. Die Größe der Prostata korreliert dabei nicht streng mit dem

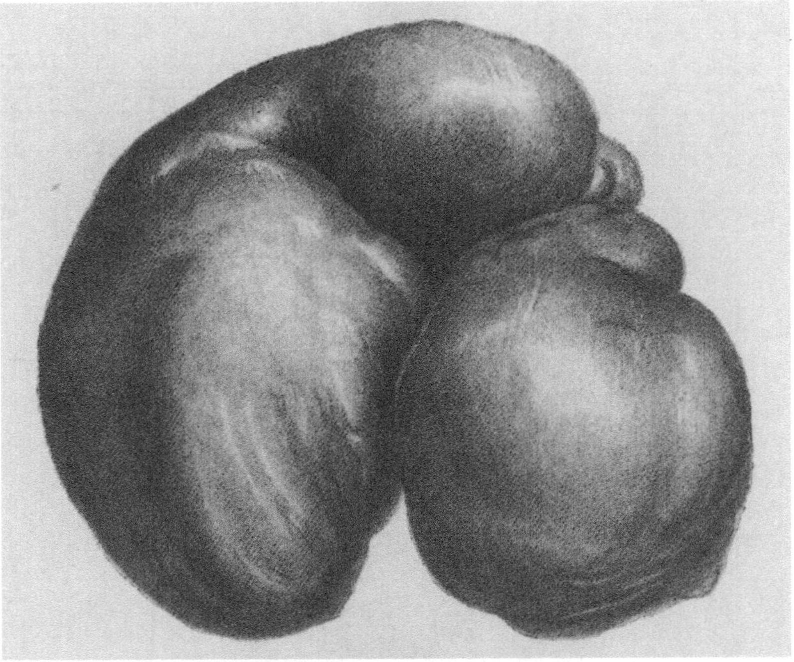

Abb. 28. Enukleierte noduläre Hyperplasie der Prostata. Das 3lappige Gebilde repräsentiert eine Kombination der Typen I und II nach Tandler u. Zuckerkandl: Bilaterale und sog. Mittellappenhyperplasie. (Aus TANDLER u. ZUCKERKANDL 1922)

Grad der Obstruktion. Der in die Harnblase hineinentwickelte Typ I von Tandler u. Zuckerkandl führt regelmäßig zu einer Verlegung der Orificium internum und wird damit zu einem erheblichen Abflußhindernis. Beim rein bilateralen Typ II kann auch bei großer Prostata eine Obstruktion völlig fehlen. Daraus resultiert die Diskrepanz zwischen der anatomisch nachweisbaren Häufigkeit der BNH und der Operationsrate (GLYNN et al. 1985). Morphologisches Kennzeichen der Harnabflußstörung ist die Hyperplasie der Harnblasenmuskulatur, die Ausbildung einer Balkenblase. Am stärksten ist davon die Harnblasenrückwand über dem Trigonum vesicae betroffen (OBERNDORFER 1931).

Bei der Fortleitung des Harnstaus in Harnleiter und Nierenbecken nimmt die Harnleitermündung eine Schlüsselposition ein (SIGEL 1973). Schon TANDLER u. ZUCKERKANDL (1922) hatten beobachtet, daß die intramuralen Abschnitte der Harnleiter nicht erweitert sind. Vielmehr wird die Erweiterung erst oberhalb der Kreuzung des Ureters mit dem Vas deferens beobachtet (Abb. 29). Im Kreuzungsbereich erscheinen die Ureteren stranguliert. Mit der Anhebung des Blasenbodens werden auch die Ureterostien nach kranial und lateral verlagert, es kommt zu einer hakenförmigen Abknickung des distalen Ureters. Der Einstrom in die Harnblase ist erschwert. Nur bei einem kleinen Teil der Patienten kommt es zu einem vesikoureteralen Reflux (LUTZEYER et al. 1983). Der Harnstau führt zum bilateralen Hydroureter, der z.T. groteske Ausmaße erreicht. Da die Harnleiter im Ge-

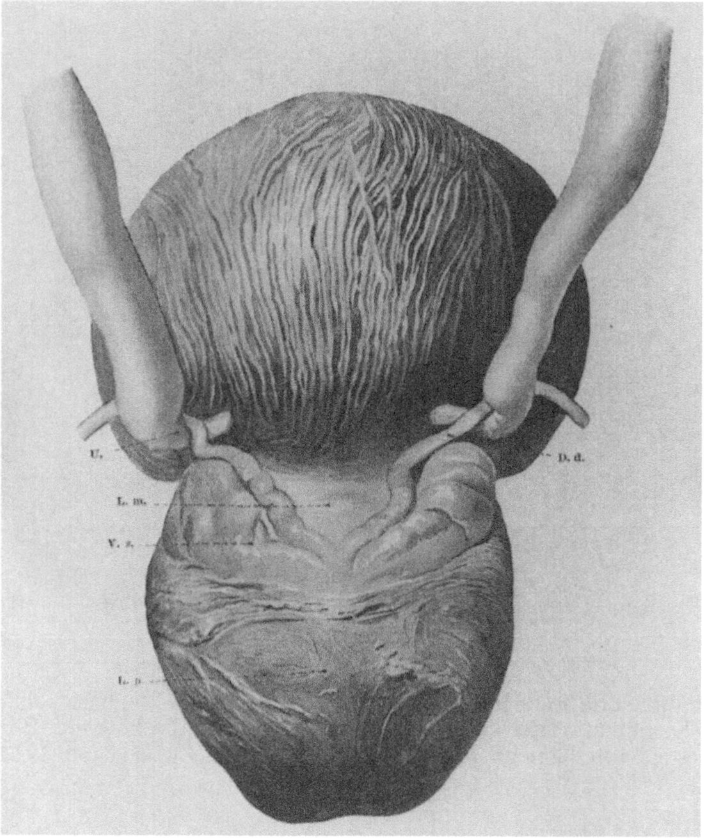

Abb. 29. Dorsale Ansicht einer nodulären Prostatahyperplasie. Der Blasenfundus liegt frei, Samenblasen und Ductus deferentes sind nach abwärts gerückt. Die Ductus deferentes sind bis zur Kreuzung mit den Harnleitern verlängert. Die Harnleiter sind eingeengt und geknickt. (Aus TANDLER u. ZUCKERKANDL 1922; *U* Ureter; *Lm* Lobus medius der Prostata; *VS* Samenblase; *Lp* Lobus posterior der Prostata; *Dd* Ductus deferens)

gensatz zur Harnblase keine funktionelle Reserve haben, werden sie mehr und mehr zu starren Säulen mit einem stark verlangsamten Flüssigkeitsstrom (SIGEL 1973). Das Nierenhohlsystem erweitert sich. Das erste Zeichen einer Störung der Nierenfunktion ist die Reduktion der tubulären Konzentrationsleistung (LUTZEYER et al. 1983).

c) Histologie

Trotz der großen Variabilität im histologischen Aufbau der Knoten (Abb. 30) sind die einzelnen Strukturelemente der benignen nodulären Hyperplasie (BNH) identisch mit denen der normalen Drüse: Das fibromuskuläre Stroma, das sekretorische Drüsenepithel, einschließlich der endokrinen Zellen sowie der Basalzellen. Die Knoten entwickeln sich im Bereich des inneren Drüsenfeldes. REISCHAUER (1925) hat als erster darauf aufmerksam gemacht, daß die in unmittelbarer

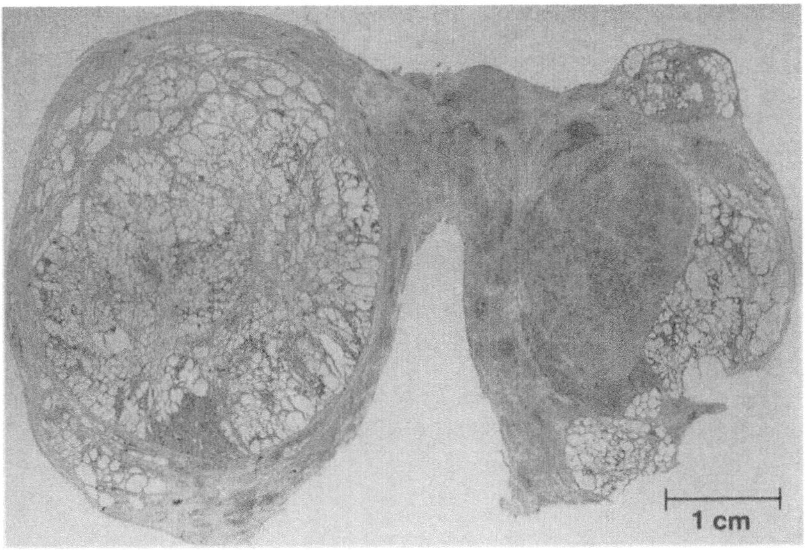

Abb. 30. Zweilappiges „Adenomektomie"präparat. Neben großen drüsigzystischen Knoten ein großer und mehrere kleine solide Stromaknoten *(dunkelgrau)*

Umgebung der Urethra liegenden kleinsten Stromaknoten am Anfang der Entwicklung der BNH stehen und die Auffassung vertreten, daß der drüsige Anteil erst sekundär die Wucherungen durchsetzt.

Franks (1954b) unterscheidet 5 Knotentypen:
1. Stromaknoten,
2. den fibromuskulären Knoten,
3. den muskulären Knoten,
4. den fibroadenomatösen Knoten,
5. den fibromyoadenomatösen Knoten.

Der echte Stromaknoten (Abb. 31) wird nur im subepithelialen Gewebe um die Urethra oberhalb des Colliculus seminalis gefunden. Die oft sehr kleinen, zellreichen Herde bestehen aus protoplasmaarmen, spindeligen oder sternförmigen Zellen, die oft zirkulär um die reichlichen Gefäße – Arteriolen und Kapillaren – angeordnet sind (Abb. 32, 33). Die Zellen ähneln Fibro- oder Myoblasten und gleichen weitgehend einem primitiven Mesenchym. Sie sind frei von elastischen Fasern und sind deshalb besonders gut bei Elasticafärbungen vom umgebenden Drüsenstroma abgehoben (REISCHAUER 1925).

Mit zunehmendem Knotenwachstum wird der Faserreichtum größer, insbesondere treten jetzt ausgereifte glatte Muskelzellen in Erscheinung. Sie sind in Bündeln angeordnet, die eng mit Fibroblasten und Fibrozyten vermischt sind. Rein myomatöse Knoten sind selten, nicht ungewöhnlich aber ist eine drüsenlose, noduläre Stromahyperplasie, die aus Stromaknoten wechselnder Zusammensetzung aufgebaut ist. Sie kann beträchtlichen Umfang annehmen. Die in der Literatur mitgeteilten Fälle von „Prostatamyomen" sind in diese Kategorie einzuordnen

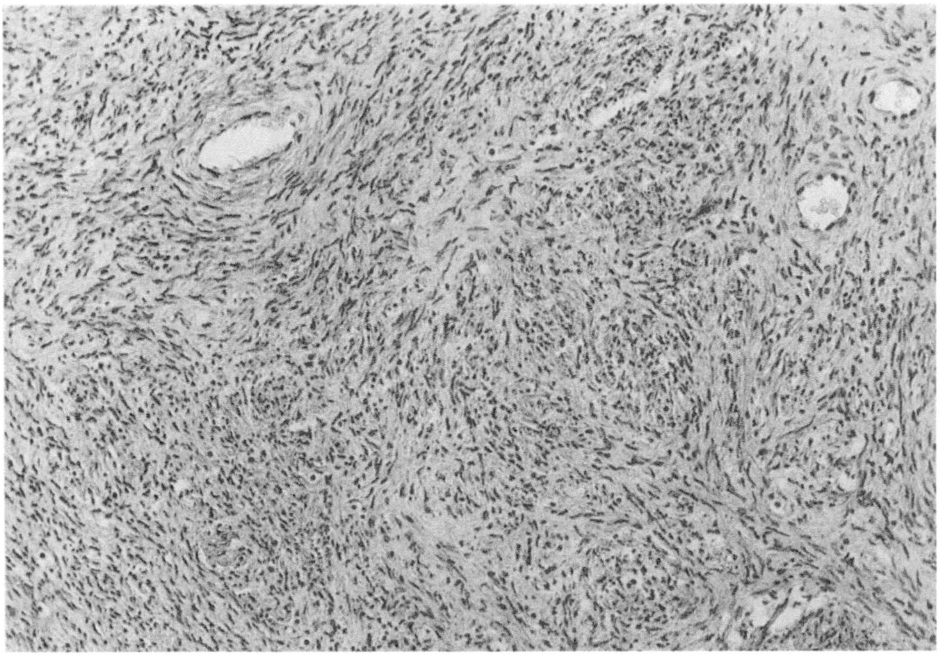

Abb. 31. Zell- und gefäßreicher Stromaknoten bei benigner nodulärer Hyperplasie der Prostata

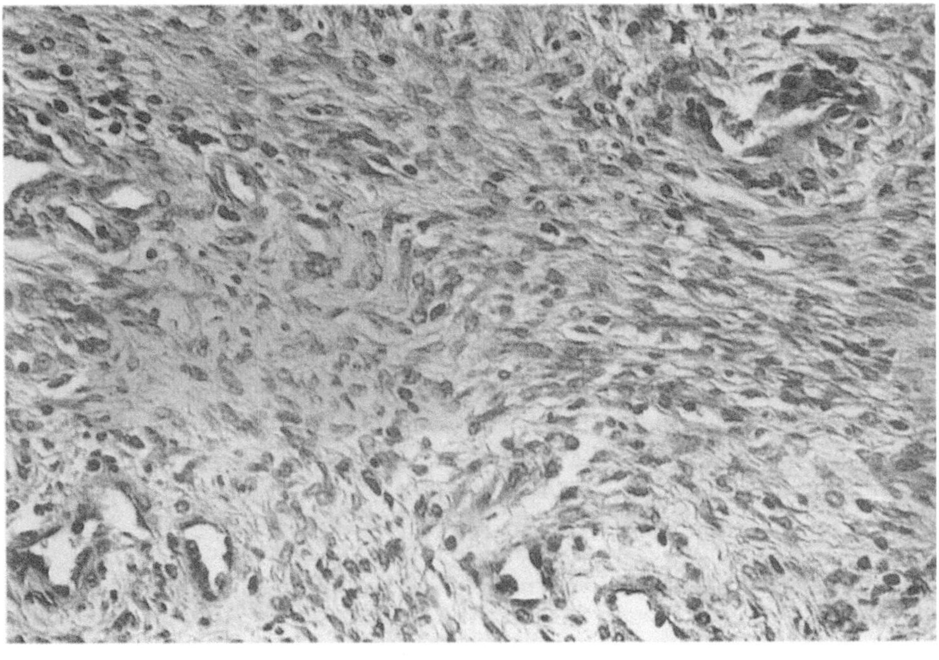

Abb. 32. Zellreicher Stromaknoten bei benigner nodulärer Hyperplasie der Prostata

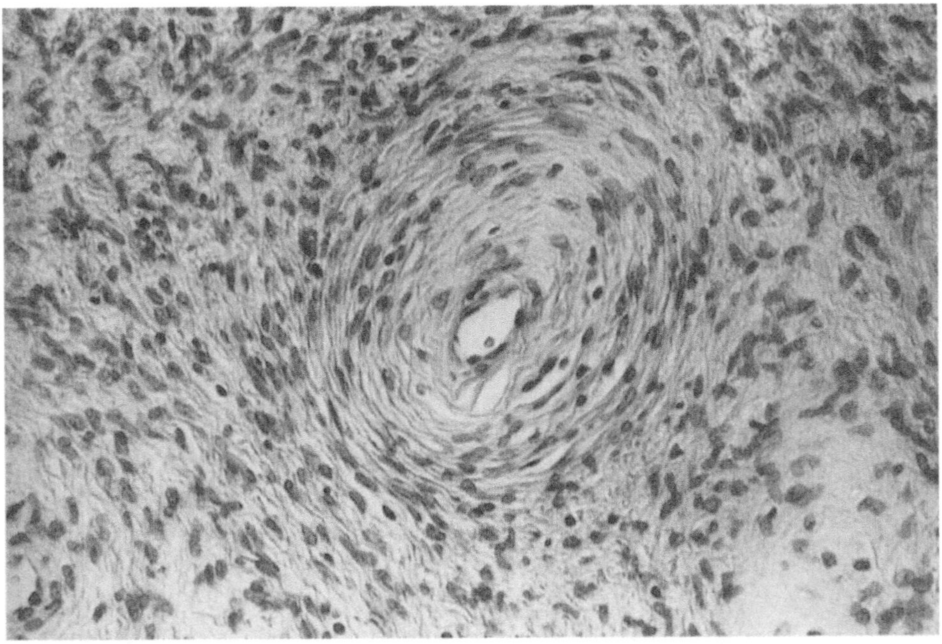

Abb. 33. Konzentrische Schichtung der Zellen und Fasern um ein Gefäß in einem Stromaknoten bei benigner nodulärer Hyperplasie der Prostata

(Mostofi, Histological Typing of Prostate Tumours). Ob die in der älteren Literatur beschriebenen, bis mannsfaustgroßen myomatösen Tumoren (Oberndorfer 1931) noch zur BNH gerechnet werden dürfen, ist zweifelhaft. Reife Leiomyosarkome, die diese Größe erreichen, müssen differentialdiagnostisch in Betracht gezogen werden.

Immunhistochemisch enthalten die Stromazellen der BNH wie auch normale Stromazellen Östrogenrezeptoren (Wernert et al. 1988a). Elektronenmikroskopisch zeigen die glatten Muskelzellen perinukleär vermehrtes rauhes endoplasmatisches Retikulum mit erweiterten Zisternen und mit reichlichen Ribosomen. Der Golgi-Apparat ist vergrößert (Rohr u. Bartsch 1983).

Die drüsigen Anteile der Knoten variieren nach Menge und Form erheblich (Abb. 34). In kleineren, unmittelbar periurethral gelegenen Stromaknoten können sie in kleinen Gruppen verstreut liegen, in größeren Knoten beherrschen sie meist das Bild und sind oft zystisch ausgeweitet (Abb. 35). Das zylindrische Epithel ist teils hochprismatisch und dann oft eingefaltet, in den dilatierten Abschnitten ist es mehr oder weniger abgeflacht. Bei starker Epithelproliferation können cribriforme Muster entstehen, oft sind auch die Basalzellen proliferiert (Abb. 36, 37). Je ausgeprägter die epitheliale Proliferation bei BNH ist, um so mehr werden auch endokrine Zellen gesehen, die schon normalerweise in der periurethralen Region der Drüsengänge reichlicher sind als in der Peripherie (Abb. 38) (Abrahamsson 1988).

Ein grundsätzlicher histologischer Unterschied zwischen dem Epithel des inneren und äußeren Drüsenfeldes ist – im Gegensatz zu Mcneal (1983) – nicht er-

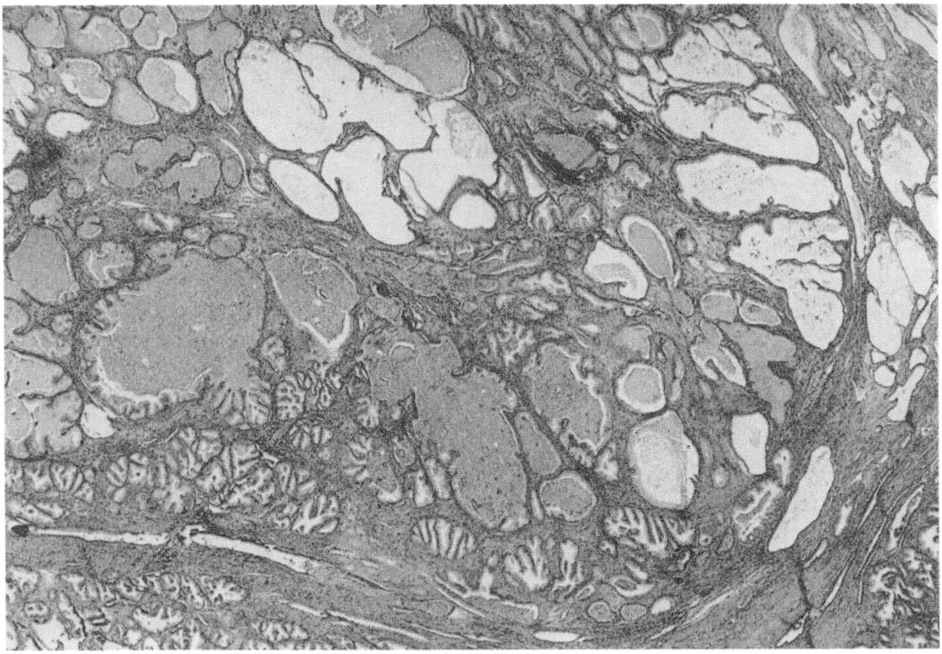

Abb. 34. Variables Drüsenmuster in einem Knoten bei benigner nodulärer Hyperplasie der Prostata

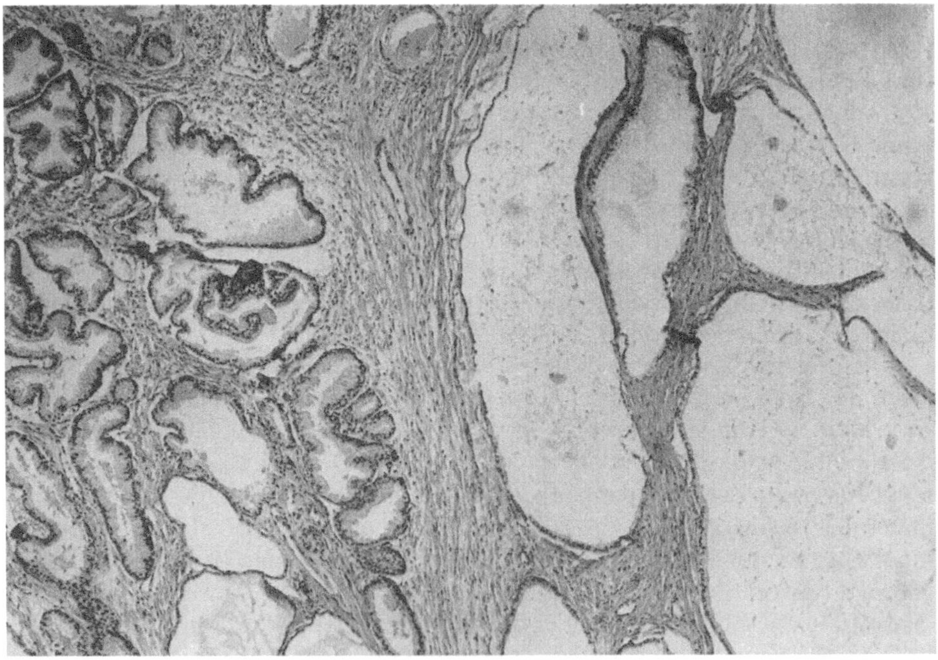

Abb. 35. Regelhafte und zystische Drüsenfelder mit atrophischem Epithel bei benigner nodulärer Hyperplasie der Prostata

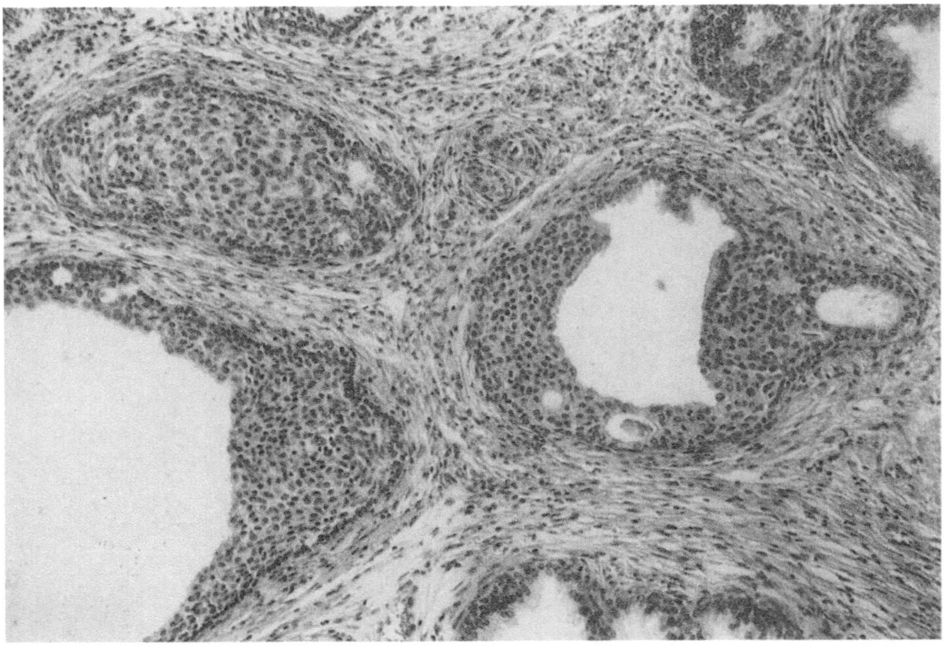

Abb. 36. Basalzellhyperplasie in einer nodulären Hyperplasie der Prostata

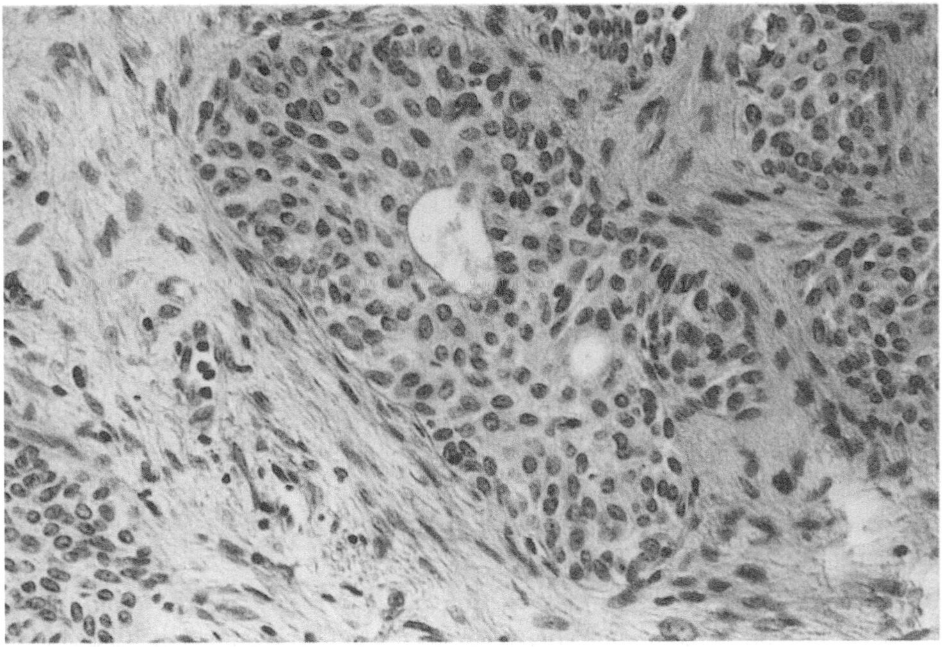

Abb. 37. Basalzellhyperplasie in einer nodulären Hyperplasie der Prostata. Die Zellen füllen das Drüsenlumen fast völlig aus

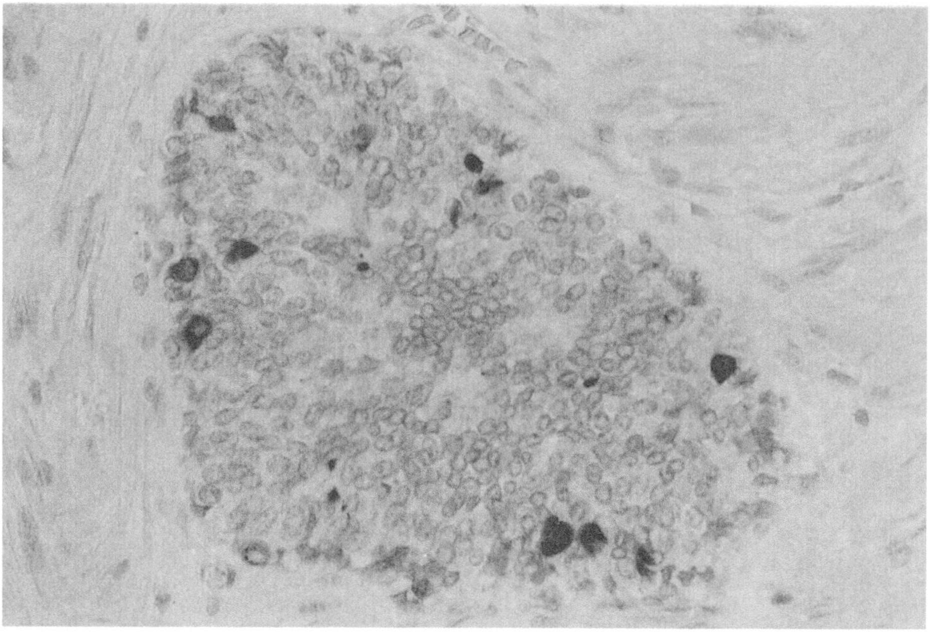

Abb. 38. Endokrine Zellen in einer Basalzellhyperplasie. Immunhistochemischer Nachweis von Serotonin. Aufnahme N. WERNERT

kennbar. Die variablen Bilder, die auch in den Drüsen der BNH gefunden werden, entsprechen offenbar unterschiedlichen Graden der sekretorischen Aktivität (FRANKS 1983).

Elektronenmikroskopisch soll die Zahl der Sekrettropfen bei BNH reduziert sein, während das rauhe endoplasmatische Retikulum, der Golgi-Apparat und die Mitochondrien keine signifikanten Abweichungen von der Norm zeigen (ROHR u. BARTSCH 1983). OKADA et al. (1983) sehen reichliche Sekretvakuolen, die das Zytoplasma von apikal bis zur Basalregion anfüllen. Ausschließlich in diesen Sekretvakuolen ist Zink angehäuft. Zink wird im hyperplastischen Gewebe vermehrt gefunden (FEUSTEL et al. 1982).

d) Sonderformen der BNH

Während bei den gewöhnlichen Formen der BNH das Drüsenmuster von der Norm kaum abweicht, gibt es 3 Sonderformen, die v. a. differentialdiagnostische Bedeutung gegenüber dem Karzinom haben:

Die mikroadenomatöse Hyperplasie,
die Basalzellhyperplasie,
die kribriforme Hyperplasie.

Bei der *mikroadenomatösen Hyperplasie* ist der Knoten aus dichtliegenden, kleinlumigen Drüsen ohne epitheliale Einfaltungen aufgebaut (Abb. 39). Die Drüsen liegen dicht bei dicht, das Stroma tritt zurück (Abb. 40). Die Abgrenzung

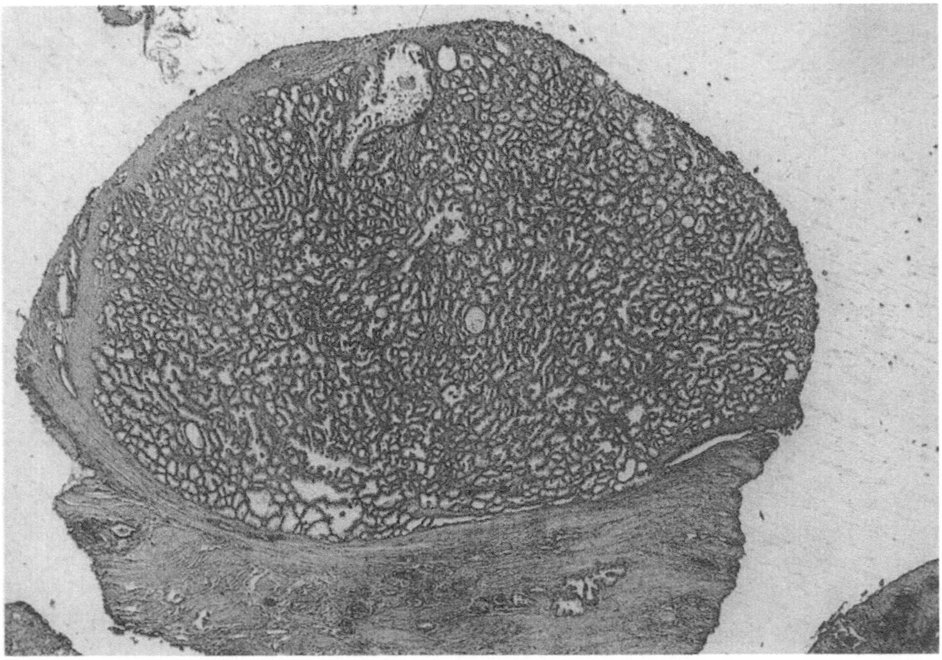

Abb. 39. Mikroadenomatöser Nodulus. Isolierter Knoten in einem Resektionsspan nach TUR

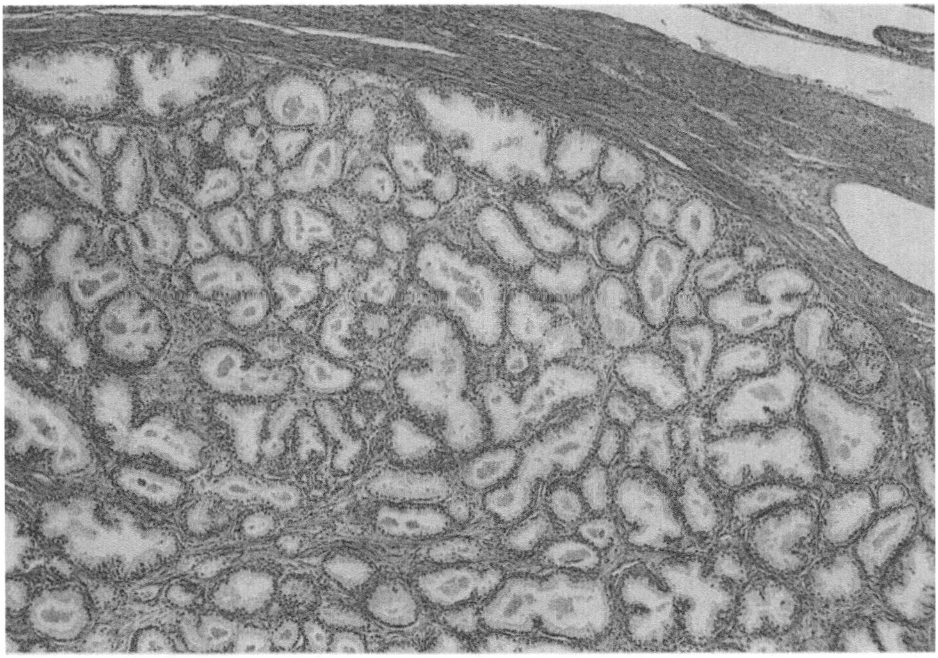

Abb. 40. Ausschnitt aus einem mikroadenomatösen Nodulus bei benigner nodulärer Hyperplasie

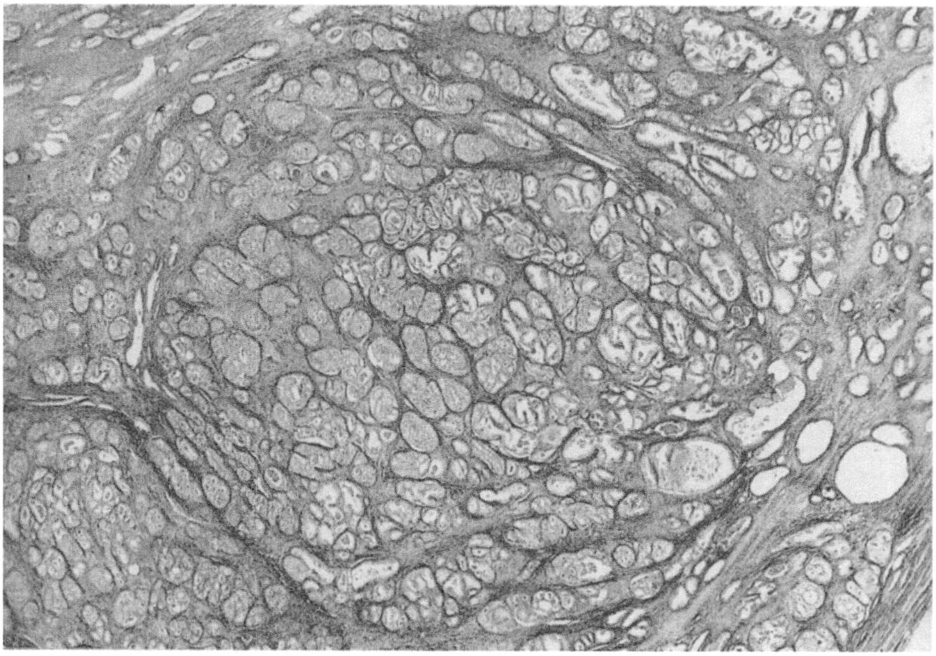

Abb. 41. Noduläre cribriforme Hyperplasie bei benigner nodulärer Hyperplasie der Prostata

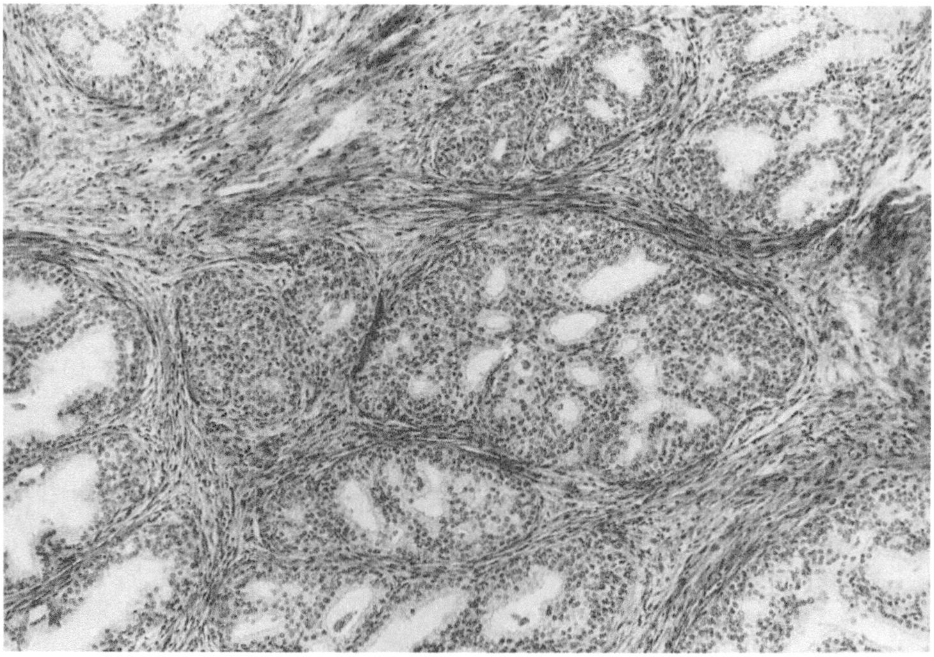

Abb. 42. Basalzelliger Typ einer nodulären cribriformen Hyperplasie der Prostata

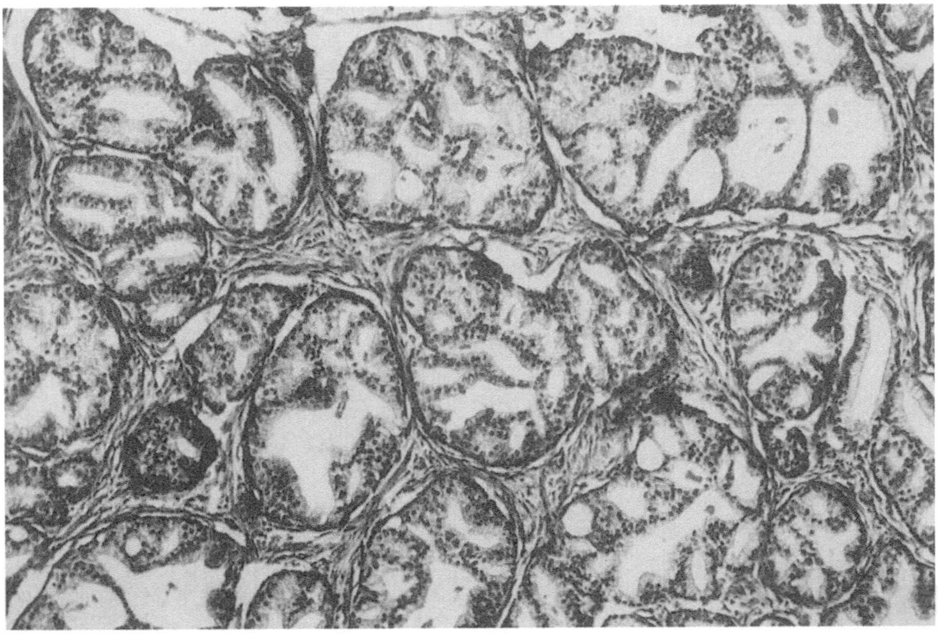

Abb. 43. Sekretorischer Typ einer nodulären cribriformen Hyperplasie der Prostata

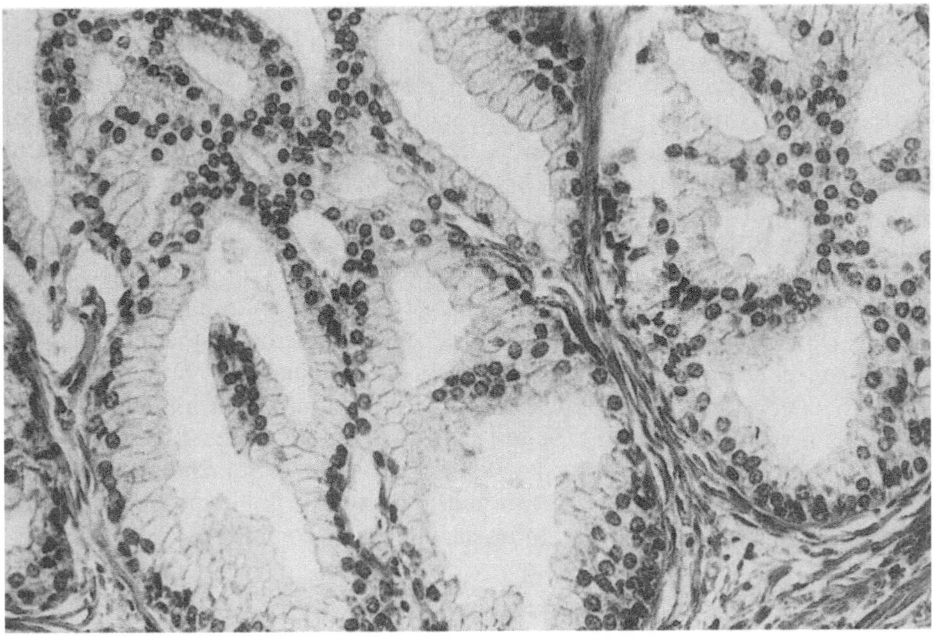

Abb. 44. Sekretorischer Typ einer nodulären Hyperplasie der Prostata. Basalständige, uniforme Zellkerne

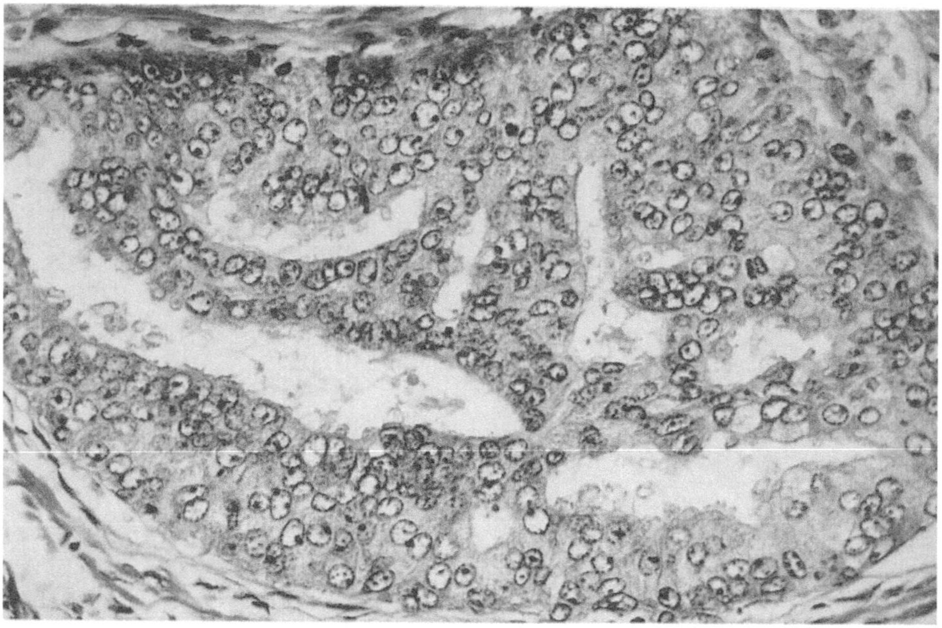

Abb. 45. Kribriformes Karzinom der Prostata: Ausgeprägt atypisches Kernmuster mit großen Nukleolen

solcher Knoten von einem hochdifferenzierten, nodulären Karzinom kann schwierig sein. Ein reguläres Kernmuster ohne Atypien und der Nachweis von Basalzellen spricht für die Gutartigkeit des Knotens.

In knapp 5% der Fälle von BNH werden Knoten mit einem rein cribriformen Drüsenmuster gefunden (Wernert u. Dhom 1984). Im Gegensatz zum cribriformen Karzinom ist die knotige Struktur des Herdes bei oft reichlicher Stromaentwicklung leicht erkennbar. Die Drüsenfelder zeigen oft eine deutliche Basalzellproliferation, dann entsprechen nur die lichtungsnahen Epithelien dem sekretorischen Typ (Abb. 41). Sie enthalten prostataspezifisches Antigen und saure Prostataphosphatase. Die protoplasmaarmen Basalzellen füllen die Drüsenlichtungen mehr oder weniger aus. Beim ausgereiften Typ treten die Basalzellen zurück. Dem cribriformen Muster entsprechend, bilden die Epithelien Girlanden und Netze, die stromafrei die Drüsenlichtung unterteilen (Abb. 42). Das Kernmuster ist bei der cribriformen Hyperplasie völlig gleichmäßig, prominente Nukleolen werden vermißt (Abb. 43). Selten sieht man ein atypisches Kernmuster mit deutlich vergrößerten Nukleolen (Abb. 44). Besonders in Stanzbiopsien kann die Abgrenzung einer nodulären cribriformen Hyperplasie mit atypischem Kernmuster von einem cribriformen Karzinom schwierig sein (Abb. 45).

4. Quantitative Analyse der BNH

Bartsch et al. (1979a,b) sowie Rohr u. Bartsch (1980, 1983) haben in ausführlichen, licht- und elektronenmikroskopischen, stereologischen Analysen an

Tabelle 5. Relative Volumenteile des Prostatagewebes (%) (ROHR u. BARTSCH 1983)

	Normales Prostatagewebe	Benigne noduläre Hyperplasie
Stroma	45	60
Epithel	21	12
Drüsenlumina	34	28

menschlichem Prostatagewebe gezeigt, daß es bei BNH zu einer relativen Zunahme des Stromaanteiles kommt (Tabelle 5). Elektronenmikroskopisch werden die Epithelhöhe und die Zahl der Sekrettropfen reduziert, während rauhes endoplasmatisches Retikulum, Golgi-Apparat und Mitochondrien unverändert erscheinen. In den glatten Muskelzellen ist die perinukleäre Zone vergrößert, rauhes endoplasmatisches Retikulum, Mitochondrien und Golgi-Apparat haben eine signifikante Zunahme erfahren. Unter Cyproteronacetat nimmt in den glatten Muskelzellen das Volumen der Zellorganellen um 28% ab, auch das Epithelvolumen wird reduziert. Die quantitativen Analysen belegen, daß die BNH des Menschen vorzüglich eine Stromaerkrankung ist (ROHR u. BARTSCH 1988).

Ein relativ seltener, aber charakteristischer Befund sind Knoten mit reiner Basalzellhyperplasie (OBERNDORFER 1931; MOSTOFI et al. 1980; DHOM 1983; CLEARY et al. 1983). Man findet vorwiegend solide, kleinzellige Nester und Stränge in ein wechselnd breites, fibromuskuläres Stroma eingebettet. Die protoplasmaarmen Zellen haben rundliche bis ovale, sehr gleichförmige Kerne. Die Zellen sind konzentrisch geschichtet, zentral kann ein kleines Lumen ausgebildet sein. Plattenepithelmetaplasien werden nicht beobachtet (über die Beziehungen zum adenoidzystischen Karzinom s. Kap. „Ungewöhnliche Prostatakarzinome").

5. Sekundäre Veränderungen bei BNH

Die wichtigsten sekundären Veränderungen der BNH sind der Prostatainfarkt und die unspezifische Entzündung.

a) Prostatainfarkt

Es handelt sich um eine ischämische Koagulationsnekrose, die ausschließlich die Knoten einer nodulären Hyperplasie betrifft. Infarkte der sog. Außendrüse sind unbekannt. Bei vollausgebildeter Nekrose sind histologisch die Gewebsstrukturen noch schattenhaft erkennbar. Hämorrhagien und Einschmelzungen wie auch Sequesterbildungen gehören nicht zum typischen Infarktbefund. Am Rande der Infarktzone kommt es zur Basalzellproliferation (Abb. 46) und regelmäßig auch zu Plattenepithelmetaplasie (Abb. 47, 48), die nicht mit einem Plattenepithelkarzinom verwechselt werden dürfen. Über das Schicksal des Prostatainfarktes (Narbenbildung? Verkalkung?) liegen keine Untersuchungen vor.

b) Unspezifische Entzündung

Entzündliche Infiltrate kommen in der nodulär hyperplastischen Prostata außerordentlich häufig vor (NIELSEN u. CHRISTENSEN 1972). Sie können akut/leukozytenreich oder chronisch/lymphoplasmazellulär sein. Leukozyten sind häufig in

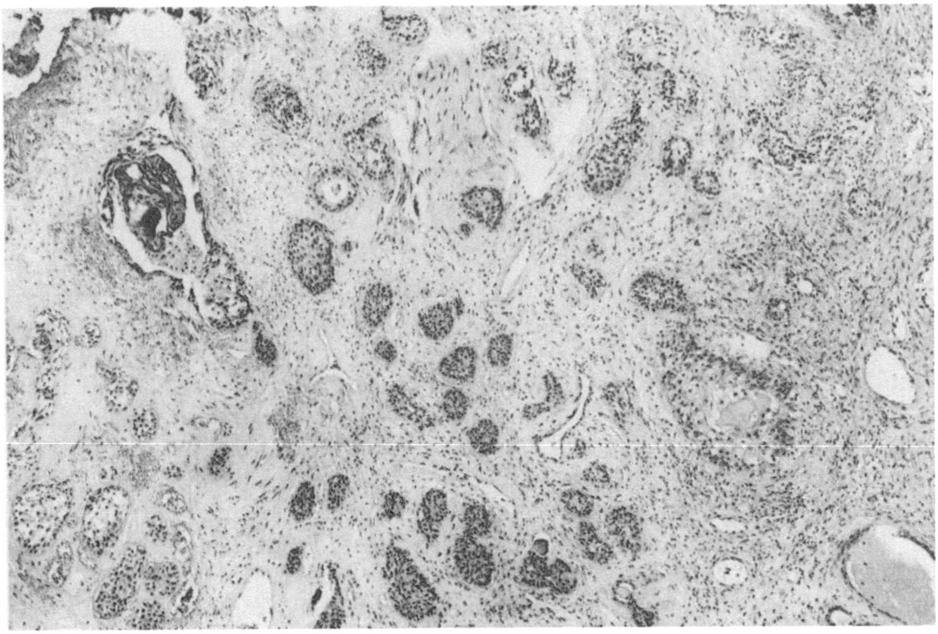

Abb. 46. Basalzellhyperplasien und herdförmig metaplastisches Plattenepithel am Rande eines Prostatainfarktes

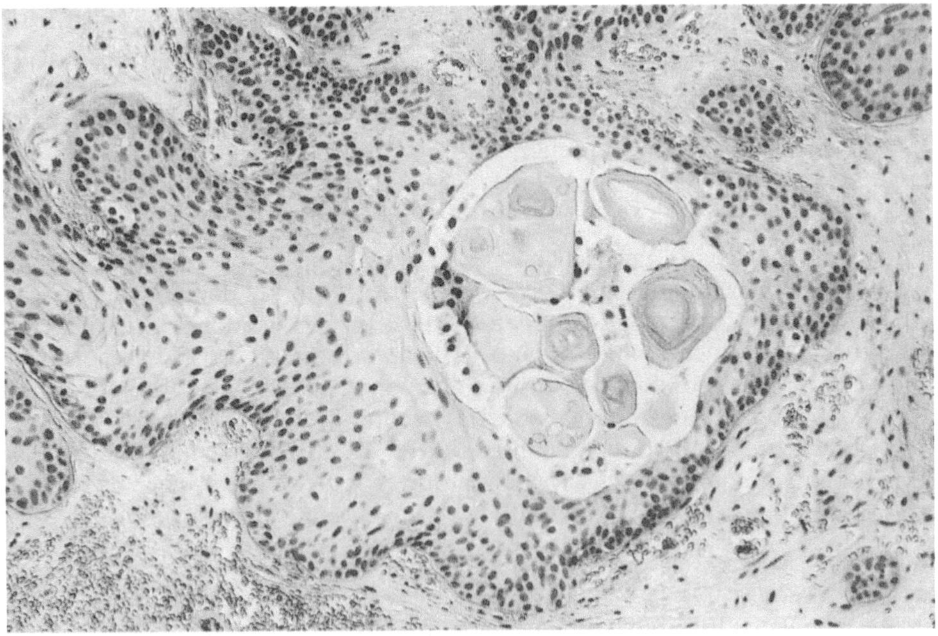

Abb. 47. Plattenepithelmetaplasie mit Corpora amylacea am Rande eines Prostatainfarktes

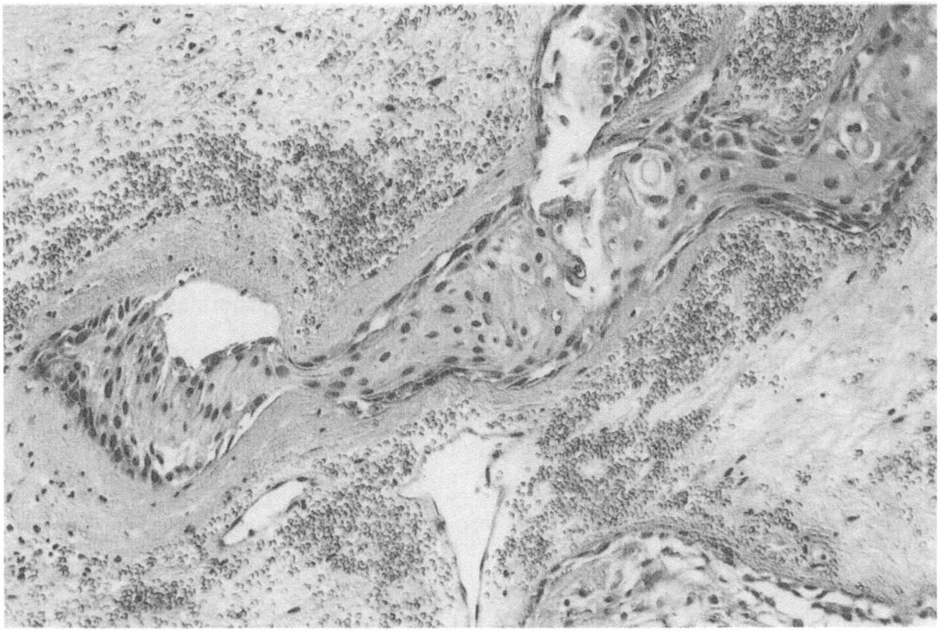

Abb. 48. Plattenepithelmetaplasie mit hyaliner Sklerose am Rande eines herdförmig eingebluteten Prostatainfarktes

eingedickten Sekretmassen in Drüsenlichtungen nachweisbar. Das Epithel ist vielfach auf größerer Strecke zerstört. Umfangreiche, eitrige Einschmelzungen bzw. Abszesse gehören jedoch nicht zum Bilde der BNH. Ursächlich sind in erster Linie Sekretabflußstörungen für die entzündlichen Reaktionen verantwortlich zu machen. Eine Korrelation mit der Verweildauer eines Katheters besteht nicht (Hubner 1968; Nielsen u. Christensen 1972). Nicht selten sieht man in reinen Stromaknoten eine dichte Rundzellinfiltration (über die Abgrenzung solcher Infiltrate von leukämischen Infiltraten s. Kap. „Prostatitis")

6. Pathogenese der BNH

Die Abhängigkeit des Prostatawachstums von einer normalen Hodenfunktion ist seit langem bekannt. Eunuchen bzw. präpuberal kastrierte Männer entwickeln keine BNH. Entgegen zahlreichen früheren Spekulationen sind aber Änderungen der Hormonkonzentrationen im Blut beim gesunden alternden Mann ohne Bedeutung für die Pathogenese der BNH. Werden altersentsprechende „normale" Probanden mit Patienten mit BNH verglichen, ergeben sich keine signifikanten Unterschiede der Blutspiegel von testikulären und Nebennierenrindensteroiden, von Hypophysenhormonen oder sexualhormonbindendem Globulin (Voigt u. Bartsch 1987). Die biochemischen Studien zur Pathogenese der BNH haben daher den Hormonstoffwechsel des Zielorgans selbst in den Mittelpunkt gerückt. Der aktive Metabolit des Testosterons, 5α-Dihydrotestosteron (5α-DHT), wird in

Tabelle 6. 5α-Dihydrotestosteronkonzentration in benigner Prostatahyperplasie und in normaler Prostata des Menschen (VOIGT u. BARTSCH 1987)

	BNH pmol/mg DNA	Normale Prostata (Autopsiematerial)
Gesamtgewebe	7,1 ± 1,07	3,2 ± 0,82
Zellkerne aus Gesamtgewebe	5,6 ± 0,60	2,7 ± 1,66
Zellkerne: Stroma	7,1 ± 0,88	2,2 ± 0,93
Zellkerne: Epithel	3,8 ± 0,38	1,3 ± 0,37

Tabelle 7. 5α-Reduktase in benigner Prostatahyperplasie und in normaler Prostata des Menschen (VOIGT u. BARTSCH 1987)

V max pmol/mg prot'h	Km µmol/l	
Benigne Hyperplasie:		
Epithel	66 ± 5 (20)	
Stroma	161 ± 28 (28)	0,15 ± 0,03 (10)
Gewebe, gesamt	148 ± 7 (29)	
Normale Prostata:		
Epithel	42 ± 7 (4)	
Stroma	74 ± 9 (4)	
Gewebe, gesamt	68 ± 10 (3)	

allen Gewebsfraktionen der BNH in höheren Konzentrationen akkumuliert als im normalen Prostatagewebe (Tabelle 6, VOIGT u. BARTSCH 1987). Die Stromazellkerne zeigen einen besonders markanten Anstieg der 5α-DHT-Konzentration. Entsprechend erhöht wird auch die Aktivität des für die Umwandlung von Testosteron in 5α-DHT notwendigen Enzyms, die 5α-Reduktase (Tabelle 7). Danach ist die 5α-Reduktase das Schlüsselenzym in der Pathogenese der BNH. Auch Östrogene werden im Prostatagewebe akkumuliert. In den Stromazellkernen wird Östradiol in etwa doppelt so hoher Konzentration wie im Plasma des Patienten gefunden. Biochemisch konnte der Östrogenrezeptor im Prostatagewebe nachgewiesen werden (WAGNER et al. 1975; PERTSCHUK et al. 1979; ROBEL et al. 1985), freilich nur in niedrigen Konzentrationen. WERNERT et al. (1988a) konnten mit dem ER-ICA-Test den Östrogenrezeptor immunhistologisch in den Stromazellkernen (Abb. 49) und in den Basalzellen des Epithels (Abb. 50) nachweisen. Auf Großflächenschnitten sind die Rezeptor-positiven Zellen in zentralen und peripheren Arealen der Prostata gleichmäßig verteilt. Der Progesteronrezeptor zeigt die gleiche Lokalisation wie der Östrogenrezeptor.

Experimentelle Studien am kastrierten Hund haben gezeigt, daß eine Kombination von Androgenen und Östrogenen zu einer signifikanten Vergrößerung der Prostata führt, bei intakten Testes führt aber DHT auch allein zur Hyperplasie. Die Prostatahyperplasie des Hundes unterscheidet sich allerdings morphologisch von der menschlichen BNH: Es fehlt die Stromakomponente (WALSH u. WILSON 1976; DEKLERK et al. 1979; Übersicht bei SCHROEDER 1983).

Die kombinierte Behandlung mit Androstendiol und Östradiol führt im Prostatagewebe zu einem 2fachen Anstieg des Androgenrezeptors, während die al-

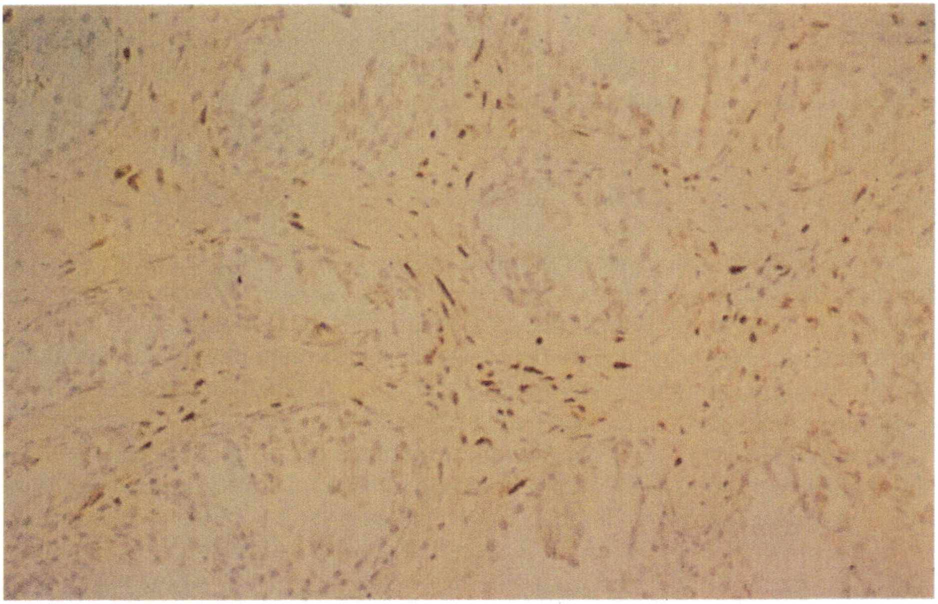

Abb. 49. Immunhistochemischer intranukleärer Nachweis des Östrogenrezeptors (ER-ICA-Test) in periduktalen Stromazellen bei benigner nodulärer Hyperplasie (*schwarz* dargestellte Zellkerne). Aufnahme N. Wernert

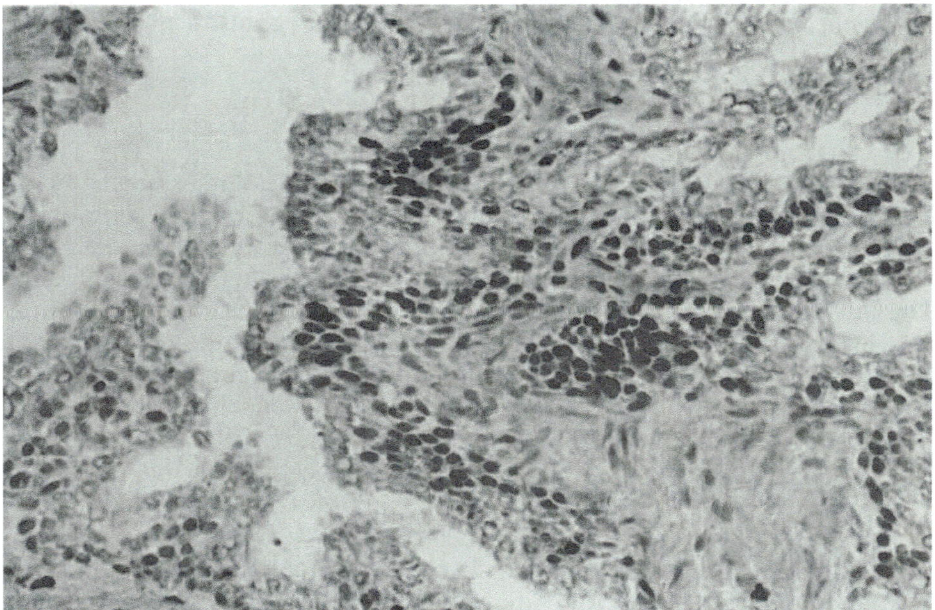

Abb. 50. Immunhistochemischer, intranukleärer Östrogenrezeptornachweis in hyperplastischen Basalzellen. ER-ICA-Test: schwarz dargestellte Zellkerne. Kerne des sekretorischen Epithels negativ. Aufnahme N. Wernert

leinige Androgenbehandlung diesen Effekt nicht zeigt. Es wird deshalb ein synergistischer Effekt der Androgene und Östrogene auch für die menschliche BNH angenommen: Östrogene könnten das androgenabhängige Wachstum der Prostata steigern. Cyproteronacetat blockiert beim Hund die Prostatahyperplasie sowohl bei Androgen- wie bei kombinierter Androgen-Östrogen-Gabe (TUNN et al. 1980).

Östrogene aktivieren beim Hund die glatten Muskelzellen der Prostata (ROHR et al. 1981).

Obwohl die biochemischen Studien einige grundlegende Erkenntnisse erbracht haben, bleiben wichtige Fragen zur Pathogenese der BNH noch offen: Der zelluläre Mechanismus, der für die Aktivierung der 5α-Reduktase und damit für die Akkumulierung von DHT verantwortlich ist, ist unbekannt. Die Lokalisation und die Verteilung des Androgenrezeptors konnten bis jetzt immunhistochemisch nicht dargestellt werden, da kein entsprechender monoklonaler Antikörper zur Verfügung steht. Versuche, den Rezeptornachweis durch die fluoreszenzmikroskopische Darstellung von Androgenbindungsstellen mit Hilfe fluorochromierten DHT zu ersetzen, sind gescheitert (LÄMMEL et al. 1986). Schließlich bleibt ungeklärt, warum sich die BNH nur im inneren Drüsenfeld entwickelt. Die Annahme, daß dieses Drüsenfeld embryologisch ein Derivat der Müller-Gänge ist, ist umstritten. Immunhistochemisch sind inneres und äußeres Drüsenfeld identisch (WERNERT 1988, s. Kap. „Histologie der Prostata"). Der Östrogenrezeptor ist in beiden Abschnitten des Organs nicht unterschiedlich verteilt. Bei Cynomolgus-Affen (Maccaca fascicularis) soll allerdings die periurethrale Zone der Prostata exklusiv sensitiv für Östrogene sein (HABENICHT u. EL ETREBY 1988), ob dieser Sensivität auch eine unterschiedliche Rezeptorverteilung entspricht, ist offen.

E. Prostatasteine

Der hohe Kalziumgehalt des Prostatasekretes ist die Voraussetzung für die häufige Entwicklung von Prostatasteinen (FOX 1963). Die Zitratkonzentration reduziert jedoch die Kalziumionenkonzentration. Erst bei Reduktion des Zitrats steigt die Kalziumphosphatkonzentration an und begünstigt die Kristallisation. Die unverkalkten Prostatakörperchen – Corpora amylacea – sind konzentrisch geschichtete Koazervate aus Eiweiß, Fett und Mukosubstanzen, die in jeder Prostata vorkommen. Desquamierte Epithelien können den Kern eines Prostatakörperchens bilden. Durch die Einlagerung von Kalksalzen wandeln sich die Prostatakörperchen in Konkremente um. Sie finden sich nahezu regelmäßig bei älteren Männern auf der Schnittfläche der Prostata als gelbliche, braune oder schwärzliche Steinchen von der Größe etwa eines Mohnkorns („Schnupftabakprostata": wegen ihrer Ähnlichkeit mit Schnupftabakskrümel, KAUFMANN 1922).

Selten werden die Konkremente mehr als erbsengroß. Radiologisch sind in der Prostata gesunder Männer – Altersdurchschnitt 56 Jahre – in 13,8% Konkremente in der Prostata nachweisbar (FOX 1963). Sie sind oft dicht gepackt und bilden dann zusammenhängende Ausgußsteine in den Drüsen mit hirschgeweihartigen Formationen. Bei benigner nodulärer Hyperplasie liegen sie außerhalb der Knoten oder sind den Knoten angelagert. Chemisch bestehen sie aus Kalziumapatit und insbesondere aus Whitlokit und sind in ihrer Zusammensetzung daher Speichelsteinen ähnlich (SUTOR u. WOOLEY 1974).

Von diesen echten Prostatakonkrementen sind Steine abzugrenzen, die Harnbestandteile, Urate und Kalziumoxalat enthalten und durch Reflux von Harn in die Prostata, v. a. in den großen Prostatagängen, entstehen können. Sie können auch aus der Urethra in die Prostata verlagert werden. Bei Striktur der distalen Urethra werden in 60% Prostatasteine in dilatierten Prostatagängen gefunden (FOX 1963). Auch kann eine Koinzidenz von Nieren-, Blasen- und Prostatasteinen beobachtet werden, die Zusammensetzung der Blasen- und Prostatasteine ist dabei meist identisch. Während die primären Prostatakonkremente symptomlos sind, sind die refluxbedingten Harnsteine in der Prostata häufig bakteriell kontaminiert und führen zur chronischen Steinprostatitis (s. Kap. „Chronische Steinprostatitis").

Die in der älteren Literatur mitgeteilten Fälle von großen Prostatasteinen (300–400 g) sind Harnsteine, die in der prostatischen Urethra steckengeblieben sind (GÖGL u. LANG 1957). Besonders bei noch jüngeren Patienten mit Prostatakonkrementen in den zentralen Gängen, ohne Zeichen einer Harnwegsinfektion und ohne Prostatavergrößerung, kann eine Hyperkalziurie bestehen (FOX 1963), hinter der sich ein Hyperparathyreoidismus verbergen kann.

Schließlich führt auch eine verkäsende Prostatatuberkulose zur Verkalkung und damit zu Steinbildungen in den Kavernen.

Alle größeren, vor allem peripher liegenden Konkremente können bei rektaler Untersuchung getastet werden. Die Induration täuscht leicht ein Prostatakarzinom vor.

F. Prostatitis

Die entzündlichen Prozesse in der Prostata zeigen ein breites Spektrum verschiedener morphologischer, klinischer und pathogenetischer Entitäten. Während entzündliche Infiltrate histologisch in der Prostata vor allem des älteren Mannes als Begleiterscheinung von Konkrementen, in der Folge einer Obstruktion bei benigner nodulärer Hyperplasie und auch im Rahmen der Drüsenatrophie ein regelmäßiger Befund sind, ist das ausgeprägte klinische Bild der Prostatitis seltener.

Die Klassifikation der Prostatitis von MEARES (1981) berücksichtigt ätiologische und morphologische Parameter (Tabelle 8).

I. Nichtbakterielle Prostatitis

Diese Form einer Prostatitis wird klinisch dann diagnostiziert, wenn im Prostataexprimat abnormal reichliche Entzündungszellen gefunden werden, ohne daß Keime nachzuweisen sind. Die klinische Symptomatik ist von der bakteriell bedingten Prostatitis nicht unterschieden. Die Ätiologie bleibt unklar und spekulativ. Für den Morphologen jedoch gehören alle jene Fälle in diese Gruppe, bei denen entzündliche Infiltrate als Nebenbefunde einer benignen nodulären Hyper-

Tabelle 8. Formen der Prostatitis. (Nach MEARES 1981)

Gewöhnliche Formen
Nichtbakterielle Prostatitis
Akute bakterielle Prostatitis
Chronische bakterielle Prostatitis
Chronische Steinprostatitis
Durch bestimmte Erreger definierte Formen
Gonokokkenprostatitis
Tuberkulöse Prostatitis
Parasitäre Prostatitis
Mykotische Prostatitis
Granulomatöse Prostatitis
Unspezifische, granulomatöse Prostatitis
Allergische, eosinophil-granulomatöse Prostatitis
Sog. TUR-Prostatitis
Malakoplakie der Prostata
Nicht gesicherte Prostatitisformen
Uvea- oder Mykoplasmaprostatitis
Chlamydienprostatitis
Virusprostatitis

plasie oder in der peripheren Zone des Organs, in der Region atrophischer Drüsenfelder gefunden werden. Bei ausgeprägter nodulärer Hyperplasie sieht man oft eingedickte, von Leukozyten durchsetzte Sekretmassen in zystisch ausgeweiteten Drüsengängen. Das Epithel ist streckenweise zugrundegegangen, die Infiltrate haben auf die Umgebung übergegriffen, ohne daß eine größere eitrige Einschmelzung zustandegekommen ist. Eine klinische Symptomatik besteht nicht. Es bleibt unentschieden, ob hier nur ein Sekretstau das auslösende Moment ist oder ob eine zusätzliche Keimbesiedelung mit im Spiele ist. NIELSEN u. CHRISTENSEN (1972) haben unter 232 Biopsien bei benigner nodulärer Hyperplasie nur 84 Fälle ohne entzündliche Infiltrate, mäßiggradige Infiltrate in 91 und schwere chronisch-entzündliche Veränderungen in 47 Fällen gefunden.

In der peripheren Zone der Prostata sind unspezifische Rundzellinfiltrate vor allem im Bereich der sklerosierenden Atrophie ein regelmäßiger Befund in der Prostata des älteren Mannes (s. Kap. „Atrophie"). In Krebsherden treten entzündliche Infiltrate dagegen niemals auf: Eine sog. reaktive Entzündung gibt es beim gewöhnlichen Prostatakarzinom nicht.

II. Akute bakterielle Prostatitis

Die akute bakterielle Prostatitis muß von der akuten Urethritis abgegrenzt werden. Bevorzugt ist das mittlere Lebensalter. Das akute Krankheitsbild geht mit Fieber und Schüttelfrost einher. Lokal werden Sitzbeschwerden im Dammbereich, retropubische Schmerzen und Schmerzen bei der Defäkation geklagt. Der rektale Tastbefund zeigt die Prostata geschwollen, prall elastisch und druckschmerzhaft. Beim Prostataabszeß ist die rektale Palpation äußerst schmerzhaft, Fluktuation kann getastet werden (WEIDNER u. WEISSBACH 1981).

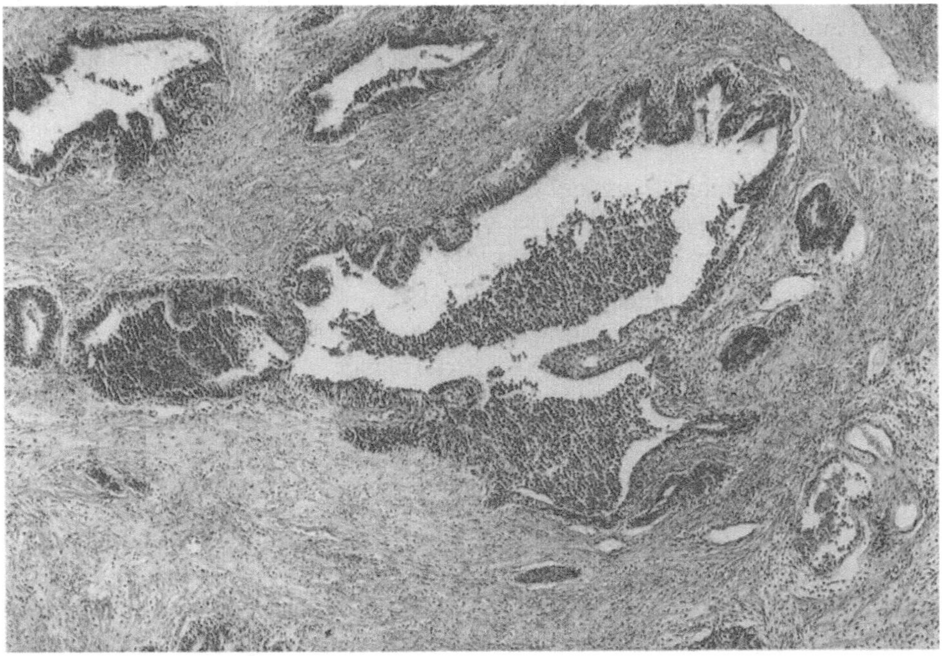

Abb. 51. Frühstadium einer Prostatitis: Leukozytäres Exsudat in Drüsenlichtungen

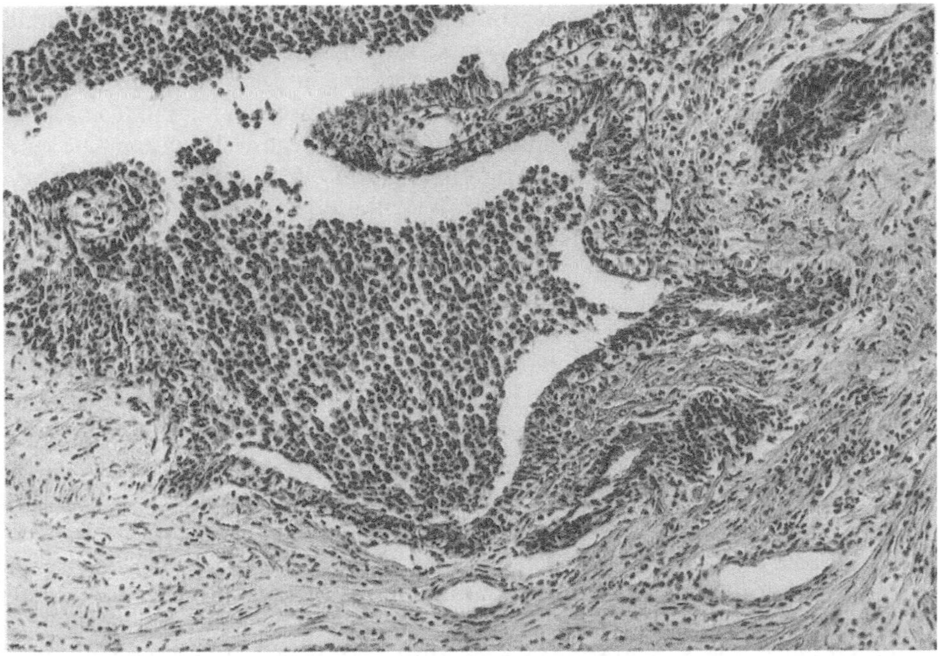

Abb. 52. Frühstadium einer Prostatitis: Teilweise Destruktion des Drüsenepithels

Histologisch findet man in Frühstadien der akuten Prostatitis ein leukozytäres Exsudat in den Prostatagängen mit der Zerstörung des Gangepithels (Abb. 51, 52). Es entwickeln sich Mikroabszesse, die schließlich zu großen Einschmelzungsherden zusammenfließen. Die Inzidenz des Prostataabszesses ist in den letzten 20 Jahren zurückgegangen. Ein Teil der Patienten hat einen Diabetes (FAIR u. SHARER 1986).

Unter den Keimen überwiegt E. coli, aber auch Proteus, Klebsiellen, Enterobakter werden gefunden. Unter den grampositiven Keimen spielt Enterococcus faecalis eine wichtige Rolle (MEARES 1981).

Als Infektionswege kommen
1. die Aszension von einer urethralen Infektion,
2. der Reflux infizierten Urins in prostatische Gänge,
3. die Invasion rektaler Bakterien unmittelbar bzw. lymphogen und
4. der hämatogene Weg
in Betracht.

Bei vorausgehender Gonokokkenuretrhitis ist die bakterielle Prostatitis durch Geschlechtsverkehr erworben, aber auch bei unspezifischer Urethritis mit Prostatitis findet sich oft das gleiche Keimmuster in der Vagina der Partnerin (STAMEY 1980). Daß ein Harnreflux in prostatische Gänge möglich ist, wird durch den Nachweis von Harnbestandteilen in Prostatasteinen bewiesen.

III. Chronische bakterielle Prostatitis

Einer rezidivierenden Harnwegsinfektion liegt häufig eine chronische bakterielle Prostatitis zugrunde (MEARES 1981). Gramnegative Keime sind auch hier die häufigste Ursache. Klinische Symptome sind perineale Schmerzen und Dysurie. Die Diagnose einer chronischen bakteriellen Prostatitis kann nur bakteriologisch durch Kultur des Prostataexperimates oder histologisch gestellt werden. Die klinischen Symptome erlauben keine Abgrenzung von der sog. Prostatodynie bzw. „Prostatosis" (MEARES 1973; WEIDNER u. WEISSBACH 1981). Bei dieser handelt es sich um ein „psychogenes, vegetatives Urogenitalsyndrom" ohne morphologischen bzw. bakteriellen Befund.

Histologisch findet sich bei chronischer Prostatitis eine fokale oder diffuse Rundzellinfiltration, die periglandulär das Stroma durchsetzt und auch suburothelial im Bereich des zentralen Drüsenfeldes gefunden wird. Bei der Häufigkeit klinisch unbedeutender, unspezifischer Rundzellinfiltrate in der Prostata ist klar, daß nur eine sehr ausgeprägte, diffuse, entzündliche Infiltration die Diagnose einer auch klinisch relevanten chronischen Prostatitis erlaubt. SMART u. JENKINS (1973) konnten zwischen der klinischen Symptomatik und der Schwere der histologischen Entzündungsbefunde keine Beziehung finden.

Insgesamt sind die publizierten morphologischen Befunde bei chronischer Prostatitis eher dürftig, da gezielt entnommenes Biopsiematerial kaum vorliegt (SCHMIDT u. PATTERSON 1973). Die Rolle einer transurethralen Resektion als Therapie der chronischen bakteriellen Prostatitis ist umstritten (SMART u. JENKINS 1973).

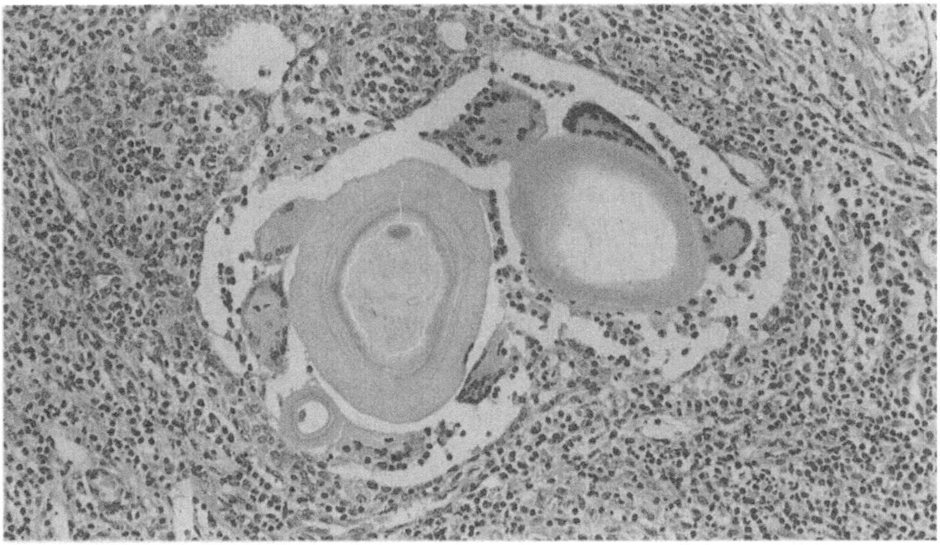

Abb. 53. Floride, chronische Prostatitis, von Fremdkörperriesenzellen umgebene Corpora amylacea. Destruiertes Drüsenepithel und dichtzellige Infiltration des Stroma

IV. Chronische Steinprostatitis

Radiologisch lassen sich in 14% einer unausgelesenen Patientengruppe mit einem mittleren Lebensalter von 56 Jahren Prostatakonkremente nachweisen (Fox 1963). Mikroskopisch kleine Konkremente sind jedoch in nahezu jeder Prostata bei erwachsenen Männern zu finden. Die Drüsengänge, die solche kleinen Konkremente enthalten, sind zystisch ausgeweitet und von atrophischem Epithel ausgekleidet. Sehr häufig ist das Epithel streckenweise zerstört, ein Fremdkörpergranulationsgewebe mit Riesenzellen, die sich den Konkrementen anlagern, hat sich entwickelt (Abb. 53, 54). Gelegentlich findet man Konkremente in Narbengewebe ohne Epithelreste eingeschlossen. Atypische Epithelproliferationen findet man dabei nicht, auch metaplastisches Plattenepithel ist uns im Bereich solcher Konkremente nicht begegnet. Die Prostatakonkremente können bakteriell kontaminiert sein und eine rezidivierende Bakteriurie unterhalten (Meares 1980). Selten sieht man – offenbar auf dem Boden eines Harnrefluxes – Uratablagerungen mit der Ausbildung eines typischen Gichttophus (Abb. 55, 56).

V. Sogenannte TUR-Granulome

Im Gefolge von Prostataoperationen, ganz überwiegend aber nach transurethraler Prostataresektion, können Granulome auftreten, die histologisch das Bild von Rheumaknoten haben. Das Intervall zwischen der 1. Operation und der 2. Gewebeentnahme, in der sich dann die Granulome finden, schwankt zwischen 1 und 52 Monaten (Mies et al. 1984) bzw. zwischen 7 Tagen und 36 Monaten bei Pieterse

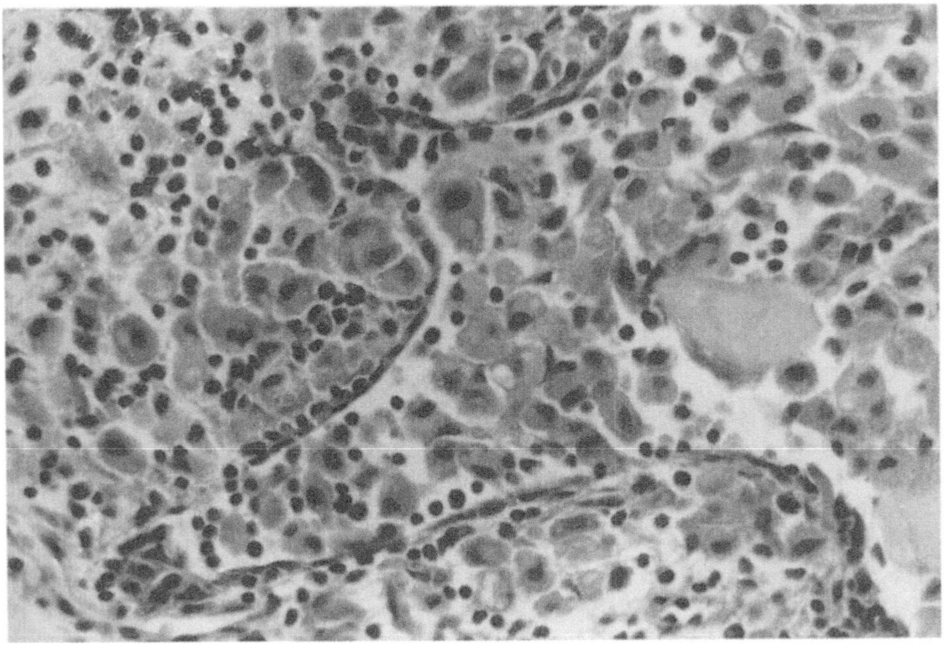

Abb. 54. Floride, chronische Prostatitis. Reichliche peri- und intraduktale Makrophagen mit Sekretschollen in einer Drüsenlichtung

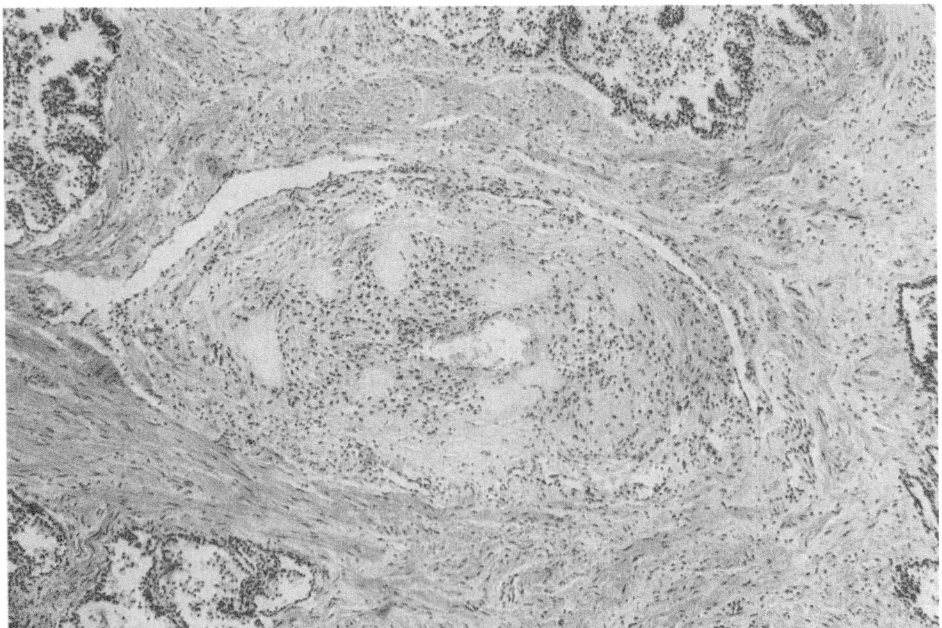

Abb. 55. Uratgranulom („Gichttophus") in der Prostata

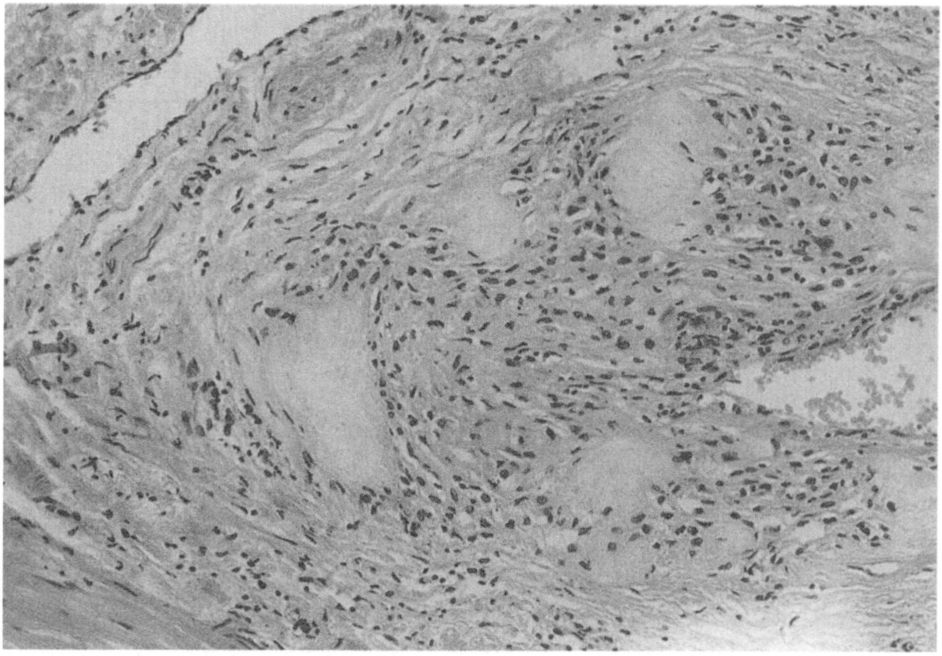

Abb. 56. Vernarbendes Uratgranulom in der Prostata

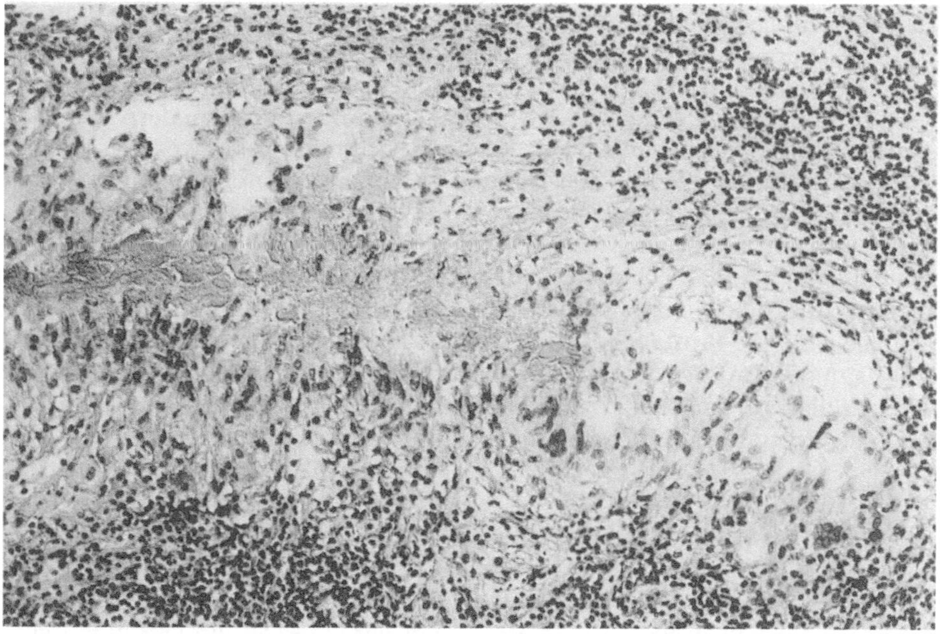

Abb. 57. Sog. TUR-Granulom der Prostata mit fibrinoider Nekrose

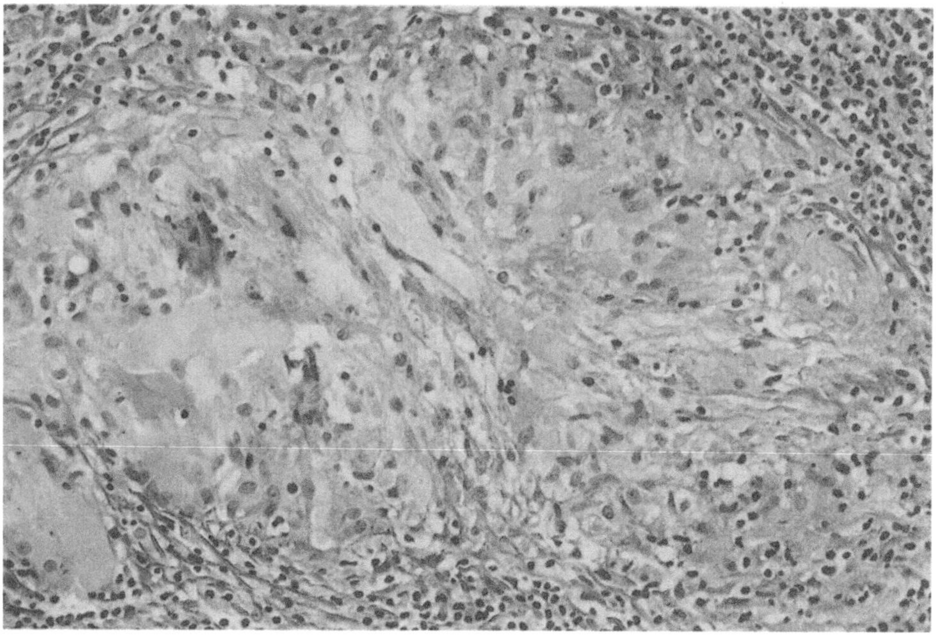

Abb. 58. Makrophagenreiches sog. TUR-Granulom mit Riesenzellen in der Prostata

et al. (1984). Die granulomatöse Reaktion entwickelt sich um eine Thermonekrose, die auch Fibrin enthalten kann. Man sieht einen Wall von Makrophagen mit einzelnen Riesenzellen pallisadenförmig um die zentrale Nekrose aufgebaut (Abb. 57, 58). Die Thermonekrose kann eine bräunliche, eisennegative Farbe haben (HELPAP u. VOGEL 1986). Die Herde sind rundlich oder oval, doppelbrechendes Material wird nicht gefunden (PIETERSE et al. 1984). Bakterien, insbesondere säurefeste Stäbchen, werden ebenfalls nicht gefunden. Eosinophile Leukozyten gehören nicht zum Bild dieser Granulome. Definitionsgemäß werden die Granulome nur im Material der Folgeoperation, nie im ersten TUR-Material dieser Patienten gefunden. Die Inzidenz solcher Granulome nach TUR ist offenbar viel häufiger, als es den mitgeteilten Beobachtungen entspricht. YAMADA (1986) findet sie in 19 von 65 Prostatozystektomiepräparaten, bei denen eine TUR vorausgegangen war. Sie sind nicht auf die Prostata beschränkt, sondern können auch in der Harnblasenwand gefunden werden. Die Bedeutung der Granulome liegt lediglich in ihrer Differentialdiagnose gegenüber anderweitigen, selteneren granulomatösen Prozessen in der Prostata, speziell gegenüber der tuberkulösen Prostatitis.

VI. Unspezifische granulomatöse Prostatitis

Die unspezifische, das Parenchym zerstörende granulomatöse Prostatitis, 1943 zuerst von TANNER u. MCDONALD beschrieben, wird in 1,45% unseres bioptischen Prostataeinsendegutes gesehen (HOHBACH u. DHOM 1980b). Das mittlere Lebens-

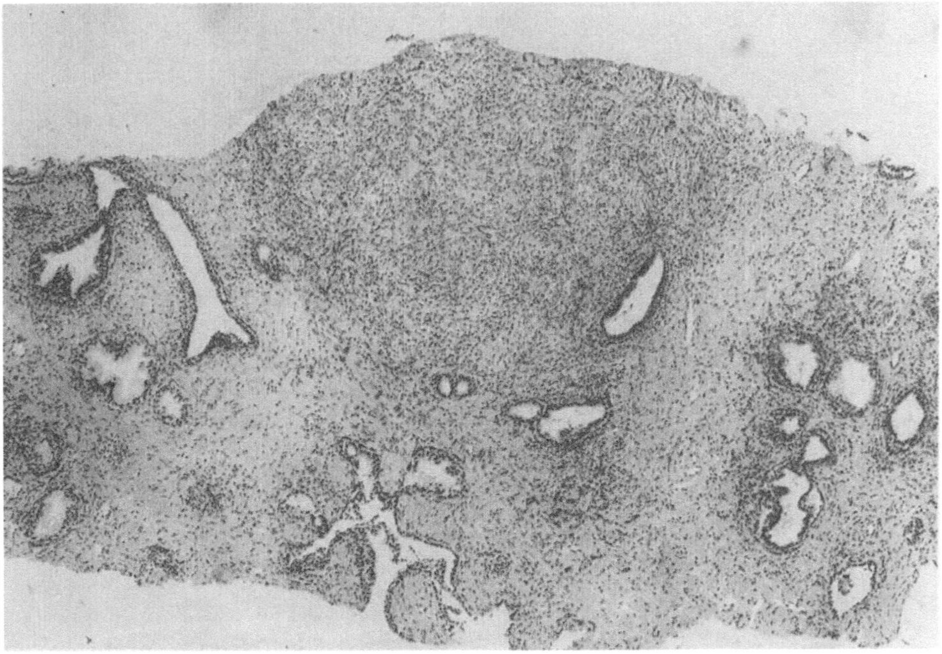

Abb. 59. Fokale granulomatöse Prostatitis in einer Prostatastanze

alter liegt bei 60 Jahren (43–75 Jahre: TAYLOR et al. 1977). Im eigenen Material beträgt der Anteil der unter 60jährigen 26%, gegenüber 8%-Anteil in der prozentualen Altersverteilung des Prostatakarzinoms. Die granulomatöse Prostatitis tritt also durchschnittlich etwas früher auf als das Prostatakarzinom. In der Vorgeschichte finden sich oft diagnostische oder therapeutische Eingriffe (KELALIS et al. 1965; WULLSTEIN u. MÜLLER 1972; WOJCIECHOWSKI 1974), die in der Pathogenese von Bedeutung sein können.

Eine charakteristische klinische Symptomatik gibt es nicht, häufig wird bei rektaler Untersuchung ein asymptomatischer harter Knoten oder eine unregelmäßige Verhärtung eines ganzen Prostatalappens gefunden, ein Befund, der meist als karzinomverdächtig angesehen wird. 60% der eigenen Fälle wurden den klinischen Karzinomstadien T_2/T_3 zugeordnet. Bei einem Teil der Patienten entwickelt sich eine Harnwegsobsturktion, die auch akut auftreten kann.

Die Diagnose einer granulomatösen Prostatitis wird anhand von Stanzbiopsien, Feinnadelpunktaten oder am TUR-Material gestellt. Das histologische Bild ist charakteristisch. In ca. 70% handelt es sich um eine fokale (Abb. 59, in ca. 30% um eine diffuse (Abb. 60) granulomatöse Reaktion, die man in 3 Stadien einteilen kann (HOHBACH u. DHOM 1980b):

Das 1. Stadium entspricht einer beginnenden Drüsendestruktion. Die Herde entwickeln sich in enger räumlicher Beziehung zu den Drüsengängen. Durch Epitheldefekte dringen eosinophile Leukozyten und Makrophagen in die Drüsen ein und vermischen sich in der Lichtung mit Epitheltrümmern und Sekretschollen (Abb. 61).

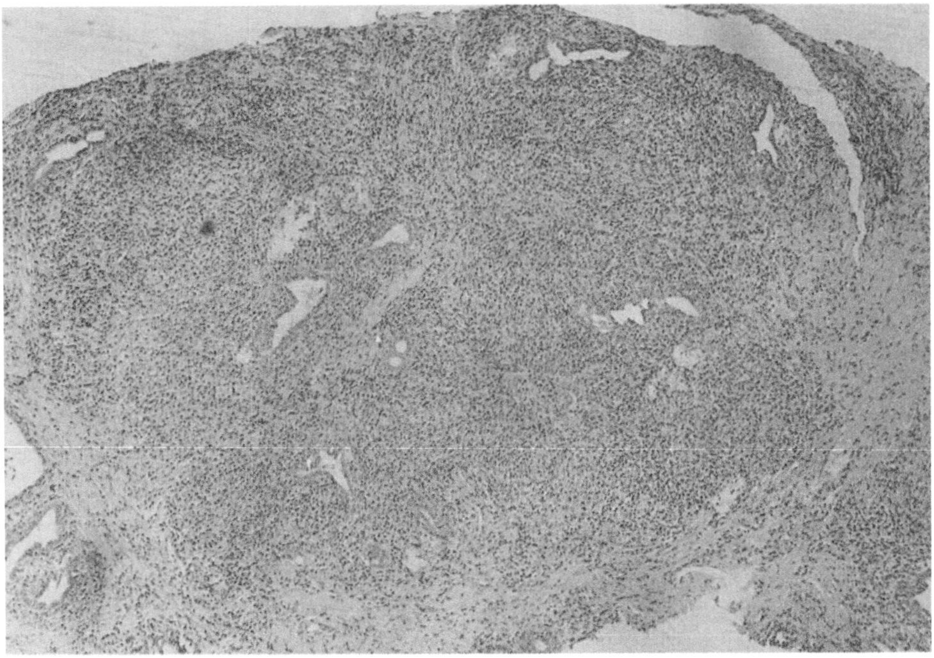

Abb. 60. Diffuse granulomatöse Prostatitis in einer Prostatastanze

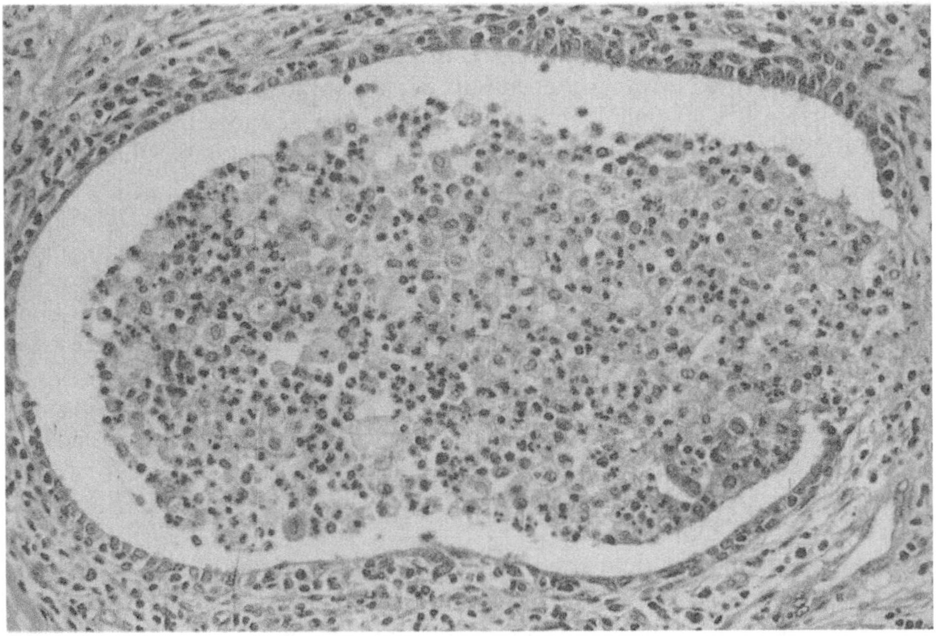

Abb. 61. Frühe Phase einer granulomatösen Prostatitis. Epithelbresche, Leukozyten und Makrophagen in der Drüsenlichtung

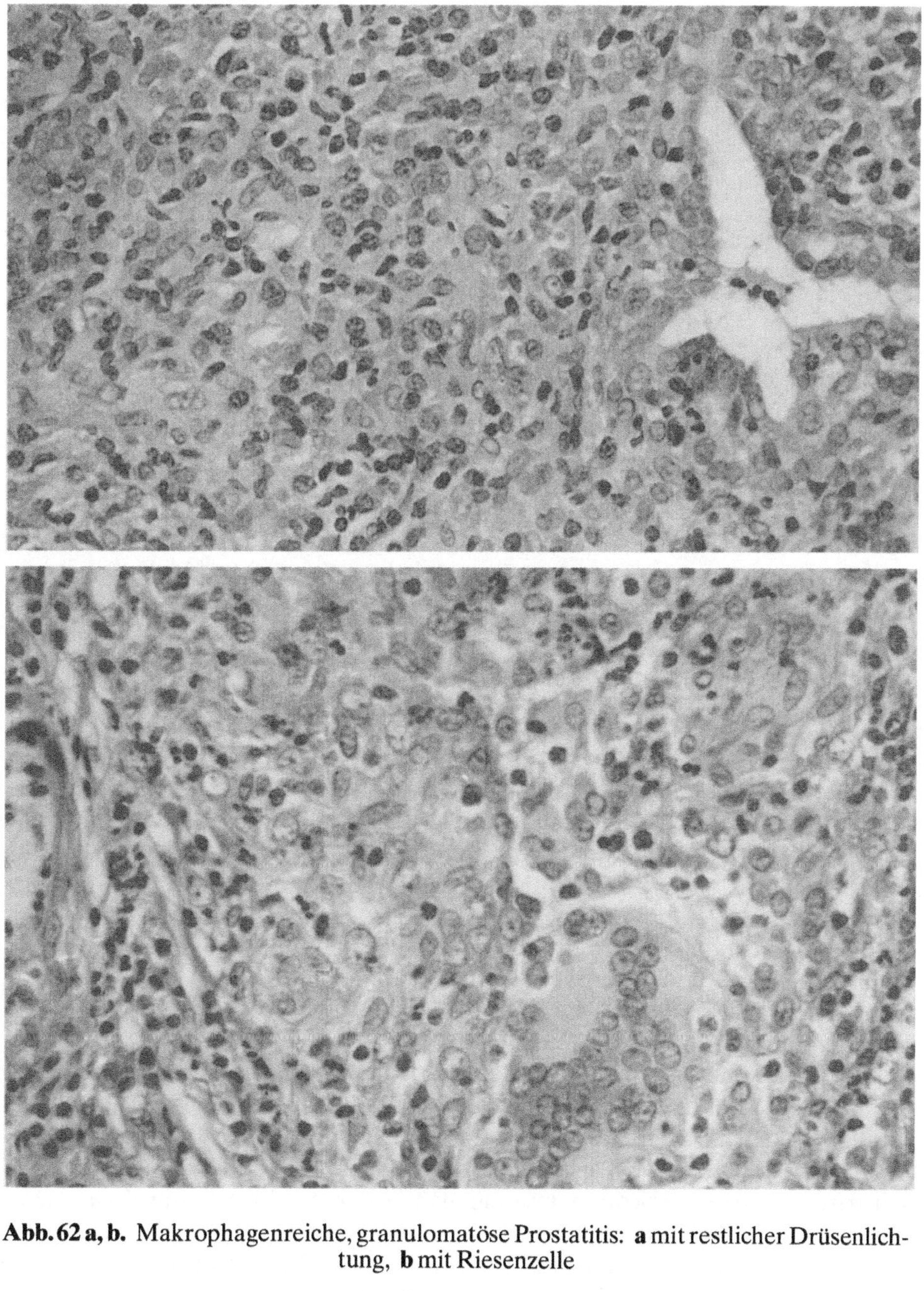

a

b

Abb. 62 a, b. Makrophagenreiche, granulomatöse Prostatitis: **a** mit restlicher Drüsenlichtung, **b** mit Riesenzelle

Im 2. Stadium ist das Vollbild der granulomatösen Entzündung entwickelt. Die periazinären Granulome konfluieren zu größeren Herden. Obligate Bestandteile des Granulationsgewebes sind Makrophagen, eosinophile Leukozyten, Plasmazellen und Lymphozyten (Abb. 62 a). Nur in 10% des eigenen Beobachtungsgutes fehlen eosinophile Leukozyten. Histiozytäre Riesenzellen liegen häufig Sekret-

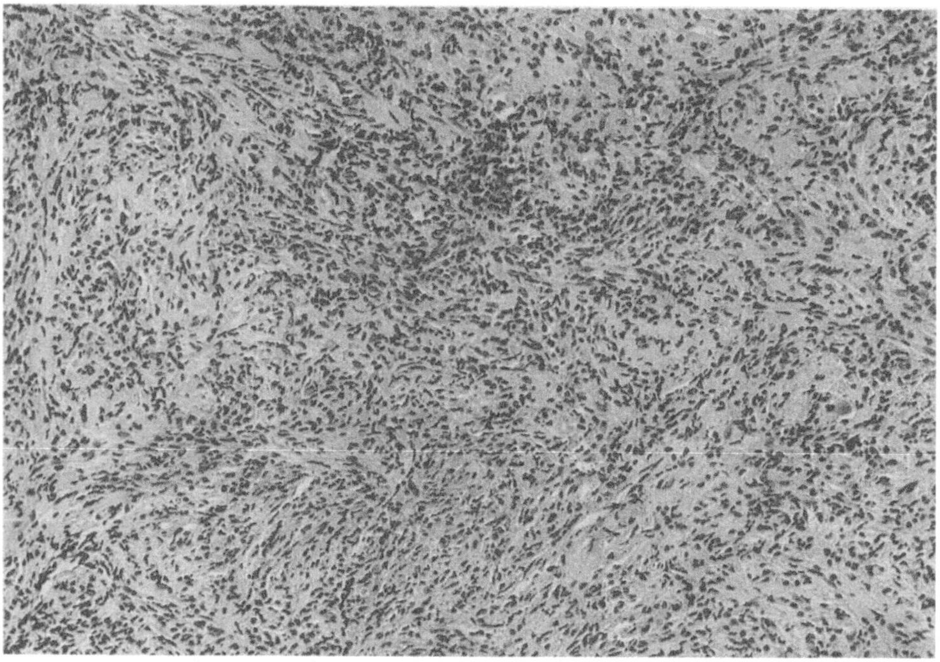

Abb. 63. Fibrosestadium einer granulomatösen Prostatitis

schollen an, wir finden sie in 40% der eigenen Fälle (Abb. 62b). Je mehr die großleibigen Makrophagen überwiegen, um so monomorpher erscheint das Infiltrat. Dies kann zur Verwechslung mit einem undifferenzierten Tumorgewebe, einem anaplastischen Karzinom oder Sarkom, führen. Die bei genauerer Betrachtung aber stets nachweisbare Durchmischung mit anderen entzündlichen Elementen deckt den granulomatösen Entzündungscharakter auf. Man denke dabei immer daran, daß Prostatakarzinome keine reaktive Entzündung entwickeln! Immunhistochemische Methoden sind für die Differentialdiagnose in aller Regel entbehrlich, beim Nachweis des prostataspezifischen Antigens sind aber die Drüsenreste im Granulationsgewebe gut darzustellen.

Im 3. Stadium, das aber nie isoliert gesehen wird, kommt es zur Vernarbung (Abb. 63). Während die Zelldichte abnimmt, verdichtet sich das Fasernetz, das die knotige Grundstruktur des Granuloms erkennen läßt.

In der Pathogenese der granulomatösen Prostatitis spielt wahrscheinlich der Austritt von Prostatasekret in das umgebende Stroma eine wichtige Rolle. Diese könnte durch lokale Drüsenobstruktion mit Sekretstau gefördert werden, aber auch operative, instrumentelle Läsionen kommen dafür infrage. Inwieweit Autoimmunmechanismen im Spiele sind, ist ungeklärt. In seltenen Fällen ist die granulomatöse Prostatitis mit einer granulomatösen Orchitis kombiniert. Pathogene Keime spielen offenbar keine Rolle. Eine Tuberkulose ist auszuschließen.

Die Prognose der granulomatösen Prostatitis ist günstig. In aller Regel erübrigt sich eine antiinflammatorische medikamentöse und auch eine operative Therapie, soweit nicht Symptome einer Obstruktion bestehen.

Ein Prostatakarzinom entwickelt sich auf dem Boden einer granulomatösen Prostatitis nicht. Zytologisch zeigen die Prostataepithelien zwar bei granulomatöser Prostatitis eine gewisse Kernunruhe (LEISTENSCHNEIDER u. NAGEL 1984), auch können die Nucleoli vergrößert sein. Die Koinzidenz von granulomatöser Prostatitis mit einem Adenokarzinom der Prostata beträgt im eigenen Beobachtungsgut 12% (HOHBACH u. DHOM 1980b), dieser Wert entspricht der Häufigkeit inzidenter Karzinome von 12,1% im eigenen Beobachtungsgut (DHOM 1988). Eine räumliche Beziehung zwischen den Herden einer granulomatösen Prostatitis und dem Karzinom ist dabei in aller Regel nicht gegeben.

VII. Eosinophile (allergische) granulomatöse Prostatitis

Bei der unspezifischen granulomatösen Prostatitis sind eosinophile Leukozyten in 90% der Fälle Bestandteil des entzündlichen Infiltrates. Man kann von einer einfachen eosinophilen Prostatitis sprechen, wenn eosinophile Leukozyten ein beherrschendes Element im Granulationsgewebe sind (TOWFIGHY et al. 1972; REDMAN u. DOWNS 1984). Eine allergische Diathese wie etwa Asthma, fehlt bei diesen Patienten. Die allergische eosinophile granulomatöse Prostatitis ist dagegen eine seltene Sonderform, die mit fibrinoiden Nekrosen und fakultativ mit einer Vaskulitis einhergeht (MELICOW 1951; KELALIS et al. 1964, 1966; TOWFIGHY et al. 1972). Diese Form der Prostatitis ist immer Teilerscheinung einer allergischen Erkrankung. Bei der Mehrzahl der Patienten besteht ein Asthma bronchiale (KELALIS et al. 1964), auch Haut- bzw. Arzneimittelallergien werden beobachtet (TOWFIGHY et al. 1972). Die z.T. sternförmigen fibrinoiden Nekrosen sind von massiven eosinophilen Infiltraten und pallisadenförmig von Makrophagen umgeben (KELALIS et al. 1966). Die Granulome greifen auch auf die Nachbarschaft über. Bei rektaler Untersuchung ist die Prostata vergrößert und hart, karzinomverdächtig. Die gelegentlich zu beobachtende Vaskulitis betrifft kleine Venen, aber auch Arterien. Bei der Erstbeobachtung von MELICOW (1951) – 62jähriger Asthmatiker – wurden autoptisch eosinophile Lungeninfiltrate sowie eosinophile Granulome mit fibrinoiden Nekrosen in der Prostata, den Samenblasen, der Harnblase und im Rektum gefunden.

Die Prognose hängt von der Schwere der Gesamterkrankung ab. Unter Steroiden kann eine Rückbildung der Befunde beobachtet werden (KELALIS et al. 1966).

Bei Wegener-Granulomatose sind typische Herde mit Nekrosen und Vaskulitis in der Prostata, periprostatisch, in den Samenblasen und in den Nebenhoden beobachtet worden (WEGENER 1969).

VIII. Malakoplakie der Prostata

Die seltene Malakoplakie der Prostata ist eine Sonderform der granulomatösen Prostatitis. Bevorzugter Sitz der Malakoplakie ist die Harnblasenschleimhaut, hier werden die zuerst von MICHAELIS u. GUTMANN (1902) beschriebenen, weichen, gelben bis bräunlichen Herde gesehen, für die VON HANSEMANN (1903) die Bezeichnung Malakoplakie geprägt hat. Bis 1979 wurden 16 Fälle von Malakoplakie

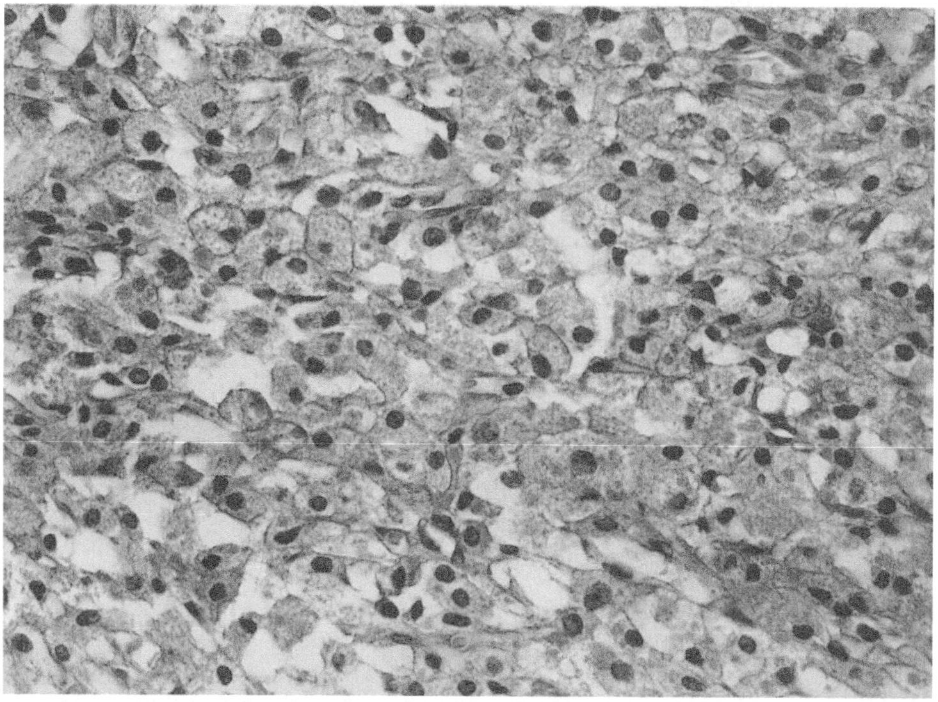

a

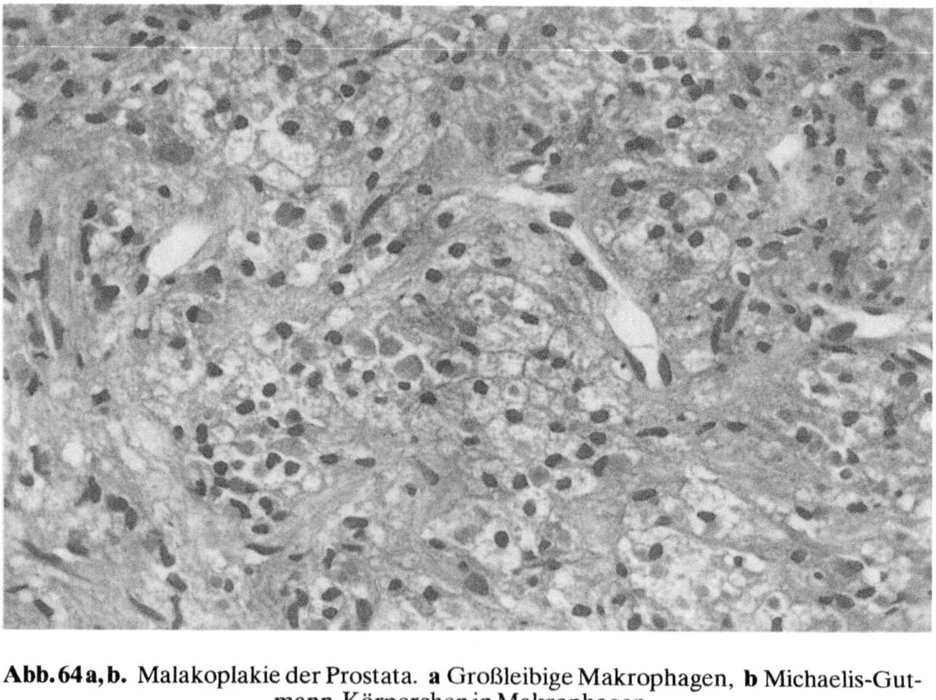

b

Abb. 64a, b. Malakoplakie der Prostata. **a** Großleibige Makrophagen, **b** Michaelis-Gutmann-Körperchen in Makrophagen

der Prostata mitgeteilt (MCCLURE 1979; HAROSKE et al. 1979). Da heute aber Einzelfälle nur noch selten mitgeteilt werden, ist die Gesamtzahl der Beobachtungen ungewiß. Das mittlere Lebensalter von 15 Fällen beträgt 64,5 Jahre (49–85 Jahre). Klinisch steht meist eine benigne noduläre Hyperplasie mit oder ohne Obstruktion im Vordergrund, wie bei der unspezifischen granulomatösen Prostatitis kann aber auch hier der Tastbefund ein Karzinom vortäuschen (HAROSKE et al. 1979). Oft besteht eine Harnwegsinfektion mit E. coli. Ungewöhnlich ist dabei ein septikämisches Krankheitsbild mit Fieber und Leukozytose (STERRET et al. 1975). Die Erkrankung kann im Einzelfall die Harnblase, aber auch Hoden, Niere und Retroperitoneum mitbefallen (MCCLURE et al. 1977).

Das histologische Bild ist geprägt von massenhaften, großleibigen Makrophagen, die die typischen Michaelis-Gutmann-Körperchen enthalten (Abb. 64a, b). Plasmazellen, eosinophile Leukozyten und Lymphozyten sind spärlich eingestreut. Die Makrophagen haben ein helles, wabiges Zytoplasma. Hier findet man rundliche bis ovale, konzentrisch geschichtete und bei der H&E-Färbung blau-violette Einschlußkörperchen von 2–10 μ Durchmesser, die die Erkrankung beweisenden Michaelis-Gutmann-Körperchen. Sie sind PAS- und Sudan-Schwarz-B-positiv (STERRET et al. 1975). Ultrastrukturell enthalten die Michaelis-Gutmann-Körperchen in einem konzentrischen Schichtenaufbau dichtgepackte kristalline nadelartige Teilchen, die offenbar Apatiten entsprechen. Häufig werden in den Histiozyten große Phagolysosomen mit Myelinfiguren nachgewiesen (STERRET et al. 1975; HAROSKE et al. 1979). Intakte Bakterien werden nicht nachgewiesen, doch sprechen die morphologischen Befunde, die biochemische Analyse (Muraminsäurenachweis) und die Dünnschichtchromatographie dafür, daß Bakterienwandanteile enthalten sind. In einem Fall disseminierter Malakoplakie des Kolon bei einem Säugling mit hereditärer Immundefizienz konnten zahlreiche Bakterien in den Makrophagen, teils intakt, teils in den verschiedenen Stadien der Degradation, in Phagolysosomen nachgewiesen werden (TE YOUNG LOU u. TEPLITZ 1974). Die Malakoplakie ist daher als eine vorzugsweise von E. coli ausgelöste granulomatöse Entzündung mit offenbar gestörter Makrophagenfunktion anzusehen.

IX. Durch bestimmte Erreger definierte Formen der Prostatitis

1. Gonokokkenprostatitis

Die Gonokokkenprostatitis wird im Gefolge einer Gonokokkenurethritis beobachtet (MEARES 1981). Ein spezifisches morphologisches Substrat ist nicht bekannt. Vorzugsweise wird die Gonokokkenprostatitis bei inadäquater Therapie oder bei Penicillinresistenz beobachtet (DRACH u. KOHNEN 1977).

2. Tuberkulöse Prostatitis

Die Prostatatuberkulose ist im bioptischen Beobachtungsgut des Pathologen heute ein seltener Zufallsbefund geworden: Ein rektal karzinomverdächtiger Tastbefund erweist sich als alte, verkäsende und verkalkende Tuberkulose. Die Urogenitaltuberkulose steht jedoch nach wie vor an erster Stelle der extrapulmonalen, hämatogenen Tuberkulosen. In 75–90 % aller männlichen Genitaltuberkulosen ist auch die Prostata mitbefallen (MOORE 1937b). Eine isolierte, hämatogene Prostatatuberkulose wird autoptisch bei 11 % der Urogenitaltuberkulose gesehen (SIMMONDS 1914). Unter den klinischen Fällen von Urogenitaltuberkulose ist dagegen ein isolierter Befall der Prostata meist nicht zu beobachten (MAY et al. 1966).

Bei isolierter, hämatogener Prostatatuberkulose liegen die Herde bevorzugt in der Organperipherie. Der rektale Tastbefund kann ein Karzinom vortäuschen. Urethroskopisch und urographisch ist kein Defekt nachweisbar (MOORE 1937b; MAY et al. 1966). Die hämatogene primäre Läsion manifestiert sich in der Wand eines Azinus, man beobachtet Epithelbreschen, säurefeste Stäbchen sind mit zellulärem Detritus und Leukozyten in den Drüsenlichtungen zu sehen (SIMMONDS 1914; MOORE 1937b). Größere, konfluierende verkäsende Herde von graugelber bis gelber Farbe sind auf den Schnittflächen makroskopisch erkennbar. Die Urethra wird eher sekundär mitbefallen, es entstehen größere, uni- oder bilaterale Kavernensysteme. In seltenen Fällen wird die gesamte Prostata in eine große Kaverne umgewandelt, die breit mit der Urethra in Verbindung steht und wie eine „Vorblase" imponiert (KIELLEUTHNER 1928).

Bei ausgedehnter Urothelgenitaltuberkulose ist der pathogenetische Weg zum Befall der Prostata nicht mehr zu erkennen. Auch eine intrakanalikulär deszendierende Ausbreitung, wie aszendierende Infektion vom Nebenhoden mit Beteiligung der Samenleiter und der Samenblasen sind möglich (LEHMANN 1930; MOORE 1937b).

Die floride Prostatatuberkulose muß als eine klinisch relevante Streuquelle betrachtet werden, die therapieresistent sein kann. Therapeutisch wird eine langfristige Chemotherapie und gegebenenfalls eine TUR empfohlen, um die Kavernensysteme in eine breite Verbindung mit der Urethra und so zur Ausheilung zu bringen (MAY et al. 1966).

Auch atypische Mykobakterien, Mycobacterium cansasii und Mycobacterium fortuitum, können eine käsig-granulomatöse Prostatitis hervorrufen (LEE et al. 1977). Schließlich werden pseudotuberkulöse verkäsende Granulome selten auch bei Brucellose beobachtet. Im Falle von KELALIS et al. (1962) hatte der harte Knoten klinisch ein Prostatakarzinom vorgetäuscht.

3. Mykotische Prostatitis

Bei systemisch ausgebreiteten Mykosen kann auch die Prostata befallen sein. Abszedierende oder granulomatöse Formen einer mykotischen Prostatitis wurden in Einzelfällen bei nordamerikanischer Blastomykose (MOORE u. HALPERN 1948), bei Kokzidioidomykose (GRITTI et al. 1963) und bei Kryptokokkose gesehen.

X. Nichtgesicherte Prostatitisformen

Die unspezifische Urethritis wird praktisch immer durch Mykoplasmen bzw. durch Chlamydia trachomatis hervorgerufen (WEIDNER u. WEISBACH 1981). Bei der akuten Urethritis bleibt die Infektion auf die vordere Harnröhre beschränkt.

Bei chronisch-rezidivierender Urethritis ist vielfach auch die Prostata mitbeteiligt. Bei der sog. abakteriellen Prostatitis werden als Erreger Ureaplasma urealyticum und Chlamydia trachomatis sowie Herpesviren als Erreger diskutiert (DRACH u. KOHNEN 1977; MARDH et al. 1978; WEIDNER u. WEISBACH 1981). In der Praxis ist der Nachweis von Ureaplasma urealyticum und Chlamydia trachomatis als Verursacher einer Prostatitis immunhistologisch möglich. Herpesviren konnten bei Prostatitis bisher nicht sicher als Erreger identifiziert werden (NIELSEN u. VAESTERGAARD 1973; GORDON et al. 1972).

XI. Zytologische Befunde bei Prostatitis

Das Zellbild des zytologischen Präparates nach Aspirationsbiopsie gestattet meist zuverlässig die Diagnose einer Prostatitis. Das Muster der Entzündungszellen – Leukozyten, Lymphozyten, Plasmazellen, Histiozyten, Riesenzellen – variiert je nach dem Typ der Prostatitis (LEISTENSCHNEIDER u. NAGEL 1979, 1984). Die Entzündungszellen liegen dabei auch oft innerhalb der Epithelverbände, die teils erhalten, teils dissoziiert sind. Das Kernmuster der Epithelien zeigt oft Atypien mit vergrößerten, selten ausgesprochen prominenten Nukleolen, wie beim Karzinom. Bei Vorhandensein eines entzündlichen Zellmusters ist daher eine Karzinomdiagnose nur mit großer Vorsicht zu stellen. Es empfiehlt sich im Zweifel eine Wiederholung der Biopsie nach gezielter antiinflammatorischer Therapie.

G. Tumoren der Prostata

Die histologische Klassifikation der Prostatatumoren (Tabelle 9, erweiterte Fassung der WHO-Klassifikation 1980) zeigt ein breites Spektrum maligner epithelialer und mesenchymaler Geschwülste. Gutartige epitheliale Tumoren sind in der Prostata nicht bekannt. Adenomatös gebaute Knoten treten ausschließlich im Rahmen der benignen nodulären Hyperplasie auf (s. Kap. „Benigne noduläre Hyperplasie").

Ob leiomyomatöse Knoten echte Myome sein können, ist umstritten. In der Regel sind sie ebenfalls einer benignen nodulären Hyperplasie zuzuordnen. In der älteren Literatur (OBERNDORFER 1931) sind bis mannsfaustgroße Geschwülste als Prostatamyome beschrieben. Hier müssen auch reife Leiomyosarkome, die diese Größe erreichen, differentialdiagnostisch in Betracht gezogen werden (s. „Nichtepitheliale Tumoren").

Unter den Karzinomen machen die gewöhnlichen Prostatakarzinome über 90% aus. 3–5% sind Transitionalzellkarzinome (GOEBBELS et al. 1985), ca. 1% sind kleinzellige Karzinome (JELBART et al. 1988), duktal-papilläre Karzinome kommen ebenfalls in etwa 1% der malignen epithelialen Prostatatumoren vor (DUBE et al. 1973).

Die Relation Prostatasarkom – Prostatakarzinom beträgt 1:1000.

Sekundäre Geschwülste treten in der Prostata als Metastasen auf oder haben von Nachbarorganen – Rektum, Harnblase – auf die Prostata übergegriffen.

Tabelle 9. Histologische Klassifikation der Prostatatumoren

I. *Maligne epitheliale Tumoren*
- A. Gewöhnliche Prostatakarzinome
  1. Karzinome mit uniformem Muster
     a) Hochdifferenziertes Adenokarzinom
     b) Wenig differenziertes Adenokarzinom
     c) Cribriformes Karzinom
     d) Undifferenziertes solides Karzinom
  2. Karzinome mit pluriformem Muster
     Beispiele:
     Hoch- und wenig differenziertes Adenokarzinom
     Cribriformes und solides Karzinom
     Cribriformes Muster in anderen Typen
     Karzinome mit mehr als 2 Grundmustern
- B. Ungewöhnliche und seltene Karzinome
  1. Muzinöses Adenokarzinom
  2. Papillär-duktales Karzinom
  3. Adenoid-zystisches Karzinom
  4. Karzinoide und kleinzellige Karzinome
  5. Transitionalzellkarzinom (Urothelkarzinom)
  6. Plattenepithelkarzinom

II. *Nichtepitheliale Tumoren*
- A. Benigne
  1. Echte Leiomyome der Prostata
  2. Naevus der Prostata
- B. Maligne
  Prostatasarkome:
  1. Leiomyosarkom
  2. Rhabdomyosarkom
  3. Non-Hodgkin-Lymphome
  4. Andere Sarkome
  5. Sog. Cystosarcoma phylloides (sog. atypische Stromahyperplasie)
  6. Karzinosarkom

III. *Sekundäre Tumoren in der Prostata*
Metastasen

I. Maligne epitheliale Tumoren

1. Gewöhnliche Prostatakarzinome

a) Epidemiologie

Unter den Krebserkrankungen des Mannes steht das Prostatakarzinom in vielen Staaten der Welt hinter dem Bronchialkrebs an 2. Stelle der Häufigkeit. Im Saarländischen Krebsregister waren 1986 18,8% der neugemeldeten Fälle Bronchial- und 9,3% Prostatakarzinome. Weltweit ist jedoch die Inzidenz des Prostatakarzinoms extrem unterschiedlich, zwischen der höchsten und der niedrigsten Inzidenz (Tabelle 10) besteht eine 120fache Differenz (Zaridze et al. 1984). An der

Tabelle 10. Weltweite Inzidenz des Prostatakarzinoms (Cancer Incidence in Five Continents, vol. V, 1987)

ICD 185 (ASR World Standard)	
USA – Georgia, Atlanta: Black	91,2
USA – Michigan, Detroit: Black	91,1
USA – Alameda County: Black	87,8
USA – California, Los Angeles: Black	82,6
USA – California, San Francisco Bay: Black	82,5
USA – Connecticut: Black	72,3
USA – Louisiana, New Orleans: Black	71,8
USA – Utah	70,2
USA – Washington, Seattle	63,7
USA – Hawaii: White	58,3
Canada – Saskatchewan	57,6
USA – New Mexico: other White	56,7
USA – Georgia, Atlanta: White	53,4
USA – New Mexico: Hispanic	53,4
USA – Iowa	51,3
USA – Michigan, Detroit: White	51,2
Switzerland – Basel	50,1
France – Martinique	50,1
USA – California, San Francisco Bay: White	49,6
USA – Alameda County: White	49,6
Canada – British Colombia	49,5
USA – Connecticut: White	46,8
Sweden	45,9
Switzerland – Zürich	45,8
Canada – Alberta	45,3
Canada – Manitoba	44,4
New Zealand – Polynesian Islanders	44,3
Brazil – Pernambuco Recife	44,2
Canada – National Cancer Inc. Rep. System	43,7
USA – California, Los Angeles: Latino	43,0
USA – New York State	42,6
USA – Louisiana, New Orleans: White	42,0
Norway	42,0
Australia, South Australia	41,9
USA – New York City	41,7
Canada – Ontario	41,6
Canada – Quebec	41,5
Australia, Victoria	41,1
USA – Hawaii: Hawaiian	40,9
Switzerland – Geneva	39,6
Australia – Queensland	38,8
Australia – Capital Territory	38,7
Canada – New Brunswick	38,5
Iceland	36,2
New Zealand – Maori	35,4
Switzerland – Vaud	35,2
Brazil – Porto Allegre	34,8
Finland	34,2
Australia – New South Wales	33,8
Canada – Maritime Provinces	33,6
New Zealand – Non-Maori	33,2
Brazil – Sao Paulo	33,0

Tabelle 10 (Fortsetzung)

ICD 185 (ASR World Standard)	
Switzerland – Neuchâtel	32,7
Canada – Prince Edwards Island	32,2
Australia – Western Australia	32,1
Australia – Tasmania	31,5
USA – Hawaii: Japanese	31,2
USA – California, Los Angeles: Filipino	31,2
Brazil – Fortaleza	30,8
USA – Puerto Rico	30,7
USA – Hawai, Filipino	30,6
Colombia – Cali	30,6
USA – California, San Francisco Bay: Filipino	29,6
USA – New Mexico: American Indian	29,2
Canada – Nova Scotia	29,2
FR Germany – Saarland	28,7
Netherlands – Eindhoven	28,3
Denmark	27,7
Canada – Northwest Territories	27,7
France – Bas Rhin	27,4
Canada – Newfoundland	27,4
France – Calvados	26,8
Netherlands – Antilles	26,6
Scotland – South East	26,5
FR Germany – Hamburg	26,5
Costa Rica	26,1
Scotland – North East	26,0
Scotland – East	25,2
USA – Hawaii: Chinese	25,2
France – Doubs	24,9
UK – South Western Region	24,8
Israel – Jews born Israel	24,3
UK – Oxford Region	23,7
France – Isère	23,6
Scotland	23,3
UK – Trent Region	22,9
USA – California, Los Angeles: Japanese	22,8
Israel – Jews born Europ./America	22,5
Scotland – West	21,5
UK – South Thames Region	21,4
Spain – Catalona Tarragona	21,2
UK – England, Wales	20,9
UK – Northwestern Region	20,8
Spain – Navarra	20,5
Ireland – Southern	20,3
Italy – Lombardy Region	20,3
German Democratic Republic	19,9
Scotland – North	19,3
England – Wales, Mersey Region	19,2
UK – Birmingham and West Midland	18,9
Israel – all Jews	18,8
Italy – Ragusa	18,8
Yugoslavia – Slowenia	18,7
Italy – Parma	17,6
Spain – Zaragoza	17,0
Hungary – County Vas	16,9

Tabelle 10 (Fortsetzung)

ICD 185 (ASR World Standard)	
USA – California, Los Angeles: Chinese	16,9
Israel – Jews born Africa/Asia	16,8
USA – California, San Francisco Bay: Japanese	16,5
Czechoslovakia – Slovakia	15,8
USA – California, San Francisco Bay: Chinese	14,9
Kuwait – Non-Kuwaitis	13,8
Poland – Cracow City	13,8
Hungary – County Szabolcs	12,6
USA – California, Los Angeles: Korean	11,7
Poland – Warsaw City	11,5
Philippines – Rizal Province	11,1
Poland – Nowy Sacz Rural	10,3
Romania – County Cluy	9,8
Singapore: Indian	8,9
Japan – Nagasaki City	8,8
India – Bombay	8,2
Singapore: Malay	7,6
Japan – Hiroshima City	6,7
Singapore: Chinese	6,6
Israel – Non-Jews	6,5
Japan – Miyagi Prefecture	6,3
Hong Kong	6,2
Kuwait: Kuwaitis	6,0
Japan – Osaka Prefecture	5,1
India – Bangalore	4,9
India – Nagpur	4,8
India – Poona	4,8
India – Madras	3,1
China – Shanghai	1,8
China – Tianjin	1,3
136 Populationen	

Spitze liegt mit großem Abstand die schwarze Bevölkerung der Vereinigten Staaten (Muir et al. 1987). Hier macht das Prostatakarzinom 21 % der männlichen Krebserkrankungen aus und ist damit z.T. häufiger als das Bronchialkarzinom (Rotkin 1980). Die westeuropäischen Länder liegen im oberen bis mittleren Bereich der Tabelle, hier nehmen Norwegen, Schweden und die Schweiz die Spitzenposition ein. In den osteuropäischen Ländern ist die Inzidenz des Prostatakarzinoms deutlich niedriger. Zahlen aus der UdSSR und aus den islamischen Staaten stehen nicht zur Verfügung, auch fehlt mittlerweile der gesamte afrikanische Kontinent (Muir et al. 1987). Am Ende der Tabelle liegen die asiatischen Populationen Chinas und Indiens (Muir et al. 1987).

Die weltweit erheblichen Unterschiede können nicht mit unterschiedlichen Qualitäten der Datenerfassung oder mit unterschiedlicher Lebenserwartung (altersstandardisierte Inzidenzen!) erklärt werden.

Weltweit zeigen die Inzidenzraten eine steigende Tendenz. Die jährliche Steigerungsrate ist in asiatischen Populationen bei primär niedriger Inzidenz mit 6–9 % besonders hoch. In Ländern mit hoher Inzidenz, wie Schweden, liegt sie bei

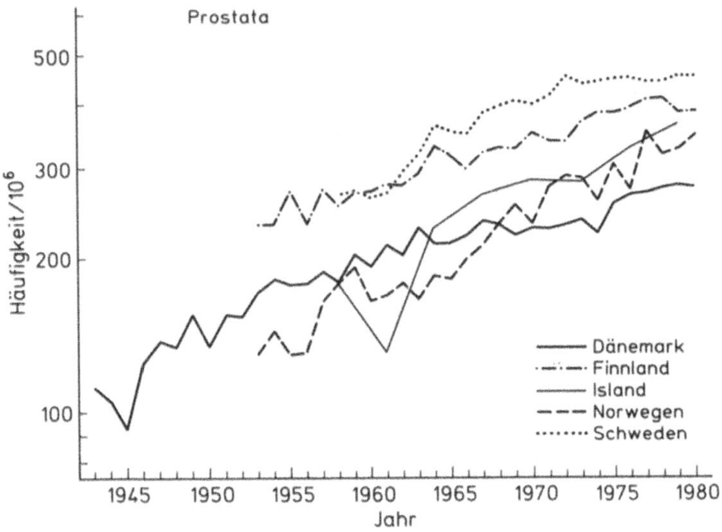

Abb. 65. Ansteigende Inzidenzraten des Prostatakarzinoms in den skandinavischen Ländern (HAKULINEN et al. 1986)

4%, der Anstieg ist in allen skandinavischen Ländern zu beobachten (TULINIUS 1977; HAKULINEN et al. 1986) (Abb. 65). In den USA ist die Inzidenz des Prostatakarzinoms zwischen 1974 und 1983 um 20,1 % bei der weißen Bevölkerung und bei der schwarzen Bevölkerung noch einmal um 21,4 % gestiegen (Tabelle 11).

Die altersspezifischen Inzidenzen des Prostatakarzinoms zeigen den bekannten scharfen Anstieg ab dem 60. Lebensjahr (Abb. 66) (SEITZ et al. 1988). Eine wesentliche Verschiebung ist in den verschiedenen Beobachtungsperioden seit 1973 aus den Zahlen des Saarländischen Krebsregisters nicht herauszulesen. In den USA sind die altersspezifischen Inzidenzraten der schwarzen Bevölkerung in allen Altersstufen höher als die der weißen Männer, auch erkennt man eine parallele Zunahme der Inzidenzen zwischen 1973 und 1981 (Abb. 67) (BYAR 1987).

Tabelle 11. Die Inzidenz des Prostatakarzinoms 1974–1983 bei Weißen und Schwarzen in den USA (NATIONAL CANCER INSTITUTE 1985)

	Weiße	*Schwarze*
1974	64,2	98,2
1975	68,0	110,4
1976	71,7	108,4
1977	73,3	120,1
1978	72,0	114,0
1979	75,5	121,3
1980	76,6	123,3
1981	78,9	124,2
1982	78,6	126,2
1983	80,3	126,9
Zunahme in %	20,1	21,4

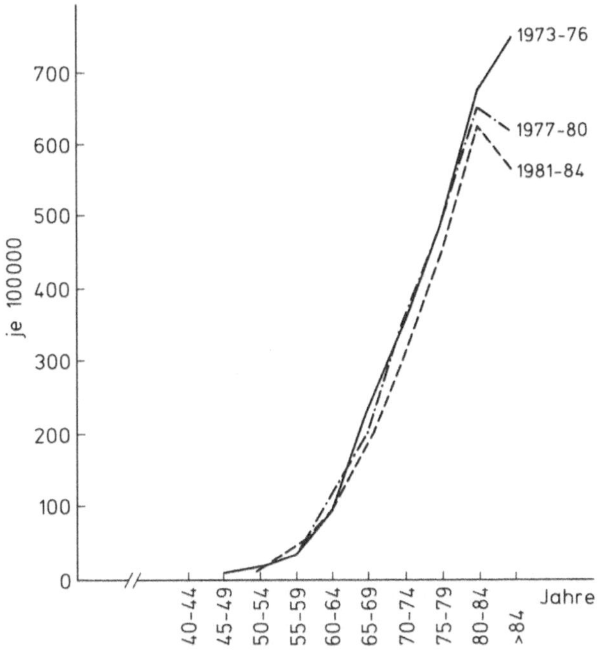

Abb. 66. Altersspezifische Inzidenzen des Prostatakarzinoms im Saarland. 3 Beobachtungsperioden zwischen 1973 und 1984 (SEITZ et al. 1988)

Die Mortalität des Prostatakarzinoms liegt deutlich hinter der Inzidenz zurück (Tabelle 12). Dies ist ein Beleg dafür, daß nur in einem Teil der in die Inzidenz eingehenden Fälle das Prostatakarzinom auch zur Todesursache führt. Dies trifft insbesondere für die Fälle von inzidentem Prostatakarzinom zu (s. Kap. „Inzidentes Prostatakarzinom"). Obwohl in den meisten Ländern auch die Mortalität angestiegen ist, ist die Steigerungsrate doch deutlich niedriger als bei den Inzidenzen (ZARIDZE et al. 1984), die Trendkurven weichen auseinander. Dies spricht deutlich

Tabelle 12. Die Mortalität des Prostatakarzinoms 1974–1983 bei Weißen und Schwarzen in den USA (NATIONAL CANCER INSTITUTE 1985)

	Weiße	*Schwarze*
1974	20,2	39,5
1975	20,1	40,4
1976	20,6	40,6
1977	20,6	41,0
1978	21,0	42,3
1979	21,0	42,9
1980	21,1	44,5
1981	21,0	45,4
1982	21,3	44,3
1983	21,7	46,1
Zunahme in %	6,7	13,1

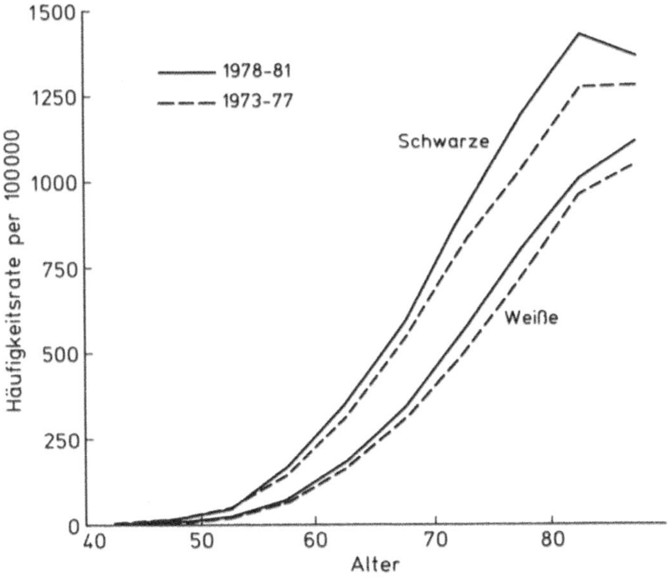

Abb. 67. Altersspezifische Inzidenzen des Prostatakarzinoms bei der weißen und schwarzen Bevölkerung der USA (BYAR 1987)

dafür, daß entweder die Heilungsquote verbessert wird oder/und die Zahl histologisch entdeckter inzidenter Karzinome zunimmt. Viele Gründe machen es wahrscheinlich, daß dem inzidenten Karzinom die Hauptbedeutung bei dem Auseinanderweichen zwischen Inzidenz und Mortalität zukommt.

Die Inzidenz und Mortalität des Prostatakarzinoms können in verschiedenen ethnischen Gruppen der gleichen Region differieren. In Israel differiert die Inzidenz des Prostatakarzinoms nach den Herkunftsländern der Bevölkerung. Sie ist am höchsten bei den Einwanderern aus Griechenland und Bulgarien, am niedrigsten bei der aus dem Jemen stammenden jüdischen Bevölkerung (SERVADIO et al. 1984). Ausgeprägte Unterschiede gibt es bei den verschiedenen ethnischen Gruppen in San Francisco und Los Angeles (Tabelle 13, Cancer Incidence in Five Continents, vol. V: MUIR et al. 1987). Hier zeigt der asiatische Bevölkerungsanteil die niedrigste Rate, wenn diese auch über der der jeweiligen Herkunftsländer liegt. Eine gewisse geographische Variation zeigt die Mortalität des Prostatakarzinoms in den USA mit Bevorzugung der nördlichen und zentralen gegenüber den südlichen Regionen (BYAR 1987), in Frankreich zeigen einige nordwestlich gelegene Departements und das Zentralmassiv eine über dem Durchschnitt liegende Mortalität (BERLIE et al. 1985). Der Krebsatlas der Bundesrepublik Deutschland weist eher geringe Variationen der Prostatakrebsmortalität auf, die standardisierten Zahlen liegen zwischen 19,43 (Regierungsbezirk Köln) und 12,94 (Saarland), auffällige Cluster sind nicht auszumachen (BECKER et al. 1984).

Bei der Betrachtung geographischer und ethnischer Differenzen spielt die vergleichende geographische Pathologie des erst bei der Autopsie entdeckten latenten Prostatakarzinoms eine wichtige Rolle (AKAZAKI 1973; AKAZAKI u. STEMMERMANN

Tabelle 13. Unterschiedliche Inzidenzen (ASR World Standard) des Prostatakarzinoms in der gleichen Region bei ethnisch verschiedenen Populationen (Cancer Incidence in Five Continents, vol. V, 1987)

USA, California	
San Francisco Bay Area:	
Black	82,5
White	50,0
Filipino	29,6
Japanese	16,5
Chinese	14,9
USA, California	
Los Angeles:	
Black	82,6
other White	49,6
Latino	43,0
Japanese	22,8
Chinese	16,9
Korean	11,7

Tabelle 14. Alterskorrigierte Häufigkeiten des latenten Prostatakarzinoms in Japan in 2 Beobachtungsperioden (Yatani et al. 1988)

Histologie	1965–1979 [%] n = 576	1982–1986 [%] n = 660	Signifikanz
Alle Fälle	22,5	34,6	p = 0,0001
Infiltrativer Typ	9,8	17,8	p = 0,0001
Nichtinfiltrativer Typ	12,7	16,8	p = 0,45

1973; Breslow et al. 1977; Guileyardo et al. 1980; Kovi et al. 1982; Yatani et al. 1988). Es zeigt sich, daß die Prävalenz des latenten Karzinoms mit der Mortalitätsrate assoziiert ist: In Populationen mit hoher Mortalität ist auch die Zahl autoptisch nachweisbarer latenter Prostatakarzinome hoch, wenn das Organ sorgfältig histologisch aufgearbeitet wird. Die Unterschiede heben sich jedoch auf, wenn nur kleine Herde gezählt werden. Sie werden wieder signifikant, wenn ausschließlich größere Herde berücksichtigt werden (Breslow et al. 1977). Aus diesen Untersuchungen wurde geschlossen, daß nicht die Initiierung der malignen Transformation in den Populationen mit hoher vs. niedriger Mortalität differiert, sondern daß es Promotorfaktoren sein müssen, die für die unterschiedlichen Befunde beim latenten Karzinom und auch für die Mortalitätsraten verantwortlich sind (s. Kap. „Latentes Prostatakarzinom"). Neue Studien von Yatani et al. (1988) zeigen, daß das latente Karzinom in Japan parallel zur Steigerung der Mortalitätsrate zunimmt. Bei identischen Untersuchungsmethoden betrug die Häufigkeit in der Sammelperiode 1965–1979 22,5 %, zwischen 1982 und 1986 jedoch 34,6 % bei parallel steigender Ausbeute mit dem Alter (Tabelle 14). Dabei haben v. a. die größeren, infiltrativ wachsenden Karzinome einen hervorragenden Anteil an diesem Befundwandel in Japan. Die Rate latenter Karzinome in Japan hat damit die Werte der weißen Bevölkerung in den USA (34,6 %, Akazaki u. Stemmermann 1973) bzw. einer westeuropäischen Bevölkerung (Saarland 36,4 %: Dhom 1983 b) erreicht.

Tabelle 15. Die Inzidenz des Prostatakarzinoms bei Schwarzen in den USA und in Afrika (KOVI 1983)

San Francisco Bay	77,0
Alameda County	75,0
Detroit	67,1
Washington DC	59,8
Nigeria	10,2
South Africa	9,4
Uganda	4,4

Trotz der gezeigten Fülle von Daten zur deskriptiven Epidemiologie des Prostatakarzinoms ist seine kausale Pathogenese weitgehend unbekannt. Zahlreiche Fallkontrollstudien haben keine schlüssigen und oft widersprüchliche Ergebnisse gebracht. Zunächst haben Immigrationsstudien gezeigt, daß die Inzidenz des Prostatakarzinoms bei Einwanderern aus Regionen mit niedrigem Prostatakrebsrisiko in Länder mit hohem Risiko ansteigt (HAENSZEL u. KURIHURA 1968, Japaner in USA; STACZEWSKI u. HAENSZEL 1965, Polen in USA; Japaner in Hawai: DONN u. MUIR 1985). Die Befunde sprechen für die Bedeutung exogener Einflüsse. Dabei bleiben aber die Inzidenz- und Mortalitätsraten der asiatischen Populationen in den USA deutlich unter denen der schwarzen und weißen Bevölkerung. Die Ursachen der unterschiedlichen Inzidenz- und Mortalitätsraten der weißen und schwarzen Bevölkerung der USA konnten bis jetzt nicht aufgeklärt werden. Daten des Surveillance-epidemiology-and-end-results-(SEER-)Programms der USA zeigen, daß in der klinischen Diagnostik des Prostatakarzinoms keine wesentlichen Unterschiede zwischen den beiden Bevölkerungsgruppen bestehen. In 2 Beobachtungsperioden (1974 und 1979) zeigte es sich, daß bei den Schwarzen die frühen Stadien A und B seltener, die fortgeschrittenen Stadien C und D häufiger als bei den weißen Männern sind (METTLIN u. NATARAJAN 1983). Dem entspricht die höhere Mortalitätsrate der schwarzen Bevölkerung: Die 5-Jahres-Überlebensrate beträgt in dieser Studie für Weiße 57,5 %, für Schwarze aber nur 46,2 %. Der Anteil inzidenter Karzinome liegt bei den Schwarzen 1979 mit 8,4 % nur gering niedriger als bei den Weißen mit 9,3 %. Es wurde geprüft, ob ein unterschiedlicher sozioökonomischer Status der hohen Rate an Prostatakrebs bei den Schwarzen zugrunde liegen könnte, ein signifikanter Gradient konnte aber nicht gefunden werden (ERNSTER et al. 1978). Die Frage, ob die schwarze Bevölkerung der USA ein genetisch höheres Risiko für Prostatakrebs hat, kann deshalb nicht mit Sicherheit beantwortet werden, weil in vielen afrikanischen Populationen, soweit hier Daten vorliegen, die Inzidenz und Mortalität des Prostatakrebses niedrig ist (Tabelle 15). In einigen Regionen, z.B. Bulawajo, werden die Inzidenzraten der weißen Bevölkerung der USA erreicht (ZARIDZE et al. 1984), DONN u. MUIR (1985) weisen jedoch darauf hin, daß in Bulawajo hohe Autopsieraten die Inzidenz beeinflussen.

Seit HUGGINS (1941 a, b) ist bekannt, daß das Wachstum des Prostatakarzinoms hormonell gesteuert ist. Bei Kastraten ist Prostatakrebs unbekannt, bei Leberzirrhotikern ist die Inzidenz erniedrigt (GLANTZ 1964; ROBSON 1966; ROSS et al. 1979). Studien über die Plasmatestosteronwerte bei Patienten mit Prostatakarzinom haben kontroverse Ergebnisse erbracht: Sie werden teils normal, teils subnormal, teils erhöht gefunden (Ghanadian et al. 1979; Flanders 1984; Rose 1986; Zumoff et al. 1982). Der Befund von Zumoff et al. (1982), daß der Plasmatestosteronspiegel bei Patienten mit Prostatakrebs vor dem 65. Lebensjahr niedriger ist als bei Kontrollen, bei später auftretendem Krebs im hohen Lebensalter jedoch im Bereich gleichaltriger Kontrollen – mit breiter Streuung – liegt, muß an einem größeren Kollektiv überprüft werden. Da die Cortisolwerte in dieser kleinen Gruppe (n = 16) vor dem 65. Lebensjahr erhöht sind, findet sich eine Testosteron/Cortisol-Ratio, die deutlich von den Kontrollen abweicht. Zumoff et al. (1982) schließen daraus, daß es möglicherweise altersabhängig 2 Typen von Prostatakarzinom gebe. Bei der schwarzen Bevölkerung in den USA finden Ahluwalia et al. (1981) bei Prostatakrebskranken höhere Testosteronkonzentrationen als bei Kontrollen, nicht aber bei Afrikanern aus Nigeria. Subnormale Testosteronwerte wurden auch bei schwarzen Südafrikanern mit Prostatakrebs nachgewiesen (Hill et al. 1982).

Kontroverse Ergebnisse zeigen Fallkontrollstudien, die die sexuelle Anamnese zu analysieren versuchen. Teils wird spekuliert, daß sexuelle Enthaltsamkeit das Prostatakarzinomrisiko steigert (Rotkin 1980; Holman et al. 1981), teils wird eine erhöhte sexuelle Aktivität als Risikofaktor angeschuldigt (King et al. 1963; Steele et al. 1971; Krain 1974; Ross et al. 1979; Schuman et al. 1982). Eine Kohortenstudie bei 500 verstorbenen katholischen Priestern der Erzdiözese Los Angeles ergab 13 Todesfälle an Prostatakrebs gegenüber 8 erwarteten (Ross et al. 1981). Der Familienstand (verheiratet, unverheiratet, geschieden, verwitwet) ist in den Fallkontrollstudien unterschiedlich mit dem Prostatakrebsrisiko assoziiert. Teils werden keine Beziehungen gefunden (Wynder et al. 1971; Talamini et al. 1986; Yu et al. 1988), während in anderen Studien „Singles“ ein niedrigeres Risiko haben (Lilienfeld et al. 1972; Newill et al. 1961; Newell et al. 1987) oder aber auch ein höheres Risiko tragen (Swanson et al. 1985).

Alle diese Studien erklären die beträchtlichen Unterschiede zwischen weißer und schwarzer Bevölkerung in den USA sowie gegenüber den asiatischen Populationen mit ihrem extrem niedrigen Prostatakrebsrisiko nicht. Ebenfalls nicht schlüssig bewiesen ist die virale Ätiologie bzw. eine sexuell vermittelte Virusinfektion als Ursache des Prostatakarzinoms (Zeigel et al. 1977). Bei Zirkumzision soll das Prostatakrebsrisiko reduziert sein (Ross et al. 1987), ein Befund, der in anderen Studien nicht gefunden wurde (Wynder et al. 1971; Kaplan und O'Connor 1966). Virusähnliche Partikel wurden im Urin von Prostatakarzinompatienten gesehen (Cuatico et al. 1978), ebenso Herpesviruspartikel in Prostatakarzinomzellen (Centifano et al. 1973). In 3 Studien wurde eine höhere Prävalenz von Antikörpern gegen Herpesvirus Typ 2 bei Patienten gegenüber Kontrollen gefunden (Herbert et al. 1976; Baker et al. 1981; Lüleci et al. 1981). Die Bedeutung dieser Befunde muß offen bleiben.

Von größerem Gewicht sind die Studien über die Einflüsse der Ernährung auf das Prostatakrebsrisiko, da die Ernährung den Hormonhaushalt, insbesondere der androgenen Steroide, beeinflußt. „Westliche Diät“, also eine relativ hohe Fleisch- und Fettzufuhr, steigert die Plasmakonzentration der Androgene (Hill et al. 1982, 1984). Mehrere Fallkontrollstudien zeigen, daß erhöhte Protein- und Fettzufuhr das Prostatakarzinomrisiko steigern. Populationen mit erhöhtem Karzinomrisiko haben in ökologischen Studien einen höheren Anteil an tierischen

Nahrungsfetten in ihrer täglichen Kalorienzufuhr als Populationen mit niedrigem Risiko (Armstrong u. Doll 1975; Howell 1974; Berg 1975; Wynder et al. 1971; Heshmat et al. 1985; Boing et al. 1985). Bei den verschiedenen ethnischen Gruppen auf Hawai mit ihrem unterschiedlichen Prostatakrebsrisiko besteht eine positive Korrelation zwischen dem relativen Krebsrisiko und dem Fettkonsum (Kolonel et al. 1983; Heshmat 1985). In einigen Fallkontrollstudien bedeutet Übergewicht ein erhöhtes Prostatakrebsrisiko (Lew u. Garfinkel 1979; Snowdon et al. 1984; Talamini et al. 1986; Garfinkel 1986), andere Fallkontrollstudien bestätigen diesen Befund nicht (Wynder et al. 1971; Graham et al. 1983; Ross et al. 1979). Yu et al. (1988) finden nur bei Weißen, nicht aber bei Schwarzen eine – mäßige – Risikoerhöhung bei erhöhter Körpermasse. Die Cholesterolwerte sind in dieser Studie bei Patienten und Kontrollen nicht signifikant different. Bei US-amerikanischen Siebentagenadventisten, die vorzugsweise Vegetarier sind, ist die Prostatakarzinominzidenz niedrig (Phillips 1975; Flanders 1984), sie wird jedoch negativ dadurch beeinflußt, daß etwa die Hälfte der Mitglieder erst nach dem 40. Lebensjahr dieser Glaubensgemeinschaft beitreten (Rose 1986). In Japan ist die Mortalität an Prostatakrebs positiv korreliert mit erhöhtem Konsum von Milch, Fleisch und Eiern und zugleich geringerem Verzehr von grünem und gelbem Gemüse (Hirayama 1979). Bei amerikanischen Schwarzen konnte dagegen Mettlin (1980, 1983) keinen höheren Fettverzehr als Prostatakarzinomrisikofaktor im Vergleich zur weißen Bevölkerung ausmachen.

Studien über Zusammenhänge zwischen dem sozioökonomischen Status und der Inzidenz bzw. der Mortalität des Prostatakarzinoms haben widersprüchliche Befunde ergeben, überwiegend aber keine Beziehung nachweisen können (Ernster et al. 1978; Flanders 1984). Yu et al. (1988) finden ein gering erhöhtes, aber statistisch signifikantes Risiko bei Weißen mit höherer Schulbildung und beruflicher Tätigkeit nach abgeschlossener Berufsausbildung. Keine Assoziation besteht in dieser Studie mit dem Familienstand, Alkoholkonsum und Zigarettenrauchen. Auch Schwarze mit Collegeausbildung haben ein erhöhtes Prostatakarzinomrisiko gegenüber Schwarzen, die nur eine Elementarschulbildung haben. Selbstverständlich ist der sozioökonomische Status nur ein indirekter Indikator, der für andere, reale Risikofaktoren nicht repräsentativ sein muß (Yu et al. 1988).

Soweit Zusammenhänge zwischen Religion und Prostatakrebsrisiko gefunden wurden, können sie auf den Lebensstil bezogen werden, z. B. bei Siebentageadventisten mit vorzugsweise laktovegetabilischer Kost (Phillips 1975). Ob die geringere Karzinominzidenz bei Juden in USA (Newill 1961; Ross et al. 1987; Yu et al. 1988) Folge der Zirkumzision ist (Ravich u. Ravich 1951), ist spekulativ. Bei den in Israel lebenden Juden kann sie auch auf die Ernährungsgewohnheiten bezogen werden (Wynder et al. 1971).

Mehrere Studien berichten über ein erhöhtes familiäres Risiko (Woolf 1960; Steele 1971; Lynch et al. 1966; Krain 1974; Schuman et al. 1977), zwischen echtem genetischem Risiko und Einflüssen des Lebensstils kann dabei nicht eindeutig unterschieden werden (Flanders 1984). Meikle u. Stanish (1982) geben ein 4fach erhöhtes Prostatakarzinomrisiko bei Brüdern, gegenüber den Schwägern und der allgemeinen männlichen Bevölkerung an, alle Fälle dieser Studie wurden vor dem 62. Lebensjahr diagnostiziert. Die Karzinomfälle und die zugehörigen Brüder hatten signifikant niedrigere Plasmatestosteronwerte als die Kontrollen.

Ohne Einfluß auf die Häufigkeit latenter oder die biologische Aktivität manifester Prostatakarzinome war die Strahlenexposition nach den Atombombenabwürfen über Hiroshima und Nagasaki (BEAN et al. 1973).

Unter den beruflich infrage kommenden Noxen kommt allein dem Kadmium Bedeutung zu. Dies belegen bisher 4 Studien, die nach Kadmiumexposition ein erhöhtes Prostatakrebsrisiko nachwiesen (POTTS 1965; KIPLING u. WATERHOUSE 1967; KOLONEL u. WINKELSTEIN 1977; LEMEN et al. 1976). Nach diesen Studien muß Kadmium als ein Karzinogen für das menschliche Prostatakarzinom betrachtet werden. Dabei könnten Beziehungen zwischen der Kadmiumkonzentration in der Umwelt und Zink bestehen, das ein normaler Bestandteil der Samenflüssigkeit ist (DONN u. MUIR 1985).

Im übrigen konnte keines der bekannten chemischen Karzinogene bis jetzt für das Prostatakarzinom ursächlich verantwortlich gemacht werden, so daß ein berufliches Risiko für Prostatakrebs nur eine ganz untergeordnete Rolle spielen dürfte.

b) Altersverteilung

Die Altersverteilung von 2804 klinisch-bioptisch entdeckten Prostatakarzinomen zeigt Tabelle 16 (DHOM 1974). 0,82% der Fälle wurden vor dem 50. Lebensjahr, 7,74% vor dem 60. Lebensjahr beobachtet. Der Altersgipfel (25,96%) liegt zwischen dem 70. und 74. Lebensjahr. Vergleichbare Werte werden von HOHBACH u. DHOM (1980a) bei 4398 Fällen ermittelt: 8,1% sind jünger als 60 Jahre, 22% sind jünger als 65 Jahre (Abb. 68). Ähnlich finden HUBEN et al. (1982) 0,8% Prostatakarzinome vor dem 50. Lebensjahr unter 20156 Fällen des American College of Surgeons National Survey.

Eine kleine Gruppe von Prostatakarzinomen wird bei Kindern und Jugendlichen beschrieben (SHIMADA et al. 1980: Literaturübersicht). Es handelt sich um meist kleinzellige, anaplastische und hochmaligne Tumoren mit ausgedehnter Metastasierungstendenz. Die Phosphatasewerte sind im Normbereich, eine detaillierte immunhistochemische Analyse gibt es bisher nicht. Elektronenmikroskopisch ähneln die undifferenzierten Zellen in der Beobachtung von SHIMADA et

Tabelle 16. Altersverteilung von 2804 Prostatakarzinomen

Alter (Jahre)	n	[%]
40–44	8	(0,29)
45–49	15	(0,53)
50–54	73	(2,00)
55–59	138	(4,92)
60–64	369	(13,16)
65–69	683	(24,36)
70–74	728	(25,96)
75–79	478	(17,05)
80–84	224	(7,99)
85–89	68	(2,43)
90–94	13	(0,46)
95–99	0	(0)
100–104	3	(0,11)

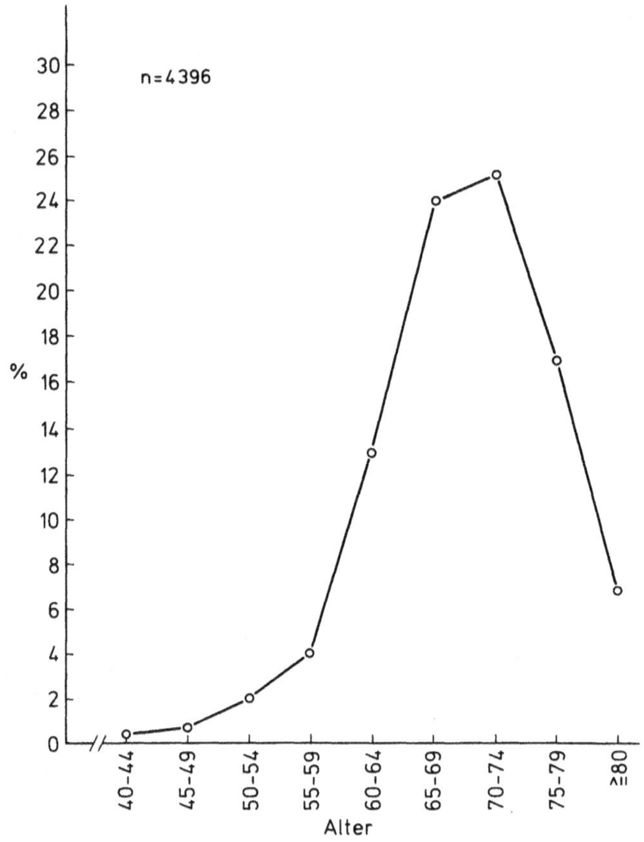

Abb. 68. Prozentuale Altersverteilung des Prostatakarzinoms; n = 4396; Prostatakarzinomregister Homburg/Saar

al. bei einem 11jährigen Jungen Basalzellen. Die histologische Einordnung bleibt in den meisten Fällen aber zweifelhaft. Eine Beobachtung von IMMERGUT u. FLOCKS (1966) wurde von MOSTOFI begutachtet und dabei eindeutige Areale mit typischen Rhabdomyoblasten gesehen. Einzigartig ist offenbar die Beobachtung von KOENIG u. DE VILLEERS (1968) eines differenzierten Adenokarzinoms bei einem 9jährigen Bantujungen.

Prostatakarzinome vor dem 50. Lebensjahr haben zum Zeitpunkt der Diagnose häufiger Metastasen, ein T_1-Stadium ist seltener als in der Vergleichsgruppe nach dem 50. Lebensjahr (HUBEN et al. 1982). Histologisch sind alle Wachstumstypen auch in der jüngeren Patientengruppe vertreten (Abb. 69; HOHBACH u. DHOM 1980a).

c) Lokalisation

Das gewöhnliche Prostatakarzinom entwickelt sich im äußeren Drüsenfeld. Entsprechend der hufeisenförmigen Gestalt dieses Drüsenfeldes in transversaler Schnittfläche werden dorsale und laterale Anteile gleichermaßen befallen (Abb. 70, 71). Die Skizzen von KIRCHHEIM et al. (1966) von 30 radikalen Prostatek-

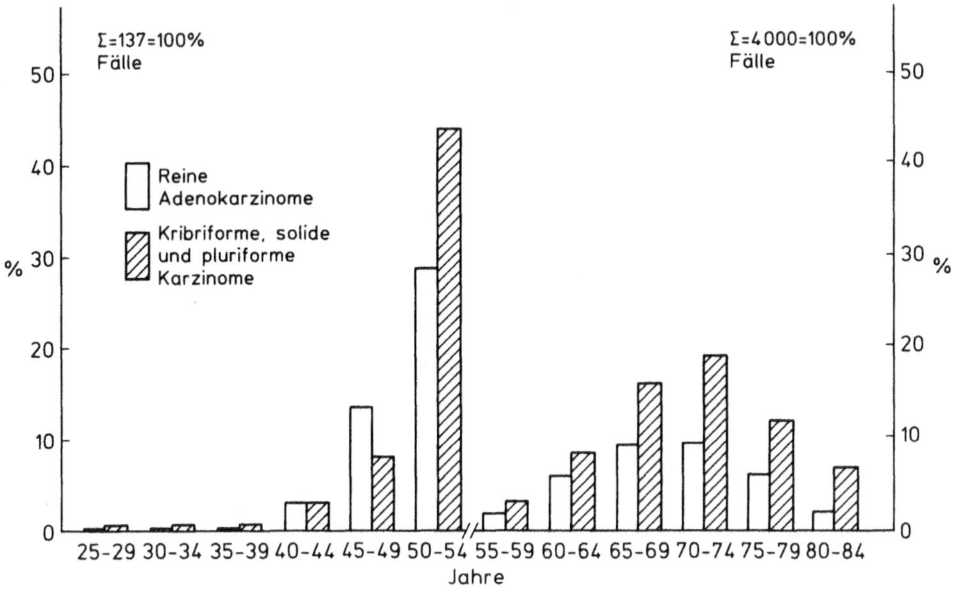

Abb. 69. Altersverteilung rein glandulärer, cribriformer und solider Prostatakarzinome (HOHBACH u. DHOM 1980a)

tomien verdeutlichen dies (Abb. 72). Mit zunehmendem Wachstum dringt das Karzinom gegen das innere Drüsenfeld vor, zugleich aber wird die Organkapsel infiltriert: Der Krebs breitet sich im periprostatischen, lockeren Bindegewebe aus und wird hier dann auch regelmäßig in perineuralen und perivasalen Lymphspalten gefunden (Abb. 73a–c). Multizentrische Herde sind häufig.

Bei der Analyse der Lokalisation latenter Karzinome finden BRESLOW et al. (1977) 166 Herde nur im äußeren Drüsenfeld, 171 im äußeren und inneren Drüsenfeld und lediglich 13 Herde, die ausschließlich zentral entwickelt waren. Primär zentrale, noduläre Herde werden als inzidente Karzinome vor allem in Adenomektomiepräparaten gesehen (KASTENDIECK 1984). Diese Karzinome entwickeln sich in einer nodulären Hyperplasie und bewahren den knotigen Charakter (Abb. 74a, b). Der drüsenfreie, ventrale Abschnitt der Prostata ist nur bei weitfortgeschrittenen Karzinomen infiltriert.

d) Ausbreitung und Stadien

Die 4. Auflage der TNM-Klassifikation, die ab 1.1.1987 Gültigkeit hat, hat die T-Stadien des Prostatakarzinoms neu definiert (Tabelle 17, HERMANEK 1986). Bisher wurden die vom Pathologen „zufällig“ in einem TUR-Material oder nach sog. Adenomektomie entdeckten Karzinome (inzidentes Prostatakarzinom, „incidental carcinoma“) als Stadium T_0 bezeichnet. Zur Definition gehört, daß das Karzinom bei rektaler Untersuchung nicht tastbar ist und auch kein Hinweis auf Metastasierung gegeben ist. Als T_1 wurden diejenigen Prostatakarzinome klassifiziert, bei denen ein intrakapsulär tastbarer Tumorherd allseits von normalem Drüsengewebe umgeben wird. Wie die Tabelle zeigt, wird das inzidente Karzinom jetzt

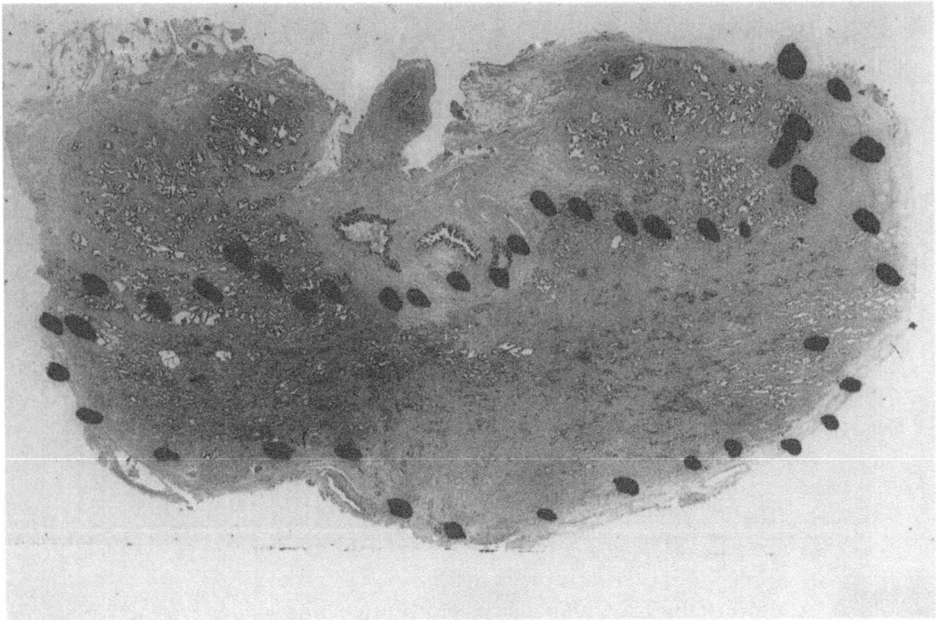

Abb. 70. Breit ausgedehntes Prostatakarzinom bei einem 48jährigen Mann

als T_1 bezeichnet. Gleichwohl wird die Kategorie T_0 beibehalten. Dies entbehrt jeder Logik, da damit nur noch ein Phantom gekennzeichnet wird, nämlich ein auch vom Pathologen nicht mehr auffindbarer Krebs! Gleichwohl hat auch das American Joint Comite on Cancer diese T-Kategorie übernommen (BEAHRS u. MYERS 1983; SOGANI u. WHITMORE 1987; BRUCE u. TRACHTENBERG 1987).

Die neue T_1-Kategorie wird in 2 Subkategorien nach der Zahl der vom Pathologen nachgewiesenen Krebsherde unterteilt. Diese Klassifikation folgt damit einer Empfehlung von JEWETT (1975). Sie hat erhebliche prognostische und therapeutische Konsequenzen (s. Kap. „Inzidentes Prostatakarzinom").

Auch die Kategorie T_2 wird subklassifiziert. Die pT-Stadien entsprechen den klinischen T-Stadien. Häufig wird der Pathologe schon im Stanzbiopsiematerial die Ausbreitung eines Prostatakarzinoms im periprostatischen Gewebe feststellen können und damit das Stadium pT 3 festlegen. Die Subklassifikatiomn pT 2A oder pT 2B muß der Aufarbeitung des Organs nach radikaler Prostatektomie vorbehalten bleiben. Großflächenschnitte geben hier zweifellos die beste Übersicht. Für den Vergleich mit Ultraschallbildern nach moderner Endosonographie sind sie unentbehrlich.

Die Unterteilung des T_3-Stadiums, wie sie das American Joint Comite (1983) vorschlägt, ist sicher von geringerer praktischer Bedeutung, aber bei entsprechender histopathologischer Bearbeitung ebenfalls unschwer durchzuführen (über die N- und M-Kategorien s. Kap. „Metastasen").

Das Tumorvolumen und die lokale Ausbreitung des Prostatakarzinoms sind von großer praktischer Bedeutung. Je größer der Primärtumor, desto höher ist der

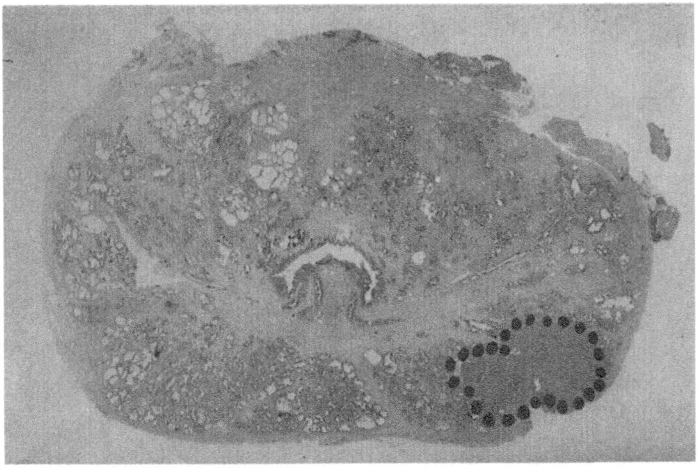
a

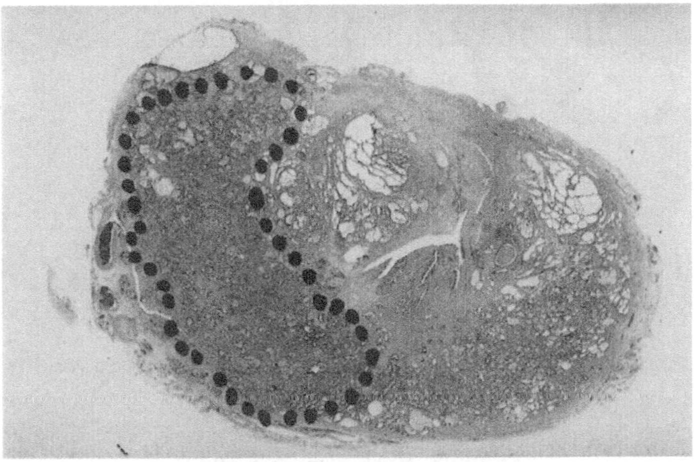
b

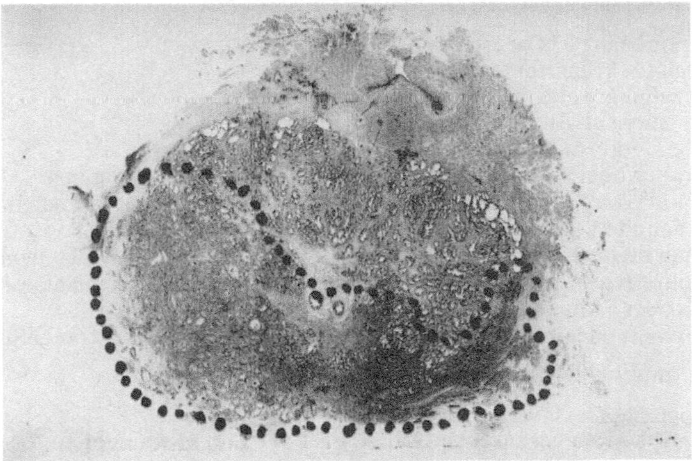
c

Abb. 71 a–c. Lokalisation und Ausbreitungsformen des Prostatakarzinoms

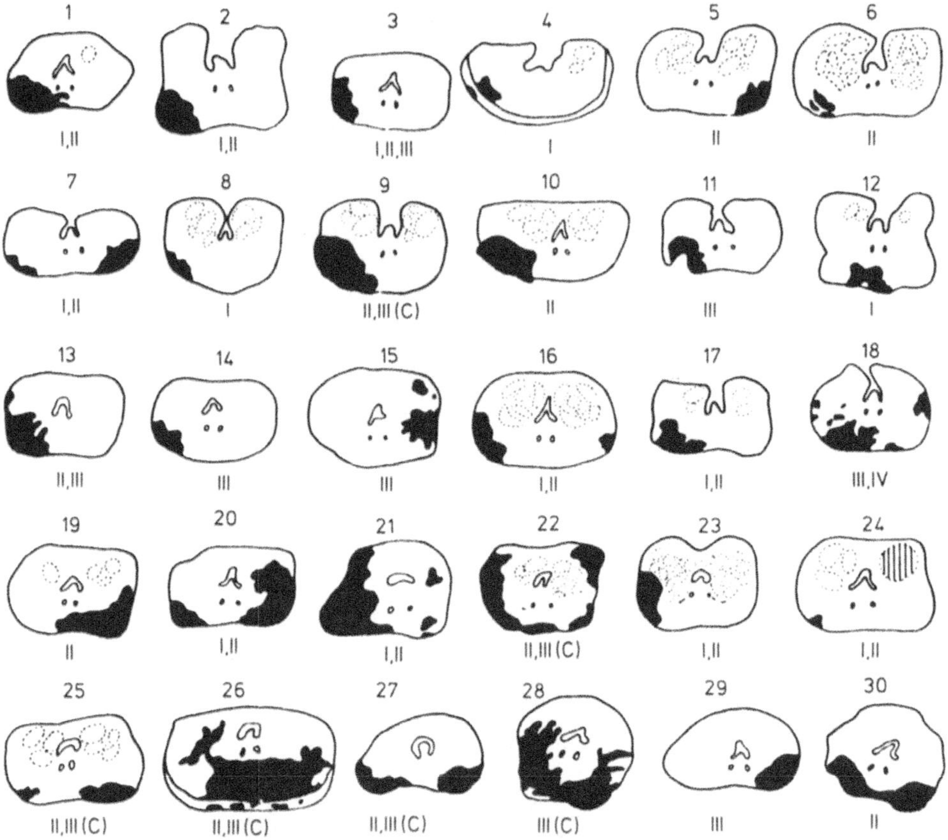

Abb. 72. Ausbreitung des Prostatakarzinoms in Großflächenschnitten von 30 radikalen Prostatektomien (KIRCHHEIM et al. 1966)

Tabelle 17. TNM-Klassifikation des Prostatakarzinoms (HERMANEK 1986)

T-Primärtumor
TX Primärtumor kann nicht beurteilt werden
T0 Kein Anhalt für Primärtumor
T1 Tumor ist zufälliger histologischer Befund (inzidental)
  T1a Nicht mehr als 3 mikroskopische Karzinomherde
  T1b Mehr als drei mikroskopische Karzinomherde
T2 Tumor klinisch oder makroskopisch vorhanden, auf die Drüse begrenzt
  T2a Tumor 1,5 cm oder weniger im größten Durchmesser, mit normalem Gewebe an zumindest drei Seiten
  T2b Tumor mehr als 1,5 cm im größten Durchmesser oder in mehr als einem Lappen
T3 Tumor infiltriert in Apex der Prostata oder in oder jenseits der Prostatakapsel oder in Blasenhals oder Samenblasen, ist jedoch nicht fixiert
T4 Tumor ist fixiert oder infiltriert Nachbarstrukturen, die bei T3 nicht aufgeführt sind

N-Regionäre Lymphknoten und M-Fernmetastasen

pTNM-Pathologische Klassifikation
Die pT-, pN- und pM-Kategorien entsprechen den T-, N- und M-Kategorien.

G-Histopathologisches Grading
GX Differenzierungsgrad kann nicht beurteilt werden

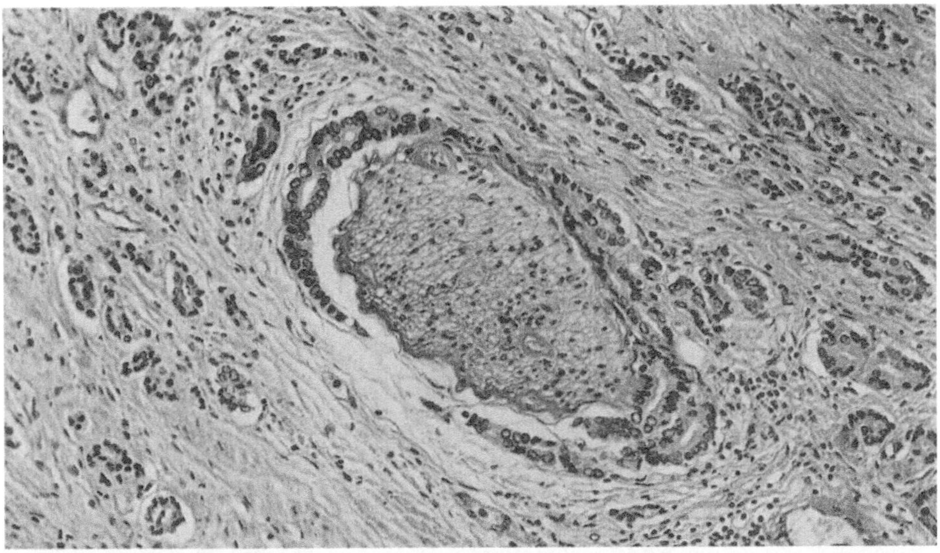

a

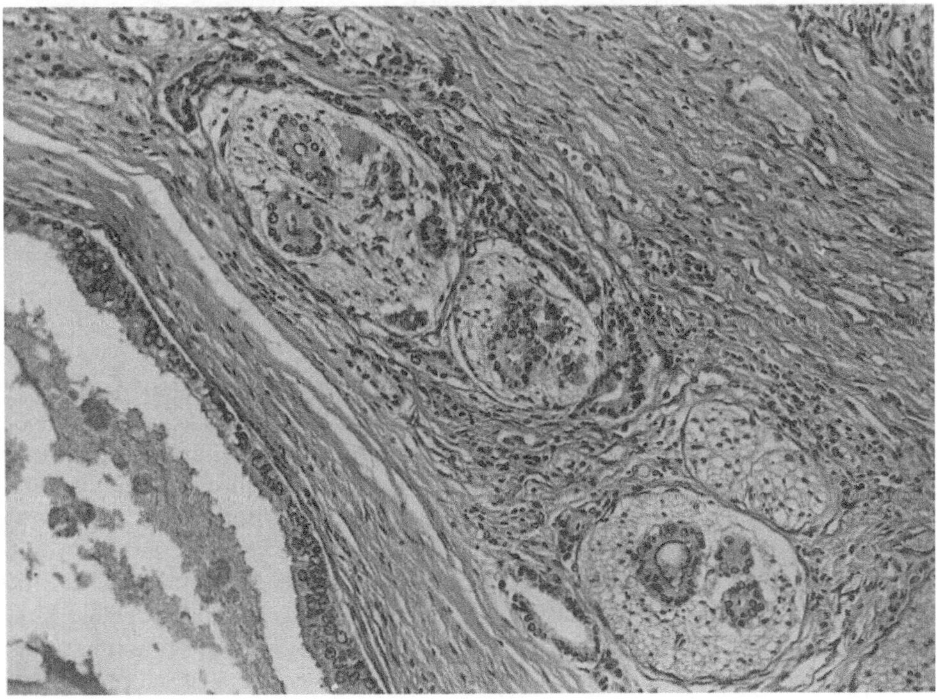

b

Abb. 73 a–c. Peri- und intraneurale Ausbreitung eines hochdifferenzierten Adenokarzinoms der Prostata (**a, b**). **c** Periganglionär im periprostatischen Gewebe wachsendes Prostatakarzinom

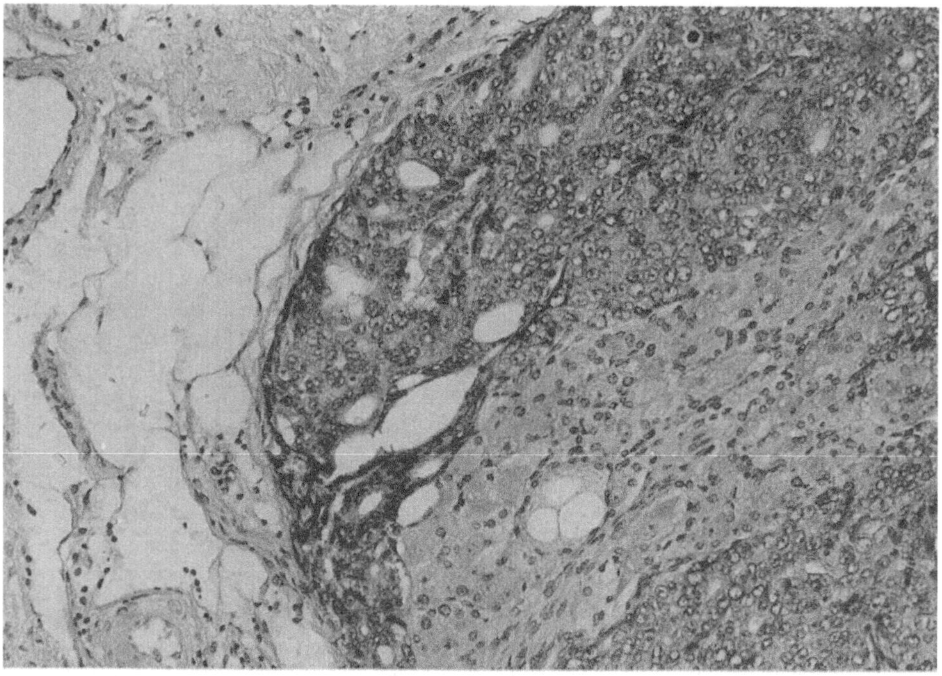

Abb. 73c

histologische Malignitätsgrad, zugleich ist die Metastasierungsfrequenz mit dem T-Stadium korreliert (Sharkey et al. 1984; Cantrell et al. 1981).

e) Makroskopische Befunde

Kleinere, auf das Organ beschränkte Prostatakarzinome sind auf den Schnittflächen nicht mit Sicherheit erkennbar. Die Konsistenz ist etwas fester als die des Umgebungsgewebes, eine veränderte Farbtönung wird gewöhnlich nicht beobachtet. Größere, die Kapsel überschreitende Karzinome führen zu einer unregelmäßigen Vergrößerung und Verhärtung des Organs. Das periprostatische Gewebe wird von festen, grauweißen Geschwulstmassen durchsetzt, die die Gefäße umscheiden, die Samenblasen ummauern und ihre Wand durchsetzen. Die dorsale Harnblasenwand wird diffus infiltriert. Kleinknotige, oft halbkugelige Erhebungen ragen im Trigonumbereich in die Blasenlichtung hinein. Schleimhautulzerationen werden dabei meist nicht beobachtet. Das Karzinom ist schließlich auch breitflächig mit der Rektumwand verlötet, die Geschwulstmassen können die Rektumwand infiltrieren. Kommt es hier zur Ulzeration, kann ein primäres Rektumkarzinom vorgetäuscht werden.

f) Histologie

Die Formenvielfalt des Prostatakarzinoms erfordert eine Klassifikation, die einerseits einfach sein sollte, andererseits klinisch-therapeutische und prognosti-

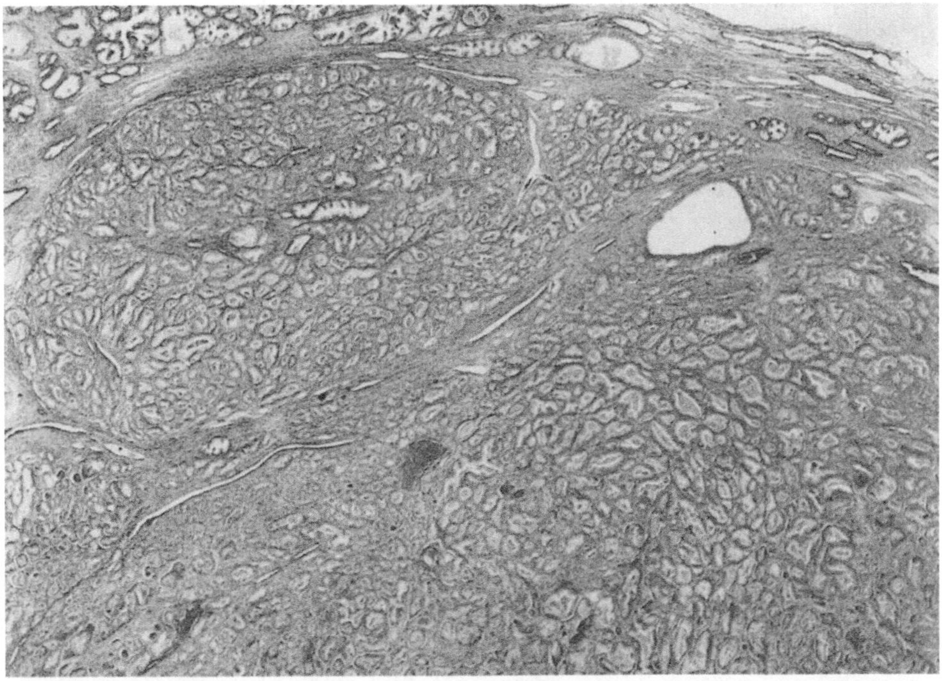

a

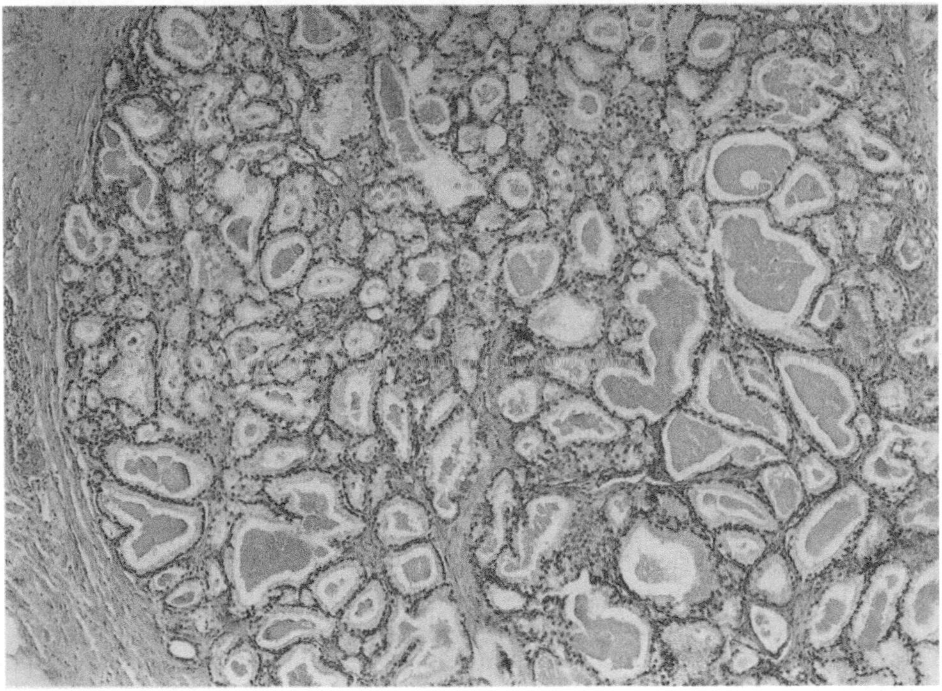

b

Abb. 74 a, b. Nodulär wachsendes hochdifferenziertes Adenokarzinom in einer nodulären Hyperplasie der Prostata. **a** Übersicht: Schwierige Abgrenzung von einer mikroadenomatösen Hyperplasie, jedoch infiltrierendes Wachstum in Randbezirken. **b** Sekret in den Drüsenlichtungen

sche Bedeutung hat. Über 90% der Karzinome sind zu den „gewöhnlichen" Prostatakarzinomen zu rechnen, die von der WHO unter dem Begriff „Adenokarzinom" subsumiert werden.

Im Biopsiematerial zeigen etwa 40% der Fälle ein uniformes, ca. 55% ein pluriformes Wachstumsmuster; ca. 5% machen die ungewöhnlichen, seltenen Prostatakarzinome aus. Je vollständiger ein Karzinom – z. B. am ganzen Organ nach radikaler Prostatektomie – untersucht werden kann, um so häufiger wird ein pluriformes Muster gefunden. Voluminöse, fortgeschrittene Karzinome sind in der Regel pluriform gebaut (Kastendieck u. Hüsselmann 1982). In Stanzbiopsien ist das Muster des Prostatakarzinoms nur in 62,5% der Fälle voll repräsentativ erfaßt, eine vollständige Abweichung ergibt sich in 9,2% (Kastendieck 1980a). Vorzugsweise sind dann die niedriger differenzierten Tumoranteile von der Biopsie nicht erfaßt, der Tumor wird also zu optimistisch eingeschätzt. Uniform-hochdifferenzierte Karzinome machen im Stanzbiopsiematerial ca. 8% der Fälle aus, in dieser relativ kleinen Gruppe ist am häufigsten eine Reklassifizierung nach Untersuchung des Gesamttumors erforderlich.

Histologisch kann man beim gewöhnlichen Prostatakarzinom 3 Wachstumsmuster unterscheiden: das glanduläre, das cribriforme und das solide Muster. Tritt nur ein Muster hervor, sprechen wir von einem uniformen Karzinom. Häufig – und v. a. in voluminösen Tumoren – sind unterschiedliche Muster am Aufbau des Tumors beteiligt, das Karzinom ist pluriform (Tabelle 9).

Glanduläres Wachstumsmuster

Beim glandulären Muster ist das Drüsenbild teils sehr ausgereift (hochdifferenziertes Adenokarzinom), teils mehr oder weniger irregulär (niedrig differenziertes Adenokarzinom). Die Tubuli sind kleiner als normale Prostatadrüsen, sie liegen unregelmäßig verteilt im fibromuskulären Stroma (Abb. 75), häufig sind dazwischen noch intakte oder atrophische Prostatadrüsen erhalten. Je weniger ausgereift die Tubuli sind, desto größer ist meist ihr Abstand voneinander. Rücken an Rücken liegen die Tubuli meist nur in nodulär wachsenden Herden, wenn das Karzinom sich auf dem Boden einer nodulären Hyperplasie entwickelt hat. Im glandulären Muster fehlen papilläre Einfaltungen des Epithels (Abb. 76). In der Lichtung ist oft ein PAS- und Alzianblau-positives Sekret enthalten. Normale Prostatadrüsen erscheinen dagegen meist leer.

Das infiltrierende Wachstum ist lichtmikroskopisch eindeutig nur in perineuralen oder perivasalen Spalten und im Kapselgewebe nachweisbar. Innerhalb des Organs kann die Aufsplitterung glatter Muskelbündel und ein enger räumlicher Kontakt zu kleinen Blutgefäßen das invasive Wachstum zumindest wahrscheinlich machen. Eine eigene Stromareaktion fehlt dem gewöhnlichen Prostatakarzinom, ebenso ein „reaktives" entzündliches Infiltrat.

Auf Großflächenschnitten untersucht, kann das glanduläre Muster des Karzinoms weite Areale des Organs durchsetzen, wobei multizentrische Herde häufig sind.

Im Unterschied zu normalen Drüsen fehlen in den Tumortubuli Basalzellen. Da aber die Häufigkeit von Basalzellen auch in normalen Drüsen stark variiert, ist das Fehlen von Basalzellen in einem Tubulus kein sicheres Indiz für Malignität. In

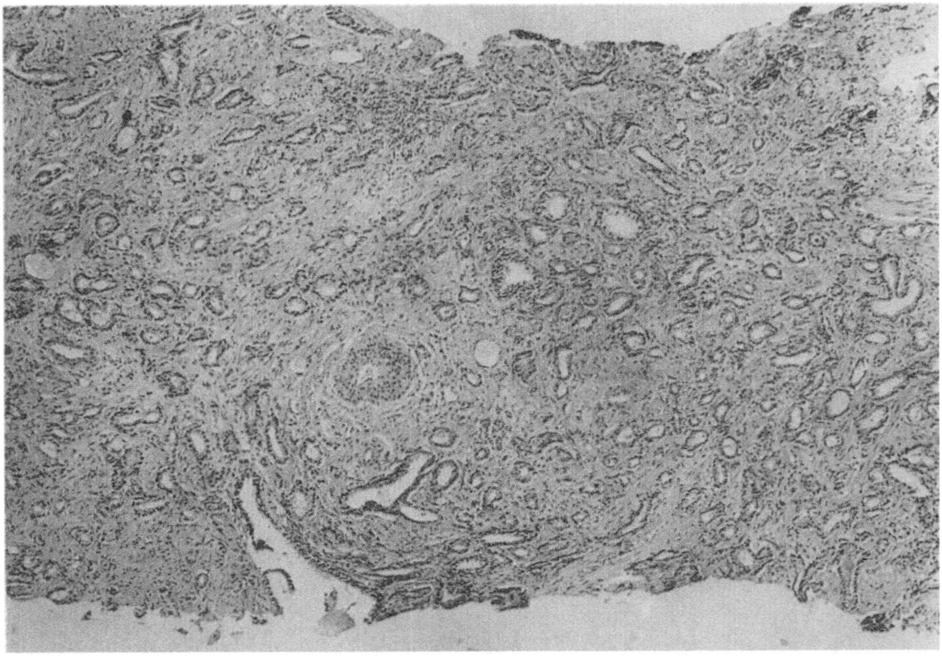

Abb. 75. Biopsiezylinder aus der Prostata mit einem hochdifferenzierten Adenokarzinom

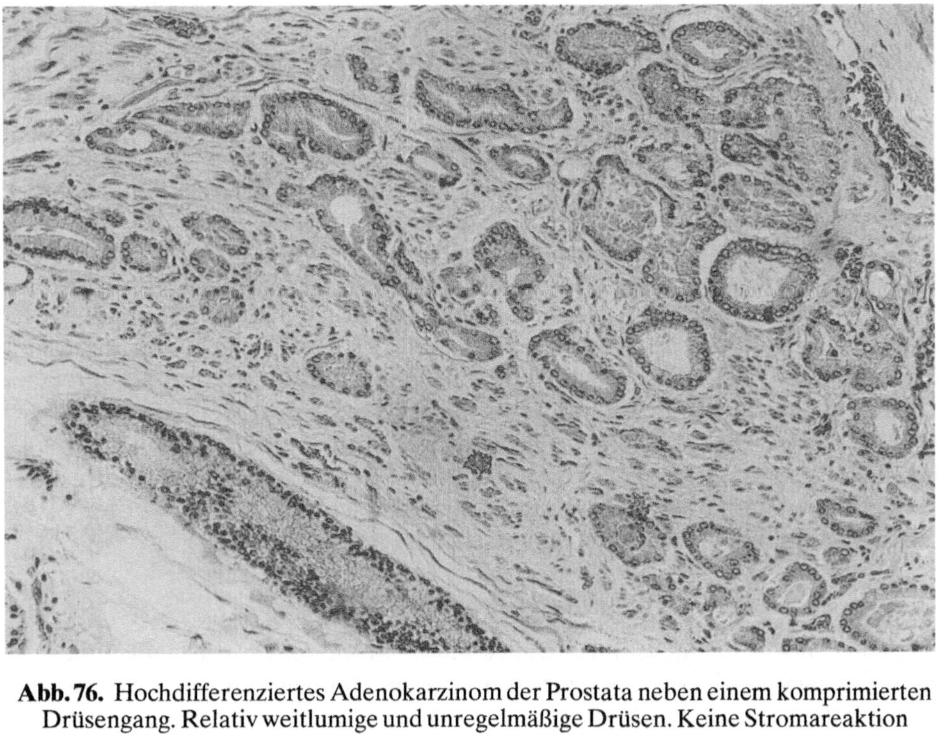

Abb. 76. Hochdifferenziertes Adenokarzinom der Prostata neben einem komprimierten Drüsengang. Relativ weitlumige und unregelmäßige Drüsen. Keine Stromareaktion

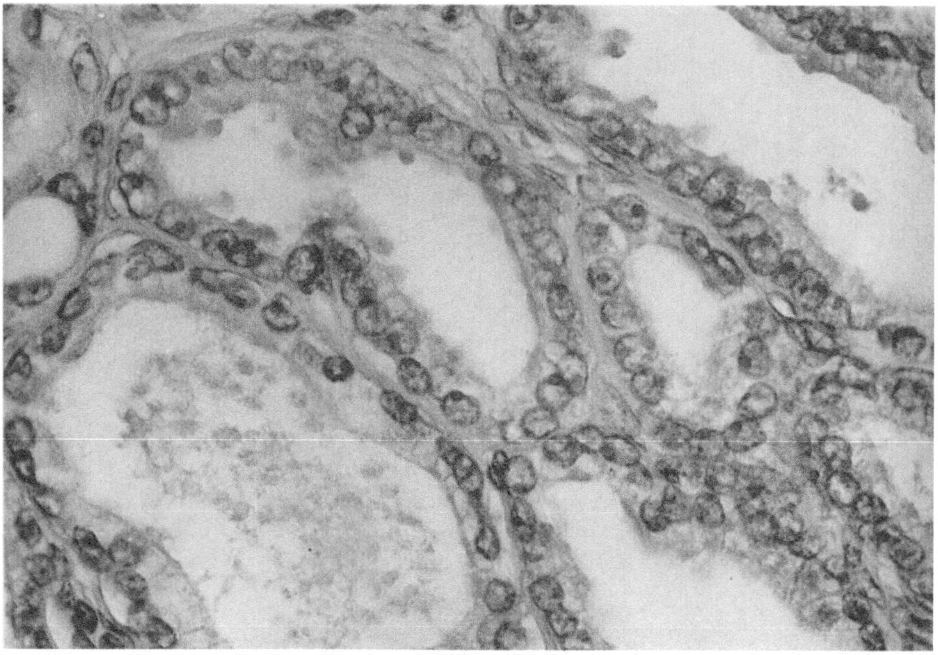

Abb. 77. Hochdifferenziertes Adenokarzinom der Prostata, jedoch stark atypisches Kernmuster mit großen Nukleolen

hochdifferenzierten Adenokarzinomen sind die Zylinderzellen überaus regelmäßig angeordnet. Die Kerne liegen in einer Reihe basalständig. Wichtigster Parameter für die Karzinomdiagnose ist dann – neben dem bei schwacher Vergrößerung zu beurteilenden Wachstumsmuster – das Verhalten der Zellkerne. Sie sind größer und – wenn auch nur gering – ungleichmäßiger als die Kerne benachbarter, normaler Drüsen. Immer treten vergrößerte Nukleolen auf (Abb. 77). Nur in geschrumpften oder artifiziell geschädigten Tubuli werden Nukleoli vermißt. Mitosen sind in gut differenzierten Adenokarzinomen eine Rarität.

In niedrig differenzierten Adenokarzinomen ist die Kern-Plasma-Relation eindeutig zu Gunsten des Kernes verschoben. Die Tubuli erscheinen insgesamt dichter gefärbt, sie sind deutlich kleiner als in hochdifferenzierten Karzinomen. Die Kerne liegen ungeordnet im Zellverband, sie erscheinen deutlich vergrößert, sind chromatinreich und zeigen reichliche und prominente Nukleoli (Abb. 78). Das Zytoplasma ist schmal, oft basophil getönt. Mitosen sind auch in niedrig differenzierten Adenokarzinomen selten. Schließlich geht das drüsige Muster verloren, solide, trabekuläre Formen bilden sich aus (Abb. 79).

Cribriforme Wachstumsmuster

Das cribriforme Wachstumsmuster kann als stromafreier, drüsiger Epithelverband („glands in glands") beschrieben werden. Ein drüsiger Hohlraum ist mit Epithelzellen angefüllt, die lose miteinander verbunden Girlanden und Brücken

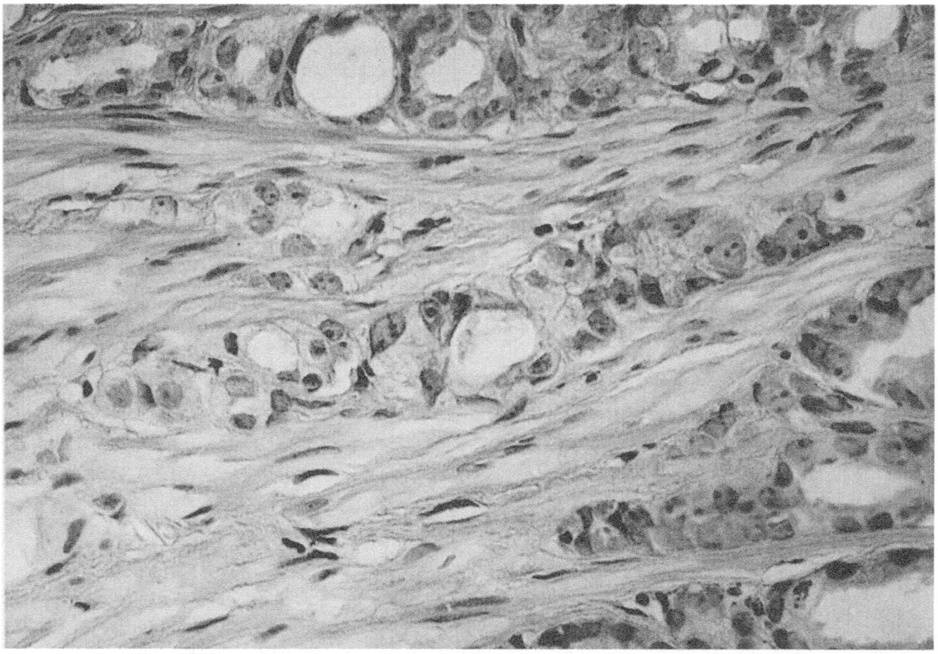

Abb. 78. Wenig differenziertes Adenokarzinom der Prostata. Die drüsige Struktur geht teilweise verloren. Stark atypisches Kernmuster mit großen Nukleolen

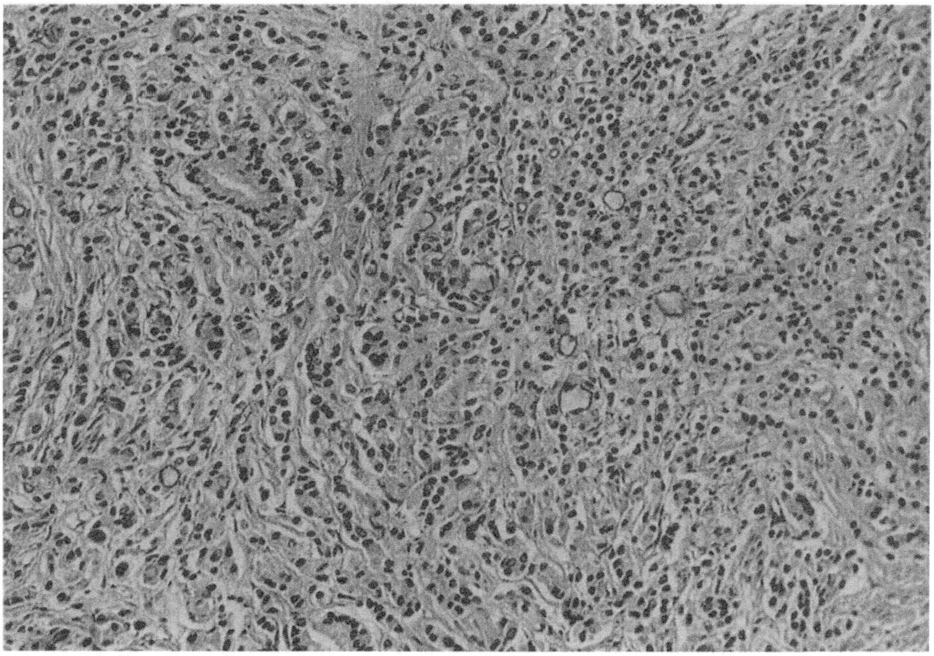

Abb. 79. Wenig differenziertes, teilweise solid-trabekuläres Adenokarzinom der Prostata

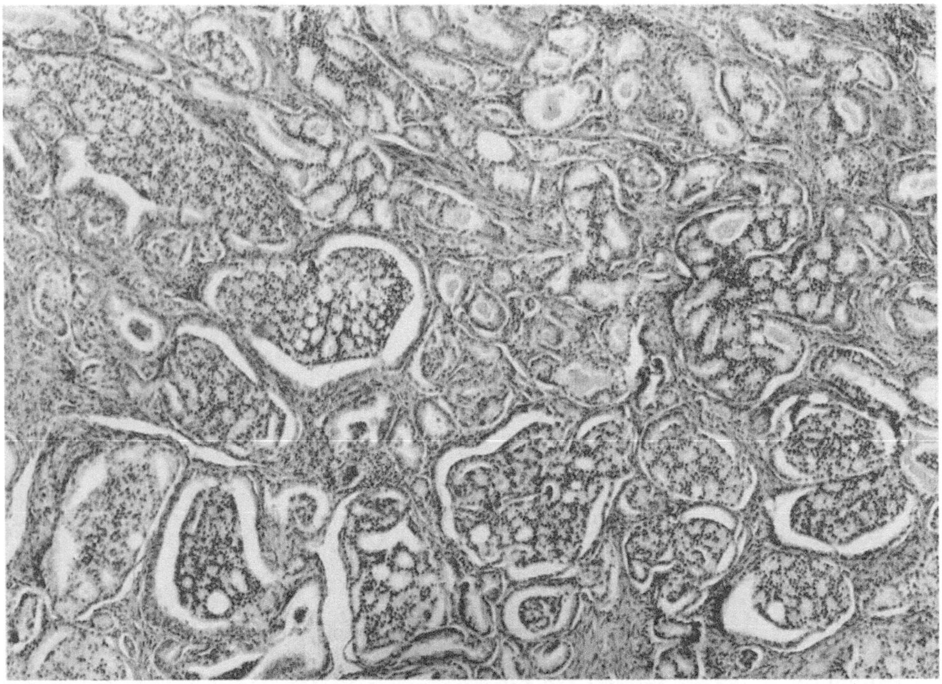

a

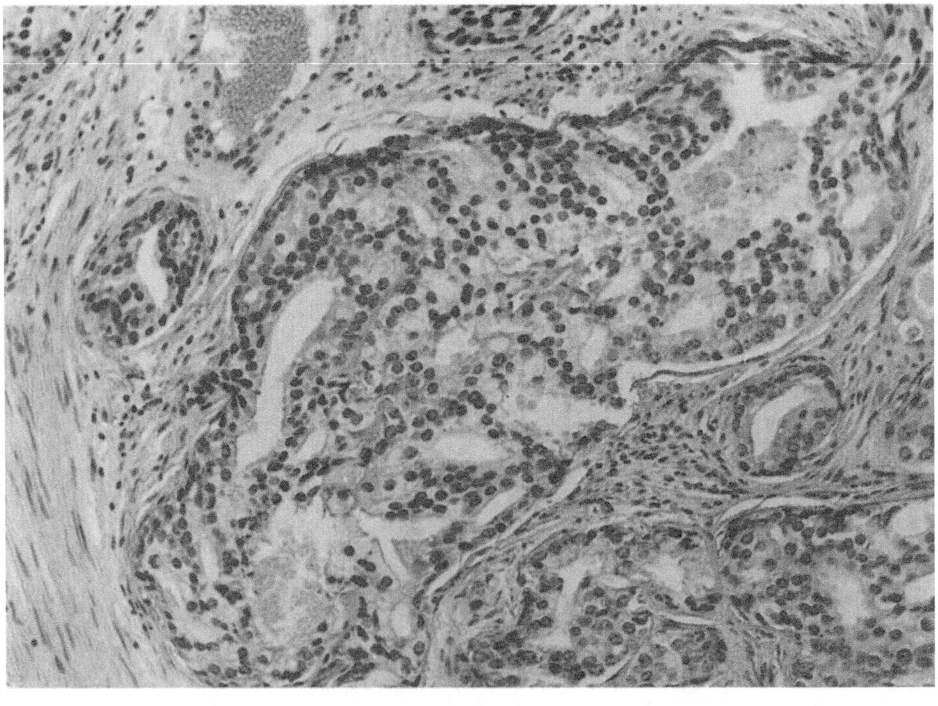

b

Abb. 80. a Teils glanduläres, teils cribriformes Wachstumsmuster eines Prostatakarzinoms; **b** kribriformes Karzinom der Prostata: Stromafreie Tumorformationen; **c** variables Kernmuster in einem cribriformen Prostatakarzinom

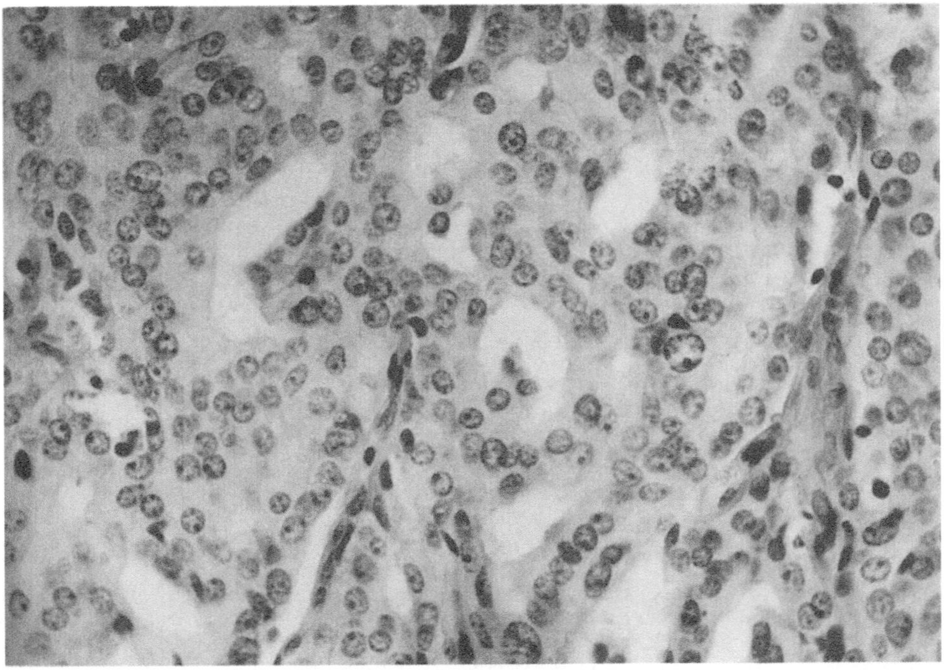

Abb. 80c

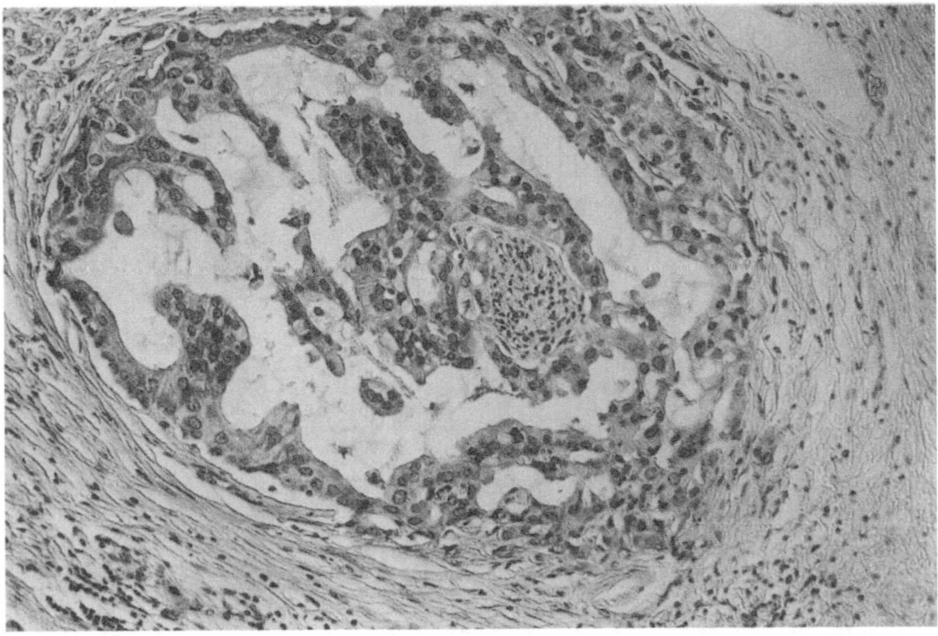

Abb. 81. Schleimiges Sekret in einem perineural wachsenden, cribriformen Prostatakarzinom

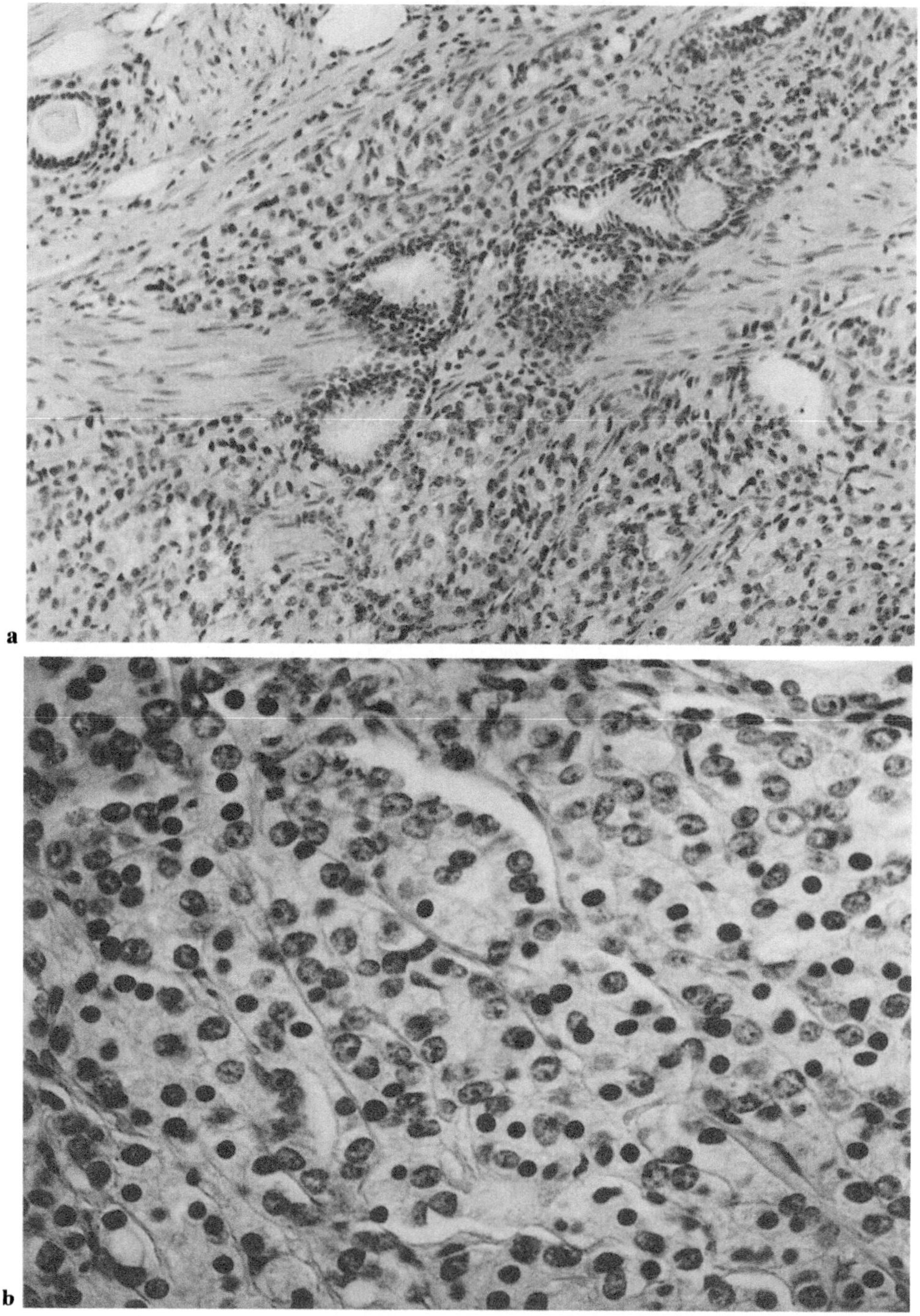

Abb. 82 a, b. Solides, teilweise trabekuläres Karzinom der Prostata, atrophische Drüsen einschließend

oder zylindromatöse Strukturen bilden. Schließlich entsteht ein siebartiges Muster (Cribrum = Sieb) (Abb. 80 a–c). In den Lichtungen kann ein PAS-positives, gelegentlich auch ausgesprochen schleimiges Sekret liegen (Abb. 81).

Am einzelnen Herd ist nicht ohne weiteres erkennbar, ob eine präformierte Prostatadrüse mit Karzinomzellen in dieser Form ausgefüllt ist oder ob das cribriforme Muster außerhalb originärer Drüsen in einem infiltrierend wachsenden Tumor entwickelt ist. Der Nachweis von Basalzellen – optimal durch Keratinnachweis vom Typ des Stratum corneum – läßt gelegentlich den intraduktalen Beginn des Karzinoms noch erkennen. Cribriforme Karzinomverbände sieht man aber auch im periprostatischen Gewebe oder in Lymphknoten- und Skelettmetastasen. Das kribriforme Muster wird also unabhängig vom präformierten Gewebe ausgebildet.

Die Kerne liegen meist ungeordnet im Verband, die Zellgrenzen sind wenig deutlich. Das Zytoplasma ist außerordentlich variabel entwickelt, teils hell, teils eher basophil. Entsprechend variiert auch die Kern-Plasma-Relation. Trotz des fehlenden Stromas werden Nekrosen in cribriformen Karzinomen in aller Regel vermißt. Der Typ des „Comedo-Karzinoms" wird beim intraduktalen Urothel-Karzinom, aber nicht beim cribriformen Prostatakarzinom gesehen.

Ein rein cribriform wachsendes Prostatakarzinom ist eher selten, dagegen sind kribriforme Areale in pluriformen Karzinomen außerordentlich häufig zu finden. Sie weisen auf einen höheren Malignitätsgrad hin (s. Kap. „Grading").

Solides Muster

Definitionsgemäß sind im solide wachsenden Prostatakarzinom keine Tubuli ausgebildet. Es können aber Zellstränge bzw. trabekuläre Strukturen an verschlossene Drüsengänge („fused glands") erinnern (Abb. 82 a, b). Meist sind große und unregelmäßig begrenzte Zellfelder mit nur wenig Stroma ausgebildet. Stromareiche, szirrhöse Karzinome sind selten. Solide Karzinome wachsen breitinfiltrierend und destruierend. Sie greifen auf die Nachbarorgane, Samenblasen, Harnblasenwand und Beckenbindegewebe über. Das solide Karzinom ist in aller Regel großzellig. Das voluminöse Zytoplasma kann hell-optisch leer erscheinen: hypernephroider Typ (Abb. 83). Auch eosinophile und schwach basophile Elemente kommen vor. Eine Abgrenzung verschiedener Tumortypen nach Beschaffenheit des Zytoplasma erübrigt sich jedoch (über endokrine Zellen in Prostatakarzinomen und kleinzellige Karzinome s. Kap. „Karzinoide und kleinzellige Karzinome der Prostata").

Die Zellkerne zeigen in soliden Karzinomen überwiegend eine starke Anaplasie mit prominenten Nukleoli und auch häufig Mitosen. Nekrosen sind – im Biopsiematerial – ungewöhnlich. Wie bei den anderen Wachstumsmustern des Prostatakarzinoms wird auch beim soliden Karzinom eine reaktive Entzündung vermißt: Uniform solide Karzinome werden in etwa 8 % des Biopsiematerials gefunden, häufiger sind pluriforme Muster mit Kombinationen zwischen glandulären, cribriformen und soliden Arealen.

Nach In-vitro-Inkubation mit H3-Thymidin zeigen die verschiedenen Muster des Prostatakarzinoms einen Markierungsindex zwischen 0,1 und 5,6 %. Erwartungsgemäß sind die Indizes der cribriformen und undifferenzierten Karzinome am höchsten (2,3–5,6 %) (HELPAP 1981).

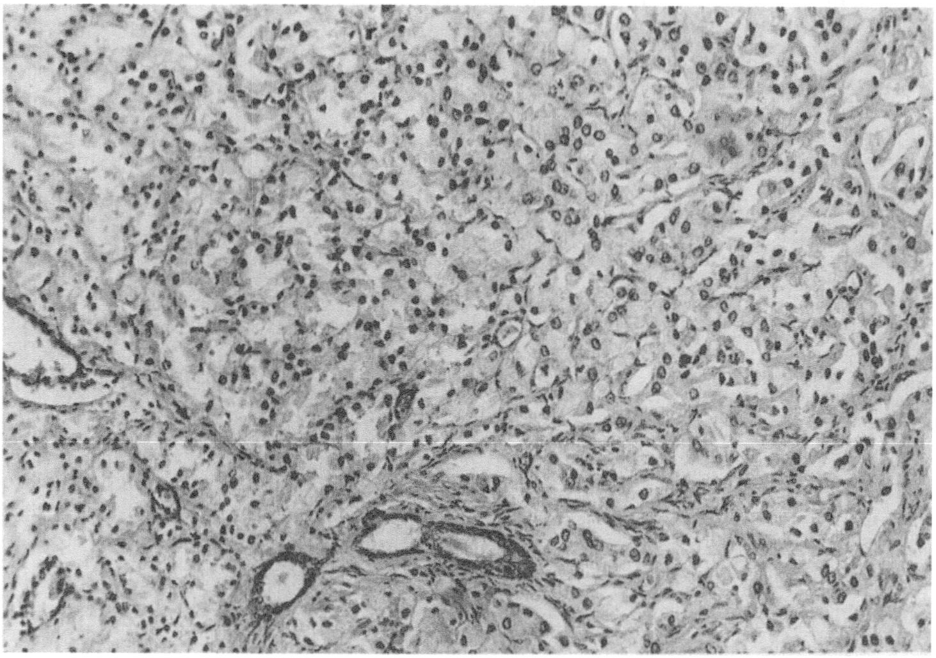

Abb. 83. Großzelliges, „hypernephroides" Prostatakarzinom

g) Immunhistochemie

Saure Prostataphosphatase und prostataspezifisches Antigen

Die saure Prostataphosphatase (SPP) und das prostataspezifische Antigen (PSA) sind die wichtigsten immunhistochemischen Marker des Prostatakarzinoms. Während es jedoch eine streng prostataspezifische Phosphatase nicht gibt (SEITZ u. AUMÜLLER 1985), wurde das PSA bisher nur im sekretorischen Epithel der Prostata, im gewöhnlichen (Abb. 84a) und im duktal-papillären Prostatakarzinom nachgewiesen (NADJI et al. 1980, 1981; WANG et al. 1980, 1981; FORD et al. 1985). Zwischen dem Malignitätsgrad des Karzinoms und der Ausprägung der immunhistochemischen Reaktionen besteht keine strenge Korrelation. Fast immer reagiert nur ein Teil der Tumorzellen positiv. G-III-Karzinome sind häufiger nur herdförmig positiv, manchmal auch vollständig negativ. Ein negativer SPP- und PSA-Befund schließt daher ein primäres Prostatakarzinom nicht sicher aus. Der PSA-Nachweis fällt meist prägnanter aus, so daß PSA insbesondere als Marker in Karzinommetastasen zuverlässiger ist als SPP (ELLIS et al. 1984; WERNERT 1987).

Intermediärfilamente im Prostatakarzinom

In gewöhnlichen Prostatakarzinomen findet man die Keratine 7, 8, 18 und 19 (WERNERT 1987), die in Karzinomen sog. einfacher Epithelien vorkommen (MOLL et al. 1982, 1983; ALTMANNSBERGER et al. 1982; ALTMANNSBERGER 1988). Das Ausmaß der Expression variiert, wobei eine gewisse Beziehung zum Malignitätsgrad

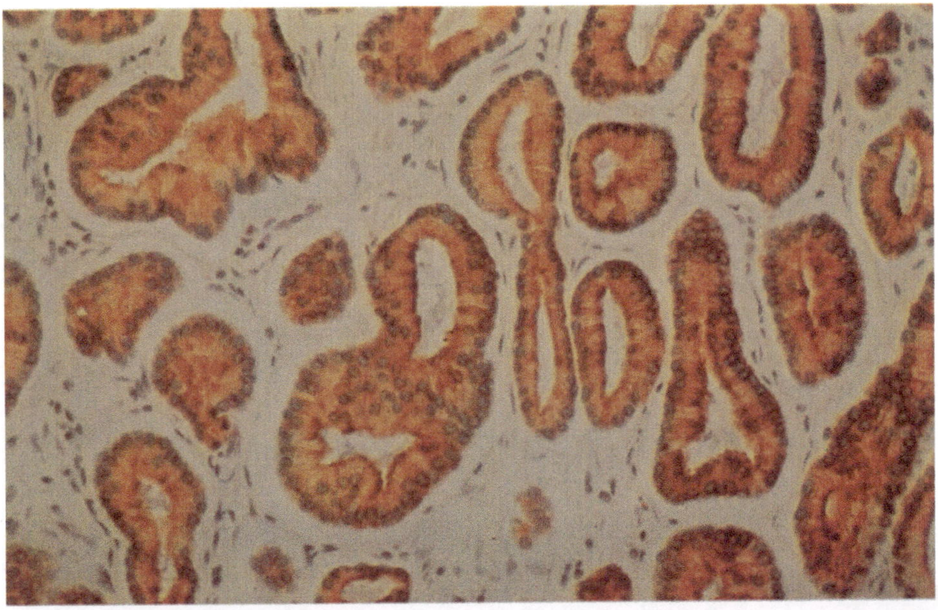

a

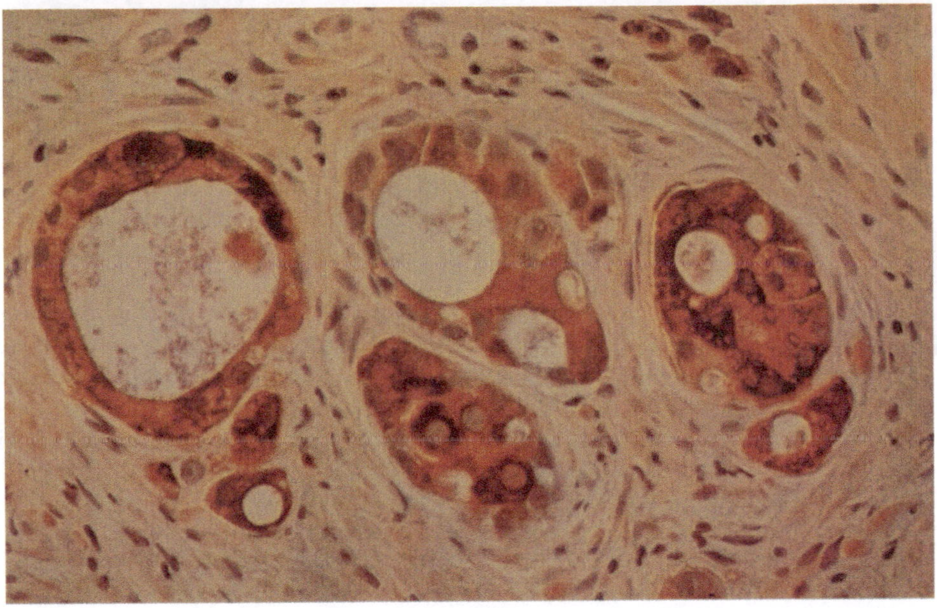

b

Abb. 84 a–c. Immunhistochemische Befunde beim Prostatakarzinom: **a** Prostataspezifisches Antigen in einem Adenokarzinom; **b** Keratin 18 in einem Adenokarzinom der Prostata; **c** überwiegend negativer Nachweis des Keratins vom Typ des Stratum corneum in einem cribriformen Karzinom. Aufnahmen N. Wernert

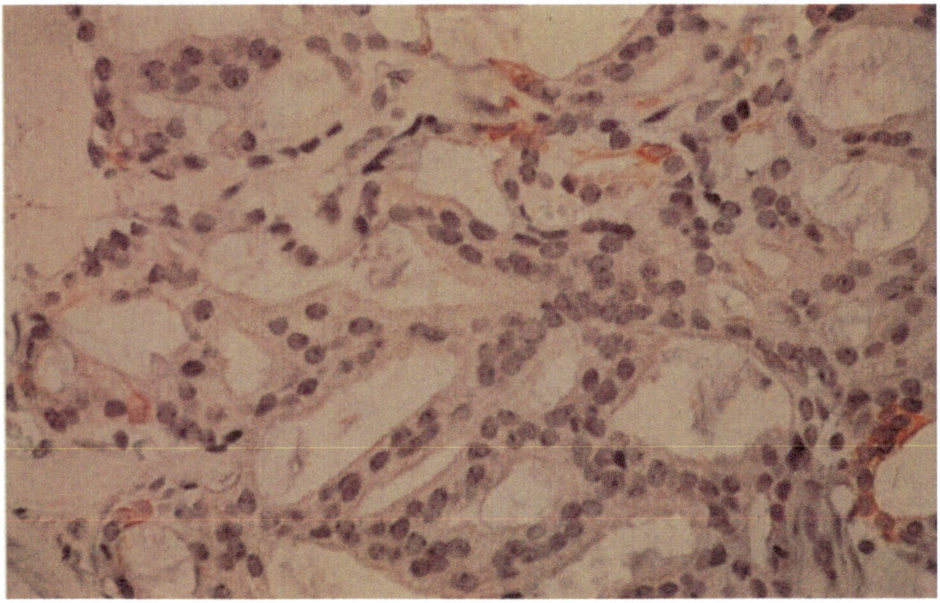

Abb. 84 c

hergestellt werden kann: Keratin 18 ist bei G-I- und G-II-Karzinomen regelmäßig und ausgeprägt nachweisbar (Abb. 84 b), während G-III-Karzinome es nur in etwa der Hälfte und nur herdförmig exprimieren. Keratine aus Stratum corneum, charakteristisch für die Basalzellen der Prostata, für Plattenepithelmetaplasien und Übergangsepithel, fehlen in gewöhnlichen Prostatakarzinomen oder sind nur in vereinzelten Zellen nachweisbar (Abb. 84 c). Vimentin ist etwa in jedem zweiten Prostatakarzinom herdförmig positiv.

Das Keratinmuster des gewöhnlichen Prostatakarzinoms wie auch die Expression von SPP und PSA entsprechen dem Verhalten des normalen sekretorischen Epithels der Prostata. Gegensätzlich verhalten sich die Basalzellen. Es muß daraus der Schluß gezogen werden, daß das gewöhnliche Prostatakarzinom wie auch das duktal-papilläre Karzinom durch eine maligne Transformation des sekretorischen Epithels entsteht, während die Basalzellen weder die Reservezellen des normalen Prostataepithels noch Vorläufer des gewöhnlichen Prostatakarzinoms sind (s. Kap. „Duktales, papilläres Karzinom der Prostata").

Weitere immunhistochemische Befunde beim Prostatakarzinom

Wie am normalen Zylinderepithel der Prostata sind auch an den Zellen gewöhnlicher Prostatakarzinome Erdnußlektinbindungsstellen an der luminalen Zellmembran und intrazytoplasmatisch nachweisbar (WERNERT 1987).

Höher differenzierte Karzinome zeigen eine etwas stärkere Expression als niedrig differenzierte Tumoren. GHAZIZADEH et al. (1984) beschreiben allerdings ein gegensätzliches Verhalten: Zunahme der Expression mit steigendem Malignitätsgrad. In regressiv transformierten Karzinomen nach Therapie verändert sich die Expression der PNA-Bindungsstellen nicht grundsätzlich.

Das karzinoembryonale Antigen läßt sich histochemisch nur in der Hälfte der untersuchten Karzinome und nur herdförmig nachweisen, eine diagnostische Bedeutung kommt dem CEA-Nachweis weder immunhistochemisch, noch im Serum zu (GHAZIZADEH et al. 1984; WERNERT 1987).

Blutgruppenantigene werden in gewöhnlichen Prostatakarzinomen vermißt oder sind nur gering und herdförmig nachweisbar (GHAZIZADEH et al. 1983; WALKER et al. 1984; WERNERT 1987). Normales sekretorisches Epithel und Basalzellen zeigen immunhistochemisch eine herdförmige Positivität, während normales Urothel wie auch das Samenblasenepithel das jeweilige Blutgruppenantigen regelmäßig exprimieren.

Erfahrungen mit dem Proliferationsantigen Ki 67 liegen nur präliminär vor (WERNERT 1988, unveröffentlicht). Die Indizes schwanken zwischen nur ganz vereinzelten Markierungen in einem G-I-Karzinom, bis max. 28,7% in einem G-III-Karzinom. Bei starker Kernanaplasie sind die Indices höher als bei geringer Kernanaplasie. Ausführliche Studien zum Proliferationsverhalten der einzelnen histologischen Muster und statistisch relevante Korrelationen zum Grading stehen noch aus.

Erste Erfahrungen liegen über Onkogene in Prostatakarzinomen vor (FLEMMING et al. 1986; VIOLA et al. 1986; PEEHL et al. 1987; BUTTYAN et al. 1987). Die Expression von c-myc ist nur in Karzinomen hohen Malignitätsgrades deutlich vermehrt (FLEMMING et al. 1986; BUTTYAN et al. 1987). c-Ha -ras konnte im Northern Blood Test nicht oder nur in minimalen Mengen gefunden werden. PEEHL et al. (1987) fanden keine Hinweise auf eine Amplifikation von Ki-ras, Ha-ras und c-myc bei benigner Hyperplasie und bei Prostatakarzinom.

h) Ultrastruktur der Prostatakarzinomzelle

Elektronenmikroskopisch sind die Zellen des Prostatakarzinoms sehr unterschiedlich differenziert (KIRCHHEIM u. BACON 1969; KASTENDIECK et al. 1973; KASTENDIECK u. ALTENÄHR 1976; ALTENÄHR u. KASTENDIECK 1980). KASTENDIECK u. ALTENÄHR unterscheiden 5 Zelltypen:

1. Die undifferenzierte („embryonale") Tumorzelle.
2. Die unreife Tumorzelle mit beginnender (glandulärer) Differenzierung.
3. Die hochdifferenzierte, glanduläre Tumorzelle.
4. Die organellenreiche, irregulär gebaute Tumorzelle.
5. Die degenerativ veränderte Tumorzelle.

Die hochdifferenzierte Tumorzelle (Typ 3) zeigt eine polar ausgerichtete Binnenarchitektur, die eine Abgrenzung vom normalen Drüsenepithel nicht erlaubt (KIRCHHEIM u. BACON 1969; KASTENDIECK et al. 1973). Die immaturen Zellen zeigen ein organellenarmes „helles" Zytoplasma. Die dunklen organellenreichen Tumorzellen (Typ 4) sind in glandulären Karzinomen am häufigsten. Sie enthalten multiple Golgi-Komplexe, reichliches rauhes endoplasmatisches Retikulum und an der Oberfläche zahlreiche, irreguläre Mikrovilli. Typische reife Sekretvakuolen werden im Zytoplasma der Tumorzelle nur selten gesehen (Abb. 85). Lipidtropfen kommen vor (KIRCHHEIM u. BACON 1969). Die in das Stroma infiltrierenden Tumorzellen gehören vorwiegend dem organellenreichen Typ an

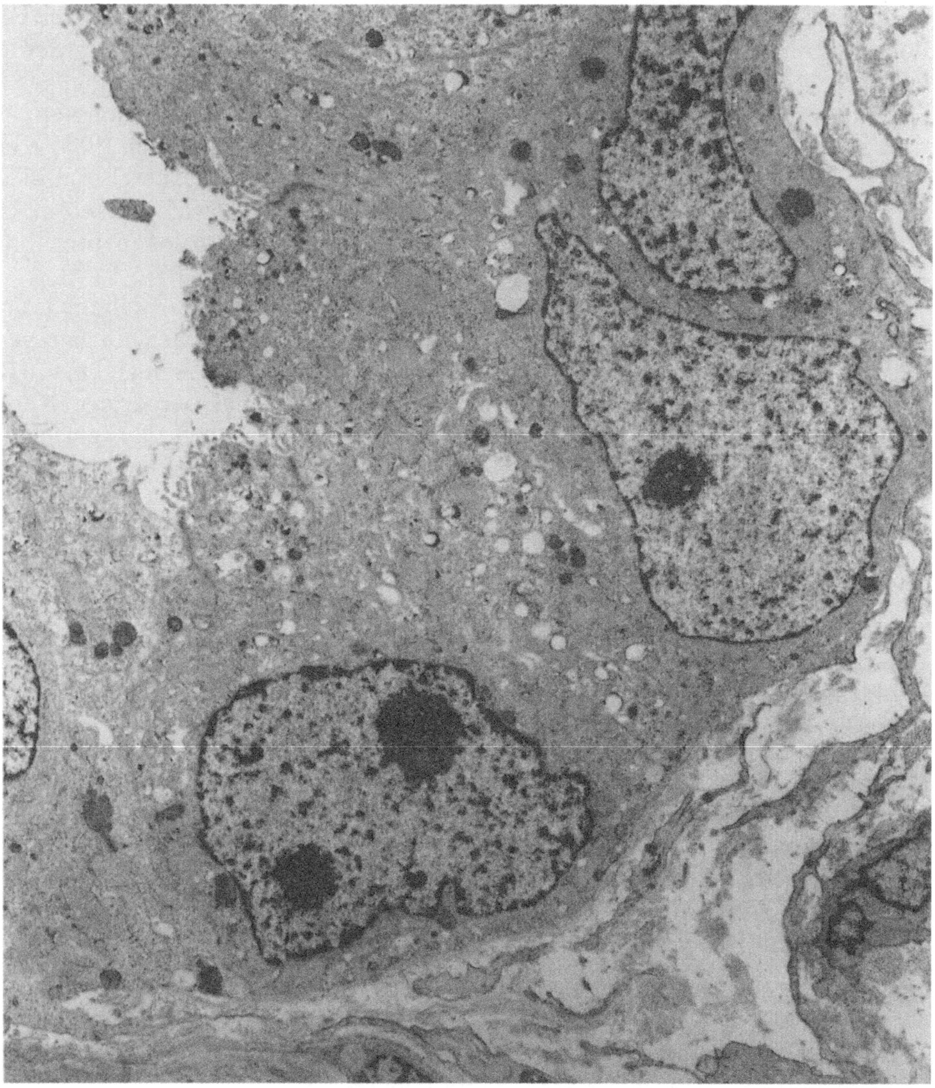

Abb. 85. Adenokarzinom der menschlichen Prostata. Große Nukleolen. Spärliche Mikrovilli und Sekretvakuolen. Keine Basalzellen. Aufnahme K. HINKELDEY 3000

(KASTENDIECK et al. 1974a). An der Kontaktzone von Tumorzelle und Stroma fehlen häufig die Basal- und Zellgrenzmembranen. Tumorzellen und glatte Muskelzellen grenzen unmittelbar aneinander, diese werden mottenfraßähnlich arrodiert. Gelegentlich werden interepitheliale Lymphozyten beobachtet. Bei der sog. perineuralen Infiltration sind die Tumorzellen im lockeren, perineuralen Bindegewebe, aber nicht in Lymphscheiden zu beobachten. FURUSATO u. MOSTOFI (1980) beschreiben Lymphgefäße zwischen Muskelzellen und im Bindegewebe um die Muskelzellen, nicht aber in subepithelialer Lokalisation.

i) Endokrine Zellen im gewöhnlichen Prostatakarzinom

Mit der Versilberungstechnik von Grimelius, besser noch mit immunhistologischer Technik (neuronenspezifische Enolase, Chromogranin) lassen sich in den meisten Prostatakarzinomen endokrine Zellen nachweisen (Di Sant'agnese u. Jensen 1987; Abrahamsson 1988). In hochdifferenzierten, glandulären Karzinomen ist ihre Zahl eher geringer als in mäßig und schlecht differenzierten Karzinomen. Mit zunehmender Tumorprogression nimmt auch die Zahl der endokrinen Zellen zu. Unter Hormontherapie kann man – offenbar als Folge einer klonalen Selektion – eine relative Zunahme endokriner Zellen bei gleichzeitiger Regression nichtendokriner, gewöhnlicher Karzinomzellen sehen (Stratton et al. 1986; Bier et al. 1988). Die endokrinen Zellen zeigen keine Koexpression mit dem Proliferationsmarker Ki 67, nehmen also am Wachstum nicht (mehr) teil (Bonkhoff et al. 1989). Immunhistochemisch sind in den endokrinen Zellen gewöhnlicher Prostatakarzinome 5-Hydroxytryptamin und verschiedene Peptidhormone nachweisbar (s. Kap. „Karzinoide").

Auch in den Metastasen von Prostatakarzinomen können endokrine Tumorzellen gesehen werden.

k) Grading des Prostatakarzinoms

Der histologische und zytologische Differenzierungsgrad eines Prostatakarzinoms korreliert mit der Metastasierungsfrequenz und somit auch mit der Überlebenswahrscheinlichkeit. Die Heterogenität der histologischen Strukturen vieler Prostatakarzinome mit entsprechend pluriformem Muster hat seit Broders (1926) das Bedürfnis nach einem Graduierungsschema geweckt (Übersicht bei Mostofi 1976). Zahlreiche Schemata wurden vorgelegt, detaillierte Kriterien für die jeweils benutzten Gradingsysteme sind jedoch nur in einem Teil der Arbeiten der älteren Literatur zu finden (Evans et al. 1942; Edwards et al. 1953; Gleason 1966; Utz u. Farrow 1969; Gaeta et al. 1980; Gaeta 1981). Beurteilungskriterien sind teils nur die histologische Architektur des Tumors, teils werden Tumorstruktur und zytologische Parameter korreliert.

Das in den USA weitverbreitete Schema von Gleason (1966, 1977) stützt sich ausschließlich auf das Wachstumsmuster des Karzinoms. Dabei werden 5 Wachstumsmuster unterschieden (Abb. 86) (Tabelle 18). Die einzelnen Muster lassen sich wie folgt beschreiben:

Muster 1, sehr gut differenziert:

Der Tumor besteht aus einzelnen runden bis ovalen, ziemlich gleichförmigen Drüsen; sie wachsen dichtgepackt in rundlichen Herden, die gegenüber dem umliegenden Gewebe gut abgegrenzt sind.

Muster 2, gut differenziert:

Das Karzinom besteht aus einzelnen runden bis ovalen Drüsen, die sich in Größe und Form ähneln, aber stärker variieren als die Drüsen in Muster 1. Der Abstand zwischen den Drüsen ist größer, im Durchschnitt beträgt er bis zu einem Drüsendurchmesser. Die Abgrenzung des Tumorherdes ist weniger deutlich umschrieben und nicht rund begrenzt wie in Muster 1.

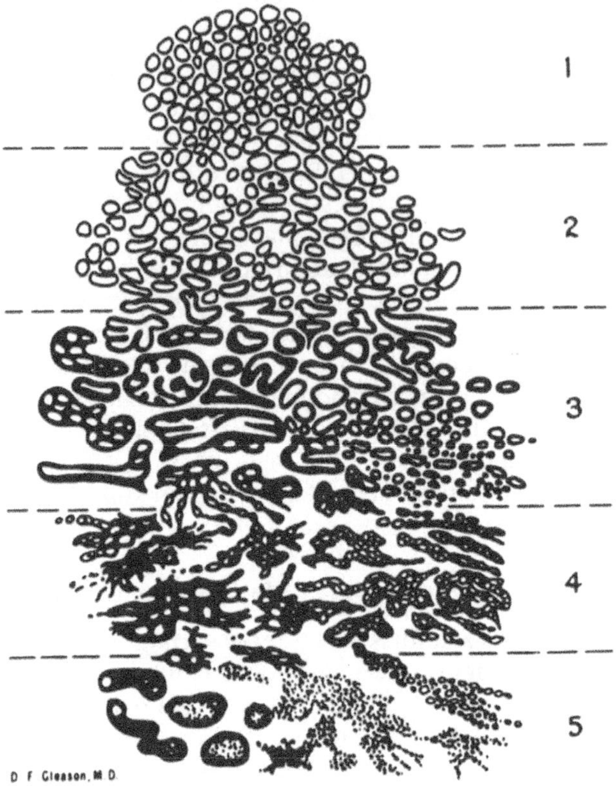

Abb. 86. Die 5 Muster im Grading des Prostatakarzinoms nach Gleason (GLEASON et al. 1977)

Muster 3, mäßig differenziert:

Die Drüsen sind wesentlich unregelmäßiger in der Form, viele erscheinen langgestreckt oder abgeknickt. Meist liegen sie einen oder mehr als einen Drüsendurchmesser von einander entfernt. Der Umriß des Tumorherdes ist unregelmäßig und ohne klar definierbare Grenze. Größere Drüsen können papilläre Einfaltungen enthalten, scharf begrenzte, papilläre und/oder kribriforme Tumormassen kommen vor. Die unterschiedlichen Strukturen können im Muster 3 allein oder kombiniert vorkommen.

Muster 4, niedrig differenziert:

Der Tumor besteht aus unregelmäßigen Massen verschmolzener Drüsen, d. h. die Drüsen liegen nicht mehr einzeln, sondern vereinigen und verzweigen sich. Daraus entstehen solide Epithelmassen, die – entsprechend dem cribriformen Muster – viele Drüsenlumina enthalten. Die Lichtungen in diesen Herden sind meist klein oder mittelgroß. Es besteht eine starke Infiltration des Stroma. Zum Muster 4 werden auch Geschwülste gerechnet, die aus großen, hypernephroiden Zellen aufgebaut sind.

Tabelle 18. Definition der Gleason-Muster 1–5 (Gleason 1977; Föllinger 1987)

Muster	Drüsenform	Drüsengröße	Drüsenabstand	Herdgrenze	Stromainvasion
1	Einzeln, rund	Mittel	Dicht gepackt	Scharf	Minimal
2	Einzeln, gerundet, variabler als in Muster 1	Mittel	Bis zu 1 Drüsendurchmesser voneinander entfernt	Weniger scharf	Mild
3	Einzeln, unregelmäßig	Klein, mittel, groß	Mehr als 1 Drüsendurchmesser voneinander entfernt	Schwer erkennbar	Mäßig
	oder				
	papilläres oder cribriformes Epithel	Mittel oder groß	Rundliche Massen mit glattem scharfem Rand	Schwer erkennbar	Ausgedehnt
4	Verschmolzene glanduläre Massen oder „hypernephroid"	Klein	Verschmolzen	Unscharf infiltrierend	Stark
5	Einige winzige Drüsen oder Siegelringzellen	Klein	Anaplastische Epithelmassen	Unscharf infiltrierend	Sehr stark
	oder				
	wenige kleine Lumina in solidem Epithel, zentrale Nekrose	Klein	Rundliche Massen und Stränge mit glatten scharfen Rändern	Schwer erkennbar	Ausgedehnt

Muster 5, sehr niedrig differenziert:

Es besteht nur noch eine minimale Drüsendifferenzierung oder drüsige Strukturen fehlen ganz. Die Epithelzellen können in breiten Strängen oder Massen auftreten.

Da ein Tumor vielfach aus verschiedenen Wachstumsmustern besteht, wird ein Score aus den beiden Mustern gebildet, die den größten und den zweitgrößten Anteil am Karzinom ausmachen. Im Ergebnis kann daher ein Tumor eine Bewertungsziffer zwischen 2 (1 + 1) und 10 (5 + 5) erhalten. Die Mengenverteilung der einzelnen Differenzierungsgrade wird dabei nicht berücksichtigt. Ist z. B. in einem Tumor mit 2 Mustern der Hauptanteil mit 90% der Gesamttumormasse, das 2. Muster aber nur mit 10% vertreten, so geht diese Mengenverteilung in das Endergebnis nicht ein (Föllinger 1987). Bei uniformen Karzinomen wird das eine vorhandene Muster doppelt gezählt. Zytologische Details werden nicht berücksichtigt.

Die von Gleason gelieferte Skizze läßt erkennen, daß das Muster 3 sehr heterogene Formationen, insbesondere auch cribriforme Muster umschließt. Die Graduierung wird bei schwacher Vergrößerung durchgeführt und benötigt nach Gleason (1977) keinen nennenswerten Zeitaufwand. 60% der von Gleason beurteilten Fälle wurden an kleinen Biopsien graduiert.

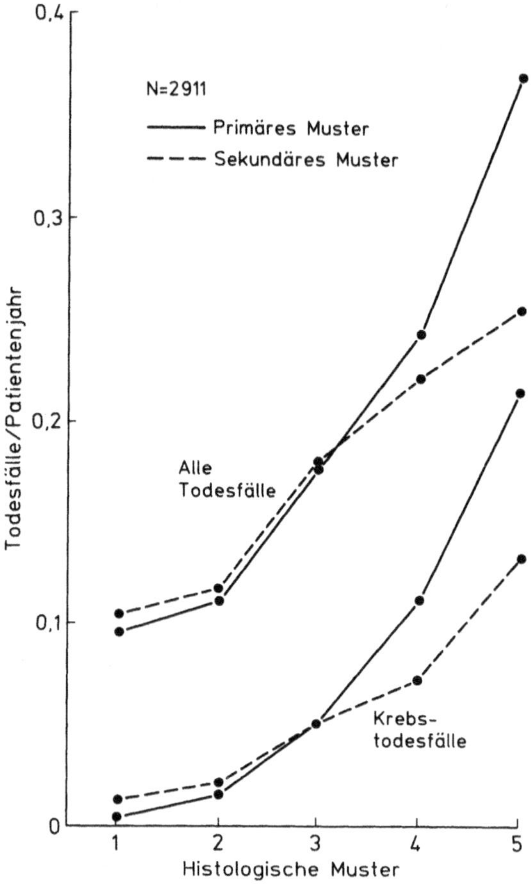

Abb. 87. Korrelation des primären und sekundären Gleason-Musters mit der Mortalitätsrate des Prostatakarzinoms (Gleason et al. 1977)

An nahezu 3000 Fällen findet Gleason eine positive Korrelation zwischen dem ersten histologischen Differenzierungsmuster und der Mortalitätsrate, eine etwas geringer ausgeprägte Korrelation besteht mit dem sekundären Muster (Abb. 87). Positiv ist das Gleason-Grading auch mit der Metastasierungsfrequenz korreliert. Ab einem Gleason-Score 4/5 steigt die Häufigkeit von Skelettmetastasen stark an (Abb. 88).

Die lokale Ausbreitung ist – gemessen an Präparaten nach Prostatektomie und an TUR-Material – mit dem Gleason-Score korreliert. 80% der Fälle mit Gleason-Score 2/3 nehmen weniger als 10% Gewebsvolumen ein. Bei Gleason-Score 6 haben 70% der Fälle ein Tumorvolumen von über 20% der untersuchten Gewebemenge.

Die Brauchbarkeit eines Gradingsystems ist abhängig von der Einfachheit der Anwendung und von seiner Reproduzierbarkeit. Das Gleason-System ist deshalb in den USA weitverbreitet, weil es bei der Routinediagnostik ohne zusätzlichen Zeitaufwand anwendbar ist. Die intraindividuelle Reproduzierbar-

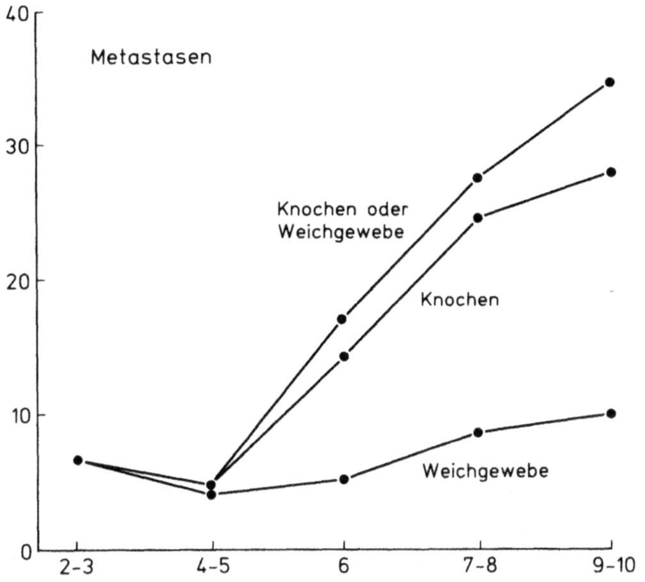

Abb. 88. Die Metastasierungsfrequenz des Prostatakarzinoms in Abhängigkeit vom Gleason-Score (GLEASON et al. 1977)

keit finden HARADA et al. (1977) mit 81% für das primäre und mit 73% für das sekundäre Muster ausreichend. Deutlich schlechter ist die interindividuelle Reproduzierbarkeit. Sie liegt in der Studie von HARDA et al. (1977) nur bei 64% für das primäre und bei 44% für das sekundäre Muster. Wie bei allen Gradingsystemen sind die jeweiligen Extreme – hochdifferenziertes Adenokarzinom vs. solide-anaplastisch wachsendes Karzinom – leicht übereinstimmend zu graduieren. Das Problem liegt in der großen Mittelgruppe: Von 2911 Fällen GLEASONS hatten nicht weniger als 2071 ein primäres Muster 3, 1239 Fälle ein sekundäres Muster 3. In dieser großen Gruppe müssen sich also ganz unterschiedliche Tumormuster zusammengefaßt finden, so daß eine individuelle Prognose nicht möglich erscheint. Bei einem Vergleich des GLEASON-Grading mit dem Score von BÖCKING et al. (1982) bzw. dem des eigenen Arbeitskreises (MÜLLER et al. 1980; HELPAP et al. 1985) zeigte es sich, daß die Grenze zwischen G I und G II unseres Systems im GLEASON-Muster 3 verläuft, ein Drittel gehört nach dieser Studie zu G I unserer Definition, zwei Drittel aber sind G II zuzuordnen (FÖLLINGER 1987).

Ein wesentlicher Grund für diese Diskrepanz liegt darin begründet, daß kleinere, schlecht differenzierte Areale im GLEASON-System keine Berücksichtigung finden. Dagegen wird im eigenen System der jeweils niedrigste Differenzierungsgrad eines Tumors gewertet. SCHRÖDER et al. haben die prognostische Bedeutung dieses jeweils schlechtesten Differenzierungsgrades gezeigt (1985 b). Schließlich hat in Nadelbiopsien mit jeweils nur kleinem Tumorausschnitt die alleinige Beurteilung des Wachstumsmusters nach GLEASON einen geringeren Informationswert als die gleichzeitige Berücksichtigung zytologischer Details, wie sie auch in unserem Gradingsystem Berücksichtigung finden.

Tabelle 19. Histologisches Grading des Prostatakarzinoms. (Nach BÖCKING u. SOMMERKAMP 1980)

	Bewertungsziffer		
Hochdifferenziertes Adenokarzinom	0		
		0	Geringe Kernanaplasie
Wenig differenziertes Adenokarzinom	1		
		1	Mäßige Kernanaplasie
Cribriformes Karzinom	2		
		2	Starke Kernanaplasie
Solides Karzinom	3		
Summe der Bewertungsziffern			Malignitätsgrad des Karzinoms
0–1			I
2–3			II
4–5			III

Die Kombination der Bewertung von Tumorarchitektur und Kernanaplasie wird in den Gradingsystemen von MOSTOFI (HARADA et al. 1977; MOSTOFI 1976), EPSTEIN u. FATTI (1976), BÖCKING u. SINAGOWITZ (1980), BÖCKING u. SOMMERKAMP (1981), GAETA (1981), BÖCKING et al. (1982) sowie SCHRÖDER et al. (1985a–c) benutzt.

Das System von BÖCKING et al. wird auch dem Score des eigenen Arbeitskreises (MÜLLER et al. 1980; HELPAP et al. 1985) zugrundegelegt: Die 4 histologischen Grundmuster erhalten die Bewertungsziffern 0–3, wobei das schlechteste Muster gewertet wird. Die Kernanaplasie – gering, mäßig, stark – ergibt die Bewertungsziffern 0, 1 oder 2. Aus beiden Bewertungen wird ein Score gebildet, der von 0/0 bis 3/2 reicht (Tabelle 19). Die Addition führt zu 3 Malignitätsgraden. 0/0 ist das Karzinom mit hoher Drüsendifferenzierung und nur geringer Kernanaplasie, 0/1 ist das histologisch hochdifferenzierte Karzinom mit mäßiger Kernanaplasie usw. Ein kribriformes Muster in einem Tumor (Wertungsziffer 2) schließt daher einen Malignitätsgrad 1 auch dann aus, wenn eine nur geringe Kernanaplasie vorliegen sollte.

G-I-Karzinome kommen in diesem restriktiv gehaltenen System bei klinisch manifesten Karzinomen im Biopsiematerial nur in 8–16% (HELPAP 1982, BÖCKING et al. 1982) vor. Innerhalb der G-I-Karzinome können Formen mit dem Score 0/0 als G-Ia-Karzinome abgegrenzt werden. Hochdifferenzierte Adenokarzinome mit ausgeprägter Kernanaplasie erhalten die Bezeichnung G Ib (HELPAP 1981; HELPAP u. OTTEN 1982).

Da sich für den Kliniker heute immer die Frage stellt, ob er ein vom Pathologen als G I eingestuftes Karzinom überhaupt behandeln soll, ist es von besonderer Bedeutung, mit der Kennzeichnung „hochdifferenziert“ bzw. G-I-Karzinom sehr sorgfältig umzugehen. Wir wissen, daß der Differenzierungsgrad vieler Prostatakarzinome zu optimistisch eingeschätzt wird (BROOKS u. MILLER 1986). Echte G-I-Karzinome haben praktisch keine Metastasierungstendenz. Von 29 G-I-Karzinomen in der Biopsie war nur einmal ein positiver Lymphknoten nach Staginglymphadenektomie zu beobachten, wahrscheinlich hat es sich hier aber um ein Undergrading gehandelt (KOPPER et al. 1986). Auch BÖCKING et al. (1982) haben unter den eigenen G-I-Karzinomen keinen Metastasierungsfall. Dem histologi-

Tabelle 20. Zytologisches Grading des Prostatakarzinoms (Müller et al. 1980)

Diagnostisches Kriterium	Bewertungsziffern		
1. Mittlere Kerngröße	(1)	(2)	(3)
2. Kerngrößenvariabilität	(1)	(2)	(3)
3. Mittlere Nukleolengröße	(1)	(2)	(3)
4. Nukleolenvariabilität (Größe, Form, Zahl)	(1)	(2)	(3)
5. Zell- und Kerndissoziation	(1)	(2)	(3)
6. Kernordnung	(1)	(2)	(3)

Eine Summe von 6–10 entspricht Malignitätsgrad I
11–14 entspricht Malignitätsgrad II
15–18 entspricht Malignitätsgrad III

schen Grading kann ein zytologisches Grading am Material von Feinnadelpunktaten an die Seite gestellt werden (Müller et al. 1980) (Tabelle 20). 6 Parameter erhalten je nach Ausprägung die Bewertungsziffern 1–3. Die Summen reichen von 6–18, woraus 3 Malignitätsgrade abgeleitet werden. Voraussetzung für eine zuverlässige Graduierung am zytologischen Präparat ist ein ausreichendes und qualitativ einwandfreies Zellgut (Böcking 1981; Leistenschneider u. Nagel 1984). Die interindividuelle Reproduzierbarkeit des Systems – Einarbeitung vorausgesetzt – liegt bei 85% (Müller et al. 1980).

In einer Reihe von Studien wurde geprüft, inwieweit Einzelparameter der Graduierung bereits prognostisch relevant sind. Schroeder et al. (1985 a–c) haben gezeigt, daß die Ausbildung von Drüsen, die Kernanaplasie und der Mitosenachweis jeweils unabhängig von einander signifikante Prognoseparameter sind. Die Kombination dieser Parameter mit einer multifaktoriellen Analyse führt zur Bildung von 5 Prognoseklassen.

Besteht ein Adenokarzinom nur aus einzeln liegenden Drüsen ohne cribriforme oder solide Anteile, ist die Metastasierungsneigung gering. Dieses Single-malignant-gland-Phänomen kann daher als ein prognostisches Parameter angesehen werden (Brawn u. Johnson 1987), wobei jedoch die Gefahr des Undergrading in der Biopsie (Kastendieck 1980 a) zu bedenken ist.

Als singulärer Prognosefaktor wurde schließlich auch die runde Kernform erfaßt. Mit computergestützter Bildanalyse histologischer Präparate wird ein „Rundheitsfaktor" errechnet (Diamond et al. 1982). Stage-B-(T_2-)Karzinome konnten ausschließlich durch die Bestimmung dieses Kernformfaktors – geringe oder starke Abweichung von der absoluten Rundform – in je eine Klasse mit guter und schlechter Prognose unterteilt werden (Abb. 89). Eine Korrelation zu den Gleason-Graden bestand nicht. Beim inzidenten Karzinom T_{1b} (A_2) konnten Epstein et al. (1984) in einer kleineren Serie zeigen, daß sich mit Hilfe des „Rundheitsfaktors" Fälle mit guter und schlechter Prognose von einander abgrenzen lassen. Wenn auch der meßtechnische Aufwand der Methode hoch ist, besticht er durch die hohe Reproduzierbarkeit. Kleine Biopsien oder TUR-Material eignen sich jedoch nur wenig für diese Methode (Clark et al. 1987).

Die zytologische Diagnostik und das Grading des Prostatakarzinoms können durch die zytophotometrische DNA-Messung objektiviert werden (Sprenger et al. 1976; Zetterberg u. Esposti 1976; Tribukait et al. 1983; Seppelt u. Sprenger

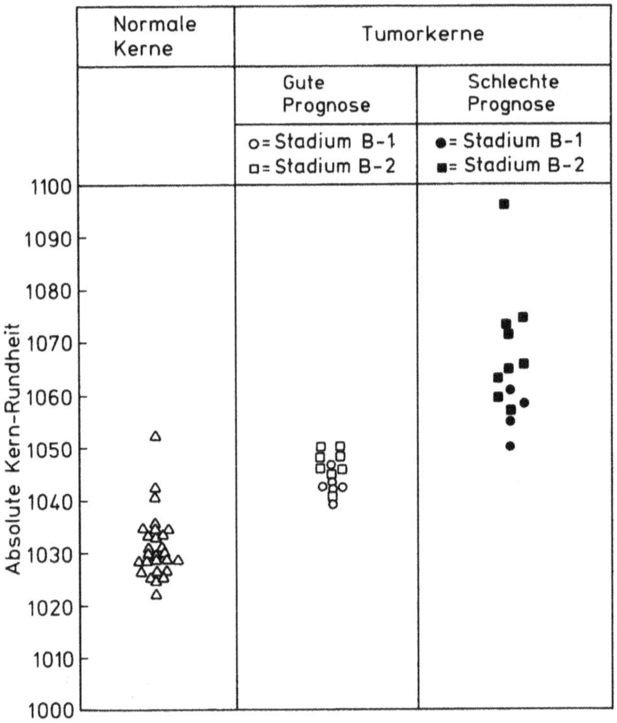

Abb. 89. Die „absolute Rundheit" der Epithelkerne der Prostata, beim nichtmetastasierenden („good prognosis") und metastasierenden („poor prognosis") Prostatakarzinom bei gleichem klinischem Stadium (DIAMOND et al. 1982)

1984). Mit zunehmender Entdifferenzierung (zytologisches Grading von ESPOSTI 1971) nimmt die Zahl diploider Zellinien ab. Niedrig differenzierte Karzinome sind zu 97% aneuploid (Tabelle 21). Der hohe Anteil diploider Zellinien bei gut differenzierten Karzinomen zeigt, daß die Durchflußzytophotometrie keine geeignete Methode zur Diagnose des Prostatakarzinoms ist, das zytologische Malignitätsgrading wird aber objektiviert. Hier fallen insbesondere die Fälle auf, die zytologisch als gut differenziert bezeichnet werden, zytophotometrisch aber als tetra- oder nontetraploid erkannt werden (Tabelle 22). Die meisten diploiden Karzinome zeigen über mehrere Jahre kein progressives Wachstum, während nontetraploide Tumoren eine schlechte Prognose haben (LUNDBERG et al. 1987; LJUNG 1988).

l) Therapiebedingte Regression des Prostatakarzinoms

Das Prostatakarzinom kann durch eine hormonelle, antiandrogene oder durch Strahlentherapie zur Regression gebracht werden (HUGGINS et al. 1941a, b; FRANKS 1960; ALKEN et al. 1977). Die Regression des Tumorgewebes ist histologisch oder zytologisch kontrollierbar (FRANKS 1960; ALKEN et al. 1977; DHOM u. DEGRO 1982; LEISTENSCHNEIDER u. NAGEL 1984). Der rektale Tastbefund und das Ausmaß der histologisch erkennbaren Regression stimmen nur in etwa 70% der

Tabelle 21. DNA-Werte in 391 Aspiraten unbehandelter Prostatakarzinome (Durchflußzytophotometrie) in Beziehung zum zytologischen Malignitätsgrad (Tribukait et al. 1983)

Differenzierungsgrad	Diploid	Aneuploid	Total
Gut	79 (61%)	50 (39%)	129 (100%)
Mäßig	41 (22%)	150 (78%)	191 (100%)
Schlecht	2 (3%)	69 (97%)	71 (100%)
Gesamt	122 (31%)	269 (69%)	391 (100%)

Tabelle 22. DNA-Werte bei 269 aneuploiden Aspiraten (Durchflußzytophotometrie) in Beziehung zum zytologischen Malignitätsgrad (Tribukait et al. 1983)

Differenzierungsgrad	Tetraploid	Nontetraploid	Multipel	Gesamt
Gut	44 (88%)	6 (12%)	0 (0%)	50 (100%)
Mäßig	104 (69%)	34 (23%)	12 (8%)	150 (100%)
Schlecht	23 (33%)	31 (45%)	15 (22%)	69 (100%)
Gesamt	171 (64%)	71 (26%)	27 (10%)	269 (100%)

Fälle überein, auch bei deutlicher „Besserung" des Tastbefundes kann histologisch ein ausgedehntes, kaum beeinflußtes Tumorwachstum vorliegen (Dhom u. Degro 1982). Die bioptische Kontrolle einer konservativen Therapie unterstützt daher die klinische Verlaufsbeobachtung. Bedeutung gewinnt eine solche Kontrolle v.a. beim nichtmetastasierenden Karzinom, das mit Radiotherapie behandelt wird. Die systemische antiandrogene Hormontherapie ist heute dem metastasierenden Prostatakrebs vorbehalten. Hier spielt die Regression des Primärtumors keine entscheidende Rolle, zumal Primärtumor und Metastasen sich konträr verhalten können (Franks 1960).

Die morphologisch faßbaren Zeichen der Regression an den Tumorzellen sind nicht therapiespezifisch. Dagegen ist die Plattenepithelmetaplasie an den originären Drüsen charakteristisch für die Östrogentherapie, die Radiotherapie führt zu typischen Kernveränderungen am normalen Drüsenepithel und zu einer Strahlenvaskulopathie.

Die Regression des Tumorgewebes ist qualitativ und quantitativ erfaßbar. Die Tumorzellen zeigen eine z. T. groteske Vakuolisierung des Zytoplasma, z. T. aber auch eine erhebliche Volumenreduktion (Abb. 90). Die Zytoplasmavakuolen sind leer. Auch elektronenmikroskopisch ist kein Inhalt oder nur spärliches osmiophiles, fädiges Material zu finden (Kastendieck et al. 1973). Immunhistochemisch bleiben PSA und SPP meist erhalten (Abb. 91), so daß auch einzelne, im Stroma liegende, geschrumpfte Zellen durch ihre Markierung faßbar bleiben können (Dhom 1984). Die Kerne werden pyknotisch und können bizarr geformt sein, Nukleolen verschwinden (Abb. 92). Gelegentlich werden Kernvakuolen (Zytoplasmainklusionen) beobachtet. Selten findet man unter Östrogentherapie eine squamöse Metaplasie der Tumorzellen (s. Kap. „Plattenepithelkarzinom der Prostata"). Auch die Metastasen im Skelett können eine plattenepitheliale Metaplasie erfahren (Accetta u. Gardner 1982). Die Regression betrifft v. a. in ihren früheren Phasen oder bei nur geringem Ansprechen das Tumorgewebe nicht gleichmäßig. Cribriforme Herde in einem pluriformen Karzinom bleiben oft un-

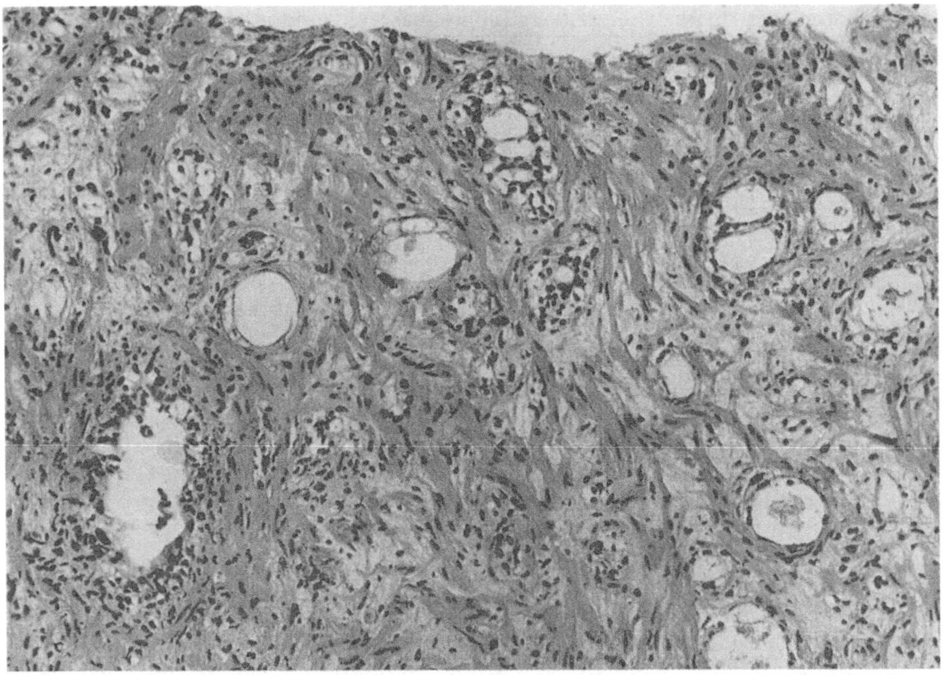

a

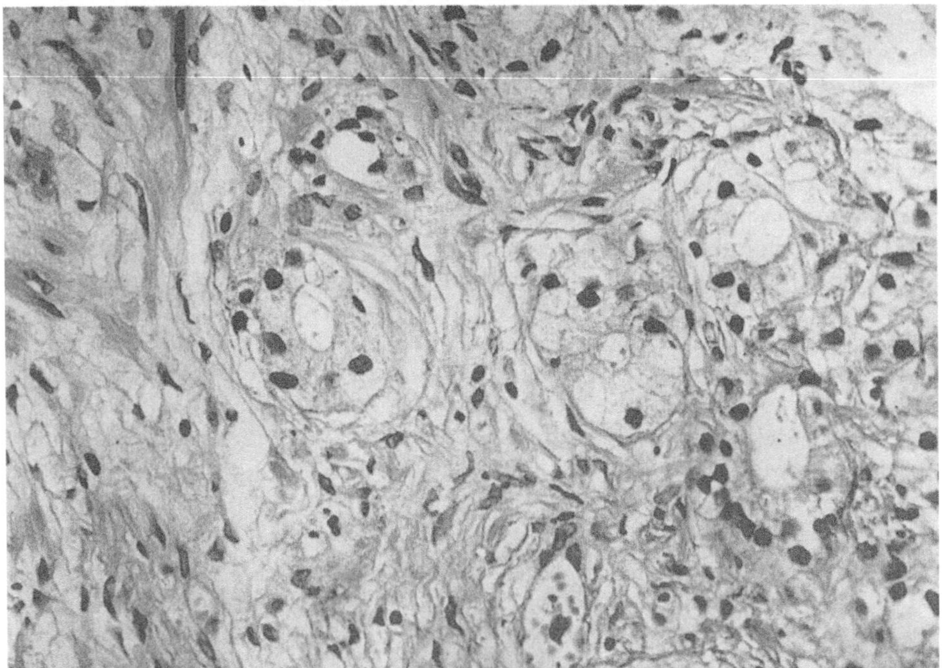

b

Abb. 90. a Regressiv verändertes Adenokarzinom der Prostata nach Radiotherapie: Ödematöses und sklerosiertes Stroma. Weitlumige Tumordrüsenschläuche mit flachem Epithel. **b** Stark regressiv verändertes Adenokarzinom der Prostata nach Radiotherapie: Pyknotische Zellkerne. Hochgradig geblähtes „leeres" Zytoplasma. **c** Gering regressiv verändertes Adenokarzinom der Prostata nach Radiotherapie. Kernpyknosen ohne Nu-

c

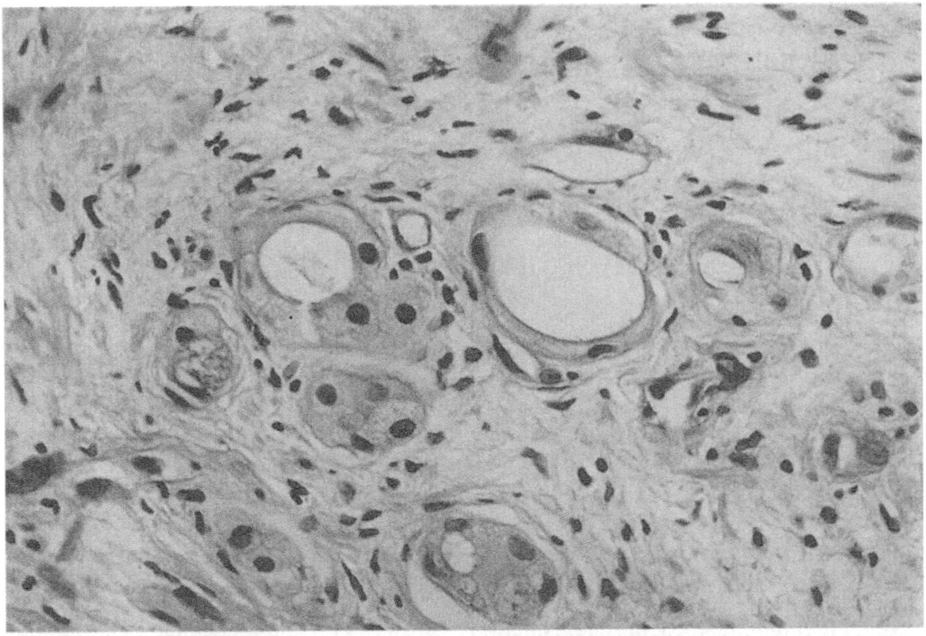

d

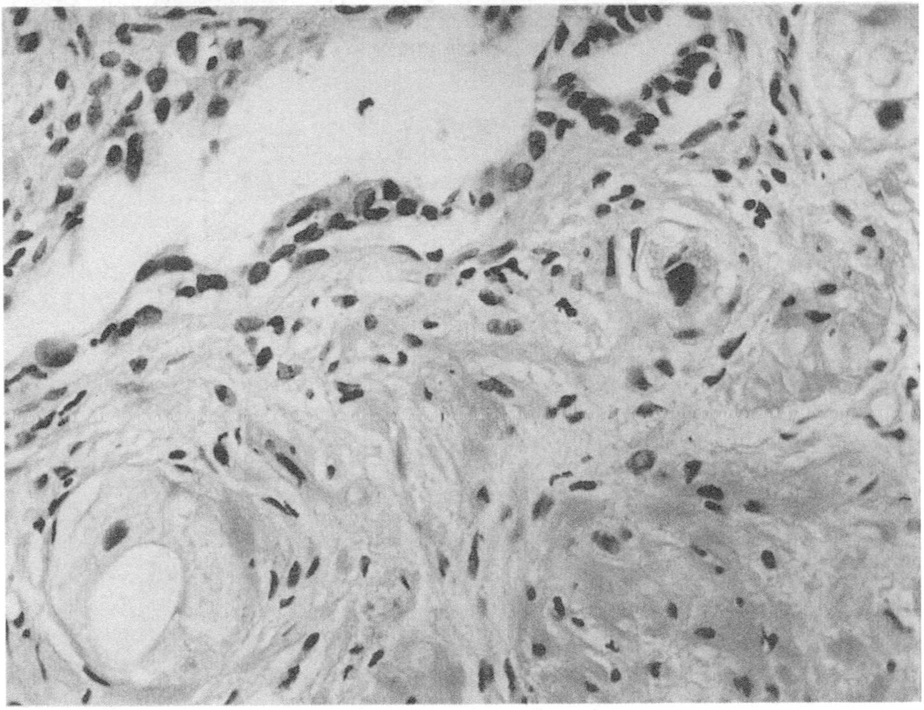

kleolen. Abgeflachte Tumorzellen mit nur teilweise vakuolisiertem Zytoplasma. **d** Stark regressiv veränderte Tumorkomplexe eines Adenokarzinoms neben einem originären Drüsengang. Starke Kernpyknosen. Hochgradig wabig aufgetriebenes Zytoplasma. Atrophisches Epithel mit unregelmäßigem Kernmuster im originären Drüsengang *(linke obere Bildecke)*

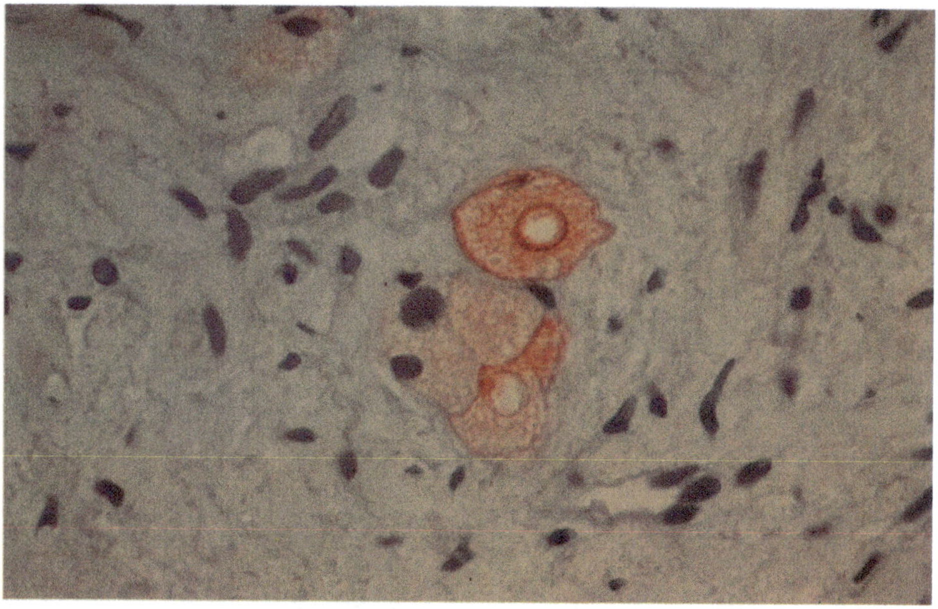

Abb. 91. Immunhistochemischer Nachweis der sauren Prostataphosphatase im Zytoplasma einzeln liegender, regressiv veränderter Prostatakarzinomzellen bei antiandrogener Therapie. Aufnahme N. WERNERT

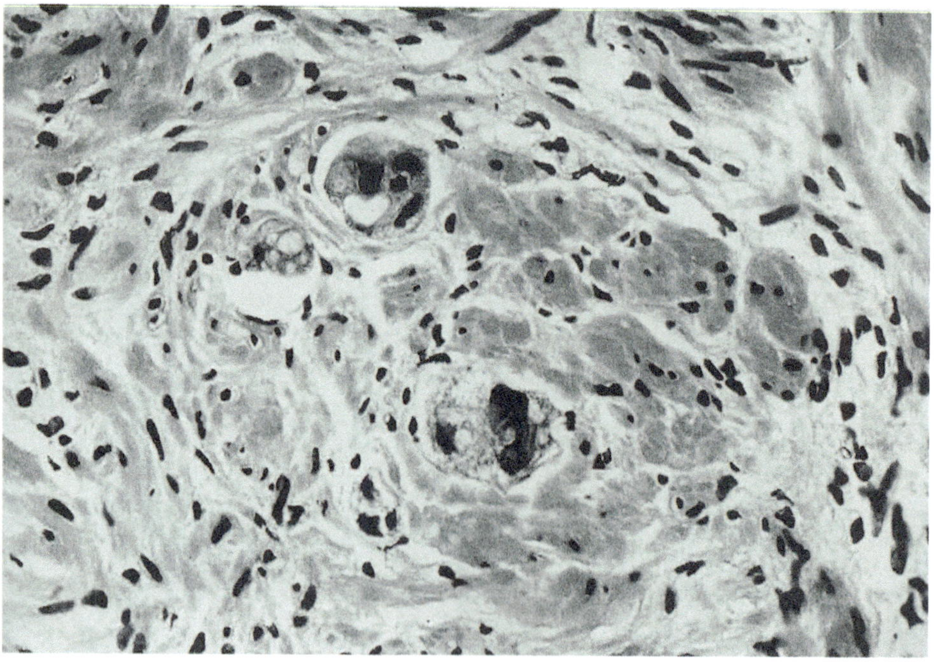

Abb. 92. Stark regressiv veränderte Reste eines Adenokarzinoms der Prostata nach Radiotherapie

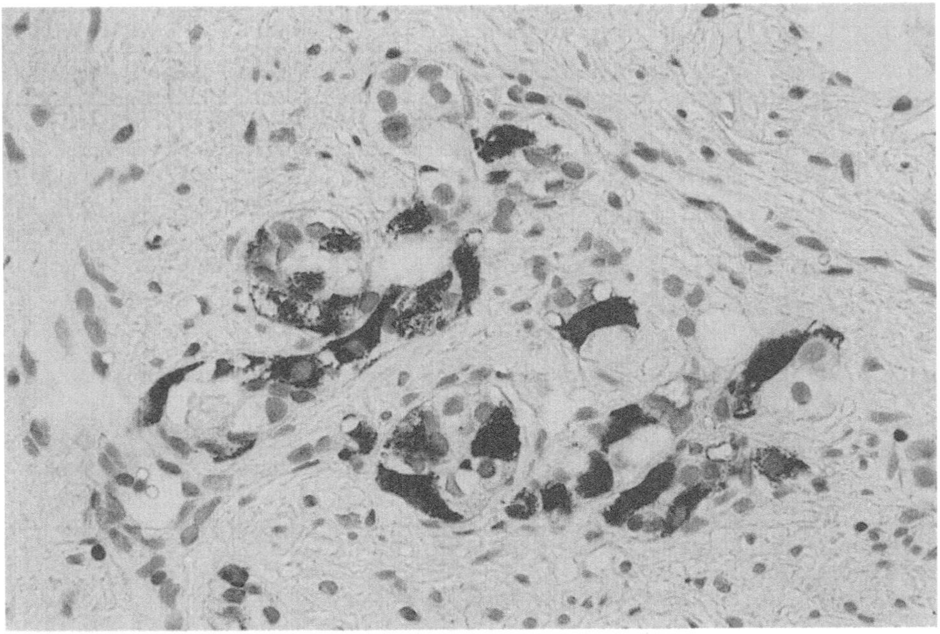

Abb. 93. Zahlreiche endokrine, Chromogranin-positive Zellen in einem Prostatakarzinom nach antiandrogener Therapie

beeinflußt, während benachbarte glanduläre Strukturen deutlich verändert sind. Ein grundsätzlicher Typenwandel wird unter der Therapie nicht beobachtet. Auffällig vermehrt erscheinen oft die endokrinen Zellen im regressiv veränderten Karzinom (Abb. 93).

Im zytologischen Präparat nach Feinnadelbiopsie können qualitativ die gleichen Veränderungen wie im histologischen Präparat beobachtet werden (SPIELER et al. 1976; BÖCKING et al. 1984; LEISTENSCHNEIDER u. NAGEL 1984; SCHMELLER et al. 1986). Der Nachweis von Plattenepithelien darf dabei nicht als Regressionszeichen gewertet werden, da diese Epithelien aus normalen Prostatadrüsen stammen und somit nichts über das Verhalten der Tumorzellen aussagen können.

Mit zunehmender Regression nimmt in aller Regel auch das Tumorvolumen im Biopsiematerial ab. Schließlich findet man nur noch verstreut liegende, kleinste und geschrumpfte Zellnester. Eine tumorfreie Biopsie kann selbstverständlich niemals als Beleg für eine vollständige Vernichtung des Karzinoms gewertet werden. Die qualitative und quantitative Ausprägung der Regression erlaubt eine Graduierung, die vor allem bei wiederholten Kontrollbiopsien des gleichen Patienten an Aussagekraft gewinnt (ALKEN et al. 1977; DHOM u. DEGRO 1982; BÖKKING et al. 1984; LEISTENSCHNEIDER u. NAGEL 1984). Es können 5 Stufen der Regression in einem 10-Punkte Score beschrieben und zu 3 Graden der Regression zusammengefaßt werden (Tabelle 23). Der Tumor ohne Zeichen von Regression – wie auch das unbehandelte Karzinom – erhalten 10 Punkte. Die negative Biopsie erhält 0 Punkte. Bei wiederholten Biopsien können Verlaufskurven des Grading-

Tabelle 23. Grading der histologischen Tumorregression

Punkte	Charakteristika
10	Keine Tumorregression. Jeder Tumor vor Therapiebeginn (diagnostische Biopsie) erhält ohne Rücksicht auf den histologischen Differenzierungsgrad diese Punktzahl. Sie bedeutet also keinerlei therapiebedingte Regression. Lassen sich in einem der Folgepräparate gleichfalls keinerlei Regressionen erkennen, werden auch hierfür 10 Punkte zugeteilt.
8	Das Karzinom ist noch ausgedehnt nachweisbar, zeigt aber wenigstens herdförmig zytologische Merkmale der Regression: Zytoplasmavakuolisierung, Kernpyknosen, Kernvakuolen; keine Mitosen.
6	Das Karzinom ist ausgedehnt nachweisbar, es sind aber zytologisch erhebliche regressive Veränderungen erkennbar.
4	Im Stanzzylinder sind nur wenige Nester mit deutlichen regressiven Veränderungen getroffen.
2	Es sind nur winzige und spärliche regressiv veränderte Zellgruppen zu sehen, deren sichere Zuordnung zu einem Prostatakarzinom nur schwierig möglich ist.
0	Es ist kein Karzinom nachweisbar.

10–8 Punkte: Keine oder nur geringe Regression
6–4 Punkte: Mäßige Regression
2–0 Punkte: Ausgeprägte Regression oder Biopsie ohne Tumornachweis

Tabelle 24. Histologisches Tumorregressionsgrading nach mehr als 3jähriger Verlaufsbeobachtung in Abhängigkeit vom Tumortyp und von der Therapie (DHOM u. DEGRO 1982)

Regressionsgrad	Orchiektomie und/ oder Hormontherapie	Primäre Hochvolttherapie
Glanduläre Karzinome (G I/G II)		
Starke Regression (0–2 Punkte)	40 (67,8%)	22 (64,7%)
Mäßige Regression (4–6 Punkte)	7 (11,8%)	7 (20,6%)
Geringe oder keine Regression (8–10 Punkte)	12 (20,4%)	5 (14,7%)
	59 (100%)	34 (100%)
Cribriforme und/oder solide Karzinome (G III)		
Starke Regression (0–2 Punkte)	13 (30,2%)	21 (63,6%)
Mäßige Regression (4-6 Punkte)	9 (21,0%)	5 (15,1%)
Geringe oder keine Regression (8–10 Punkte)	21 (48,8%)	7 (21,3%)
	43 (100%)	33 (100%)

scores konstruiert werden, die das gute oder schlechte Ansprechen des Karzinomgewebes widerspiegeln. Bei länger als 3jähriger Verlaufsbeobachtung zeigt sich ein deutlicher Vorsprung der primären Hochvolttherapie bei hochmalignen kribriformen und soliden Karzinomen gegenüber der Hormontherapie und/oder Orchiektomie: 63,6% vs. 30,2% starke Regression (Tabelle 24) (DHOM u. DEGRO 1982).

Insbesondere nach Strahlentherapie werden die morphologischen Phänomene der Regression erst mehrere Monate nach Therapiebeginn eindeutig faßbar.

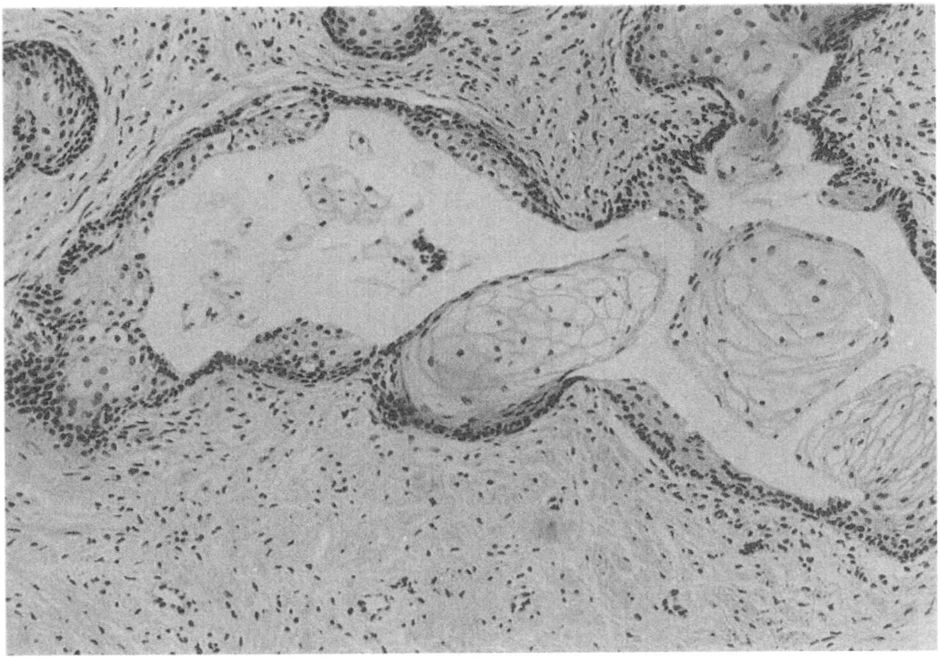

Abb. 94. Plattenepithelmetaplasien in originären Drüsengängen der Prostata nach Östrogentherapie

Eine erste Kontrollbiopsie sollte nicht vor Ablauf von 6 Monaten nach Therapiebeginn durchgeführt werden. SCHMELLER et al. (1986) haben eine positive Korrelation zwischen dem zytologischen Regressionsgrad und der Überlebensrate gefunden. Im Einzelfall kann der Nachweis einer schlechten Therapieresponse die Notwendigkeit der Umstellung des Therapieplans aufzeigen.

Therapiebedingte Veränderungen am normalen Prostatagewebe

Östrogene führen an den normalen Prostatadrüsen zu einer Proliferation der Basalzellen, die sich in Plattenepithelien umwandeln (Abb. 94). Das sekretorische Epithel atrophiert. Nur die Basalzellen verfügen über Östrogenrezeptoren (WERNERT et al. 1988a). Autoradiographisch zeigen die Basalzellen bei therapiebedingter Plattenepithelmetaplasie einen höheren H_3-Thymidinmarkierungsindex als unbehandelte Prostatakarzinome (HELPAP u. STIENS 1975). Das metaplastische Plattenepithel kann die Drüsenlichtungen völlig ausfüllen, immunhistochemisch enthält es ein für das Stratum corneum typisches Keratinmuster (WERNERT 1987).

Elektronenmikroskopisch sind Desmosomen und Tonofilamente ausgebildet (KASTENDIECK u. ALTENÄHR 1975; HOHBACH 1977). Das atrophierende sekretorische Epithel zeigt eine Degradation des Zytoplasma, Lysosomen und autophage Vakuolen (HOHBACH 1977). Der Gehalt an PSA und SPP geht auf weiten Strecken verloren und ist nur noch in Resten erkennbar. Die proliferierenden Basalzellen

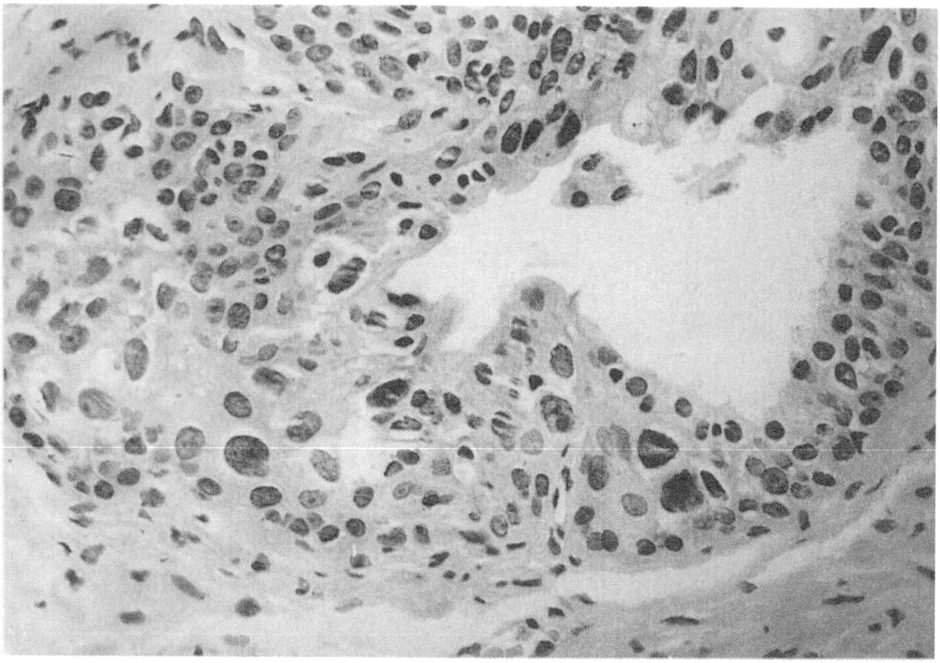

Abb. 95. Polyploides, unruhiges Kernmuster und Kernpyknosen in originären Prostatadrüsen nach Radiotherapie. Kein Karzinom

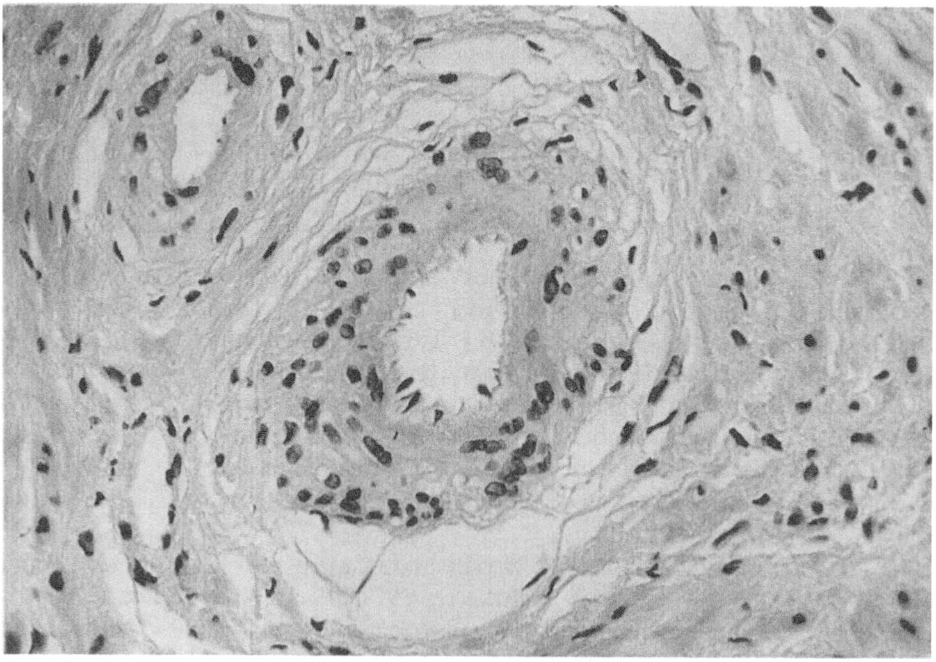

Abb. 96. Strahlenvaskulopathie der Prostata nach Radiotherapie

wie auch das metaplastische Plattenepithel sind PSA- und SPP-negativ (DHOM 1984).

Die Hochvolttherapie führt am Epithel der normalen Prostatadrüsen fokal zu markanten Veränderungen. Die Zellkerne sind hyperchromatisch und polymorph, offenbar polyploid. Das Epithel ist mehrreihig, Basalzellen und sekretorisches Epithel sind nicht mehr von einander abzugrenzen (Abb. 95). Das polymorphe Zellbild darf nicht mir Karzinomverbänden verwechselt werden.

Das Stroma wird unter Östrogentherapie aufgelockert, ödematös und später fibrosiert. Auch die Strahlentherapie führt zu einer Fibrose. An den kleinen Arterien und Venen entwickelt sich eine typische Strahlenvaskulopathie (Abb. 96). Zellulär entzündliche Reaktionen werden unter Androgenentzug, Östrogentherapie oder nach Strahlenbehandlung nicht beobachtet.

m) Intraduktale Dysplasie des Prostataepithels (Primäre atypische Hyperplasie)

Unter intraduktaler Dysplasie verstehen wir Kern- und Zytoplasmaveränderungen des Prostataepithels in präexistenten Gängen und Azini (MCNEAL 1965; 1988; MCNEAL u. BOSTWICK 1986). Synonym eingeführt ist der Begriff „atypische primäre Hyperplasie“ (KASTENDIECK 1977, 1980), in der englischsprachigen Literatur auch „large acinar atypical hyperplasia“ (KOVI et al. 1988), weniger empfehlenswert auch „prostatic intraepithelial neoplasia“ (PIN) (BOSTWICK u. BRAWER 1987). Störungen der Drüsenarchitektur fallen nicht unter diesen Begriff. Eine irreguläre Drüsenarchitektur tritt im Rahmen der Hyperplasie und Atrophie in der

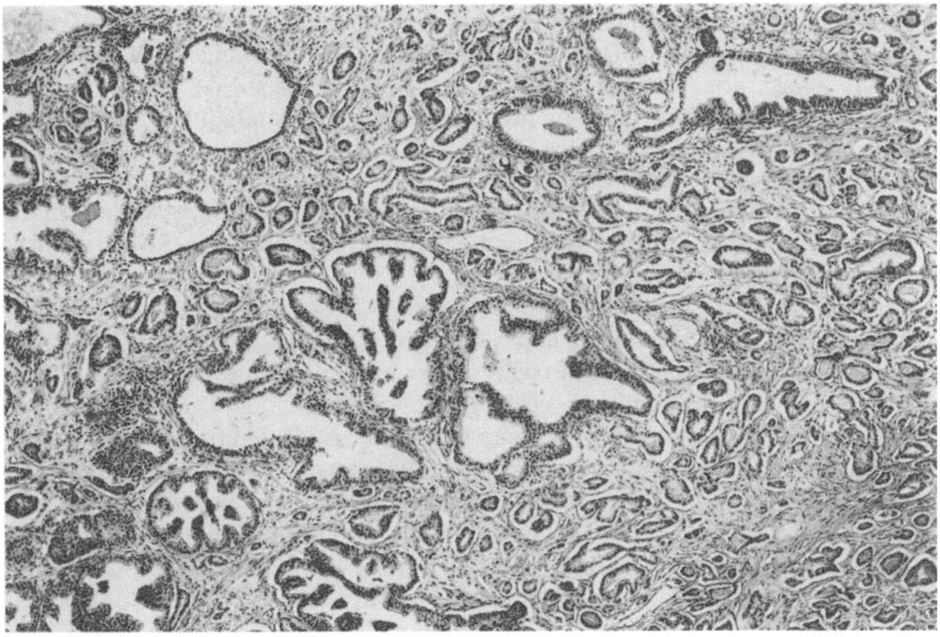

Abb. 97. Verzweigte, weitlumige Drüsengänge mit dunklem, dysplastischem Epithel inmitten eines gut differenzierten Adenokarzinoms

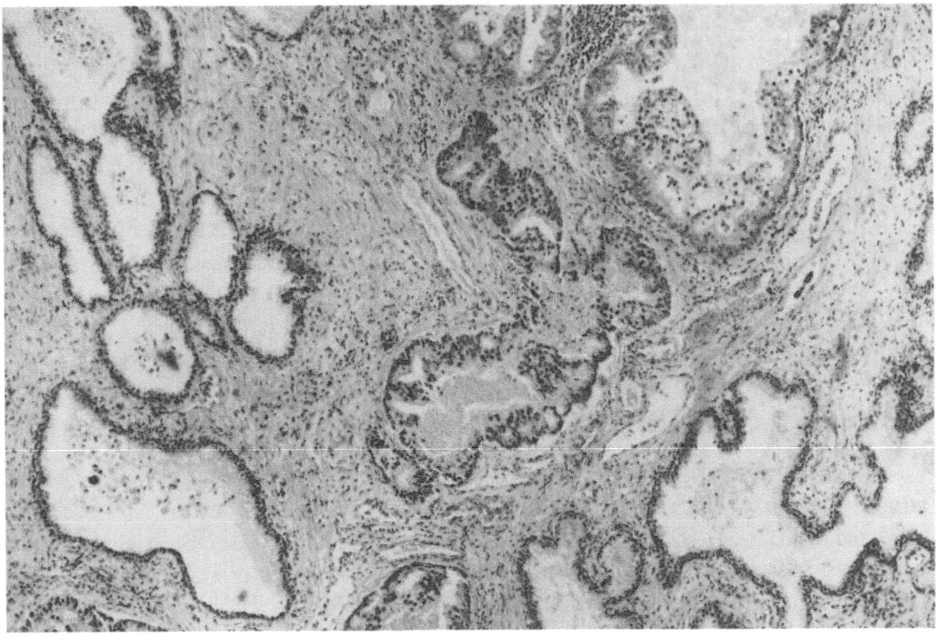

Abb. 98. Verzweigter Drüsengang mit dunklem, dysplastischem Epithel zwischen atrophischen und normalen Drüsen

alternden Prostata häufig auf, sie wird gleichfalls als atypische Hyperplasie beschrieben. Die dabei zu beobachtenden, sehr variablen Befunde (s. Kap. „Hyperplasien und sog. atypische Hyperplasie der Prostata") sind aber von der intraduktalen Dysplasie abzugrenzen.

Bei schwacher Vergrößerung fallen die dysplastischen Herde durch ein langstreckiges, prominentes, dunkles Epithel auf, das ein- und mehrreihig sein kann (Abb. 97). Meist ist die einem Gang zugeordnete Gruppe von Azini vollständig von diesem dunkleren Epithel ausgekleidet. Man sieht verstärkte papilläre Einfaltungen (Abb. 98), z. T. auch ein girlandenförmiges bis cribriformes Muster ausgebildet (Abb. 99).

Bei stärkerer Vergrößerung treten die diagnostisch entscheidenden Kernveränderungen hervor (Abb. 100). Die Kerne sind vergrößert, die Kern-Plasma-Relation ist zugunsten des Kerns verschoben. Es besteht eine graduell steigende Variabilität der Kernformen und -größen, die polare Ausrichtung der Kerne geht verloren. Der wichtigste diagnostische Parameter ist das Auftreten prominenter Nukleolen. Die von MCNEAL u. BOSTWICK (1986) angegebenen 3 Grade der Dysplasie des Prostataepithels unterscheiden sich vor allem in der Ausprägung der Nukleoli, während die Anordnung der Zellen, die Kerngrößen und -formen graduell weniger markante Unterschiede aufweisen. Bei Grad-III-Dysplasie unterscheidet sich das Nukleolenmuster nicht von dem wenig differenzierter Prostatakarzinome.

Dysplastische Epithelveränderungen sind vor allem im Vergleich zu benachbarten regulären Azini leicht aufzufinden und einzuschätzen, wenn man gezielt

a

b

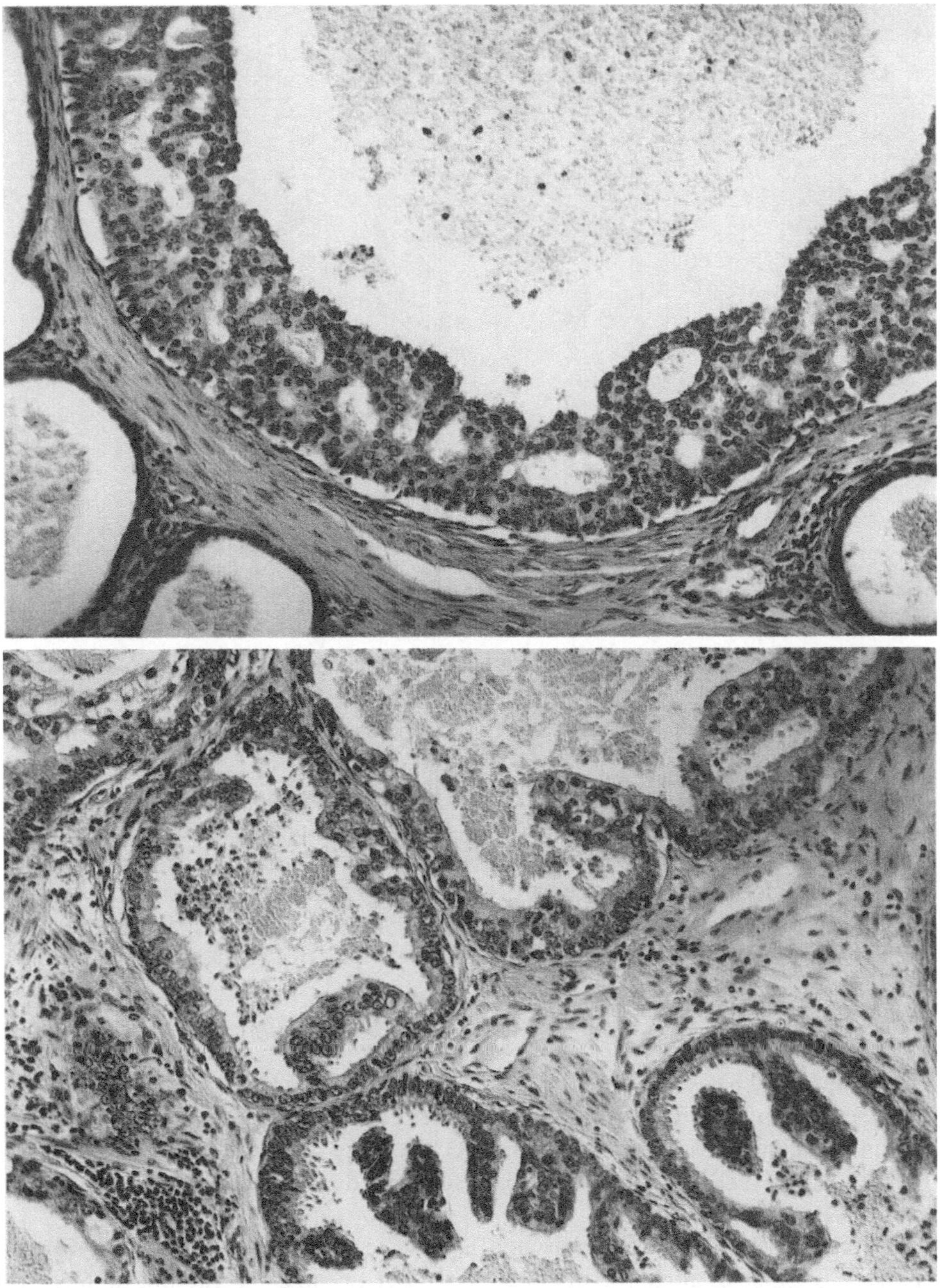

Abb. 99 a, b. Ausgeprägt dysplastisches Epithel in originären Drüsengängen der Prostata mit cribriformem Muster (**a**) und papillären Auffaltungen (**b**)

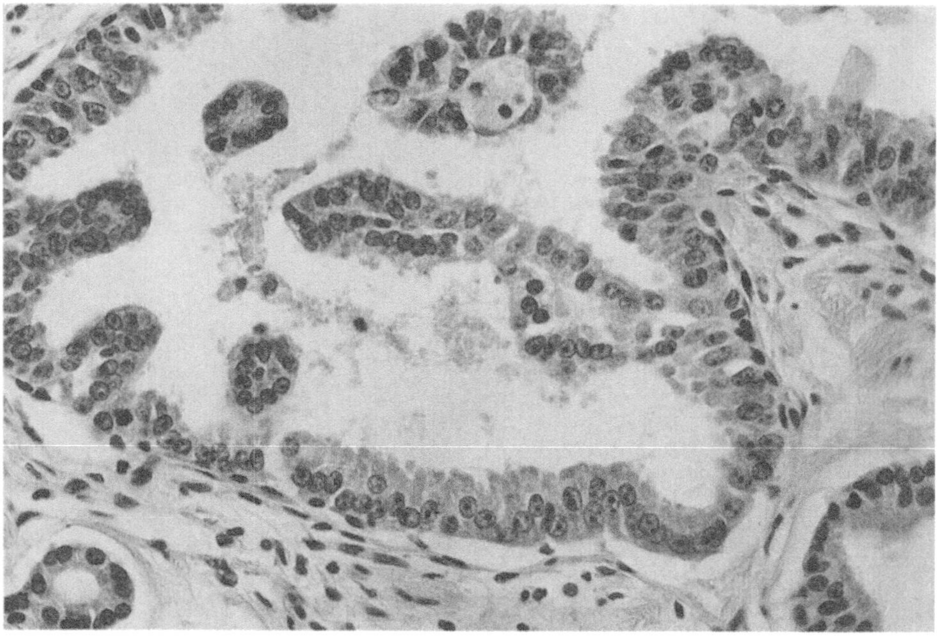

Abb. 100. Ausgeprägt dysplastisches Epithel in Drüsengängen. Verlust der Polarität, Verschiebung der Kern-Plasma-Relation. Große Nukleolen. Kein infiltrierendes Wachstum

auf sie achtet. Dabei ist oft der abrupte Übergang vom normalen zum dysplastischen Prostataepithel bemerkenswert (Abb. 101). Nach McNeal (1988) sollen PSA und SPP im dysplastischen Epithel reduziert bis negativ sein. Wir konnten aber auch eindeutig dysplastische Veränderungen mit deutlich positiven Markern sehen. Die Basalzellen sind unter dem dysplastischen Epithel erhalten, sie nehmen an der dysplastischen Transformation nicht teil (Bostwick u. Brawer 1987).

Lokalisation, Häufigkeit und Bedeutung der intraduktalen Dysplasie

An autoptisch gewonnenen Prostaten finden McNeal u. Bostwick (1986) Herde einer intraduktalen Dysplasie in 82% aller Fälle mit Karzinom und in 43% der karzinomfreien Prostaten. An Prostatektomiepräparaten mit Karzinom findet Kastendieck (1980b) in 83,3% dysplastische Herde, Kovi et al. (1988) finden sie in 86,8%.

Die positive Korrelation zwischen Dysplasie und Karzinom gilt v.a. für die schwere Dysplasie, auch korreliert die Zahl der Dysplasieherde mit dem Karzinombefund. Multizentrische Karzinome haben mehr dysplastische Herde als der unifokale Tumor. Oft wird die intraduktale Dysplasie in unmittelbarer Nachbarschaft eine invasiven Karzinoms gefunden (Kastendieck 1980b). Überwiegend sind die Herde in der Außendrüse, dorsal und lateral zu finden (Kastendieck 1980b). Kovi et al. (1988) sehen die dysplastischen Herde nur in 2,6% ihrer Fälle im inneren Drüsenfeld, aber in 68,8% in der äußeren Prostata. Der Rest verteilt

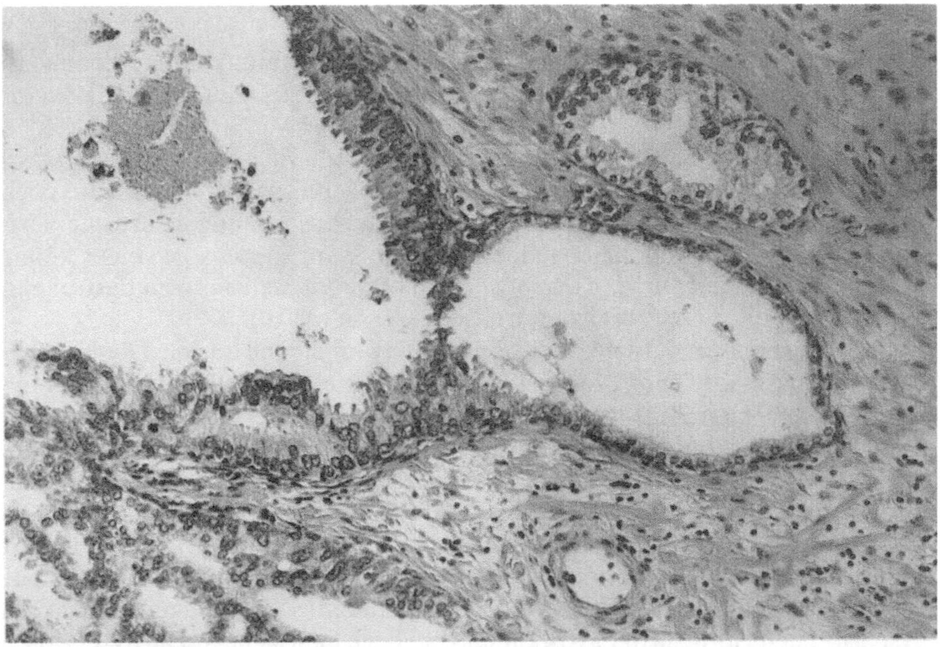

a

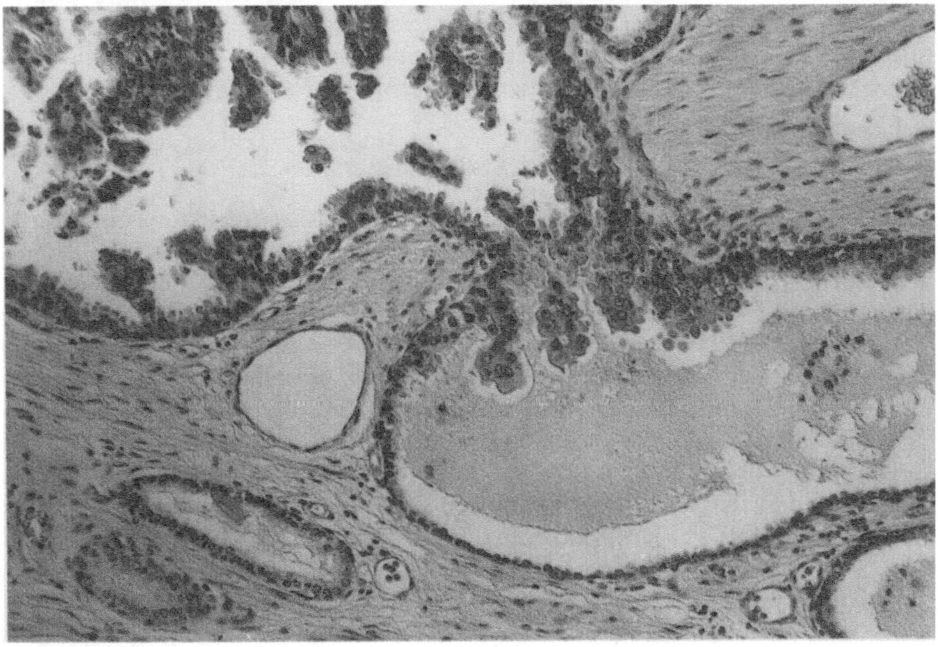

b

Abb. 101 a, b. Übergänge normalen Drüsenepithels in dysplastisches Epithel: Mehrreihiges, ungeordnetes und zum Teil papillär aufgefaltetes Epithel mit vergrößerten Kernen und Nukleoli

sich auf das ganze Organ. Die dysplastischen Herde zeigen also eine identische topographische Verteilung wie das Prostatakarzinom.

Cribriforme Karzinome entwickeln sich primär intraduktal und können aus solchen dysplastischen Formationen hervorgehen (Mcneal et al. 1986; Bostwick u. Brawer 1987).

Dabei wird ein schrittweiser Übergang der Dysplasie in ein intraduktal wachsendes Karzinom gesehen (Mcneal 1988). Im Einzelfall wird freilich auch das Einbrechen eines Karzinoms und seine intraduktale Ausbreitung nicht sicher abzugrenzen sein. Je ausgedehnter jedoch das Karzinom ist, umso weniger können noch dysplastische Herde gesehen werden, offenbar weil sie vom destruierend wachsenden Tumor zerstört werden (Kastendieck 1980b).

Die schwere intraduktale Dysplasie ist eine prämaligne Läsion. Der Nachweis einer Dysplasie in einem Biopsiematerial ohne gleichzeitigen Karzinombefund erfordert eine sorgfältige weitere Aufarbeitung des Untersuchungsmaterials, da dysplastische Läsionen häufig in der Nachbarschaft eines Karzinoms zu finden sind. Gegebenenfalls ist die Biopsie zu wiederholen. Andererseits darf der Befund auch nicht überschätzt werden (Dhom 1979; 1988). Nach den Befunden von Mcneal u. Bostwick (1986) enthalten immerhin auch 43% der karzinomfreien Prostaten dysplastische Herde. Zugleich kann man mit dem Alter zunehmend häufiger inzidente Karzinome finden (s. Kap. „Inzidentes Prostatakarzinom“). Die dysplastischen Herde in der Prostata sind ungleich häufiger als etwa dysplastische Läsionen des Urothels der Harnblase oder des Zervixepithels. Eine unmittelbare therapeutische Konsequenz läßt sich aus dem Nachweis einer intraduktalen Dysplasie bzw. einer primären atypischen Hyperplasie daher nicht ableiten.

n) Latentes Prostatakarzinom

Als latentes Karzinom wird ein erst bei der Autopsie entdeckter Tumorherd in der Prostata bezeichnet. Das Karzinom wird zu Lebzeiten niemals manifest und scheidet auch als Todesursache aus. Das zu Lebzeiten zufällig entdeckte, inzidente Karzinom wird von manchen Autoren gleichfalls als latentes Karzinom bezeichnet. Da dessen biologische Potenz aber erheblich variiert, sollte der Begriff „latent“ nur denjenigen Karzinomen vorbehalten bleiben, die lebenslang latent bleiben.

Seit den Untersuchungen von Rich (1935), Moore (1935) sowie Gaynor (1938) ist die Häufigkeit des latenten Prostatakarzinoms bekannt und immer wieder bestätigt worden. In ausführlichen epidemiologischen Studien konnte nachgewiesen werden, daß die Prävalenz weltweit hoch ist, auch in den Populationen, die eine niedrige Rate der Krebsmortalität aufweisen, wie z. B. Japan. Dies zeigt die vergleichende Tabelle von Akazaki (1973) und das Rechenmodell von Breslow et al. (1977). In der Untersuchung von Breslow et al. sind die Häufigkeitsunterschiede zwischen den Populationen mit hoher Prävalenz (Bundesrepublik Deutschland, Jamaica, Schweden) und denen mit geringerer Prävalenz (Hongkong, Singapur) signifikant. Diese Signifikanz wird jedoch aufgehoben, wenn nur kleine Krebsherde berechnet werden. Sie tritt wieder hervor, wenn ausschließlich die größeren Krebsherde gezählt werden: Deutschland, Schweden und Jamaica haben dann signifikant häufiger größere latente Krebsherde als die asiatischen Populationen (Abb. 102). In Japan ist die Frequenz des latenten Prostatakarzinoms

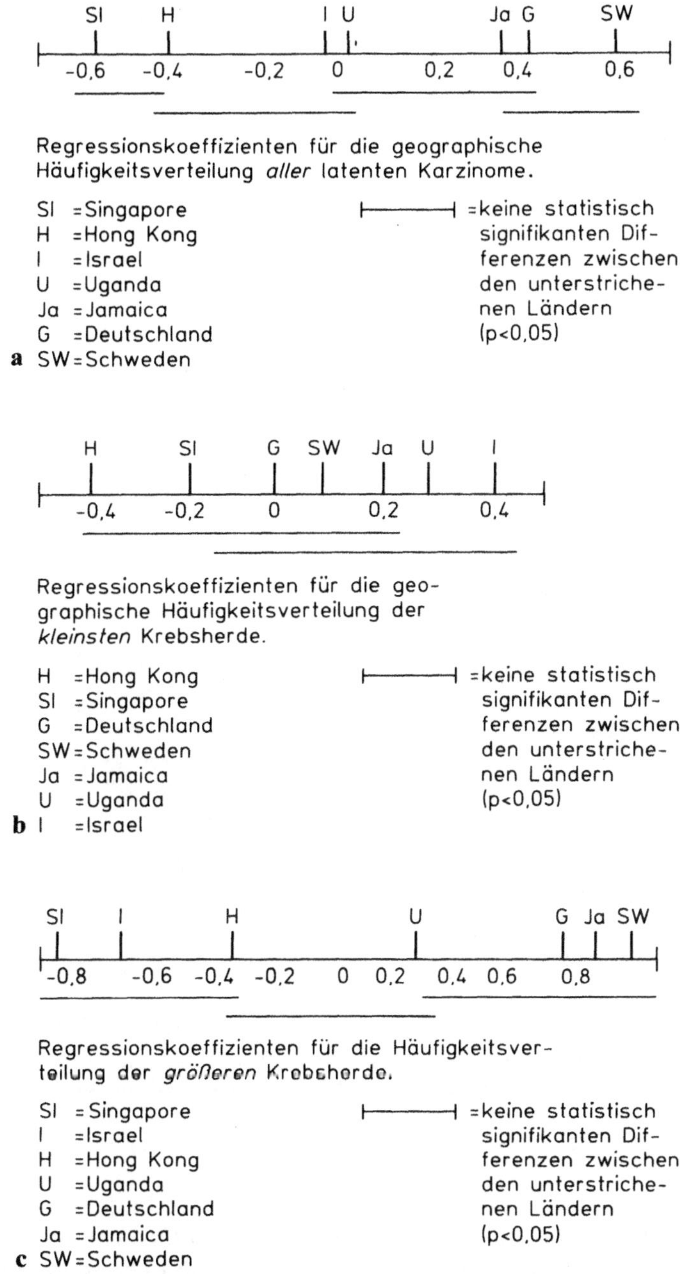

Abb. 102 a–c. Regressionskoeffizienten für die geographische Häufigkeitsverteilung latenter Prostatakarzinome in 7 verschiedenen Populationen der Welt (Breslow et al. 1977)

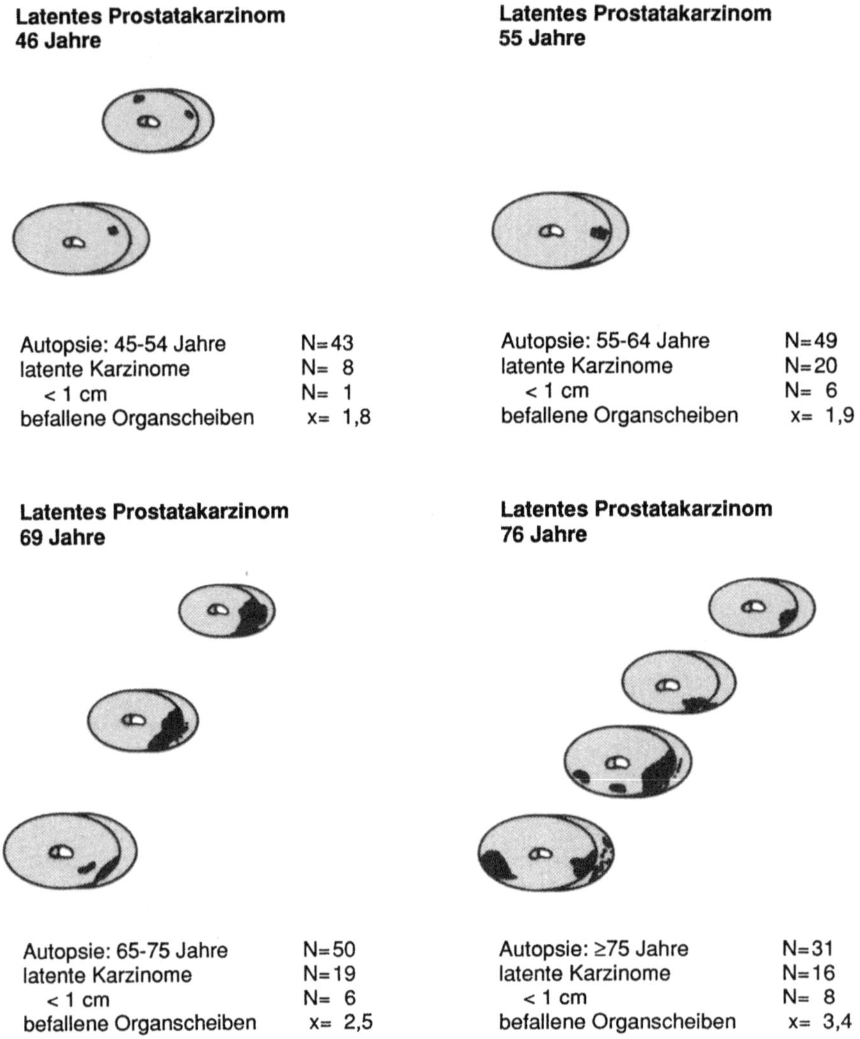

Abb. 103. Altersabhängige Häufigkeit des latenten Prostatakarzinoms bei Aufarbeitung der Prostatae in 0,5 cm dicke Scheiben. 4 Einzelbeispiele, maßstabgerecht gezeichnet (Dhom 1978)

in den letzten 20 Jahren – bei gleicher Untersuchungstechnik – angestiegen und liegt jetzt bei 34,6% (Yatani et al. 1988). Im eigenen Untersuchungsgut finden wir 36,4% (Dhom 1983b). Die Trefferquote steigt mit dem Lebensalter an. Von der niedrigsten bis zur höchsten Altersgruppe beträgt der Anstieg etwa das Vierfache (Breslow et al. 1977).

Die Lokalisation der latenten Krebsherde in der Prostata entspricht der des klinisch manifesten Karzinoms. Kleine Herde werden bevorzugt kapselnahe gefunden, größere Herde nehmen sowohl die Außendrüse wie Teile der Innendrüse ein. Die Kapsel wird infiltriert, dabei ist auch die Ausbreitung in perivasalen Lymphspalten nachweisbar (Abb. 103). Von 350 Fällen waren nur 13 ausschließ-

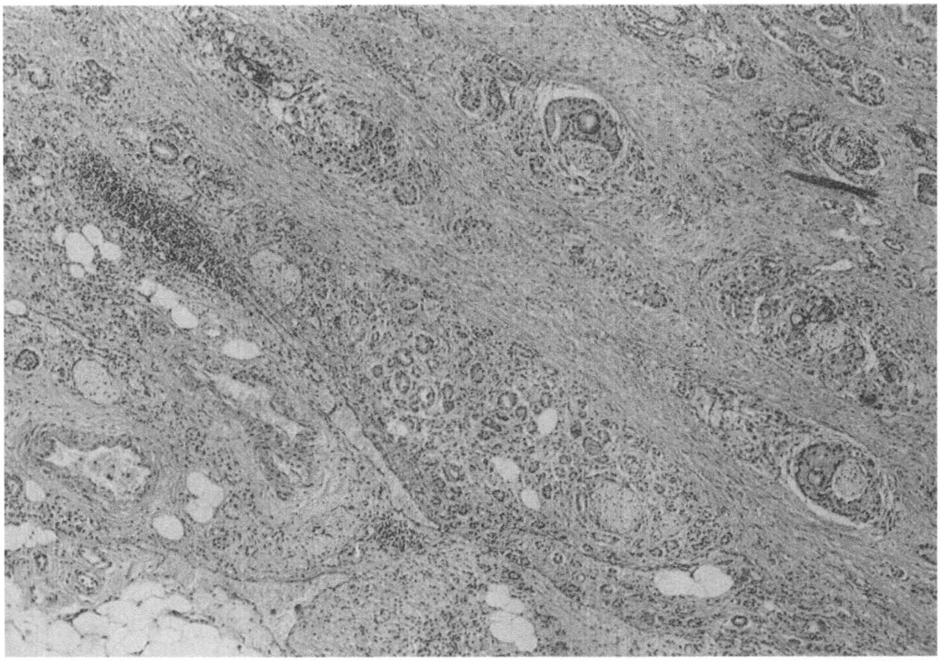

Abb. 104. Die Kapsel infiltrierendes latentes Prostatakarzinom (Autopsiebefund)

lich kleine Krebsherde auf die Innendrüse begrenzt. Das Tumorvolumen schwankt in der Studie von YATANI et al. (1988) zwischen weniger als 10 cm^3 bis über 400 cm^3. Beispiele für das mit dem Lebensalter steigende Tumorvolumen zeigt Abb. 104 (DHOM 1978).

Histologisch ist die Mehrzahl der latenten Karzinome hochdifferenziert (Abb. 105), aber auch cribriforme und solide Herde werden gesehen (Tabelle 25) (DHOM 1983b).

Mit steigendem Lebensalter und steigendem Tumorvolumen nimmt der Differenzierungsgrad ab.

Epidemiologisch sind niedriger differenzierte, „infiltrative" Krebsherde häufiger in den Populationen mit hoher Manifestationsrate des Prostatakarzinoms zu finden gegenüber Populationen mit niedriger Manifestationsrate (AKAZAKI u. STEMMERMANN 1973). Jedoch hat auch in Japan der Anteil der infiltrativ wachsenden, latenten Krebsherde (GLEASON III–V) in allen Altersgruppen zugenommen (YATANI et al. 1988). Verglichen mit der Inzidenz des klinisch manifesten Prostatakarzinoms und den Mortalitätsraten läßt sich abschätzen, daß von der hohen Prävalenz latenter Prostatakarzinome jeweils nur ein kleiner Teil zu Lebzeiten manifest wird. In der eigenen Bevölkerung liegt die jährliche Manifestationsrate bei 0,4% aller latenten Karzinome (DHOM 1983b). Zweifellos ist die Proliferationstendenz der meisten latenten Karzinome gering, die Tumorverdoppelungszeit entsprechend lang.

Die positive Korrelation zwischen der Prostatakrebsmortalität und der Häufigkeit größerer, infiltrativ wachsender latenter Tumoren zeigt, daß offenbar nicht

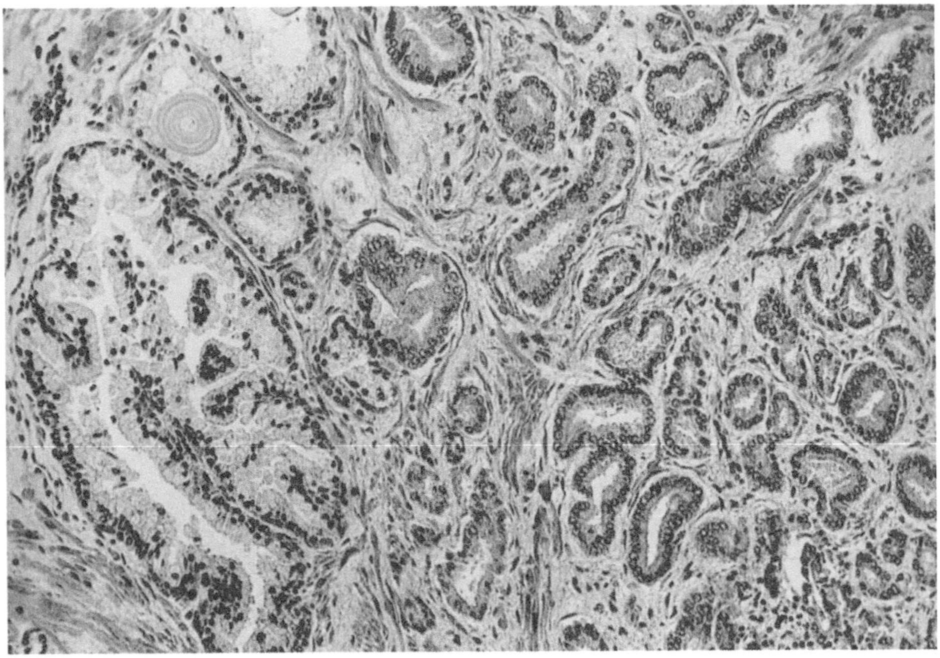

Abb. 105. Latentes, hochdifferenziertes Adenokarzinom der Prostata

die Initiierung der malignen Transformation für die weltweit so verschiedene Inzidenz des Prostatakarzinoms verantwortlich ist, sondern Promotoren Wachstum und Malignitätsgrad bestimmen. Die Epidemiologie des latenten Prostatakarzinoms lehrt, daß solche Promotorfaktoren weltweit offenbar ganz unterschiedlich verteilt sind. Für das Prostatakarzinom sind diese Faktoren aber noch weitgehend unentdeckt.

o) Inzidentes Prostatakarzinom

Die Häufigkeit des autoptisch nachweisbaren latenten Prostatakrebses (s. Kap. „Latentes Prostatakarzinom") läßt erwarten, daß auch zu Lebzeiten histologisch zufällig Tumorherde in einem Prostataresektat gefunden werden können, ohne daß klinisch ein Malignitätsverdacht besteht. Der Begriff des inzidenten

Tabelle 25. Histologie latenter Prostatakarzinome (DHOM 1983b)

Alter	Hochdifferenziertes Adenokarzinom	Wenig differenziertes Adenokarzinom	Kribriformes oder solides Karzinom
45–54	9	1	0
55–64	16	10	4
65–74	24	12	5
Über 75	18	11	4
Gesamt	67	34	13

Tabelle 26. Die Gewichte von transurethralem Resektionsmaterial. Homburg 1985 (DHOM 1988)

Jahresstatistik 1985 Prostata-TUR-Material				
Gewichte	n		Prozentanteile	
bis 5 g	81		15,1%	
bis 10 g	73		13,6%	
bis 15 g	93		17,4%	
bis 20 g	58		10,8%	
bis 25 g	46		8,6%	
bis 30 g	55	406	10,3%	75,8%
bis 40 g	62		11,6%	
bis 50 g	28		5,2%	
bis 60 g	12		2,2%	
bis 70 g	7		1,3%	
über 70 g	21		3,9%	
Gesamt	536		100,0%	

Karzinoms ist eng mit dem klinisch-präoperativen Befund verknüpft. Ein verdächtiger rektaler Tastbefund, der histologisch als Karzinom verifiziert wird, kann definitionsgemäß kein inzidentes Karzinom sein. Bislang war ausschließlich der negative rektale Tastbefund das Kriterium des inzidenten Karzinoms. In Zukunft wird allerdings das endosonographische Ultraschallbild (LEE et al. 1986) mehr und mehr kleine krebsverdächtige Herde zutage fördern. Der Begriff des inzidenten Karzinoms wird dann neu zu definieren sein.

Der Pathologe entdeckt das inzidente Prostatakarzinom im Resektatmaterial bei benigner nodulärer Hyperplasie oder im Prostatagewebe nach sog. „Adenomektomie". Die Häufigkeit des Nachweises ist korreliert mit der Ausdehnung der Aufarbeitung des operativ gewonnen Gewebes und dem Alter des Patienten. Die Literaturangaben hierzu schwanken zwischen 3,5 und 86%, die Mehrzahl der Autoren liegt zwischen 8 und 14% (KASTENDIECK 1984). Die Resektatmengen schwanken im Einsendegut erheblich, im eigenen Beobachtungsgut zeigt sich, daß in etwas mehr als 75% des Einsendematerials die Resektatgewichte bis 30 g betragen (Tabelle 26, DHOM 1988). Zur vollständigen Einbettung dieser Menge werden max. 10 Blöcke benötigt. Bei Resektatmengen über 30 g stellen wir gleichfalls nicht mehr als 10 Blöcke her und bewahren das Restmaterial auf. Wird in den ersten 10 Blöcken ein inzidentes Karzinom gefunden, wird das Restmaterial komplett aufgearbeitet, um ein korrektes Staging durchführen zu können. Bei diesem Vorgehen liegt unsere Ausbeute an inzidenten Krebsherden bei 12,1% (79 von 653 Einsendungen von TUR-Material). Bei vollständiger Aufarbeitung sehr großer Resektatmengen kann die Ausbeute zweifellos noch gering gesteigert werden, in einer entsprechenden Untersuchung von NEWMAN et al. (1982) ergab sich, daß damit ausschließlich hochdifferenzierte Krebsherde des Stadiums T_1A nachgewiesen werden. Die von BATTAGLIA et al. (1979) mitgeteilten Zahlen von 86% inzidenter Karzinome bei vollständiger Aufarbeitung (bis 63 Blöcke) des Gewebes nach subtotaler Prostatektomie sind singulär.

Das eigene Vorgehen scheint uns ein vertretbarer Kompromiß, der die Kapazität unserer Labors nicht überfordert. Unter dem Mikroskop hat eine sorgfältige

Tabelle 27. T_1a- und T_1b-Karzinome und histologischer Malignitätsgrad (Dhom 1988)

	n T_1a	[%]	n T_1b	[%]
G I	45	(70,3)	25	(41,0)
G II	17	(26,5)	20	(32,8)
G III	2	(3,2)	16	(26,2)
Gesamt	64	(100)	61	(100)

Kennzeichnung der Krebsherde bzw. der vom Krebs eingenommenen Resektatspäne zu erfolgen. Die UICC-Klassifikation unterteilt das inzidente Karzinom in T_1A und T_1B. T_1A sind max. 3 Krebsherde, bei T_1B sind entsprechend mehr als 3 Krebsherde in den Präparaten erkennbar. De facto dürfen nicht mehr als 3 verschiedene Chips Tumorgewebe enthalten, um die Zuordnung zu T_1A zu rechtfertigen. Ob es sich dabei um Teile eines größeren zusammenhängenden Herdes handelt oder – wie häufig – ein multizentrisches Wachstum des Karzinoms vorliegt, ist nicht unterscheidbar. Bisher wurde die Stadienklassifikation in sehr unterschiedlicher Weise praktiziert (Übersicht bei Kastendieck 1984). Eine gute Alternative zur UICC-Klassifikation ist die Angabe des prozentualen Flächenanteils des Karzinoms in den Präparaten. Dabei werden bis 5 oder 10% Flächenanteile noch dem T_1A-Stadium zugerechnet (Walsh u. Jewett 1980; Cantrell et al. 1981; Bridges et al. 1983; Kastendieck 1984; Helpap 1982). Zusätzlich wird für das T_1A-Karzinom ein hoher Differenzierungsgrad (G I) gefordert. T_1B-Karzinome sind nach der UICC-Klassifikation alle Fälle, bei denen mehr als 3 Herde gesehen werden. Wendet man die rein quantitativen Kriterien der Stagingklassifikation der UICC an, so zeigt sich, daß bei T_1A G-I-Karzinome weit überwiegen, daß es aber auch niedriger differenzierte Formen gibt (Tabelle 27). Hier hat die Resektion offensichtlich nur die berühmte Spitze des Eisbergs erfaßt.

Erwartungsgemäß sind bei T_1B-Karzinomen die Malignitätsgrade breitgestreut. Die histologischen Befunde weichen in einem Teil der Fälle in einem wesentlichen Punkt von den gewohnten Bildern ab: Unter den G-I-Karzinomen sieht man vielfach nodulär gut begrenzte Herde, die sich offenbar im Bereich einer gutartigen nodulären Hyperplasie entwickelt haben. Hier handelt es sich demnach um primär zentral gelegene Tumoren. Für sie ist die Chance, daß sie mit der Resektion oder mit der Adenomektomie entfernt wurden, besonders groß. Es scheint uns jedoch nicht angängig, das inzidente Prostatakarzinom mit diesen zentralen, aus einer nodulären Hyperplasie hervorgegangenen Tumoren gleichzusetzen. Auch die erst autoptisch entdeckten und lebenslang latent bleibenden Prostatakarzinome sitzen weit überwiegend kapselnahe (Breslow et al. 1977), verhalten sich also wie das banale, klinisch manifeste Karzinom.

Die sorgfältige histopathologische Festlegung des Stadiums und des Malignitätsgrades des inzidenten Prostatakarzinoms hat große praktisch-therapeutische Konsequenzen. T_1B-Karzinome und die wenigen Fälle von T_1A-Tumoren mit höherem Malignitätsgrad sind wie das klinisch manifeste Prostatakarzinom zu behandeln, optimal also einer radikalen Prostatektomie zuzuführen (Elder et al. 1985). Bei T_1A-G-I-Karzinomen ist ein abwartendes Verhalten mit klinischer Überwachung gerechtfertigt. Cantrell et al. (1981) haben über 15 Jahre Patienten mit inzidentem Karzinom ohne Behandlung nachbeobachtet. Kein Fall mit

T_1A-Tumor zeigte eine Tumorprogression, die Lebenserwartung weicht nicht von einer gesunden Vergleichspopulation ab. SMITH et al. (1983) haben bei Staginglymphadenektomie unter 41 T_1-A-Karzinomen niemals Lymphknotenmetastasen gefunden, bei 38 T_1B-Karzinomen aber 8mal Lymphkontenmetastasen nachgewiesen. Zweifellos ist eine Staginglymphadenektomie beim hochdifferenzierten T_1A-Karzinom nicht indiziert. Dagegen ist eine diagnostische transurethrale Nachresektion zur Feststellung eines eventuellen Residualtumors empfehlenswert (KOPPER et al. 1983). Von 18 Patienten mit uniform hochdifferenzierten T_1A-Karzinomen zeigten Nachresektionen 3 und 6 Monate nach der ersten zur Diagnose führenden Resektion 8mal einen Residualtumor, teilweise mit niedrigerem Differenzierungsgrad. Die Reklassifizierung führt in diesen Fällen also zum „upstaging" nach T_1B. Die Literaturangaben über die Häufigkeit eines solchen „upstaging" nach TUR schwanken zwischen 5 und 26% (KASTENDIECK 1984).

p) Lymphogene Metastasen des Prostatakarzinoms

Das Prostatakarzinom metastasiert lymphogen in die regionalen und juxtaregionalen Lymphknoten. Die pelvinen Lymphknoten sind die Lymphonoduli obturatorii, iliaci interni und externi. Juxtaregionär liegen die Lymphonoduli iliaci communes. Schließlich sind auch noch die paraaortalen Lymphknoten befallen. Die obturatorischen Lymphknoten und die Lymphknoten entlang der Arteria iliaca externa sind am häufigsten befallen (KASTENDIECK et al. 1980; KOPPER et al. 1986).

N-Kategorien des TNM-Systems beim Prostatakarzinom

N_1 Befall eines einzelnen, homolateralen regionalen Lymphknotens
N_2 Befall kontralateraler, bilateraler oder multipler regionaler Lymphknoten
N_3 Befall an der Beckenwand fixierter Lymphknoten
N_4 Befall juxtaregionärer Lymphknoten

Über den regionalen und juxtaregionalen Befall hinaus können Lymphknotenmetastasen praktisch überall auftreten (SAITOH et al. 1984).

Gelegentlich macht erst ein peripherer, z. B. supraklavikulärer Lymphknotenbefall auf das noch unentdeckte Prostatakarzinom aufmerksam (BUTLER et al. 1971). Primärtumor und Metastase zeigen überwiegend das gleiche, z. B. cribriforme Muster (Abb. 106). Bei unbekanntem Primärtumor führt der positive, immunhistologische Nachweis des prostataspezifischen Antigens und der sauren Prostataphosphatase in den Tumorzellen zur sicheren Identifizierung des Prostatakarzinoms (JÖBSIS et al. 1978).

In zahlreichen Studien wurde die positive Korrelation zwischen dem Differenzierungsgrad des Primärtumors und des T-Stadiums mit der Häufigkeit von Lymphknotenmetastasen belegt. Wenn dabei die Prozentangaben z. T. erheblich variieren, so ist dies zum einen die Folge einer unterschiedlichen Patientenselektion, zum anderen das Ergebnis unterschiedlicher Graduierungssysteme. Beim inzidenten Karzinom des Stadiums T_1a (A_1) werden keine Lymphknotenmetastasen gefunden (DONOHUE et al. 1981; SMITH et al. 1983; KASTENDIECK et al. 1980; ZINKE et al. 1982). Im Stadium T_1b bzw. A_2 liegt die Lymphknotenmetastasenrate zwischen 23 und 33%, dagegen im Stadium T_2 (B) nur zwischen 14 und 19% (GOLIMBU u. MORALES 1979; DONOHUE et al. 1981; SMITH et al. 1983; FAUL et al. 1985; SALTZ-

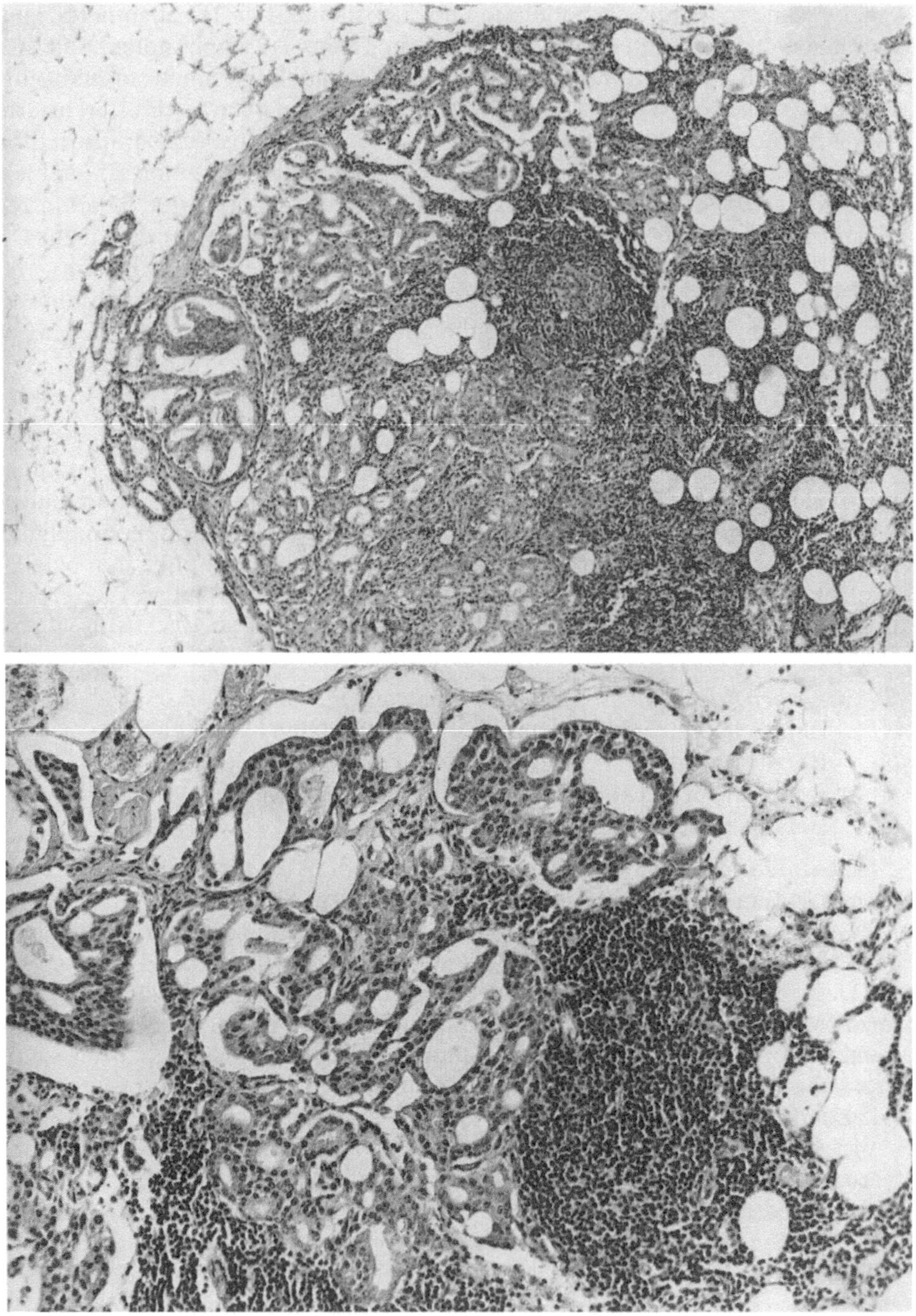

a

b

Abb. 106. **a** Lymphknotenmetastase eines cribriformen Prostatakarzinoms. **b** Cribriformes Prostatakarzinom in dem Randsinus eines Lymphknotens

Tabelle 28. Differenzierungsgrad des Tumors und Lymphknotenmetastasen des Prostatakarzinoms (KOPPER et al. 1986)

Differenzierungsgrad	n	Lymphknoten		Metastasen
		positiv	negativ	[%]
G 1	29	1	28	(3,4)
G 2	39	9	30	(23,0)
G 3	57	22	35	(38,6)
Gesamt	125	32	93	(25,6)

STEIN u. MCLAUGHLIN 1977). Für das Stadium T_3/T_4 (C) liegen die Angaben zwischen 46 und 53%. Werden nur die Lymphknotenmetastasen ausgewertet, die bei radikaler Prostatektomie gesehen werden, liegen die Zahlen auch im T_3-Stadium niedriger (KASTENDIECK et al. 1980: 22%; ZINKE et al. 1982: 36%), da hier eine positive Auslese vorliegen dürfte. Malignitätsgrading und Metastasierungshäufigkeit sind positiv korreliert. Bei eindeutigen G-I-Karzinomen sind keine Lymphknotenmetastasen zu beobachten (CANTRELL et al. 1981). Unter 125 eigenen Beobachtungen von Staginglymphadenektomie fand sich unter 29 in der Biopsie als G-I-Karzinom graduierten Fällen einmal ein Lymphknotenbefall (Tabelle 28; KOPPER et al. 1986), hier dürfte es sich um ein Undergrading gehandelt haben. Mit höherem Malignitätsgrad steigt die Metastasierungsrate. Da bei Staginglymphadenektomie eine strenge Patientenselektion vorliegt (lokal begrenztes Tumorwachstum, kein Hinweis auf Fernmetastasierung), beobachten wir nur bei 38,6% der G-III-Karzinome Lymphknotenmetastasen.

Die Trefferknote von Metastasen bei Schnellschnittuntersuchung liegt bei über 90%, falsch-negative Befunde wurden in einer eigenen Serie in 3 von 61 Fällen beobachtet, falsch-positive Diagnosen kamen nicht vor (DHOM u. BIER 1987).

Die Größe der eingesandten Lymphknoten ist nicht mit dem Karzinombefall korreliert. Kleine, unter 5 mm große Lymphknoten können positiv, über 2 cm große Lymphknoten negativ sein. Eine Selektion des einzusendenden Materials – für Schnellschnitte ebenso wie für die endgültige Bearbeitung – durch den Operateur muß vermieden werden.

Der Nachweis von Lymphknotenmetastasen hat prognostische Bedeutung. Unabhängig von der Therapie ist die Progression des Tumorleidens bei nachgewiesener Lymphknotenmetastasierung erheblich wahrscheinlicher (PROUT et al. 1980). Auch besteht eine Korrelation zwischen dem N-Stadium, der Zahl der befallenen Lymphknoten und der Wahrscheinlichkeit der Progression. Bei niedrigem Differenzierungsgrad und Lymphknotenbefall besteht nach PROUT et al. ein 64%-Risiko für eine Tumorprogression innerhalb von 2 Jahren. Im Mittel dauert es 31 Monate zwischen einer positiven Staginglymphadenektomie und der nachfolgenden Entdeckung von Skelettmetastasen.

Während bis vor kurzem bei positivem Lymphknotenbefall ein radikal-operatives Vorgehen von den meisten Operateuren abgelehnt wurde, scheint jetzt der Trend dahin zu gehen, auch bei regionärem Lymphknotenbefall radikal zu operieren, in gleicher Sitzung aber auch die Orchiektomie als erste systemisch wirkende Maßnahme anzuschließen. Die Schnellschnittdiagnose entscheidet über dieses Vorgehen.

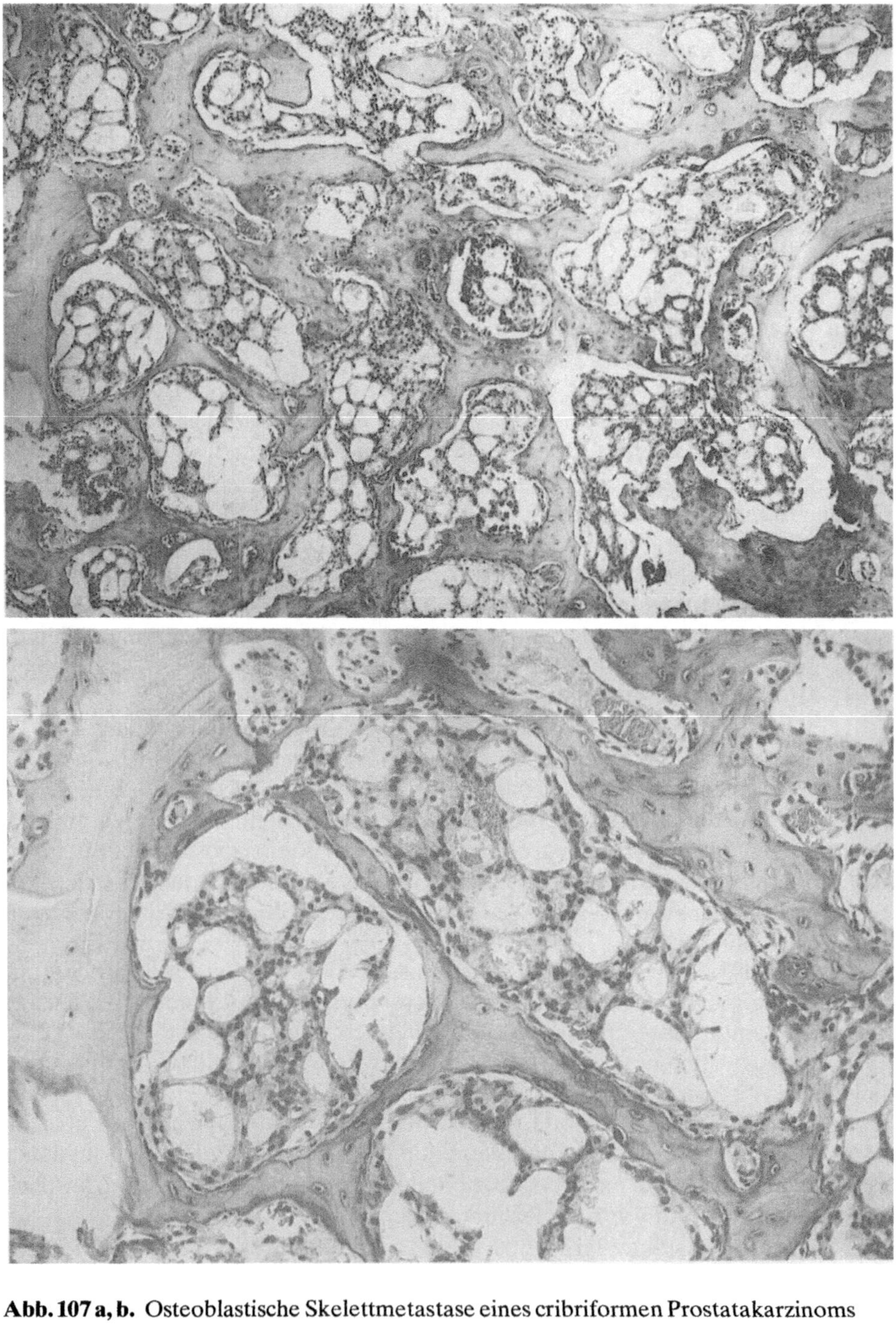

a

b

Abb. 107 a, b. Osteoblastische Skelettmetastase eines cribriformen Prostatakarzinoms

q) Fernmetastasen des Prostatakarzinoms

Das Auftreten von Fernmetastasen – weit überwiegend im Skelett – wird im Whitmore-Jewett-Stagingsystem als Stadium D, im TNM-System als M_1 bezeichnet. Der Anteil der Fälle mit Fernmetastasen liegt in der Zusammenstellung von CATALONA (1984) unter 30%. Skelettmetastasen werden klinisch-röntgenologisch und durch Szintigraphie diagnostiziert. Der Beckengürtel, die proximalen Femora, die Wirbelsäule und der knöcherne Thorax sind gewöhnlich am frühesten befallen.

Die Beckenkammbiopsie hat bei bereits klinisch nachgewiesener Generalisation in 75% der Fälle ein positives Ergebnis. Ohne klinische Metastasenzeichen werden in 10% der Prostatakarzinome mit der von BURKHARDT angegebenen Methode Tumorzellen im Knochenmark gefunden (BURKHARDT et al. 1982). In über 80% der Fälle zeigt sich histologisch ein sklerosierender, osteoblastischer Knochenumbau (Abb. 107). Biopsien nach Tetracyclingabe zeigen eine massive Zunahme unmineralisierten Knochengewebes und häufig Mineralisationsdefekte bei solchen sklerosierenden Knochenmetastasen (CHARHON et al. 1983). Zwischen dem lokalen Tumorvolumen und der Wahrscheinlichkeit des Auftretens von Skelettmetastasen besteht eine positive Korrelation. Wenn im TUR-Material 75% oder mehr der Resektatmenge von Karzinom eingenommen sind, ist die Wahrscheinlichkeit der Skelettmetastasierung > 90% (KANG FAN u. CHUN-FU PENG 1983). Während bei G-I-Karzinomen in mehreren Serien keine Skelettmetastasierung beobachtet wird, zeigen G-III-Karzinome in über 50% Fernmetastasen (GAETA 1981; BÖCKING et al. 1982).

Die Bedeutung des vertebralen Venengeflechtes für die primäre Skelettmetastasierung gerade des Prostatakarzinoms wurde von BATSON nachgewiesen (1942).

An zweiter Stelle der Häufigkeit von Fernmetastasen stehen die Lungen (Tabelle 29, SAITOH et al. 1984). Solitärmetastasen in der Lunge sind eine Rarität. EDER (1984) hat auf die besonders häufige, kleinfleckige Pleurakarzinose aufmerksam gemacht, sie ist beim Prostatakarzinom doppelt so häufig wie intrapulmonale Lungenmetastasen.

Selten ist der Hoden metastatisch befallen (WEITZNER 1973). Der Nachweis gelingt gelegentlich anläßlich einer Orchiektomie.

Intrakranielle Metastasen werden in weniger als 5% autoptisch kontrollierter Karzinomfälle gesehen (CASTALDO et al. 1983; CATANE et al. 1976; TAYLOR et al. 1984). Selten sind die Nebenhöhlen und das Os temporale der Sitz von Metastasen (COPPOLA u. SALANGA 1980). Der immunhistochemische Nachweis von prostataspezifischem Antigen klärt die Differentialdiagnose gegenüber einem primären Karzinom, z. B. einem adenoidzystischen Karzinom (MATSUMOTO et al. 1986).

Intrakranielle Metastasen gehen meist vom knöchernen Schädel und/oder von der Dura aus. Sie breiten sich im Subduralraum aus und greifen von hier auf das Gehirn über (CASTALDO et al. 1983; TAYLOR et al. 1984). Metastasen im Hirnparenchym selbst, Hirnmetastasen im engeren Sinne also, treten nur in wenig mehr als 1% der Autopsiefälle auf (CATANE et al. 1976). Ungewöhnlich ist die Metastase eines Prostatakarzinoms in einem Meningeom (DOERING 1975), wobei Meningeome aber insgesamt eine gewisse Prädilektion für die sekundäre Tumorbesiedelung zeigen (SEITZ u. SCHÜDER 1987).

Tabelle 29. Häufigkeitsverteilung der Metastasen beim Prostatakarzinom (Autopsiefälle) (Saitoh et al. 1984)

Metastasensitz	[%]
Lymphknoten	68
Skelett	66,8
Lunge	49,1
Harnblase	39,2
Leber	35,6
Nebennieren	17,3
Nieren	10,6
Peritoneum	9,9
Rektum	9,4
Ureter	8,4
Pleura	8,3
Pankreas	5,0
Darm	4,4
Milz	4,2
Samenblasen	3,9
Herz	3,0
Haut	2,6
Gehirn	2,1
Schilddrüse	2,1

Bei Karzinom der männlichen Brust im Zusammenhang mit einem Prostatakarzinom muß geprüft werden, ob es sich um die Metastase eines Prostatakarzinoms oder um einen zweiten Primärtumor, z. B. im Rahmen einer Östrogentherapie handelt (Bülow et al. 1973; Choudhury et al. 1982).

Eine seltene Lokalisation von Metastasen sind der Penis und die Urethra (Abeshouse 1961; Iverson et al. 1972).

r) Androgenstoffwechsel und Rezeptornachweis im Prostatakarzinom

Seit den Arbeiten von Huggins et al. (1941 a, b) und Huggins (1967) ist bekannt, daß nicht nur die normale Prostata und die benigne noduläre Hyperplasie androgenabhängig sind, sondern auch das Prostatakarzinom. Während aber der Androgenstoffwechsel in der normalen und hyperplastischen Prostata gut untersucht ist (s. Kap. „Pathogenese der BNH"), sind die Befunde beim Prostatakarzinom noch spärlich und lückenhaft. Es sind vor allem methodische Schwierigkeiten, die Probleme bereiten: Probleme der suffizienten Materialgewinnung, der Heterogenität des Biopsiematerials und des Tumorgewebes selbst (Schweikert et al. 1984; Lämmel et al. 1986; Mobbs u. Connolly 1987). Die Konzentration von Dehydrotestosteron (DHT) ist im Tumorgewebe sehr variabel gemessen worden. Schweikert et al. (1984) fanden die Bildungsrate von DHT im Karzinomgewebe deutlich niedriger als bei benigner Hyperplasie. Die Aktivität der 5α-Reduktase ist im Karzinom ähnlich oder niedriger als im Normalgewebe (Mobbs u. Connolly 1987). Die Aktivität der 3α-3β-Hydroxysteroiddehydrogenase, die für den Metabolismus von DHT verantwortlich ist, ist im Karzinom oft niedriger als im Normalgewebe. Niedrig differenzierte und/oder metastasierende Karzinome scheinen eher reduzierte Konzentrationen der 5α-Reduktase und des DHT zu haben. Ähnlich wie beim Mammakarzinom könnte auch beim Prostatakarzinom dem

Nachweis der Steroidrezeptoren prognostische und therapeutische Bedeutung zukommen (VOIGT u. KRIEG 1984; LÄMMEL et al. 1986). Der zytosolische Androgenrezeptor konnte von einer Reihe von Arbeitsgruppen im Karzinomgewebe nachgewiesen werden. Für den nukleären Androgenrezeptor liegen kontroverse Befunde vor. Die Sensitivität der Rezeptoranalytik in der Größenordnung von wenigen femtomol/mg Eiweiß ist nicht ausreichend, um zuverlässig und reproduzierbar Rezeptoren in kleinen Gewebemengen, wie z. B. stanzbioptischen Proben, nachzuweisen (LÄMMEL et al. 1986). Die Heterogenität des Gewebes – so gut wie immer liegt eine Mischung von gut- und bösartigem Epithelgewebe einerseits und Stroma andererseits vor – stellt den praktischen Wert einer biochemischen Rezeptorbestimmung am Prostatakarzinom erheblich in Frage.

Der Versuch, den Rezeptornachweis durch die fluoreszenzmikroskopische Darstellung von Androgenbindungsstellen mit Hilfe fluorchromierten DHT zu ersetzen, ist gescheitert, da die Empfindlichkeit der Methode nicht ausreicht (LÄMMEL et al. 1983). Ein Fortschritt könnte nur immunhistochemisch mit Hilfe eines monoklonalen Antikörpers gegen den Androgenrezeptor erzielt werden. Ein solcher Antikörper steht bis jetzt nicht zur Verfügung.*

Die theoretische und praktische Bedeutung eines immunhistochemischen Androgenrezeptornachweises beim Prostatakarzinom würde der Östrogenrezeptorbestimmung am Mammakarzinom vergleichbar sein. Rezeptornegative Fälle könnten von einer antiandrogenen Therapie ausgeschlossen werden.

Kontrovers sind auch die biochemischen Befunde des Östrogenrezeptornachweises im Prostatakarzinom. Bei benigner nodulärer Hyperplasie wird in den Stromazellkernen 17β-Östradiol verstärkt akkumuliert (VOIGT u. BARTSCH 1987), der Östrogen- und Progesteronrezeptor wurden im gutartigen Prostatagewebe von verschiedenen Arbeitsgruppen nachgewiesen (LÄMMEL et al. 1986). Im Karzinomgewebe wurden teils positive, teils negative Befunde erhoben. Die Befunde von WERNERT et al. (1988a) haben die Situation mit Hilfe des ER-ICA-Testes geklärt: Der nukleäre Östrogen- und Progesteronrezeptor findet sich in den Stromazellkernen sowie in den Kernen der Basalzellen. Das sekretorische Epithel sowie alle bisher untersuchten gewöhnlichen Prostatakarzinome enthalten diesen nukleären Rezeptor nicht. Die therapeutische Wirkung der Östrogenbehandlung kommt nach diesen Befunden offenbar nur über die Blockade der Hypophysen-Gonaden-Achse mit Absenkung des Testosteronspiegels zustande.

2. Ungewöhnliche Prostatakarzinome

a) Muzinöses Adenokarzinom

In der normalen Prostata sind neutrale Mucopolysaccharide ein regelmäßiger Befund. Adenokarzinome enthalten in den Lichtungen meist saure, Alzian-blau-positive Mucopolysaccharide bzw. Mucoproteine (FRANKS et al. 1964). Besonders

* *Anmerkung bei der Korrektur:* Der Androgenrezeptor konnte jetzt mit einem polyklonalen Antikörper immunhistochemisch in Prostatakarzinomen in Abhängigkeit vom Differenzierungsgrad dargestellt werden: RUIZEVELD DE WINTER, J. A. et al.: Androgen Rezeptor Heterogeneity in Human Prostatic Carcinomas visualized by Immunhistochemistry. J. Pathol. 161: 329–332 (1990)

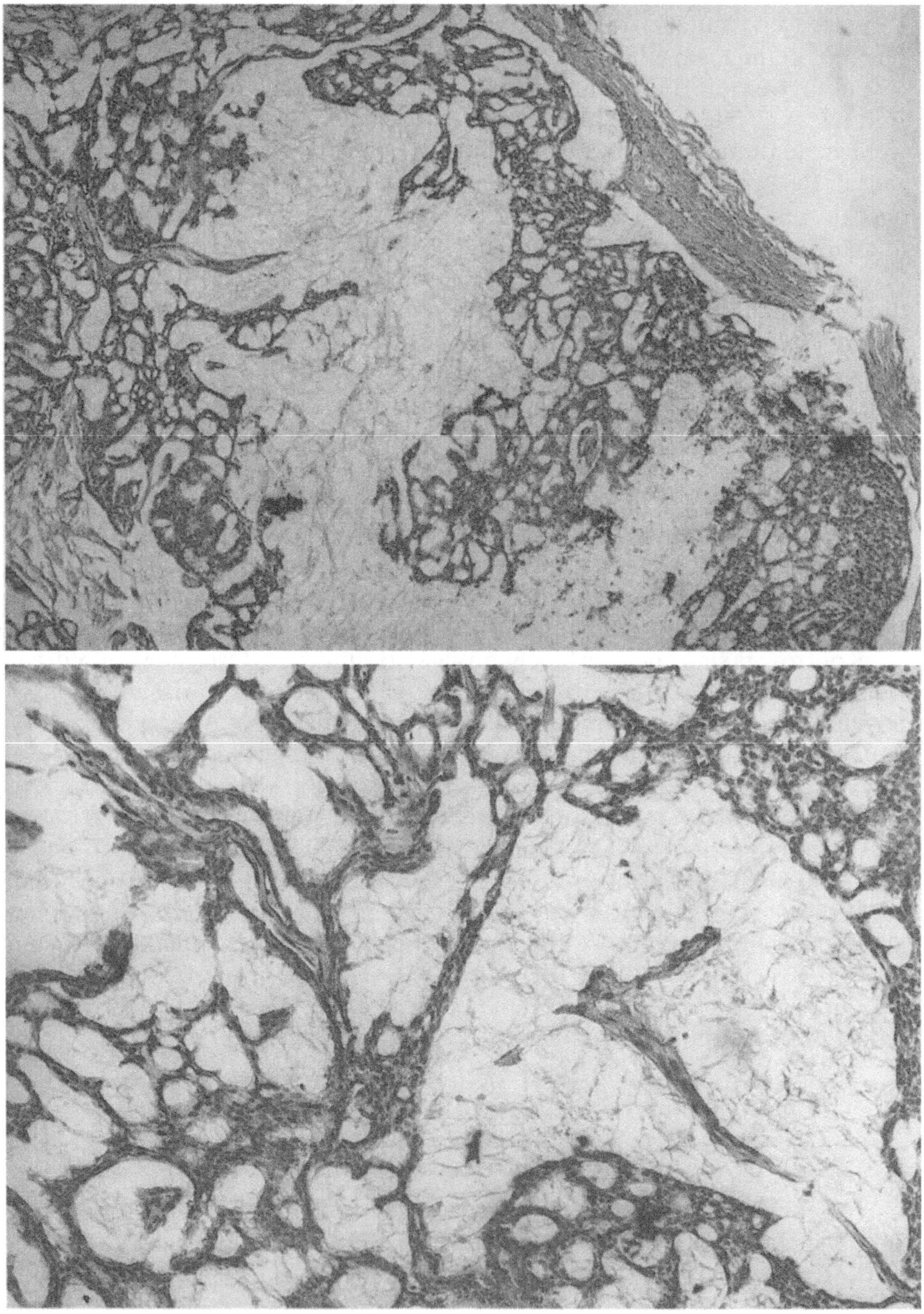

a

b

Abb. 108 a, b. Muzinöses Adenokarzinom mit cribriformem Grundmuster

in cribriformen Karzinomen sind extrazelluläre Ansammlungen schleimiger Substanzen gelegentlich reichlich zu finden. Dagegen sind ausgeprägt muzinöse Karzi-

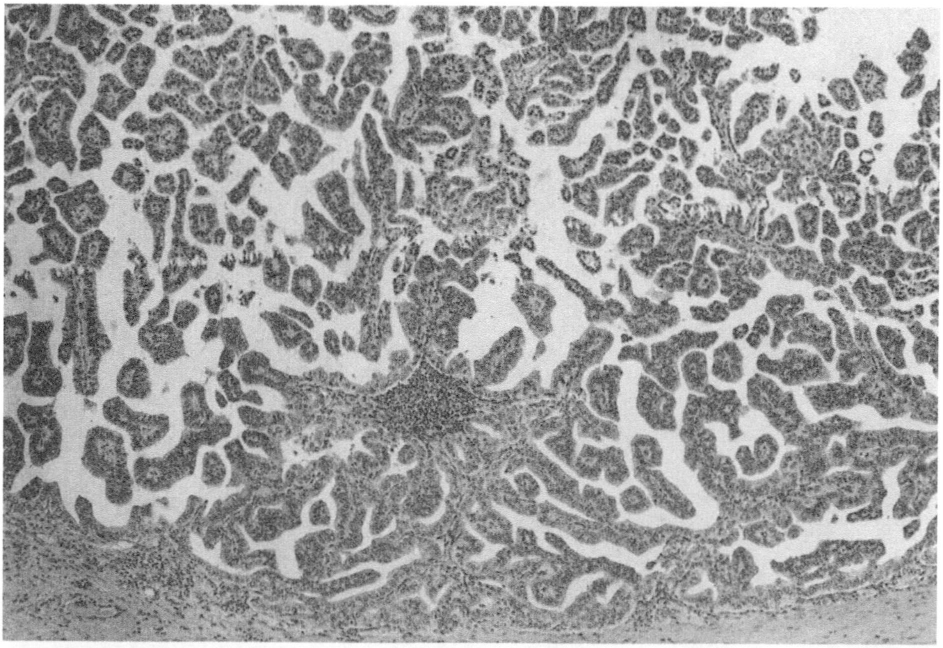

a

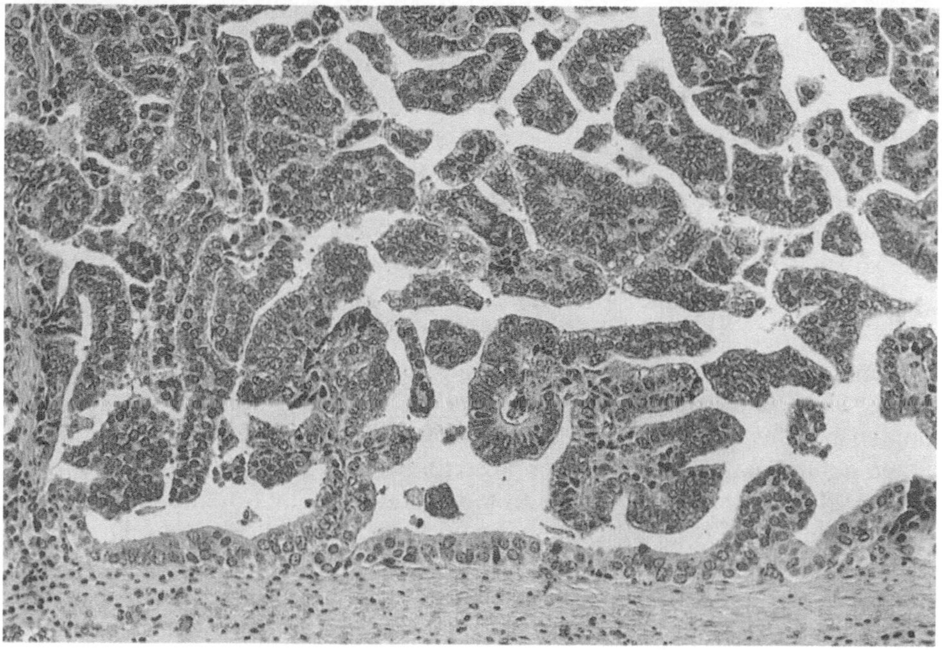

b

Abb. 109 a–c. Duktales papilläres Prostatakarzinom

nome, in denen die Schleimmassen dominieren, in der Prostata selten. Im eigenen Beobachtungsgut wurden unter 6700 Karzinomen nur 9 Fälle (0,13 %) gesehen

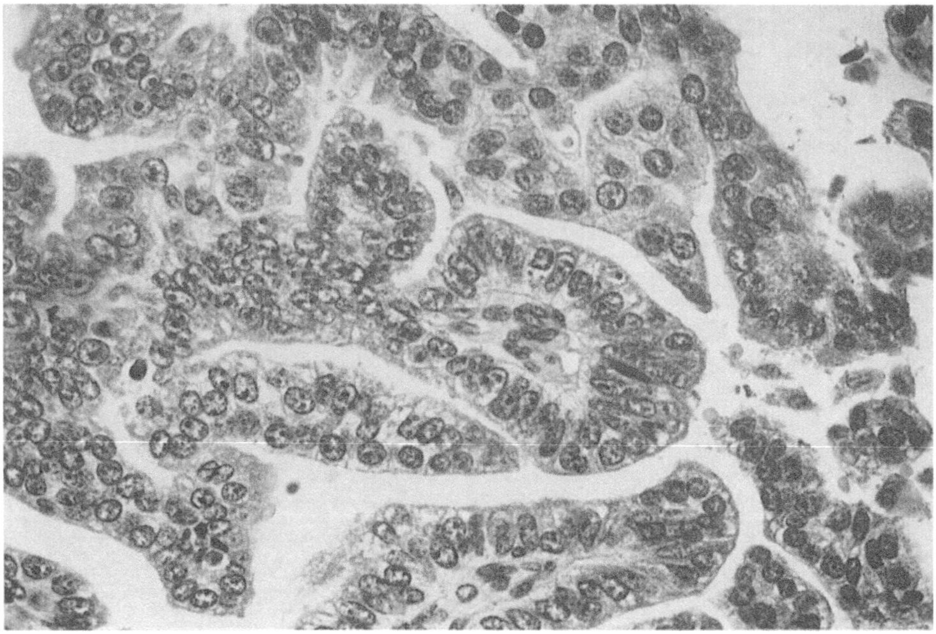

Abb. 109c

(Dhom 1983). Tubuläre und cribriforme Geschwulstkomplexe schwimmen in großen Schleimseen (Abb. 108), ausgeprägte Siegelring-Formationen fehlen. Auch in Metastasen ist der muzinöse Karzinomcharakter erhalten (Franks et al. 1964). Differentialdiagnostisch müssen in die Prostata eingebrochene muzinöse Rektumkarzinome und verschleimende Adenokarzinome der Harnblase abgegrenzt werden. Die Muzinproduktion in Prostatakarzinomen hat keine prognostische Bedeutung.

b) Duktales, papilläres Karzinom der Prostata

Duktale, papilläre Karzinome werden in großen periurethralen Gängen der Prostata oder/und in den peripheren Azini beobachtet. Unter 4286 Prostatakarzinomen der Mayo Clinic in der Zeit von 1950–1970 wurden 55 rein duktale Karzinome gefunden, 8 davon betrafen ausschließlich die zentralen, periurethralen Gänge (Dube et al. 1973). Häufiger treten duktal-papilläre Karzinome herdförmig in gewöhnlichen Prostatakarzinomen auf. In der großen Serie von Dube et al. (1973) wurden solche Herde in 6,3 % aller Prostatakarzinome gesehen. Die seltenen periurethralen Karzinome wachsen in Form villöser Wucherungen in die Pars prostatica der Urethra ein. Sie führen zur Obstruktion, oft auch zur Makrohämaturie und werden bei der Urethrozystoskopie gefunden. Der rektale Tastbefund ist bei diesen zentralen Tumoren vielfach unverdächtig.

Histologisch handelt es sich um papilläre Adenokarzinome mit zartem Stroma und teils hellem, teils mehr basophilem Zytoplasma (Abb. 109). Die papillären Wucherungen grenzen an das Urothel der Urethra und der periurethralen Drüsen an, das Urothel selbst zeigt keine Veränderungen (Abb. 110). Die Gänge sind von

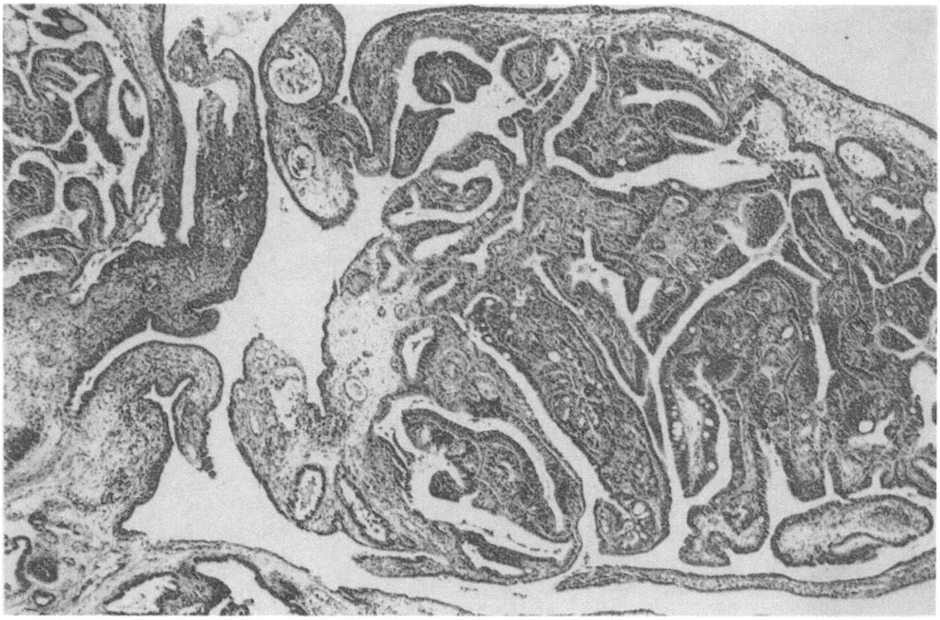

Abb. 110. In die prostatische Urethra eingewachsenes duktales Prostatakarzinom

den papillären Tumorformationen teils angefüllt, teils tapetenförmig ausgekleidet. Dabei ist das Epithel teils ein-, teils mehrreihig. Die Lichtung kann – Comedoartig – mit nekrotischem eosinophilem Material angefüllt sein. Fast immer ist eine Stromainvasion nachweisbar.

Immunhistochemisch zeigen insbesondere auch die Tumoren der zentralen, periurethralen Gänge eine positive PSA- und SPP-Reaktion (WERNERT et al. 1987c) (Abb. 111). Sie verhalten sich also wie gewöhnliche Prostatakarzinome. Elektronenmikroskopisch entspricht die Zytoplasmaausstattung (Vakuolen, Lipidtropfen, Lysosomen, in den „dunklen" Zellen auch reichliche Mitochondrien, rauhes und glattes endoplasmatisches Retikulum) gut differenzierten Prostatakarzinomen (YOUNG u. LAGIOS 1973; ZALOUDEK et al. 1976; EPSTEIN 1977).

Duktale Karzinome metastasieren wie gewöhnliche Prostatakarzinome in Lymphknoten und das Skelett.

Die Sonderstellung der rein duktalen Karzinome ergibt sich aus ihrer bevorzugt zentralen Lage in den großen Prostatagängen mit Einwachsen in die Urethra. MELICOW u. PACHTER (1967) sowie MELICOW u. TANNENBAUM (1971) haben histologisch gleichartig gebaute, in die Urethra einwachsende Tumoren als endometriale Utriculuskarzinome beschrieben, vom Müller-Epithel abgeleitet und daher postuliert, daß sie östrogenabhängig seien. In keinem Fall konnte aber bisher ein solcher Ursprung nachgewiesen werden. In einer eigenen Beobachtung eines rein duktalen Karzinoms mit zentraler und peripherer Ausbreitung konnte anhand von Großflächenschnitten gezeigt werden, daß der Utriculus tumorfrei war (WERNERT et al. 1987c) (Abb. 112). In einem Fall führte die Orchiektomie zu einer Regression des Tumors (YOUNG u. LAGIOS 1973).

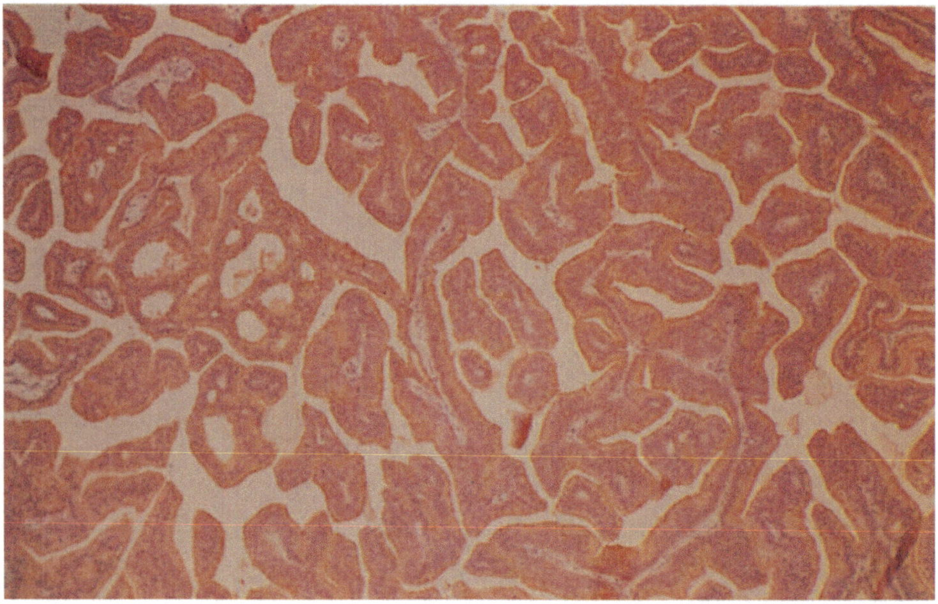

Abb. 111. Nachweis der sauren Prostataphosphatase in einem duktalen Prostatakarzinom

Die Bezeichnung „endometriales Utriculuskarzinom" ist für diese duktalen, papillären Karzinome ungerechtfertigt und sollte vermieden werden, insbesondere um falsche therapeutische Schlußfolgerungen zu vermeiden. Bei metastasierenden Karzinomen dieses Typs ist eine konventionelle Therapie wie bei jedem gewöhnlichen Prostatakarzinom angezeigt. Echte Utriculuskarzinome sind bis heute unbekannt geblieben. Für eine Unterscheidung zwischen duktalen Prostata- und „endometrialen" Utriculuskarzinomen gibt es bisher keine Veranlassung. Da auch das Utriculusepithel jedoch PSA- und SPP-positiv ist, ist wahrscheinlich auch die These vom Müller-Epithel in diesem Organrudiment nicht aufrechtzuerhalten (WERNERT 1987).

c) Adenoid-zystisches Karzinom der Prostata

Das adenoid-zystische Karzinom ist ein seltener, eigenständiger Tumor der Prostata, der histologisch den entsprechenden Speicheldrüsentumoren gleicht. Zusammen mit 2 Beobachtungen von YOUNG et al. (1988) sind 6 Fälle in der Literatur ausführlich beschrieben (FRANKEL u. CRAIG 1974; GILMOUR u. BELL 1986; KUHAJDA u. MANN 1984; SHONG-SAN u. WALTERS 1984), ein weiterer Fall von KRAMER et al. (1978) ist wahrscheinlich hinzuzurechnen. Zwei weitere Beobachtungen von TANNENBAUM (1975) sind kurz beschrieben, 3 Beobachtungen von SESTERHENN et al. vom AFIP (1987) sind unter der Bezeichnung adenoider Basalzelltumor in einem Abstract erwähnt. MANRIQUE et al. (1978) beschreiben einen malignen Mischtumor vom Speicheldrüsentyp in der Prostata, der gleichfalls adenoid-zystische Formationen ausgebildet hat. Eine eigene Beobachtung verdanken wir den Kollegen BRESSEL u. KASTENDIECK (Hamburg-Harburg).

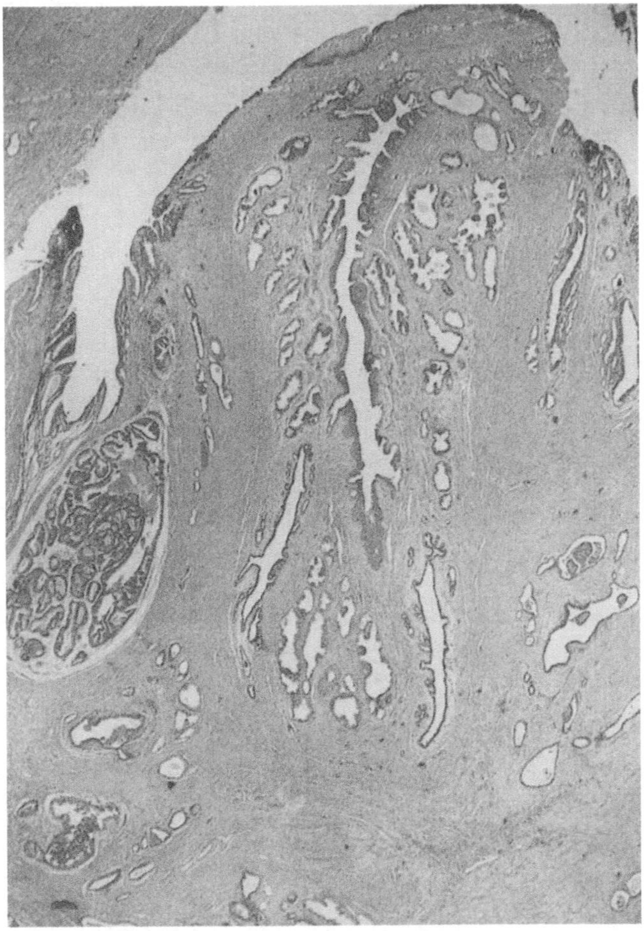

Abb. 112. Duktales papilläres Prostatakarzinom in einem großen Ausführungsgang der Prostata *(linker Bildrand)*. Tumorfreier Colliculus seminalis, tumorfreier Utriculus

Die Erstbeschreibung stammt von FRANKEL u. CRAIG (1974). Die Beobachtungen betreffen Männer jenseits des 50. Lebensjahres mit Symptomen der Harnwegsobstruktion, bei rektaler Untersuchung vergrößerter und teilweise verhärteter Prostata. Die Diagnose wird überwiegend am TUR-Material gestellt. In der Beobachtung von KRAMER et al. (1978) wird der ausgedehnte Tumor durch eine inkomplette Radikaloperation, die Anus, Rektum, distales Kolon und Prostata umfaßt, nicht total entfernt.

Das adenoid-zystische Karzinom der Prostata besteht aus zylindrischen, soliden, tubulären und cribriformen Tumorverbänden, die aus kleinen „basaloiden" Zellen mit gleichförmigen ovalen Kernen und spärlichem Zytoplasma aufgebaut sind (Abb. 113). Zentrale Lichtungen sind mit einem PAS- und Alzian-blau- sowie Muzinkarzimin-positivem Sekret angefüllt. Diese Lichtungen sind meist von größeren Zellen mit eosinophilem Zytoplasma umsäumt. In einigen Fällen ist es zu ei-

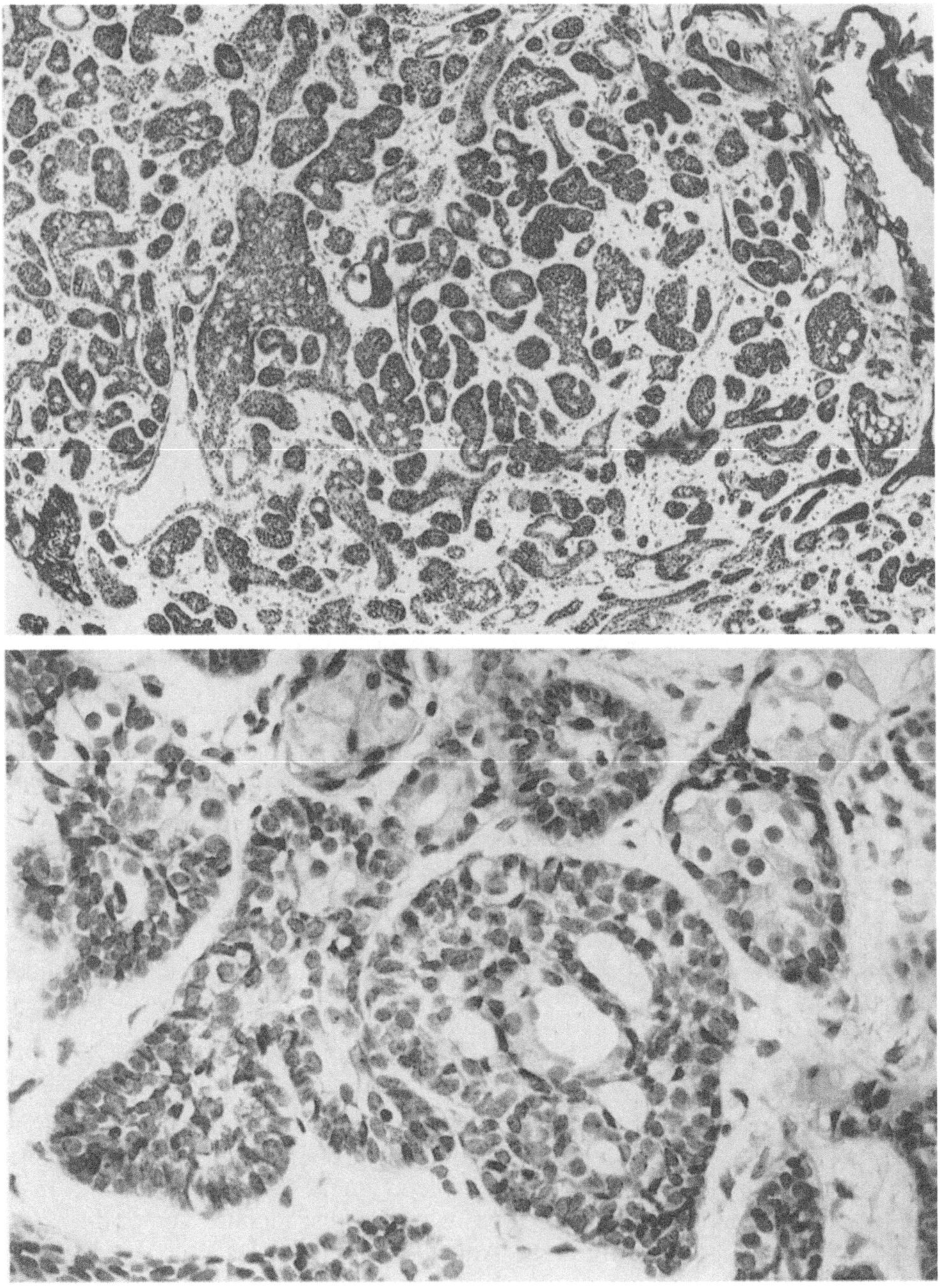

a

b

Abb. 113a–c. Adenoid-zystisches Karzinom der Prostata. Kleine, dunkle basaloide Zellen. Größere helle Zellen umgeben die Lichtungen

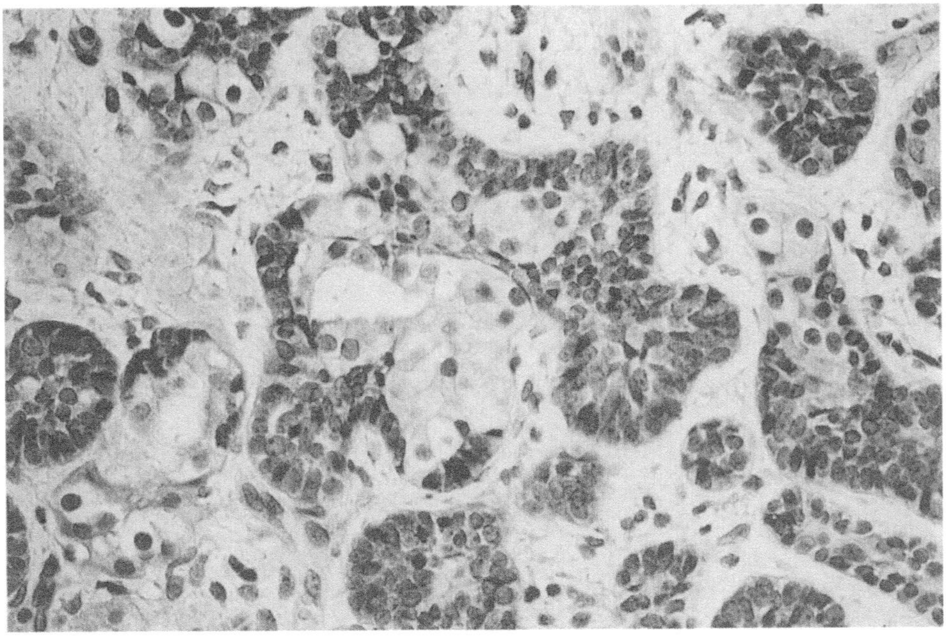

Abb. 113c

ner plattenepithelialen Differenzierung gekommen. Die kleinen basaloiden Zellen sind für PSA und SPP negativ (SHONG-SAN u. WALTERS 1984; KUHAJDA u. MANN 1984, eigene Beobachtung), während die lumenbegrenzenden Zellen teilweise eine positive Reaktion geben. Das Keratinmuster der kleinen basaloiden Zellen entspricht den normalen Basalzellen der Prostata (eigene Beobachtung). Mitosen fehlen oder sind nur spärlich vorhanden. Mit Ausnahme des Falles KRAMER et al. (1978) und des malignen Mischtumors von MANRIQUE et al. (1978) fehlt die perineurale Infiltration. Das Stroma ist z.T. ausgedehnt myxoid umgewandelt. Elektronenmikroskopisch zeigen die basaloiden Zellen keine myoepitheliale Differenzierung (YOUNG et al. 1988), die Tumorzellverbände sind von einer Basalmembran umgeben.

Die Prognose ist bei den auf die Prostata beschränkten Tumoren gut, in mehreren Fällen konnte nach einfacher TUR kein Tumorrezidiv beobachtet werden (FRANKEL u. CRAIG 1974; SHONG-SAN u. WALTERS 1984; GILMOUR u. BELL 1986; YOUNG et al. 1988). Der von KRAMER et al. (1978) mitgeteilte Fall ist so ausgedehnt, daß er nicht radikal entfernt werden konnte, der Verlauf wird nicht mitgeteilt. Der aus dieser Gruppe herausfallende Tumor vom Typ des Speicheldrüsenmischtumors von MANRIQUE et al. (1978) ist der einzige Fall, der metastasiert und zum Tode des Patienten geführt hat. Das typische, adenoid-zystische Karzinom der Prostata hat überwiegend also eine günstige Prognose, eine antiandrogene Therapie ist nicht indiziert und vermutlich wirkungslos.

Die Histogenese des adenoid-zystischen Karzinoms der Prostata ist umstritten. DIKMAN u. TOKER (1973) beschreiben eine seromuzinöse Drüsenektopie in

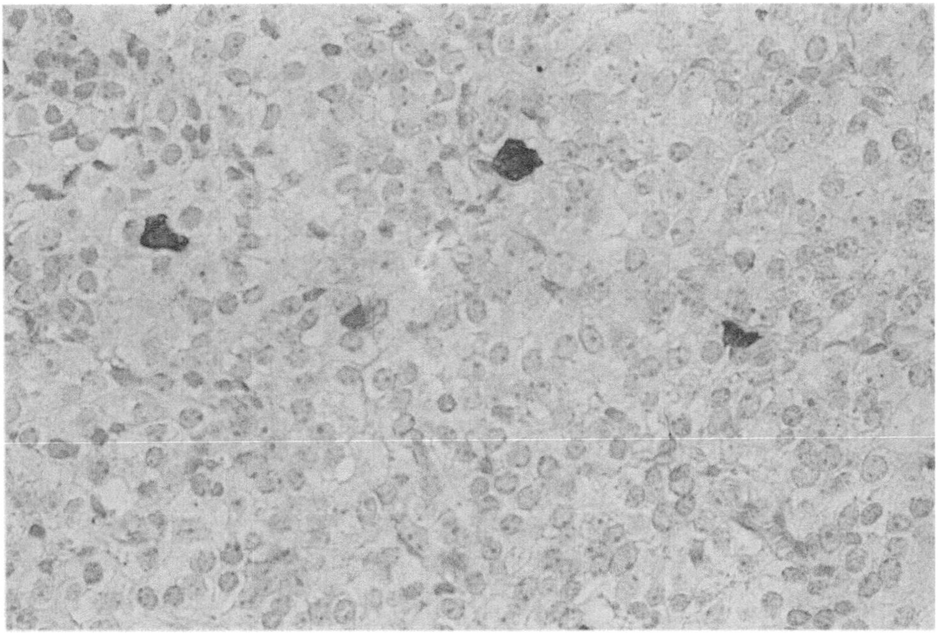

Abb. 114. Einzelne Serotonin-positive endokrine Zellen in einem soliden Prostatakarzinom

der Prostata und sagen die Existenz eines adenoid-zystischen Karzinoms voraus. Die basaloiden Zellen wurden als Myoepithelien angesprochen, den normalen Basalzellen der Prostata und den Tumorzellen des adenoid-zystischen Karzinoms fehlen aber die Eigenschaften von Myoepithelien. Die Tumorformationen sind oft von einer benignen Basalzellhyperplasie nicht zu unterscheiden (Young et al. 1988), immunhistochemisch verhalten sich die kleinen Tumorzellen wie normale Basalzellen.

Die teilweise zu beobachtende epidermoide Differenzierung paßt gleichfalls zu Basalzellen. Die größeren luminalen Zellen haben z. T. die Eigenschaften des sekretorischen Prostataepithels. Es bleibt unentschieden, ob es sich um restierendes, sekretorisches Prostataepithel handelt.

Die Morphologie wie auch die immunhistochemische Ausstattung der Tumorzellen legen es nahe, den Tumor als einen eigenständigen Basalzelltumor der Prostata aufzufassen (Reed 1984; Sesterhenn et al. 1987). Die Bezeichnung adenoid-zystisches Karzinom der Prostata ist trotz der überwiegend guten Prognose gerechtfertigt, weil damit die Parallele zu gleichartig gebauten Tumoren in anderen Organen (Speicheldrüsen, Tränendrüsen, Mamma) hervorgehoben wird und zumindest ein lokal infiltrierendes Tumorwachstum besteht.

d) Karzinoide und kleinzellige Karzinome der Prostata

Endokrine, argyrophile und argentaffine Zellen sind in der normalen und in der hyperplastischen Prostata nachweisbar (Pretl 1944; Feyrter 1951; Fetisoff

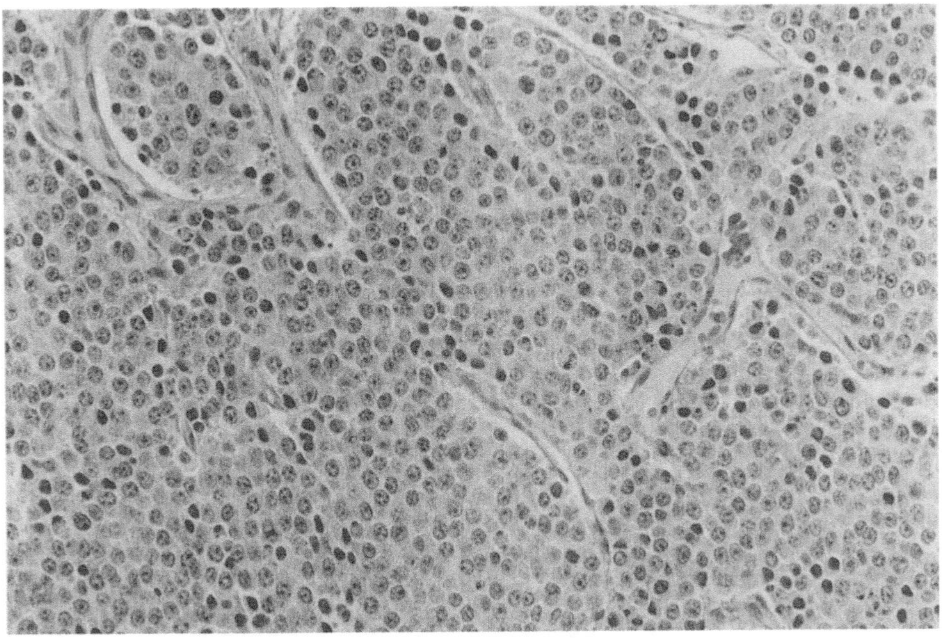

Abb. 115. Karzinoidmuster in einem Prostatakarzinom

et al. 1983; KAZZAZ 1974; DI SANT'AGNESE et al. 1984, 1985; ABRAHAMSSON et al. 1987) (s. Kap. „Normale Histologie der Prostata").

Auch in gewöhnlichen Prostatakarzinomen sind endokrine Tumorzellen außerordentlich häufig (ABRAHAMSSON 1988) (Abb. 114). Eine endokrine Symptomatik wird dabei jedoch nicht beobachtet. Reine Karzinoide typischer histologischer Architektur mit uniformem Zellmuster (Abb. 115) sind in der Prostata selten, häufiger werden gemischte Karzinome gesehen, die aus Anteilen eines Adenokarzinoms und eines Karzinoides bestehen (Abb. 116) (ALMAGRO 1985; ANSARI et al. 1981; ABRAHAMSSON et al. 1987; AZUMI et al. 1984; AZZOPARDI u. EVANS 1971; CAPELLA et al. 1981; WASSERSTEIN u. GOLDMAN 1979, 1981; MONTASSER et al. 1979; GHALI u. GARCIA 1984; SLATER 1985; DAUGE et al. 1985; ROJAS-CORONA et al. 1987). Zweifellos sind bei genauer Beobachtung Inseln mit Karzinoidmuster in gewöhnlichen Prostatakarzinomen nicht so selten. Da in praktisch allen Prostatakarzinomen endokrine Zellen disseminiert vorkommen, ist eine scharfe Abgrenzung zwischen den beiden Geschwulstformen nur schwer zu ziehen. Die endokrinen Zellen sind mit der Grimelius-Technik argyrophil, jedoch nicht argentaffin (Masson-Fontana-Technik, JELBART et al. 1988). Sie zeigen ein breites Spektrum immunhistochemisch darstellbarer Peptidhormone sowie 5-Hydroxytryptamin. Chromogranin und neuronenspezifische Enolase sind positiv (ABRAHAMSSON et al. 1986). Mit großer Regelmäßigkeit lassen sich Serotonin und ein immunreaktives TSH darstellen. Letzteres ist offenbar nicht identisch mit dem hypophysären TSH und klinisch ohne Bedeutung (ABRAHAMSSON 1988). Auch Kalzitonin, Parathormon, Somatostatin, Glukagon und α-HCG sind nachgewie-

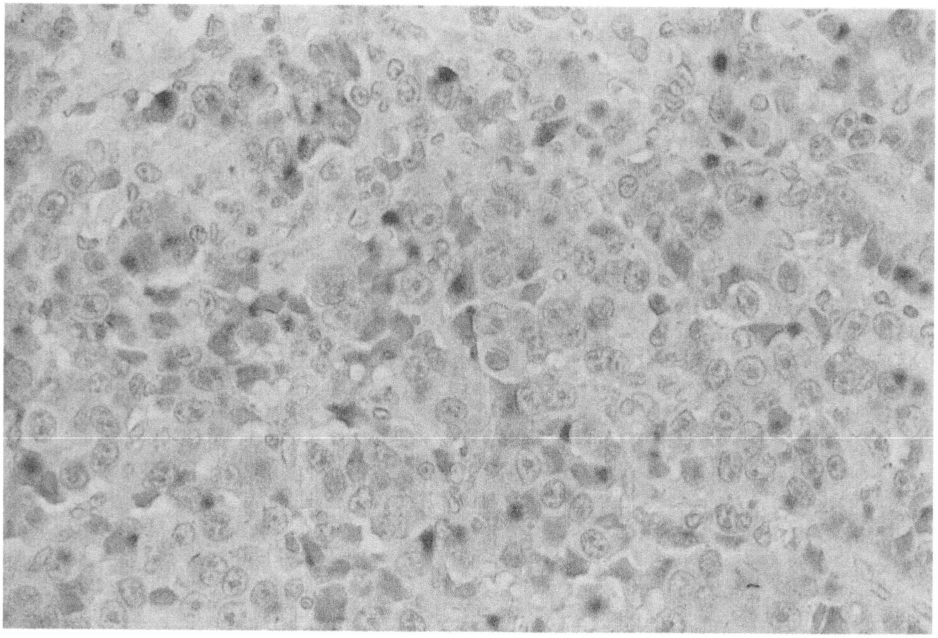

Abb. 116. Solides Karzinom der Prostata mit Karzinoidmuster und PSA-positiven (*dunkelgrau* dargestellten) Zellen. Immunhistologischer PSA-Nachweis

sen worden (ABRAHAMSSON et al. 1986; ROJAS-CORONA et al. 1987; FETISOFF et al. 1986). Von klinischer Bedeutung ist das Cushing-Syndrom, das in einzelnen Fällen beobachtet wurde (DAUGE et al. 1985; GHALI u. GARCIA 1984; VUITCH u. MENDELSOHN 1981; MONTASSER et al. 1979; SLATER 1985).

Kleinzelliges Karzinom der Prostata

Das seltene kleinzellige Karzinom der Prostata (BLEICHNER et al. 1986; GHANDUR-MNAYMNEH et al. 1986; RO et al. 1987; TETU et al. 1987; WENCK et al. 1977; HINDSON et al. 1985; VUITCH u. MENDELSOHN 1981; ABRAHAMSSON 1988; PAULSEN et al. 1988; SCHRON et al. 1984; JELBART et al. 1988) gehört histogenetisch zu den endokrinen Tumoren der Prostata. Histologisch kommt es als rein kleinzellig gebautes Karzinom (Abb. 117) vor oder es besteht ein Mischtyp zwischen kleinzelligem und Adenokarzinom. In einem Teil der Fälle geht dem kleinzelligen Prostatakarzinom ein gewöhnliches Prostatakarzinom um Monate bis Jahre voraus (TETU et al. 1987). Morphologisch entspricht das kleinzellige Karzinom der Prostata voll den Kriterien der WHO für kleinzellige Lungentumoren. Sie entsprechen teils dem lymphozytoiden (Oat-cell-Typ), teils der intermediären Form. Bei gemischten Karzinomen sind die Übergänge zum Adenokarzinom fließend. Die Tumorzellen sind inkonstant argentaffin und argyrophil, in 10 von 18 Fällen immunhistochemisch NSE-positiv (RO et al. 1987). Zugleich können das prostataspezifische Antigen und die saure Prostataphosphatase positiv sein. Elektronenmikroskopisch sieht man in Einzelfällen membrangebundene Sekretgranula (RO et al. 1987).

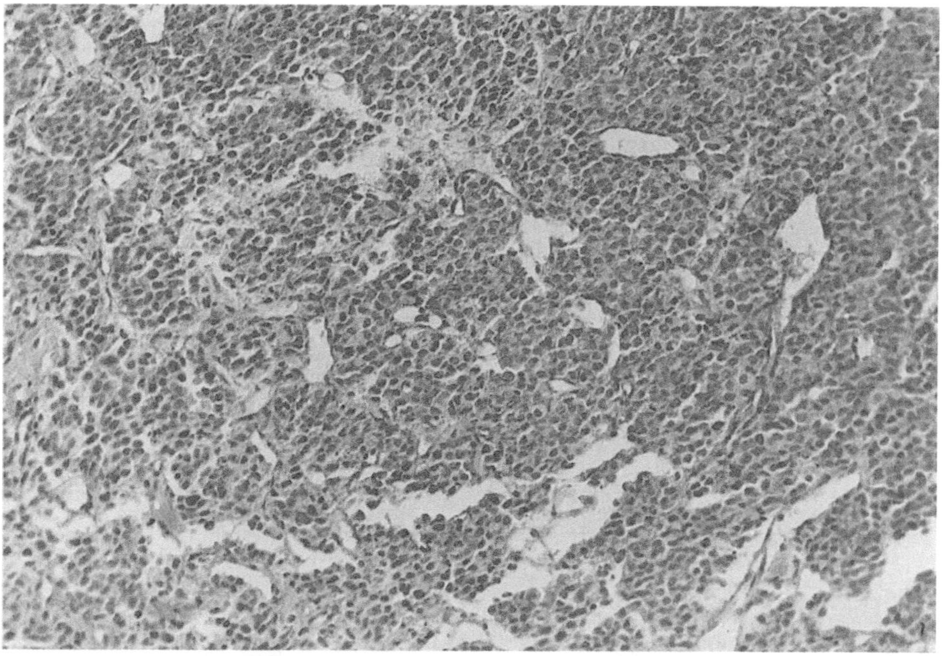

Abb. 117. Kleinzelliges Karzinom der Prostata

Das kleinzellige Karzinom der Prostata ist hochmaligne. In allen 20 Fällen von Tetu et al. (1987) wurden Metastasen beobachtet, am häufigsten in Beckenlymphknoten, Skelett, Lunge und Leber. Die Metastase eines kleinzelligen Bronchialkarzinoms in der Prostata muß ausgeschlossen werden. Bei gemischten Karzinomen mit PSA- und SPP-positiven Zellen ist dies ohne Schwierigkeit möglich. 11 der 20 Patienten von Tetu et al. (1987) sind innerhalb von 18 Monaten verstorben. Unter Chemotherapie ist eine Tumorremission möglich (Hindson et al. 1985). In einem Teil der Fälle von kleinzelligen Prostatakarzinomen wird ein endokrines Syndrom beobachtet, meist ein ektopes ACTH-Syndrom (Wenck et al. 1977; Vuitch u. Mendelsohn 1981; Jelbart et al. 1988), einmal ein Cushing-Syndrom mit wahrscheinlicher ektoper CRH-Produktion (Paulsen et al. 1988). Auch ein ektopes ADH-Syndrom wurde beschrieben (Ghandur-Mnaymneh et al. 1986).

e) Transitionalzellkarzinom der Prostata

Transitionalzellkarzinome der Prostata werden in 3 bis 5% aller Prostatakarzinome gefunden (Goebbels et al. 1985). Sie sind in 2 Hauptgruppen aufzugliedern (Tabelle 30): In der 1. Gruppe ist das Transitionalzellkarzinom der Prostata mit einem Harnblasenkarzinom kombiniert, also nur Teilerscheinung einer umfassenden malignen Erkrankung des Urothels. In der 2. Gruppe ist die Prostata solitär befallen. In beiden Gruppen kann zugleich ein gewöhnliches Adenokarzinom der Prostata bestehen.

Tabelle 30. Transitionalzellkarzinome der Prostata (GOEBBELS et al. 1985)

I.	Kombinierte Transitionalzellkarzinome der Harnblase und der Prostata	n
	a) Ohne Adenokarzinom	58
	b) Mit Adenokarzinom	6
II.	Solitäre Transitionalzellkarzinome der Prostata	n
	a) Ohne Adenokarzinom	20
	b) Mit Adenokarzinom	26
Gesamt		110

Tabelle 31. Verteilung klinischer Stadien (GOEBBELS et al. 1985)

Gruppe	0	A	B	C	D
Ia (n = 54)	35	7	7	4	1
b (n = 6)	–	–	3	3	–
IIa (n = 14)	1	2	7	3	1
b (n = 23)	–	1	5	9	8
Für 13 Fälle waren keine Daten vorhanden					

Die Mitbeteiligung der Prostata in Gruppe 1 kann an Zystoprostatektomiepräparaten gefunden werden, ohne daß klinisch ein Befund an der Prostata vorausgehend festgestellt wurde. Solitäre Transitionalzellkarzinome der Prostata erfordern den klinisch-zystoskopischen Ausschluß eines Harnblasenkarzinoms, insbesondere muß dabei auf ein Carcinoma in situ der Harnblase geachtet werden. Klinisch wird meist ein karzinomverdächtiger Tastbefund an der Prostata erhoben. In diesem Fall erhält der Pathologe keinen Hinweis auf ein mögliches Transitionalzellkarzinom.

Die klinischen Stadien von 97 Fällen (Tabelle 31) lassen erkennen, daß in der Gruppe 1 das Stadium 0 überwiegt, im übrigen aber alle Stadien eines gewöhnlichen Prostatakarzinoms vorgetäuscht werden (GOEBBELS et al. 1985).

Die Ausbreitung des Transitionalzellkarzinoms in der Prostata kommt auf 3 Wegen zustande (JOHNSON et al. 1972):

1. Ein infiltrierend wachsendes Harnblasenkarzinom greift breit invasiv auf die Prostata über.
2. Das Transitionalzellkarzinom wächst kontinuierlich oder diskontinuierlich als In-situ-Karzinom von der Pars prostatica der Urethra in tubuloalveoläre Drüsen der Prostata ein und füllt diese aus (ORTEGA et al. 1953; FRANKS u. CHESTERMAN 1956; KARPAS u. MOUMGIS 1969).
3. Unter Aussparung von Harnblase und Urethra entwickelt sich das primäre Transitionalzellkarzinom der Prostata in den großen periurethralen Gängen, füllt diese aus und kann intraduktal bis in die Peripherie vorwachsen (ENDE et al. 1963; ULLMANN u. ROSS 1967). Ausgangspunkt dieser Karzinome ist das Urothel der periurethralen Gänge. Der Ursprung aus den Basalzellen der tubuloalveolären Drüsen ist nicht belegt.

Primäre Transitionalzellkarzinome der Prostata erfordern den klinisch-zystoskopischen Ausschluß eines Harnblasenkarzinoms, insbesondere auch den Aus-

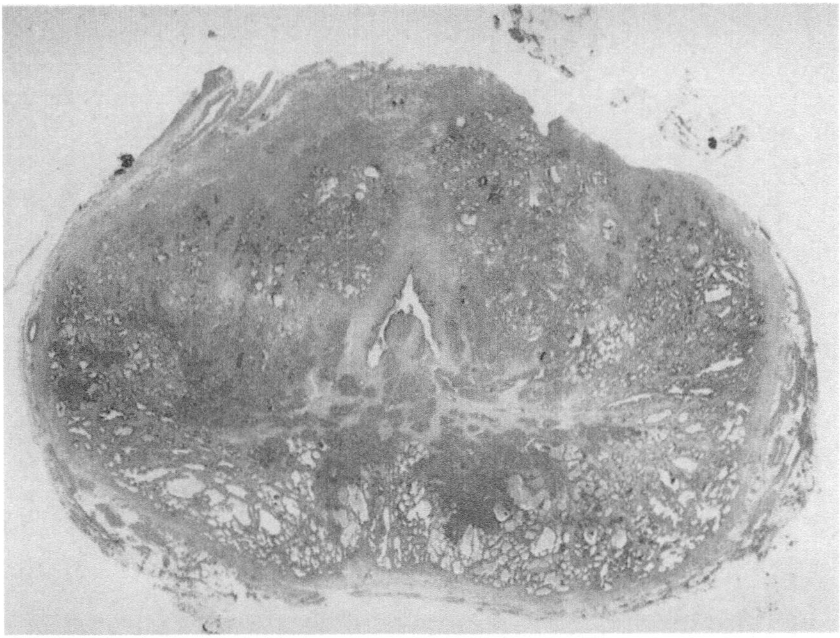

a

Abb. 118 a–c. Vom Colliculus seminalis bis weit in die Peripherie intraduktal ausgebreitetes Transitionalzellkarzinom der Prostata *(dunkelgraue, solide Felder)*

schluß eines Carcinoma in situ der Harnblase, mit dem das Transitionalzellkarzinom der Prostata häufig kombiniert ist (SEEMAYER et al. 1975). Bei Mitbeteiligung der Harnblase kann das Transitionalzellkarzinom der Prostata synchron oder metachron auftreten. Der zeitliche Abstand zwischen dem Harnblasen- und dem Prostatakarzinom kann Monate bis Jahre betragen (CHIBBER et al. 1981). Im TNM-Schema der UICC finden die sehr komplexen Beziehungen des Transitionalzellkarzinoms zwischen Harnblase und Prostata und die sich daraus ergebenden differierenden Befunde keine Berücksichtigung.

Histologisch sieht man – am besten auf Großflächenschnitten der Prostata – die Prostatagänge auf weiten Strecken von Tumorzellen angefüllt (Abb. 118). Das Kernmuster ist polymorph, Mitosen sind häufig (GOEBBELS et al. 1985). Papilläre Formationen werden intraduktal meist nicht ausgebildet. Die Abgrenzung von einem intraduktal-papillären Adenokarzinom der großen Protatagänge bereitet keine Schwierigkeiten, ist aber therapeutisch und prognostisch von großer Bedeutung.

Die Tumorformationen zerstören das Zylinderepithel der Prostata (Abb. 119), streckenweise ist das Epithel unterminiert (Abb. 120). Im umgebenden Stroma sieht man eine reaktiv-entzündliche Infiltration, die es beim gewöhnlichen Prostatakarzinom nicht gibt.

Breit infiltrierend und destruierend wachsende Transitionalzellkarzinome sind oft schwer von anaplastischen Prostatakarzinomen zu unterscheiden. Immunhistochemisch sind die Tumorzellen des Transitionalzellkarzinoms positiv

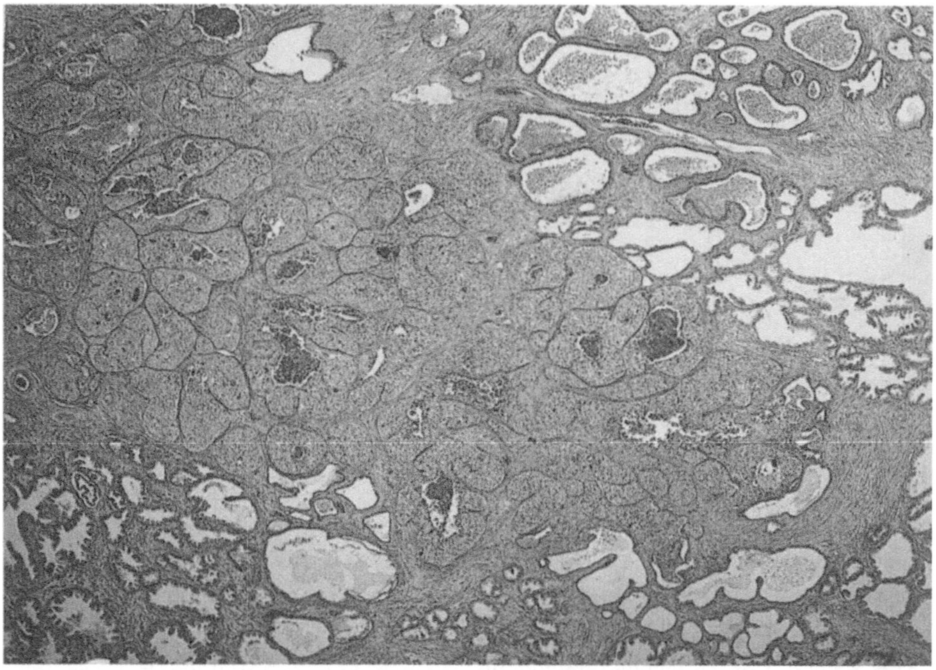
b

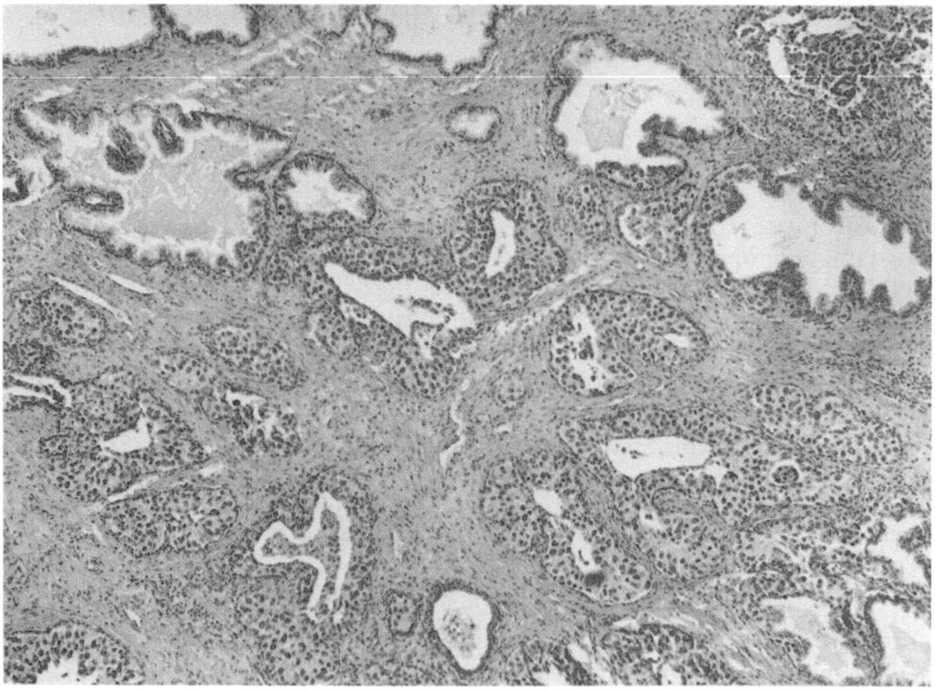
c

Abb. 118 b, c

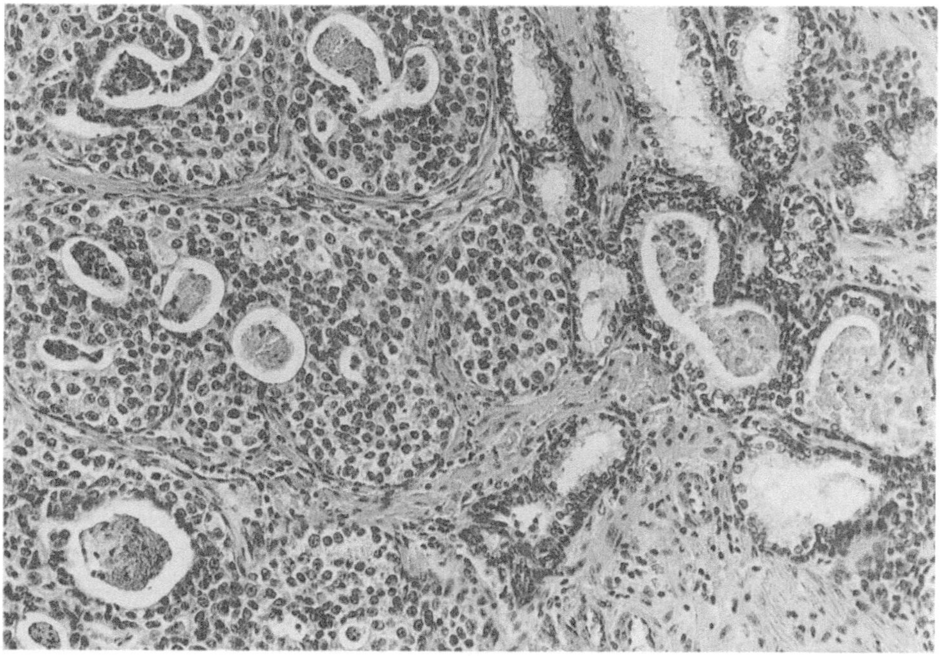

Abb. 119. Intraduktal wachsendes Transitionalzellkarzinom. Destruktion des Zylinderepithels

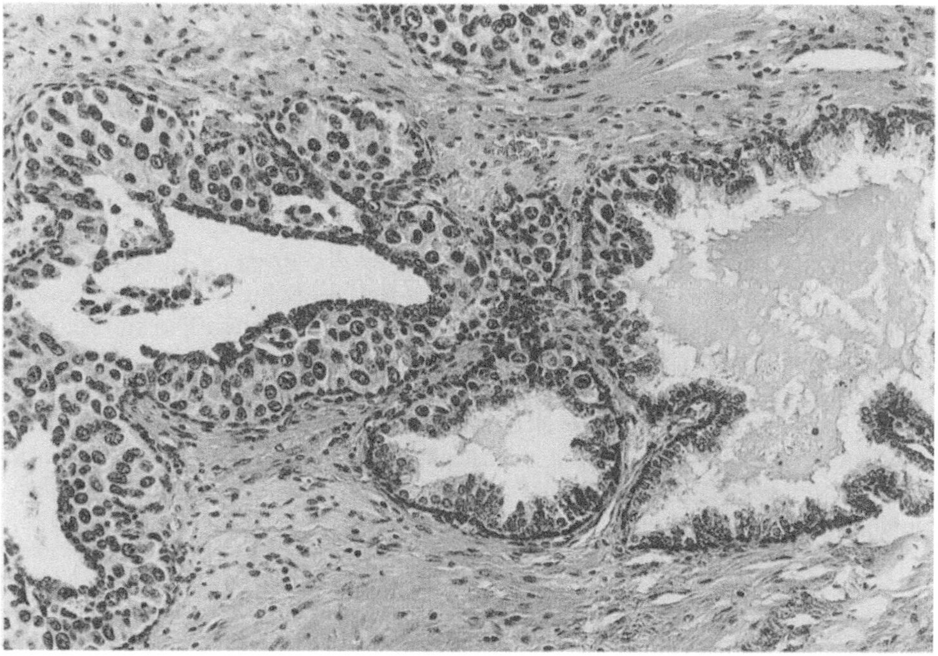

Abb. 120. Teilweise unter dem atrophischen Zylinderepithel wachsendes Transitionalzellkarzinom

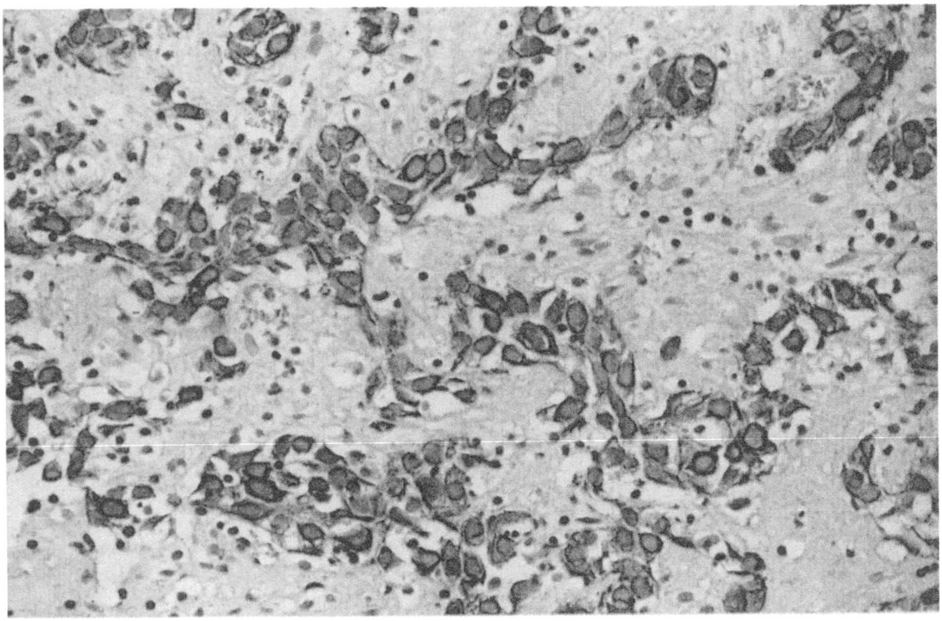

Abb. 121. Stratum-corneum-Keratin in einem breit infiltrierend wachsenden Transitionalzellkarzinom der Prostata

beim Nachweis des Keratins vom Stratum-corneum-Typ (Abb. 121), dagegen SPP- und PSA-negativ. Dies gilt aber auch für manche anaplastischen Prostatakarzinome. Andererseits gibt es eine kleine Gruppe von anaplastischen Karzinomen, die die Struktur eines Transitionalzellkarzinoms haben, aber SPP- und PSA-positiv sind. Die Immunhistochemie ist also nicht immer hilfreich bei dieser Differentialdiagnose. Die lokale Ausbreitung, insbesondere der Harnblasenbefund, muß in die Differentialdiagnose einbezogen werden. Eine epidermoide Differenzierung spricht für ein Transitionalzellkarzinom.

Die Prognose des Transitionalzellkarzinoms der Prostata ist schlecht. Die mittlere Überlebenszeit von 75 verstorbenen Patienten lag in den Gruppen mit primärem und sekundärem Transitionalzellkarzinom zwischen 23,6 und 35,8 Monaten (GOEBBELS et al. 1985). Vor allem beim primären Transitionalzellkarzinom mit intraduktalem Wachstum ist die richtige Diagnose durch den Pathologen von großer Bedeutung, verspricht doch eine antiandrogene Therapie keine Wirkung. Die Strahlensensibilität ist gering, die radikale Prostatektomie oder Zystoprostatektomie verspricht allein Heilung. Beim Carcinoma in situ der Harnblase muß gezielt nach der Beteiligung der Prostata gefahndet werden (SEEMAYER et al. 1975).

f) Plattenepithelkarzinom der Prostata

Im Prostatakarzinomregister Homburg sind nur 0,2% der Fälle Plattenepithelkarzinome; 8 der insgesamt 11 Fälle sind Transitionalzellkarzinome der Prostata mit epidermoider Differenzierung (WERNERT et al. 1988). Zwei Plattenepi-

a
b
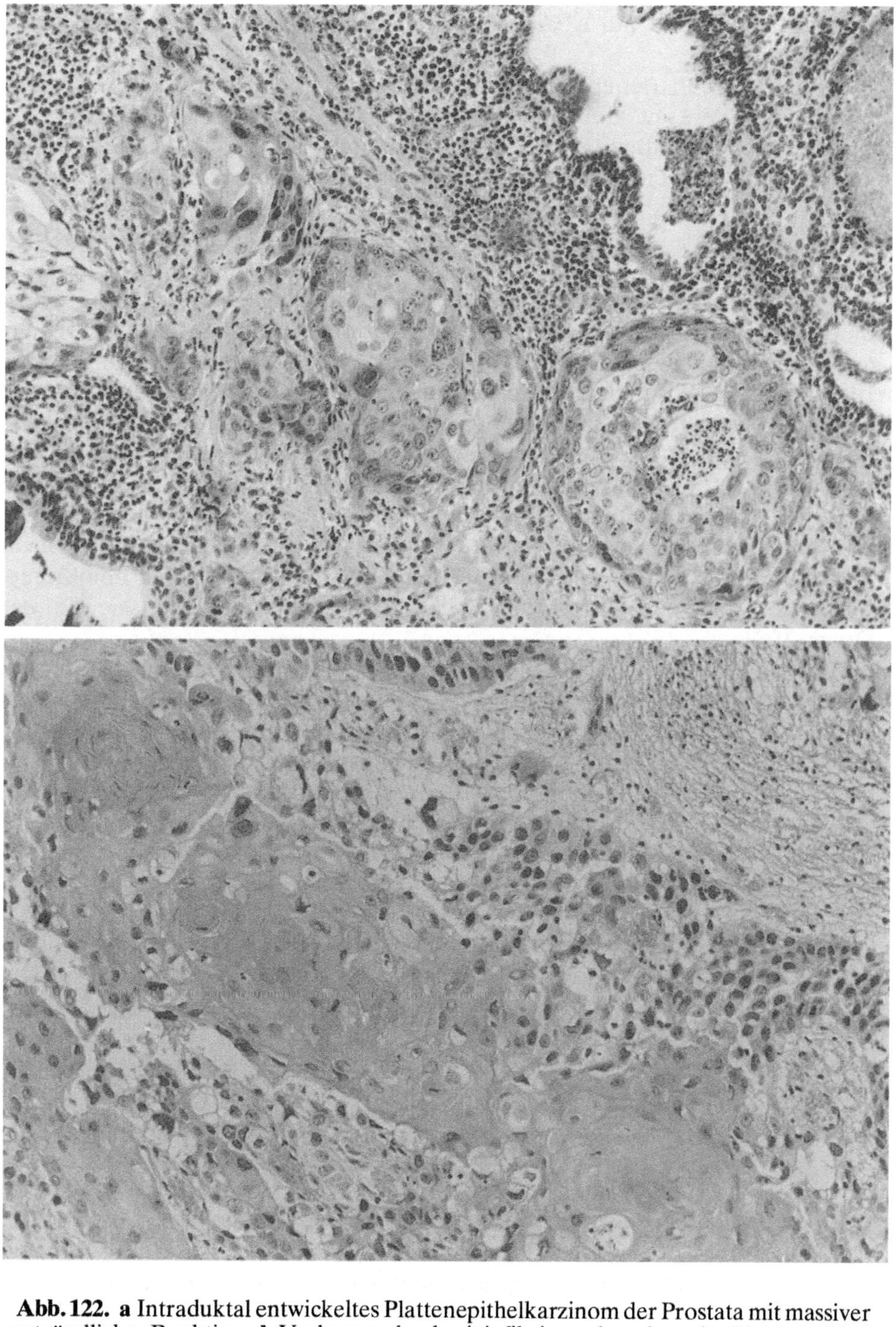

Abb. 122. **a** Intraduktal entwickeltes Plattenepithelkarzinom der Prostata mit massiver entzündlicher Reaktion. **b** Verhornendes, breit infiltrierend wachsendes Plattenepithelkarzinom der Prostata

thelkarzinome haben sich unter Östrogentherapie bei vorausgehendem Adenokarzinom entwickelt, nur 1 Fall ist ein primäres Plattenepithelkarzinom der Prostata (Abb. 122).

Das primäre Plattenepithelkarzinom entwickelt sich intraduktal aus einer Basalzellhyperplasie mit Atypien und squamöser Differenzierung. Bei vorausgehender Östrogenbehandlung eines Adenokarzinoms sind drüsige und epidermoide Tumoranteile z.T. eng miteinander vermengt (KASTENDIECK u. ALTENÄHR 1974), dabei kann das gewöhnliche Adenokarzinom Zeichen der Regression zeigen. In den erhaltenen Prostatadrüsen findet sich herdförmig eine gutartige Plattenepithelmetaplasie.

Histogenetisch kann das Plattenepithelkarzinom der Prostata nach Östrogentherapie sowohl aus Basalzellen normaler Prostatadrüsen wie auch durch Tumormetaplasie entstehen (KASTENDIECK u. ALTENÄHR 1974; ACCETTA u. GARDNER 1982). Eine herdförmige Differenzierung in einem gewöhnlichen Prostatakarzinom, etwa in cribriformen Herden, ist zweifelsfrei, wenn auch sehr selten nach Östrogentherapie zu beobachten. Angesichts der Diskrepanz zwischen der Häufigkeit der Östrogentherapie und der Seltenheit von Plattenepithelkarzinomen können Östrogene nur einen Teilfaktor in der Pathogenese des Plattenepithelkarzinoms spielen. SAITO et al. (1984) beschreiben ein adenosquamöses Karzinom der Prostata nach Radiotherapie ohne Hormonbehandlung. Alleinige Radiotherapie führt aber nach eigener Erfahrung zu keiner Plattenepithelmetaplasie (DHOM u. DEGRO 1982).

Histologisch wächst das teils verhornende, teils nichtverhornende Plattenepithelkarzinom teils intraduktal, teils breit infiltrierend und destruierend (Abb. 122). Mitosen sind häufig. Eine deutliche entzündliche Stromareaktion ist mitvorhanden. Beim gemischten adenosquamösen Karzinom zeigen auch die Metastasen Plattenepithelformationen (KASTENDIECK u. ALTENÄHR 1974; ACCETTA u. GARDNER 1982). Die Prognose ist schlecht; 9 Patienten des eigenen Beobachtungsgutes (WERNERT et al. 1988) überleben im Mittel nur 10,2 Monate.

II. Nichtepitheliale Tumoren der Prostata

1. Gutartige Geschwülste

a) Leiomyome

Über sog. Leiomyome s. Kap. „Benigne noduläre Hyperplasie".

b) Blaue Naevi

Melaninpigmenttragende Stromazellen vom Typ des blauen Naevus der Haut sind in der Prostata meist Zufallsbefunde (NIGOGOSYAN et al. 1963; SIMARD et al. 1964). Unter 150 Prostatektomiepräparaten finden LANGLEY u. WEITZNER (1974) 6 Fälle mit Melaninpositiven Zellnestern im Stroma und 2 Fälle, in denen Melanin auch im Epithel abgelagert war: Melanose der Prostata. Makroskopisch können pigmentreiche Herde als schwarze oder braune Flecken imponieren (JAO et al. 1971; LANGLEY u. WEITZNER 1974). Mikroskopisch sieht man spindelige, bipolare

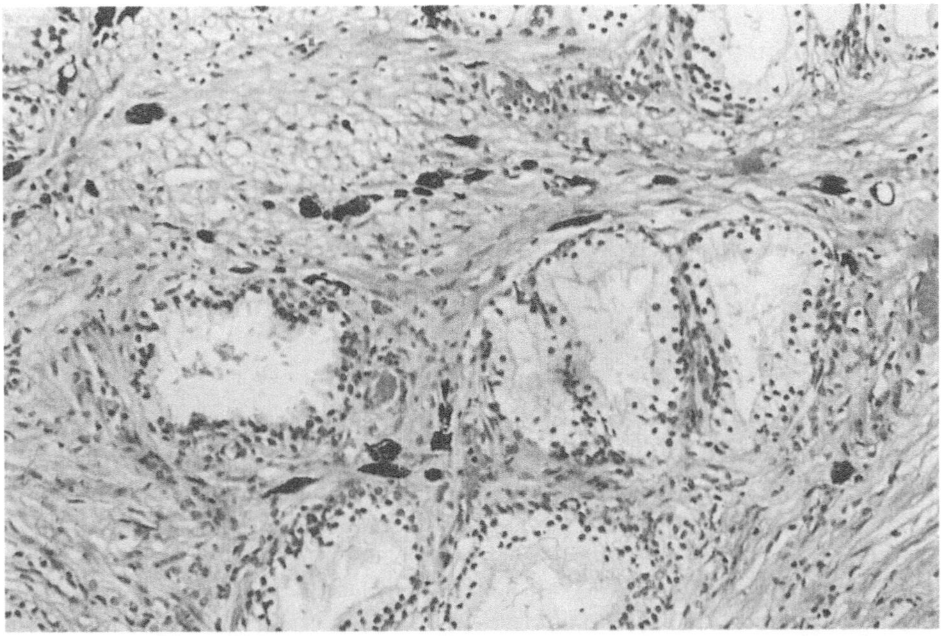

a

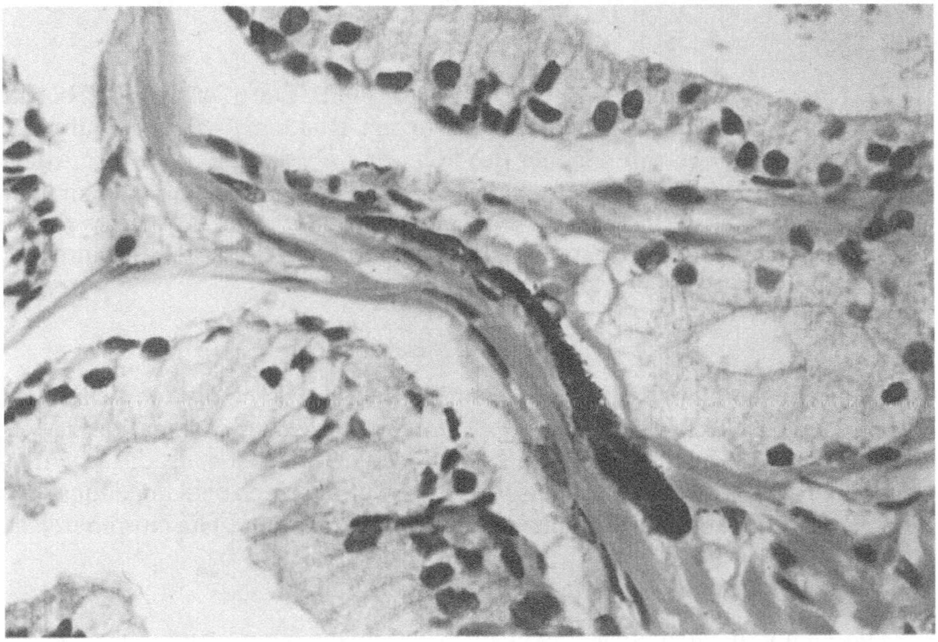

b

Abb. 123. a Melaninbeladene Zellen im Prostatastroma: sog. blauer Naevus. **b** Lang ausgezogene, stark pigmentbeladene Naevuszelle zwischen glatten Muskelzellen und Drüsenepithel

oder dendritische Zellen einzeln oder in Nestern zusammengelagert, die mit Melanin so stark überladen sein können, daß der Zellkern dahinter verschwindet (Abb. 123). Oft sind die Zellen den Drüsen unmittelbar angelagert. Die Melaninbeladung des Epithels ist offenbar Folge der Pigmentverschleppung. Die Beobachtung von Melaninpigment in den Drüsen eines autoptisch gefundenen latenten Adenokarzinoms ist singulär (RIOS u. WRIGHT 1976), während pigmentbeladene Stromazellen in den Knoten einer nodulären Hyperplasie nicht ungewöhnlich sind (BLOCK et al. 1972). Ultrastrukturell konnten in den Naevuszellen Prämelanosomen und Melanosomen nachgewiesen werden (JAO et al. 1971). Primäre maligne Melanome der Prostata sind vereinzelt mitgeteilt worden (BERRY u. REESE 1953; MOSTOFI et al. 1980).

2. Prostatasarkome

Das primäre Prostatasarkom ist selten. Die Häufigkeitsrelation zum Karzinom beträgt etwa 1 : 1000, wobei die Zahlenangaben zwischen 0,09 und 0,82 % schwanken, wahrscheinlich abhängig von der unterschiedlichen Altersverteilung der jeweils nur kleinen Beobachtungsserien (KASTENDIECK et al. 1974). Größere Beobachtungsreihen wurden vom AFIP (SMITH u. DEHNER 1972: 81 Fälle), sowie vom Iowa Hospital (SCHMIDT u. WELCH 1976: 12 Fälle) mitgeteilt. Das eigene Material (Prostatakarzinomregister Homburg/Saar) umfaßt 17 Fälle.

a) Lebensalter

Das Prostatasarkom zeigt 2 getrennte Altersgipfel: Der 1. Altersgipfel betrifft das Kindes- und Jugendalter, in dem bevorzugt Rhadomyosarkome auftreten. Der 2. Altersgipfel betrifft Männer des höheren Lebensalters, etwa der Altersgruppe des Prostatakarzinoms entsprechend. In dieser Gruppe findet man überwiegend die Leiomyosarkome. Im eigenen Beobachtungsgut betrug das Altersmittel der jugendlichen Gruppe (alles Rhabdomyosarkome) 21,6 Jahre, das Altersmittel der Leiomyosarkome beträgt 68 Jahre.

b) Klinischer Befund

Die klinische Symptomatik wird von der Harnwegsobstruktion beherrscht. Große Tumoren komprimieren das Rektum und führen zur Obstipation, zu Völlegefühl, teilweise auch zu blutigen Stühlen. Die Prostata ist meist diffus vergrößert, eher prall elastisch als hart und bei großen Tumoren von der Umgebung nicht abgrenzbar. Die saure Prostataphosphatase im Serum ist meist im Normbereich.

c) Makroskopischer Befund

Die Tumoren haben im Mittel einen größten Durchmesser von 14 cm, bei einer Schwankungsbreite von 2–24 cm (SMITH u. DEHNER 1972). Kleinere Tumoren können auf einen Lappen beschränkt sein. Die Nachbarorgane, Samenblase und Harnblase sind meist diffus infiltriert. Die Schnittfläche ist fischfleischartig, z.T. weich und gelatinös. Leiomyosarkome haben eine eher prall-elastische Konsistenz und sind knollig gebaut. Da der Pathologe aber so gut wie ausschließlich Stanzbiopsie- oder TUR-Material erhält, gewinnt der makroskopische Befund

Tabelle 32. Histologische Formen der Prostatasarkome

SMITH u. DEHNER 1972			Prostataregister Homburg	
	n	%		n
Rhabdomyosarkome	23	41,8	Rhabdomyosarkome	5
Leiomyosarkome	14	25,5	Leiomyosarkome	7
Non-Hodgkin-Lymphome	9	16,4	Non-Hodgkin-Lymphome	2
Maligne Schwannome	2	3,6	Chondrosarkom	1
Mixed tumor	1	1,8	Hämangiopericytom	1
Unklassifiziert	6	10,9	Karzinosarkom	1
Gesamt	55	100	Gesamt	17

keine diagnostisch relevante Bedeutung. Über zytologische Befunde an drei Sarkomen (1 Osteosarkom und 2 Leiomyosarkome) berichten MÜLLER u. WÜNSCH (1981).

d) Histologische Klassifikation

Die AFIP-Serie (SMITH u. DEHNER 1972) enthält 41,8% Rhabdomyosarkome und nur 25,5% Leiomyosarkome. Im eigenen Beobachtungsgut finden wir 5 Rhabdo- und 7 Leiomyosarkome (Tabelle 32).

In beiden Serien überwiegen die Myosarkome. Bei den Rhabdomyosarkomen sind sowohl pleomorphe wie embryonale Formen vertreten. Einen malignen Rhabdoidtumor der Prostataregion bei einem 14jährigen Jungen haben EKFORS et al. (1985) beschrieben. Kommt es zu einer sekundären, entzündlichen Durchsetzung mit Leukozyten, Eosinophilen und Makrophagen, kann im Biopsiematerial die Sarkomdiagnose schwierig sein. Es droht die Verwechslung mit einer granulomatösen Prostatitis!

Die Leiomyosarkome sind überwiegend ausgereifte Tumoren mit geringer Mitosezahl und monomorphem Kernmuster. Die Zellen sind charakteristisch fischzugartig angeordnet (Abb. 124). Herdförmig können breitere kollagene Faserzüge dazwischen gelagert sein. Originäres Drüsengewebe ist im Tumor in der Regel nicht enthalten, so daß die Präparate die Herkunft des Tumors meist nicht erkennen lassen. Von gutartigen Stromaknoten bei nodulärer Hyperplasie sind die Tumoren ohne Schwierigkeit abzugrenzen. Die fibromuskulären Knoten der periurethralen Region sind gefäßreich und zeigen eine innige Verflechtung zarter, kleiner Muskelzellen mit versilberbaren, weniger mit kollagenen Fasern. Die Tumorzellen des Leiomyosarkoms sind wesentlich prominenter, der Gefäßgehalt tritt ganz zurück. Nicht selten sieht man regressive Veränderungen, Nekrosen und Verkalkungen.

e) Prognose

Die Prognose der juvenilen Rhabdomyosarkome ist schlecht. In der Serie von SCHMIDT u. WELCH (1976) überlebte kein Patient länger als 10 Monate. Die Prognose der Leiomyosarkome im höheren Lebensalter ist wesentlich besser: Es sind Überlebenszeiten von 6–9 Jahren mitgeteilt worden (SCHMIDT u. WELCH 1976; SMITH u. DEHNER 1972).

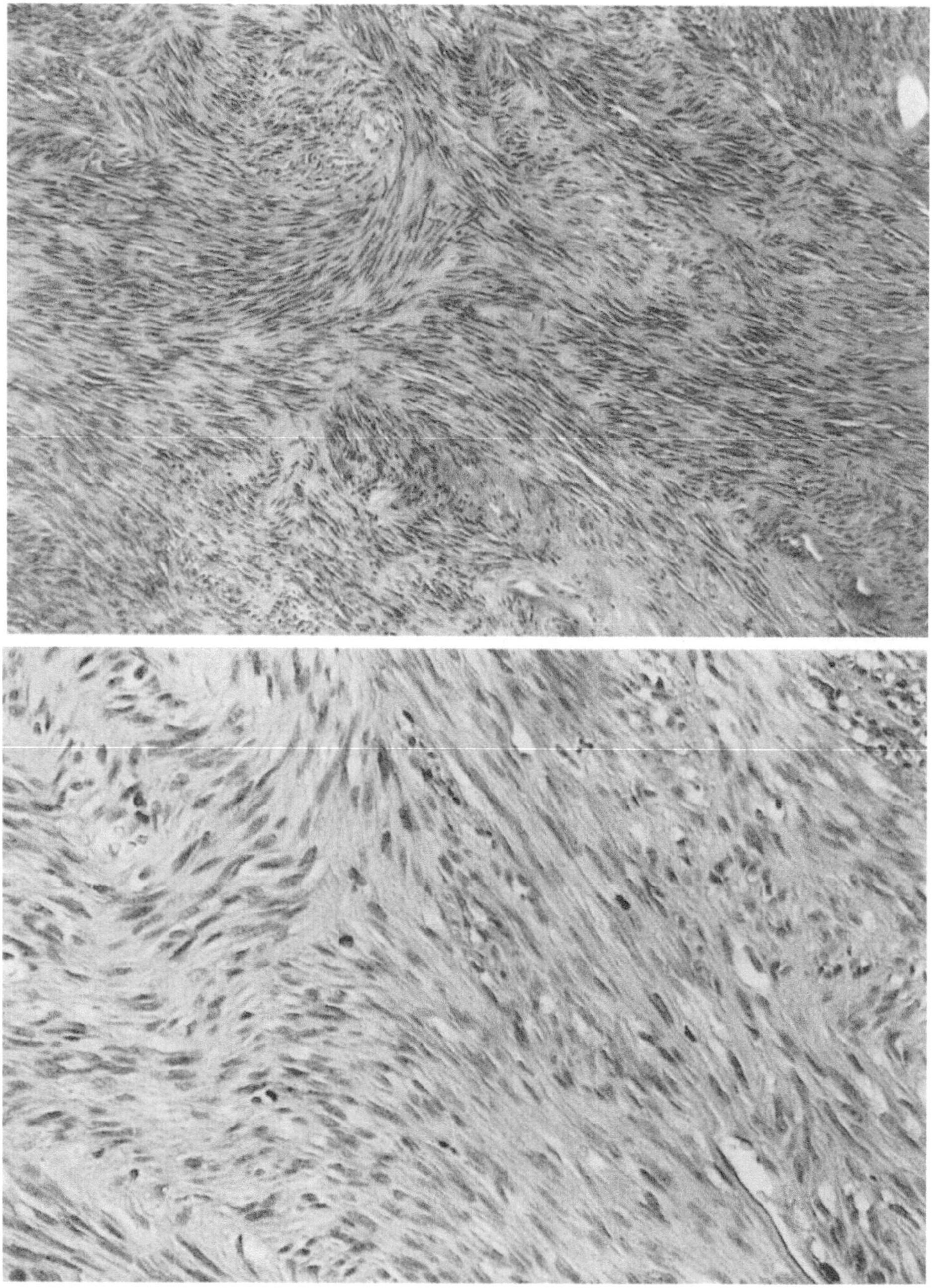

a

b

Abb. 124 a, b. Reifes Leiomyosarkom der Prostata

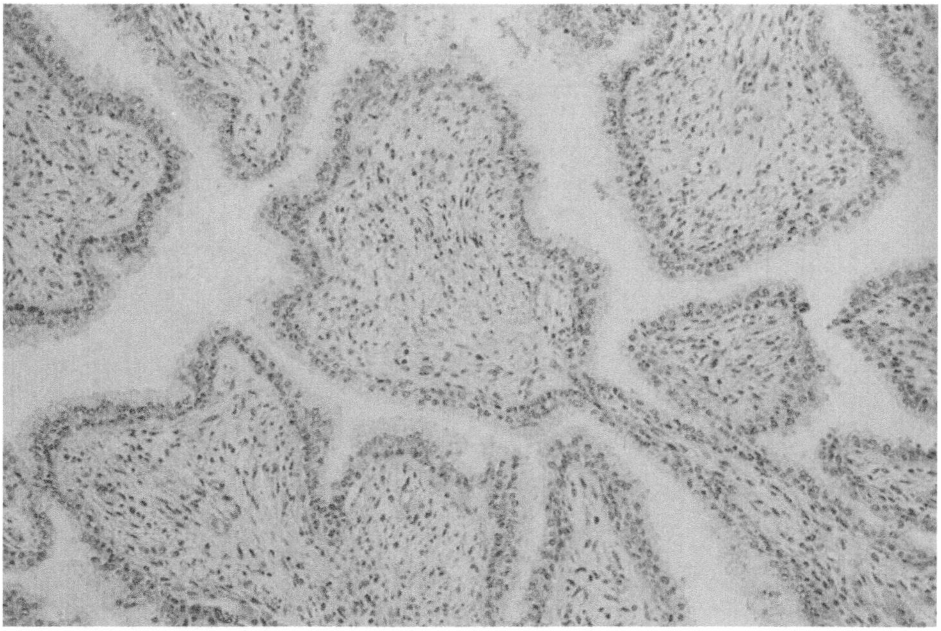

Abb. 125. Verzweigte Drüsengänge mit zellreichem Stroma: sog. Cystosarcoma phylloides der Prostata: Beobachtung Prof. SCHÖLL, Lahr

f) Maligne Lymphome

Die malignen Lymphome werden als primäre Tumoren der Prostata ohne anderweitige Organmanifestation beobachtet oder sind Teilerscheinung einer malignen Systemerkrankung. Häufig handelt es sich dann um eine chronische lymphatische Leukämie. In einer eigenen Beobachtung hat die Diagnose: Non-Hodgkin-Lymphom der Prostata nachträglich zur Aufdeckung einer CLL geführt. Die dichtzellige monotone, diffuse Infiltration des Prostatagewebes muß differentialdiagnostisch von chronisch-entzündlichen Infiltraten abgegrenzt werden. Auch bei anderen Leukämieformen kommen Infiltrate in der Prostata vor (MELCHIOR et al. 1974).

Das Spektrum weiterer Sarkomtypen ist groß, zahlreiche Einzelkasuistiken liegen hierüber vor: Malignes Neurilemmom (SCHUPPLER 1971), malignes fibröses Histiozytom (HEISING et al. 1985), Osteosarkom (MEETER u. RICHARDS 1960; MÜLLER u. WÜNSCH 1981), Hämangioperizytom (FREYES et al. 1977).

g) Karzinosarkom

Die Diagnose eines Karzinosarkoms wird man heute nur dann mit Sicherheit stellen dürfen, wenn eine desmoplastische Stromareaktion bei einem Karzinom bzw. ein seltenes, sarkomatöses Spindelzellkarzinom ausgeschlossen werden kann (MOSTOFI u. PRICE 1973). Dabei wird auf entsprechende immunhistochemische Verfahren nicht zu verzichten sein. Der karzinomatöse Anteil – oft cribriform gebaut – bietet keine diagnostischen Schwierigkeiten. Der sarkomatöse Teil kann

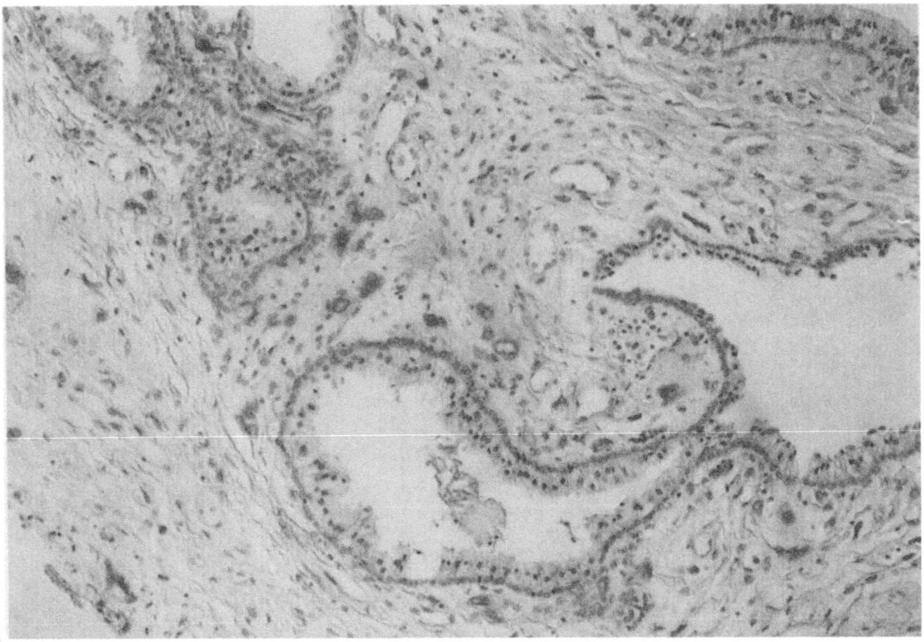

a

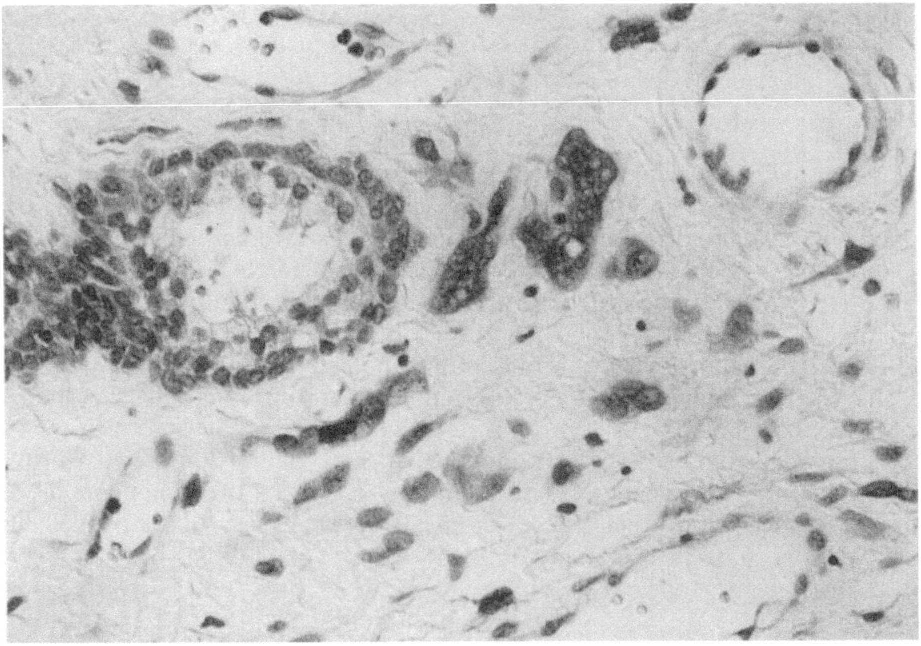

b

Abb. 126 a, b. Plump vergrößerte, hyperchromatische Stromazellkerne (**a**) und Kernkonglomerate (**b**) bei Cystosarcoma phylloides der Prostata. Beobachtung Prof. Schöll, Lahr

chondro-osteoblastische Formationen aufweisen (Hamlin u. Lund 1967). In den Metastasen können beide Tumoranteile gefunden werden (Haddad u. Reyes 1970). Bei der eigenen Beobachtung bei einem 59jährigen Mann war neben Anteilen eines multiformen, bevorzugt cribriformen Karzinoms ein pleomorpher, myosarkomatöser Anteil entwickelt.

3. Phylloidestyp der atypischen Prostatahyperplasie: Cystosarcoma phylloides

Ein eigenständiges Krankheitsbild, das dem Cystosarcoma phylloides der Mamma ähnelt, ist der sog. Phyllodestyp der atypischen Prostatahyperplasie, der auch als Cystosarcoma phyllodes der Prostata bezeichnet wird. Die seltene Beobachtung (Cox u. Dawson 1960; Attah u. Nkposong 1976; Attah u. Powell 1977; Gueft u. Walsh 1975; Manivel et al. 1986; Yokota et al. 1984; Young u. Scully 1987; eine eigene Beobachtung: Prof. Schöll, Lahr) betrifft Männer zwischen 31 und 69 Jahren: mittel 48 Jahre. Klinisch wird eine oft mit Hämaturie einhergehende, schwere Harnwegsobstruktion beobachtet. Die Prostata ist stark vergrößert und prall-elastisch. Bei „Adenomektomie“ werden Tumorteile von 6–13 cm Durchmesser (Beobachtung Prof. Schöll, Lahr) entfernt, bei transurethraler Resektion z. T. auch nur Gewebemengen von 30–45 g. Das Gewebe ist ungewöhnlich weich, schwammig und teilweise zystisch. Histologisch sieht man ein teils locker-myxomatöses, teils zellreiches Stroma mit ausgeprägt atypischem Kernmuster. Das Stroma umschließt verzweigte Drüsengänge, die spaltförmig komprimiert sind, dem „Phylloidestyp“ entsprechend (Abb. 125). Die Stromakerne sind plump, hyperchromatisch, Mitosen werden vereinzelt beobachtet (Abb. 126), können aber auch fehlen. Die Zellen enthalten Vimentin, z. T. auch Desmin, aber kein Myoglobin (Manivel et al. 1986; Young u. Scully 1987). Die verzweigten Drüsengänge sind mit zylindrischem Epithel ausgestattet, das prostataspezifisches Antigen enthält. Auch eine Basalzellhyperplasie und Plattenepithelmetaplasien werden gesehen.

Rezidive, die zu wiederholten Eingriffen zwingen, sind mehrfach mitgeteilt worden, während eine Metastasierung bisher nicht beobachtet wurde. Zwei Fälle zeigen aber einen malignen Verlauf (Gueft u. Walsh 1975; Yokota et al. 1984).

Kleinere Herde vom Bau eines sog. intrakanalikulären Fibroadenoms mit zellreichem Stroma sind im Rahmen einer BNH kein ungewöhnlicher Befund (Kafandaris u. Polyzonis 1983) (Abb. 127).

III. Sekundäre Tumoren in der Prostata: Metastasen

Bei ausgedehnt metastasierenden Tumoren sind autoptisch auch in der Prostata nicht selten Tumorabsiedelungen nachweisbar; 1,2 % der Malignome der Prostata sind in der Serie von Johnson et al. (1974) Metastasen. Maligne Melanome und kleinzellige Bronchialkarzinome sind am häufigsten vertreten. Primäre kleinzellige Prostatakarzinome müssen differentialdiagnostisch vom kleinzelligen Bronchialkarzinom abgegrenzt werden. Der immunhistochemische Nachweis von PSA und SPP, der auch in kleinzelligen Prostatakarzinomen oft positiv ist, spricht für den Primärtumor in der Prostata (s. Kap. „Karzinoide und kleinzellige Karzinome“).

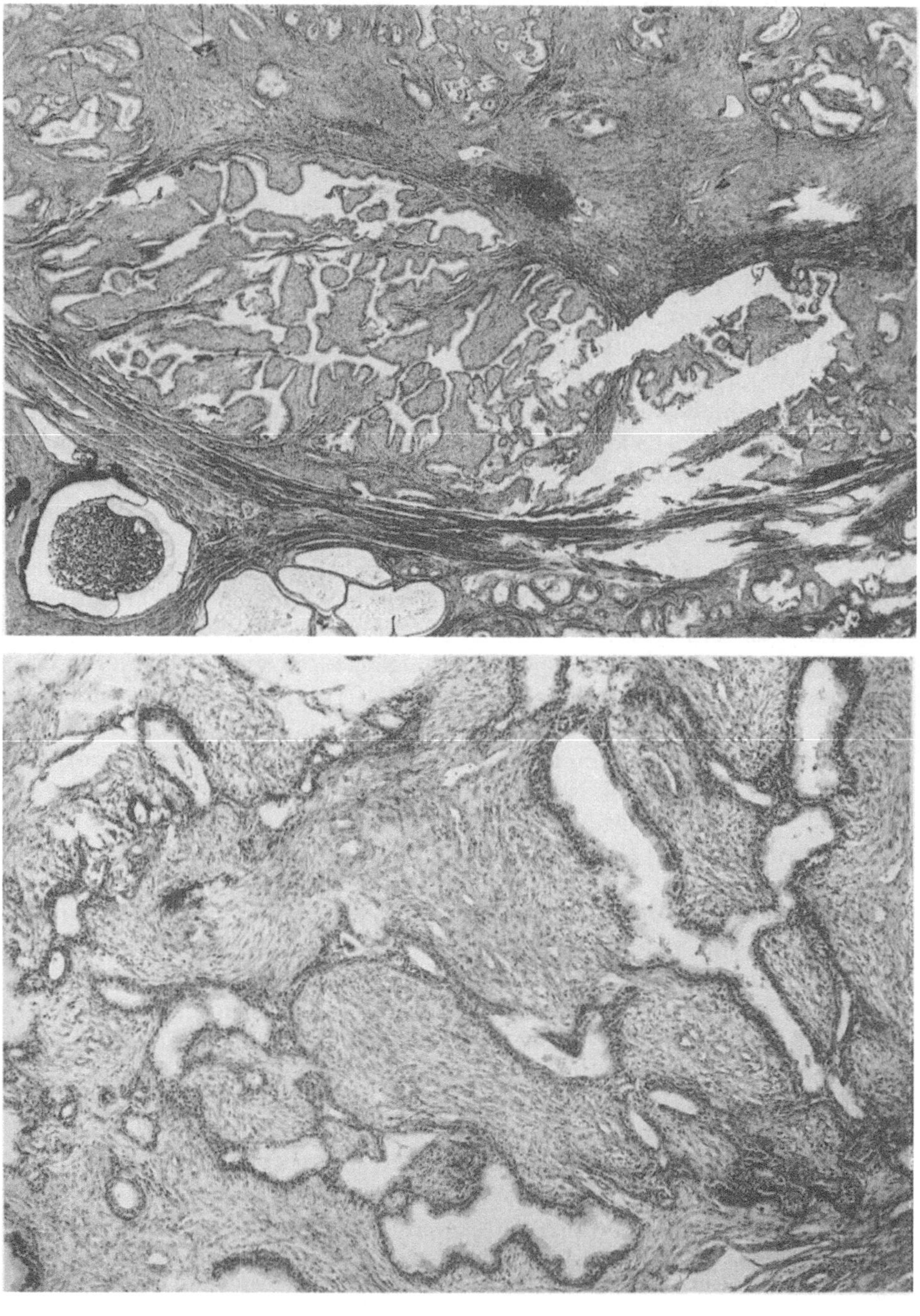

a

b

Abb. 127 a, b. Kleiner Herd vom Phylloidestyp mit zellreichem Stroma in einer benignen nodulären Hyperplasie

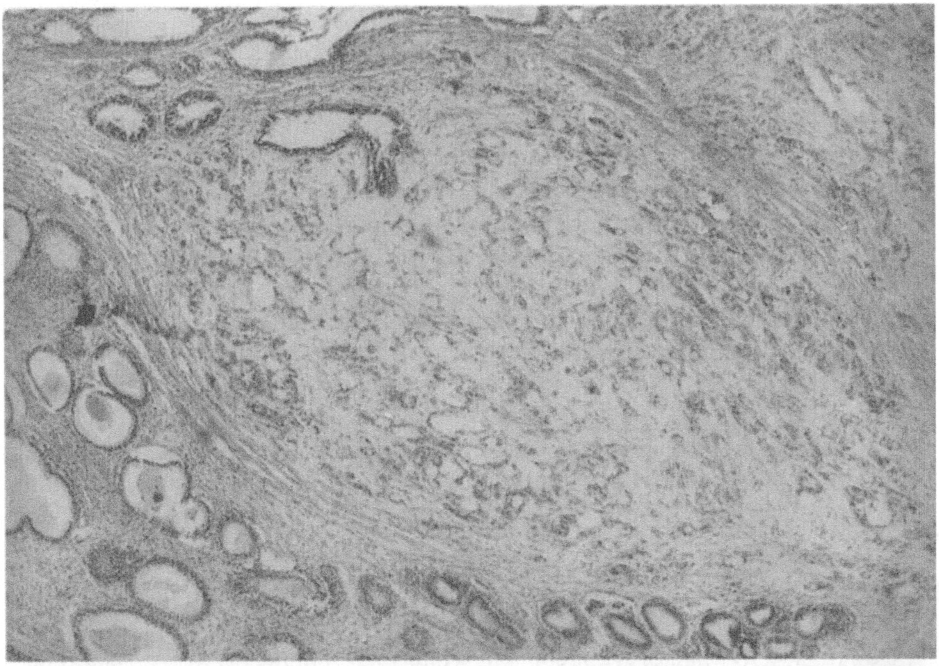

a

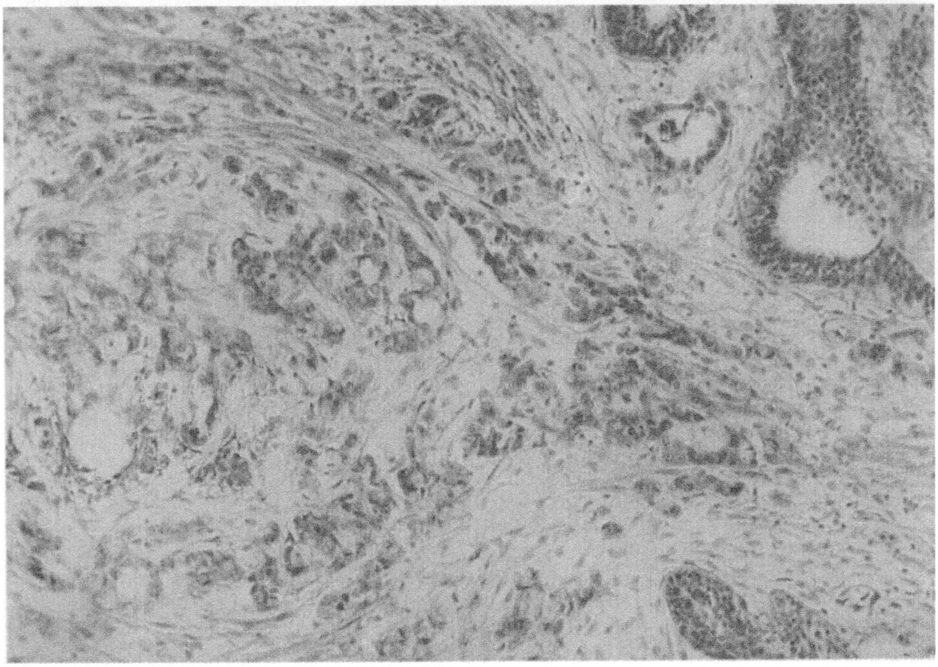

b

Abb. 128 a, b. Metastatisches Siegelringzellkarzinom der Prostata: autoptischer Befund

Ein reines Siegelringzellkarzinom spricht eher für einen metastatischen Prozeß (Magen, Kolon) (Abb. 128) als für ein muzinöses Prostatakarzinom, bei dem vorwiegend extrazelluläre Schleimmassen und kribriforme Tumorstrukturen gesehen werden.

Die metastatisch befallene Prostata ist teils von normaler Größe, teils knotig durchsetzt. Die klinischen Symptome der Harnwegsobstruktion werden nur in wenigen Fällen beschrieben (JOHNSON et al. 1974).

Fortgeschrittene Rektumkarzinome greifen gelegentlich unmittelbar auf die Prostata über. Klinisch lassen der rektale Tastbefund und die Rektoskopie nicht immer eine sichere Entscheidung über den Sitz des Primärtumors zu. Histologisch sollte die Struktur des Adenokarzinoms – Typ des kolorektalen vs. Typ des Prostatakarzinoms – die Entscheidung möglich machen. Die immunhistochemischen Marker des Prostatakarzinoms sind auch hier in der Differentialdiagnose hilfreich.

Zum Übergreifen von Harnblasentumoren auf die Prostata (s. Kap. „Transitionalzellkarzinome"), zur Mitbeteiligung der Prostata bei malignen Systemerkrankungen (s. Kap. „Maligne Lymphome").

Literatur

Abeshouse BS, Abeshouse GA (1961) Metastatic tumors of the penis: A review of the literature and a report of two cases. J Urol 86: 99

Abrahamsson PA (1988) Neuroendocrine differentiation and secretory proteins in the parenchyma in hyperplasia and in carcinoma of the prostate. Studentlitteratur Malmö, Universität Lund

Abrahamsson PA, Wadström LB, Alumeter J, Falkmer S, Grimelius L (1986) Peptide-hormone and serotonin-immunoreactive cells in normal and hyperplastic prostate glands. Pathol Res Pract 181: 675–683

Abrahamsson PA, Wadström LB, Alumeter J, Falkmer S, Grimelius L (1987) Peptide-hormone and serotonin-immunoreactive tumour cells in carcinoma of the prostate. Pathol Res Pract 182: 298–307

Accetta PA, Gardner WA, Jr (1982) Squamous metastases from prostatic adenocarcinoma. Lab Invest 46: 2 A

Achtstätter Th, Moll R, Moore B, Franke WW (1985) Cytokeratin polypeptide patterns of different epithelia of the human male urogenital tract: Immunofluorescence and gel electrophoretic studies. J Histochem Cytochem 33: 415–425

Ahluwalia B, Jackson MA, Jones GW, Williams AO, Rao MS, Rajguru S (1981) Blood hormones profiles in prostate cancer patients in high-risk and low-risk populations. Cancer 48: 2267–2273

Akazaki K (1973) Comparative studies on the prevalence of latent prostate cancer among Japanese, American and Colombian males. Director's report 1968/69. Aichi Cancer Center Research Institute, Nagoya

Akazaki K, Stemmermann GN (1973) Comparative study of latent carcinoma of the prostate among Japanese in Japan and Hawaii. J Natl Cancer Inst 50: 1137–1144

Alken CE, Dhom G, Kopper B, Rehker H, Dietz R, Kopper S, Ziegler M (1977) Verlaufskontrolle nach Hochvolt-Therapie des Prostatakarzinoms. Urologe [A] 16: 272–278

Almagro VA (1985) Argyrophilic prostatic carcinoma. Case report with literature review on prostatic carcinoid and „carcinoid-like" prostatic carcinoma. Cancer 55: 608–614

Altenähr E, Kastendieck H (1980) Proliferative patterns in prostatic carcinoma. In: Spring-Mills E, Hafez ESE (eds) Male accessory sex glands. Elsevier/North-Holland Biomedical

Altmannsberger M (1988) Intermediärfilamentproteine als Tumormarker in der Tumordiagnostik. Heft 127. Veröffentl Pathol. Fischer, Stuttgart

Altmannsberger M, Osborn M, Weber K, Schauer A (1982) Expression of intermediate filaments in different human epithelial and mesenchymal tumors. Pathol Res Pract 175: 227–237

Andrews GS (1951) The histology of the human foetal prepuberal prostates. J Anat 85: 44–55

Ansari MA, Pintozzi RL, Choy YS, Ladove RF (1981) Diagnosis of carcinoid-like metastatic prostatic carcinoma by an immunoperoxidase method. Am J Clin Pathol 76: 94–98

Armenian HK, Lilienfeld AM, Diamond EL, Bross JD (1974) Relationship between benign prostatic hyperplasia and cancer of the prostate. Lancet 2: 115–117

Armstrong B, Doll R (1975) Environmental factors and cancer incidence and mortality in different countries, with special reference to dietary practices. Int J Cancer 15: 617–631

Attah EB, Nkposong EO (1976) Phyllodes type of atypical prostatic hyperplasia. J Urol 115: 762–764

Attah EB, Powell MEA (1977) Atypical stromal hyperplasia of the prostate gland. Am J Clin Pathol 67: 324–327

Aumüller G (1973) Über Sialomucinproduzierende Zellen der Prostata. Verh Anat Ges 67: 233–243

Aumüller G (1979) In: Oksche A, Vollrath L (eds) Handbuch der mikroskopischen Anatomie des Menschen. 7. Band, Harn- und Geschlechtsapparat, 6. Teil. Prostate Gland and Seminal Vesicles. Springer, Berlin Heidelberg New York

Aumüller G (1983a) Morphologie der normalen Prostata und experimentelle Modelle der Prostataforschung. In: Helpap B (ed) Prostatahyperplasie. pmi, Frankfurt, S 15–30

Aumüller G (1983b) Morphologic and endocrine aspects of prostatic function. Prostate 4: 195–214

Aumüller G (1984) Immunzytochemie beim Prostatacarcinom. In: Helpap B, Senge Th, Vahlensieck W (Hrsg) Die Prostata Bd. 2. Prostatacarcinom. pmi, Frankfurt, S 165

Aumüller G, Pohl C, van Etten RL, Seitz J (1981) Immunohistochemistry of acid phosphatase in the human prostate: Normal and pathologic cytochemistry and biochemistry of acid phosphatase II. Virchows Arch [B] 35: 249–262

Azumi N, Shibuy H, Ishikura M (1984) Primary prostatic carcinoid tumor with intracytoplasmatic prostatic acid phosphatase and prostate-specific antigen. Am J Surg Pathol 8: 545–549

Azzopardi JG, Evans DJ (1971) Argentaffin cells in prostatic carcinoma: Differentiation from lipofuscin and melanin in prostatic epithelium. J Pathol 104: 247–251

Baker LH, Mebust WK, Chin TDY et al. (1981) The relationship of herpes virus to carcinoma of the prostate. J Urol 125: 370–374

Bangert V (1971) Untersuchungen zur postnatalen Chemodifferenzierung der Prostata des Menschen. Med. Dissertation Mainz

Barrett DM, Kelalis PP (1976) Retroperitoneal tumors and related disorders. In: Kelalis PP, Kind LR (eds) Clinical pediatric urology. Saunders, Philadelphia

Barringer BS (1933) Papillary intracystic adenocarcinoma of prostate and massive benign prostatic cyst. Am J Surg 20: 51

Bartsch F, Frick J, Rüegg J, Bucher M, Holliger O, Oberholzer M, Rohr HP (1979a) Electron microscopic stereological analysis of the normal human prostate and benign prostate hyperplasia. J Urol 122: 481–486

Bartsch G, Müller HR, Oberholzer M, Rohr HP (1979b) Lightmicroscopic stereological analysis of the normal human prostate and of benign prostate hyperplasia. J Urol 122: 487–491

Batson OV (1942) The role of the vertebral veins in metastatic processes. Ann Intern Med 16: 38–45

Battaglia S, Barbolini G, Botticelli AR (1979) Early (stage A) prostatic cancer. Virchows Arch [A] 382: 245–259

Beahrs OH, Myers MH (eds) (1983) Manual for staging of cancer. Lippincott, Philadelphia

Bean MA, Yatani R, Liu PJ, Fukazawa K, Ashley W, Fujita Sh (1973) Prostatic carcinoma at autopsy in Hiroshima and Nagasaki Japanese. Cancer 32: 498–506

Becker N, Frentzel-Beyme R, Wagner G (1984) Krebsatlas der Bundesrepublik Deutschland, 2. Aufl. Springer, Berlin Heidelberg New York Tokyo

Berg JW (1975) Can nutrition explain the pattern of international epidemiology of hormone-dependent cancers? Cancer Res 35: 3345–3350

Berlie J, Rezvani A, Hacene K, Bastien H, Chauvergne J, Guerrin J, Le Commandeur J, Brunet M (1985) Cancer de la prostate, bilan épidémiologique, fréquence, tendance, en particulier en France. Bull Cancer (Paris) 72: 391–404

Berry NE, Reese L (1953) Malignant melanoma which had its first clinical manifestations in the prostate gland. J Urol 69: 286–290

Berry StJ, Coffey DS, Walsh PC, Ewing LL (1984) The development of human benign prostatic hyperplasia with age. J Urol 132: 474–479

Bier B, Seitz G, Wernert N, Dhom G (1988) Differenzierungswandel von Prostatacarcinomen unter Androgenentzug. Verh Dtsch Ges Pathol 72: 602

Bleichner C, Chun B, Klappenbach R (1980) Pure small cell carcinoma of the prostate with fatal liver metastasis. Arch Pathol Lab Med 110: 1041–1044

Block NL, Weber D, Schinella R (1972) Blue nevi and other melanocytic lesions of the prostate: Report of 3 cases and review of the literature. J Urol 107: 85–87

Böcking A (1981) Reproduzierbares zytologisches Malignitätsgrading des Prostatakarzinoms. Akt Urol 12: 278–282

Böcking A, Sommerkamp H (1980) Histologisches Malignitätsgrading des Prostatakarzinoms. Verh Dtsch Ges Urol 32: 63–65

Böcking A, Sinagowitz E (1980) Histologic grading of prostatic carcinoma. Path Res Pract 168: 115–125

Böcking A, Kiehn J, Heinzel-Wach M (1982) Combined histologic grading of prostatic carcinoma. Cancer 50: 288–294

Böcking A, Helpap B, Kastendieck H, Müller HA (1984) Zytologisches Regressionsgrading des Prostatakarzinoms. In: Helpap B, Senge Th, Vahlensieck W (Hrsg) Prostatakarzinom. pmi, Frankfurt

Boing H, Martinez L, Frentzel-Beyme R, Oltersdorf V (1985) Regional nutritional pattern and cancer mortality in the Federal Republic of Germany. Nutr Cancer 7: 121–130

Bonkhoff H, Wernert N, Remberger K, Dhom G (1989) Topographische Lagebeziehung zwischen endokrin differenzierten Zellen und der Proliferationsfraktion in Prostatakarzinomen. Verh Dtsch Ges Pathol 73 (in Druck)

Bostwick DG, Brawer MK (1987) Prostatic intraepithelial neoplasia and early invasion in prostate cancer. Cancer 59: 788–794

Brandes D, Groth DP, Györkey F (1962) Occurrence of lysosomes in the prostatic epithelium of castrate rats. Exp Cell Res 28: 61–68

Brandes D, Kirchheim D, Scott W (1964) Ultrastructure of the human prostate. Lab Invest 13: 1541–1560

Brawer MK, Peehl DM, Stamey ThA, Bostwick DG (1985) Keratin immunoreactivity in the benign and neoplastic human prostate. Cancer Res 45: 3663–3667

Brawn PN (1982) Adenosis of the prostate. Cancer 49: 826–833

Brawn PN, Johnson ChF (1987) The metastatic potential of prostate carcinomas composed entirely of single malignant glands. Virchows Arch [A] 411: 399–402

Breslow N, Chan CW, Dhom G, Drury AB, Franks LM, Gellei B, Lee YS, Lundberg S, Sparke B, Sternby NH, Tulinius H (1977) Latent carcinoma of prostate at autopsy in seven areas. Int J Cancer 20: 680–688

Bridges CH, Belville WD, Insalaco SJ, Buck AS (1983) Stage A prostatic carcinoma and repeated transurethral resection: A reappraisal 5 years later. J Urol 129: 307

Brinkmann B (1988) Structure of the androgen receptor. 6. Cansteiner Colloquium. Neue Aspekte zur Regulation der Prostatafunktion. Schloß Canstein, 16.–18.6. 1988 (in press)

Broders AC (1926) Carcinoma, grading and practical application. Arch Pathol 2: 376–381

Brooks B, Miller GJ (1986) Evaluation of prostatic cancer histology and grade distribution: Experience with the Colorado Central Cancer Registry. Prostate 8: 139–150

Bruce AW, Trachtenberg J (eds) (1987) Adenocarcinoma of the prostate. Springer, Berlin Heidelberg New York Tokyo

Bülow H, Wullstein HK, Böttger G, Schröder FH (1973) Mamma-Carcinom bei oestrogenbehandeltem Prostata-Carcinom. Urologe [A] 12: 249–253

Burckhardt R, Frisch B, Sommerfeld W, Binsack Th, Kettner G (1982) Der Wert der Knochenmarkbiopsien zur Erkennung der Metastasierung. Verh Dtsch Krebsges 3: 373–387
Butler JJ, Howe CD, Johnson DE (1971) Enlargement of the supraclavicular lymph nodes as the initial sign of prostatic carcinoma. Cancer 27: 1055–1063
Butterick JD, Schnitzer B, Abell MR (1971) Ectopic prostatic tissue in urethra: a clinicopathological entity and a significant cause of hematuria. J Urol 105: 97
Buttyan R, Sawczuk JS, Benson MC, Siegal JD, Olsson CA (1987) Enhanced expression of the c-myc protooncogene in high-grade human prostate cancers. Prostate 11: 327–337
Byar DP (1987) Incidence, mortality and survival statistics for prostate cancer. In: Current Concepts and approaches to the study of prostate cancer. Liss, New York
Cantrell BB, DeKlerk DP, Eggleston C, Boitnott JK, Walsh PC (1981) Pathological factors that influence prognosis in stage A prostatic cancer: The influence of extent versus grade. J Urol 125: 516–520
Capella C, Usellini L, Buffa R, Frigerio B, Solcia E (1981) The endocrine component of prostatic carcinomas, mixed adenocarcinoma – carcinoid tumors and nontumor prostate. Histochemical and ultrachemical identification of the endocrine cells. Histopathology 5: 175–192
Caselitz J, Walther B, Wustrow J, Seifert G, Weber K, Osborn M (1986) A monoclonal antibody that detects myoepithelial cells in exocrine glands, basal cells in other epithelial and basal and suprabasal cells in certain hyperplastic tissues. Virchows Arch [A] 409: 725–738
Castaldo JE, Bernat JC, Meier FA, Schned AR (1983) Intracranial metastases due to prostatic carcinoma. Cancer 52: 1739–1747
Catalona WJ (1984) Prostate cancer. Grune & Stratton, Orlando San Diego San Francisco New York
Catane R, Kaufman J, Wesh CS, Merrin CL, Tsukuda Y, Murphy GP (1976) Brain metastasis from prostatic carcinoma. Cancer 38: 2583–2587
Centifano YM, Kaufman HE, Zam ZS (1973) Herpes virus particles in prostatic cancer cells. J Virol 12: 1608–1611
Charhon SA, Chapuy MC, Delvin EE, Valentin-Opran A, Edouard CM, Eng BS, Meunier PJ (1983) Histomorphometric analysis of sclerotic bone metastases from prostatic carcinoma with special reference to osteomalacia. Cancer 51: 918–924
Chibber PJ, McIntyre MA, Hindmarsh JR, Hargreave TB, Newsam JE, Chisholm GD (1981) Transitional cell carcinoma involving the prostate. Br J Urol 53: 605–609
Choudhury M, DeRosas J, Papsidero L (1982) Metastatic prostatic carcinoma to breast or primary breast carcinoma. Urology 19: 297–299
Clark TD, Askin FB, Baguell ChB (1987) Nuclear roundness factor: A quantitative approach to grading in prostatic carcinoma, reliability of needle biopsy tissue, and the effect of tumor stage on usefulness. Prostate 10: 199–206
Cleary KR, Choi HY, Ayala AG (1983) Basal cell-hyperplasia of the prostate. Am J Clin Pathol 80: 850–854
Coppola RJ, Salanga VD (1980) Metastatic prostatic adenocarcinoma to temporal bone. Neurology 30: 311
Cox R, Dawson MP (1960) A curious prostatic tumour: Probably a true mixed tumour (cystadeno-leiomyo-fibroma). Br J Urol 32: 306–311
Cuatico W, Cheung CH, Sy F (1978) Detection of viral-like cores from the urine of patients with genitourinary malignancies. Cancer 41: 706–711
Czernobilsky B (1985) Co-expression of cytokeratin and vimentin filaments in mesothelial, granulosa and rete ovarii cells of the human ovary. Eur J Cell Biol 37: 175–190
Dauge MC, Grossin M, Doumecq-Lacoste JM, Vinceneux PS, Delmas V, Bocquet L (1985) Tumeur „carcinoid“ de la prostate. Une nouvelle observation anatomoclinique avec revue de la littérature. Arch Anat Cytol Pathol 33: 73–79
Deklerk DP, Scott WW (1978) Prostatic maldevelopment in the prune-belly-syndrome: A defect in prostatic stromal-epithelial interaction. J Urol 120: 341–344
Deklerk DP, Coffey DS, Ewing LL, McDermott JR, Reiner WG, Robinson CH, Scott WW, Standberg JD, Talakay P, Walsh PC, Wheaton LG, Zirkin BR (1979) A comparison of spontaneous and experimentally induced canine prostatic hyperplasia. J Clin Invest 64: 842–848

Devine ChJ, Gonzalez-Serva L, Stecker JF, Devine PC, Horton ChE (1980) Utricular configuration in hypospadia and intersex. J Urol 123: 407–411

Dhom G (1974) Differentialdiagnostische Probleme des Prostatakarzinoms. Erfahrungen mit dem Prostatakarzinom-Register. Beitr Pathol 153: 203–220

Dhom G (1977) Classification and grading of prostatic carcinoma. In: Grundmann E, Vahlensieck W (eds) Tumors of the male genital system. Rec Results Cancer Res 60: 14–26

Dhom G (1978) Das Prostatakarzinom und die Bedeutung seiner Früherkennung. Med uns Zeit 2: 134–142

Dhom G (1979) Frühe neoplastische Veränderungen der Prostata. Verh Dtsch Ges Pathol 63: 218–231

Dhom G (1983a) Erkrankungen der Prostata. In: Frommhold W, Gerhardt P (Hrsg) Klinisch-radiologisches Seminar, Bd 13. Thieme, Stuttgart New York

Dhom G (1983b) Epidemiologic aspects of latent and clinically manifest carcinoma of the prostate. J Cancer Res Clin Oncol 106: 210–218

Dhom G (1984) Immunhistochemische Befunde beim unbehandelten und beim behandelten Prostatacarcinom. In: Helpap B, Senge Th, Vahlensieck W (Hrsg) Die Prostata Bd 2. Prostatacarcinom. pmi, Frankfurt, S 320

Dhom G (1985) Histopathology of prostate carcinoma. Path Res Pract 179: 277–303

Dhom G (1988) Incipient prostate cancer: Definition, histology and clinical consequences. Rec Results Cancer Res 106: 85–93

Dhom G, Bier B (1987) Die Lymphknotenschnellschnittuntersuchung bei urologischen Tumoren. Verh Dtsch Ges Urol 38: 13–17

Dhom G, Degro S (1982) Therapy of prostatic cancer and histopathologic follow-up. Prostate 3: 531–542

Diamond DA, Berry StJ, Jewett HJ, Eggleston JC, Coffey DS (1982) A new method to assess metastatic potential of human prostate cancer: Relative nuclear roundness. J Urol 128: 729–734

Dikman SH, Toker C (1973) Seromucinous gland ectopia within the prostatic stroma. J Urol 109: 852–853

Di Sant'Agnese PA, de Mesy Jensen KL (1984a) Somatostatin and/or somatostatin-like immunoreactive endocrine-paracrine cells in the human prostate gland. Arch Pathol Lab Med 108: 693–696

Di Sant'Agnese PA, de Mesy Jensen KL (1984b) Endocrine-paracrine cells of the prostate and prostatic urethra: An ultrastructural study. Hum Pathol 15: 1034–1041

Di Sant'Agnese PA, de Mesy Jensen KL, Churukian CJ, Agarwal MM (1985) Human prostatic endocrine-paracrine (APUD) cells. Arch Pathol Lab Med 109: 607–612

Di Sant'Agnese PA, Jensen M (1987) Neuroendocrine differentiation in prostatic carcinoma. Hum Pathol 18: 849–856

Döring L (1975) Metastasis of carcinoma of prostate to meningioma. Virchows Arch [A] 366: 97–91

Donn AS, Muir CS (1985) Prostatic cancer. Some epidemiologic features. Bull Cancer (Paris) 72: 381–390

Donohue RE, Fauver HE, Whitesel JA, Augspurger RR, Pfister RR (1981) Prostatic carcinoma: Influence of tumor grade on results of pelvic lymphadenectomy. Urology 17: 435–440

Drach GW, Kohnen PW (1977) Prostatitis. In: Tannenbaum M (ed) Urologic Pathology: The prostate. Lea & Fibiger, Philadelphia

Dreyfuss ML, Simon S, Sommer RJ (1961) Granulomatous prostatitis due to cryptococcus neoformans (torula) with disseminated cryptococcosis and meningitis. NY State J Med 61: 1589

Dube VE, Farrow GM, Greene LF (1973) Prostatic adenocarcinoma of ductal origin. Cancer 32: 402–409

Eder M (1984) Die Metastasierung: Fakten und Probleme aus humanpathologischer Sicht. Verh Dtsch Ges Pathol 68: 1–11

Edwards CN, Steinthorsson E, Nicholson D (1953) An autopsy study of latent carcinoma. Cancer 6: 531–554

Ekfors TO, Aho JH, Kekomäki M (1985) Malignant rhaboid tumor of the prostatic origin. Virchows Arch Path Anat 406: 381–388
Ekman P, Snochowski M, Dahlberg E, Gustafsson JA (1979) Steroid receptors in metastatic carcinoma of the human prostate. Eur J Cancer 15: 257–262
Elder JS, Gibbons RP, Correa RJ, Brannen GE (1985) Efficacy of radical prostatectomy for stage A 2 carcinoma of the prostate. Cancer 56: 2151–2154
Ellis DW, Leffers J, Baries JS, NG ABR (1984) Multiple immunoperoxidase markers in benign hyperplasia and adenocarcinoma of the prostate. Am J Clin Pathol 81: 279–284
Ende N, Woods LP, Shelley HS (1963) Carcinoma originating in ducts surrounding the prostatic urethra. Am J Clin Pathol 40: 183–189
Epstein JI, Berry STJ, Eggleston JC (1984) Nuclear roundness factor. A predictor of progression in untreated stage A 2 prostate cancer. Cancer 54: 1666–1671
Epstein NA (1977) Primary papillary carcinoma of the prostate. Report of a histopathologic, cytologic and electron microscopic study on one case. Acta Cytol 21: 543–546
Epstein NA, Fatti LP (1976) Prostatic carcinoma. Some morphological features affecting prognosis. Cancer 37: 2455–2465
Ernster VL, Seluin S, Sacks ST, Austin DF, Brown SM, Winkelstein W (1978) Prostatic cancer: Mortality and incidence rates by race and social class. Am J Epidemiol 107: 311–320
Esposti PL (1971) Cytologic malignancy grading of prostatic carcinoma by transrectal aspiration biopsy: A five year follow-up of 469 hormone treated patients. Scand J Pathol Nephrol 5: 199–209
Evans N, Branes RW, Brown AF (1942) Carcinoma of the prostate. Correlation between the histologic observations and the clinical course. Arch Pathol 34: 473–483
Fair WR, Sharer W (1986) Prostatitis. In: Blandy JP, Lytton B (eds) The Prostate. Butterworth, London Boston Durban Singapore Sydney Toronto Wellington
Faul P, Eisenberger F, Elsässer E (1985) Metastatischer Befall pelviner Lymphknoten in Abhängigkeit vom morphologischen Differenzierungsgrad und klinischen Stadium des Prostatakarzinoms. Urologe [A] 24: 326–329
Fetissof F, Dubois MP, Arbeille-Brassart B, Lauson Y, Boivin F, Jobard P (1983) Endocrine cells in the prostate glands, urothelium and Brenner tumors. Virchows Arch Cell Pathol 42: 53–64
Fetissof F, Bonandet P, Arbeille B (1988) Calcitonin-secreting carcinomas of the prostate. An immunohistochemical and ultrastructural analysis. Am J Surg Pathol 10: 702–710
Feustel A, Wennrich R, Steiniger D, Klauss P (1982) Zinc and cadmium concentration in prostatic carcinoma of different histological grading in comparison to normal prostate tissue and adenofibromyomatosis (BPH). Urol Res 10: 301–303
Feyrter F (1951 a) Zur Pathologie des urogenitalen Helle-Zellen-Systems. Virchows Arch 320: 564–576
Feyrter F (1951 b) Über das urogenitale Helle-Zellen-System des Menschen. Mikr Anat Forsch 57: 324–344
Fisher ER, Jeffrey W (1965) Ultrastructure of human normal and neoplastic prostate. With comments relative to prostatic effects of hormonal stimulation in the rabbit. Am J Clin Pathol 44: 119–134
Flanders WD (1984) Review: Prostate cancer epidemiology. Prostate 5: 621–629
Fleming WH, Hamel A, MacDonald R, Ramsey E, Pettiger NM, Johnston B, Dodd JG, Matusik RJ (1986) Expression of the c-myc protooncogene in human prostatic carcinoma and benign prostatic hyperplasia. Cancer Res 46: 1535–1538
Föllinger S (1987) Probleme der histopathologischen Bestimmung des Malignitätsgrades differenzierter Prostatakarzinome. Dissertation, Homburg/Saar
Ford TF, Butcher ND, Masters JR, Parkinson C (1985) Immunocytochemical localization of prostate-specific antigen: Specifity and application to clinical practice. Br J Urol 57: 50–55
Fox M (1963) The natural history and significance of stone-formation in the prostate gland. J Urol 89: 716–727
Franke WW, Grund Ch, Jackson BW, Illmensee K (1983) Formation of cytoskeletal elements during mouse embryogenesis. IV. Ultrastructure of primary mesenchymal cells and their cell-cell interactions. Differentiation 25: 121–141

Frankel K, Craig JR (1974) Adenoid cystic carcinoma of the prostate. Report of a case. Am J Clin Pathol 62: 639–645
Franks LM (1954a) Atrophy and hyperplasia in the prostate proper. J Pathol Bact 68: 617–621
Franks LM (1954b) Benign nodular hyperplasia of the prostate: A review. Ann Roy Coll Surg Engl 14: 92–106
Franks LM (1960) Estrogen-treated prostatic cancer. The variation of responsiveness of tumor cells. Cancer 13: 490–501
Franks LM (1983) Origins of benign prostatic hypertrophy. In: Hinman F (ed) Benign prostatic hypertrophy. Springer, New York Heidelberg Berlin
Franks LM, Chesterman FC (1956) Intraepithelial carcinoma of prostatic urethra, periurethral glands and prostatic ducts (Bowen's disease of the urinary epithelium). Br J Cancer 10: 223–225
Franks LM, Fergusson JD, Murnaghan GF (1958) Assessment of factors influencing survival in prostatic cancer: Absence of reliable prognostic features. Br J Cancer 12: 321–326
Franks LM, O'Shea JD, Thomson AER (1964) Mucin in the prostate: A histochemical study in normal glands, latent, clinical and colloid cancers. Cancer 17: 983–991
Furusato M, Mostofi FK (1980) Intraprostatic lymphatics in man. Light and ultrastructural observations. Prostate 1: 15–23
Gaeta JF (1981) Glandular profiles and cellular patterns in prostatic cancer grading. Urology 17 [Suppl]: 33–37
Gaeta JF, Asirwatham JE, Miller G, Murphy GP (1980) Histologic grading of primary prostatic cancer: A new approach to an old problem. J Urol 123: 689–693
Garfinkel L (1986) Overweight and mortality. Cancer 58: 1826–1829
Gaynor EP (1938) Zur Frage des Prostatakrebses. Virchows Arch [A] 301: 602–656
Ghali VS, Garcia RL (1984) Prostatic adenocarcinoma with carcinoidal features producing adrenocorticotropic syndrome. Immunohistochemical study and review of the literature. Cancer 54: 1043–1048
Ghanadian R, Puah CM, O'Donohue EPN (1979) Serumtestosterone and dihydrotestosterone in carcinoma of the prostate. Br J Cancer 39: 696–699
Ghandur-Mnaymneh L, Satterfield S, Block NL (1986) Small cell carcinoma of the prostate gland with inappropriate antidiuretic hormone secretion. Morphological immunohistochemical and clinical expressions. J Urol 135: 1263–1266
Ghazizadeh M, Kagawa S, Takigawa H, Kurokawa K, Numoto S (1983) Specific red cell adherence test in benign and malignant lesions of the prostate. Br J Urol 55: 405–407
Ghazizadeh M, Kagawa S, Izumi K, Maebayashi K, Takigawa H, Saiki T, Kawano A, Kurokawa K (1984) Immunohistochemical detection of carcinoembryonic antigen in benign hyperplasia and adenocarcinoma of the prostate with monoclonal antibody. J Urol 131: 501–503
Gilmour AM, Bell TJ (1986) Adenoid cystic carcinoma of the prostate. Br J Urol 58: 105–106
Glantz GM (1964) Cirrhosis of carcinoma of the prostate gland. J Urol 93: 287–295
Gleason DF (1966) Classification of prostatic carcinomas. Cancer Chemother Rep 50: 125–128
Gleason DF (1977) Histologic grading and clinical staging of prostatic carcinoma. In: Tannenbaum M (ed) Urologic pathology: The prostate. Lea & Fibiger, Philadelphia
Gleason DF (1985) Atypical hyperplasia, benign hyperplasia and well-differentiated adenocarcinoma of the prostate. Am J Surg Pathol 9: 53–67
Glenister TW (1962) The development of the utricle and of the so-called „middle" or „median" lobe of the human prostate. J Anat 96: 443–455
Glynn RJ, Campion EW, Bouchard GR, Silbert JE (1985) The development of benign prostatic hyperplasia among volunteers in the normative aging study. Am J Epidemiol 121: 78–90
Goebbels R, Amberger L, Wernert N, Dhom G (1985) Urothelial carcinoma of the prostate. Appl Pathol 3: 242–254
Gögl H, Lang FJ (1957) Geschlechtsorgane. In: Staemmler M (ed) Lehrbuch der Speziellen Pathologischen Anatomie. II. Bd, 1. Teil. de Gruyter, Berlin

Golimbu M, Morales P (1979) Stage A 2 prostatic carcinoma. Should staging system be reclassified? Urology 18: 592–596
Gordon HL, Miller DH, Rawls WE (1972) Viral studies in patients with nonspecific prostato-urethritis. J Urol 108: 299–300
Gown AM, Vogel AM (1984) Monoclonal antibodies to human intermediate filament proteins. II. Distribution of filament proteins in normal human tissues. Am J Pathol 114: 309–321
Graham S, Haughey B, Marshall J, Priore R, Byars T, Rzepka T, Mettlin C, Pontes JE (1983) Diet in the epidemiology of carcinoma of the prostate gland. J Natl Cancer Inst 70: 687–692
Greenwald P, Kirmss V, Polan AK, Dick VS (1974) Cancer of the prostate among men with benign prostate hyperplasia. J Natl Cancer Inst 53: 335–340
Gritti EJ, Cook FE, Spencer HB (1963) Coccidioidomykosis Granuloma of the prostate: A rare manifestation of the disseminated disease. J Urol 89: 249–252
Gueft B, Walsh MA (1975) Malignant prostatic cystosarcoma phyllodes. NY State J Med 75: 2226–2228
Guileyardo JM, Johnson WD, Welsh RA, Akazaki K, Correa P (1980) Prevalence of latent prostate carcinoma in two US populations. J Natl Cancer Inst 65: 311–316
Gutierrez J, Nesbit RM (1967) Ectopic prostatic tissue in bladder. J Urol 98: 474
Habenicht VF, El Etreby MF (1988) The periurethral zone of the prostate of the cynomolgus monkey is the most sensitive prostate part for an estrogenic stimulus. Prostate 13: 305–316
Haddad JR, Reyes EC (1970) Carcinosarcoma of the prostate with metastasis of both elements: Case report. J Urol 103: 80–83
Haenszel W, Kurihura M (1968) Studies of Japanese migrants. I. Mortality from cancer and other diseases among Japanese in the United States. J Natl Cancer Inst 40: 43–68
Hakulinen T, Andersen AA, Malker B, Pukkala E, Schon G, Tulinius H (1986) Trends in cancer incidence in the Nordic countries. The Nordic Cancer Registries. Munksgaard, Copenhagen
Hamlin WB, Lund PK (1967) Carcinosarcoma of the prostate: A case report. J Urol 97: 518–522
Hamperl H (1952) Über argyrophile Zellen. Virchows Arch 321: 482–507
Hansemann D, von (1903) Über Malakoplakie der Harnblase. Virchows Arch [A] 173: 302–308
Harada M, Mostofi FK, Corle DK, Byar DP, Trump BF (1977) Preliminary studies of histologic prognosis in cancer of the prostate. Cancer Treat Rep 61: 223–225
Haroske G, Kemmer C, Zotter ST, Lohse R (1979) Ein Fall von Malakoplakie der Prostata. Zentralbl Allg Pathol 123: 365–371
Heising J, Cremer H, Davidts H (1985) Das maligne fibröse Histiocytom der Prostatakapsel. Urologe [A] 24: 118–121
Heller J, Sprinz O (1921) Beiträge zur vergleichenden und pathologischen Anatomie des Colliculus seminalis. Z Urol Chir 7: 196–258
Helminen HJ, Ericcson JLE (1971) Ultrastructural studies on prostatic involution in the rat. J Ultrastruct Res 36: 708–724
Helpap B (1980) The biological significance of atypical hyperplasia of the prostate. Virchows Arch [A] 387: 307–317
Helpap B (1981) Cell kinetic and cytological grading of prostatic carcinoma. Virchows Arch [A] 393: 205–214
Helpap B (1982) Zur Morphologie des Prostatakarzinoms. Extr Urol 5: 491–517
Helpap B (1983) Praeneoplasien der Prostata. Extr Urol 6: 287–317
Helpap B, Otten J (1982) Histologisch-cytologisches Grading von uniformen und pluriformen Prostatakarzinomen. Pathologe 3: 216–222
Helpap B, Stiens R (1975) The cell proliferation of epithelial metaplasia in the prostate gland. Virchows Arch [B] 19: 69–76
Helpap B, Vogel J (1986) TUR-Prostatitis. Histological and immunohistochemical observations on a special type of granulomatous prostatitis. Pathol Res Pract 181: 301–307
Helpap B, Böcking A, Dhom G, Faul P, Kastendieck H, Leistenschneider W, Müller HA

(1985) Klassifikation, histologisches und cytologisches Grading sowie Regressionsgrading des Prostatakarzinoms. Pathologe 6: 3–7
Herbert JT, Birkhoff JD, Feorino PH (1976) Herpes simplex virus type 2 and cancer of the prostate. J Urol 116: 611–612
Hermanek P (1986) Neue TNM/pTNM-Klassifikation und Stadieneinteilung urologischer Tumoren ab 1987. Urologe [B] 26: 193–197
Heshmat MY, Kaul L, Kovi J, Jackson MA, Jackson AG, Jones GW, Edson M, Enterline JP, Worrell RG, Perry SL (1985) Nutrition and prostate cancer: A case-control study. Prostate 6: 7–17
Hill P, Garbaczewski L (1984) Age, environmental factors and prostatic cancer: Med Hypotheses 14: 29–39
Hill P, Wynder EL, Garbaczewski L, Walker ARP (1982) Effect of diet on plasma and urinary hormones in South African black men with prostatic cancer. Cancer Res 42: 3864
Hindson JA, Knight LL, Ocker JM (1985) Small cell carcinoma of the prostate: Transient complete remission with chemotherapy. Urology 26: 182–184
Hirayama T (1979) Epidemiology of prostate cancer with special reference to the role of diet. Natl Cancer Inst Monogr 53: 149–155
Hodge GB, Carson CC (1985) Oat cell carcinoma of the lung masquerading as prostatic carcinoma. Urology 25: 69–70
Hodges CV, Wan ShP (1983) The relationship between benign prostatic hyperplasia and prostatic carcinoma. In: Hinman F (ed) Benign prostatic hypertrophy. Springer, Berlin Heidelberg New York
Hohbach CH (1977) Ultrastructural and enzyme-histochemical studies of the prostate of the dog under the effect of estradiol. Beitr Pathol 160: 260–273
Hohbach CH (1979) Die funktionelle Cytomorphologie des Drüsenepithels der Prostata – dargestellt an der Prostata des Hundes. Habilitationsschrift Homburg/Saar
Hohbach M, Dhom G (1972) Aktuelle Probleme des Prostatakarzinoms. Münch Med Wochenschr 114: 45–54
Hohbach CH, Dhom G (1980a) Pathology of prostatic cancer. Scand J Urol Nephrol [Suppl] 55 37–47
Hohbach CH, Dhom G (1980b) Die granulomatöse Prostatitis – eine klinische und pathoanatomische Differentialdiagnose des Prostatacarcinoms. Verh Dtsch Ges Pathol 64: 344–349
Holman CDJ, James JR, Segal MR, Armstrong BK (1981) Recent trends in mortality from prostate cancer in male populations of Australia and England and Wales. Br J Cancer 44: 340–348
Holthöfer H, Mietinen A, Lehto VP, Lehtonen E, Virtanen I (1984) Expression of vimentin and cytokeratin types of intermediate filament proteins in developing and adult human kidneys. Lab Invest 50: 552–559
Howard FS (1948) Hypospadias with enlargement of the prostatic utricle. Surg Gynecol Obstet 86: 307
Howell MA (1974) Factor analysis of international cancer mortality data and per capita food consumption. Br J Cancer 29: 328–336
Huben R, Natarajan N, Pontes E, Mettlin C, Smart ChR, Murphy GP (1982) Carcinoma of prostate in men less than fifty years old. Urology 20: 585–588
Hubner C (1968) Die Entzündung der hypertrophierten Prostata. Z Urol Nephrol 61: 801–804
Huggins C (1967) Endocrine induced regression of cancers. Science 156: 1050–1054
Huggins C, Stevens RE, Hodges CV (1941a) Studies on prostatic cancer. I. The effects of castration, of estrogen and of androgen injection on serum phosphatases in metastatic carcinoma of the prostate. Cancer Res 1: 293–297
Huggins C, Stevens RE, Hodges CV (1941b) Studies on prostatic cancer. II. The effects of castration on advanced carcinoma of the prostate gland. Arch Surg 43: 209–223
Immergut M, Flocks RH (1966) Carcinoma of the prostate in patients less than 21 years old. J Urol 95: 724–727
Iverson AP, Blackard CE, Schulberg VA (1972) Carcinoma of the prostate with urethral metastases. J Urol 108: 901–904

Jacobi GH, Hohenfellner R (1982) Staging, management and post-treatment re-evaluation of prostate cancer: Dogma questioned. In: Jacobi H, Hohenfellner R (eds) Prostate Cancer. Williams & Wilkins, Baltimore London, pp 31–56
Jahresbericht des Saarländischen Krebsregisters (1983)
Jao W, Fretzin DF, Christ ML, Prinz LM (1971) Blue nevus of the prostate gland. Arch Pathol 91: 187–191
Jelbart ME, Russel PJ, Russel P, Raghavan D (1988) The biology and management of small cell undifferentiated carcinoma of the prostate. In: Williams CJ, Krikorian JG, Green MR, Raghavan D (eds) Textbook of Uncommon Cancer. Wiley & Sons, Chichester New York Brisbane Toronto Singapore, pp 249–262
Jewett HJ (1975) The present status of radical prostatectomy for stages A and B prostatic cancers. Urol Clin N Am 2: 105–124
Jöbsis AC, De Vries GP, Anholdt RRH, Sanders GTB (1978) Demonstration of the prostatic origin of metastases. Cancer 41: 1788–1793
Jöbsis AC, De Vries GP, Meijer AEFH, Ploem JS (1981) The immunohistochemical detection of prostatic acid phosphatase: its possibilities and limitations in tumour histochemistry. Histochem 13: 961–973
Johnson FP (1920) The later development of the urethra in the male. J Urol 4: 447–503
Johnson DE, Hogan JM, Ayala AG (1972) Transitional cell carcinoma of the prostate. Cancer 29: 287–293
Johnson DE, Chalbaud R, Ayala AG (1974) Secondary tumors of the prostate. J Urol 112: 507–508
Kafaudaris PM, Polyzonis MB (1983) Fibroadenoma-like foci in human prostatic nodular hyperplasia. Prostate 4: 33–36
Kang F, Chun-Fu P (1983) Predicting the probability of bone metastasis through histological grading of prostate carcinoma: A retrospective correlative analysis of 81 autopsy cases with antemortem transurethral resection specimen. J Urol 130: 708–711
Kaplan GW, O'Connor VJ (1966) The incidence of carcinoma of the prostate in Jews and gentiles. J Am Med Assoc 196: 123–124
Karpas ChM, Moumgis B (1969) Primary transitional cell carcinoma of prostate gland: Possible pathogenesis and relationship to reserve cell hyperplasia of prostatic periurethral ducts. J Urol 101: 201–205
Kastendieck H (1977) Ultrastrukturpathologie der menschlichen Prostatadrüse. In: Büngeler W, Eder M, Lennert K, Peters G, Sandritter W, Seifert G (Hrsg) Veröffentlichungen aus der Pathologie 106. Fischer, Stuttgart New York
Kastendieck H (1980 a) Morphologie des Prostatakarzinoms in Stanzbiopsien und totalen Prostataektomien. Untersuchungen zur Frage der Relevanz bioptischer Befundaussagen. Pathologe 2: 31–43
Kastendieck H (1980 b) Correlations between atypical primary hyperplasia and carcinoma of the prostate. Pathol Res Pract 169: 366–387
Kastendieck H (1984) Klassifikation, Morphologie und Pathogenese des inzidenten Prostatakarzinoms. In: Helpap B, Senge Th, Vahlensieck W (Hrsg) Prostatakarzinom. pmi, Frankfurt, S 133–164
Kastendieck H, Altenähr E (1974) Das Plattenepithelcarcinom der Prostata als Beispiel einer Tumormetaplasie. Z Krebsforsch 82: 335–340
Kastendieck H, Altenähr E (1975) Morphogenese und Bedeutung von Plattenepithelmetaplasien in der menschlichen Prostata. Virchows Arch [A] 365: 137–150
Kastendieck H, Altenähr E (1976) Cyto- and histomorphogenesis of the prostate carcinoma. Virchows Arch [A] 370: 207–224
Kastendieck H, Hüsselmann H (1982) Postoperative pathomorphologische Klassifikation des Prostatacarcinoms. Pathologe 3: 278–286
Kastendieck H, Altenähr E, Burchardt P (1973) Elektronenmikroskopische Untersuchungen zur Zelldifferenzierung in Prostatakarzinomen. Virchows Arch [A] 361: 241–256
Kastendieck H, Altenähr E, Burchardt P (1974 a) Zur Ultrastruktur der Tumor-Stromabeziehungen im Prostatakarzinom. Z Krebsforsch 81: 85–100
Kastendieck H, Altenähr E, Geister H (1974 b) Das Myosarkom der Prostata. Dtsch Med Wochenschr 99: 392–398

Kastendieck H, Bressel M, Henke A, Hüsselmann H (1980) Häufigkeit regionärer Lymphknotenmetastasen beim operablen Prostatakarzinom. Dtsch Med Wochenschr 105: 1348–1354
Kaufmann E (1922) Lehrbuch der Speziellen Pathologischen Anatomie, 2. Bd, 7. u. 8. Aufl. Gruyter, Berlin Leipzig
Kazzaz BA (1974) Argentaffin and argyrophil cells in the prostate. J Pathol 112: 189–193
Kelalis PP, Greene FK, Weed LA (1962) Brucellosis of the urogenital tract: A mimic of tuberculosis. J Urol 88: 347–353
Kelalis PP, Greene LF, Harrison EG (1965) Granulomatous prostatitis: a mimic of carcinoma of the prostate. JAMA 191: 287
Kelalis PP, Harrison EG, Utz DC (1966) Allergic granulomas of the prostate: Treatment with steroids. J Urol 96: 573–577
Kelalis PP, Harrison EG, Greene LF (1984) Allergic granulomas of the prostate in asthmatics. JAMA 188: 963
Kielleuthner L (1928) Über ausgedehnte Prostatahöhlenbildung (Vorblase) durch Tuberkulose. Z Urol Chir 24: 277–287
King M, Diamond E, Lilienfeld AM (1963) Some epidemiological aspects of cancer of the prostate. J Chron Dis 16: 117–153
Kipling MD, Waterhouse JAH (1967) Cadmium and prostate carcinoma. Lancet 1: 730–731
Kirchheim D, Bacon RL (1969) Ultrastructural studies of carcinoma of the human prostate gland. Invest Urol 6: 611–630
Kirchheim D, Niles NR, Frankus E, Hodges CV (1966) Correlative histochemical and histological studies on thirty radical prostatectomy specimens. Cancer 19: 1683–1696
Kirdani R, Pontes E, Murphy G, Sandberg A (1984) Correlation of estrogen and androgen receptor status in prostatic disease measured by high pressure liquid chromatography. J Steroid Biochem 20: 401–406
Klein H, Bressel M, Kastendieck H, Voigt KD (1988) Adrenale Androgenvorstufen, Steroidmetabolismus und Androgenanreicherung im unbehandelten Prostatacarcinom. In: Helpap B, Senge Th, Vahlensieck W (Hrsg) Prostataerkrankungen. pmi, Frankfurt, S 193–200
Klein PJ, Vierbuchen M, Fischer J, Schulz KD, Farrar G, Uhlenbruck G (1983) The significance of lectin receptors for the evaluation of hormone dependence in breast cancer. J Steroid Biochem 19: 839–844
Koenig CJ, De Villiers DM (1968) Prostatic carcinoma in a Bantu-child. S Afr Med J 42: 589–590
Kolonel L, Winkelstein W (1977) Cadmium and prostatic cancer. Lancet 2: 566–567
Kolonel LN, Nomura AMY, Hinds MW, Hirobata T, Hankin JH, Lee M (1983) Role of diet in cancer incidence in Hawaii. Cancer Res [Suppl] 43: 2397–2402
Kopper B, Dhom G, Mast G, Konrad G, Ziegler M (1983) Staging des „incidental carcinoma" der Prostata durch diagnostische transurethrale Nachresektion. Akt Urol 14: 277–280
Kopper B, Dhom G, Schwaiger R, Neisius D, Ziegler M (1986) Erfahrungen mit der pelvinen Lymphadenektomie beim Prostatakarzinom. Akt Urol 17: 129–133
Kovi J, Jackson MA, Rao MS, Heshmat MY, Akberzie ME, Williams AO, Christian EC (1982) Cancer of the prostate and aging: An autopsy study in black men from Washington, D. C., and selected African cities. Prostate 3: 73–80
Kovi J, Mostofi FK, Heshmat MY, Enterline JP (1988) Large acinar atypical hyperplasia and carcinoma of the prostate. Cancer 61: 551–561
Kozak J, Bartsch W, Krieg M, Voigt KD (1982) Nuclei of stroma: Site of highest estrogen concentration in human benign prostatic hyperplasia. Prostate 3: 433–438
Krain LS (1974) Some epidemiologic variables in prostatic carcinoma in California. Prev Med 3: 154–159
Kramer SA, Bredael JJ, Krueger RP (1978) Adenoid cystic carcinoma of the prostate: Report of a case. J Urol 120: 383–384
Kühn R, Schrott KM (1986) Müller'sche Gangzysten. Urologe [A] 25: 124–127
Kuhajda FP, Mann RG (1984) Adenoid-cystic carcinoma of the prostate. A case report with immunoperoxidase staining for prostate-specific acid phosphatase and prostate-specific antigen. Am J Clin Pathol 81: 257–260

Kyprianou N, Davies P (1986) Association states of androgen receptors in nuclei of human benign hypertrophic prostate. Prostate 8: 363–380

Labhart A (1986) The testis. In: Labhart A (ed) Clinical Endocrinology, 5/7. Springer, Berlin Heidelberg New York Tokyo

Lämmel A, Krieg M, Klötzl G (1983) Fluorescein – Are conjugated androgens appropriate for a histochemical detection of prostatic androgen receptors? Prostate 4: 271–282

Lämmel A, Krieg M, Klosterhalfen H, Bressel M, Voigt KD (1986) Bestimmung von Steroidrezeptoren im Prostatakarzinom: Möglichkeiten und Grenzen. Urologe [A] 25: 59–62

Lane EB, Hogan BLM, Kurkinen M, Garrels JI (1983) Coexpression of vimentin and cytokeratins in parietal endoderm cells of early mouse embryo. Nature 303: 701–704

Langley JW, Weitzner ST (1974) Blue nevus and melanosis of prostate. J Urol 112: 359–361

LaRocca PJ, Rheinwald JG (1984) Co-expression of simple epithelial keratins and vimentin by human mesothelium and mesothelioma in vivo and in culture. Cancer Res 44: 2991–2999

Leav J, Morfin RF, Ofner P, Cavazos LF, Leeds EB (1971) Estrogen and castration-induced effects on canine prostatic fine structure and C-19-steroid metabolism. Endocrinology 89: 465–483

Lee F, Gray JM, McLeary RD, McHugh TA, Solomon MH, Kumasaka GH, Straub WH, Borlaza GS, Murphy GP (1986) Prostatic evaluation by transrectal sonography: Criteria for diagnosis of early carcinoma. Radiology 158: 91–95

Lee LW, Burgher LW, Price EB, Cassidy E (1977) Granulomatous prostatitis: Association with isolation of mycobacterium kansasii and mycobacterium fortuitum. JAMA 237: 2408–2409

Lehmann J (1930) Zur Entstehung der Tuberkulose der männlichen Geschlechtsorgane. Virchows Arch 277: 537–582

Lehtonen E, Lehto VP, Paasivuo R, Virtanen I (1983) Parietal and visceral endoderm differ in their expression of intermediate filaments. EMBO 2: 1023–1028

Leistenschneider W, Nagel R (1979) The cytologic differentiation of prostatitis. Pathol Res Pract 165: 429–444

Leistenschneider W, Nagel R (1984) Praxis der Prostatazytologie. Springer, Berlin Heidelberg New York Tokyo

Lemen RA, Lee JS, Wagoner JK (1979) Cancer mortality among cadmium production workers. Ann NY Acad Sci 271: 273–279

Lew EA, Garfinkel L (1979) Variations in mortality by weight among 750000 men and women. J Chron Dis 32: 563–579

Liavag J (1967) Carcinoma of the prostate. Universitetsforlaget, Oslo

Lilienfeld AM, Levin ML, Kessler JL (1972) Mortality and marital status. Cancer in the United States. Harvard Univ Press, Cambridge, pp 123–149

Ljung BM (1988) Flow cytometry and Gleason grades in prostate cancer. In: Karr JP, Coffey DS, Gardner W (eds) Prognostic cytometry and cytopathology of prostate cancer. Elsevier, New York Amsterdam London, pp 233–235

Lou TY, Teplitz C (1974) Malakoplakia: Pathogenesis and ultrastructural morphogenesis. Hum Pathol 5: 191–207

Lowsley OS (1912) The development of the human prostate gland with reference to the development of other structures at the neck of the urinary bladder. Am J Anat 13: 299–349

Lüleci G, Sakizli M, Günalp A (1981) Herpes simplex type 2 neutralization antibodies in patients with cancers of urinary bladder, prostate and cervix. J Surg Oncol 16: 327–331

Lundberg S, Carstensen J, Rundquist J (1987) DNA-flow-cytometry and histopathological grading of paraffinembedded prostate biopsy specimens in a survival study. Cancer Res 47: 1973–1977

Lutzeyer W, Hannappel J, Schäfer W (1983) Sequential events in prostatic obstruction. In: Hinman F (ed) Benign prostastic hypertrophy. Springer, Berlin Heidelberg New York, pp 693 ff.

Lynch HT, Larsen AL, Magnuson CW, Krush AJ (1966) Prostate carcinoma and multiple primary malignancies; study of a family and 109 consecutive prostate cancer patients. Cancer 19: 1891–1897

Lytton B (1983) Interracial incidence of benign prostatic hypertrophy. In: Hinman F (ed) Benign prostatic hypertrophy. Springer, Berlin Heidelberg New York
Lytton B, Emery JM, Harvard BM (1968) The incidence of benign prostatic obstruction. J Urol 99: 639–645
Manivel C, Shenoy BV, Wick MR, Dehner LP (1986) Cystosarcoma phyllodes of the prostate. Arch Pathol Lab Med 110: 534–538
Mann T (1963) Biochemistry of the prostate gland and its secretion. Natl Cancer Inst Monograph 12: 235–251
Manon M, Tananis CE, McLoughlin MG, Walsh PC (1977) Androgen receptors in human prostatic tissue: a review. Cancer Treat Rep 61: 265–271
Manrique JJ, Albores-Saavedra J, Orantes A, Brandt H (1978) Malignant mixed tumor of the salivary-gland type, primary in the prostate. Am J Clin Pathol 70: 932–937
Mao P, Angrist A (1966) The fine structure of the basal cell of human prostate. Lab Invest 15: 1768–1782
Mardh PA, Ripa KT, Colleen S, Trehame JD, Darrugar S (1978) Role of chlamydia trachomatis in nonacute prostatis. Br J Vener Dis 54: 330–334
Matsumoto J, Furusato M, Inomata J, Wada T, Aizawa S (1986) Prostatic cancer representing as metastatic adenocarcinoma of the sphenoid sinus. Acta Pathol Jap 36: 1753–1756
May P, Hohenfellner R, König E, König K (1966) Diagnostik und Therapie der Prostatatuberkulose. Urol Intern 21: 329–337
McCarthy JF, Ritter JS, Klemperer P (1927) Anatomical and histological study of the verumontanum with especial reference to the ejaculatory ducts. J Urol 17: 1–16
McClure J (1979) Malakoplakia of the prostate: A report of two cases and a review of the literature. J Clin Pathol 32: 629–632
McClure J, Hadden DR, Mudd DG, Parks TG (1977) Adrenocortical hyperactivity with disseminated malakoplakia. J Clin Pathol 30: 206–211
McNeal JE (1965) Morphogenesis of prostatic carcinoma. Cancer 18: 1659–1666
McNeal JE (1968) Prostate and verumontanum: Regional morphology and pathology of the prostate. Am J Clin Pathol 49: 347–357
McNeal JE (1972) The prostate and prostatic urethra: A morphologic synthesis. J Urol 107: 1008–1016
McNeal JE (1978) Origin and evolution of benign prostatic enlargement. Invest Urol 15: 340–345
McNeal JE (1983) Relationship of the origin of benign prostatic hypertrophy to prostatic structure of man and other mammals. In: Hinman F (ed) Benign prostatic hypertrophy. Springer, Berlin Heidelberg New York
McNeal JE (1988) Significance of duct-acinar dysplasia in prostatic carcinogenesis. Prostate 13: 91–102
McNeal JE, Bostwick DG (1986) Intraductal dysplasia: A premalignant lesion of the prostate. Hum Pathol 17: 64–71
McNeal JE, Reese JH, Redwine EA, Freiha FS, Stamey TA (1986) Cribriform adenocarcinoma of the prostate. Cancer 58: 1714–1719
Meares Jr EM (1973) Bacterial prostatitis vs „prostatosis". J Am Med Assoc 224: 1372–1375
Meares EM (1980) Prostatitis syndromes: New perspectives about old woes. J Urol 123: 141–147
Meares Jr EM (1981) Prostatitis. Kidney Internatl 20: 289–298
Meeter VL, Richards JN (1960) Osteogenic sarcoma of the prostate. J Urol 84: 654–657
Meikle AW, Stanish WM (1982) Familial prostatic cancer risk and low testosterone. J Clin Endocrinol Metab 54: 1104–1108
Melchior J, Valk WL, Foret JD, Mebust WK (1974) The prostate in leukemia: Evaluation and review of literature. J Urol 111: 647–651
Melicow MM (1951) Allergic granulomas of the prostate gland. J Urol 65: 288–296
Melicow MM, Pachter MR (1967) Endometrial carcinoma of prostatic utricle (utriculus masculinus) Cancer 20: 1715–1722
Melicow MM, Tannenbaum M (1971) Endometrial carcinoma of utriculus masculinus (prostatic utricle). Report of six cases. J Urol 106: 892–902

Mettlin C (1980) Nutritional habits of blacks and whites. Prev Med 9: 601–606
Mettlin C (1983) Cancer of the prostate and testis. In: Bonike GJ (ed) The epidemiology of cancer. Croon Helm, London Sydney, pp 245–259
Mettlin C, Natarajan N (1983) Epidemiologic observations from the American college of surgeons survey on prostate cancer. Prostate 4: 323–331
Meyer R (1909) Zur Entwicklungsgeschichte und Anatomie des Utriculus prostaticus beim Menschen. Arch Mikr Anat 74: 844–854
Michaelis L, Gutmann C (1902) Über Einschlüsse in Blasentumoren. Z Klin Med 47: 208–215
Mies C, Balogh K, Stadecker M (1984) Palisading prostate granulomas following surgery. Am J Surg Pathol 8: 217–221
Mobbs BG, Connolly JG (1987) Hormone receptors in prostatic cancer. In: Bruce AW, Trachtenberg J (eds) Adenocarcinoma of the prostate. Springer, Berlin Heidelberg New York Tokyo, pp 63–82
Moermann P, Fryns JP, Goddeeris P, Lauweryns JM (1984) Pathogenesis of the prune-belly syndrome: A functional urethral obstruction caused by prostatic hypoplasia. Pediatrics 73: 470–475
Moll R, Franke WW, Schiller DL, Geiger G, Krepler R (1982) The catalog of human cytokeratins: patterns of expression in normal epithelia, tumors and cultured cells. Cell 31: 11–24
Moll R, Krepler R, Franke WW (1983) Complex cytokeratin polypeptide patterns observed in certain human carcinomas. Differentiation 23: 256–269
Montasser AY, Ong MG, Mehta VT (1979) Carcinoid tumor of the prostate associated with adenocarcinoma. Cancer 44: 307–310
Moore M, Halpern LK (1948) Blastomykosis involving the prostate: Report of two cases, one without cutaneous lesions. J Urol 60: 612–622
Moore RA (1935) The morphology of small prostatic carcinoma. J Urol 33: 224–234
Moore RA (1936) The evaluation and involution of the prostate gland. Am J Pathol 12: 599–624
Moore RA (1937a) Pathology of the prostatic utricle. Arch Pathol 23: 517–524
Moore RA (1937b) Tuberculosis of the prostate gland. J Urol 37: 372–384
Morisseau PM, Phillips CA, Leadbetter GW (1970) Viral prostatitis. J Urol 103: 767–769
Mostofi FK (1976) Problems of grading carcinoma of prostate. Semin Oncol 3: 161–169
Mostofi FK, Price EB (1973) Tumors of the male genital system. Atlas of tumor pathology, 2nd series, fasc 8. Armed Forces Institute of Pathology, Washington
Mostofi FK, Sesterhenn I, Sobin LH (1980) Histological typing of prostate tumours. In: International histological classification of tumours, No. 22. WHO, Geneva
Müller HA, Wünsch PH (1981) Features of prostatic sarcomas in combined aspiration and punch biopsies. Acta Cytol 25: 480–484
Müller HA, Altenähr E, Böcking A, Dhom G, Faul P, Göttinger H, Helpap B, Hohbach CH, Kastendieck H, Leistenschneider W (1980) Über Klassifikation und Grading des Prostatakarzinoms. Verh Dtsch Ges Pathol 64: 609–611
Muir C, Waterhouse J, Mack T, Powell J, Whelan Sh (1987) Cancer incidence in five continents, vol V. IARC Scientific Publ No. 88, Lyon
Myers GH, Lynn HB, Kelalis PP (1969) Giant cyst of utricle. J Urol 101: 369–373
Nadji M, Tabei SZ, Castro A, Ming-Chu T, Morales AR (1980) Prostatic origin of tumors. An immunohistochemical study. Am J Pathol 73: 735–739
Nadji M, Tabei SZ, Castro A, Ming-Chu T, Murphy GP, Wang MC, Morales AR (1981) Prostatic specific antigen: An immunohistologic marker for prostatic neoplasms. Cancer 48: 1229–1232
Nagle RB, Ahmann FR, McDaniel KM, Paquin ML, Clark VA, Celniker A (1987) Cytokeratin characterization of human prostatic carcinoma and its derived cell lines. Cancer Res 47: 281–286
National Cancer Institute Report December 1985
Newell GR, Pollack ES, Spitz MR, Sider JG, Fueger JJ (1987) Incidence of prostate cancer and marital status, J Natl Cancer Inst 79: 259–262
Newill VA (1961) Distribution of cancer mortality among ethnic subgroups of the white population of New York City 1953–1958. J Natl Cancer Inst 26: 405–417

Newman AR, Graham MA, Carlton EC, Lieman S (1982) Incidental carcinoma of the prostate at the time of transurethral resection: Importance of evaluating every chip. J Urol 128: 948
Nielsen ML, Christensen P (1972) Inflammatory changes of the hyperplastic prostate. Scand J Urol Nephrol 6: 6–10
Nielsen ML, Vestergaard F (1973) Virological investigations in chronic prostatitis. J Urol 109: 1023–1025
Nigogosyan G, De la Pava S, Pickren JW (1963) Blue nevus of the prostate gland. Cancer 16: 1097–1099
Oberndorfer S (1931) Die inneren männlichen Geschlechtsorgane Adenomyome und Myome der Prostata, sog. Prostatahypertrophie. In: Henke F, Lubarsch O (Hrsg) Handbuch der Speziellen Pathologischen Anatomie und Histologie. 6. Band, 3. Teil Männliche Geschlechtsorgane. Springer, Berlin
Okada K, Morita H, Arai R, Kishimoto T (1983) Ultrastructural localization of zinc in the hyperplastic prostate. Prostate 4: 631–638
Ortega LG, Whitmore WF, Murphy AJ (1953) In situ carcinoma of the prostate with intraepithelial extension into the urethra and bladder. Cancer 6: 892–923
Paulsen AF, Abrahamsson PA, Bjartell A, Grino M, Hedeland H, Falkmer ST (1988) Carcinoma of the prostate with Cushing's syndrome. A case report with histochemical and chemical demonstration of immunoreactive corticotropin-releasing hormone in plasma and tumoral tissue. In: Abrahamsson PA (ed) Neuroendocrine differentiation and secretory proteins in the parenchyma in hyperplasia and in carcinoma of the prostate. Sweden Studentlitteratur, Universität Lund
Peehl DM, Wehner N, Stamey TA (1987) Activated Ki-ras oncogene in human prostatic adenocarcinoma. Prostate 10: 281–289
Pertschuk LP, Zava DT, Gaetjens E, Maccia RJ, Wise GJ, Kim DS, Brigati DJ (1979) Histochemistry of steroid receptors in prostatic diseases. Ann Clin Lab Sci 9: 225–229
Phillips RL (1975) Role of life style and dietary habits in risk of cancer among Seventh Day Adventists. Cancer Res 35: 3513–3522
Pieterse AS, Aarons I, Jose JS (1984) Focal prostatic granulomas rheumatoid like – probably iatrogenic in origin. Pathology 16: 174–177
Polen JJ, Dreilinger A (1984) Immunohistochemical identification of prostatic acid phosphatase and prostate specific antigen in female periurethral glands. Urology 23: 303–304
Poppel H v, Vereecken R, De Geeter P, Verduyn H (1983) Hemospermia owing to utricular cyst: Embryological summary and surgical review. J Urol 129: 608–609
Potts CL (1965) Cadmium proteinuria – The healths of battery workers exposed to cadmium oxide dust. Ann Occup Hyg 8: 55–61
Prader A (1986) Disorders of sexual differentiation (intersexuality). In: Labhart A (ed) Clinical endocrinology. Springer, Berlin Heidelberg New York Tokyo, p 715
Pretl K (1944) Zur Frage der Endokrinie der menschlichen Vorsteherdrüse. Virchows Arch [A] 312: 392–404
Priesel A (1931) Die Mißbildungen der männlichen Geschlechtsorgane. In: Henke F, Lubarsch O (Hrsg) Handbuch der Speziellen Pathologischen Anatomie und Histologie. 6. Band, 3. Teil Männliche Geschlechtsorgane. Springer, Berlin
Prout GR, Heaney JA, Griffin PP, Daly JJ, Shipley WV (1980) Nodal involvement as a prognostic indicator in patients with prostatic carcinoma. J Urol 124: 226–231
Randall A (1931) Surgical Pathology of Prostate Obstruction. Williams & Wilkins, Baltimore
Randall A, Hinman F (1983) Surgical Anatomy of the Prostatic Lobes. In: Hinman F (ed) Benign prostatic hypertrophy. Springer, Berlin Heidelberg New York
Ravich A, Ravich RA (1951) Prophylaxis of cancer of the prostate, penis and cervix by circumcision. NY J Med 51: 1519–1520
Redman JF, Downs RA (1984) Simple eosinophilic granulomatous prostatitis. J Urol 132: 358
Reed RJ (1984) Consultation case. Am J Surg Pathol 8: 699–704
Reischauer F (1925) Die Entstehung der sog. Prostatahypertrophie. Virchows Arch 256: 358–389

Reyes JW, Shinozuka H, Garry P, Putong PB (1977) A light and electron microscopic study of a hemangiopericytoma of the prostate with local extension. Cancer 40: 1122–1126
Rich AR (1935) On the frequency of occurrence of occult carcinoma of the prostate. J Urol 33: 215–223
Riesler CH, Griffin THL (1964) Cysts of the prostate. J Urol 91: 282–286
Ro JY, Tetu B, Ayala AG, Ordonez NG (1987) Small cell carcinoma of the prostate. II. Immunohistochemical and electron microscopic studies of 18 cases. Cancer 59: 977–982
Robel P, Eychenne B, Blondeau JP, Baulieu EE, Hechter O (1985) Sex steroid receptors in normal and hyperplastic human prostate. Prostate 6: 255–267
Robson MC (1966) Cirrhosis and prostatic neoplasms. Geriatrics 21: 150–154
Rohr HP, Bartsch G (1983) Stereological Analysis. An approach to the pathogenesis of benign prostatic hyperplasia. In: Hinman F (ed) Benign prostatic hypertrophy. Springer, Berlin Heidelberg New York
Rohr HP, Naef HF, Holliger O, Oberholzer M, Ibach B, Weissbach L, Bartsch G (1981) The effect of estrogen and stromal growth of the dog prostate. Urol Res 9: 201–207
Rojas-Corona RR, Chen L, Mahadevia PS (1987) Prostatic carcinoma with endocrine features. Am J Clin Pathol 88: 759–762
Rose DP (1986) The biochemical epidemiology of prostatic carcinoma. In: Dietary, Fat and Cancer. Liss, New York
Ross RK, McCurtis JW, Henderson BE, Menck HR, Mack TM, Martin SP (1979) Descriptive epidemiology of testicular and prostatic cancer in Los Angeles. Br J Cancer 39: 284–292
Ross RK, Deapen DM, Casagrande JT, Paganini-Hill A, Henderson BE (1981) A cohort study of mortality from cancer of the prostate in catholic priests. Br J Cancer 43: 233–235
Ross RK, Shimizu H, Paganini-Hill A, Honda G, Henderson BE (1987) Case-control studies of prostate cancer in blacks und whites in Southern California. J Natl Cancer Inst 78: 869–874
Rotkin JD (1980) Distribution and risk of prostatic cancer. Cancer epidemiology in the USA and USSR. NJH Publ 80: 2044, US Governm Printing Office
Rotkin DD (1983) Origins, distribution and risk of benign prostatic hypertrophy. In: Hinman F (ed) Benign Prostatic Hypertrophy. Springer, Berlin Heidelberg New York
Rüdinger N (1883) Der Uterus masculinus. Rieger'sche Universitätsbuchhandlung, Monographie, S 1–23
Saarländisches Krebsregister (1988) Morbidität und Mortalität an bösartigen Neubildungen im Saarland 1986. Sonderheft 143 Statistisches Amt des Saarlandes
Saito R, Davis BK, Ollapally EP (1984) Adenosquamous carcinoma of the prostate. Hum Pathol 15: 87–89
Saitoh H, Hida M, Shimbo T, Nakamura K, Yamagata J, Satoh T (1984) Metastatic patterns of prostatic cancer. Cancer 54: 3078–3084
Saltzstein SL, McLaughlin P (1977) Clinicopathologic features of unsuspected regional lymph node metastases in prostatic adenocarcinoma. Cancer 40: 1212–1221
Sato A, Spicer SS (1982) Ultrastructural visualization of galactosyl residues in various alimentary epithelial cells with the peanut lectin-horseradish peroxidase procedure. Histochemistry 73: 607–624
Schlegel R, Banks-Schlegel S, Pinkus GS (1980) Immunohistochemical localization of keratin in normal human tissues. Lab Invest 42: 91–96
Schmeller NT, Jorham D, Staehler G, Schmiedt E, Davis J, Drach GW (1986) Cytologic regression grading of hormone treated prostatic cancer. Prostate 9: 1–7
Schmidt JD, Patterson MC (1966) Needle biopsy study of chronic prostatitis. J Urol 96: 519–533
Schmidt JD, Welch MJ (1976) Sarcoma of the prostate. Cancer 37: 1908–1912
Schroeder FH (1983) Current models and their relation to human disease. In: Hinman F (ed) Benign Prostatic Hypertrophy. Springer, Berlin Heidelberg New York
Schroeder FH, Blom JHM, Hop WCJ, Mostofi FK (1985 a) Grading of prostatic cancer (I): An analysis of the prognostic significance of single characteristics. Prostate 6: 81–100
Schroeder FH, Blom JHM, Hop WCJ, Mostofi FK (1985 b) Grading of prostate cancer (II):

The prognostic significance of the presence of multiple architectural patterns. Prostate 6: 403–422
Schroeder FH, Hop WCJ, Blom JHM, Mostofi FK (1985c) Grading of prostate cancer (III): Multivariate analysis of prognostic parameters. Prostate 7: 13–20
Schron DS, Gipson T, Mendelsohn G (1984) The histogenesis of small cell carcinoma of the prostate. An immunohistochemical study. Cancer 53: 2478–2480
Schuhrke TD, Kaplan GW (1978) Prostatic utricle cysts. (Müllerian duct cysts). J Urol 119: 765–767
Schulze H, Barrack ER (1987a) Immunocytochemical localization of estrogen receptors in the normal male and female canine urinary tract and prostate. Endocrinology 121: 1773–1783
Schulze H, Barrack ER (1987b) Immunocytochemical localization of estrogen receptors in spontaneous and experimentally induced canine benign prostatic hyperplasia. Prostate 11: 145–162
Schuman LM, Mandel JS (1980) Epidemiology of cancer in blacks. Prev Med 9: 630–639
Schuman LM, Mandel J, Blackard C (1977) Epidemiologic study of prostatic cancer: Preliminary report. Cancer Treat Rep 61: 181–186
Schuman LM, Mandel JS, Radke A, Seal V, Halberg F (1982) Some selected features of the epidemiology of prostatic cancer. In: Magnus K (ed) Trends in Cancer Incidence. Cancers and Practical Implications. Hemisphere, New York, pp 345–354
Schuppler J (1971) Malignant neurolemmoma of prostate gland. J Urol 106: 903–905
Schweikert HK, Funke PJ, Tunn UW (1984) Androgene und Prostatacarcinom: Testosteronmetabolismus im menschlichen Prostatacarcinom. In: Helpap B, Senge Th, Vahlensieck W (Hrsg) Prostatakarzinom. pmi, Frankfurt, S 12–18
Schweikert HK, Neumann F, Tunn UW (1988) Endokrinologische Aspekte der benignen Prostatahyperplasie. In: Helpap B, Senge Th, Vahlensieck W (Hrsg) Prostataerkrankungen. pmi, Frankfurt, S 51–59
Seemayer TA, Knaack J, Thelmo WL, Wang NS, Ahmed M (1975) Further observations on carcinoma in situ of the urinary bladder: silent but extensive intraprostatic involvement. Cancer 36: 514–520
Seitz J, Aumüller G (1985) Cytochemistry and biochemistry of acid phosphatases: V. Electrophoretic studies on the heterogeneity of acid phosphatases from human prostate seminal fluid and leukocytes. Prostate 7: 73–90
Seitz G, Schüder G (1987) Neoplasm to neoplasm metastasis. Pheochromocytoma harboring a metastasis of breast cancer. Pathol Res Pract 182: 228–232
Seitz G, Kolles H, Niemeyer AH, Wernert N, Dhom G (1988) Zur Epidemiologie des Prostatakarzinoms im Saarland. Verh Dtsch Ges Urol 39: 199–200
Senge TH (1983) Hormonstoffwechsel und Rezeptoren in der Prostata. In: Helpap B (Hrsg) Prostatahyperplasie. pmi, Frankfurt, S 87–95
Seppelt V, Sprenger E (1984) Nuclear DNA-cytophotometry in prostata carcinoma. Cytometry 5: 258–262
Servadio C, Mukamel E, Kahan E (1984) Carcinoma of the prostate in Israel: Some epidemiological and therapeutical considerations. Prostate 5: 375–382
Sesterhenn J, Mostofi FK, Davis CJ (1987) Basal cell hyperplasia and basal cell carcinoma. Lab Invest 56: 71 A
Sharkey FE, Dusenbery DM, Moyer JE, Barry JD (1984) Correlation between stage and grade in prostatic adenocarcinoma: A morphometric study. J Urol 132: 602–605
Shimada H, Misagi K, Sasaki Y, Jizuka A, Nishihira H (1980) Carcinoma of the prostate in childhood and adolescence: Report of a case and review of the literature. Cancer 46: 2534–2542
Shong-San C, Walters MN (1984) Adenoid cystic carcinoma of prostate. Report of a case. Pathology 16: 337–338
Sigel A (1973) Entleerungs-Störungen der unteren Harnwege. In: Alken CE, Stähler W (Hrsg) Klinische Urologie. Thieme, Stuttgart, S 251 ff.
Simard C, Rognon LM, Silorce G (1964) Le problème du naevus bleu prostatique. Ann Anat Pathol 9: 469–474
Simmonds M (1914) Über hämatogene Tuberkulose der Prostata. Virchows Arch 216: 45–56

Slater D (1985) Carcinoid tumor of the prostate associated with inappropriate ACTH-secretion. Br J Urol 57: 598
Smart CJ, Jenkins JD (1973) The role of transurethral prostatectomy in chronic prostatitis. Br J Urol 45: 654–662
Smith BH, Dehner LP (1972) Sarcoma of the prostate gland. Am J Clin Pathol 58: 43–50
Smith JA, Middleton RG (1984) Pelvic lymph node metastasis from prostatic cancer: Significance of disease extent. Abstract 228. American Urological Association Meeting. New Orleans
Smith JA, Seaman JP, Gleidman JB, Middleton RG (1983) Pelvic lymph node metastasis from prostatic cancer: Influence of tumor grade and stage in 452 consecutive patients. J Urol 130: 290–292
Snowdon DA, Phillips RL, Choi W (1984) Diet, obesity and risk of fatal prostate cancer. Am J Epidemiol 120: 244–250
Sogani PC, Whitmore WF (1987) Update in staging systems. In: Bruce AW, Trachtenberg J (eds) Adenocarcinoma of the prostate. Springer, Berlin Heidelberg New York Tokyo
Song GX, Lin CT, Wu JY, Lam KW, Li CY, Yam LT (1985) Immunoelectron microscopic demonstration of prostatic acid phosphatase in human hyperplastic prostate. Prostate 7: 63–71
Spieler P, Gloor F, Egle N, Bandhauer K (1976) Cytologic findings in transrectal aspiration biopsy on hormone and radio-treated carcinoma of the prostate. Virchows Arch [A] 372: 149–159
Spiro LH, Levine B (1974) Ectopic subvesical prostatic tissue. J Urol 112: 631–633
Sprenger E, Michaelis WE, Vogt-Schaden M, Otto C (1976) The significance of DNA-flow-through fluorescence cytophotometry for the diagnosis of prostate carcinoma. Beitr Pathol 159: 292–298
Springer C (1898) Zur Kenntnis der Cystenbildung aus dem Utriculus prostaticus. Z Heilk 19: 459–474
Stamey TA (1980) Pathogenesis and treatment of urinary tract infections. Williams & Wilkins, Baltimore
Staszewski J, Haenszel W (1965) Cancer mortality among the Polish born in the United States. J Natl Cancer Inst 35: 291–297
Steele R, Lees REM, Kraus AS, Rao C (1971) Sexual factors in the epidemiology of cancer of the prostate. J Chron Dis 24: 29–37
Sterrett GF, Heenan PJ, Wyche P, Papadimitriou JM (1975) Malakoplakia of the prostate: A morphological and biochemical study. Pathology 7: 139–147
Stieve H (1930) Männliche Genitalorgane. In: Möllendorf von W (Hrsg) Handbuch der Mikroskopischen Anatomie des Menschen, 7. Bd, 2. Teil. Springer, Berlin
Stratton M, Evans DJ, Lampert JA (1986) Prostatic adenocarcinoma evolving into carcinoid: Selective effect of hormonal treatment. J Clin Pathol 39: 750–756
Sutor DJ, Wooley SE (1974) The crystalline composition of prostatic calculi. Br J Urol 46: 533–535
Swanson GM, Belle SH, Satariano WA (1985) Marital status and cancer incidence: Differences in the black and white population. Cancer Res 45: 5883–5889
Szenes GC, Rubin DJ (1968) Squamous cell carcinoma in a Mullerian duct cyst. J Urol 100: 40
Talamini R, Vecchia CL, Decarli A, Negri E, Franceschi S (1986) Nutrition, social factors and prostatic cancer in a northern Italian population. Br J Cancer 53: 817–821
Tandler J, Zuckerkandl O (1922) Studien zur Anatomie und Klinik der Prostatahypertrophie. Springer, Berlin
Tannenbaum M (1975) Adenoid cystic or „salivary gland" carcinomas of prostate. Urology 6: 238–239
Tanner FH, McDonald JR (1943) Granulomatous prostatitis. Arch Pathol 36: 358–370
Taylor EW, Wheelis RG, Correa Jr RJ, Gibbons RP, Tate Mason J, Cummings KB (1977) Granulomatous prostatitis: Confusion clinically with carcinoma of the prostate. J Urol 117: 316–318
Taylor HG, Lefkowitz M, Skoog SJ, Miles BJ, McLeod DG, Coggin JT (1984) Intracranial metastases in prostate cancer. Cancer 53: 2728–2730

Tenniswood M (1986) Role of epithelial-stromal interactions in the control of gene expression in the prostate: An hypothesis. Prostate 9: 375–385
Tepper SL, Jagirdar J, Heath D, Geller SA (1984) Homology between the female paraurethral (skene's) glands and the prostate. Arch Pathol Lab Med 108: 423–425
Tetu B, Ro JY, Ayala AG, Johnson DE, Logothetis C, Ordonez NG (1987) Small cell carcinoma of the prostate. Part I. A clinico-pathologic study of 20 cases. Cancer 59: 1803–1809
Towfighi J, Sadeghee S, Wheeler JE, Enterline HT (1972) Granulomatous prostatitis with emphasis on the eosinophilic variety. Am J Clin Pathol 58: 630–641
Tribukait B, Rönström L, Esposti PL (1983) Quantitative and qualitative aspects of flow DNA-measurements related to the cytologic grade in prostatic carcinoma. Analyt Quantitat Cytol 5: 107–111
Tulinius H (1977) Epidemiology of prostatic carcinoma. Rec Results Cancer Res 60: 3–13
Tunn UW, Schüring B, Senge TH, Neumann F, Schweikert HK, Rohr HP (1980) Morphometric analysis of prostates in castrated dogs after treatment with androstenediol, estradiol and cyproterone acetate. Invest Urol 18: 289–292
Tunn UW, Schweikert HU (1983) Endokrinologische Aspekte der Pathogenese der benignen Prostatahyperplasie. In: Helpap B (ed) Prostatahyperplasie. pmi, Frankfurt, pp 67–86
Ullmann AS, Ross OA (1967) Hyperplasia atypism and carcinoma in situ in prostatic periurethral glands. Am J Clin Pathol 37: 497–504
Utz DC, Farrow GM (1969) Pathologic differentiation and prognosis of prostatic carcinoma. JAMA 209: 1701–1703
Vilas E (1932) Über die Entwicklung des Utriculus prostaticus beim Menschen. Z Anat Entwickl Gesch 99: 599–621
Viola MV, Fromowitz F, Oravez S, Deb S, Finkel G, Lundy J, Hand P, Thor A, Schlorn J (1986) Expression of ras-oncogene p21 in human prostate cancer. N Engl J Med 314: 133–137
Virchow R (1853) Prostata-Concretionen beim Weib. Arch Pathol Anat Physiol 5: 403–404
Voigt KD, Krieg M (1984) Biochemische Endokrinologie beim Prostatakarzinom. In: Helpap B, Senge TH, Vahlensieck W (Hrsg) Prostatakarzinom. pmi, Frankfurt, S 2–11
Voigt KD, Bartsch W (1987) Zur Rolle der Gewebssteroide bei benigner Hyperplasie und Prostatakarzinom. Urologe [A] 26: 349–357
Vuitch MF, Mendelsohn G (1981) Relationship of ectopic ACTH production to tumor differentiation: A morphologic and immunohistochemical study of prostatic carcinoma with Cushing's syndrome. Cancer 47: 296–299
Wagner RK, Schulze KH, Jungblut PW (1975) Estrogen and androgen receptor in human prostate and prostatic tumor tissue. Acta Endocrinol (Copenh) [Suppl] 193: 52
Walker PD, Karnik S, De Kernion JB, Pramberg JC (1984) Cell surface blood group antigens in prostatic carcinoma. Am J Clin Pathol 81: 503–506
Walsh PC, Jewett HJ (1980) Radical surgery for prostatic cancer. Cancer 45: 1906–1911
Walsh PC, Wilson JD (1976) The induction of prostatic hypertrophy in the dog with androstanediol. J Clin Invest 57: 1093–1097
Wang MC, Valenzuela CA, Murphy GP, Chu TM (1980) Purification of a human prostate specific antigen. Invest Urol 17: 159–163
Wang WC, Papsidero LD, Kuriyama M, Valenzuela GP, Murphy GP, Chu TM (1981) Prostate antigen: A new potential marker for prostatic cancer. Prostate 2: 89–96
Wasserstein PW, Goldman PL (1979) Primary carcinoid of prostate. Urology 13: 318–320
Wasserstein PW, Goldman PL (1981) Diffuse carcinoid of prostate. Urology 28: 407–409
Wegener F (1969) Die pneumogene allgemeine Granulomatose (P.G.) – sog. Wegener'sche Granulomatose. In: Kaufmann E, Stämmler M (Hrsg) Lehrbuch der speziellen Pathologischen Anatomie Erg. Bd I, 1. Hälfte. de Gruyter, Berlin, S 225–299
Weidner W, Weißbach L (1981) Praxisgerechte Diagnostik der unspezifischen Prostatitis. Urologe [B] 21: 6–10
Weitzner ST (1973) Survival of patients with secondary carcinoma of prostate in the testis. Cancer 32: 447–449
Wenk RE, Bhagavan BS, Levy R, Miller D, Weisburger W (1977) Ectopic ACTH, prostatic oat cell carcinoma and marked hypernatriemia. Cancer 40: 773–778

Wernert N (1987) Morphologische und immunhistochemische Untersuchungen zur Orthologie und Pathologie der menschlichen Prostata. Habilitationsschrift Homburg/Saar
Wernert N, Dhom G (1984) Morphologie und Differentialdiagnose der cribriformen Prostatahyperplasie. Pathologe 5: 27–32
Wernert N, Seitz G, Goebbels R, Dhom G (1986a) Immunohistochemical demonstration of cytokeratins in the human prostate. Pathol Res Pract 181: 668–674
Wernert N, Kern L, Seitz G, Goebbels R, Dhom G (1986b) Morphology and immunohistochemistry of the utriculus prostaticus. Abstracts: Symposium cum participatione internationali. Progressus in Histochemia Generali, Applicata Atque Diagnostica. Histochemia Myocardii, Smolenice, CSSR
Wernert N, Seitz G, Achtstätter TH (1987a) Immunohistochemical investigation of different cytokeratins and vimentin in the prostate from the fetal period up to adulthood and in prostate carcinoma. Pathol Res Pract 182: 617–626
Wernert N, Seitz G, Dhom G (1987b) Different markers in conservatively treated prostatic carcinoma and the estrogen receptor in the normal prostate. J Endocrinol Invest 10 [Suppl 2]: 43
Wernert N, Lüchtrath H, Seeliger H, Schäfer M, Goebbels R, Dhom G (1987c) Papillary carcinoma of the prostate, location and immunohistochemistry. The histogenesis and entity of so-called endometrioid carcinoma. Prostate 10: 123–131
Wernert N, Gerdes J, Loy V, Seitz G, Scherr O, Dhom G (1988a) Investigations of the estrogen (ER-ICA test) and the progesterone receptor in the prostate and prostatic carcinoma on immunohistochemical basis. Virchows Arch [A] 412: 387–391
Wernert N, Goebbels R, Seitz G, Hinkeldey K, Dhom G (1988b) Histogenese von Plattenepithelcarcinomen in der Prostata. Verh Dtsch Ges Pathol 72: 451
Wojciechowski G (1974) Granulomatöse Prostatitis. Inauguraldissertation Homburg/Saar
Wolf RM, Schneider L, Pontes JE, Englander L, Karr JP, Murphy GP, Sandberg AA (1985) Estrogen and progestin receptors in human prostatic carcinoma. Cancer 55: 2477–2481
Woolf CM (1960) An investigation of the familial aspect of carcinoma of the prostate. Cancer 13: 739–744
Wullstein HK, Müller HA (1975) Zur zytologischen Diagnose der granulomatösen Prostatitis im Prostata-Aspirat. Verh Dtsch Ges Pathol 27: 333
Wynder EL, Mabuchi K, Whitmore WF (1971) Epidemiology of the prostate. Cancer 28: 344–360
Yamada Y (1986) Focal palisading granuloma in the prostate and bladder. Acta Pathol Jpn 36: 1813–1822
Yatani R, Shiraioshi T, Nakakuki K, Kusano J, Takanari H, Hayashi T, Stemmermann GN (1988) Trends in frequency of latent prostate carcinoma in Japan from 1965–79 to 1982–86. J N C J 80: 683–687
Yokota T, Yamashita Y, Okuzono Y, Takahashi M, Fujihara SH, Akizuki SH, Ishihara T, Uchino F, Iwata T (1984) Malignant cystosarcoma phyllodes of the prostate. Acta Pathol Jpn 34: 663–668
Young BW, Lagios MD (1973) Endometrial (papillary) carcinoma of the prostatic utricle – response to orchiectomy. Cancer 32: 1293–1300
Young RH, Scully RE (1987) Pseudosarcomatous lesions of the urinary bladder, prostate gland, and urethra. Arch Pathol Lab Med 111: 354–358
Young RH, Frierson Jr HF, Mills SE, Kaiser JS, Talboth WH, Bhan AK (1988) Adenoid cystic-like tumor of the prostate gland. A report of two cases and review of the literature on „adenoid cystic carcinoma“ of the prostate. Am J Clin Pathol 89: 49–56
Yu H, Harris E, Wynder EL (1988) Case control-study of prostate cancer and socioeconomic factors. Prostate 13: 317–325
Zaloudek C, Williams JW, Kempson RL (1976) „Endometrial“ andenocarcinoma of the prostate. Cancer 37: 2255–2262
Zaridze DG, Boyle P, Smans M (1984) International trends in prostatic cancer. Int J Cancer 33: 223–230
Zaviacic M (1984a) Enzyme histochemistry of the adult human female prostate: Acid phosphatase distribution. Cell Mol Biol 30: 545–551

Zaviacic M (1984b) Enzyme histochemistry of the adult human female prostate: Hydrolase and dehydrogenase distribution. Cell Mol Biol 30: 537–543

Zaviacic M, Zaviacikova A, Obesukova J, Zajikova M, Blazekova J (1985) Enzyme histochemical profile of the adult human female prostate (paraurethral glands). Histochem 17: 564–566

Zeigel RF, Arya SK, Horszewicz JJ, Carter WA (1977) A status report. Human prostatic carcinoma, with emphasis on potential for viral etiology. Oncology 34: 29–44

Zetterberg A, Esposti PL (1976) Cytophotometric DNA-analysis of aspirated cells from prostatic carcinoma. Acta Cytol 20: 46–57

Zincke H, Farrow GM, Myers RP, Benson RC, Furlow WL, Utz DC (1982) Relationship between grade and stage of adenocarcinoma of the prostate and regional pelvic lymph node metastases. J Urol 128: 498–501

Zondek LH, Zondek TH (1971) The foetal and neonatal prostate in congenital malformation of the urinary tract. Virchows Arch [A] 354: 197–208

Zondek LH, Zondek TH (1972) The prostate in the neonate and infant in cryptorchism and hypospadias. Z Kinderheilkd 111: 293–306

Zondek LH, Zondek TH (1974a) The prostatic utricle in the fetus and infant. Urol Int 29: 458–465

Zondek LH, Zondek TH (1980) Observations on the prostatic utricle in the fetus and infant. Acta Paed Scand 69: 257–258

Zondek TH, Zondek LH (1974b) The fetal and neonatal prostate. In: Symposium on Normal and Abnormal Growth of the Prostate. Thomas, Springfield, pp 5–28

Zumoff B, Levin J, Strain GW, Rosenfeld RS, O'Conner J, Freed SZ, Kream J, Whitmore WS, Fukushima DK, Hellman L (1982) Abnormal levels of plasma hormones in men with prostate cancer. Evidence toward a „two-disease“ theory. Prostate 3: 579–588

Samenblasen

G. Dhom

Mit 6 Abbildungen

A. Anatomie und Histologie

Die länglichen und sakkulären Samenblasen (Übersicht bei Aumüller 1979) liegen zwischen Harnblase und Rektum lateral der Ampullen der Ductus deferentes. Sie münden unmittelbar distal der Ampullen in den Samenleiter. Der Blindsack ist 5 cm lang, 1,2 cm dick und hat eine Kapazität von 3 cm^3. Der vielfach gewundene Hauptgang ist 10 cm lang und 0,5 cm breit (Hill 1989). Das submuköse Bindegewebe verzweigt sich zum Lumen in ein oberflächenvergrößerndes System von Primärfalten, die sich weiter in Sekundär- und Tertiärfalten aufteilen. An ihrer Oberfläche verläuft mehrreihiges Epithel. In proximalen Samenblasenanteilen kommt in der Submukosa zusätzlich eine tiefe Schicht tubulärer Drüsen vor, die die Hauptmenge des Samenblasensekretes bilden. Sie werden von einschichtigem Zylinderepithel mit zahlreichen Lipofuszingranula ausgekleidet. Der Extrusionsmechanismus ist apokrin. Basalzellen sind spärlich und von heterogener Form, häufig flach. Die Drüsen sind am zahlreichsten in der Nähe des Samenblasenorificium. Nach distal, in Richtung „cul de sac“, findet sich eine beträchtliche numerische Reduktion der Drüsen. Die tubuläre Struktur geht verloren, das Lumen wird weit.

Enzymhistochemisch (Übersicht bei Aumüller 1979) enthält das Samenblasenepithel neben der Laktatdehydrogenase Dehydrogenasen des Pentose-Phosphat-Shunt (Subsinat-, Glukose-6-Phosphat-, 6-Phosphoglukonatdehydrogenase). NAD- und NADP-abhängige Isocitratdehydrogenase kommen nur in einzelnen Zellen vor. Die Aktivitäten von Monoaminoxidase und β-Hydroxybutyratdehydrogenase sind nur schwach. Saure Phosphatase, unspezifische Esterase und β-Glukoronidase ergeben nur in den Lipopigmentgranula eine positive Reaktion. Die Drüsentubuli werden von korbartig angeordneter, glatter Muskulatur aus der Muskularis sowie am Grund von elastischen Fasern umgeben. Auf die Submukosa folgt die Muskularis der Samenblasen. Die komplizierte anatomische Anordnung der glatten Muskelfaserzüge ermöglicht funktionell eine kontinuierliche Kontraktionswelle und eine uniforme Entleerung des Samenblaseninhalts. Mit der Umgebung sind die Samenblasen durch eine Adventitia verbunden, die in ein Stratum fibrosum und ein Stratum vasculare unterteilt wird (Übersicht bei Aumüller 1979).

Altersveränderungen der Samenblase (Übersicht bei Aumüller 1979) bestehen in einer Reduktion von sekretorischer Oberfläche und Drüsenzahl. Die subepithelialen Bindegewebsleisten atrophieren. Das Epithel wird niedriger (Abb. 1). Die tubulären Drüsen, die ihre Verbindung zum Lumen verloren haben, werden zystisch umgewandelt. Die Muskularis wird teilweise durch hyalines Bindegewebe ersetzt. Auch das submuköse Stroma wird hyalin umgewandelt.

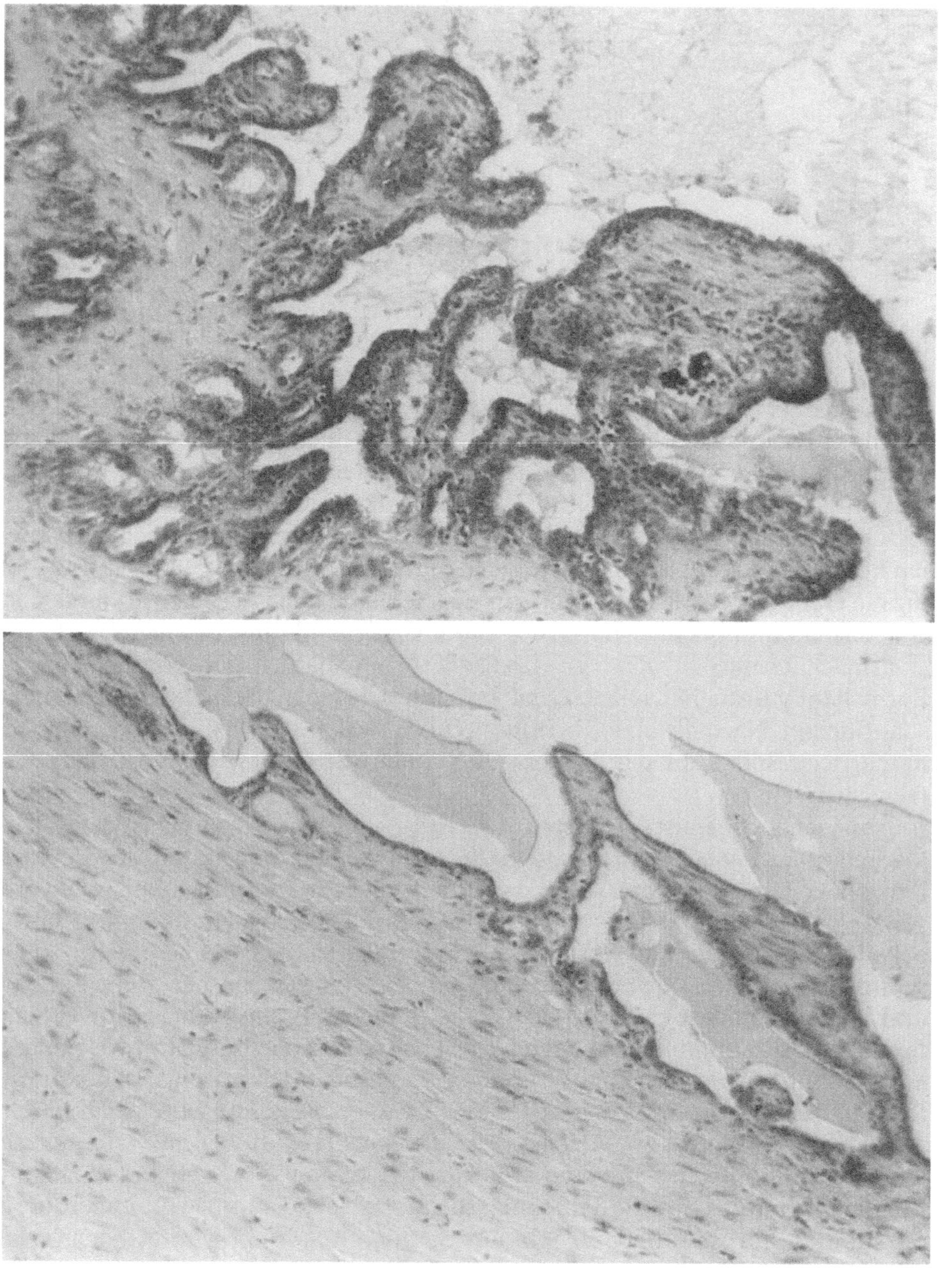

a

b

Abb. 1 a, b. Normale (**a**) und atrophische (**b**) Samenblasenschleimhaut

Besondere Aufmerksamkeit verdient der Alterswandel des Kernmusters des Samenblasenepithels. Im Jugendalter sind die Kerne des Zylinderepithels noch gleich groß und polar angeordnet. Schon ab dem 3. Lebensjahrzehnt werden unregelmäßig vergrößerte, hyperchromatische Kerne beobachtet (Abb. 2). Sie ha-

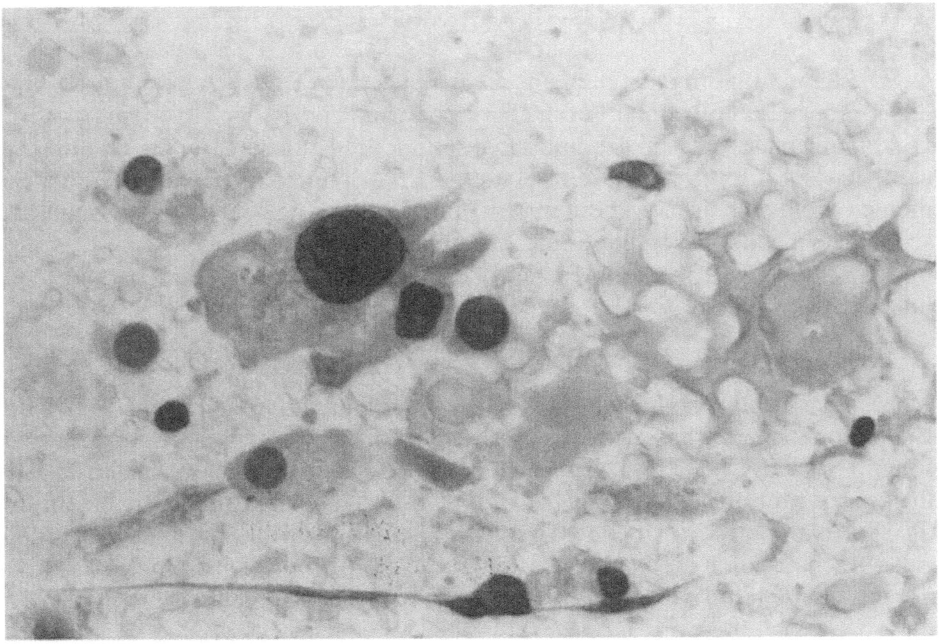

Abb. 2. Normales desquamiertes Samenblasenepithel: Polyploider Zellkern

ben z. T. bizarre Konturen, zeigen knospenförmige Ausstülpungen und Zytoplasmainklusionen. Auch mehrkernige Zellen werden beobachtet. Zytophotometrisch (MÜLLER et al. 1973; MOHR et al. 1974) sind Polyploidisierungen bis zum 32fachen, vereinzelt auch bis zum 64fachen gemessen worden. Die Kernveränderungen sind direkte und indirekte Folgen vorausgegangener Mitosestörungen auf der Basis einer Insuffizienz des achromatischen Spindelapparates (MÜLLER et al. 1973). Sie haben nichts mit einer Präneoplasie zu tun. In der zytologischen Diagnostik von Feinnadelpunktaten aus der Prostata sind die Samenblasenepithelien mit diesem bizarrem Kernmuster von Tumorzellen abzugrenzen (LEISTENSCHNEIDER u. NAGEL 1984). Besonders hilfreich ist hier der Nachweis des oft reichlichen Lipofuszins, das schon im jüngeren Erwachsenenalter gefunden wird (WITTSTOCK u. KIRCHNER 1970). Über die Feinstruktur des Samenblasenepithels siehe RIVA (1967) und AUMÜLLER (1977). Zum Altersamyloid der Samenblasen s. Kap. „Amyloidose".

An der arteriellen Versorgung der reich vaskularisierten Samenblase (Übersicht bei AUMÜLLER 1979) sind die Aa. rectalis media und superior, die A. ductus deferentis und die A. vesicalis inferior beteiligt.

Die Venen bilden ein Maschenwerk um die Drüse und stehen in Verbindung mit dem Plexus venosus vesicoprostaticus (Übersicht bei AUMÜLLER 1979). Die lymphatische Drainage verläuft lediglich über ein Gefäß auf jeder Seite (Übersicht bei AUMÜLLER 1979).

Vegetativ wird die Samenblase vom Plexus pelvinus innerviert (Übersicht bei AUMÜLLER 1979). Drei kleine Nervenganglien kommen vor.

B. Entwicklung

Die Samenblasen entstehen aus divertikelartigen Knospen der Wolff-Gänge etwa in der 13. Fetalwoche (Übersicht bei Aumüller 1979). Aus dem primären Hauptgang bilden sich im 4. Fetalmonat sekundäre Knospen. Bei der Geburt sind ca. 9–12 Ausstülpungen aus dem Hauptgang vorhanden. Die Ampullen der Samenleiter entwickeln sich ebenfalls aus dem Wolff-Gang oberhalb der Samenblasenanlage. Kaudal davon bilden sich die Ductus ejaculatorii aus.

C. Funktion

Das wasserklare, zähe, alkalische Sekret der Samenblasen macht 50–60 % der Ejakulatmenge aus (Krause u. Rothauge 1981). Das Samenblasensekret enthält Ionen (NA +, K +, CL –), Enzyme, Glukose und insbesondere Fruktose. Die Fruktosesekretion steht unter dem Einfluß androgener Hormone, sie beeinflußt die Spermienmotilität (Übersicht bei Aumüller 1979). Mukoproteine sind für die zähe Beschaffenheit des Sekrets verantwortlich. Bei Androgenmangel werden das Sekretvolumen und der Fruktosegehalt reduziert, das Samenblasenepithel atrophiert.

D. Fehlbildungen

Bei einseitigem Nieren- und Harnleitermangel fehlen häufig die gleichseitigen ableitenden Samenwege (Priesel 1931). Dabei ist die linke Seite bevorzugt betroffen. Auch Samenblasenverdoppelungen und Divertikel wurden beobachtet.

Extravesikale, ektope Harnleitermündungen werden beim Mann in der Mehrzahl der Fälle in der hinteren Urethra, in 33 % in einer Samenblase, in 10 % im Utriculus, sowie in je 5 % in einem Ductus ejaculatorius und im Vas deferens gefunden (Ellerker 1958; Hill 1989). Die Fehleinmündung des Ureters in eine Samenblase ist meist mit gleichseitiger Nierenaplasie oder -dysplasie verknüpft, die Samenblase wird zystisch ausgeweitet. Häufig fehlt der Ductus ejaculatorius oder er ist verschlossen. Die Samenblasenzyste ist eiförmig (Zimmermann 1921), oder es liegt ein Konvolut ausgesackter Schlingen vor, das in der Beobachtung von Schmidt (1907) 7,5 × 4 cm Größe erreicht hatte. Der distale Ureter ist ausgeweitet und kann mit eingedicktem Sperma gefüllt sein. Der Inhalt der Samenblase ist zähflüssig-gelatinös, trübgelblich oder bräunlich. Neben Blutbestandteilen sind massenhaft tote Spermien nachweisbar. Die derbe Wand zeigt eine deutliche Fibrose und schüttere Rundzellinfiltrate. Das Epithel ist abgeflacht oder streckenweise verlorengegangen. Ein Unikat ist die Beobachtung einer doppelmannsfaustgroßen retrovesikalen Samenblasenzyste, in die beide Samenleiter münden. Auf der linken Seite war in diesem Fall ein einseitiger Nierenmangel mit ektoper Harnleitermündung in die Samenblase zu beobachten (Abb. 3) (Deilmann u. Moormann 1978). Ungewöhnlich ist auch ein gleichseitiger Hodenmangel (Das u. Amor 1980).

Bei den Beobachtungen, die im älteren Schrifttum niedergelegt sind (Schmidt 1907; Zimmermann 1921; Gruber 1926; Priesel 1931) handelt es sich um autopti-

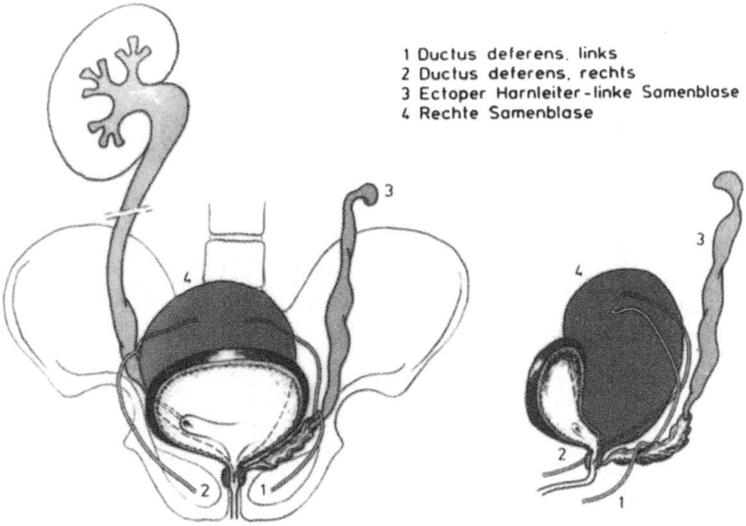

Abb. 3. Große Samenblasenzyste bei einseitigem Nierenmangel. Beide Ductus deferentes münden im Zystensack

sche Zufallsbeobachtungen. In der Kasuistik der neueren Literatur (ALLES et al. 1985; DEILMANN u. MOORMANN 1978; DAS u. AMOR 1980; KARAMCHETI u. BERG 1978; BEEBY 1974; DOREMIEUX et al. 1975; DONOHUE u. GREENSLADE 1973) wird über uncharakteristische Beschwerden, abdominelle und perineale Schmerzempfindungen, teilweise in zeitlichem Zusammenhang mit dem Koitus, Dysurie und Polakisurie sowie über akuten Harnverhalt berichtet. Die zystisch vergrößerte Samenblase ist rektal als fluktuierender glatter Tumor über der Prostata palpabel. Sie läßt sich endosonographisch und im CT darstellen. Die Exstirpation des Ureters (zusammen mit dem etwa vorhandenen Nierenrudiment) und der Samenblasenzyste führt zur Heilung. In der Neonatalperiode und im frühen Kindesalter kann die Ureterektopie zusammen mit anderen Fehlbildungen, z.B. mit einer Rektumatresie kombiniert gefunden werden (GILL 1980).

Ektope, extravesikale Harnleitermündung in die Samenblase wird auch bei Ureter duplex beobachtet. Stets drainiert der Harnleiter des hydronephrotisch umgewandelten oberen Nierenpols die Samenblase, während der Harnleiter des kaudalen Nierenteils regelhaft im Trigonum der Harnblase mündet.

Von den zystisch umgewandelten Samenblasen bei Harnleiterektopie müssen echte Samenblasenzysten bei intakten, ableitenden Harnwegen abgegrenzt werden. Bei einem Teil solcher Zysten handelt es sich jedoch um echte, gutartige Geschwülste, Zystadenome oder zystische Epithel-Stromatumoren (s. Kap. „Gutartige Geschwülste der Samenblase“). Andere Zysten sind durch Verschluß des Ductus ejaculatorius im Gefolge einer chronischen Prostatitis erworben (SCHWARZWALD 1928; HELLER u. WHITESEL 1963). Die bilateralen Samenblasenzysten von SHARMA et al. (1969) beurteilt MOSTOFI als Zystadenome! ORNSTEIN u. KERSHAW (1985) teilen eine Beobachtung bilateraler Samenblasenzysten mit gleichzeitigem Fehlen der Vasa deferentia mit.

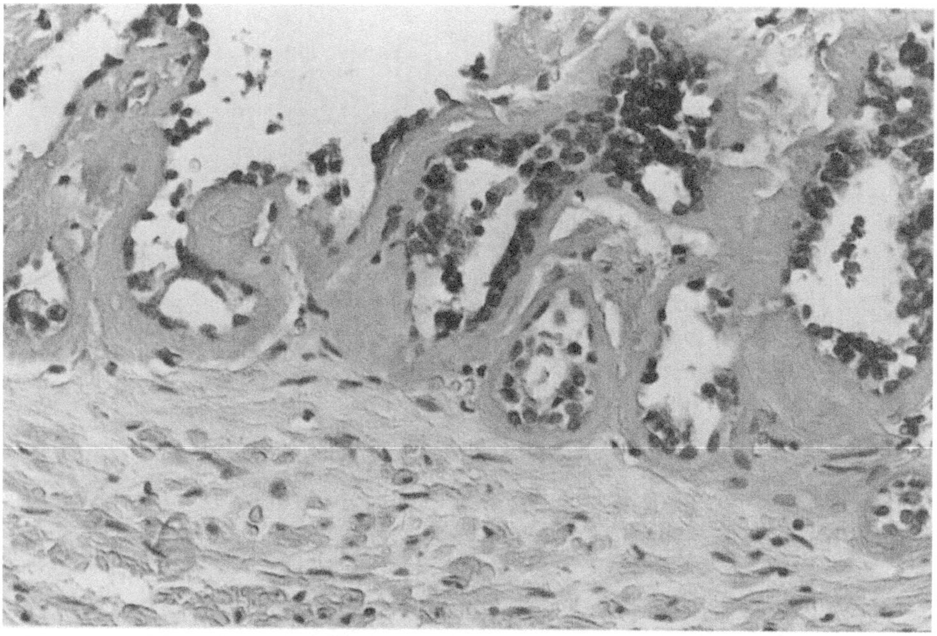

a

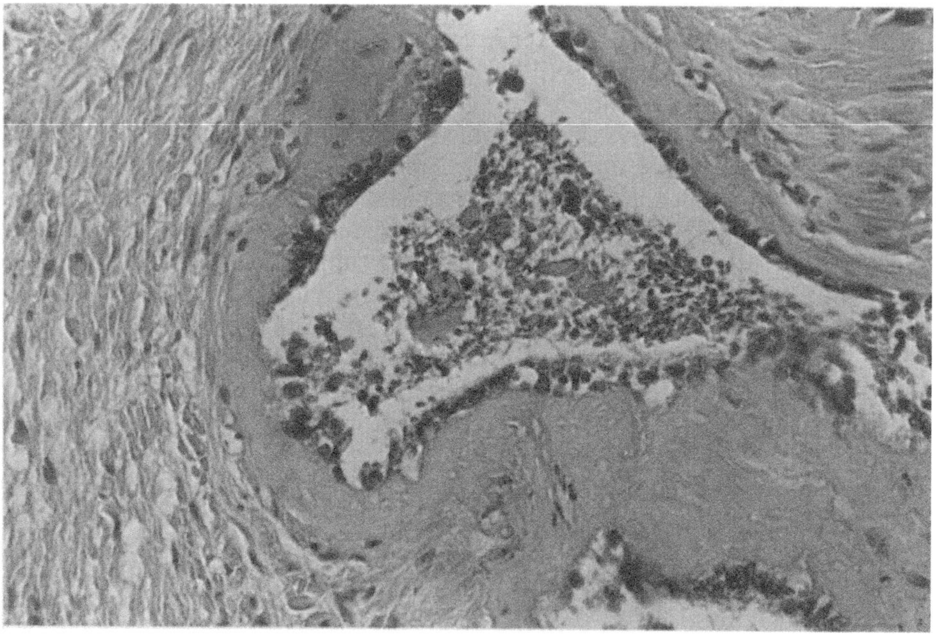

b

Abb. 4 a, b. Seniles Samenblasenamyloid in der Lamina propria

E. Amyloidose

Amyloidablagerungen in den Samenblasen kommen in 2 Formen vor: Als isoliertes Altersamyloid und als Teilmanifestation einer systemischen Amyloidose (Winkelmann 1927; Erlach 1929; Lubarsch 1930). Isoliertes Altersamyloid kann schon im mittleren Lebensalter gefunden werden, jenseits des 75. Lebensjahres ist es in 21 %, bzw. 34 % in einem unausgewählten Obduktionsgut beobachtet worden (Bursell 1942; Pitkänen et al. 1983). Das homogene kongorot-positive und charakteristisch gelbgrünpolarisierende Material liegt ausschließlich subepithelial in der Lamina propria (Abb. 4). Bei massiver Einlagerung ist eine erhebliche Wandverdickung und Lumeneinengung zu beobachten. Bei immunhistologischer Analyse reagiert dieses isolierte Amyloid mit keinem der bisher bekannten Antiseren (Pitkänen et al. 1983).

Bei systemischer Amyloidose ist die Samenblasenwand diffus durchtränkt. Muskulatur und kleine Blutgefäße sind mitbefallen, die beim isolierten Altersamyloid stets verschont sind.

F. Steinbildungen und Verkalkungen in den Samenblasen

In den Samenblasen können meist kleine, weißliche und zerdrückbare Steine vorkommen (Kaufmann 1922). Eine verkäsende und verkalkende Samenblasentuberkulose ist davon abzugrenzen. Bis 1 cm große Steine kommen einzeln oder multipel vor, sie haben einen organischen Kern und sind von bräunlicher Farbe (Hill 1989). Über Samenblasensteine bei einem 7jährigen japanischen Knaben und über das Vorkommen von solchen Konkrementen in Japan berichten Uchijima et al. (1984).

Vor allem bei Diabetikern sind Wandverkalkungen der Muskularis der Ductus deferentes und der Samenblasen zu finden, die der Mönckeberg-Mediaverkalkung ähneln (Hill 1989).

G. Spermatozystitis (Vesiculitis)

I. Unspezifische Entzündungen

Die akute oder chronische Spermatozystitis ist meist mit entzündlichen Prozessen der Nachbarorgane kombiniert, insbesondere mit einer Prostatitis: „Prostatovesiculitis". Bei der Prostatitis soll in ca. 80 % der Fälle die Samenblase mitbeteiligt sein (Schwarz 1976). Das Vas deferens und der Ductus ejaculatorius sind häufig mitbefallen. Wie bei der Prostatitis, kommen Konkremente, urethrale Stenose, chirurgische Eingriffe und retrograder Katheterismus als auslösende Ursache infrage (Hill 1989). In der älteren Literatur spielt die Gonorrhoe eine besondere Rolle (Kaufmann 1922). In der Beobachtung von Rajfer et al. (1978) hat sich der Prozeß auf dem Boden einer Samenblasenzyste mit Harnleiterektopie und Nierenagenesie entwickelt.

Die akute Spermatozystitis ist fast immer einseitig (Hubmann 1973). Klinisch kann eine typische Schmerzsymptomatik, ein „Samenblasenschmerz" (Marberger 1973), bestehen, der bei der Ejakulation auftritt und als stechender Schmerz im Unterbauch, in der Leiste oder am Damm wahrgenommen wird.

Ein Samenblasenempyem ist selten. Die modernen bildgebenden Verfahren, Computertomographie und Ultraschall, ermöglichen heute eine korrekte Diagnose (Lee et al. 1986; Fox et al. 1988). Die bioptische Diagnose der Spermatozystitis gelingt auch mit Hilfe der transrektalen Nadelbiopsie (Meyer et al 1979). Kaufmann (1922) hat den Durchbruch eines Samenblasenempyems in die Bauchhöhle mit tödlicher Peritonitis beobachtet.

Histologisch ist bei akuter Spermatozystitis ähnlich wie bei Epidydimitis ein leukozytenreiches Exsudat und eine Infiltration der Samenblasenwand zu beobachten. Das Samenblasenepithel wird zerstört, aber auch Plattenepithelmetaplasien sind zu beobachten (Hill 1989). Bei chronischer Spermatozystitis ist die Samenblasenwand fibrosiert und lymphoplasmazellulär infiltriert. Auch eine xanthogranulomatöse Entzündung mit intramuraler Abszeßbildung wurde beobachtet (Rajfer et al. 1978). Die Samenblasenlichtung wird eingeengt oder verschlossen, ebenso der Ductus ejaculatorius.

II. Samenblasentuberkulose

Im Rahmen der Urogenitaltuberkulose sind die Samenblasen häufig mitbefallen, auch eine isolierte Samenblasentuberkulose wird beobachtet (Kaufmann 1922). Der Infektionsweg kann sowohl hämatogen wie auch intrakanalikulär sein, wobei die Samenblasen von der Prostata und den Ductus ejaculatorii, aber

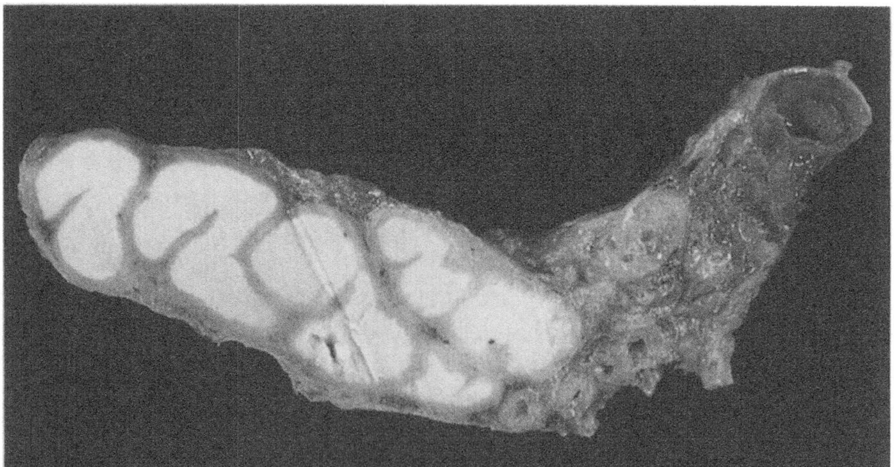

Abb. 5. Verkäsende Samenblasentuberkulose

auch vom Nebenhoden über den Ductus deferens erreicht werden können. Der Befall ist ein- oder doppelseitig. Die Wand der Samenblase ist z.T. schwielig verdickt. Das Organ kann in einen bis hühnereigroßen Sack umgewandelt sein, der mit käsigen oder festen, kreidigen Massen ausgefüllt ist (Abb. 5). Perforationen mit Fistelbildungen zum Anus und Damm sind beobachtet worden (KAUFMANN 1922).

H. Tumoren

I. Gutartige Geschwülste

Gutartige Samenblasengeschwülste sind eine Rarität (MOSTOFI u. PRICE 1973; HILL 1989).

Als eigenständige Tumoren werden Zystadenome beschrieben, offenbar ist ihre Abgrenzung von den Tumoren aus Resten der Müller-Gänge aber nicht immer gewährleistet (SOULY u. DOCKERTY 1951; LAWSON u. MACDOUGALL 1965; DAMJANOV u. APIC 1974; LUNDHUS et al. 1984; BULLOCK 1988). Die Geschwülste sitzen hinter der Harnblase, oberhalb und seitlich der Prostata. Große Tumoren füllen das Becken aus und komprimieren die Harnblase. Der multilokuläre, 5,5 × 5 × 4 cm große Tumor von DAMJANOV u. APIC (1974) (autoptischer Zufallsbefund) ging von der rechten Samenblase aus. Der Tumor von LUNDHUS et al. (1984) wurde operativ entfernt und war 9 × 8 × 7 cm groß. Im Fall von BULLOCK (1988) kam es intraoperativ zur Tumorruptur mit Pseudomyxoma peritonei. Der Inhalt der Zysten ist viskös, meist bräunlich gelb. Histologisch erinnert der Bau der Geschwülste an glattwandige Pseudomuzinkystome des Ovars. Das Epithel ist teils zylindrisch, teils flach, auch Schuhzweckenähnliche Zellformen in drüsigen Einsenkungen werden beschrieben (DAMJANOV u. APIC 1974).

Das Stroma kann regressive Veränderungen, Hyalinisierungen und Verkalkungen zeigen (LUNDHUS et al. 1984).

In Einzelfällen sind epithelial-stromale Mischgeschwülste beobachtet worden (MAZUR et al. 1987), die dem Cystosarcoma phylloides der Prostata entsprechen. Ein Zystomyom der Samenblase beschreiben PLAUT u. STANDARD (1944), bei dem die soliden Knoten den Bau von Uterusmyomen haben. Ein Fibromyom der Samenblase wurde bereits 1912 von CEELEN mitgeteilt.

II. Samenblasenkarzinom

Die Seltenheit des Samenblasenkarzinoms steht in einem auffälligen Gegensatz zur Häufigkeit des Prostatakrebses, wenn man bedenkt, daß beide Organe aus der gleichen embryonalen Anlage hervorgehen und vom gleichen Hormon abhängig sind (MOSTOFI u. PRICE 1973). Die Epidemiologie des Samenblasenkarzinoms ist ebenso unbekannt wie seine Ätiologie. Da v.a. Prostatakarzinome häufig auf die Samenblasen übergreifen, sind an die Anerkennung eines primären Samenblasenkrebses strenge Forderungen zu stellen (DALGAARD u. GIERTSEN 1956; BENSON et al. 1984):

1. Der Tumor muß eindeutig in der Samenblase lokalisiert sein oder diese ersetzen.
2. Die Samenblase darf nicht von außen her infiltriert sein.
3. Ein primäres Rektum- oder ein Harnblasenkarzinom sind auszuschließen.
4. Histologisch soll es sich um ein papilläres oder um ein anaplastisches Karzinom handeln. Auch muzinöse Karzinome kommen vor.
5. Das Karzinom muß immunhistochemisch PSA- und SPP-negativ sein.

Der Nachweis von CEA (BENSON et al. 1984) ist differentialdiagnostisch dagegen nicht verwertbar, da auch in Prostatakarzinomen CEA – wenn auch selten – intrazytoplasmatisch nachgewiesen werden kann (WERNERT 1987).

Viele Fälle der älteren Literatur, die als primäre Samenblasenkarzinome mitgeteilt wurden, halten einer strengen Kritik nach den vorgegebenen Kriterien nicht stand. Von 12 Fällen des Tumorregisters der Mayo Clinic akzeptieren BENSON et al. (1984) nur 2 Fälle. Von insgesamt 55 von DALGAARD u. GIERTSEN (1956) sowie von BENSON et al. (1984) überprüften Mitteilungen werden zusammen mit den eigenen Beobachtungen 37 als primäre Samenblasenkarzinome anerkannt.

Klinisch imponiert das Samenblasenkarzinom als ein oberhalb und lateral der Prostata tastbarer Tumor, der den Blasenboden anhebt und teilweise die Harnblasenwand, vor allem aber auch den Harnleiter infiltrieren kann. Bei Ureterverschluß wird ein Hydroureter und eine Hydronephrose, im i. v.-Pyelogramm eine stumme Niere gefunden. Auch die Rektumwand ist teilweise infiltriert, die Mukosa bleibt intakt.

Die saure Prostataphosphatase ist im Normbereich. Die transrektale Ultrasonographie und die Computertomographie erlauben eine exakte Beurteilung der Lokalisation und der Tumorausdehnung (BENSON et al. 1984; DAVIS et al. 1988; KAWAHARA et al. 1988; TANAKA et al. 1987).

Die Altersverteilung der Samenblasenkarzinome streut breit von 19 (KAWAHARA et al. 1988) bis zu 90 Jahren (BENSON et al. 1984). Die linke Samenblase scheint häufiger befallen zu sein. Größe und Ausdehnung der Tumoren sind variabel. Das papilläre Adenokarzinom des 19jährigen Patienten von KAWAHARA et al. (1988) war nur 2 × 1,2 × 1,2 cm groß, die Heilung wurde durch Exstirpation der Samenblase erzielt. Im allgemeinen sind die Tumoren 6–8 cm groß (BENSON et al. 1984; STEININGER 1987; DAVIS et al. 1988), MOSTOFI u. PRICE (1973) geben Größen von 10–15 cm Durchmesser an. Die größeren Tumoren durchsetzen die Harnblasenwand und greifen auf die Nachbarorgane über.

Histologisch ist die Innenfläche der Samenblase von den Tumormassen eingenommen, die das normale Epithel mehr oder weniger vollständig ersetzen. Die Samenblasenwand ist infiltriert (Abb. 6), in der Adventitia kann eine Lymphangiosis carcinomatosa beobachtet werden (STEININGER 1987). Ein sicheres histologisches Kriterium, das einen anderweitigen Primärtumor ausschließt, gibt es beim Samenblasenkarzinom nicht. Dies ist insbesondere bei Nadel- oder Stanzbiopsien zu bedenken. Die Tumorzellen dürfen nicht mit den physiologischen polyploiden Zellen der alternden Samenblase verwechselt werden. Gelbes Pigment fehlt meist in den Zellen des primären Samenblasenkarzinoms. Die drüsig-papillär gebauten, teilweise muzinproduzierenden Karzinome zeigen zum Teil eine ausgeprägte Kernpolymorphie. Immunhistochemisch sind PSA und SPP negativ, CEA ist positiv (BENSON et al. 1984; STEININGER 1987; TANAKA et al. 1987).

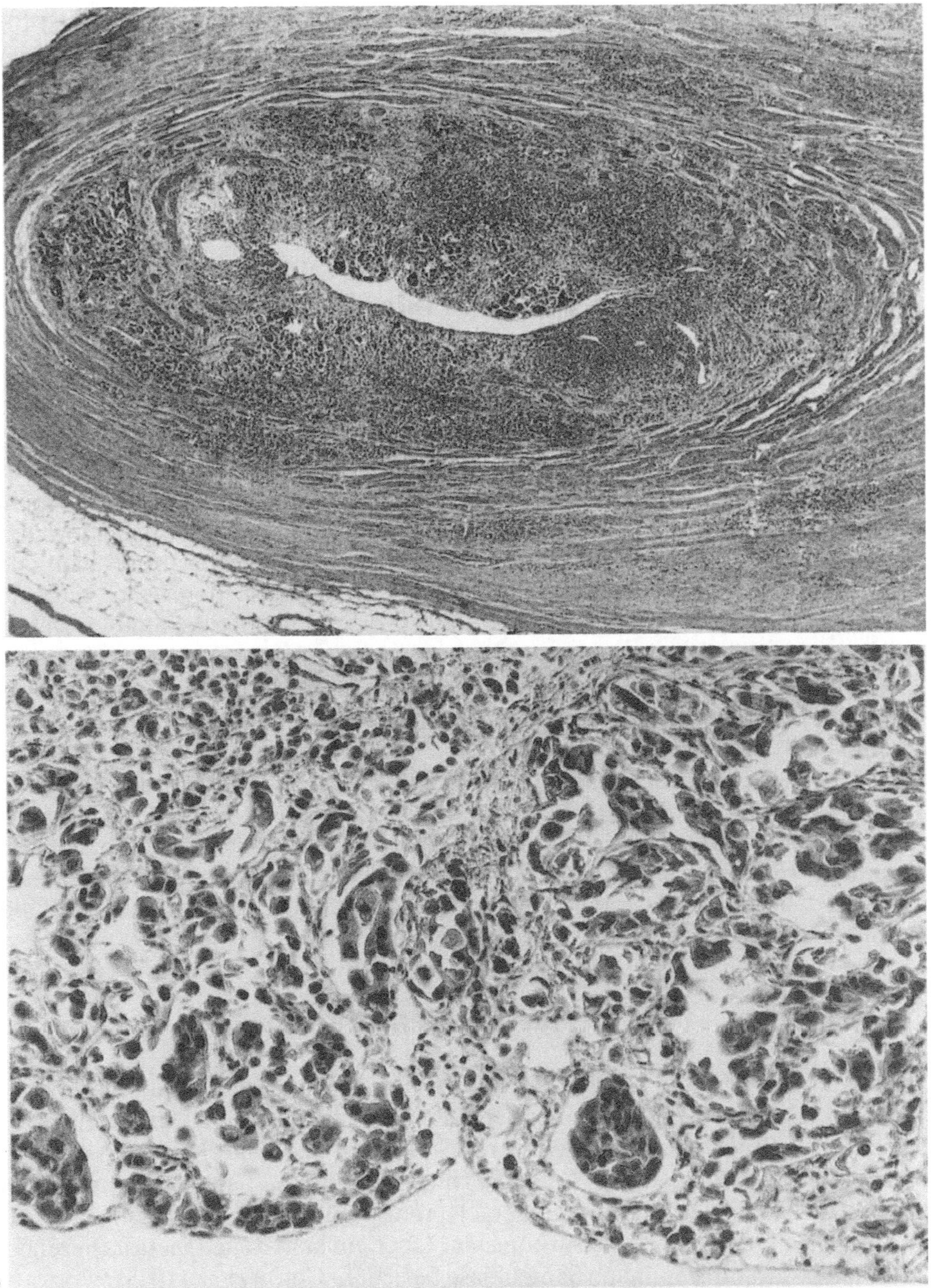

a

b

Abb. 6. a Primäres, die inneren Wandschichten infiltrierendes Samenblasenkarzinom. **b** Polymorphzelliges, die Lamina propria infiltrierendes Samenblasenkarzinom (Beobachtung H. STEININGER 1987)

Samenblasenkarzinome metastasieren in die Beckenlymphknoten und in das Skelett (STEININGER 1987). Die Prognose ist schlecht. Von den 10 in vivo seit 1956 operativ behandelten Fällen sind 6 verstorben (BENSON et al. 1984). Da das Samenblasenepithel androgenabhängig ist, wird eine antiandrogene Behandlung empfohlen (BENSON et al. 1984), die in der Beobachtung von RODRIGUEZ-KEES (1964) bei einem metastasierenden Samenblasenkarzinom zum Verschwinden von Lungenmetastasen führte.

III. Sekundärer Befall der Samenblasen bei primärem Prostata- oder Harnblasenkrebs

Im Stadium T 3 eines Prostatakarzinoms sind die Samenblasen häufig mitbefallen. Eine strenge Korrelation mit dem Auftreten von Lymphknotenmetastasen besteht jedoch nicht. MUKAMEL et al. (1987) sehen bei Tumorinvasion der Samenblasen nur in 43% ihrer Serie auch einen positiven Lymphknotenbefall. Die Samenblasenbeteiligung allein hat also beim T 3-Prostatakarzinom noch keine entscheidende prognostische Bedeutung, wesentlicher ist vielmehr das jeweilige N-Stadium (s. Kap. „Ausbreitung und Stadien der gewöhnlichen Prostatakarzinome"). Zur Festlegung des pT-Stadiums eines Prostatakarzinoms nach radikaler Prostatovesikulotomie ist selbstverständlich der Samenblasenbefall zu sichern bzw. auszuschließen.

Auch beim Transitionalzellkarzinom der Harnblase können die Samenblasen befallen sein. Bei breit infiltrierend wachsenden Karzinomen greift der Tumor unmittelbar auf die Wand der Samenblasen über. Bemerkenswert sind jedoch die Fälle, bei denen ein flächenhaft ausgedehntes, multifokales In-situ-Karzinom der Harnblase auch auf die Ureter, Prostata, Ductus ejaculatorii und Samenblasen übergreift (JAKSE et al. 1987, RO et al. 1987; WOOD et al. 1989). Das Samenblasenepithel wird tapetenförmig vom Tumorgewebe ersetzt bzw. infiltriert, das Karzinom ist dabei auf die Schleimhaut begrenzt. Bei radikaler Zystoprostatovesikulotomie besteht Aussicht auf Heilung (RO et al. 1987).

IV. Samenblasensarkome

Ähnlich wie bei den Samenblasenkarzinomen ist auch die Zuordnung eines retrovesikal gelegenen Sarkoms zur Samenblase und damit die Diagnose eines primären Samenblasensarkoms schwierig. SCHNED et al. (1986) berichten über ein nur 3,5 × 1,9 × 1,8 cm großes Leiomyosarkom der linken Samenblase, erkennen aber keine der in der Literatur niedergelegten 10 früheren Beobachtungen als unstrittig primäre Samenblasensarkome an. Über ein hämatogen metastasierendes Hämangiosarkom der linken Samenblase berichten CHIOU et al. (1985).

Literatur

Alles JV, Röhrborn C, Schneider HJ, Stambolis Chr (1985) Nierendysplasie mit ipsilateraler Harn- und Samenwegsmißbildung. Med Welt 36: 259–262

Aumüller G (1977) Lipopigment fine structure in human seminal vesicle and prostate gland epithelia. Virchows Arch [B] 24: 79–85

Aumüller G (1979) In: Oksche A, Vollrath (eds) Handbuch der mikroskopischen Anatomie des Menschen. 7. Band, Harn- und Geschlechtsapparat, 6. Teil. Prostate Gland and Seminal Vesicles. Springer, Berlin Heidelberg New York

Beeby DJ (1974) Seminal vesicle cyst associated with ipsilateral renal agenesis: Case report and review of literature. J Urol 112: 120–122

Benson RC, Clark WR, Farrow GM (1984) Carcinoma of the seminal vesicle. J Urol 132: 483–485

Bullock KN (1988) Cystadenoma of the seminal vesicle. J Roy Soc Med 81: 294–295

Bursell S (1942) Beitrag zur Kenntnis der Para-Amyloidose im urogenitalen System unter besonderer Berücksichtigung der sog. senilen Amyloidose in den Samenbläschen und ihres Verhältnisses zum Samenbläschenpigment. Ups Läkaref Förh 47: 313

Ceelen (1912) Fibromyom der Samenblase. Virchows Arch 207: 200

Chiou RK, Limas C, Lange PH (1985) Hemangiosarcoma of the seminal vesicle: Case report and literature review. J Urol 134: 371–373

Dalgaard JB, Giertsen JC (1956) Primary carcinoma of seminal vesicle. Case and survey. Acta Path Microbiol Scand 39: 255–267

Damjanov J, Apic R (1974) Cystadenoma of seminal vesicles. J Urol 111: 808–809

Das S, Amar AD (1980) Ureteral ectopia into cystic seminal vesicle with ipsilateral renal dysgenesis and monorchia. J Urol 124: 574–575

Davis NS, Merguerian PA, Di Marco PL, Dvoretsky PM, Rashid H (1988) Primary adenocarcinoma of seminal vesicle presenting as a bladder tumor. Urology 32: 466–468

Deilmann W, Moormann JG (1978) Komplexe Urogenitalmißbildung im Bereich der Wolffschen Gänge. Urologe [A] 17: 313–316

Donohue RE, Greenslade NF (1973) Seminal vesicle cyst and ipsilateral renal agenesis. Urology 2: 66

Doremieux RE, Reziciner S, Grinenwald P, Batzenschlager A (1975) Une cause rare de rétention aigue d'urine: Un volumineux kyste de la vésicule seminale gauche. Revue de littérature. J Urol Nephrol (Paris) 81: 848

Ellerker AG (1958) The extravesical ectopic ureter. Br J Surg 45: 344

Erlach E (1929) Über Amyloidablagerung in den Samenblasen. Virchows Arch 272: 418–429

Fox CHW, Vaccaro JA, Kiesling VJ, Belville WD (1988) Seminal vesicle abscess: The use of computerized coaxial tomography for diagnosis and therapy. J Urol 139: 384–385

Gill P (1980) Ureteric ectopy in children. Br J Urol 52: 257–263

Gruber GB (1925) Entwicklungsstörungen der Nieren und Harnleiter. In: Henke F, Lubarsch O (Hrsg) Handbuch spez. path. Anatomie und Histologie. VI. Bd., 1. Teil

Heller E, Whitesel JA (1963) Seminal vesicle cysts. J Urol 90: 305

Hill G (1989) Uropathology. Churchill Livingstone, New York Edinburgh London Melbourne

Hubmann R (1973) Unspezifische Entzündungen des Urogenitalsystems. In: Alken CE, Staehler W (eds) Klinische Urologie. Thieme, Stuttgart, S. 136

Jakse G, Putz A, Hofstädter F (1987) Cancer in situ of the bladder extending into seminal vesicles. J Urol 137: 44–45

Kasamcheti A, Berg G (1978) Seminal vesicle cyst associated with ipsilateral renal agenesis. Urology 12: 572

Kaufmann E (1922) Lehrbuch der Speziellen Pathologischen Anatomie. 7. u. 8. Aufl. II. Bd. De Gruyter, Berlin Leipzig, S. 1186–1187

Kawahara M, Matsuhashi M, Tijima M, Sawamura Y, Matsushima M, Shirai M, Ando K (1988) Primary carcinoma of seminal vesicle. Urology 32: 269–272

Krause W, Rothauge CF (1981) Andrologie. Enke, Stuttgart

Lawson LJ, MacDougall JA (1965) Multilocular cyst of the seminal vesicle. Br J Urol 37: 440–442
Lee SB, Lee F, Solomon MH, Kumasaka GH, Straub W, McLeary RD (1986) Seminal vesical abscess: Diagnosis by transrectal ultrasound. J Clin Ultrasound 14: 546
Leistenschneider W, Nagel R (1984) Praxis der Prostatazytologie. Springer, Berlin Heidelberg New York Tokyo
Lubarsch O (1930) Zur Kenntnis der auf Samenbläschen beschränkten Amyloidablagerungen. Virchows Arch 274: 139–145
Lundhus E, Bundgaard N, Sørensen FB (1984) Cystadenoma of the seminal vesicle. Scand J Urol Nephrol 18: 341–342
Marberger H (1973) „Samenblasenschmerz". In: Alken CE, Staehler W (eds) Klinische Urologie. Thieme, Stuttgart, S. 12
Mazur MT, Myers JL, Maddox WA (1987) Cystic epithelialstromal tumor of the seminal vesicle. Am J Surg Pathol 11: 210–217
Meyer J, Hartig PR, Koos GW, McKinley CR (1979) Transrectal seminal vesiculography. J Urol 121: 129
Mohr W, Kesenheimer M, Beneke G (1974) Altersabhängige Polyploidisierung der Zellkerne menschlicher Samenblasenepithelien. Beitr Path 151: 331–343
Mostofi FK, Price EB (1973) Tumors of the male genital system. Atlas of Tumor Pathology. 2. series Fasc. 8. Armed Forces Institute of Pathology, Washington
Müller HA, Diemer H, Kietzell R v (1973) Polymorphe Großkerne im menschlichen Samenblasenepithel. Virchows Arch [B] 12: 281–284
Mukamel E, de Kernion JB, Hannah J, Smith RB, Skinner DG, Goodwin WE (1987) The incidence and significance of seminal vesicle invasion in patients with adenocarcinoma of the prostata. Cancer 59: 1535–1538
Ornstein MH, Kershaw DR (1985) Cysts of the seminal vesicle are Mullerian in origin. J Roy Soc Med 78: 1050–1051
Pitkänen P, Westermark P, Cornwell GG, Murclock W (1983) Amyloid of the seminal vesicles. A distinctive and common localized form of senile amyloidosis. Am J Pathol 110: 64–69
Plaut A, Standard S (1944) Cystomyoma of seminal vesicle. Ann Surg 119: 253–261
Priesel A (1931) Die Mißbildungen der männlichen Geschlechtsorgane. In: Henke F, Lubarsch O (Hrsg) Handbuch der Speziellen Pathologischen Anatomie und Histologie, Bd. VI, 3. Teil. Springer, Berlin
Rajfer J, Egglestone JC, Sanders RC, Walsh PC (1978) Fever and prostatic mass in a young man. J Urol 119: 555–558
Riva A (1967) Fine structure of human seminal vesicle epithelium. J Anat 102: 71–86
Rodriguez-Kees S (1964) Clinical improvement following estrogenic therapy in a case of primary adenocarcinoma of seminal vesicle. J Urol 91: 665
Ro JY, Ayala AG, El-Naggar A, Wishnow KJ (1987) Seminal vesicle involvement by in situ and invasive transitional cell carcinoma of the bladder. Am J Surg Pathol 11: 951–958
Schmidt E (1907) Über einseitigen Nierenmangel bei Übergang des linken Ureters in die Samenblase. Zieglers Beitr Path Anat 42: 516–530
Schned AR, Ledbetter JS, Selikowitz SM (1986) Primary leiomyosarcoma of the seminal vesicle. Cancer 57: 2202–2206
Schwarz H (1976) „Prostatitis". In: Marberger H, Haschek H, Schirmer HKA, Colston JAC, Witkin E (eds) Prostatic Disease. Liss, New York, pp 365–382
Schwarzwald RT (1928) Handbuch Urol, Bd 5, Springer, Berlin, S. 356
Sharma TC, Dorman PS, Dorman HP (1969) Bilateral seminal vesicular cysts. J Urol 102: 741–744
Souly EH, Dockerty MB (1951) Cystadenoma of the seminal vesicle, a pathologic curiosity. Report of a case and review of the literature concerning benign tumors of the seminal vesicle. Staff Meetings Mayo Clinic 26: 406–416
Steininger H (1987) Primäres Samenblasenkarzinom. Pathologe 8: 183–187
Tanaka T, Takeuchi T, Oguchi K, Niwa K, Mori H (1987) Primary adenocarcinoma of the seminal vesicle. Hum Pathol 18: 200–202

Uchijima Y, Hiraga S, Akutsu M, Yoshida K, Hobo M, Okada K (1984) Stones of the seminal vesicles and ejaculatory duct in infant: report of a case. Hinyokika Kikyo 30: 1843–1849

Wernert N (1987) Morphologische und immunhistochemische Untersuchungen zur Orthologie und Pathologie der menschlichen Prostata. Habilitationsschrift Homburg/Saar

Winkelmann M (1927) Über lokales Amyloid der Samenblasen. Virchows Arch 265: 524–535

Wittstock G, Kirchner J (1970) Zur Biomorphose der Samenblasen unter besonderer Berücksichtigung der chronischen Spermatocystitis. Virchows Arch [A] 351: 12–20

Wood DP, Montie JE, Pontes JE, Lander Brug-Medendorp S, Levin HS (1989) Transitional cell carcinoma of the prostate in cystoprostatectomy specimens removed for bladder cancer. U Urol 141: 346–349

Zimmermann H (1921) Einseitige Nierenhypoplasie mit Mündung des Uretes in die Samenblase. Zentralbl Pathol 32: 1–12

Sachverzeichnis

V. Becker, G. Röckelein, Universität Erlangen-Nürnberg, Erlangen

Pathologie der weiblichen Genitalorgane I

Pathologie der Plazenta und des Abortes

1989. XIII, 267 S. 120 z. T. farb. Abb. in 171 Einzeldarst.
(Spezielle pathologische Anatomie, Bd. 20/1)
Geb. DM 290,-
Subskriptionspreis: Geb. DM 232,-
ISBN 3-540-50949-6

V. Becker hat seit 25 Jahren etwa 18.000 Plazenten histologisch untersucht und die „Prinzipien der Pathologie" im Lebensgang der Plazenta erarbeitet. Der Author liefert die Elemente der histopathologischen Plazenta-Diagnostik. Dabei spielen die Veränderungen der Gefäße sogenannter Stammzotten, z. B. bei einfacher Hyperemesis, bei Diabetes, bei Toxoplasmose der Mutter eine entscheidende Rolle. Gefäßveränderungen zeitigen bestimmte Formen einer plazentaren Insuffizienz.
G. Röckelein hat die Typologie der Aborte aus den verschiedensten ursächlichen Bedingungen mit moderner Technik erfaßt und dadurch die für den praktisch-diagnostisch arbeitenden Pathologen unerläßliche Sicherheit gegeben. Der Band ist ein hervorragendes Nachschlagewerk für jeden Pathologen und Gynäkologen bei der Diagnostik der Störungen der menschlichen Plazenta und der Diagnostik der Abortursachen.

Preisänderungen vorbehalten.

Springer-Verlag
Berlin
Heidelberg
New York
London
Paris
Tokyo
Hong Kong
Barcelona

Batch number: 10723359

Printed by Printforce, the Netherlands